MARINO'S
The ICU Book

FOURTH EDITION

ICUブック 第4版

Paul L. Marino, MD, PhD, FCCM

Clinical Associate Professor
Weill Cornell Medical College
New York, New York

Illustrations by Patricia Gast

監訳 稲田 英一

順天堂大学医学部 麻酔科学・ペインクリニック講座 教授

メディカル・サイエンス・インターナショナル

Authorized translation of the original English edition,
"The ICU Book", Fourth Edition
by Paul L. Marino

Copyright © 2014 by Wolters Kluwer
All rights reserved.

This translation is published by arrangement with Wolters Kluwer, Two Commerce Square, 2001 Market Street, Philadelphia, PA 19103 U.S.A.
Wolters Kluwer did not participate in the translation of this title.

© Fourth Japanese Edition 2015 by Medical Sciences International, Ltd., Tokyo

Printed and Bound in Japan

26 歳になった息子
Daniel Joseph Marino に捧ぐ
私が願っていたとおり
最良の友人となってくれた君に

多くの人々の命を奪い去る急性病に
誰よりも適切な治療を施す医師を
自分は最も賞賛したいと思う。

Hippocrates

監訳者の序

集中治療に関する書籍が数多く出版されているが，『ICUブック』はそのなかでひと際大きな輝きを放っている．Dr. Marinoという強いscientific mindをもった優れた集中治療医により，一貫した考えをもって書かれていることは大きな特徴である．集中治療の教科書として，版を重ね23年間もベストセラーであり続けられるのは，型にはまったふつうの教科書とは異なり，新鮮な血が通ったものとなっているからである．

本書の随所に，はっとさせられる記述がある．私たちが常識的に行ってきたこと，行っていることに対してのチャレンジといってもよい．そういった記載に出会うと，私たちはまず，戸惑ったり，「そんなことを言ったって」とある程度の反発を覚えたりするかもしれない．しかし，読み進むうちに，「おっしゃるとおり」と納得していく．本でありながら，interactiveな要素をもっており，読者はDr. Marinoと対話をするようにdynamicに読み進めていけることが大きな魅力であると思っている．

現在，議論があること，エビデンスが不十分な治療やメカニズムがわかるように記載されている．読者はその疑問を解決したいという気持ちになると思うが，それこそが著者の狙いである気がする．

第4版は第3版が出版されてから7年後の出版となる．その間に，集中治療に関する知見も増え，その質も向上してきた．第4版にもそれらは盛り込まれている．今回は，血管カテーテル，職業上曝露，その他の換気様式，膵炎と肝不全，非医薬品による中毒の5つの新しい章を加え，全部で55章から構成されている．付録には，単位や基準値，よく用いる計算式などが載せてある．246ものオリジナルの図と199の表が含まれており，カラー印刷となり視覚的にも概念がとらえやすくなった．

各章はしゃれた箴言や名言で始まっている．読み進めるうちに，それらの箴言・名言のもつ意味がわかってくるという面白味がある．結論を急ぐ方は，各章の「おわりに」を読んでいただければよいが，本書の楽しさを味わうためには章の最初からじっくりと読まれることをお勧めする．

訳者の方々は，翻訳も大変であったはずだが，さらに必要に応じて注を加えてくださった．ここに深く感謝する次第である．

集中治療を学ぼうとする医療関係者や，それを教える医師，看護師にとって有用な書であることは変わりない．楽しみながら読み，おおいに学んでいただきたい．

2015年10月23日

稲田英一

第4版への序

『ICU ブック』は 23 年間にわたり重症患者管理のための基本的な情報源としての役割を果たしてきたが，ここにその第 4 版をお届けする。専門の領域を問わず，あらゆる成人集中治療室（ICU）で応用可能な基本概念ならびに患者管理の実際を紹介する包括的な教科書でありたいという当初の意図は，今回の版でも変わっていない。これまでと同様，産科救急，熱傷管理，外傷管理といった高度に専門化した領域については，より適切な専門教科書に譲りたい。

今回の版は全体の構成を見直して完全に書き直すとともに，各章末には最新の文献ならびに診療ガイドラインのリストを掲載した。新規に 246 点の図版と 199 点の表を加えた。「血管カテーテル」（第 1 章），「職業上曝露」（第 4 章），「その他の換気様式」（第 27 章），「膵炎と肝不全」（第 39 章），「非医薬品による中毒」（第 55 章）という新しい章も 5 つ追加した。また，各章の最後には「おわりに」という短い項を設け，その章で述べた重要な考え方や事柄を強調した。

『ICU ブック』は単独の著者の考えを示しているという点でユニークであり，またそのことが全巻を通じたスタイルと論旨の統一性を生んでいる。単著というものは得てしてなにがしかの偏向を避けられないものだが，本書で述べた意見は単なる個人的な経験ではなく，実験的観察の結果をもとにしている。それでも残ってしまっている偏りが許容できる程度のものであることを願っている。

謝辞

短いながらも心からの感謝の言葉を申し上げておきたい。Patricia Gast は図版の作製とページレイアウトをすべて担当してくれた。彼女の才能と忍耐，そして助言は，著者と本書にとって非常に貴重な助けとなっている。Brian Brown と Nicole Dernoski は長い付き合いの担当編集者で，いつも著者を信頼して辛抱強く支援してくれる。

監訳者・訳者一覧

■ **監訳者**

稲田　英一　　順天堂大学医学部 麻酔科学・ペインクリニック講座 教授

■ **訳者** (翻訳章順)

鈴木　利保　　東海大学医学部 外科学系 麻酔科学 教授（1章，2章，3章）
加藤　梓　　　埼玉医科大学総合医療センター 麻酔科（4章）
小板橋俊哉　　東京歯科大学市川総合病院 麻酔科 教授（4章）
土田　英昭　　金沢医科大学医学部 麻酔科学 教授（5章）
森脇　克行　　呉医療センター・中国がんセンター 副院長（6章）
田嶋　実　　　市立三次中央病院 麻酔科・集中治療室 医長（6章）
赤澤　年正　　順天堂大学医学部 麻酔科学・ペインクリニック講座 先任准教授（7章，8章）
安田　智嗣　　鹿児島大学大学院医歯学総合研究科 救急・集中治療医学 講師（9章）
垣花　泰之　　鹿児島大学大学院医歯学総合研究科 救急・集中治療医学 教授（9章）
内田　整　　　千葉県こども病院 診療部長・麻酔科（10章）
鈴木　宣彰　　三和会池田病院 麻酔科 部長（11章，12章）
平田　一雄　　愛友会上尾中央総合病院 麻酔科 科長（13章，53章）
林　淑朗　　　鉄蕉会亀田総合病院 集中治療科 部長（14章）
太田　千穂　　自衛隊阪神病院 麻酔科 手術室医長（15章）
林　行雄　　　桜橋渡辺病院 副院長（15章）
澤村　匡史　　済生会熊本病院 検体検査管理室 室長（16章）
角地　祐幸　　船橋市立医療センター 救命救急センター 部長（17章，23章）
境田　康二　　船橋市立医療センター 救命救急センター センター長（17章，23章）
上村　裕一　　鹿児島大学大学院医歯学総合研究科 侵襲制御学 教授（18章，19章）
本田　完　　　新潟医療生活協同組合木戸病院（20章）
加藤　孝澄　　浜松医科大学医学部 麻酔・蘇生学講座 准教授（21章）
矢島　直　　　JR東京総合病院 麻酔科（22章）
中沢　弘一　　東京医科歯科大学医学部附属病院 集中治療部 部長・准教授（24章）
槇田　浩史　　東京医科歯科大学大学院医歯学総合研究科 心肺統御麻酔学 教授（25章，26章）
讃井　將満　　自治医科大学附属さいたま医療センター 集中治療部 部長・教授（27章，29章）
西川　俊昭　　秋田大学大学院医学系研究科 麻酔・蘇生・疼痛管理学講座 教授（28章，30章）
内藤　嘉之　　愛仁会高槻病院 麻酔科（31章）
江木　盛時　　神戸大学医学部附属病院 麻酔科 講師（32章）
大西　尚　　　明石医療センター 呼吸器内科 部長（33章）

監訳者・訳者一覧

橋本　　悟	京都府立医科大学附属病院　集中治療部　部長（34章，35章）
渡辺　　賢	首都大学東京　大学院人間健康科学研究科　教授（36章，37章，38章）
山口　敬介	順天堂大学医学部　麻酔科学・ペインクリニック講座　先任准教授（39章）
市川　高夫	新潟勤労者医療協会下越病院　麻酔科　部長（40章，41章）
播岡　徳也	市立島田市民病院　麻酔科　部長（42章，43章）
御室総一郎	浜松医科大学医学部附属病院　麻酔科蘇生科　講師（44章）
松本美志也	山口大学大学院医学系研究科　麻酔・蘇生・疼痛管理学　教授（45章，46章）
廣田　弘毅	富山大学大学院医学薬学研究部　麻酔科学講座　准教授（47章，50章）
佐々木利佳	富山大学大学院医学薬学研究部　麻酔科学講座（47章，50章）
数馬　　聡	札幌医科大学医学部　麻酔科学講座（48章，49章）
山蔭　道明	札幌医科大学医学部　麻酔科学講座　教授（48章，49章）
横野　　諭	京都第二赤十字病院　麻酔科　部長（51章，54章）
岩崎　　寛	社会医療法人札幌禎心会病院　研修センター長（52章）
長谷　敦子	長崎大学病院　医療教育開発センター　救急医療教育室　教授（55章）

目次

第Ⅰ部　血管アクセス
　　第 1 章　血管カテーテル　　3
　　第 2 章　中心静脈アクセス　　15
　　第 3 章　血管留置カテーテル　　34

第Ⅱ部　ICUにおける予防措置
　　第 4 章　職業上曝露　　55
　　第 5 章　消化管感染予防　　65
　　第 6 章　静脈血栓塞栓症　　82

第Ⅲ部　血行動態モニタリング
　　第 7 章　血圧モニタリング　　103
　　第 8 章　肺動脈カテーテル　　112
　　第 9 章　心血管系の機能　　125
　　第 10 章　全身の酸素化　　140

第Ⅳ部　循環血流の障害
　　第 11 章　出血と血管内容量減少　　161
　　第 12 章　膠質液と晶質液による循環血液量の補充　　178
　　第 13 章　ICUにおける急性心不全　　195
　　第 14 章　炎症性ショック症候群　　214

第Ⅴ部　心臓緊急状態
　　第 15 章　頻脈性不整脈　　231
　　第 16 章　急性冠症候群　　248
　　第 17 章　心停止　　266

第Ⅵ部　血液成分
　　第 18 章　貧血と赤血球輸血　　285
　　第 19 章　血小板と血漿成分　　301

第VII部　急性呼吸不全
- 第20章　低酸素血症と高二酸化炭素症　319
- 第21章　オキシメトリとカプノメトリ　333
- 第22章　酸素療法　347
- 第23章　急性呼吸促迫症候群　363
- 第24章　ICUにおける喘息とCOPD　377

第VIII部　人工呼吸
- 第25章　陽圧換気　395
- 第26章　標準的な換気様式　409
- 第27章　その他の換気様式　422
- 第28章　人工呼吸器依存患者　434
- 第29章　人工呼吸器関連肺炎　448
- 第30章　人工呼吸からのウィーニング　462

第IX部　酸塩基平衡障害
- 第31章　酸塩基平衡の分析　477
- 第32章　有機酸アシドーシス　488
- 第33章　代謝性アルカローシス　503

第X部　腎臓と電解質の異常
- 第34章　急性腎傷害　515
- 第35章　浸透圧の異常　531
- 第36章　カリウム　549
- 第37章　マグネシウム　562
- 第38章　カルシウムとリン　573

第XI部　腹部と骨盤内臓器
- 第39章　膵炎と肝不全　589
- 第40章　ICUにおける腹部感染症　604
- 第41章　ICUにおける尿路感染症　615

第XII部　体温の異常
- 第42章　高体温と低体温　623
- 第43章　ICUにおける発熱　635

第XIII部　神経系の機能障害
- 第44章　意識障害　653
- 第45章　運動障害　668
- 第46章　急性脳卒中　678

第XIV部　栄養と代謝
- 第47章　栄養所要量　691
- 第48章　経腸栄養　701
- 第49章　静脈栄養　713
- 第50章　副腎・甲状腺機能障害　723

第XV部　クリティカルケアにおける薬物療法
- 第51章　ICUにおける鎮痛と鎮静　735
- 第52章　抗菌薬治療　753
- 第53章　心血管作動薬　771

第XVI部　中毒
- 第54章　医薬品の過量投与　787
- 第55章　非医薬品による中毒　801

第XVII部　付録
- 付録A　単位とその換算　813
- 付録B　主な基準値　817
- 付録C　計算式　822

索引　823

注 意

　本書に記載した情報に関しては,正確を期し,一般臨床で広く受け入れられている方法を記載するよう注意を払った。しかしながら,著者(監訳者,訳者)ならびに出版社は,本書の情報を用いた結果生じたいかなる不都合に対しても責任を負うものではない。本書の内容の特定な状況への適用に関しての責任は,医師各自のうちにある。

　著者(監訳者,訳者)ならびに出版社は,本書に記載した薬物の選択・用量については,出版時の最新の推奨,および臨床状況に基づいていることを確認するよう努力を払っている。しかし,医学は日進月歩で進んでおり,政府の規制は変わり,薬物療法や薬物反応に関する情報は常に変化している。読者は,薬物の使用にあたっては個々の薬物の添付文書を参照し,適応,用量,付加された注意・警告に関する変化を常に確認することを怠ってはならない。これは,推奨された薬物が新しいものであったり,汎用されるものではない場合に,特に重要である。

Section I

血管アクセス

手を使って働く者は労働者。
手と頭を使って働く者は職人。
Louis Nizer "*Between You and Me*"（1948年）

Chapter 1

血管カテーテル

> 人間とは「道具をつくる動物」というのは，悪くない定義である。
> Charles Babbage（1791～1871 年）

医学に関する自己実験のなかで，最もドラマチックな出来事の1つが，1929年の夏にドイツの小さな病院で行われた――ヴェルナー・フォルスマン（Werner Forssmann）という名の25歳の外科研修医がプラスチック製の尿道カテーテルを自分の右腕の尺側皮静脈に挿入し，右房まで到達させたことである[1]。これは，柔軟性のあるプラスチックカテーテルを用いた中心静脈カニュレーションとして，初めて記録されたものである。この実験は成功したが，その過程で1つだけ有害事象が発生した。すなわち，フォルスマンの実験は上司の許可を得ておらず，無鉄砲かつ自殺的でさえあると判断されたために，彼の研修は直ちに打ち切られたのである。クビになったとき，フォルスマン医師は，「サーカスでならまだしも，君のやり方は権威ある病院にはそぐわない」と言い渡された[1]。その後，フォルスマンは一介の田舎医師となったが，血管カニュレーションにおける彼の功績は，ヒトにおける初の右心へのカテーテル挿入例として1956年にノーベル生理学・医学賞を授与されることで，ついに認められた。

フォルスマンが自分の腕にカテーテルを挿入したことは，従来の標準的手技とされた，針や硬い金属製カニューレを用いた血管アクセスからの進化を意味し，本章で説明するような，柔軟性のあるプラスチックカテーテルを使用する現代的な"血管カニュレーション"時代の幕開けとなるものだった。

カテーテルの基礎

■ カテーテルの材料

血管カテーテルは，化学的に不活性で生体適合性を有し，化学的劣化や熱劣化に耐性のある合成ポリマーからつくられる。最も広く使用されている合成ポリマーはポリウレタンとシリコンである。

ポリウレタン

ポリウレタンは汎用性の高いポリマーで，硬いままでも使え（例えば，芝刈機に付いている硬いタイヤはポリウレタン製である），また弾性を発揮するように変えることもできる（例えば，伸縮性の衣料に使われているスパンデックスは性質を変更したポリウレタンからつくられる）。血管カテーテルに使用されるポリウレタンは，カテーテルがよじれることなく皮膚や皮下組織を通過するのに十分な強度を有している。他方，その強度がゆえに血管損傷を引き起こすことがあるため，ポリウレタンカテーテルは短期間の血管カニュレーションに使われる。末梢血管（静脈および動脈）カテーテル，中心静脈カテーテル，ならびに肺動脈カテーテルを含むICU

で使われる血管カテーテルの大部分が，ポリウレタン製である。

シリコン

シリコンは，化学元素であるケイ素のほか，水素，酸素および炭素を含むポリマーである。シリコンはポリウレタンよりも柔軟性があり（例えば，哺乳瓶の吸口はシリコン製），カテーテルによる血管損傷のリスクを低減することができる。シリコンカテーテルは，抗癌薬や抗菌薬の投与および外来患者への非経口栄養剤の投与といった長期（数週間～数か月）の血管アクセスに使用される。ICUで挿入される唯一のシリコンカテーテルは末梢穿刺中心静脈カテーテル（PICC）である。シリコンカテーテルは柔軟すぎるため，ガイドワイヤやイントロデューサカテーテルといった支援器具なしに経皮的挿入はできない。

■ カテーテルのサイズ

血管カテーテルのサイズの単位はカテーテルの**外径**で決まる。カテーテルのサイズの単位には，「ゲージサイズ」と「フレンチサイズ」の2種類がある。

ゲージサイズ

ゲージシステムは当初，鉄線のサイズを表すシステムとして（英国で）導入され，後年，中空針とカテーテルのサイズに採用された。ゲージサイズは外径に反比例する（すなわち，ゲージサイズが大きいほど外径は小さくなる）。しかし，ゲージサイズと外径の間に一定の決まった関係があるわけではない。国際標準化機構（ISO）は，末梢血管カテーテルにおけるゲージサイズおよび対応する外径について，表1.1に示す関係に設定するよう提案した[2]。各ゲージサイズと実際の外径は関連しているものの，実際の外径と名目上の外径の関係性は規定されていないことに留意されたい。したがって，カテーテルの実際の外径を見極める唯一の方法は，製造メーカーに問い合わせることである。ゲージサイズは，典型的には末梢血管カテーテルおよびマルチルーメンカテーテルの輸液経路に用いられる。

フレンチサイズ

血管カテーテルのサイズを決めるフレンチシステム（システムの発祥国からこの名がつけられた）は，その簡潔さと統一性の点でゲージシステムに勝る。フレンチサイズの目盛はゼロから始まり，フレンチ単位（Fr）が1つ増えるに従って外径が1/3mm（0.33mm）大きくなる[3]。

表1.1 末梢血管カテーテルのゲージサイズと外径

ゲージ	実際の外径（mm）	名目上の外径（mm）
24	0.65～0.749	0.7
22	0.75～0.949	0.8, 0.9
20	0.95～1.149	1.0, 1.1
18	1.15～1.349	1.2, 1.3
16	1.30～1.849	1.6, 1.7, 1.8
14	1.85～2.249	1.9, 2.0, 2.1, 2.2

〔国際標準化機構（ISO）：ISO 10555-5; 1996（www.iso.org）より〕

つまり，フレンチサイズ×0.33＝外径（mm）という関係になる。サイズが5Frのカテーテルでは，外径は5×0.33＝1.65 mmとなる〔フレンチサイズとこれに対応する外径については，付録Aの表A.6（☞816ページ）を参照〕。フレンチサイズは無限に大きくできるが，ほとんどの血管カテーテルのサイズは4〜10 Frである。フレンチサイズは主に，マルチルーメンカテーテル，および（本章の後半に述べるイントロデューサカテーテルのような）大きな内腔をもつシングルルーメンカテーテルに用いられる。

■カテーテル流量

中空の硬い管内を通過する液体の定常流量 Q は，管の長さに応じた圧力勾配 ΔP（管の入口での圧 P_{in} − 管の出口での圧 P_{out}）に比例し，比例定数は流れ抵抗 R である。すなわち，下記の式が成立する。

$$Q = \Delta P \times \frac{1}{R} \tag{1.1}$$

硬い管内を通る液体流量の特性は，19世紀中頃に，ドイツの生理学者ハーゲン（Gotthilf Hagen）およびフランスの医師ポアズイユ（Jean Louis Marie Poiseuille）により，それぞれ別個に発見された。2人は，管を通る液体の流量 Q が，管の内径 r，管の長さ L および液体の粘度 μ の関数であることを見出した。この発見は，"ハーゲン–ポアズイユ（Hagen-Poiseuille）の式"として知られる下記の等式で示される[4]。

$$Q = \Delta P \times \left(\frac{\pi r^4}{8\mu L}\right) \tag{1.2}$$

この等式は，硬い管内を通過する液体の定常流量 Q が管の内径の4乗（r^4）に比例し，管の長さ L と液体の粘度 μ に反比例することを意味している。方程式中の括弧内の部分（$\pi r^4/8\mu L$）は流れ抵抗の逆数（式（1.1）の $1/R$）に等しいので，流れ抵抗 R は，$8\mu L/\pi r^4$ となる。

ハーゲン–ポアズイユの式は硬い管内を通る液体の流量の算定に適用されるので，カテーテル内の液体の流量算定にも使用でき，この式により，カテーテルの大きさや長さが流量に及ぼす影響を推定することができる（下記参照）。

内径と流量の関係

ハーゲン–ポアズイユの式によれば，カテーテル内を通る液体の流量はカテーテル内径の4乗に比例するので，カテーテルの内径は液体の流量に大きな影響を及ぼす。これを図示したのが図1.1で，長さは似通っているが外径がそれぞれに異なるカテーテル内を重力の作用で流れる血液の流量を示している[5]（こうした研究では，内径と外径は同等に変化するとみなされている）。流量の相対変化はカテーテルの内径の相対変化の3倍である点（流量の増分/径の増分＝3）に留意されたい。この場合，流量の変化の程度は，ハーゲン–ポアズイユの式から算出されるものよりも小さいものの（これについて説明可能な一般的所見は，本書の範囲を超えている），図1.1のグラフの傾きは，カテーテルの径の変化が流量に著しい影響を及ぼすことを明瞭に示している。

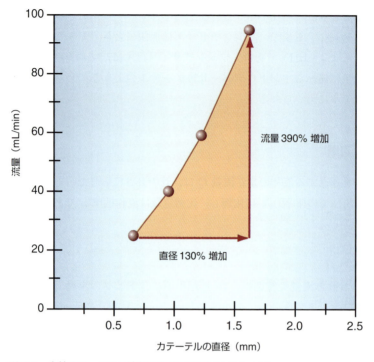

図 1.1 血管カテーテルの直径と流量の関係〔文献 5 より〕

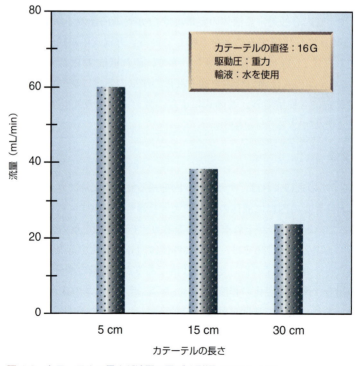

図 1.2 カテーテルの長さが流量に及ぼす影響〔文献 6 より〕

カテーテルの長さと流量

ハーゲン–ポアズイユの式は，カテーテルが長くなるにつれてカテーテル内の液体の流量が減少することを示している（図 1.2）[6]。最長（30 cm）のカテーテルの流量は最短（5 cm）のカテーテルの流量の半分にも満たない。この場合，カテーテルの長さが 6 倍になるとカテーテルの流量は 60％減少するという関係になっている（流量の増分/長さの増分 = 0.1）。こうして，ハーゲン–ポアズイユの式から予測されるとおり，流量へのカテーテルの長さの影響は，流量へのカテーテルの径の影響よりも割合的に小さいものとなる。

ハーゲン–ポアズイユの式および図 1.1 と図 1.2 のデータが示すとおり，カテーテルの直径と長さの影響からみて，相当量の輸液を迅速に注入しなければならない場合は，内腔が大きいカテーテルを選択するのが望ましく，内腔が大きく，利用できるなかでも最も短いカテーテルが最適な選択となることが明らかである〔このテーマに関するより詳細な説明については，第 11 章（☞ 161 ページ）を参照〕。さまざまな血管カテーテルに関連した流量は，本章の後半に提示したとおりである。

一般的なカテーテルのデザイン

血管カテーテルには，次の 3 つの基本タイプがある。①末梢血管（動脈および静脈）カテーテル，②中心静脈カテーテル，③PICC である。

■末梢血管カテーテル

成人の末梢血管への挿入用に使われるカテーテルは主に 16～20 G で，長さは 1～2 インチである。末梢血管カテーテルは，図 1.3 に示すような針を覆うカテーテル器具を用いて挿入する。このカテーテルは針に密着するようになっており，挿入時にカテーテル先端部のほつれを防ぐためにテーパエンドになっている。針には透明なハブが付いていて，針先が血管の内腔部に入ったときに起こる血液の「逆流」を観察できるようになっている。こうした逆流が認められたら，カテーテルを針に沿って血管の内腔部に挿入していく。

末梢血管カテーテル内を通る液体の流れの特性は表 1.2 のとおりである[7,8]。20 G のカテー

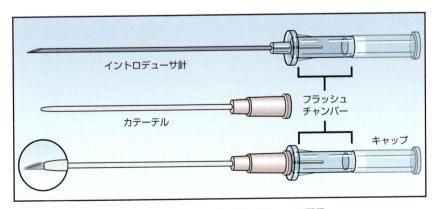

図 1.3　末梢血管カニュレーションのための針を覆うカテーテル器具

表 1.2 末梢血管カテーテル内を通る液体の流れの特性

ゲージ	長さ	流量	
		(mL/min)	(L/h)
16	30 mm (1.2 インチ)	220	13.2
18	30 mm (1.2 インチ)	105	6.0
	50 mm (2 インチ)	60	3.6
20	30 mm (1.2 インチ)	60	3.6

〔文献 6, 7 より〕
流量は水を重力落下させたときのもの。

テルよりも内径が大きな 16 G のカテーテルを用いたときの流量の著しい増加（約 4 倍）に注目するとともに，18 G のカテーテルの長さの 1 インチにも満たない増加による流量の著しい（43%の）減少にも注目してほしい。これらの観察は，ハーゲン-ポアズイユの式における関係と一致し，血管カテーテルの流量に対するカテーテル直径の強い影響を示している。

■ 中心静脈カテーテル

重症患者における信頼できる血管アクセスの確保には，より中心に近い太い静脈（鎖骨下静脈，内頸静脈，大腿静脈など）へのカニュレーションがしばしば必要となる。このために用いられるカテーテル（一般に「中心静脈カテーテル」と称されている）は，通常，長さが 15～30 cm（6～12 インチ）であり，単一または複数（2～4 個）の輸液ルーメンを有している。ICU では一般的に，患者に複数の非経口投与療法（輸液，薬物および混合栄養剤の投与）を実施する必要があるため，1 回の静脈穿刺でこれらの目的を達するためにマルチルーメンカテーテルが好んで用いられる。こうしたカテーテルを使えば，上記の複数の療法を 1 か所の穿刺部位から行うことが可能となる。マルチルーメンカテーテルを用いてもカテーテル関連感染症の発生率は増加しないが[9]，径がより大きいマルチルーメンカテーテルでは，カテーテル誘発性血栓症の発症リスクが上昇する[10]。

　中心静脈へのアクセスには，一般に，図 1.4 に示すような 3 つのルーメンを有するカテーテルが好んで用いられる。径が 4～9 Fr のカテーテルがあるが，成人では 7 Fr（外径 2.3 mm）のものがよく使用される。7 Fr のトリプルルーメンカテーテルには通常，16 G のルーメンが 1 つと 18 G のルーメンが 2 つ付いている。注入する液剤の混合を防ぐため，図 1.4 に示すとおり，3 つの出口ポートは離されている。

　ある製造メーカーのトリプルルーメンカテーテル（7 Fr）の特徴を表 1.3 に示す。表 1.2 の 16 G および 18 G の末梢血管カテーテルと比較して，16 G と 18 G のカテーテルでは流量がずっと少ないことに注目してほしい。もちろん，これは，ハーゲン-ポアズイユの式から予想されるように，中心静脈カテーテルのほうがより長いためである。トリプルルーメンカテーテルについては 3 種類の長さのものが入手可能である。最も短い（16 cm）カテーテルは，右側からのカニュレーション用であり，より長い（20 cm と 30 cm）カテーテルは，左側からのカニュレーションのためのものである（上大静脈までの距離が長いため，このように長いカテーテルとなっている）。左側からのカニュレーション例のほとんどは 20 cm のカテーテルで十分である（長さを抑えて流量を確保できるようにするため）。したがって，可能ならば，20 cm を超え

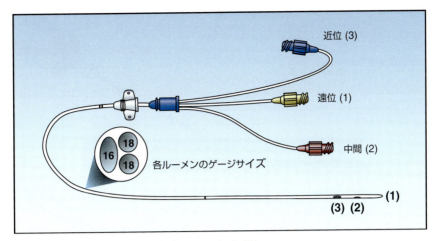

図 1.4　トリプルルーメン中心静脈カテーテル（7 Fr）
各ルーメンのゲージサイズとカテーテルの遠位にある流出ポートをそれぞれ示した図

表 1.3　トリプルルーメン中心静脈カテーテルの主な特徴

サイズ (Fr)	長さ	ルーメン	ルーメンサイズ (G)	流量* (L/h)
7	16 cm (6 インチ)	遠位	16	3.4
		中間	18	1.8
		近位	18	1.9
7	20 cm (8 インチ)	遠位	16	3.1
		中間	18	1.5
		近位	18	1.6
7	30 cm (12 インチ)	遠位	16	2.3
		中間	18	1.0
		近位	18	1.1

* 流量は，カテーテルの上 40 インチの高さから生理食塩液を重力落下させたときのものである。
〔Arrow International（www.arrowintl.com）より：アクセス日 2011 年 8 月 1 日〕

る長さの中心静脈カテーテルは避けるほうがよい。

挿入方法

中心静脈カテーテルは，ガイドワイヤを当該カテーテルに通して挿入する〔これは 1950 年代はじめに導入された技法で，開発者の名前をとって「セルディンガー（Seldinger）法」と称されている〕。この技法は図 1.5 に示すとおりである。目標となる血管を探知するために細い中空針（通常 20 G）を使用する。針の先端が血管内に入ったら，柔軟な先端をもつ細長いワイヤ（ガイドワイヤ）を針の内腔に通して血管内に挿入する。次に針を抜去し，このガイドワイヤを覆うようにして中心静脈カテーテルを血管内に送りこむ。深部血管にカニュレーションする場合，血管カテーテルの挿入を容易にする管道をつくるために，まずは，より径が大きくより硬い「ダイレタ（dilator catheter）」をガイドワイヤを覆うようにして進める。

第Ⅰ部 血管アクセス

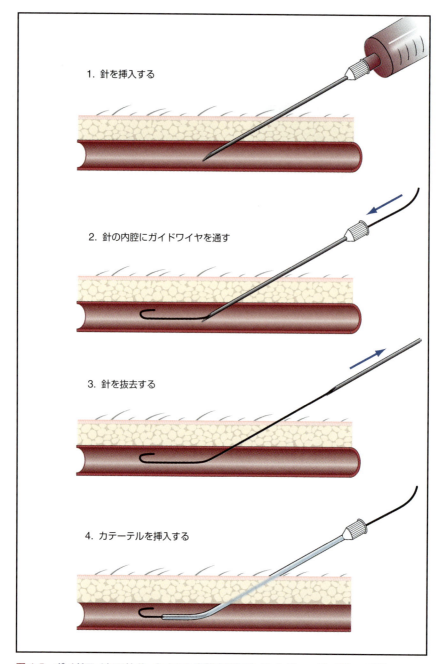

図1.5　ガイドワイヤでサポートされた血管内挿入法（セルディンガー法）の手順

抗菌カテーテル

抗菌コーティングが施された2種類の中心静脈カテーテルが入手可能である。1つはクロルヘキシジンとスルファジアジン銀の混合物を用いたもの（Arrow International社, Reading, PA）で，もう1つは，ミノサイクリンとリファンピシンを組み合わせて用いたもの（Cook Critical Care社, Bloomington, IN）である。いずれの抗菌カテーテルについても，カテーテル関連敗血症の発生率を減らす効果があることが証明されている[11, 12]。

両タイプの抗菌薬コーティングカテーテルを対象に多施設で実施された研究では，ミノサイクリン-リファンピシンカテーテルの優位性が示された[13]。他方，クロルヘキシジン-スルファジアジン銀カテーテルには（カテーテルの内腔表面が抗菌性を有さないという）デザイン上の欠陥があり，これは，これまでに是正されてきたものの，比較研究はまだ実施されていない。したがって，現時点におけるエビデンスは，臨床的にミノサイクリン-リファンピシンカテーテルが最も効果的な抗菌カテーテルであることを示している[12]。ただし，この状況は将来変わるかもしれない（おそらくは変わるだろう）。

抗菌カテーテルの適応は何か。カテーテル関連感染症の予防に関する最新のガイドライン[14]では，中心静脈カテーテルの予想留置期間が5日を超え，さまざまな感染制御努力にもかかわらずICUでのカテーテル関連感染症の発生率が容認できないほど高い場合，抗菌カテーテルを使用すべきとされている。

■末梢穿刺中心静脈カテーテル（PICC）

中心静脈カニュレーションに伴う有害事象（例：気胸や動脈穿刺，患者側の低評価）の発生が懸念されたことから，**末梢穿刺中心静脈カテーテル**（peripherally inserted central catheter：PICC）の導入が進められてきた。これは，（肘前窩のすぐ上の）腕の尺側皮静脈か橈側皮静脈に挿入され，上大静脈に送られるカテーテルのことである[15]〔PICCの挿入については次章（☞15ページ）で説明する〕。ICUでは，通常の中心静脈アクセス部位が危険と考えられる場合（例：重篤な血小板減少症），またはアクセス部位を得るのが難しいとき（例：病的肥満），PICCが主に使用される。

ある製造メーカーのPICCの特徴を表1.4に示した。この種のカテーテルはより細い静脈に挿入されるため，通常の中心静脈カテーテルに比べて径が小さい。しかし，PICCと通常の中心静脈カテーテルの主な相違点は，その長さにある。表1.4のPICCの長さ（50 cmと70 cm）は，表1.3のトリプルルーメン中心静脈カテーテルの2倍にもなる。カテーテルがこのように長くなっている分，液体の流量は少なくなり，このことは表1.4および表1.3の流量を比べると明らかである。特に，ダブルルーメンPICCでは，輸液ルーメンの径が小さくなるので，それだけ

表1.4 末梢穿刺中心静脈カテーテル（PICC）の主な特徴

サイズ (Fr)	長さ	ルーメン	ルーメンサイズ (G)	流量* (L/h)
5	50 cm (19.5インチ)	1個	16	1.75
5	70 cm (27.5インチ)	1個	16	1.30
5	50 cm (19.5インチ)	遠位 近位	18 20	0.58 0.16
5	70 cm (27.5インチ)	遠位 近位	18 20	0.44 0.12

* 流量は，カテーテルの上40インチの高さから生理食塩液を重力落下させたときのものである。

〔Arrow International（www.arrowintl.com）より：アクセス日2011年8月1日〕

第 I 部　血管アクセス

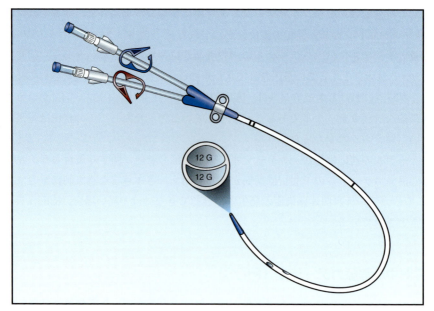

図 1.6　一時的な血液透析に使用される大口径のダブルルーメンカテーテル

流量が少なくなる。PICC（特にダブルルーメン）は輸液の流れが制約されるため，積極的な volume therapy[*1]には向いていない。

特殊なカテーテル

本項で説明するカテーテルは，特殊な処置・治療のためにデザインされているか，患者管理には使用されないものである。こうした特殊な器具には，血液透析用カテーテル，イントロデューサカテーテルおよび肺動脈カテーテルが含まれる。

■血液透析用カテーテル

ICU の利点の 1 つとして認められているのが，急性腎傷害患者の緊急血液透析である。こうした血液透析は，図 1.6 に示すような特別にデザインされたカテーテルを使用することによって可能となる。血液透析用カテーテルの特徴を表 1.5 に示す。

　血液透析用カテーテルはクリティカルケアに用いられる幅広のカテーテルで，最大径は 16 Fr（5.3 mm）である。このカテーテルは 12 G の輸液ルーメンを 2 つ備え，効果的な血液透析を行うのに必要な高流量（200〜300 mL/min）に対応できるようになっている。片方のルーメンは患者の血液を透析膜に送り，もう一方のルーメンは透析した血液を患者に戻すようになっている。

　血液透析用カテーテルは通常，内頸静脈に挿入し，透析用に別の穿刺部位が設けられるまで留置する。鎖骨下静脈カニュレーションは，鎖骨下静脈狭窄症を誘発する傾向があるため禁忌である[16)]。鎖骨下静脈狭窄症が起こると同側の腕部からの静脈血の流れが阻害されるため，動静脈シャントを用いた慢性の血液透析アクセスとして当該上肢を使用できなくなる。

[*1] 訳注：volume therapy とは，循環血液量を補い，血圧や血中酸素量などをコントロールする療法のこと。

表 1.5　血液透析用カテーテルの主な特徴

サイズ (Fr)	長さ	ルーメン	ルーメンサイズ (G)	流量* (L/h)
12	16 cm (6 インチ)	近位 遠位	12 12	23.7 17.4
12	20 cm (8 インチ)	近位 遠位	16 12	19.8 15.5

* 流量は，カテーテルの上 40 インチの高さから生理食塩液を重力落下させたときのものである。
〔Arrow International（www.arrowintl.com）より；アクセス日 2011 年 8 月 1 日〕

■イントロデューサカテーテル

イントロデューサカテーテルは大きな径（8〜9 Fr）を有するカテーテルで，一時的な血管デバイスを挿入・抜去する際に導管の役目を果たすものである。ICU では，イントロデューサカテーテルは，主に肺動脈カテーテルの留置を容易にするために使用されている〔イントロデューサカテーテルと肺動脈カテーテルを示した図 8.1（☞ 113 ページ）を参照〕。まず，イントロデューサカテーテルを太い中心静脈に留置し，次に，肺動脈カテーテルをイントロデューサカテーテルに通して肺動脈に挿入する。肺動脈カテーテルを留置する場合，先端が肺動脈内の適切な位置にくるよう，カテーテルを前に進めたり戻したりを繰り返す必要があり，イントロデューサカテーテルはこの操作を容易にする。肺動脈カテーテルが不要になったら，イントロデューサカテーテルからカテーテルを抜去し，必要な場合は，新たな静脈穿刺を行わずに中心静脈カテーテルを留置することができる。

急速輸液

カテーテルの中心にサイドポートが付いているので，イントロデューサカテーテルを独立した輸液用デバイスとして使うこともできる。イントロデューサカテーテルは径が太いので，急性出血に対処するための迅速輸液用デバイスとして広く使われている。イントロデューサカテーテルを高圧の輸液システムとともに使用した場合，流量が 850 mL/min にも達することが報告されている[17]。大量の急速輸液を行うためにイントロデューサカテーテルを使うケースについては，第 11 章（☞ 161 ページ）で改めて説明する。

■肺動脈カテーテル

肺動脈カテーテルは，心血管機能と全身の血中酸素濃度について 16 種ものパラメータを測定できる高度な専門器具である。このカテーテルについては第 8 章（☞ 112 ページ）で詳述する。

おわりに

輸液用デバイスとしての血管カテーテルの性能は，カテーテルの太さや長さが流量に及ぼす影

第Ⅰ部　血管アクセス

響を明らかにしたハーゲン–ポアズイユの式に依存している．この方程式から導かれる下記事項は，血管カテーテルに関する「不可欠な知識基盤」の一部である．

1. 流量はカテーテルの内半径に比例し（すなわち，同方向に変化する），カテーテルの長さに反比例する（すなわち，反対方向に変化する）．
2. カテーテルの内半径（ルーメンのサイズ）が流量に及ぼす影響は，カテーテルの長さが流量に及ぼす影響よりも大きい．
3. 急速注入を行う場合，径が大きなカテーテルが不可欠であり，径が大きい短めのカテーテルが最適である．

個々のカテーテルの性能に関しては，各ICUにある血管カテーテルの在庫はさまざまなはずなので，利用できるカテーテルのサイズと流量を事前によく知っておくべきである．

■文献

1. Mueller RL, Sanborn TA. The history of interventional cardiology: Cardiac catheterization, angioplasty, and related interventions. Am Heart J 1995; 129:146–172.

カテーテルの基礎

2. International Standard ISO 10555–5. Sterile, single-use intravascular catheters. Part 5: Over-needle peripheral catheters. 1996:1–3.
3. Iserson KV. J.-F.-B. Charriere: The man behind the "French" gauge. J Emerg Med 1987; 5:545–548.
4. Chien S, Usami S, Skalak R. Blood flow in small tubes. In Renkin EM, Michel CC (eds). Handbook of Physiology. Section 2: The cardiovascular system. Volume IV. The microcirculation. Bethesda: American Physiological Society, 1984:217–249.
5. de la Roche MRP, Gauthier L. Rapid transfusion of packed red blood cells: effects of dilution, pressure, and catheter size. Ann Emerg Med 1993; 22:1551–1555.
6. Mateer JR, Thompson BM, Aprahamian C, et al. Rapid fluid infusion with central venous catheters. Ann Emerg Med 1983; 12:149–152.

一般的なカテーテルのデザイン

7. Emergency Medicine Updates (http://emupdates.com); accessed 8/1/2011.
8. Dula DJ, Muller A, Donovan JW. Flow rate variance of commonly used IV infusion techniques. J Trauma 1981; 21:480–481.
9. McGee DC, Gould MK. Preventing complications of central venous catheterization. New Engl J Med 2003; 348:1123–1133.
10. Evans RS, Sharp JH, Linford LH, et al. Risk of symptomatic DVT associated with peripherally inserted central catheters. Chest 2010; 138:803–810.
11. Casey AL, Mermel LA, Nightingale P, Elliott TSJ. Antimicrobial central venous catheters in adults: a systematic review and meta-analysis. Lancet Infect Dis 2008; 8:763–776.
12. Ramos ER, Reitzel R, Jiang Y, et al. Clinical effectiveness and risk of emerging resistance associated with prolonged use of antibiotic-impregnated catheters. Crit Care Med 2011; 39:245–251.
13. Darouche RO, Raad II, Heard SO, et al. A comparison of antimicrobialimpregnated central venous catheters. New Engl J Med 1999; 340:1–8.
14. O'Grady NP, Alexander M, Burns LA, et al, and the Healthcare Infection Control Practices Advisory Committee (HICPAC). Guidelines for the prevention of intravascular catheter-related infection. Clin Infect Dis 2011; 52:e1–e32. (Available at www.cdc.gov/hipac/pdf/guidelines/bsi-guidelines-2011.pdf; accessed 4/15/2011)
15. Ng P, Ault M, Ellrodt AG, Maldonado L. Peripherally inserted central catheters in general medicine. Mayo Clin Proc 1997; 72:225–233.

特殊なカテーテル

16. Hernandez D, Diaz F, Rufino M, et al. Subclavian vascular access stenosis in dialysis patients: Natural history and risk factors. J Am Soc Nephrol 1998; 9:1507–1510.
17. Barcelona SL, Vilich F, Cote CJ. A comparison of flow rates and warming capabilities of the Level 1 and Rapid Infusion System with various-size intravenous catheters. Anesth Analg 2003; 97:358–363.

Chapter 2

中心静脈アクセス

よい医師はよい足跡を残す。
J. Willis Hurst, MD

重症患者における血管アクセスでは，しばしば，胸腹部に至る太い静脈への（前章で述べたような）長く柔軟性のあるカテーテルの挿入が必要となるが，この種の中心静脈アクセスが本章のテーマである。本章の目的は中心静脈カテーテルの手技を教えることではなく（それは臨床現場でマスターすべきである），中心静脈アクセスの確保に関連するプロセスおよび起こりうる有害事象について説明することにある。

原理および準備

■細い静脈と太い静脈

細い末梢静脈に設置されるカテーテルは局部の炎症と血栓を引き起こすため，その使用期間は限られる。こうした炎症は血管の機械的損傷および，苛烈な薬物の注入による血管の化学的損傷により引き起こされる。こうした炎症は血栓を誘発し，血栓はカテーテルを挿入された細い静脈内の緩やかな血流によって助長される（血液の粘度は血流量に反比例する。カテーテルを挿入された細い静脈内の緩やかな血流は血液粘度を高め，これが血栓の形成を助長することになる）。

　太い静脈の場合，血管の内径が大きいので血流量は大きくなるというメリットがある。血管の内径が大きければ，径が大きなカテーテルや，マルチルーメンカテーテルの挿入が可能となり，血管アクセス効率が高まる（すなわち，1つの穿刺部位あたりの注入量が多くなる）。流量が大きくなると輸液による損傷の影響が少なくなり，その結果，局部的な血栓の発生が抑制される。代表的な太い静脈と細い静脈の径および血流量を表2.1に示す。血流量の増加量が静脈の径の増大分よりもはるかに大きい点に留意されたい。例えば，鎖骨下静脈の径は中手静脈の径よりも

表2.1　太い静脈と細い静脈の太さと血流量の比較

	静脈	直径（mm）	血流量＊（mL/min）
上半身	上大静脈	18〜22	1,800〜2,000
	内頸静脈	10〜22	500〜1,400
	鎖骨下静脈	7〜12	350〜800
	中手静脈	2〜5	8〜10
下半身	下大静脈	27〜36	1,200〜2,000
	大腿静脈	8〜16	700〜1,100

＊血流量は健常成人のものである。

約3倍大きいだけだが，鎖骨下静脈の血流量は中手静脈の血流量に比べて100倍にもなる。血流量と血管径の間のこうした関係は，第1章で述べたハーゲン–ポアズイユ（Hagen-Poiseuille）の式で表される〔式(1.2)（☞5ページ）を参照〕。

■適応

中心静脈アクセスの主な適応は，以下に要約するとおりである[1]。

1. 末梢静脈アクセスの確保が困難な場合（例：肥満患者や静脈内薬物乱用者），もしくは末梢静脈アクセスの維持が困難な場合（例：興奮している患者）
2. 血管収縮薬（例：ドパミン，ノルアドレナリン）の投与，高張液（例：非経口栄養剤）の投与，もしくは（第1章で説明したマルチルーメンカテーテルの特性を生かした）複数の非経口薬物の投与を行う場合
3. 長期の非経口薬物投与療法（すなわち，数日を超える）の場合
4. 血液透析，経静脈心臓ペーシングあるいは（例：肺動脈カテーテルを用いた）血液動態モニタリングといった専門的治療を行う場合

禁忌

中心静脈カニュレーションに関しては，血液凝固障害を含めて[2,3]，絶対的な禁忌事項はない[1]。ただし，部位に応じたカニュレーションのリスクがある。そうしたリスクについては本章で後述する。

■感染予防策

感染予防は血管カニュレーションに不可欠な要素である。中心静脈カニュレーションに関連して推奨される感染予防策を表2.2に示す[4,5]。これらの感染予防策は，（「バンドル」として）同

表2.2　中心静脈ライン設置のバンドル

構成要素	推奨される感染予防策
手指消毒	カテーテルの挿入・操作の前後に，アルコールをベースとした手指消毒剤または石鹸を用い水で手を洗う。
防護的予防策	帽子，マスク，滅菌済み手袋，滅菌済みガウンおよび全身を覆う滅菌済みの掛布の着用といった最大限の防護的予防策を講じてカテーテルの挿入やガイドワイヤの交換を行う。
皮膚消毒	カテーテル挿入部位をクロルヘキシジンベースの溶液で消毒してから，2分間自然乾燥させる。
挿入部位	可能なかぎり，大腿静脈への挿入を避け，内頸静脈よりも鎖骨下静脈にカテーテルを挿入する。
カテーテルの抜去	カテーテルが不要になったら，すみやかに抜去する。

〔文献5より〕
上記のバンドルにおける推奨事項を遵守することによって，カテーテル関連感染症の発生率を低下させることが明らかにされている[6,7]。

時に採用することで，カテーテル関連血流感染症の低減に効果を発揮する[6,7]。以下に，感染予防策について簡潔に説明する。

皮膚消毒

適切な手指消毒は，最も重要でありながら，最も軽視されている感染予防策の1つである。アルコールをベースとした薬剤があれば，それで手指を擦って消毒することが望ましい[4,8]。それができない場合，ふつうの石鹸か抗菌石鹸と水で手を洗ってもよい[4]。手指消毒は，カテーテル挿入部位を触れる前後，および手袋着用前および，手袋使用後に行うべきである[4]。

　カニュレーション部付近の皮膚は，挿入の直前に消毒しておくべきであり，その場合の消毒剤はクロルヘキシジンが望ましい[4〜7]。それは，カテーテル関連感染症の発症リスクを抑えるのには，クロルヘキシジンが他の消毒剤よりも優れていることが，複数の臨床研究で明らかにされているからである[9]。クロルヘキシジンの高い効能は，皮膚表面における（残存性の）抗菌作用が長く続くことによる。一度用いただけで，少なくとも6時間効果がある[10]。なお，クロルヘキシジンの抗菌作用は，皮膚に塗ってから少なくとも2分間自然乾燥させることで最大になるとされている[4]。

防護的予防策

細い末梢静脈の場合を除き，すべての血管カニュレーションは，帽子，マスク，滅菌済み手袋，滅菌済みガウン，全身を覆う滅菌済み掛布などで完全に防護してから実施すべきである[4]。カテーテルを細い末梢静脈に挿入する場合は手袋だけを着用すればよく，この手袋は，カテーテルに手が触れない限り，滅菌されていないものでもよい[4]。

挿入部位の選定

現行のカテーテル関連感染症予防ガイドライン[4]によれば，大腿静脈カニュレーションは避けるべきであり，内頸静脈への挿入よりも鎖骨下静脈への挿入のほうが好ましいとされている。こうした推奨事項は，各挿入部位で想定されるカテーテル関連感染症のリスクに基づいて設定されている（すなわち，大腿静脈カニュレーションは最もリスクが高く，鎖骨下静脈は最もリスクが低い）。しかし，例えば血液透析用カテーテルを挿入する場合には，鎖骨下静脈が最も好ましくない部位となる（理由は後述）など，挿入部位の選択にしばしば影響を及ぼす考慮すべき事柄もある。このため，中心静脈ラインバンドルにおいて推奨されるカテーテル挿入部位の欄には，「可能な場合」という文言が加えられる。中心静脈アクセスの各部位に関して特に考慮すべきことについては，本章の後半で説明する。

カニュレーションの補助器機

■超音波ガイド

1990年代にリアルタイムの超音波画像が導入されて以来，これを利用して血管の位置を特定し，カテーテルを適切に挿入する方法が普及し，血管カニュレーションの成功率と安全性をかなり引き上げた[11〜13]。以下に，超音波ガイドによる血管カニュレーションについて簡単に説明する。

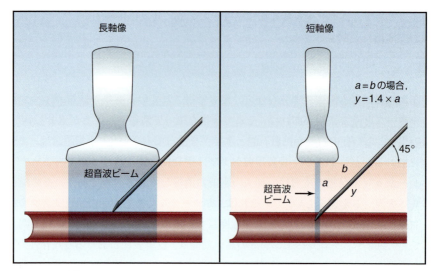

図2.1 長軸像および短軸像における超音波ビームの方向
詳細は本文を参照のこと。

超音波に関する基礎知識

超音波画像は，反射された超音波（エコー）の振幅を，白黒と灰色の陰影で描写する色調へと置き換える専用トランスデューサ（グレースケールアダプタ）により構築される。より高振幅のエコーはより明るい（より白い）画像になり，より低振幅のエコーはより暗い（より黒い）画像になる。この方法はBモード（brightness mode）の超音波と称され，2次元のグレースケール画像を構築する。超音波の周波数は超音波画像の解像度に直接関係し，組織透過の深度に反比例する。すなわち，超音波の周波数が高いほど，より高解像度の画像が得られるが，描出可能な領域はより小さくなる。

　超音波は液体を通過しやすいので，血管のように液体が満たされた組織は，超音波画像上，その内部は濃いグレーか黒となる。

血管超音波法

血管超音波法では，高解像度の画像を得るために高周波プローブを使用するが，描出できるのは皮膚から数cmの組織に限られる。超音波画像は，リアルタイムで目標とする血管の位置を探り，穿刺針の血管への挿入を誘導するために使用される。この過程は，図2.1に示すとおり，超音波ビームの方向に影響される。

長軸像：図2.1の左側は，超音波ビームが血管の長軸と一直線になるよう調節していることを示している。超音波ビームがこの方向で入射するとき，穿刺針と血管は超音波ビームの水平面に位置し，ともに超音波画像上の縦軸（長軸）の像として現れる。これは，内頸静脈の長軸像と内頸静脈へと進められている可視性の穿刺針を描出した図2.2を見れば明らかである[12]。この画像で穿刺針の経路が目視できることで，目標とする血管の内腔部に針を誘導しやすくなるのである。

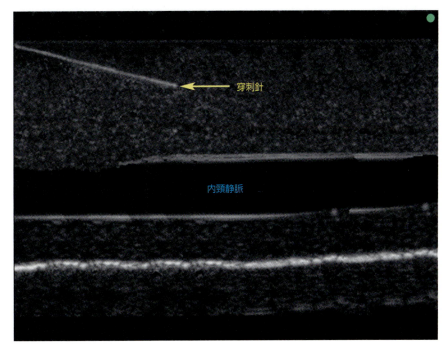

図 2.2　内頚静脈の長軸像を示す超音波画像（画像はデジタル処理で見やすくなっている）
可視性の穿刺針が静脈に向かって進められている．〔文献 12 より〕

短軸像：図 2.1 の右側は，超音波ビームが血管の長軸に対し垂直に入射していることを示している．超音波ビームがこの方向で入射するとき，図 2.3 にある画像のような，血管の断面像（短軸像）が形成される．このとき，目標の血管に達するまで，穿刺針は超音波ビームと交差しない点に留意する．したがって，この超音波画像では穿刺針の経路を目視することができない．加えて，穿刺針が超音波ビームに届いた場合には，穿刺針は（すぐにそれと認識できないかもしれないが）高輝度の小点として超音波画像上に現れることにも留意されたい．

　穿刺針の可視化に限界があるにもかかわらず，短軸像はしばしば（特に初心者により）好んで使われる．それは，超音波ビームが血管の長軸に対し垂直に入射する場合，目標血管をより容易に特定できるからである．超音波画像で短軸像を利用する場合は，以下の方法に従うことで穿刺針の誘導が容易になる．

1. 短く差し込むような動作で針周辺の組織をずらしながら，針を進める．この組織の変位は，しばしば超音波画像上にはっきりと現われ，針の経路を間接的に示しうる．
2. 目標血管に向けて穿刺針が進むべき距離を見極める．これは，図 2.1（右側）に示すような直角三角形を思い浮かべることで達成できる．この三角形の 1 辺は超音波プローブから目標血管までの垂直距離（a），他の 1 辺は超音波プローブから穿刺針の穿刺点までの距離（b）であり，この三角形の斜辺（y）は，この針が 45°の角度で刺入されたときの血管までの距離である．この距離（斜辺の長さ）はピタゴラス（Pythagoras）の方程式（$y^2 = a^2 + b^2$）を用いて計算することができる．2 つの辺の長さが等しければ（$a = b$），この方程式から $[y = 1.4 \times a]$ が導かれる．この関係式を利用すれば，目標の血管に向けて穿刺針が進むべき距離（y）は，目標血管までの垂直距離〔a（超音波画像で容易に測定できる）〕だけを使っ

て見極めることができる。

例：超音波プローブから目標の血管までの垂直距離（a）が5 cmである場合，穿刺針の刺入点は超音波プローブから5 cmの位置にすべきである（$b = 5$ cm）。このとき，もし穿刺針が45°の角度で刺入された場合，目標血管までの距離は1.4×5 cm $= 7$ cmになるはずである。

■頭部低位の体位

頭部が水平面より低くなる体位〔トレンデレンブルグ（Trendelenburg）位〕を患者にとらせることにより，上部から胸部に流入する太い静脈が拡張し，鎖骨下静脈および内頸静脈へのカニュレーションが容易になる。健常人では，水平面から体を15°傾けた頭低位にすると，内頸静脈の径が20～25％広がり[14]，鎖骨下静脈の径が8～10％広がる[15]。しかし，15°以上体を傾けても，静脈血管の径はほとんど広がらない[14]。このように，頭低位によるメリットは体をわずかな角度だけ傾けることで達成されるが，これは他方で，頭低位に起因する望ましくない効果（例：頭蓋内圧上昇および誤嚥リスク）を抑制する点で有利である。なお，静脈うっ血（例：左心不全または右心不全に起因するもの）が認められる患者には頭低位をとらせる必要はなく，また頭蓋内圧上昇患者に頭低位をとらせることは推奨されない。

中心静脈アクセス経路

以下に，中心静脈カニュレーションの4つの異なるアクセス部位（内頸静脈，鎖骨下静脈，大腿静脈および肘前窩の表在静脈）について簡単に説明する。ここでの説明のポイントは目標血管の同定と針の穿刺であり，いったんこれが達成されたら，第1章で説明したセルディンガー（Seldinger）法を用いてカニュレーションを実施する〔図1.5（☞ 10ページ）参照〕。

■内頸静脈

解剖学的知識

内頸静脈は頸部の両側にある胸鎖乳突筋の下に位置し，耳介から胸鎖関節に至るラインに沿って頸部を下方へと斜めに走行する。下頸部では，内頸静脈はしばしば頸動脈の前方や外側に位置するが，それらとの解剖学的関係はさまざまである[16]。内頸静脈は頸基底部で鎖骨下静脈と結合して腕頭静脈を形成し，左右の腕頭静脈が合流し上大静脈を形成する。健常人においては，仰臥位での内頸静脈の径に差がある（10～22 mm）[14]。

内頸静脈カニュレーションの際には，右側の頸部が選択されるが，これはこの血管が右房に対してまっすぐに走行しているからである。特に一時的ペースメーカのワイヤ，血液透析用カテーテルおよび肺動脈カテーテルを設置する場合，右側の頸部が適している。

体位

前述のとおり，15°の頭低位は内頸静脈の径を広げ，カニュレーションを容易にする。このと

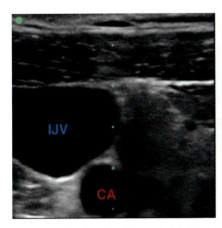 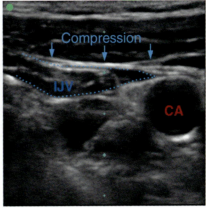

図 2.3　著者の右頸部の内頸静脈（IJV）および頸動脈（CA）の超音波画像（短軸像）
右側の画像は，下方への圧力が血管付近の皮膚にかかって内頸静脈が押し潰されている状態を示している。緑色の点は各画像の外側を示している。〔画像は Cynthia Sullivan 正看護師および Shawn Newvine 正看護師の厚意による〕

き，頭部を反対方向にわずかに回して静脈をまっすぐにするが，中心線から 30° 以上頭部を外転させると静脈が伸びて径が狭くなるので，逆効果になる[16]。

超音波ガイド

内頸静脈は超音波画像で描出しやすい。それは，この静脈が皮膚表面に近く，超音波の伝達を妨げる組織構造が存在しないからである。右頸部の内頸静脈および頸動脈の短軸像を図 2.3 に示す（この画像は，図 2.4 に示す胸鎖乳突筋の胸骨頭と鎖骨頭の分岐で形成される三角形に超音波プローブを押し当てることによって得られたものである）。左側の画像は，より細い頸動脈の腹・外側にある太い内頸静脈を示す。また右側の画像は，圧力が血管付近の皮膚にかかって静脈が押し潰されている状態を示す。これは，血管が静脈か動脈かを見極めるための一般的な手法である。

　内頸静脈カニュレーションに超音波ガイドを使用すると，成功率が高まり，カニュレーションの試行回数が減り，カニュレーションにかかる時間がより短くなり，頸動脈穿刺のリスクが低下する[16〜18]。こうした利点から，超音波ガイドが，内頸静脈カニュレーションのための標準的手技として推奨されるようになったのである[16]。

ランドマーク法

超音波画像が利用できないときは，体表面の目印〔ランドマーク（landmark）〕を頼りに内頸静脈カニュレーションを行う。体表面のランドマークを用いた内頸静脈へのアプローチには，次に述べる 2 種類がある。

前方アプローチ：前方アプローチでは，術者はまず，胸鎖乳突筋の 2 つの骨頭部（鎖骨頭，胸骨頭）への分岐によって形成される，頸基底部の三角領域を確認する（図 2.4 参照）。内頸静脈と頸動脈はこの三角形を通って走行している。術者は最初にこの三角形内で頸動脈の拍動を確認する。触診で頸動脈が探知できたら，頸動脈を正中線に優しくずらし，内頸静脈から引き離

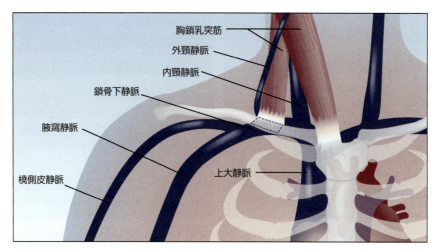

図 2.4　内頸静脈と鎖骨下静脈の解剖学的関係

す。次に，穿刺針をこの三角形の頂点に刺入し（ベベルは上向き），皮膚に対し 45°の角度で同側の乳頭へと進める。深さ 5 cm まで進めても内頸静脈に入らない場合は，いったん針を引き戻し，より外側の方向に再度進める。

後方アプローチ：後方アプローチでは，外頸静脈が胸鎖乳突筋の外線部を横切る点から 1 cm 上が穿刺針の刺入位置となる（図 2.4 参照）。穿刺針をこの位置から刺入し（ベベルは 3 時の方向），胸鎖乳突筋の筋腹に沿って，胸骨上窩を向く方向に針を進める。刺入位置から 5〜6 cm のところで内頸静脈に接するはずである。

合併症

内頸静脈カニュレーションで最も懸念される合併症は，頸動脈の誤穿刺で，解剖学的ランドマークを用いたときの発生率は 0.5〜11％に達し[17,19,20]，超音波ガイド下では 1％であると報告されている[17]。頸動脈を小径の穿刺針により穿刺した場合は，針を抜去し，刺入部位を最低 5 分間圧迫すれば通常は安全である（凝固障害の患者の場合，2 倍の時間をかけて圧迫する）。頸動脈へのカテーテル挿入は，抜去が命にかかわりうるのでいっそう問題となる[20,21]。したがって，もし頸動脈にカテーテルを挿入してしまった場合は，カテーテルはそのままにしておき，すみやかに血管外科医に相談する[21]。

その他の注意事項：胸腔の誤穿刺（結果的に，血胸や気胸を起こす）は，内頸静脈の場合は頸部にあるため想定されない。しかし，ランドマーク法による内頸静脈カニュレーションにおけるこの合併症の発生率は 1.3％と報告されている[19]。内頸静脈カテーテルの留置に関連する主な合併症は敗血症で，その発生率は，0〜2.3 件/1,000 カテーテル挿入日と報告されている[22,23]。内頸静脈へのカテーテル挿入は鎖骨下静脈へのカテーテル挿入に比べて感染症リスクがより高いと考えられるが[4,5]，これを否定する臨床研究もある[22]。

コメント

超音波画像が利用可能な場合，中心静脈アクセスには内頸静脈を選択すべきであり[16]，経静脈のペースメーカワイヤ，肺動脈カテーテルおよび血液透析用カテーテルの挿入の際は，右内頸静脈を使用することが望ましい。覚醒している患者は頸静脈に留置されたカテーテルによる不快感と頸部の可動性の制限をしばしば訴えるので，意識がある患者に対しては，他の中心静脈アクセス部位を考慮すべきであろう（あとで説明する末梢穿刺中心静脈カテーテルは，そうした患者に対するより適切な中心静脈アクセス部位となりうるであろう）。

■鎖骨下静脈

解剖学的知識

鎖骨下静脈は，腋窩静脈が第１肋骨を越えて続く静脈である（図2.4参照）。鎖骨下静脈はそのほとんどが（鎖骨と第１肋骨に挟まれた）鎖骨下部を走行し，いくつかのポイントでは肺尖部胸膜のわずか5mm上にある。鎖骨下静脈の下側は，鎖骨下静脈の後下方側に沿って接触する横隔神経とともに，前斜角筋の上に位置している。ちょうど鎖骨下静脈の深さに位置し，前斜角筋の下側に鎖骨下動脈と腕神経叢が存在する。胸郭入口において，鎖骨下静脈は内頸静脈と合流して腕頭静脈を形成する。鎖骨下静脈は長さ3～4cmで，仰臥位の場合，径は7～12mmである[24]。鎖骨下静脈の径は，（内頸静脈とは異なり）呼吸に伴って変動することはない。これは，この静脈を周囲の組織構造に固定し保持する，強力な筋膜が付いているからである[24]。またこれは，血流が減っても鎖骨下静脈は潰れないという主張[25]の根拠となっている（ただし，この主張は証明されていない）。

体位

頭低位は鎖骨下静脈の径を広げ[24]，カニュレーションを容易にする。しかし，肩を弓なりにするとか肩の下に巻いたタオルを置くといった，カニュレーションを容易にするための他の方法では，実際には，鎖骨下静脈の横断面積を逆に小さくする[24, 26]。

超音波ガイド

超音波画像の利用により，鎖骨下静脈カニュレーションの成功率を高め，有害事象の発生率を低減することができる[25]。ただし，この静脈に重なる鎖骨が超音波の伝達を妨げるため，鎖骨下静脈を描出するのは容易ではない。こうした技術的困難があるため，超音波ガイド下穿刺は現在，鎖骨下静脈カニュレーションの一般的技法にはなっていない。

ランドマーク法

鎖骨下静脈は，鎖骨の上にある胸鎖乳突筋の付着部位を確認することで同定できる（図2.4参照）。この部位では，鎖骨下静脈は鎖骨のすぐ下にあり，鎖骨の上か下から鎖骨下静脈に刺入することができる。図2.4に示すように，鎖骨のこの部位は小さな長方形を目印にすることで，穿刺針の刺入を誘導することができる。

鎖骨下アプローチ：鎖骨下静脈へは，通常，鎖骨の下から穿刺針を入れる。穿刺針を鎖骨上にマークした長方形の目印の外側端に刺入し，鎖骨の下部に沿って，この長方形を2つの三角形に等分する方向に進める（ベベルは12時の方向）。穿刺針は，皮膚表面から数cm以内のところで鎖骨下静脈に到達するはずである。鎖骨下静脈よりも深いところにある鎖骨下動脈を穿刺しないよう，この針を鎖骨の下部にとどめておくことが重要である。針が鎖骨下静脈に刺入されたとき，ガイドワイヤを上大静脈の方向に進められるよう，穿刺針のベベルを3時方向に回転させる。

鎖骨上アプローチ：胸鎖乳突筋と鎖骨の外側縁によって形成される角度を確認する。穿刺針がこの角度を等分するように針を刺入する。針のベベルを12時の方向に保ち，鎖骨の下部に沿って反対側の乳頭の方向に針を進める。皮膚の表面から1～2cmの位置で鎖骨下静脈に刺入できるはずである（鎖骨上アプローチでは，鎖骨下静脈は皮膚表面により近い位置にある）。針を刺入したら，ガイドワイヤを上大静脈の方向に進められるよう，ベベルを9時の方向に回す。

合併症

鎖骨下静脈カニュレーションに伴って直ちに発生する合併症には，鎖骨下動脈穿刺（発生率≦5％），気胸（≦5％），腕神経叢損傷（≦3％）および横隔神経損傷（≦1.5％）が含まれる[19,25]。超音波ガイド下で実施した場合，これらの発生率は低くなる[25]。

　カテーテル留置に伴う合併症には，敗血症と鎖骨下静脈狭窄症が含まれる。ある調査によると，敗血症の発生率は1件/1,000カテーテル挿入日未満であった[22]。鎖骨下静脈狭窄症は，カテーテルの抜去後数日から数か月後に発症し，発生率は15～50％に達すると報告されている[27]。狭窄症のリスクは，同側の腕部に血液透析アクセス部位（例：動静脈瘻）を設ける必要があると思われる患者に対して，鎖骨下静脈カニュレーションを避ける主な理由となっている[27]。

コメント

鎖骨下静脈を選択することの主な利点は，カテーテル設置後の患者の快適性にある。なお，鎖骨下静脈へカテーテルを挿入する場合は感染症の発生率がより低いとされているが[4,5]，臨床研究によって支持されているわけではない[22]。

■大腿静脈

解剖学的知識

大腿静脈は鼠径部において伏在静脈に続く静脈であり，下肢の静脈還流の主要な導管である。この静脈は，図2.5に示すとおり，大腿動脈および大腿神経とともに大腿三角の中に位置している。大腿三角の上縁は，上前腸骨棘から恥骨結合へと走行し，皮膚表面上の鼠径部の皺のすぐ下にある鼠径靱帯により形成されている。鼠径靱帯（皺）のレベルでは，大腿静脈は大腿動脈のちょうど内側にあり，皮膚からわずか数cmの位置にある。脚部が外転している場合，大腿静脈は同定しやすく，またカテーテルの挿入が容易である。

第 2 章　中心静脈アクセス

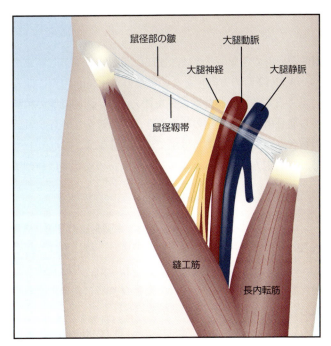

図 2.5　大腿三角の解剖

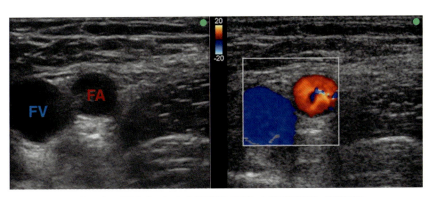

図 2.6　左鼠径部の大腿静脈（FV）と大腿動脈（FA）の超音波画像（短軸像）
右の画像は，超音波カラードプラ法を用いて大腿静脈（青色）と大腿動脈（赤色）を確認できるようにしたものである．画像に表示されている色は血流の方向を示している．緑の点は，それぞれの画像の外側を示す．

超音波画像

通常，鼠径部の皺の中間点に対し真下中央で探知される大腿動脈の脈拍の上に超音波プローブを当てることにより，大腿動脈と大腿静脈を描出できる．この位置での大腿動脈と大腿静脈の横断面（短軸）像を図 2.6 に示す．左側の画像では，大腿動脈は外側，大腿静脈はその内側に位置しているので識別される．右側の画像では，超音波カラードプラ法を用いて大腿動脈（赤色）と大腿静脈（青色）を識別している（赤色と青色が動脈と静脈の血流を示すわけではないが，これらの色は，超音波プローブに対する血流の方向を示している．すなわち，カラードプラ画像の左側の色凡例が示すように，赤色はこのプローブに向かってくる動きを表し，青色はこのプローブから離れていく動きを示している）．

25

ランドマーク法

血管穿刺に超音波画像が利用できないときは，（前項で説明したように）まず大腿動脈の拍動を触知し，穿刺針（ベベルは12時の方向）をこの脈拍の1～2cm内側に挿入する。皮膚表面から2～4cmの深さにあるところで大腿静脈に針を挿入する。大腿動脈の拍動が触知できないときは，上前腸骨棘から恥骨結節まで仮定の線を引き，この線を3等分する。大腿動脈はその中間部分と内側部分の結合点のすぐ下にあるはずで，大腿静脈はこの点の1～2cm内側にあるであろう。この大腿静脈の同定方法によるカニュレーションの成功率は90％を超える[28]。

合併症

大腿静脈カニュレーションに関する主な懸念事項には，大腿動脈の穿刺，大腿静脈の血栓症，および敗血症が含まれる。留置カテーテルによる血栓形成は一般に想定されているよりも多く発生しているが，ほとんどのケースで臨床的徴候が現われない。大腿静脈カテーテルの留置について検討したある研究では，超音波検査を行った患者の10％に血栓が認められたが，臨床的に明らかな血栓症を認めたのは患者の1％にすぎなかった[23]。

大腿静脈カテーテルに起因する敗血症の発生は2～3件/1,000カテーテル挿入日で，鎖骨下静脈ないし内頸静脈へのカテーテル留置に起因する敗血症の発生率と変わらない[22,23]。このことは中心静脈カテーテルのなかで大腿静脈カテーテルが最も感染リスクが高いという主張[4]と矛盾し，感染予防対策として大腿静脈カニュレーションを避けるよう推奨する「中心静脈バンドル」（表2.2参照）の妥当性を裏づけるものではない。

コメント

一般に大腿静脈は，中心静脈カテーテルに最も適さない部位とみなされているが，前述した知見は，大腿静脈カテーテルに対するこうした否定的見解が必ずしも妥当ではないことを示している。大腿静脈は，血液透析カテーテルの一時的設置や[23]，（大腿静脈カテーテルは胸部における蘇生処置の邪魔にならないので）心肺蘇生術を行う際の中心静脈アクセスにとって好ましい挿入部位とされている[29]。ただし，心停止時に血管アクセスとして下肢の静脈を使うことは，薬物の到達が遅れるであろうことから推奨できない[30]。下肢の深部静脈血栓や腹部穿通外傷がある患者では，大静脈損傷のリスクが生じるため大腿静脈カニュレーションを避けなければならない[1]。

■末梢穿刺中心静脈カテーテル（PICC）

腕部の肘前窩のすぐ上にある末梢静脈から上大静脈へとカテーテルを進めることができる。**末梢穿刺中心静脈カテーテル**（peripherally inserted central catheter：PICC）については，第1章で説明したとおりである〔表1.4（☞11ページ）参照〕。図2.7に示すとおり，肘前窩からは2つの静脈（尺側皮静脈と橈側皮静脈）が出ている。尺側皮静脈は腕部の内側を走行し，橈側皮静脈は腕部の外側を走行する。尺側皮静脈の径は橈側皮静脈の径よりも大きく，腕部を上部にまっすぐ走行しているので，PICCの留置には尺側皮静脈がより好ましい。

第2章 中心静脈アクセス

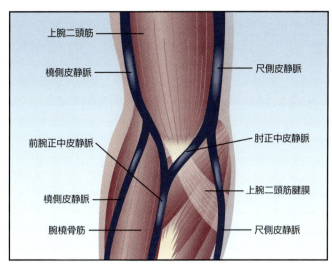

図 2.7　右腕の肘前窩領域の主な静脈の解剖

PICC の設置

PICC は超音波ガイド下に挿入する。尺側皮静脈を同定し，そこに PICC を挿入したら，カテーテルをあらかじめ設定された距離だけ進め，右房のすぐ上，上大静脈の下 1/3 の位置にカテーテルの先端を置く。カテーテルを進める距離は，まず肘前窩から肩までの距離，次いで，肩から胸鎖関節までの距離，さらに右第 3 肋間腔まで下がる距離を測定して算定する。平均的な体格の成人の場合，右側の肘前窩から右房に至る距離は 52～54 cm で，左側の肘前窩から右房に至る距離は 56～58 cm である。カテーテルが適正距離を進んだとき，ポータブル胸部 X 線撮影でカテーテル先端部の位置を同定する。カテーテル先端部の位置異常は，PICC 挿入例の 6～7％と報告されている[31]。

合併症

PICC の挿入に伴って発生する最も一般的な合併症はカテーテル誘発性の血栓症で，これは腋窩静脈および鎖骨下静脈に最も頻繁にみられる[32]。また，PICC を留置した患者の 2～11％に上腕部の腫脹を伴う閉塞性血栓症を発症したと報告されており[32,33]，静脈血栓症の病歴がある患者[32]および癌患者[33]で最も発生率が高い。PICC に起因する敗血症は 1 件/1,000 カテーテル挿入日の割合で発生しており[31]，これは中心静脈カテーテルに起因する感染症の発生率とほぼ同じである。

コメント

PICC は，以下の理由から，非常に魅力的な中心静脈アクセスである。まず，PICC の使用によって，鎖骨下静脈および内頸静脈へのカテーテル挿入に伴う多くのリスク（例：主要な動脈の穿刺，気胸）が回避できる。2 番目に，PICC の挿入は（超音波ガイドのおかげで）わりと容易であり，他部位の中心静脈アクセスのカニュレーションに比べて患者の不快感がより少ない。3 番目に，PICC は，最小限の感染症リスクで長期間（数週間）留置できる。こうした特性から，ICU における中心静脈アクセスでは，PICC の挿入が好ましい選択となる。

喫緊の懸念事項

■静脈空気塞栓症

静脈系への空気流入は，一般的ではないが死に至りかねない中心静脈カニュレーションの合併症である．以下，この恐るべき合併症について簡単に説明する．

病態生理

静脈系への空気の流入を招く圧力勾配は，自発呼吸の際に起こる胸腔内の陰圧や，空気流入部位と右房の間の重力勾配（すなわち，空気混入部位が右房よりも垂直方向で高い位置にあるとき）により生じる．14G（内径1.8 mm）のカテーテルにわずか5 mmHgの圧力勾配が生じるだけで毎秒100 mLの速度で空気が入り込むが，これは致死的な静脈空気塞栓症を発症させるのに十分なものである[34]．流入空気の流量と速度の両方が静脈空気塞栓症の予後を決める．

静脈空気塞栓症の予後は，空気の流入が数秒間で200〜300 mL（3〜5 mL/kg）に達したとき致死的となりうる[34]．静脈空気塞栓症による有害事象には，心原性ショックへと進行しうる（右室における空気閉塞に起因した）急性右心不全，血管透過性亢進型肺水腫，卵円孔を通過する気泡に起因する急性塞栓性脳卒中などがある[34]．

予防策

静脈空気塞栓に対する最も効果的な取り組みは予防である．機械的陽圧換気は，中心静脈と大気に対して陽圧の勾配をつくりだすことで，中心静脈カテーテルを通した空気流入のリスクを低減させる．他の予防策には，内頸静脈や鎖骨下静脈へのカテーテルの挿入および抜去時のトレンデレンブルグ位（頭低位）や，大腿静脈カテーテルの挿入・抜去のための仰臥位または半横臥位が挙げられる．これらの対策は静脈空気塞栓症の発症リスクを低下させるが，完全に取り除くものではない．患者に適切な体位をとらせて行った11,500件の中心静脈カニュレーション事例の研究[35]では，15件の静脈空気塞栓症の発生が観察された（発生率0.13％）．

臨床症状

静脈空気塞栓症は，臨床上無症候のこともありうる[35]．症状があるケースで最も早期にみられるのは，突発性の呼吸困難であり，ひどい咳を伴うことがある．そして，重症例では，低血圧，乏尿および（心原性ショックに起因する）意識低下へと急速に進行する．最重症例では，右室での空気と血液の混合により，心血管虚脱の直前に，ドラム音のような水車様雑音が生じることもある[34]．

静脈空気塞栓症は通常，臨床診断であるが，診断を助ける方法がいくつか存在する．経食道心エコー法は右心腔内の空気検出法で最も感度が高く，前胸部ドプラ法は心臓内の空気を検出する非侵襲的手法で最も感度が高い[34]（超音波ドプラは血流速度を音響に変換し，心腔内に空気が流入すると，特徴のある高音が生成される）．これらの診断方法の欠点は，緊急時にはこうした方法の利用が制限されることである．

対処法

静脈空気塞栓症の対処法には，空気流入の予防対策と一般的な呼吸循環の維持がある．最初のス

テップは，血液循環系への空気流入を招く可能性があるカテーテルないし静脈内チューブに破損がない点を確認することである。留置カテーテルを通じた空気流入が疑われるとき，カテーテルのハブにシリンジを装着して血流から空気を吸入するよう試みることができる。患者に左側臥位をとらせることは，右室からの血流を妨げる空気による閉塞を緩和するために実施されてきた推奨策であるが，この方法の重要性には疑問がもたれている[34]。胸部圧迫は空気を右室流出路から追い出し，肺循環に送り出すのに役立ちうるが，この方法の臨床的な有用性は証明されていない[34]。純酸素の投与は，血中の気泡から窒素が排出されるのを促進するので，血流中の空気量を低減させるために利用されている。しかし，この方法の効果もまた証明されていない。

■気胸

気胸は，中心静脈カニュレーション時にまれに発生するが，ほとんどの場合，鎖骨下静脈カニュレーションに伴うものである。気胸が疑われる場合，直立位で，（可能なら）強制呼気の後に胸部X線写真を撮影する。強制呼気は肺容量を減少させるが，気胸部分の空気量が減少しない。そのため，X線画像では気胸が相対的により大きく映り，気胸の診断を容易にしうる。だが，ICUに搬送されてくる患者のほとんどは，残念ながら強制呼気を行うことはできないであろう。

仰臥位と気胸

重症患者は背筋をまっすぐにして座ることができないことが多く，しばしば仰臥位で胸部X線を撮影することになる。このことは，気胸の診断において問題（仰臥位における胸膜空気の分散）を生じさせる[36]。すなわち，仰臥位をとったとき，胸膜空気は肺尖部には集まらず，（仰臥位では前胸部は独立した部位になるので）前側に集まる。この部位にある胸膜空気は，仰臥位で得られたX線画像上では肺の前面にあり，肺紋理が気胸の背後にくるので，胸膜空気が描出できない可能性が生じる。臨床研究において，患者が仰臥位にある場合，ポータブルX線撮影の画像では気胸の25〜50％を見逃すことが報告されている[37-39]。仰臥位にある患者の気胸を診断するには，X線よりもBモードの超音波検査のほうが優れている[38,39]（ポータブルX線撮影ではっきりととらえられていない気胸の例は，第28章参照）。

遅発性気胸

中心静脈カニュレーションに起因する気胸は，挿入後24〜48時間は胸部X線撮影ではっきりとせず[40]，カテーテル挿入直後の胸部X線の画像では見逃されるであろう。だからといって，症状がなければ，カテーテル挿入後48時間の間に何回も胸部X線撮影を行う必要はない。

■カテーテル先端部の位置

カテーテル挿入後の胸部X線撮影は，右房との接合部の1〜2cm上方，上大静脈の遠位側1/3の場所にあるはずのカテーテル先端部の位置確認にも使われる。中心静脈カテーテルの適切な位置は図2.8に示す。この場合，刺入部位は右内頸静脈で，カテーテルは上大静脈像の長軸の内側，縦隔をまっすぐに下っている。カテーテル先端部は気管分岐部（左右の主気管支を形成

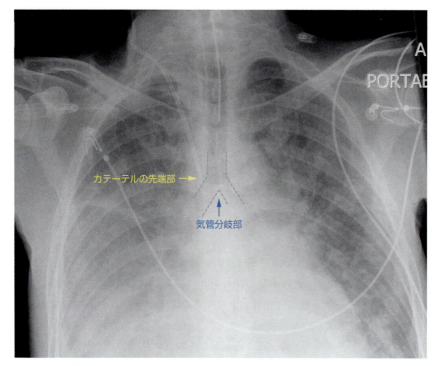

図 2.8　上大静脈カテーテルが適切に設置されたことを示すポータブル胸部 X 線画像
（カテーテルの画像はデジタル処理済み）
カテーテルの先端部は，気管分岐部（左右の主気管支を形成するために気管が分岐する点）と同じ高さにある。点線は，気管の分岐部を表している。

するために気管が分岐する点）のすぐ上に位置している。気管分岐部は上大静脈と右房の結節のすぐ上に位置しており，気管分岐部かそれよりやや高い位置にあるカテーテル先端部は，上大静脈の末端に適切に位置している。このように，気管分岐部はカテーテル先端部の位置を調べるうえで有用な目印となる[41]。

　中心静脈カテーテルと PICC の挿入事例のうち，カテーテルの留置位置が不適であったケースは全体の 5～25％である[19,31,39]。以下は，患者にとって有害となるカテーテル先端部の位置異常例である。

カテーテルの先端部が大静脈の壁に接している場合

左側から挿入されたカテーテルは，左側の腕頭静脈から上大静脈に入るとき下方に急旋回しなければならない。そうしないカテーテルの先端部は図 2.9 に示されるような位置にとどまる。このカテーテルの先端は上大静脈像の外側端にあり，これは，このカテーテルの先端が上大静脈の外側壁に接していることを示唆している。先端部がこの位置にあるとき，（例えば，左肩をすくめることで）カテーテルが前進すると血管壁を貫通して，血胸が生じる可能性がある〔図 3.1（☞ 39 ページ）参照〕。先端がこの位置にある場合，カテーテルを腕頭静脈にまで引き戻さなければならない。

右房にあるカテーテル先端部

先述したとおり，中心静脈カテーテルの先端部が胸部 X 線写真上で気管分岐部の位置よりも下

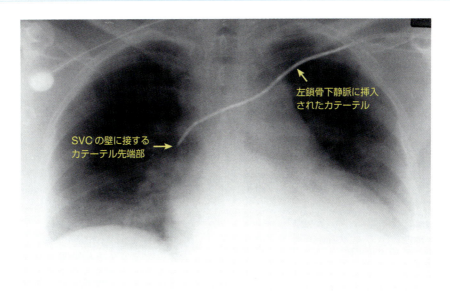

図 2.9　上大静脈（SVC）の外側壁にカテーテル先端が接している左鎖骨下静脈カテーテル先端部位置異常像（カテーテルの画像はデジタル処理済み）

方にあれば，右房内にあることになる。これはよくあることである。例えば，ある研究では，中心静脈カテーテルの 1/4 で先端部が右房内に位置していた[39]。このようなカテーテルの位置異常があると，右房穿孔と心タンポナーデを起こし，致死率は 50％ 以上にもなる[42]。幸い，これらの合併症はまれにしか発生せず[42]，胸部 X 線画像上でカテーテル先端部が気管分岐部の位置より下方にあるときにカテーテルの位置を修正することで，心穿孔のリスクは完全に取り除くことができる。

おわりに

中心静脈カニュレーションに関連する以下の点を強調しておこう。

1. 中心静脈カニュレーションについては，リアルタイムの超音波画像を使って目標血管を同定し挿入するとき，成功の可能性が最も高くなる。超音波ガイド下の血管アクセスは，ここ 10〜15 年間で，最も有用な革新があった集中治療の手技であり，この手技の習得には著しいメリットがある。
2. 血行動態が安定しており ICU に数日以上入室予定の患者では，日常的な輸液のために末梢穿刺中心静脈カテーテル（PICC）の使用を考慮する。PICC は適切に維持すれば長期間の使用が可能であり，覚醒患者においては，中心部に挿入するカテーテルのなかで受容度が最も高い。
3. 大腿静脈カテーテルはカテーテル関連血流感染症の発生率が最も高いカテーテルであるという主張[2]は，いくつかの臨床研究によってその妥当性が疑われており[22,23]，感染予防対策として大腿静脈カニュレーションを回避するという推奨（表 2.2 参照）には疑問がある。大腿静脈は，一時的な血液透析用カテーテルに用いることができ，他部位にカテーテルを挿入することが問題である場合にも，許容できるカニュレーション部位である。

最後に，YouTube には，超音波ガイド下および表面のランドマークを利用した内頸静脈，鎖骨下静脈，大腿静脈への中心静脈カテーテルの挿入を説明するいくつかの教育ビデオが提供されている。そうしたビデオを見るためには，"central venous catheterization" という語を検索ボックスに入力するとよい。

■文献

超音波のテキスト

Levitov A, Mayo P, Slonim A, eds. Critical Care Ultrasonography. New York: McGraw-Hill, 2009.
Noble VE, Nelson BP. Manual of Emergency and Critical Care Ultrasound. 2nd ed., New York: Cambridge University Press, 2011.

原理および準備

1. Taylor RW, Palagiri AV. Central venous catheterization. Crit Care Med 2007; 35:1390–1396.
2. Doerfler M, Kaufman B, Goldenberg A. Central venous catheter placement in patients with disorders of hemostasis. Chest 1996; 110:185–188.
3. Fisher NC, Mutimer DJ. Central venous cannulation in patients with liver disease and coagulopathy – a prospective audit. Intensive Care Med 1999; 25:481–485.
4. O'Grady NP, Alexander M, Burns LA, et al. and the Healthcare Infection Control Practices Advisory Committee (HICPAC). Guidelines for the Prevention of Intravascular Catheter-related Infections. Clin Infect Dis 2011; 52:e1–e32. (Available at ww.cdc.gov/hicpac/pdf/guidelines/bsi-guidelines-2011.pdf)
5. Institute for Healthcare Improvement. Implement the central line bundle. www.ihi.org/knowledge/Pages/Changes/ImplementtheCentralLineBundle.aspx (Accessed November 5, 2011)
6. Pronovost P, Needham D, Berenholtz S, et al. An intervention to decrease catheter-related bloodstream infections in the ICU. N Engl J Med 2006; 355:2725–2732.
7. Furuya EY, Dick A, Perencevich EN, et al. Central line bundle implementation in U.S. intensive care units and impact on bloodstream infection. PLoSONE 2011; 6(1):e15452. (Open access journal available at www.plosone.org; accessed November 5, 2011.)
8. Tschudin-Sutter S, Pargger H, and Widmer AF. Hand hygiene in the intensive care unit. Crit Care Med 2010; 38(Suppl):S299–S305.
9. Chaiyakunapruk N, Veenstra DL, Lipsky BA, et al. Chlorhexidine compared with povidone-iodine solution for vascular catheter-site care: a meta-analysis. Annals Intern Med 2002; 136:792–801.
10. Larson EL. APIC Guideline for hand washings and hand antisepsis in healthcare settings. Am J Infect Control 1995; 23:251–269.

カニュレーションの補助器機

11. Noble VE, Nelson BP. Vascular access. In: Manual of Emergency and Critical Care Ultrasound. 2nd ed., New York: Cambridge University Press, 2011:273–296.
12. Abboud PAC, Kendall JL. Ultrasound guidance for vascular access. Emerg Med Clin North Am 2004; 22:749–773.
13. Costantino TG, Parikh AK, Satz WA, Fojtik JP. Ultrasonography-guided peripheral intravenous access versus traditional approaches in patients with difficult intravenous access. Ann Emerg Med 2005; 46:456–461.
14. Clenaghan S, McLaughlin RE, Martyn C, et al. Relationship between Trendelenburg tilt and internal jugular vein diameter. Emerg Med J 2005; 22:867–868.
15. Fortune JB, Feustel P. Effect of patient position on size and location of the subclavian vein for percutaneous puncture. Arch Surg 2003; 138:996–1000.

中心静脈アクセス経路

16. Feller-Kopman D. Ultrasound-guided internal jugular access. Chest 2007; 132:302–309.
17. Hayashi H, Amano M. Does ultrasound imaging before puncture facilitate internal jugular vein cannulation? Prospective, randomized comparison with landmark-guided puncture in ventilated patients. J Cardiothorac Vasc Anesth 2002; 16:572–575.
18. Leung J, Duffy M, Finckh A. Real-time ultrasonographically-guided internal jugular vein catheterization in the emergency department increases success rate and reduces complications: A randomized, prospective study. Ann Emerg Med 2006; 48:540–547.
19. Ruesch S, Walder B, Tramer M. Complications of central venous catheters: internal jugular versus subclavian access – A systematic review. Crit Care Med 2002; 30:454–460.
20. Reuber M, Dunkley LA, Turton EP, et al. Stroke after internal jugular venous cannulation. Acta Neurol Scand 2002; 105:235–239.
21. Shah PM, Babu SC, Goyal A, et al. Arterial misplacement of large-caliber cannulas during jugular vein

catheterization: Case for surgical management. J Am Coll Surg 2004; 198:939–944.
22. Deshpande K, Hatem C, Ulrich H, et al. The incidence of infectious complications of central venous catheters at the subclavian, internal jugular, and femoral sites in an intensive care unit population. Crit Care Med 2005; 33:13–20.
23. Parienti J-J, Thirion M, Megarbane B, et al. Femoral vs jugular venous catheterization and risk of nosocomial events in adults requiring acute renal replacement therapy. JAMA 2008; 299:2413–2422.
24. Fortune JB, Feustel. Effect of patient position on size and location of the subclavian vein for percutaneous puncture. Arch Surg 2003; 138:996–1000.
25. Fragou M, Gravvanis A, Dimitriou V, et al. Real-time ultrasound-guided subclavian vein cannulation versus the landmark method in critical care patients: A prospective randomized study. Crit Care Med 2011; 39:1607–1612.
26. Rodriguez CJ, Bolanowski A, Patel K, et al. Classic positioning decreases cross-sectional area of the subclavian vein. Am J Surg 2006; 192:135–137.
27. Hernandez D, Diaz F, Rufino M, et al. Subclavian vascular access stenosis in dialysis patients: Natural history and risk factors. J Am Soc Nephrol 1998; 9:1507–1510.
28. Getzen LC, Pollack EW. Short-term femoral vein catheterization. Am J Surg 1979; 138:875–877.
29. Hilty WM, Hudson PA, Levitt MA, Hall JB. Real-time ultrasound-guided femoral vein catheterization during cardiopulmonary resuscitation. Ann Emerg Med 1997; 29:311–316.
30. Cummins RO (ed). ACLS Provider Manual. Dallas, TX; American Heart Association, 2001: pp. 38–39.
31. Ng P, Ault M, Ellrodt AG, Maldonado L. Peripherally inserted central catheters in general medicine. Mayo Clin Proc 1997; 72:225–233.
32. Evans RS, Sharp JH, Linford LH, et al. Risk of symptomatic DVT associated with peripherally inserted central catheters. Chest 2010; 138:803–810.
33. Hughes ME. PICC-related thrombosis: pathophysiology, incidence, morbidity, and the effect of ultrasound guided placement technique on occurrence in cancer patients. JAVA 2011; 16:8–18.

喫緊の懸念事項

34. Mirski MA, Lele AV, Fitzsimmons L, Toung TJK. Diagnosis and treatment of vascular air embolism. Anesthesiology 2007; 106:164–177.
35. Vesely TM. Air embolism during insertion of central venous catheters. J Vasc Interv Radiol 2001; 12:1291–1295.
36. Tocino IM, Miller MH, Fairfax WR. Distribution of pneumothorax in the supine and semirecumbent critically ill adult. Am J Radiol 1985;144:901–905.
37. Blaivas M, Lyon M, Duggal S. A prospective comparison of supine chest radiography and bedside ultrasound for the diagnosis of traumatic pneumothorax. Acad Emerg Med 2005; 12:844–849.
38. Ball CG, Kirkpatrick AW, Laupland KB, et al. Factors related to the failure of radiographic recognition of occult posttraumatic pneumothoraces. Am J Surg 2005; 189:541–546.
39. Vezzani A, Brusasco C, Palermo S, et al. Ultrasound localization of central vein catheter and detection of postprocedural pneumothorax: an alternative to chest radiography. Crit Care Med 2010; 38:533–538.
40. Collin GR, Clarke LE. Delayed pneumothorax: a complication of central venous catheterization. Surg Rounds 1994;17:589–594.
41. Stonelake PA, Bodenham AR. The carina as a radiological landmark for central venous catheter tip position. Br J Anesthesia 2006; 96:335–340.
42. Booth SA, Norton B, Mulvey DA. Central venous catheterization and fatal cardiac tamponade. Br J Anesth 2001; 87:298–302.

血管留置カテーテル

ワトソン君，それでは物を見ているだけで，観察をしていることにはならないよ。
Sir Arthur Conan Doyle〔「ボヘミアの醜聞」（1891 年）より〕

ICU に収容されたどの患者にも最低 1 本の血管カテーテルが留置されており，そうしたデバイスの維持および関連する有害事象に注意を払うことが日常的な患者ケアの一部となっている。本章では，血管留置カテーテルの日常的管理と厄介な合併症について説明する。本章の推奨事項の多くは，章末に掲載した臨床診療ガイドライン[1~3]から引用したものである。

日常的なカテーテル管理

日常的なカテーテル管理に関する推奨事項を表 3.1 に要約する。

■カテーテル挿入部位のドレッシング

カテーテルの挿入部位は，挿入期間を通じて滅菌済みドレッシングで覆う必要がある。滅菌済みドレッシングは滅菌ガーゼパッドでも，皮膚に密着する透明なプラスチック製の膜（密封ドレッシングと呼ばれる）でもよい。密封ドレッシングの透明なプラスチック膜は半透過性で，その下の水蒸気は通すが，液状の分泌物は外に出ないようなっている。そのため，皮膚が乾燥しすぎることはなく，創傷の治癒が促進される。密封ドレッシングは，透明な膜を通してカテーテル挿入部位の状態を毎日視診できるので，よく使用される。カテーテルの挿入部位を乾燥した状態に保つことが難しい場合は，滅菌ガーゼのドレッシングが好まれる[1]。

表 3.1　日常的なカテーテル管理に関する推奨事項

項目	推奨策
滅菌済みドレッシング	●皮膚に貼り付ける透明なドレッシングはカテーテルの挿入部位を容易に視診できるため，よく使用される。 ●滅菌ガーゼのドレッシングは乾燥状態を保つのが難しい皮膚領域に使用する。 ●皮膚に貼り付ける透明なドレッシングと滅菌ガーゼのドレッシングは，カテーテルの菌増殖に対し，同等の防止能力を発揮する。
抗菌ゲル	血液透析カテーテルを除いて，カテーテル挿入部位に抗菌ゲルを適用してはならない。
カテーテル交換	中心静脈カテーテルの定期交換は推奨しない。
カテーテルのフラッシング	カテーテルのフラッシュ溶液としてのヘパリン使用は避けること。

〔文献 1 の臨床診療ガイドラインより〕

滅菌ガーゼのドレッシングと密封ドレッシングでは，カテーテルの菌増殖と感染を防ぐ能力に違いはない[1,4〜6]。しかし，密封ドレッシングでは密封された空間に水分が蓄積したときにはコロニー形成と感染を促進しがちなので[4,6]，透明な膜の下に液体が蓄積したときは密封ドレッシングを交換する。

抗菌ゲル

血液透析カテーテルの場合は例外かもしれないが[7]，抗菌ゲルを中心静脈カテーテルの挿入部位に使用しても，カテーテル関連感染症の発生率の低下には結びつかない[1]。したがって，局所的な抗菌ゲルの使用は血液透析カテーテルの場合に限り推奨され，透析終了後ごとに使用される[1]。

■カテーテル交換

末梢静脈カテーテル

末梢静脈カテーテルに関する主な懸念事項は（カテーテルないし注入液に起因する）静脈炎で，これは通常，カテーテルを挿入してから3〜4日後に起こる[1,8]。したがって，3〜4日ごとのカテーテル交換が推奨されるが[1]，末梢静脈カテーテルの場合，局所静脈炎の所見（すなわち，カテーテル挿入箇所付近の痛み，紅斑，腫脹）がなければ，通常は留置したままにしておく。

中心静脈カテーテル

ガイドワイヤを交換したり，新たな静脈穿刺部位を用いたりして中心静脈カテーテルの定期交換を行っても，カテーテル関連感染症の発生率の低下にはつながらず[9]，実際には，（機器由来および感染性の）合併症の発生を増す可能性がある[10]。ある研究では，中心静脈カテーテルの交換に関連した合併症の発生率は7%であったと報告している[11]。静脈留置カテーテルの交換はメリットがないうえにリスクを増すので，推奨できない[1]。このことは末梢穿刺中心静脈カテーテル（PICC），血液透析用カテーテルおよび肺動脈カテーテルにも当てはまる[1]。カテーテル挿入部位の周囲に紅斑が認められる場合も，紅斑だけでは感染の確証にはならないので，カテーテルを交換する必要はない[12]。

■カテーテルのフラッシング

血栓性の閉塞を予防するために血管カテーテルを定期的にフラッシュ洗浄（フラッシング）するが，間欠的に使用する末梢静脈カテーテルについてはフラッシングの必要はないだろう[13]。標準的なフラッシュ溶液は，ヘパリン添加生理食塩液（ヘパリン濃度10〜1,000単位/mL）である[14]。間欠的にのみ使用するカテーテルについては，使用しない間はヘパリン添加生理食塩液を満たして栓をしておく。これはヘパリンロックと呼ばれる。動脈カテーテルについては，加圧バッグを用いてフラッシュ溶液を3mL/hの流量でカテーテルに流し，持続的にフラッシングを行う[15]。

ヘパリンの代替品

カテーテルのフラッシュ溶液にヘパリンを添加することは2つの問題を伴う。1つは，（病院で毎日行われているすべてのカテーテルフラッシュを考慮したときの）コストの問題であり，もう1つは，ヘパリン起因性血小板減少症のリスクである〔第19章（☞303ページ）参照〕。こうした問題は，ヘパリンを添加していないフラッシュ溶液を使うことで解消できる。静脈カテーテルのフラッシングに生理食塩液のみを使用したときの効果は，ヘパリン添加生理食塩液を使用した場合と変わらないが[14]，これは動脈カテーテルには当てはまらない[15]。動脈カテーテルの場合，カテーテルの開存性を維持するために，1.4％クエン酸ナトリウムが，ヘパリン添加生理食塩液の適切な代替品となる[16]。

非感染性合併症

中心静脈カテーテルの使用に伴う非感染性合併症には，カテーテル閉塞，カテーテルが挿入された中心静脈の血栓性閉塞，上大静脈または右房の穿孔が含まれる。

■カテーテル閉塞

中心静脈カテーテルの閉塞は，鋭角に曲がったカテーテルやカテーテルの屈曲（通常は挿入時に生じる），（カテーテルへの血液の逆流に起因する）血栓症，（投薬または無機塩を原因とする）注入液中の非溶解性沈殿物，（プロポフォールや完全静脈栄養法に起因する）残留脂質によって起こることがある。血栓症はカテーテル閉塞の最も一般的な原因であり，中心静脈カテーテルの25％に起こると報告されている[17]。非溶解性沈殿物による閉塞では，非水溶性薬物（例：ジアゼパム，ジゴキシン，フェニトイン，ST含剤）や，酸もしくはアルカリ溶液中に沈殿したアニオン-カチオン複合体（例：リン酸カルシウム）が原因となりうる[18]。

開存性の回復

開存性を回復しカテーテル交換を避けるためには，あらゆる努力が必要である。ガイドワイヤを送って閉塞物質を除去することは，塞栓のリスクを伴うのですすめられない。（次に説明する）閉塞物質を化学的に分解する方法が好ましい介入策である。

血栓性閉塞：血栓はカテーテル閉塞の最も一般的な原因なので，開存性を回復するために最初に試みるべきは血栓溶解薬の局所注入である。アルテプラーゼ（遺伝子組換え型組織プラスミノゲンアクチベータ）は開存性の回復のために最近好まれている血栓溶解薬で，表3.2に示す手順に従えば，閉塞したカテーテルの80〜90％で開存性を回復することができる[19,20]。この処方に伴う異常出血は報告されていない[19]。

非血栓性閉塞：希釈した酸溶液は閉塞原因となる沈殿物（リン酸カルシウムの沈殿物など）の分解を促す。0.1N塩酸溶液を注入することで血栓溶解薬で開通しないカテーテル閉塞が解消することもある[21]。カテーテル閉塞の一因として脂質の残存が疑われる場合（例えば，プロポ

表 3.2 閉塞した血管カテーテルの開存性回復プロトコル

項目	内容
薬物名	アルテプラーゼ（遺伝子組換え型組織プラスミノゲンアクチベータ）
製剤	Cathflo®Activase（Genentech 社）：アルテプラーゼ 2 mg バイアルに収納の粉剤として入手可。 薬物濃度が 1 mg/mL になるように，各バイアルに 2 mL の滅菌水を加える。
手順	1. 2 mL（2 mg）の薬物溶液を閉塞したカテーテルに注入し，カテーテルのハブに栓をする。 2. 30 分間待って，カテーテルから血液を引き去る。 3. それでも閉塞が解消されないときは，さらに 90 分間待って（合計留置時間 120 分），カテーテルから血液を引き去る。 4. 閉塞がなお解消されないときは，さらにアルテプラーゼ（2 mg）の 2 回目の投与準備をして，上記の手順 1〜3 を繰り返す。 5. 開存性が回復したら，カテーテルから 5 mL の血液を引き去り，薬物溶液と残存する血栓を取り除く。 6. アルテプラーゼで開存性を回復できない場合は，薬物かリン酸カルシウムの沈殿物に対する 0.1 N 塩酸，または脂質の残存が疑われる場合には 70％エタノールを注入する。

〔文献 19, 20 より〕

フォールの注入や経口栄養で使われた脂質乳剤に起因する閉塞の場合），70％エタノールを注入することによりカテーテルの開存性が回復できる[18]。

■静脈血栓症

血管内のカテーテル周辺に血栓が形成されることはよくあるが，多くの血栓症は無症候性である。中心静脈カテーテルを留置している患者を対象に超音波検査か静脈造影検査をルーチンで実施したとき，患者の 40％にカテーテルに起因する血栓症が見つかっている[22]。しかし，95％以上のケースでカテーテル関連血栓症は無症候性である[22〜24]。なお，血栓症の症候が認められるのは，大腿静脈カテーテルの場合（3.4％）と，PICC の場合（3％）である[23, 24]。

カテーテル関連血栓症は癌患者により頻繁にみられ，ルーチンで検査を行うと，患者の 2/3 でカテーテル関連血栓症の所見が認められ[25]，1/3 が症候性の血栓症を有している[25]。癌患者で血栓症のリスクがより高いのは，①カテーテル留置期間がより長期にわたる，②化学療法を受けている，③多くの癌が血液凝固性亢進を伴う，という 3 つの理由による。

上肢血栓症

深部静脈血栓症（deep vein thrombosis：DVT）の約 10％は上肢に起こる。そのうちおよそ 80％の上肢の DVT が中心静脈カテーテルの挿入に起因するとされている[26]。腋窩静脈および鎖骨下静脈の血栓性閉塞は上腕部の腫脹を引き起こし，感覚異常と上肢の筋力低下を伴うこともある[26]。こうした血栓は上大静脈に進展するが，カテーテル関連の上肢 DVT による上大静脈の血栓性閉塞とそれに付随する**上大静脈症候群**（顔面の腫脹，頭痛などを伴う）はまれである[27]。なお，上肢 DVT で症候性の肺栓塞症を呈するのは 10％未満である[26]。

診断：圧迫超音波検査法が上肢DVTの診断検査である〔図2.3（☞ 21ページ）参照〕。陽性テスト（すなわち，血栓がつまっている静脈は圧迫しても形が崩れない）では，上肢DVTの検出感度は97％，特異度は96％である[26]。Dダイマーの値は上肢DVTが疑われるケースのスクリーニングでは信頼できない。それは，重症患者ではDダイマーの数値が上昇することが多いからである。

管理：驚くべきことに，上肢DVTの場合，問題となるカテーテルの抜去は必須ではなく，上肢の腫脹がひどいか痛みが激しい場合，または血液凝固防止療法が禁忌になっている場合に限って抜去が推奨されている[26]。上肢DVTに関しては，血液凝固防止療法は十分に研究されておらず，下肢DVTに適用される血液凝固防止剤処方が上肢DVTにも用いられている[26]。こうした処方については第6章（☞ 82ページ）で述べる。

下肢血栓症

先にも述べたが，大腿静脈カニュレーション症例のおよそ3％で症候性の下肢DVTが認められる[24]。下肢DVTの診断と管理については，第6章（☞ 82ページ）で述べる。

■血管穿刺

カテーテル誘発性の上大静脈または右房の穿孔はまれではあるが，第2章の最後に述べたように中心静脈カテーテルの致死的合併症になりうる。こうした血管穿刺は，カテーテルの位置異常の有無を十分に確認し，迅速に対処することにより回避可能である。

上大静脈穿孔

上大静脈の穿孔は，左側から中心静脈に挿入したカテーテルが右房に向けて急旋回していない場合に最も頻繁に起こる。前章の図2.9（☞ 31ページ）に示したように，こうしたカテーテルの先端部は上大静脈の外側壁に接触する。ほとんどの穿孔はカテーテルを留置してから7日以内に発生する[28]。臨床的症状（胸骨下胸痛，咳および呼吸困難）はこの病態に特異的なものではなく，胸部X線画像上に縦隔拡張や（図3.1のように）胸水が突然現れることで，しばしば穿孔が疑われるようになる。左側から中心静脈にカテーテルを挿入した患者に予想外の胸水が現われたときには，常に上大静脈穿孔を疑うべきである。

診断：カテーテル誘発性の上大静脈穿孔に伴う胸水貯留は，胸膜腔に静脈内輸液が流入した結果である。胸腔穿刺で，胸水が静脈内に注入した輸液の成分と似ていれば，上大静脈の穿孔を診断する助けとなる。カテーテルを経由して経静脈栄養法を行っていた場合，胸水のグルコース濃度が有用な情報となる。上大静脈穿孔は，カテーテルを経由して上大静脈にX線造影剤を注入し，それを縦隔で認めることによって確認することができる。

管理：上大静脈の穿孔を疑ったら，直ちに輸液を中止すべきである。確定診断後にはカテーテルを直ちに抜去する（この操作は縦隔出血を誘発しない）[28]。胸水に感染の証拠が見られない限り，抗菌薬療法は不要である[28]。

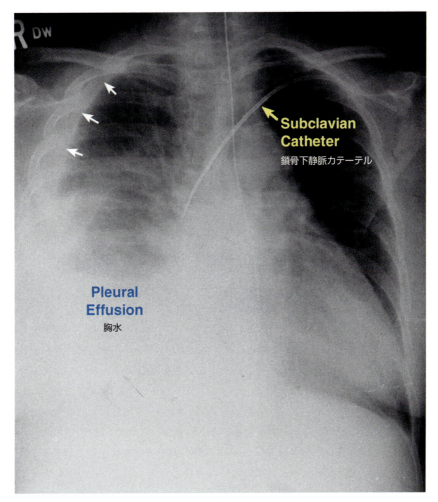

図 3.1　左側の鎖骨下静脈カテーテルにより上大静脈が穿孔された患者の胸部 X 線画像
このカテーテルは図 2.9（☞ 31 ページ）に示したカテーテルと同様の場所に位置している。
〔文献 27 より（画像は John E. Heffner, M.D. の厚意による）〕

心タンポナーデ

中心静脈カテーテルの挿入に伴う合併症で最も生命の脅威となるのは，カテーテル誘発性の右房穿孔に起因する心タンポナーデである。心タンポナーデの発生はまれであろうと考えられているが，実際の発生率は不明である[29]。通常，心タンポナーデの最初の徴候は呼吸困難の急な発現で，1 時間以内に心血管虚脱へと進行することがある。心タンポナーデの診断は，右心の拡張期虚脱を伴う心嚢液貯留の超音波所見からできる。心タンポナーデを緩和するには直ちに心嚢穿刺を行う必要がある。また，心壁に大きな裂孔が認められる場合には緊急開胸も必要となるだろう。

　カテーテル関連の心タンポナーデはしばしば見逃され，研究報告によれば死亡率は 40～100％にもなるだろう[29]。これに対する最も効果的な取り組みは予防であり，それには，カテーテル先端部が気管分岐部と同じかわずかに上にくるよう，中心静脈カテーテルを適切な位置に留置する必要がある。中心静脈カテーテルの適切な位置については，前章の図 2.8（☞ 30 ページ）を参照。

カテーテル関連血流感染症

病原性微生物は，中心静脈カテーテルの血管内部にコロニーを形成して血流に入り（すなわち，**カテーテル関連血流感染症**），これらが血流に侵入することによる死亡率は 25％にも達する[30]。幸い過去 10 年間，カテーテル関連血流感染症の発生率は 60％近くも低下してきており，これはおそらく前章の表 2.2（☞ 16 ページ）に示したような予防対策[31]がとられた結果であろう。カテーテル関連血流感染症の病因学的知見と管理について以下に説明する。

■ 病理

感染源

カテーテル関連血流感染症の感染源を図 3.2 に示す。図に用いた各番号に対応させて以下に説明する。

① 汚染された注入液（例：血液製剤）が媒介となって微生物が血流に侵入することがあるが，このケースはまれにしか起こらない。
② 血管カテーテルの内腔（ルーメン）が，カテーテルのハブのような輸液装置の接続部から微生物に汚染されることがある。これは，皮下トンネルを通じて挿入されたカテーテルの最も一般的な感染経路となる。
③ 皮膚表面の微生物は留置カテーテルの皮下の管道に沿って移動し，カテーテルの血管内部分にまで達する（そしてコロニーを形成する）ことがある。これは，ICU で挿入されるカテーテルのほとんどが含まれる経皮的（非トンネル型）カテーテルの主要な感染経路である。
④ 循環血液中の微生物は留置カテーテルの血管内部分に付着する。これは別の場所にある敗血症の感染源から血流に乗ってカテーテルに付着したと考えられるが，カテーテル先端で微生物が増殖すればそこが敗血症の感染源になる。

〔カテーテル関連感染症における皮膚の微生物の重要性に関する別の見解については，章末の「おわりに」（☞ 49 ページ）を参照のこと〕

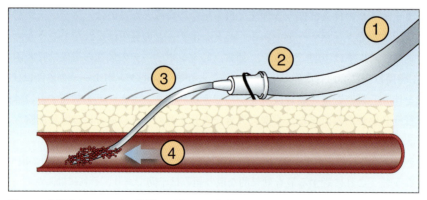

図 3.2　血管内カテーテルの先端に形成される微生物コロニーの発生源
詳細は本文を参照のこと。

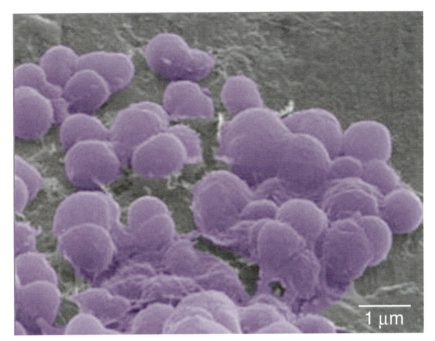

図 3.3　バイオフィルムに包み込まれた表皮ブドウ球菌の電子顕微鏡像（画像はデジタル処理で着色してある）
画像はカーネギーメロン大学の Jeanne VanBriesen, PhD の厚意による。

バイオフィルム

微生物は自由に動き回るのではなく，不活性な表面に集まる傾向がある。微生物がそうした表面に接触すると，**アドヒジン**と称される粘着性の分子を放出し，これが表面にしっかりと付着する。そうすると微生物は増殖し始め，新たに産生された細胞が多糖類を放出し，それが結合して（物理的特性から）**スライム**と呼ばれるマトリックスを形成する。このスライムは次に，増殖する微生物を包み込む。この多糖類マトリックスが形成する微生物を包みこむ物質は**バイオフィルム**と呼ばれる。バイオフィルムは微生物を周囲の環境から遮蔽する保護バリアーで，この保護された環境によって，微生物は生存し増殖できる[32]。

　バイオフィルムはもともと，どこにでも存在するものであり，水分に曝露した表面に主に多い（川底の岩を覆うヌメヌメした膜がバイオフィルムである）。バイオフィルムは血管カテーテルのような留置医療器具でも形成される[33]。実際，カテーテル関連感染に最も頻繁に関与する微生物である表皮ブドウ球菌（*Staphylococcus epidermidis*）は，ポリマーの表面に付着し粘液を産生する傾向がある[34]。表皮ブドウ球菌のバイオフィルムを図 3.3 に示す。

バイオフィルムの耐性：医療器具上にできたバイオフィルムは，宿主の生体防御系と抗菌薬治療に対する耐性を示すので問題がある。貪食細胞はバイオフィルムに組み込まれた微生物を消化することができず，バイオフィルム中の細菌を根絶させるには，自由生活性の細菌を根絶させるレベルの抗菌薬濃度よりも 100～1,000 倍も高い濃度が必要となる[35]。バイオフィルムを崩壊させるエチレンジアミン四酢酸四ナトリウム（tetrasodium：EDTA）のような化学物質は，バイオフィルム中の細菌の根絶に著しい役割を果たすであろう[36]。

表 3.3 2010 年の米国におけるカテーテル関連血流感染症（CABI）の発生率

ICU のタイプ	感染件数/1,000 カテーテル挿入日	
	全体の平均値	幅（10～90%）
熱傷治療ユニット	3.5	0～8.0
外傷治療ユニット	1.9	0～4.0
内科 ICU	1.8	0～3.5
外科 ICU	1.4	0～3.2
内科/外科 ICU	1.4	0～3.1
心臓冠動脈治療ユニット（CCU）	1.3	0～2.7
脳神経外科 ICU	1.3	0～2.7
心臓胸部 ICU	0.9	0～2.0

主要な研修病院の ICU のみを対象としている。
〔文献 37 より〕

■発生率

カテーテルが留置される日が続く限り感染リスクも続くので，カテーテル関連感染症の発生頻度はカテーテル留置の総日数で表現される。表 3.3 では，カテーテル関連感染症の発生率を，1,000 カテーテルのべ日数あたりの感染件数で表示した。ICU のタイプ別にまとめたこの表の情報は，米国内の約 2,500 の病院から集められたデータを含む 2010 年の National Healthcare Safety Network Report[37)]に依拠している。このデータで最も驚かされるのは，ICU のタイプはさまざまであるにもかかわらず，どの ICU においてもカテーテル関連感染症の発生率が著しく低いことである。さらに，これらのデータでは以下に説明するように実際の発生率が過大に評価されていた。

Associated Infection と Related Infection

中心静脈カテーテルに起因する感染症を区別するために，以下の 2 つの定義が使われている。

Catheter-*Associated* Bloodstream Infection（CABI）は，留置カテーテルが設置されているか，血液培養陽性から 48 時間以内にカテーテルを留置されていた患者で，血管カテーテル以外に明白な感染源が存在しない血流感染症を発症することをいう。これは（表 3.3 のような）疫学調査で用いられる定義で，この場合，感染源と疑われるカテーテル上での微生物の増殖を示す証拠は要求されない。

Catheter-*Related* Bloodstream Infection（CRBI）は，末梢血中に見出された微生物が相当数，カテーテル先端部またはカテーテルから取り出した血液のサンプル中に存在する血流感染症をいう（「相当数」の定義はのちほど提示する）。これは臨床診療で用いられる定義で，この場合，末梢血中とカテーテルから同じ微生物が検出される必要がある。

CABI の診断基準（臨床研究で用いられる）は CRBI の診断基準（臨床診療に用いられる）よりもはるかに緩いので，（表 3.3 にあるような）CABI の発生率は，（臨床診療における実際の発生率に基づいた）CRBI の発生率に比べてより高く出る。ある比較研究では，CABI の発

生率は CRBI の発生率を，1,000 カテーテル日あたり 1 件分上回っていた[38]。この差を表 3.3 のデータに適用すると（つまり，表中の発生率から 1 を差し引くと），ほとんどのタイプの ICU におけるカテーテル関連感染症の発生率の平均値は，1 件/1,000 カテーテル挿入日よりも低くなる。

■臨床的特徴

カテーテル関連感染症は，カテーテル挿入後 48 時間以内（カテーテル先端部における菌コロニー形成に必要と想定される時間）には発症しない。カテーテル関連感染症が発症したとき，臨床的徴候は一般的に，全身性炎症の非特異的な症候（例：発熱，白血球増加）である。カテーテル挿入部位の炎症は敗血症の存在を示唆するものではなく[12]，カテーテル挿入部位からの化膿性分泌物の排出は一般にみられず，血流への侵入を伴わない出口感染の徴候である可能性がある[2]。したがって，臨床的所見から CRBI の確定診断を行うことは不可能であり，初期診断を確定するか，除外するかを見極めるため，以下に説明する培養法のいずれかを実施する必要がある。

■診断

CRBI の診断法として，培養に基づく 3 つのアプローチがあり，これらを表 3.4 に示す。各ケースで培養法を選択し，その結果に基づいて，感染が疑われるカテーテルを留置したままにするか交換するかを決定することになる。

カテーテルの管理

発生が疑われる CRBI の評価にあたり，感染が疑われるカテーテルに関して以下の 3 つの選択肢からいずれかを採用しなければならない。

1. カテーテルを抜去し，新たな静脈穿刺部位から新しいカテーテルを挿入する。
2. 現在の静脈穿刺部位を使い，ガイドワイヤを通じてカテーテルを交換する。
3. カテーテルをそのまま留置しておく。

好中球減少症患者や人工弁患者，ペースメーカワイヤ植込み患者，重篤な敗血症または敗血症

表 3.4 CRBI に関連した培養法と診断基準

培養法	CRBI の診断基準
カテーテル先端部の半定量培養	カテーテル先端部と末梢血中の微生物が同じで，カテーテル先端部の増殖が 24 時間で 15 コロニー形成単位（CFU）を超えている。
分離定量血液培養	末梢血中とカテーテルの血液中の微生物が同じで，カテーテルの血液のコロニー数が末梢血のコロニー数よりも 3 倍かまたはそれ以上多い。
陽性までの時間差	末梢血中とカテーテルの血液中の微生物が同じで，末梢血中の増殖の発現の少なくとも 2 時間前にカテーテルの血液中の増殖の発現が認められる。

〔文献 2 の臨床診療ガイドラインより〕

性ショックの所見がある患者またはカテーテル挿入部位からの化膿性分泌物ドレナージ患者については，1番目の選択（カテーテルを抜去し，新たな穿刺部位から新しいカテーテルを挿入する）を推奨する[2]。それ以外の患者については，現在のカテーテルをそのままにしておくか，ガイドワイヤを通じてカテーテルを交換する。CRBI に関するほとんどの評価は診断を確定するものでなく（したがって，カテーテル交換は必要がなく），加えてガイドワイヤの交換が有害事象を起こしうることから，3番目の選択（現在のカテーテルをそのままにしておく）が望ましい[10,11]。

カテーテル先端部の半定量培養

CRBI を疑う場合の標準的アプローチは，以下の概要のように，カテーテルの抜去とカテーテル先端部の培養である。

1. カテーテルを抜去する前に，消毒用溶液でカテーテル挿入部位の周囲の皮膚を消毒する。
2. 無菌的にカテーテルを抜去し，カテーテルの遠位 5 cm（2 インチ）を切り離す。切り離した部分を微生物検査室に送るため，滅菌済み培養チューブの中に入れ，半定量培養またはロールプレート培養（カテーテル先端部を培養皿の中でころがし，24 時間以内に現れたコロニーの数を記録する）を依頼する。抗菌処理カテーテルを抜去した場合は，その旨を検査室に連絡し，培養皿に適切な阻害薬を付加できる。
3. 血液培養を行うため，末梢静脈から 10 mL の血液を採取する。
4. 同じ微生物がカテーテル先端部と血液培養から分離され，カテーテル先端部の微生物の増殖が 24 時間以内に 15 CFU を超えた場合，CRBI の診断が確定する。

この方法ではカテーテルの外表面を培養するので，カテーテルの内表面（カテーテルのハブを経由して微生物が侵入した場合に関係する表面）のコロニー形成は検出できない。それにもかかわらず，カテーテル先端部の半定量培養は，CRBI 診断の「ゴールドスタンダード」とされている。

分離定量血液培養

この方法は，留置されたままのカテーテルのためにデザインされ，カテーテルが血流感染源の場合は，カテーテルを通して採取された血液が末梢静脈から得られた血液よりも高い微生物密度を有するはずであるいう想定に基づいている。この方法は血中の微生物密度の定量的評価を必要とし，評価結果は（尿培養のときと同様）1 mL あたりのコロニー形成単位の値（CFU/mL）で表される。この方法の概要は以下のとおりである。

1. 微生物検査室から特殊な分離培養チューブ（Isolator Culture System, Dupont 社, Wilmington, DE）を入手する。このチューブは細胞を溶解して細胞内の微生物を遊離させる物質を含んでいる。
2. カテーテルのハブを消毒し（この場合，マルチルーメンカテーテルの遠位のルーメンを使う），10 mL の血液をカテーテルを通じて採取し，直接分離培養チューブに注ぐ。
3. 分離培養チューブを用いて，10 mL の血液を末梢静脈から採取する。
4. 定量培養を行うため，両方の検体を微生物検査室に送る。細胞を溶解し微生物を遊離させ，

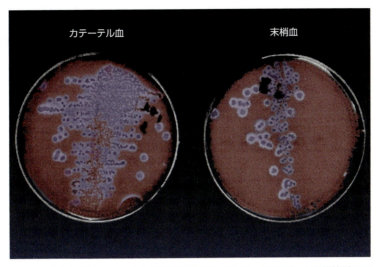

図 3.4　中心静脈カテーテルから採取した血液（カテーテル血）と末梢静脈から採取した血液（末梢血）での菌コロニーの増殖を示す培養皿（画像はデジタル処理により着色してある）
カテーテル血におけるより濃密な菌増殖は，カテーテル関連敗血症の診断の根拠となる。
〔Curtas S, Tramposch K. Culture methods to evaluate central venous catheter sepsis. Nutr Clin Pract 1991; 6:43 より〕

　遠心分離により細胞断片に分けて，上澄みに培養液を加えることにより，血液を処理する。血液と培養液の混合物を培地皿に置き，72時間培養する。微生物の増殖はCFU/mLで記録される。
5. カテーテルの血液検体と末梢血の検体から同じ微生物が分離され，カテーテル血液の検体のコロニー数が末梢血液の検体のコロニー数よりも少なくとも3倍以上多い場合，CRBIの診断が確定する。

CRBIのあるケースにおける増殖密度の比較例を図3.4に示す。
　この方法では，血液はカテーテルのルーメンを通して採取されるので，カテーテルの外表面に存在する微生物を検出できない。それでも，この方法による正診率は，カテーテル先端部を培養する方法（ゴールドスタンダード）に比べて94％である[39]。

培養陽性までの時間差による診断

この方法も，留置されたままのカテーテルのためにデザインされ，カテーテルが血流感染源の場合は，カテーテルを通して採取された血液では，末梢静脈から得られた血液よりも増殖が速いはずという想定に基づいている。この方法はルーチンの（定量）血液培養を用いており，この方法では10 mLの血液をカテーテルを通して採取し，加えて同量の血液を末梢静脈から採取しなければならない。カテーテルの血液と末梢血液から同じ微生物が分離され，カテーテルの血液で少なくとも2時間早く微生物増殖が最初に検知されたとき，CRBIの診断が確定する。定量血液培養に比べてこのアプローチは技術的により簡易でコストもより低いが，正診率はより低くなる[39]。

表 3.5　CRBI における一般的分離菌に対する経験的抗菌薬治療

菌名	抗菌薬	コメント
ブドウ球菌	バンコマイシン	最小発育阻止濃度（MIC）>2 mg/mL のメチシリン耐性黄色ブドウ球菌（MRSA）が分離されたら，ダプトマイシンを使用する。
腸球菌	バンコマイシン	バンコマイシン耐性であることが懸念されるときは，ダプトマイシンを使用する。
グラム陰性桿菌	カルバペネム系[a]，セフェピムまたはピペラシリン・タゾバクタム	好中球減少症の場合とグラム陰性桿菌が多剤耐性であることが懸念される場合，アミノグリコシド系を追加する。
Candida 属	エキノキャンディン系[b]	適応症：大腿カテーテル，完全静脈栄養（TPN），血液腫瘍，長期の抗菌薬処方，最近の臓器移植，または他の部位の *Candida* 属感染

抗菌薬の投与については第 52 章（☞ 753 ページ）参照。
[a] カルバペネム系には，イミペネム，メロペネムおよびドリペネムが含まれる。
[b] エキノキャンディン系には，カスポファンギン，ミカファンギンおよびアニデュラファンギンが含まれる。
〔文献 2 の臨床診療ガイドラインより〕

■菌スペクトラム

CRBI に関与する微生物は，（発生が多い順に）コアグラーゼ陰性ブドウ球菌，グラム陰性好気性桿菌（緑膿菌，肺炎桿菌，大腸菌など），腸球菌，黄色ブドウ球菌，*Candida* 属である[40]。感染の約 1/3 はコアグラーゼ陰性ブドウ球菌（ほとんどが表皮ブドウ球菌）によるもので，約半分がグラム陰性桿菌およびその他の腸内常在菌（腸球菌や *Candida* 属）に関係している。この菌スペクトラムは経験的抗菌薬治療を選択するうえで重要である。

■管理

経験的抗菌薬治療

経験的抗菌薬治療は CRBI が疑われる ICU の全患者に対して推奨され，培養結果が判明したら直ちにこの治療を開始すべきである。ガイドライン[2]から経験的抗菌薬カバーの推奨を，表 3.5 に示す。

　バンコマイシンは，カテーテル関連感染の約 50％で原因菌となる（コアグラーゼ陰性ブドウ球菌およびメチシリン耐性株を含む）ブドウ球菌ならびに腸球菌に対して最も抗菌活性のある抗菌薬であるため，経験的抗菌薬治療の基幹となる薬物である[40]。ダプトマイシンは，バンコマイシン耐性腸球菌の感染リスクがある場合に，バンコマイシンの代替薬になりうる。腸内のグラム陰性桿菌は，CRBI を発症した ICU 患者において 2 番目に多い分離菌であるため，この菌を経験的治療の対象とすることが推奨される[40]。グラム陰性桿菌感染症に最適の経験的抗菌薬にはカルバペネム系（例：メロペネム），第 4 世代のセファロスポリン系（例：セフェピム）および β－ラクタム薬・β－ラクタマーゼ阻害薬合剤（例：ピペラシリン・タゾバクタム）が含まれる。好中球減少症の場合とグラム陰性桿菌が多剤耐性であることが懸念される場合は，グラム陰性菌のカバー（アミノグリコシド系）の追加が推奨される。

　表 3.5 に示される状態にあるときは，カンジダ菌血症に対する経験的カバーが推奨される。

表 3.6　病原菌に特異な推奨抗菌薬

病原菌	望ましい抗菌薬	代替抗菌薬
I. ブドウ球菌		
●メチシリン感受性	ナフシリンまたはオキサシリン	セファゾリンまたはバンコマイシン
●メチシリン耐性	バンコマイシン	ダプトマイシンまたはリネゾリド
II. 腸球菌		
●アンピシリン感受性	アンピシリン	バンコマイシン
●アンピシリン耐性でかつバンコマイシン感受性	バンコマイシン	ダプトマイシンまたはリネゾリド
●アンピシリン耐性でかつバンコマイシン耐性	ダプトマイシンまたはリネゾリド	キヌプリスチン/ダルホプリスチン
III. グラム陰性桿菌		
●*Acinetobacter* 属	カルバペネム系[a]	アンピシリン-スルバクタム
●大腸菌および *Klebsiella* 属	カルバペネム系[a]	アズトレオナム
●*Enterobacter* 属	カルバペネム系[a]	セフェピム
●緑膿菌	カルバペネム系[a] またはセフェピムまたはピペラシリン・タゾバクタム	カルバペネム系[a] またはセフェピムまたはピペラシリン・タゾバクタム
IV. *Candida* 属		
●*Candida albicans*	フルコナゾール	エキノキャンディン系[b]
●*Candida krusei* および *Candida glabrata*	エキノキャンディン系[b]	アムホテリシン B

抗菌薬の投与については第 52 章（☞ 753 ページ）参照。
[a] カルバペネム系には，イミペネム，メロペネムおよびドリペネムが含まれる。
[b] エキノキャンディン系には，カスポファンギン，ミカファンギンおよびアニデュラファンギンが含まれる。
〔文献 2 の臨床診療ガイドラインより〕

いくつかの *Candida* 属（例：*Candida krusei* および *Candida glabrata*）はアゾール系に耐性があるため，アゾール系（例：フルコナゾール）よりもエキノキャンディン系（例：カスポファンギン）のほうが経験的カバーには好ましい。抗真菌薬の投与については第 52 章（☞ 753 ページ）で説明する。

培養で確認された感染症

培養の結果 CRBI の診断が確定したら，以降の抗菌薬治療は検出された微生物とその抗菌薬感受性に基づいて決められる。最新の CRBI ガイドライン[2]が推奨する，病原菌に特異な抗菌薬を表 3.6 に示す。

カテーテルの管理：CRBI の診断が確定し，①病原菌がコアグラーゼ陰性ブドウ球菌（例：表皮ブドウ球菌）でも腸球菌でもなく，②経験的抗菌薬治療に対しても反応がないとき，留置されたままのカテーテルまたはガイドワイヤを通じて交換されたカテーテルを抜去し，新しい穿刺部位から再挿入しなければならない[2]。

　留置されたままのカテーテルを全身抗菌薬療法で除染することは（おそらくバイオフィルムの抵抗性により）難しいと思われ，一般に感染が再発する[41]。高濃度の抗菌薬溶液を留置カテーテル内に注入する方法（**抗菌薬ロック療法**）は，バイオフィルムを分解して存在する病原菌を全滅させる能力を高める（次項参照）。

抗菌薬ロック療法

全身抗菌薬療法の間は，留置されたままになっているすべてのカテーテルに抗菌薬ロック療法を行うことが推奨される[2]。抗菌薬ロック用の溶液には，全身抗菌薬と同じ抗菌薬がヘパリン添加生理食塩液中に 2～5 mg/mL の濃度で含まれている。この溶液を留置カテーテルの各ルーメンに注入し，24 時間放置し，全身抗菌薬療法の間，この溶液を 24 時間おきに交換する。カテーテルが使用できず抗菌薬ロック療法を実施できない場合には，汚染が疑われるルーメンを通して全身抗菌薬を投与する〔病原菌に特異性を有する抗菌薬ロック用の溶液のリストについては，文献 2 の臨床診療ガイドラインを参照のこと〕。

治療期間

抗菌薬治療の期間は，病原菌の種類，カテーテルの状態（交換済みか，留置か），および臨床反応によって決まる。全身抗菌薬療法を開始後 72 時間内に好ましい反応があった患者に推奨される治療期間は下記のとおりである[2]。

1. コアグラーゼ陰性ブドウ球菌がかかわっている場合，カテーテルが抜去されていれば 5～7 日間，カテーテルが留置されたままであれば 10～14 日間，抗菌薬治療を続ける。
2. 黄色ブドウ球菌が病原菌である場合，カテーテルが抜去されており，かつ次の条件が満たされているときは，抗菌薬治療の期間は 14 日までとする。①患者は糖尿病ではないもしくは免疫不全ではない，②人工血管デバイスが設置されていない，および③経食道心エコー法では心内膜炎の所見が認められない[2]（黄色ブドウ球菌による菌血症の全症例について，経食道心エコー法による心内膜炎の評価を，菌血症発症後 5～7 日経過してから行うよう推奨する論文もある）。上記の条件のどれかが該当する場合，抗菌薬治療を 4～6 週間実施することが推奨される[2]。
3. 腸球菌またはグラム陰性桿菌による感染症では，カテーテルが抜去されているか留置されたままになっているかにかかわりなく，抗菌薬治療を 7～14 日間実施することが推奨される[2]。
4. 非合併性のカンジダ感染症については，血液培養の結果が初めて陰性になったのち，抗真菌薬治療を 14 日間続けるべきである[2]。

■遷延性敗血症

72 時間の抗菌薬治療後も敗血症または遷延性敗血症の徴候が続く場合，下記の発症についてすみやかに検討を行わなければならない。

化膿性血栓静脈炎

前述したとおり，留置カテーテルにおける血栓形成は一般的なもので，生じた血栓は微生物のコロニーが付着したカテーテルの微生物をとどめる。この微生物の増殖は，血栓を血管内膿瘍へと変形させる。こうした状態は**化膿性血栓静脈炎**（suppurative thrombophlebitis）と呼ばれ，問題となる最も一般的な原因菌は黄色ブドウ球菌である[2]。臨床所見ははっきりとしないことが多いが，カテーテル挿入部位からの化膿性分泌物の排出，血栓性静脈閉塞による手足の腫脹，敗血症性塞栓による複数の空洞性肺病変，および動脈カテーテルが挿入されている場合は手の

塞栓性病変が起こることもある。

　敗血症性静脈炎の診断には，カテーテルが挿入された血管内の血栓の所見（例：超音波検査所見）および，血栓以外に明白な原因がない遷延性敗血症の存在が必要とされる。治療には，カテーテルの抜去と，4～6 週間の全身抗菌薬療法を要する[2]。感染した血栓の外科的除去は，通常は必要ないが，難治性敗血症例では適応がある。化膿性血栓静脈炎に対するヘパリン抗凝固薬の使用については，いまだコンセンサスは得られていない。カテーテル関連感染に関する最新のガイドライン[2]によれば，ヘパリン療法はこうした状態で考慮すべき治療法（必須な治療法ではない）となっている。

心内膜炎

院内で心内膜炎に感染することはあまりない。研修機能をもつ大学病院での年間発症件数は 2～3 件と報告されている[42,43]。発症例の 30～50％に血管カテーテルがかかわっており，75％近い発症例でブドウ球菌（ほとんどの場合，黄色ブドウ球菌）が原因菌となっている[42,43]。メチシリン耐性黄色ブドウ球菌（MRSA）が優勢になっていることが，複数の研究で報告されている[44]。

　黄色ブドウ球菌による院内心内膜炎患者の 2/3 で，心内膜炎の典型的な徴候（例：新たなあるいは今までとは異なる心雑音）が認められなかった[44]。このことから，黄色ブドウ球菌性菌血症のすべての症例（患者が抗菌薬治療に好ましい反応を呈したケースを含む）で，心内膜炎を考慮しておく必要がある[2]。心内膜炎の診断では，経胸壁超音波検査ではなく，経食道超音波検査が，診断手順として選好されている。心内膜炎診断に必要な所見には，弁疣贅，新たに発症する僧帽弁逆流および弁周囲膿瘍が含まれる。

　心内膜炎については，4～6 週間の抗菌薬治療が標準的な推奨である。抗菌薬治療に関するわれわれの最善の努力にもかかわらず，残念ながら約 30％の心内膜炎患者は回復をみないまま死に至る[42～44]。

おわりに

■ 異なる見解

CRBI における主要な議題の 1 つは，この感染症が，カテーテルに沿って移動しカテーテルの血管内部分にコロニーを形成する「皮膚表面の微生物」により引き起こされるという認識である。このことは，カテーテル挿入患者のケアの際に必須とされる消毒の実施（例：皮膚除菌，滅菌済みドレッシング）の根拠となっている。CRBI の原因が皮膚にあるという認識は，CRBI の患者にブドウ球菌が広くみられるという観察に加えて，ブドウ球菌が皮膚表面にしか存在しないという仮定に基づいている。だが，この仮定には問題がある。ブドウ球菌は粘膜表面にも棲息し[45]，長期の抗菌薬治療の間[46]と重症患者の場合[47]には明らかに腸内にも棲息しているからである。実際，（CRBI 患者から最も頻繁に分離される）表皮ブドウ球菌は，多臓器不全患者の上部消化管で見出される最も一般的な微生物の 1 つである[47]。したがって，CRBI におけるブドウ球菌の蔓延は，この菌が皮膚だけから生じるという根拠にはならない。以下の観察結果は，CRBI が皮膚に発するものではないことを示唆している。

1. グラム陰性桿菌および腸球菌は菌コロニーが形成された中心静脈カテーテルの 50％以上で見つかっており[48]，これらの菌は皮膚ではなく腸内に棲息する。
2. CRBI 症例においては，カテーテル挿入部位近くの皮膚の微生物培養とカテーテル先端部の培養間の相関性は乏しい[49]。
3. カテーテル挿入部位近くの皮膚の除菌は CRBI の発生率を低減しない[1]。
4. 最後に，皮膚表面の微生物が CRBI の主要な原因菌だとすれば，(皮膚表面からカテーテルの先端部までの距離が中心静脈カテーテルの場合に比べてより短い) 末梢カテーテルの場合に，なぜ CRBI 発症リスクがないのだろうか。

皮膚以外の部位に由来する短期の敗血症が留置カテーテルの菌コロニー形成の原因となることは十分にありうる（コロニーが形成されたカテーテルはさらに，菌を血流へと伝播させ，これが敗血症の発症源となる可能性がある）。菌コロニーが形成された血管内経路が，CRBI がなぜ（比較的長いカテーテル部が血流中にある）中心静脈カテーテルの設置に伴って発生するのか，なぜ末梢静脈カテーテルで発生しないのかを説明するものとなるだろう。

　菌コロニーが形成されたカテーテルで腸内微生物（グラム陰性桿菌）が蔓延することは，腸が血管カテーテルにコロニーを形成する微生物の重要な供給源であることを示唆している[50]。消化管には途方もない数の微生物が棲み，それらは腸の粘膜を通して**トランスロケーション**により全身の循環系に入っていくことが知られている〔敗血症の潜在的原因としての腸の役割は，第 5 章（☞ 65 ページ）と第 40 章（☞ 604 ページ）でより詳しく説明する〕。

　このことが，なぜそれほど重要なのか。それは，カテーテルにおける微生物コロニーの形成が主に皮膚に由来するものでなければ，われわれは時間とお金をかけて間違った表面を除菌していることになるからである。

■文献

臨床診療ガイドライン

1. O'Grady NP, Alexander M, Burns LA, et al. and the Healthcare Infection Control Practices Advisory Committee (HICPAC). Guidelines for the Prevention of Intravascular Catheter-related Infections. Clin Infect Dis 2011; 52:e1–e32. (Available at www.cdc.gov/hicpac/pdf/guidelines/bsi-guidelines-2011.pdf)
2. Mermel LA, Allon M, Bouza E, et al. Clinical practice guidelines for the diagnosis and management of intravascular catheter-related infection: 2009 update by the Infectious Diseases Society of America. Clin Infect Dis 2009; 49:1–45.
3. Debourdeau P, Chahmi DK, Le Gal G, et al. 2008 guidelines for the prevention and treatment of thrombosis associated with central venous catheters in patients with cancer: report from the working group. Ann Oncol 2009; 20:1459–1471.

日常的なカテーテル管理

4. Hoffman KK, Weber DJ, Samsa GP, et al. Transparent polyurethane film as intravenous catheter dressing. A meta-analysis of infection risks. JAMA 1992; 267:2072–2076.
5. Gillies D, O'Riordan E, Carr D, et al. Central venous catheter dressings: a systematic review. J Adv Nurs 2003; 44:623–632.
6. Maki DG, Stolz SS, Wheeler S, Mermi LA. A prospective, randomized trial of gauze and two polyurethane dressings for site care of pulmonary artery catheters: implications for catheter management. Crit Care Med 1994; 22:1729–1737.
7. Lok CE, Stanle KE, Hux JE, et ak. Hemodialysis infection prevention with polysporin ointment. J Am Soc Nephrol 2003; 14:169–179.
8. Lai KK. Safety of prolonging peripheral cannula and IV tubing use from 72 hours to 96 hours. Am J Infect Control 1998; 26:66–70.
9. Cook D, Randolph A, Kernerman P, et al. Central venous replacement strategies: a systematic review of the literature. Crit Care Med 1997; 25:1417–1424.

10. Cobb DK, High KP, Sawyer RP, et al. A controlled trial of scheduled replacement of central venous and pulmonary artery catheters. N Engl J Med 1992; 327:1062–1068.
11. McGee DC, Gould MK. Preventing complications of central venous catheterization. New Engl J Med 2003; 348:1123–1133.
12. Safdar N, Maki D. Inflammation at the insertion site is not predictive of catheter-related bloodstream infection with short-term, noncuffed central venous catheters. Crit Care Med 2002; 30:2632–2635.
13. Walsh DA, Mellor JA. Why flush peripheral intravenous cannulae used for intermittent intravenous injection? Br J Clin Pract 1991; 45:31–32.
14. Peterson FY, Kirchhoff KT. Analysis of research about heparinized versus nonheparinized intravascular lines. Heart Lung 1991; 20:631–642.
15. American Association of Critical Care Nurses. Evaluation of the effects of heparinized and nonheparinized flush solutions on the patency of arterial pressure monitoring lines: the AACN Thunder Project. Am J Crit Care 1993; 2:3–15.
16. Branson PK, McCoy RA, Phillips BA, Clifton GD. Efficacy of 1.4% sodium citrate in maintaining arterial catheter patency in patients in a medical ICU. Chest 1993; 103:882–885.

非感染性合併症

17. Jacobs BR. Central venous catheter occlusion and thrombosis. Crit Care Clin 2003; 19:489–514.
18. Trissel LA. Drug stability and compatibility issues in drug delivery. Cancer Bull 1990; 42:393–398.
19. Deitcher SR, Fesen MR, Kiproff PM, et al. Safety and efficacy of alteplase for restoring function in occluded central venous catheters: results of the cardiovascularthrombolytic to open occluded lines trial. J Clin Oncol 2002; 20:317–324.
20. Cathflo Activase (Alteplase) Drug Monograph. San Francisco, CA: Genentech, Inc, 2005.
21. Shulman RJ, Reed T, Pitre D, Laine L. Use of hydrochloric acid to clear obstructed central venous catheters. J Parent Ent Nutr 1988; 12:509–510.
22. Timsit J-F, Farkas J-C, Boyer J-M, et al. Central vein catheter-related thrombosis in intensive care patients. Chest 1998; 114:207–213.
23. Evans RS, Sharp JH, Linford LH, et al. Risk of symptomatic DVT associated with peripherally inserted central catheters. Chest 2010; 138:803–810.
24. Joynt GM, Kew J, Gomersall CD, et al. Deep venous thrombosis caused by femoral venous catheters in critically ill adult patients. Chest 2000; 117:178–183.
25. Verso M, Agnelli G. Venous thromboembolism associated with long-term use of central venous catheters in cancer patients. J Clin Oncol 2003; 21:3665–3675.
26. Kucher N. Deep-vein thrombosis of the upper extremities. N Engl J Med 2011; 364:861–869.
27. Otten TR, Stein PD, Patel KC, et al. Thromboembolic disease involving the superior vena cava and brachiocephalic veins. Chest 2003; 123:809–812.
28. Heffner JE. A 49-year-old man with tachypnea and a rapidly enlarging pleural effusion. J Crit Illness 1994; 9:101–109.
29. Booth SA, Norton B, Mulvey DA. Central venous catheterization and fatal cardiac tamponade. Br J Anesth 2001; 87:298–302.

カテーテル関連血流感染症

30. CDC. Guidelines for the prevention of intravascular catheter-related infections. MMWR 2002; 51: No. RR-10)
31. Srinivasan A, Wise M, Bell M, et al. Vital signs: central line-associated bloodstream infections—United States, 2001, 2008, and 2009. MMWR 2011; 60:243–248.
32. O'Toole G, Kaplan HB, Kolter R. Biofilm formation as microbial development. Annual Rev Microbiol 2000; 54:49–79.
33. Passerini L, Lam K, Costerton JW, King EG. Biofilms on indwelling vascular catheters. Crit Care Med 1992; 20:665–673.
34. von Eiff C, Peters G, Heilman C. Pathogenesis of infections due to coagulasenegative staphylococci. Lancet Infect Dis 2002; 2:677–685.
35. Gilbert P, Maira-Litran T, McBain AJ, et al. The physiology and collective recalcitrance of microbial biofilm communities. Adv Microbial Physiol 2002; 46:203–256.
36. Percival SL, Kite P, Easterwood K, et al. Tetrasodium EDTA as a novel central venous catheter lock solution against biofilm. Infect Control Hosp Epidemiol 2005; 26:515-519.
37. Dudeck MA, Horan TC, Peterson KD, et al. National Healthcare Safety Network (NHSN) Report, data summary for 2010, device-associated module. Am J Infect Control 2011; 39:798–816.
38. Sihler KC, Chenoweth C, Zalewski C, et al. Catheter-related vs catheter-associated blood stream infections in the intensive care unit: incidence, microbiology, and implications. Surg Infect 2010; 11:529–534.
39. Bouza E, Alvarado N, Alcela L, et al. A randomized and prospective study of 3 procedures for the diagnosis of catheter-related bloodstream infection without catheter withdrawal. Clin Infect Dis 2007; 44:820–826.
40. Richards M, Edwards J, Culver D, Gaynes R. Nosocomial infections in medical intensive care units in the United States. Crit Care Med 1999; 27:887–892.

41. Raad I, Davis S, Khan A, et al. Impact of central venous catheter removal on the recurrence of catheter-related coagulase-negative staphylococcal bacteremia. Infect Control Hosp Epidemiol 1992; 154:808–816.
42. Martin-Davila P, Fortun J, Navas E, et al. Nosocomial endocarditis in a tertiary hospital. Chest 2005; 128:772–779.
43. Gouello JP, Asfar P, Brenet O, et al. Nosocomial endocarditis in the intensive care unit: an analysis of 22 cases. Crit Care Med 2000; 28:377–382.
44. Fowler VG, Miro JM, Hoen B, et al. Staphylococcus aureus endocarditis: a consequence of medical progress. JAMA 2005; 293:3012–3021.
45. von Eiff C, Becker K, Machka K, et; al. Nasal carriage as a source of Staphylococcus aureus bacteremia. N Engl J Med 2001; 344:11-16.
46. Altemeier WA, Hummel RP, Hill EO. Staphylococcal enterocolitis following antibiotic therapy. Ann Surg 1963; 157:847–858.
47. Marshall JC, Christou NV, Horn R, Meakins JL. The microbiology of multiple organ failure. Arch Surg 1988; 123:309–315.
48. Mrozek N, Lautrette A, Aumeran C, et al. Bloodstream infection after positive catheter cultures: what are the risks in the intensive care unit when catheters are routinely cultured on removal. Crit Care Med 2011; 39:1301–1305.
49. Atela I, Coll P, Rello J, et al. Serial surveillance cultures of skin and catheter hub specimens from critically ill patients with central venous catheters: Molecular epidemiology of infection and implications for clinical management and research. J Clin Microbiol 1997; 35:1784–1790.
50. Sing R, Marino PL. Bacterial trasnslocation: an occult cause of catheter-related sepsis. Infect Med 1993; 10:54–57.

Section II

ICUにおける予防措置

悪が勝利するために唯一必要なのは,
善人が何もしないことである。
Edmund Burke

Chapter 4

職業上曝露

院内感染のリスクは患者だけにとどまらず，職業上，血液や空気を介して病原体に曝露される病院勤務者にも当てはまる。血液感染する病原体にはヒト免疫不全ウイルス（HIV）や，B型肝炎ウイルス，C型肝炎ウイルスがあり，一方で，空気感染する病原体には結核菌や呼吸器感染症のウイルス（例：インフルエンザウイルス）がある。本章では，これらの有害な職業上曝露の可能性がある感染症の感染形態やリスク，そして推奨される予防方法について述べる。本章における推奨の多くは，章末に列挙した臨床診療ガイドライン[1～5]に準拠している。

血液感染する病原体

血液感染する病原体の伝播は，主に汚染された針による偶発的な穿刺傷（針刺し事故）や，より頻度は下がるが粘膜や傷のある皮膚への血液の飛沫曝露によってもたらされる。血液感染する病原体の伝播リスクを表 4.1 に示す。

■針刺し事故

毎年，病院職員のうち約 10%が注射針や縫合針による偶発的な穿刺，すなわち針刺し事故を経験している[5,6]。リスクの高い行為としては縫合針を用いる操作，注射針のリキャップと中空針の廃棄が挙げられる。針刺し事故の頻度は，外科医や外科研修医に多い。17 の外科研修プログラムを調査した報告によると，99%のレジデントが研修終了までに最低 1 回は針刺し事故を経験し，そのうち 53%は高リスクの患者で起こっていた[7]。この調査では外科の針刺し事故の半数以上は報告されておらず，他の調査同様，針刺し事故は取るに足らない出来事としてしばしば処理されていることを示唆している[8]。

安全器具

1980 年代に HIV が出現したことで，針刺し事故は注目されるようになった。2000 年に米国議会は，米国のすべての医療施設で「安全設計の」針を使うことを義務づける "Needlestick Safety

表 4.1 血液感染の病原体伝播の平均リスク

曝露の種類	曝露源	1 回あたりの曝露で感染するリスク（%）	感染に要する曝露回数
針刺し事故	B 型肝炎ウイルス陽性血液	22～31	3～4.5
針刺し事故	C 型肝炎ウイルス陽性血液	1.8	56
針刺し事故	HIV ウイルス陽性血液	0.3	333
粘膜への曝露	HIV ウイルス陽性血液	0.09	1,111

HIV:ヒト免疫不全ウイルス（human immunodeficiency virus）〔文献 2 と 3 の臨床診療ガイドラインより〕

第 II 部 ICU における予防措置

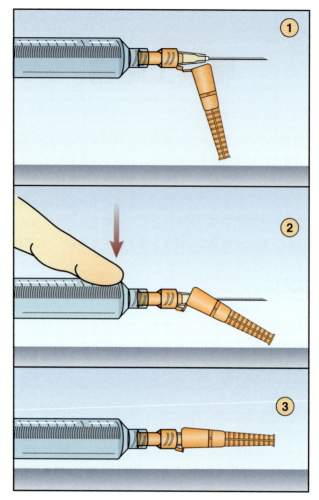

図 4.1 使用後に針を固いプラスチック製の収納ホルダーに格納することができる安全設計の針
手は一度も針と接触しないので，針刺し事故のリスクを回避できる。

and Prevention Act" を採択した。図 4.1 にその針の例を示す。針の根元に固いプラスチック製の収納ホルダーが蝶番によって取り付けられている。収納ホルダーは，通常，使用するときに邪魔にならないよう針から遠いところに位置している。使用後は，図のように，針は収納ホルダー内に固定される。その後，針とシリンジは，最終処分すべく穿刺防止用の「鋭利物容器」に捨てられる（鋭利物容器は ICU の全室に設置されている）。この方法では，手と針の接触が一度もないため，針刺し事故のリスクを回避できる。

片手リキャップ法

ひとたび収納ホルダーに針を入れると，さらなる使用のために針を取り出すことはできない。針を再度使用する必要がある場合（例えば，時間のかかる手技でリドカインの注入を繰り返し行う場合）には，使っていないときは図 4.2 に示すような片手での「すくい上げ法」によるリキャップの状態にすると，針を無害にすることができる。シリンジが付いた状態で針をキャップの中に進め，水平面と垂直になるようにシリンジを回転させて立てる。針がキャップにロッ

第 4 章 職業上曝露

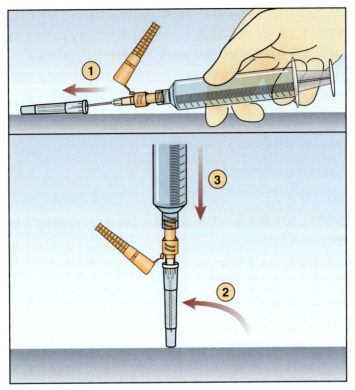

図 4.2　針を再使用する際の安全なリキャップのための片手での「すくい上げ法」

クされるまで押し進める．リキャップする間，手は針と接触しないため，針刺し事故のリスクを回避できる．

■ヒト免疫不全ウイルス（HIV）

ヒト免疫不全ウイルス（human immunodeficiency virus：HIV）の職業上の伝播は世界中で恐れられているが，発生はまれである．1981 年から 2002 年 12 月までに医療従事者に HIV が伝播したという報告は 57 例ある[9]．57 例のうち 19 例（33.3％）は検査科職員，2 例（3.5％）は清掃・保守職員で，残りの 36 例だけがベッドサイドで働く病院職員であった．これら 36 例を 22 年の調査期間で割ると，年間 1.6 例にしかならない．すべての症例が米国の 6,000 の ICU で発生したと仮定すると，HIV 伝播の平均リスクは，1 年間で約 3,750 施設に 1 人となる．大きなリスクではない．

針刺し曝露

注射針による針刺しで平均 1 μL（10^{-6} L）の血液が注入される[10]．HIV 感染症のウイルス血症ステージ viremic stage[*1] では 1 μL の血液に 5 個程度のウイルスが含まれる[11]．したがって，HIV 陽性の血液を含んでいる注射針が皮膚を穿いても，せいぜい 2〜3 個のウイルスが運ばれ

[*1] 訳注：日本の HIV 病期分類では，感染初期（急性期）から無症候期までの AIDS 発症前に相当する．

る程度である．幸いなことに，多くの針刺し事故で HIV 感染が生じるには十分な量ではないのである．表 4.1 に示すように，HIV 陽性血 1 回の針刺し事故で HIV に感染する確率は 0.3% である[2,3]．333 回の HIV 陽性血を含んだ針刺し事故で 1 回感染する計算である．だが，次のような状況においては，HIV 伝播の可能性が上がる．曝露源が HIV 感染症進行期の場合，皮膚の深くまで穿刺した場合，針上に血液を視認できる場合，針を曝露源患者の動脈または静脈に刺した場合である[12]．

粘膜への曝露

HIV 陽性血の粘膜への曝露（例：顔面への血液の飛沫）では，針刺し事故よりも HIV 感染の可能性は低い．表 4.1 に示すように，HIV 陽性血の粘膜への 1 回の曝露による HIV 伝播の平均リスクは 0.09% である[2,3]．HIV 陽性血の粘膜への曝露 1,111 回に 1 回感染する計算である（すなわち，疾病伝播機会 1,000 回に 1 回）．

曝露後の管理

針刺し事故後や粘膜への曝露後の管理は，曝露源患者の HIV の病期によって決められる．HIV の病期が不明な場合，院内で曝露源患者の血液サンプルで HIV 抗体の迅速検査を行うことによって素早く病期を決定することができる．この検査は酵素結合免疫吸着検査法（ELISA）といい，わずか 10～15 分で結果が出る．陰性の結果であっても HIV 感染可能性の否定はできないが（感染したときから血漿中に抗体が存在するようになるまで 4～6 週間かかるため），曝露後予防投与の必要はない．曝露源患者が ELISA で陽性であった場合，曝露後予防投与の適応となるが，ウエスタンブロット法や免疫蛍光抗体法など他の試験で結果を確かめなければならない．曝露後予防投与のガイドラインを表 4.2 に示す[3]．必要な場合，曝露後予防投与を曝露

表 4.2　曝露後の HIV 感染予防投与

曝露の種類	曝露源患者の HIV の病期		
	HIV 陽性：クラス 1[a]	HIV 陽性：クラス 2[a]	HIV 陰性
針刺し事故			
軽度[1]	2 剤	3 剤以上	服用なし
重度[1]	3 剤	3 剤以上	服用なし
粘膜面への曝露			
少量[2]	2 剤（?）[b]	2 剤	服用なし
大量[2]	2 剤	3 剤以上	服用なし

推奨される薬物の組み合わせは本文を参照のこと．
[a] クラス 1：HIV 感染無症候期，またはウイルス量 <1,500 個/mL
[a] クラス 2：AIDS 発症，またはウイルス量 >1,500 個/mL，または急性セロコンバージョン（acute seroconversion）〔訳注：HIV 抗体が血中に出現する時期で，通常，感染後 1 週間から数か月後〕
[b] 薬物は任意
[1] 軽度：注射針または表面の傷
　　重度：深部に達する穿刺，または針上で血液を視認できる，曝露源患者の動脈か静脈に穿刺した針
[2] 少量：数滴
　　大量：大量の血液飛沫
〔文献 3 の臨床診療ガイドラインより〕

から 36 時間以内に開始するべきである[12]。

曝露後の薬物投与法[*2]

標準的な 2 剤投与法は 2 つの核酸系逆転写酵素阻害薬の組み合わせ〔ジドブジン（300 mg を 1 日 2 回服用）とラミブジン（150 mg を 1 日 2 回服用）〕からなる。これら 2 つの薬物が合剤となった錠剤もあり〔コンビビル®；1 錠にジドブジン（300 mg）とラミブジン（150 mg）を含有〕，1 日 2 回服用する。さらに追加薬が必要な場合，2 つのプロテアーゼ阻害薬を組み合わせた投与法〔カレトラ®（ロピナビル 400 mg・リトナビル 100 mg 合剤）1 錠を 1 日 3 回服用[3]〕が望ましい。高リスク曝露の場合，28 日間の薬物療法が推奨される。しかし，HIV 曝露後，抗レトロウイルス薬を使用する医療従事者の 50％もが，副作用のために 4 週間の治療期間を全うできない[3]。

薬物の副作用：抗レトロウイルス薬の副作用は一般的にみられ，曝露後予防投与の場合には副作用の発生頻度はより高くなる。最も頻度の高い副作用は嘔気，倦怠感，疲労，下痢である[3]。より深刻な薬物毒性に核酸系逆転写酵素阻害薬による膵炎や乳酸アシドーシス，プロテアーゼ阻害薬による重篤な高トリグリセリド血症がある[3]。

薬物相互作用：プロテアーゼ阻害薬にはいくつかの重篤な薬物相互作用がある。プロテアーゼ阻害薬の併用禁忌薬には，ミダゾラムやトリアゾラム（鎮静効果の増強），シサプリド（不整脈のリスク），スタチン（重篤なミオパチーや横紋筋融解症の可能性），リファンピシン（プロテアーゼ阻害薬の血漿濃度を 90％程度低下させうる）がある[3]。

（曝露後予防投与目的での抗レトロウイルス薬の使用に関するさらなる情報は，文献 3, 12 を参照のこと。）

注意点：HIV の職業上曝露に対して薬物の予防投与が標準的となっているが，強調しておきたいのは，曝露後の薬物予防投与を行わなくても HIV 陽性血に曝された医療従事者の 99％以上が HIV 感染には至らないということである[12]。これは，抗レトロウイルス薬の副作用を考えれば重要なことである。

曝露後のフォローアップ

HIV 感染後に抗体反応が生じるには最低 4〜6 週間の期間を要する。HIV 曝露後には，HIV の抗体価測定を曝露後 6 週，3 か月，6 か月に行うことが推奨されている[3]。それ以降の検査は HIV 感染症と思われる症状が曝露者に出現しない限り正当性がない。

曝露後ホットライン

「米国医療従事者曝露後予防法ホットライン」（PEP ライン）は HIV 感染症に関する最新の曝露後予防法についての有益な情報源になっている。フリーダイヤル番号は 888-448-4911 である[*3]。

[*2] 訳注：日本でのガイドラインは異なる。「抗 HIV 治療ガイドライン」（2015 年 3 月版）参照。
[*3] 日本にも，エイズ電話相談（0120-177-812）などがある

■B型肝炎ウイルス

B型肝炎ウイルス（hepatitis B virus：HBV）は血液感染の病原体のなかで最も伝播しやすい。感染の急性期には $1\,\mu L$（$10^{-6}\,L$）の血液中に100万個ものウイルスが含まれる（HIVの場合には $1\,\mu L$ あたり5個かそれ以下）。表4.1に示すように，**HBV陽性血に曝露した針の針刺し事故1回でHBVが伝播する平均リスクは22〜31%であり**[2]，HBV陽性血への曝露3〜5回に1回感染する計算となる〔この伝播率はB型肝炎表面（HBs）抗原，B型肝炎e（HBe）抗原のどちらも含む血液の場合であり，これら両抗原を含む血液はかなり感染しやすい〕。

伝播しやすいHBVのもう1つの特徴が，室温で血液が乾燥した状態でも1週間は生存するウイルスの能力にある[13]。これは，周囲の表面に付着している乾燥した血液と接触することで，切り傷やひっかき傷（すなわち，創傷部）からウイルスが伝播するリスクを増す。

B型肝炎ワクチン接種

B型肝炎には有効なワクチンがあるため，血液，体液，鋭利物と接触する可能性があるすべての病院職員（事実上，ICUで働くすべての人々）に予防接種をすすめている。ほとんどの病院が，高リスクの従業員に対して無料で予防接種を提供している。予防接種の唯一の禁忌はパン酵母に対するアナフィラキシーの既往である[2]。ワクチンはHBs抗原の組換え体であり，下記のスケジュールで3回接種する[2,14]。

1. 最初の2回は4週間隔で接種し，3回目は2回目接種の5か月後とする。すべて深い筋注で行う。
2. ワクチンの接種計画が予定どおりにいかなかった場合（たいがいは接種の間隔が延びてしまう），最初からやり直す必要はない。2回目を接種しそこなった場合には，なるべく早く2回目を接種し，3回目を少なくとも2か月空けて行う。3回目を接種しそこなった場合にはワクチン接種を完遂させるために，できるだけ早く投与する。

3回のワクチン接種で40歳以下の健康な成人の90%以上がB型肝炎ウイルスに対する生涯免疫を獲得する[14]。効果は次第に減弱し，60歳までに75%に低下する[14]。ワクチン接種は免疫不全患者，特にHIV感染者では効果が薄い。この免疫はHBs抗原に対する抗体（HBs抗体）が産生された結果である。完全な免疫獲得のためには，血液中のHBs抗体が $10\,mIU/mL$ 以上なければならない。そのためには通常，予防接種完遂後4〜6週間を要する。もし，最初の3回のワクチン接種で免疫を獲得できなかった場合は，30〜50%の割合で2クール目の接種が有効である[2]。2クールの接種でも免疫を獲得できない場合は無反応者と考えられ，これ以上の予防接種は行わない。反応者においても時間とともに抗体価は減少するが，追加の接種は必要ない[2]。

多くの健常成人は最初の3回のワクチン接種で免疫を獲得するので，ワクチン接種後にHBs抗体価をルーチンには計測しない。ワクチン接種後，HBs抗体価を計測するのはHBV陽性血に曝露したときと，高リスクな職業従事者（例：透析技士）である。

曝露後の管理

HBVに曝露した可能性がある場合の対処方法について表4.3に概説する。対処方法は，曝露者

表 4.3 HBV の曝露後の予防法

ワクチン接種状況 曝露の種類	曝露源患者の HBV の状態	
	HBs 抗原陽性	HBs 抗原陰性
ワクチン未接種	HBIG 0.06 mL/kg 筋注と HBV ワクチン接種開始	HBV ワクチン接種開始
ワクチン接種後免疫あり[a]	治療なし	治療なし
ワクチン接種後免疫なし[a]	HBIG 0.06 mL/kg 筋注とワクチン再接種[b]、または HBIG×2[c]	HBV ワクチン再接種[b]

[a] 免疫ありとするには、HBs 抗体価が 10 mIU/mL 以上である必要がある。
[b] HBV ワクチンを 2 クール接種しても免疫が得られなければ、さらなる予防接種は行わない。
[c] HBIG を 0.06 mL/kg ずつ 2 回筋注する。この投与法は、HBV ワクチン 2 クール接種後に免疫が得られなかった人のための方法である。
〔文献 2 の臨床診療ガイドラインより〕

の免疫状態と曝露源患者の HBV の状態（血中の HBs 抗原の有無により決定）によって決められる。

　HBV の免疫を獲得していない曝露者（すなわち、ワクチン接種を受けていない、またはワクチン接種後だが HBs 抗体価が 10 mIU/mL 未満）が HBV 陽性血（すなわち、曝露源患者が HBs 抗原陽性の場合）に曝露した場合には、抗 HBs ヒト免疫グロブリン（HBIG）0.06 mL/kg を B 型肝炎ワクチンの初回投与分と一緒に深く筋注すべきである。2 回のワクチン接種が完了したにもかかわらず無反応だった者を除き、HBV 陽性血に曝露したすべての免疫非獲得者に対して、HBV ワクチン接種を行うことが推奨されている。無反応者に対しては 2 回の HBIG 筋注（それぞれ 0.06 mL/kg）を行うべきである。

■C 型肝炎

C 型肝炎ウイルス（hepatitis C virus：HCV）の伝播は、透析室を除けば病院ではまれと考えられている。表 4.1 に示したように、HCV 陽性血曝露針の針刺し事故 1 回で C 型肝炎を発症する平均リスクは 1.8%となっている[2]。これは、56 回の曝露で 1 回感染することになる。粘膜への曝露から伝播することはまれであり、傷のある皮膚を介して C 型肝炎が伝播した報告はない。

　HCV 感染に反応して産生された抗体（HCV 抗体）は有効ではない[2]。このことは HCV のワクチンがなく、HCV 陽性血への曝露後に予防投与できる有効な抗体がないことを意味する。病院勤務者が針刺し事故を起こした場合、曝露源患者の血液中の HCV 抗体の有無によって HCV の状態を決定する。曝露源患者に HCV 感染所見があった場合（すなわち、HCV 抗体が検査で陽性であった場合）、曝露者は曝露後 6 か月間は抗 HCV 抗体検査をするよう推奨されている[2]。曝露者の HCV 抗体陽性が C 型肝炎感染の証拠である。

空気感染する病原体

空気を介して伝播する病原体は咳やくしゃみ（1 回の咳やくしゃみで 3,000 個の空気感染の病原体が出る）、気道の吸引、気管挿管、心肺蘇生といった処置によって発生する。これらの病原体の伝播は飛散する物質の大きさと伝播様式によって分類される。図 4.3 に伝播様式、病原体

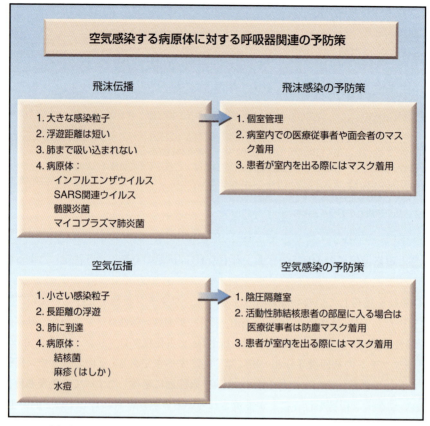

図 4.3 空気中を飛散する病原体に対する呼吸器関連の予防策

の種類，伝播予防のために推奨されている感染制御策を示す。

■飛沫伝播

飛沫は放出源からそれほど遠くまで〔典型的には3フィート（約90 cm）以内〕浮遊しない比較的大きい粒子（直径5 μm 以上）である。これらの粒子は鼻腔粘膜や口腔粘膜に付着し伝播するもので，肺の中までは吸い込まれない。飛沫伝播する主な病原体は，インフルエンザウイルスや重症急性呼吸器症候群（SARS）の原因となるコロナウイルスなどの呼吸器ウイルス，マイコプラズマ肺炎菌，髄膜炎菌，百日咳菌である。

飛沫伝播の予防

飛沫伝播予防の推奨は，可能ならば患者を個室に入室させること，患者の部屋に入る場合に医療従事者や面会者はマスクを着用すること，患者が部屋から出る際には常にマスクを着用することである[1]。手術や処置のときに着用するマスク（すなわち，耳にかけるゴムの付いているマスク）で十分である。個室が用意できない場合，同室の他のベッドとカーテンで仕切り，最低3フィート（約90 cm）は離すべきである[1]。

■空気伝播

空気伝播とは，空気中を漂い患者の部屋の外にまで到達する小さい感染粒子（直径5μm未満）の伝播を述べるために使用される用語である。これらの病原体は肺内まで吸入されるほど小さい。成人で空気感染経路を通り伝播する主な病原体は結核菌である。

空気伝播の予防

空気伝播を飛沫伝播と区別する主な特徴は，部屋の外に病原体を広めないようにするために陰圧隔離室を使用することと，病原体を吸い込まないように**防塵マスク**を着用することである[1]。活動性の肺結核の場合，喀痰の抗酸菌培養検査で3回連続陰性になるまで，その予防法を継続する[1]。

マスク vs. 防塵マスク

手術や処置時に使用する保護マスクは大きな飛沫感染粒子が鼻腔や口腔粘膜に付着するのを予防するようデザインされており，小さい空気感染粒子が肺に吸入されることは防げない。一方，防塵マスクは病原体の吸入を防ぐようデザインされている（防塵マスクは直径5μm未満の小さい病原体の肺への吸入を防ぐが，ガスマスクは毒ガスの吸入を防ぐ）。病院内では，結核菌からの保護には基本的に防塵マスクが推奨されている[1]。米国疾病管理予防センター（CDC）は最近，"N95"マスクを使用することを推奨している[15]。"N"は非油性，または水溶性のエアロゾル（結核菌を伝播する粒子）をこのマスクが防ぐことを，"95"は空気感染粒子の95％を防ぐことを意味する。防塵マスクは，鼻や口まわりにしっかり密着させなければ効果がない。通常は使用前に装着検査を行う。

非定型肺結核

非定型抗酸菌はヒトからヒトへ伝播することは証明されていないので，結核菌から生じる感染症と非定型抗酸菌（例：マイコバクテリウム・アビウム複合体）によって生じる感染症を区別することは大切である。非定型抗酸菌症の患者のケアで呼吸器感染の予防策（すなわち，飛沫感染予防や空気感染予防）をとる必要はない[1]。

おわりに

本章における「重要なメッセージ（take home message）」は2つある。

1. HBVに対するワクチン接種は，病院職員（すなわち，高齢者や免疫不全者でない）のHBV伝播のリスクをほとんどなくすことができるので，HBVワクチン接種を行わないのはばかげた行為であり危険である。
2. HIVが病院内で伝播することはめったになく，HIV陽性血に曝露した医療従事者の99％以上が，抗レトロウイルス薬の予防投与なしでも感染することはない[12]。このことはHIV陽性血の付着した針での針刺し事故にしばしば伴う恐怖をやわらげるのに役立つだろう。

■文献

臨床診療ガイドライン

1. Siegel JD, Rhinehart E, Jackson M, Chiarello L, and the Healthcare Infection Control Practices Advisory Committee. 2007 Guideline for Isolation Precautions: Preventing Transmission of Infectious Agents in Healthcare Settings. Available at http://www.cdc.gov/ncidod/dhqp/pdf/isolation2007.pdf. Accessed 1/31/12.
2. Centers for Disease Control and Prevention. Updated U.S. Public Health Service Guidelines for the management of occupational exposures to HBV, HCV, and HIV and recommendations for postexposure prophylaxis. MMWR 2001; 50 (No. RR-11):1–52.
3. Centers for Disease Control and Prevention. Updated U.S. Public Health Service guidelines for the management of occupational exposures to HIV and recommendations for postexposure prophylaxis. MMWR 2005; 54 (No. RR-9):1–17.
4. Centers for Disease Control and Prevention. Immunization of health-care workers: Recommendations of the Advisory Committee on Immunization Practices (ACIP) and the Hospital Infection Control Practices Advisory Committee (HICPAC). MMWR 1997, 46(RR-18): 1–42.
5. National Institute for Occupational Safety and Health. Preventing needlestick injuries in health care settings. DHHS (NIOSH) Publication Number 2000-108; November, 1999. http://www.cdc.gov/niosh/docs/2000-108.pdf. Accessed 1/31/12.

血液感染する病原体

6. Panlilo AL, Orelien JG, Srivastava PU, et al.; NaSH Surveillance Group; EPINet Data Sharing Network. Estimate of the annual number of percutaneous injuries among hospital-based healthcare workers in the United States, 1997-1998. Infect Control Hosp Epidemiol 2004; 25:556–562.
7. Makary MA, Al-Attar A, Holzmueller CG, et al. Needlestick injuries among surgeons in training. N Engl J Med 2007; 356:2693–2699.
8. Henderson DK. Management of needlestick injuries. A house officer who has a needlestick. JAMA 2012; 307:75–84.
9. National Insitutes for Occupational Safety and Health. Worker Health Chartbook, 2004. NIOSH Publication No. 2004-146. Accessed from the CDC website on 2/2/12.
10. Berry AJ, Greene ES. The risk of needlestick injuries and needlestick-transmitted diseases in the practice of anesthesiology. Anesthesiology 1992; 77:1007–10021.
11. Moran GJ. Emergency department management of blood and body fluid exposures. Ann Emerg Med 2000; 35:47–62.
12. Landovitz RJ, Currier JS. Postexposure prophylaxis for HIV infection. N Engl J Med 2009; 361:1768–1775.
13. Bond WW, Favero MS, Petersen NJ, et al. Survival of hepatitis B virus after drying and storage for one week. Lancet 1981; 1:550–551.
14. Mast EE, Weinbaum CM, Fiore AE, et al., for the Advisory Committee on Immunization Practices (ACIP). A comprehensive immunization strategy to eliminate transmission of Hepatitis B infection in the United States. MMWR 2006; 55(RR16):1–25.

空気感染する病原体

15. Fennelly KP. Personal respiratory protection against mycobacterium tuberculosis. Clin Chest Med 1997; 18:1–17.

Chapter 5

消化管感染予防

> われわれはこの上なく突拍子もない生物学のお話を語り聞かされてきた。
> 例えば，胃の中に酸があるのは危険だという話である。
> JBS Haldane（1939年）

標準的な消毒処置は，微生物が皮膚から侵入するのを防ぐように意図したものであるが，（第3章の「おわりに」で言及したように）皮膚は微生物が突破することのできる唯一の体表面ではない。口から直腸まで伸びる消化管は（ドーナツの穴のように）人体の外部に通じ，消化管の粘膜層は，外部との接触が最も多い体表面なのである（約300 m^2，つまりテニスコートの大きさ）。この粘膜はまさに皮膚と同様，微生物侵入に対する障壁として働いている。しかし，多層で構成され，かつ角質化した表面で覆われた皮膚とは違い，消化管粘膜は厚さがわずか0.1 mmの単層の円柱上皮細胞でできている。この紙のように薄い「内なる皮膚」と消化管内の無数の感染性微生物のことを考えれば（すなわち，1 gの糞便中には1兆個にも達する細菌がいる），微生物侵入の真の危険は，皮膚ではなく消化管から生じるものと思われる。

本章では，重症患者における感染源として消化管の重要性を紹介するとともに，口から直腸へと至る経路からの感染リスクを減らすためにできることを述べる。胃におけるストレス関連粘膜傷害と，この状態で起こるやっかいな出血に対する予防法についてもふれる。

腸からの微生物侵入

微生物は水生生物であり，繁殖には水分を必要とする。したがって，消化管内の湿った環境は，微生物が増殖するうえで理想的である。成人の消化管内には400〜500種類の細菌や真菌類が生息しており[1,2]，総量は約2 kg（4.4ポンド）に達する[3]。図5.1に示すように，この微生物の集団は均一に分布しているのではない[1]。直腸は消化管内で最も密集度が高く（糞便1 gあたり1兆個にものぼる微生物数），胃は最も密集度が低い（胃内容物1 mLあたり1,000個以下の微生物数）。分布が均一でない理由を簡単に説明する。

■防御機構

消化管には3段階の感染制御機構が存在する。

1. 第1段階は胃内で起こる。ここでは，胃酸の抗菌作用によって，食物や唾液とともに飲み込まれた微生物が根絶され，上部消化管内を相対的な無菌環境に保つ。
2. 第2段階の防御は腸管壁で起こる。ここでは，胃腸管の粘膜層が物理的障壁となり，腸内病原体や炎症性物質（例：エンドトキシン）が全身循環へと移動するのを防いでいる。
3. 第3段階の防御は腸管壁の管外側で起こる。ここでは，粘膜障壁を突破してきた微生物が細

第II部　ICUにおける予防措置

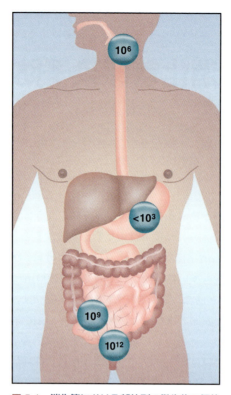

図 5.1　消化管における部位別の微生物の個体密度
数字は腔内の内容物 1g または 1mL あたりのコロニー形成単位を示す。〔文献 1 より〕

網内皮系によって捕捉され，死滅させられる。体の中にある細網内皮系の約 2/3 は腹部にあるが[4]，このことは，微生物が頻繁に腸管壁を越えて侵入していることを示唆している。

図 5.2 に示すように，これらの防御機構のいずれかが破綻すると，腸内病原体が全身に拡散することになる。腸内微生物が腸管壁を通して移動することを**トランスロケーション**（translocation）といい[5]，これは ICU での血流感染症（後述）および進行性の多臓器不全（次項に記載）の病因として重要な役割を演じている。

多臓器不全

多臓器不全は生命を脅かす（しばしば致死的な）状態であり，持続的な全身性炎症および 2 つ以上の主要臓器における進行性の機能異常が特徴である[6]。敗血症は存在したりしなかったりである。この状態における激しい全身性炎症こそが多臓器障害の発生源であり，胃腸管の途絶した粘膜障壁を越えて腸内病原体と炎症性物質（例：エンドトキシン）とがトランスロケーションすることが炎症の起源となる[6,7]。

胃腸管が発生源：多臓器不全の「腸管仮説」によると，この問題は胃腸管粘膜に虚血性傷害が起こるような，一定時間の内臓低灌流（例えば，循環血液量減少または低血圧による）で始まる。粘膜が傷害を受けることで，腸内病原体および/または炎症性誘因物質が全身循環へ侵入す

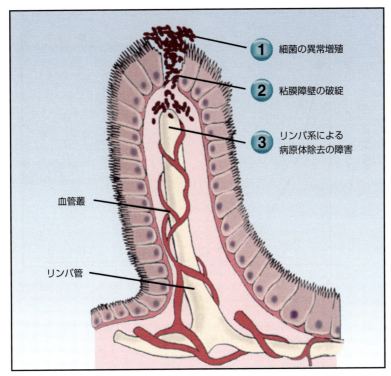

図 5.2　腸内病原体の全身への拡散を促進する 3 つの条件を示す小腸微絨毛の模式図

ることが可能になる。これが全身性の炎症反応（例：発熱，白血球増加症）を引き起こし，付随して起こる血行動態変化（すなわち，内臓血管収縮を伴う交感神経系の活動亢進）がさらに内臓低灌流と粘膜傷害を促進する。その結果，全身性炎症は広範囲の炎症性傷害および進行性の多臓器不全へと自立的に進行する。このシナリオによれば（そして，よく用いられる表現を借用すれば），胃腸管は多臓器不全の「エンジン」である[7]。

■胃酸

胃酸は消化の助けになるとよく誤解されている。胃内の酸性環境は鉄とカルシウムの吸収を促進し，ペプシンの産生を誘発する。しかし，無酸症（胃分泌物を酸性にできない）の患者が吸収不良に悩むことはない[8]。胃酸の主な機能は消化を促進することではなく，次に述べるように，微生物に対する防御機構として働くことである。

歴史的資料

消毒の利益を最初に認識したのは，19 世紀中頃のイギリスの外科医であるジョセフ・リスター（Joseph Lister）である。彼は汚水処理に使う化学物質によって貫通性皮膚創を処置すると，化膿性の創感染が大きく減少することに気づいた。リスターの観察は 1867 年，"On the Antiseptic Principle in the Practice of Surgery" という標題の論文として出版された[9]。本論文からの以下の抜粋のなかで，リスターは使用した化学物質を記載している。

　「私が使用したのは揮発性化合物である石炭酸で，この物質は下等生命に対して特に破壊

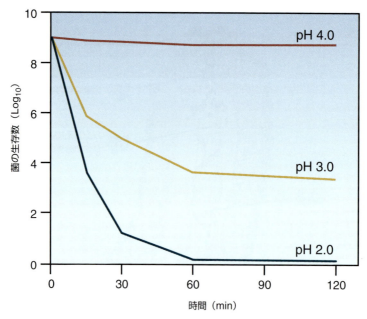

図 5.3 感染性腸炎の原因となることが多いネズミチフス菌の生存率に対する胃 pH の影響〔文献 10 より〕

的な影響をもたらすようで，それゆえ，現在われわれが知るなかでは最も強力な消毒薬である」

このように，臨床医学のなかで最初に使われた消毒薬は酸であった。したがって，リスターは感染を防ぐうえでの消毒の効用を発見しただけでなく，感染性微生物根絶における酸の効能を発見した（リスターの発見をたたえ，彼の名前は現在，口内洗浄液のリステリン®としてその名が後世に伝えられている）。

胃酸の殺菌効果

図 5.3 に，病原体の増殖に及ぼす胃 pH の影響を示す[10]。ここでの病原体は，ヒトの感染性腸炎の原因となることが多いネズミチフス菌（*Salmonella typhimurium*）である。図 5.3 のグラフは，3 種類の異なる pH レベルの胃液中でのネズミチフス菌の生存率を示している。この微生物は pH 4 では活発に増殖する。しかし，pH が 3 になると生存率が低下し始め，pH が 2 になると，この微生物はほぼ完全に根絶される。これらの生存曲線は，pH が 4 未満に下がると，胃の分泌液が殺菌的になることを示唆している。胃分泌液の正常な pH はまさにこの範囲内にある。

胃液の酸度の殺菌効果を考えると，**胃酸は好ましくない病原体から胃腸管を守る抗菌保護物として働いているようである**。感染制御装置としての胃酸の利点を，以下にまとめた。

1. 胃酸は摂取された汚染食料品中にある病原体を根絶する。これは，胃の酸度の低下と *Salmonella* 属や *Campylobacter* 属による感染性胃腸炎の頻度の増加とが関連しているとする研究によって証明されている[8, 10〜13]。食物処理技術によって完全に感染性微生物を除去することはできないことから，胃酸はわれわれの食べる食物を殺菌するための生来の予備機構

2. 胃酸は糞口経路を介する病気の伝播を阻止することができる。このことは，制酸薬と *Clostridium*（*C.*）*difficile* 腸炎との関連性から証明されている[14]。これは，胃の酸度を抑制する薬物の合併症として重要なのによく見逃されていることから，本章の後半でより詳細に述べる。
3. 胃酸は唾液とともに嚥下した微生物を根絶する。これは，図 5.1 に示す，口から胃にかけて微生物密度が急激に低下することを説明するものである。胃の酸度低下は，唾液とともに嚥下された微生物の胃内でのコロニー形成を招く。このことは，唾液中に無害な雑菌しか生息していない健常人には，ほとんど影響がない。しかし，重症患者ではしばしば，唾液中に病原性グラム陰性桿菌が生息しており（後述），これらの病原体が胃の中でコロニーを形成すると（胃粘膜を越えてトランスロケーションを起こすことにより）グラム陰性菌敗血症を起こしたり[15]，（感染した胃分泌物の気道内への誤嚥により）肺感染症を起こすことがある[16]。

胃酸の殺菌作用が有する効果については，次項で改めて述べる。

ストレス関連粘膜傷害

ストレス関連粘膜傷害とは胃粘膜のびらんを表現するのに用いられる用語で，急激に生命を脅かす病気に陥ったほとんどすべての患者で起こる[17, 18]。このびらんは表在性で粘膜に限局することもあれば，より深くまで穴が開いて粘膜下にまで達することもある。より深い病変は**ストレス潰瘍**（stress ulcer）と呼ばれ，やっかいな出血の原因となる可能性が高い。以下，本章では，「ストレス潰瘍」という用語はこの 2 つの型の胃のびらんの意味で用いる。

■病因

胃粘膜は胃内の酸性環境による傷害から自身を守らなければならず，胃粘膜血流はこの保護において（栄養素を供給して，粘膜の機能的完全性を維持することにより）重要な役割を演じているものと考えられている。粘膜血流の重要性は，胃への血液供給の 70〜90％が胃粘膜へ送り届けられるという事実からわかる[19]。重症患者では内臓血管収縮と低灌流がよく起こり，その結果として起こる胃粘膜血流減少が胃のびらんの主要な原因であると考えられている[17〜19]。一度，胃粘膜が破壊されると，胃内腔の酸度が表面の病変を悪化させる。

■臨床的重要性

ICU 入室 24 時間以内に，75〜100％の患者において胃内腔表面にびらんが認められる[18]。これらの病変ではしばしば，表面の毛細血管の侵食により血液が滲み出すが，臨床的に有意な（すなわち，血圧が大きく低下したり，ヘモグロビン値が 2 g/dL 以上低下したりするような）出血が観察されるのは，ICU 患者の 5％に満たない[17, 18, 20]。

リスク因子

ストレス潰瘍から出血が起こりやすくなる状態を表 5.1 に列挙した[17, 20]。独立したリスク因子

表5.1 ストレス潰瘍出血のリスク因子

最もリスクが高い状態	他の高リスク状態
1. 人工呼吸（>48 時間） 2. 凝固障害 　a. 血小板数 <50,000 または 　b. PT-INR >1.5 または 　c. PTT > 対照の 2 倍 3. 熱傷 > 体表面積の 30%	1. 循環ショック 2. 重症敗血症 3. 多発外傷 4. 外傷性脳損傷および脊髄損傷 5. 腎不全 6. ステロイド療法

PTT：部分トロンボプラスチン時間

（すなわち，出血を促進するのに他のリスク因子を必要としない）には，48時間超の人工呼吸と重大な凝固障害〔すなわち，血小板数 <50,000，プロトロンビン時間国際標準比（PT-INR）>1.5，または活性化部分トロンボプラスチン時間（APTT）＞コントロール値の2倍〕がある[20]。しかし，表5.1に挙げたすべての状態は，ストレス潰瘍からの出血を防止する予防策の適応である。

■ 予防策

ストレス潰瘍に対する予防策のゴールは，（ストレス潰瘍はICU入室ほぼ直後から出現することから）ストレス潰瘍の発現を防ぐことではなく，これらの病変からの臨床的に重大な出血を防ぐことである。ICU患者の約90％が，ストレス潰瘍からの出血に対するなんらかの形の予防策を受けていたことを示す調査があるが[21]，これはやりすぎである。本来，予防策が適応となるのは表5.1に挙げた状態で，48時間を超えて人工呼吸器に依存していたり重大な凝固障害のある患者において，特に重要である。

予防法

ストレス潰瘍からの出血に対する主な予防法は，ヒスタミン H_2 受容体拮抗薬もしくはプロトンポンプ阻害薬を用いて胃酸の産生を防ぎ，胃の吸引液のpHを4以上に保つことである。その他の予防法として，胃の酸度を変化させることなく，胃粘膜の傷害部位を保護する細胞保護剤（スクラルファート）の使用がある。ストレス潰瘍からの出血予防に用いられる個々の薬物を表5.2に示してある。

ヒスタミン H_2 受容体拮抗薬

ストレス潰瘍予防に，ヒスタミン H_2 受容体拮抗薬（H_2 遮断薬）による胃酸分泌の抑制が最も頻用される[21]。この目的で最も多く用いられる薬物はラニチジンとファモチジンであり，両薬物とも表5.2に示した量で静注投与されるのが一般的である。ラニチジンは，ストレス潰瘍予防のための胃酸抑制薬として最も研究されている。ラニチジン 50 mg を単回静注すると，胃の酸度が6〜8時間にわたって低下（pH >4）することから[22]，典型的なラニチジンの処方は，50 mg を8時間ごとに静注することである。ファモチジンは作用時間が長く，20 mg を単回で静注すると，胃の酸度は10〜15時間にわたって抑制（pH >4）されることから[23]，典型的なファモチジンの処方は 20 mg を12時間ごとに投与である。

表 5.2 ストレス潰瘍からの出血に対し，予防的に投与される薬物

薬物名	種類	通常経路	通常投与量
ファモチジン[1]	H_2 受容体拮抗薬	静注	20 mg を 12 時間ごと[2]
ラニチジン[1]	H_2 受容体拮抗薬	静注	50 mg を 8 時間ごと[2]
ランソプラゾール	PPI	NG	30 mg を 1 日 1 回
オメプラゾール	PPI	NG	20 mg を 1 日 1 回
パントプラゾール	PPI	静注	40 mg を 1 日 1 回
スクラルファート	保護剤	NG	1 g を 6 時間ごと

[1] 制酸薬の量は，胃吸引物の pH が 4 以上に維持されるよう，調節する必要がある。
[2] 腎不全では投与量を減少する必要がある。
PPI：プロトンポンプ阻害薬，NG：経鼻胃管からの注入

投与量の調節：静注されたファモチジンとラニチジンはほとんど変化せずに尿中へ排出されることから，腎不全でこれらの薬物が蓄積すると，錯乱，興奮，さらには痙攣発作といった神経毒性症状を引き起こすことがある[22, 23]。したがって，腎機能不全患者では投与量を減量するのがよい。

有益性とリスク：H_2 受容体拮抗薬は，ストレス潰瘍の臨床的に重要な出血の頻度を減少させるのに効果的ではあるが，この有益性は主に，表 5.1 に示したリスク因子を有する患者で認められる[24]。H_2 受容体拮抗薬を長期間使用すると，胃吸引液の pH を 4 以上に維持する能力が低下するが，このことはストレス潰瘍関連出血を防止する能力には影響しない[25]。

　H_2 受容体拮抗薬に付随する主要なリスクは，胃の酸度を減少することに関連している。先述のように，そのリスクには，C. difficile 腸炎のような感染性胃腸炎の増加[14]，感染した胃分泌物の気道内への誤嚥による肺炎の増加[16, 25]などがある。しかしこれらのリスクは，次に記載する種類の薬物のほうが頻度が高いかもしれない。

プロトンポンプ阻害薬（PPI）

プロトンポンプ阻害薬（proton pump inhibitor：PPI）は強力な制酸薬で，胃の壁細胞で水素イオンを分泌している膜ポンプに結合することで胃の酸度を低下させる[26]。実は，この薬物はプロドラッグで，胃の壁細胞内で活性型に変換される必要がある。いったん活性化されると，PPI は膜ポンプへ不可逆的に結合し，胃酸の分泌を完全に抑制する。ストレス潰瘍予防に用いられる PPI を表 5.2 に示す。

薬理学的利点：PPI は H_2 受容体拮抗薬と比較していくつかの利点がある。第 1 に，PPI は胃の酸度をより低下させ，作用時間も長いため，多くの場合が 1 日 1 回の投与でよい。第 2 に，PPI を連続的に使用しても反応が低下しない[26]。最後に，PPI は肝臓で代謝されることから，腎不全でも投与量調節の必要がない。これらの利点により，入院患者に対するストレス潰瘍予防において，PPI は徐々に H_2 受容体拮抗薬に取って代わりつつある[21]。

相対的有益性とリスク：PPI は H_2 受容体拮抗薬と比較して高い効能があるにもかかわらず，ストレス潰瘍からの出血予防において，その優位性は証明されていない[27]。さらに，PPI で制

酸作用が増強されると，H_2受容体拮抗薬よりも感染のリスクが増すかもしれない。この根拠として，院内肺炎の頻度がH_2受容体拮抗薬よりもPPIで高いとする研究[28]や，H_2受容体拮抗薬の代わりにPPIを処方した外来患者で *C. difficile* 腸炎の発生頻度が高いとする研究[14]がある。PPIに対する総合的な利益とリスクを考えると，ストレス潰瘍からの出血予防に，この薬物は使用しないことが支持されている。

PPIとクロピドグレル：よく用いられている抗血小板薬のクロピドグレルもプロドラッグで，肝臓内でPPIを代謝するのと同じ（シトクロムP-450）経路で活性型へ変換される。したがって，PPIは肝臓内でクロピドグレルの活性化を（競合的阻害により）妨げ，抗血小板活性を低下させる[29]。この効果は *in vitro* での血小板凝集の検査では明白だが，この相互作用の臨床的意義は明確でない。にもかかわらず米国食品医薬品局（FDA）は，クロピドグレル服用中の患者では，可能ならPPIを避けることを推奨している。

スクラルファート

スクラルファートはショ糖硫酸エステルのアルミニウム塩であり，胃粘膜の主に損傷部位へ（露出したタンパク質との静電結合により）付着し，粘着性のある遮蔽物を形成して，露出表面を内腔の酸およびペプシンのタンパク質分解から保護する。本薬は**保護剤**もしくは細胞保護剤に分類され，胃酸分泌には影響しない[30]。スクラルファートは胃および十二指腸にできた潰瘍の治癒を促進し，ストレス潰瘍からの臨床的に重大な出血の頻度を減少させる[24]。

スクラルファートは錠剤（1錠1g）または懸濁剤（1g/10mL）として市販されているが，懸濁剤で投与するのが最も効果的である（錠剤は必要に応じて粉砕し，水に溶かすことも可能）。ストレス潰瘍予防に用いるスクラルファートの投与量は，表5.2に示してある。スクラルファート（1g）の単回投与で約6時間にわたり損傷粘膜に付着し続けるので，6時間ごとの投与が推奨されている。

薬物相互作用：スクラルファートは腸管内腔で以下の薬物と結合する[30]：シプロフロキサシン，ジゴキシン，ケトコナゾール，ノルフロキサシン，フェニトイン，ラニチジン，チロキシン，テトラサイクリン，テオフィリン，ワルファリン（シプロフロキサシンとノルフロキサシンとの相互作用が最も重要であると考えられている）。これらの薬物を経口もしくは経栄養管的に投与するときは，薬物相互作用を防ぐため，スクラルファートは最低でも2時間あけて投与すべきである。

アルミニウム含有量：スクラルファート分子は，胃酸との反応で放出される8個の水酸化アルミニウム成分を含んでいる。アルミニウムは腸管内でリン酸と結合しうるが，低リン酸血症が起こることはまれである[31]。それでも，持続性または重度の低リン酸血症の患者にスクラルファートは推奨できない。スクラルファートは長期間使用しても，血漿アルミニウム濃度を上昇させない[32]。

スクラルファート vs. 胃酸抑制

スクラルファートは胃の酸度を変化させないため，制酸薬に付随する感染リスクの増大がない，

第5章 消化管感染予防

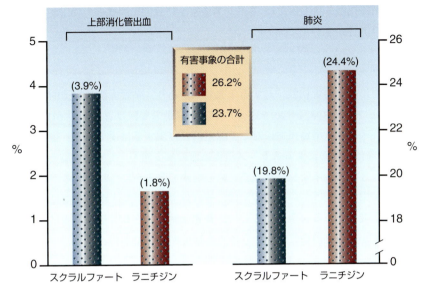

図 5.4 人工呼吸器依存患者における，ラニチジンとスクラルファートによるストレス潰瘍予防が臨床的に重大な出血と肺炎に与える影響

どちらのグラフの棒の高さも，$p < 0.01$ レベルで有意に異なる．〔文献 25 より〕

という魅力がある．いくつかの臨床研究では，ストレス潰瘍予防についてスクラルファートと制酸薬（ラニチジン）が比較されている．図 5.4 には，人工呼吸器依存患者に対する 10 個の臨床研究の結果をまとめてある[25]．臨床的に重大な出血（前述）の頻度はラニチジンでより減少するが，肺炎の頻度はスクラルファートでより減少する．（中央の囲みに提示するように）出血と肺炎の頻度を合わせると，スクラルファートのほうが有害事象がより少ない．提示していないが，死亡率は両薬物とも同等であった．

図 5.4 に示した結果から，望むべき転帰により 2 つの解釈が可能である．出血の発生が少ないことを望むのであれば，ラニチジンがスクラルファートに勝っている．しかし，有害事象（出血と肺炎）が少ないことを望むのであれば，スクラルファートがラニチジンに勝っている．どんな予防法であれ，その目標は有害事象の減少で，ストレス潰瘍出血の予防においては，図 5.4 にある結果はラニチジン（すなわち，胃酸抑制）よりもスクラルファートを支持しているように思える．

医師の好み：集中治療医に対する最新の調査では，64％が H_2 受容体拮抗薬を，23％が PPI を，そしてわずか 12％がスクラルファートをストレス潰瘍予防に用いていた[21]．しかし，薬物の効果と副作用を選択の根拠としていた医師は 30％にすぎなかった（！）．

胃酸抑制と *C. difficile*

制酸薬を避ける最も抗しがたい理由の 1 つとして，これらの薬物には高い *C. difficile* 腸炎のリスクが付随することが挙げられる．このことは外来患者[14,33]でも入院患者[34,35]でも報告されており，リスクは H_2 受容体拮抗薬よりも PPI のほうが大きい[14,34]．実際，近年認められる *C. difficile* 腸炎の増加は，外来および入院患者における PPI の使用量増加と合致する．入院患者における *C. difficile* 腸炎の頻度の増加は，抗菌薬使用量が増えたせいではなく（なぜなら，抗

菌薬はいつも過剰に使用されてきた），ストレス潰瘍予防目的に制酸薬の使用が段階的に増えてきたためである可能性がきわめて高い。

経腸栄養

経腸チューブ栄養には胃腸管粘膜に対する栄養効果があり，粘膜表面の構造的機能的統合性を維持するのに役立つ〔第48章（☞701ページ）参照〕。経腸栄養液は胃内腔のpHも上昇させる。どちらの効果も，ストレス潰瘍出血に対して保護的に作用するはずである。経腸チューブ栄養の利益は，H_2受容体拮抗薬によるストレス潰瘍出血の減少能が，十分な経腸チューブ栄養摂取で消失したという3つの臨床研究結果のまとめのなかで明らかにされている[36]。これらの結果は，経腸チューブ栄養を受けている患者では，それ以上，ストレス潰瘍出血に対する予防策は必要ないことを示唆している。残念なことに，経管栄養がストレス潰瘍出血に対する適切な手段であると専門家が認めるためには，より多くの研究が必要である。

■ 潜血検査

胃吸引物の潜血チェックには，ストレス潰瘍からの臨床的に重大な出血を患者が起こすかどうかの予測としての価値はない。これは，ストレス潰瘍の存在下では，胃吸引物にはほぼいつも潜血が含まれているからである[37]。胃吸引物の潜血検査を施行した症例において，グアヤク潜血反応やHemoccult®検査は検査液のpHが4未満だと偽陽性や偽陰性の結果を出すので信頼できない[38]。Gastroccult®検査はpHに影響されないので[38]，胃吸引物の潜血検査により適している。

消化管の除菌

口腔や胃腸管の常在微生物は，われわれと穏やかに共生しているようにみえる。しかし，重篤な疾患や慢性疾患があると，侵襲的感染を引き起こすことのできる，より病原性の高い微生物が消化管に生息するようになる。本項では，この疾患の原因となるコロニー形成と戦うための2つの手段について述べる。いずれの手段も，院内感染の発生頻度を低下させるのに有効であると証明されている。

■ 口腔の除菌

院内肺炎のほとんどは，口腔内分泌物の上気道への誤嚥によって誘発される事象であると信じられている。唾液1 mL中には平均10億（10^9）の微生物が存在する[39]ので，唾液1 μL（10^{-3} mL）の誤嚥で気道内へ100万（10^6）の微生物を送り込むことになる。幸い，口の中に住む微生物は通常，無害な雑菌（例：乳酸桿菌，α溶血レンサ球菌）であり，これらが侵襲的感染を引き起こすことはほとんどない。しかし以下に述べるように，重症患者はそうとはいえない。

第 5 章　消化管感染予防

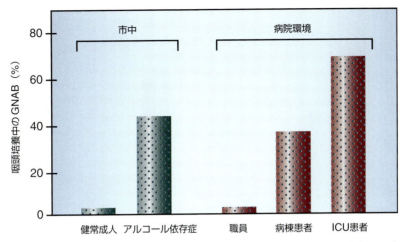

図 5.5　特定のグループの人たちの口腔内培養におけるグラム陰性好気性桿菌（GNAB）の蔓延〔文献 41 より〕

口腔の群生

入院患者の口腔にはしばしば，病原性微生物，とりわけ緑膿菌のような好気性グラム陰性桿菌のコロニーが形成される[40,41]。細菌叢の変化は環境に左右されるのではなく，各患者の重症度と直接関連している。このことを図 5.5 に示す[41]。環境と関係なく，健常人には好気性グラム陰性桿菌のコロニーは形成されないことに注目してほしい。このことは，体表の微生物コロニー形成において，宿主特異的因子が重要なことを強調している。

細菌の接着：体表面にコロニーを形成する特有の微生物は，細菌表面にある（アドヒジンと呼ばれる）接着タンパク質が結合する上皮細胞上の特殊な受容体タンパク質により決定される。これらの受容体はある群もしくはある属の微生物に特有で，これが微生物が体表面に結合できるかどうかを決定する。健常人では，口腔内の上皮細胞は無害な雑菌（例：乳酸桿菌）と結合する受容体を有している。これに対し重症患者では，同じ上皮細胞が病原性微生物（例：緑膿菌）と結合する受容体をもつ。重病があると，上皮細胞は細菌接着のために別の受容体を発現するよう誘導される。この変化のメカニズムを見分けることが，重症患者において，病原性微生物のコロニー形成や感染を防ぐように上皮細胞の受容体を操作するという目標への最初のステップとなる。

　好気性グラム陰性桿菌の口腔粘膜でのコロニー形成が，肺炎の前兆とみなすことができる。というのも，グラム陰性桿菌は医原性肺炎の最もよくある原因だからである〔第 29 章（☞ 448 ページ）参照〕。以下に述べるように，これが口腔除菌をしようとする根拠である。

クロルヘキシジン

第 2 章（☞ 15 ページ）で述べたように，クロルヘキシジンは長時間の残留効果（6 時間）により，皮膚消毒剤として広く用いられている。この薬物は主に人工呼吸器依存患者の口腔内消毒薬としても採用されているが，成功例は限られていた。クロルヘキシジンによるルーチンの口腔ケアが，人工呼吸器関連肺炎のリスクを有意に低下させると示したのは，7 つの臨床試験のうち

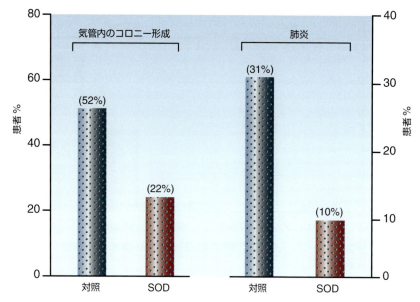

図 5.6 選択的口腔除菌（SOD）が人工呼吸器患者における気管内群生と肺炎の発生頻度に与える影響
どちらのグラフの棒の高さも，0.01 レベルで有意に異なる。〔文献 45 より〕

4つしかなかった[42]。クロルヘキシジンによる口腔除菌で最も利益を受けるのは心臓手術後の患者のようで[42]，CDC の医療ケア関連肺炎予防ガイドラインでは，心臓手術の周術期にグルコン酸クロルヘキシジン（0.12%）による口腔洗浄を推奨している[43]。このガイドラインはまた，他の患者群にはクロルヘキシジンによる口腔洗浄を推奨できないことも述べている。

クロルヘキシジンによる口腔除菌の利益が限定されているのは，クロルヘキシジンの抗菌スペクトラムが限られていることと関連しているのかもしれない。すなわち，クロルヘキシジンは主にグラム陽性微生物に有効であるが[44]，一方で，重症患者の中咽頭では，図 5.5 に示すようにグラム陰性微生物が優位なのである[41]。

非吸収性抗菌薬

口腔粘膜への非吸収性抗菌薬の直接投与は，口腔除菌法としてクロルヘキシジンよりも有効性が高い。以下は，人工呼吸器依存患者に対する口腔除菌としてよく用いられる抗菌薬投与法である[45]。

- 調剤：2%ゲンタマイシン，2%コリスチン，および 2%バンコマイシンの合剤を Orabase® gel に加える（薬局で調剤）。
- 使用法：抜管するまで，手袋を着用した指で頬粘膜へこのペーストを 6 時間ごとに塗布する。

この投与法は，ブドウ球菌，グラム陰性好気性桿菌，およびカンジダ属を中咽頭から根絶することを意図している。正常な口腔細菌叢にはほとんど活性をもたない。抗菌活性の特質が選択的であることから，この投与法は**選択的口腔除菌**（selective oral decontamination：SOD）として知られている。

有効性：人工呼吸器依存患者に SOD を使用した臨床研究では，図 5.6 にあるように，SOD は気管内のコロニー形成発生率を（相対的に）57%減少させ，（人工呼吸器関連）肺炎の発生率を（相対的に）67%減少させた[45]。これらの結果は，他の研究においても裏づけられている[46]。

SOD によるもう 1 つの利益に，グラム陰性桿菌による ICU 菌血症の減少がある[47,48]。これを図 5.7 に示す[47]。この図にある両グラフは，SOD によりグラム陰性菌血症の発生率が（相対的に）33%減少することを示している。

口腔除菌のグラム陰性菌血症に対する影響は予想外の結果であり，口腔は ICU 患者における菌血症の感染源であることを示唆している。歯磨きは菌血症を起こしうることから，（例えば，頭を動かすことで）気管チューブや経鼻胃管が動き，これが口腔咽頭粘膜を傷害し，口腔内で細菌のトランスロケーションを促進する可能性がある。

非吸収性抗菌薬使用に対する抵抗：図 5.6 に示すような劇的効果があるにもかかわらず，抗菌薬耐性菌発生の可能性に対する懸念から，非吸収性抗菌薬による口腔除菌は米国内でほとんど無視されている（ヨーロッパではそうではない）。しかし，抗菌薬をベースとした口腔除菌に関するいずれの報告にも，抗菌薬耐性のエビデンスは存在しない。

■選択的消化管除菌

選択的消化管除菌（selective digestive decontamination：SDD）は基本的に口腔除菌の広範囲版で，全消化管を対象にしている。以下に，よく用いられる SDD の投与法を示す[49]。

口腔：2%ポリミキシン，2%トブラマイシン，2%アムホテリシンを含有したペーストを，6時間ごとに手袋を装着した指で口腔内に塗布する。
胃腸管：100 mg のポリミキシン E，80 mg のトブラマイシン，500 mg のアムホテリシンを含有する 10 mL の溶液を，経鼻胃管を通して 6 時間ごとに投与する。
全身：治療開始からの 4 日間，セフロキシム 1.5 g を 8 時間ごとに静脈内投与する。

口腔と胃腸管とを除菌するために，SOD に使用するのと同じ薬物の組み合わせを用いていることを覚えておく。この非吸収性抗菌薬投与法は，ブドウ球菌，グラム陰性好気性桿菌，および真菌類を根絶することを意図しており，腸内の常在細菌叢（ほとんどが嫌気性菌）には害を与えないようにして，C. difficile のような日和見病原体のコロニー形成を予防する。腸管内に投与した薬物が効果を発揮し始める（腸管の除菌には約 1 週間かかる）までの間，静脈内に投与した抗菌薬が全身的防御をする。SDD 投与法は ICU に 72 時間を超えて滞在予定のすべての患者に向けてつくられており，ICU 入室後から十分に改善し，退室できるようになるまで投与される。

臨床的有効性

SDD により ICU 感染が有意に減少したことを示すいくつかの研究がある[47〜49]。これらの研究の結果の 1 つを図 5.7 に示した[47]。この研究は，グラム陰性桿菌がかかわっている ICU 菌血症に対する SOD と SDD の影響を評価した大規模無作為化試験である。いずれの棒グラフも，SDD 患者が対照患者と比べ，グラム陰性菌血症の頻度が 69%減少したことを示している。図

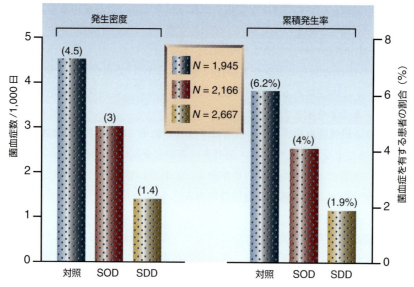

図 5.7　無作為に選択的口腔除菌（SOD），選択的消化管除菌（SDD），もしくは標準治療（対照）へ振り分けた ICU 患者で起こるグラム陰性菌血症の頻度
左の図は 1,000 日あたりの菌血症の数（発生密度）を示し，右の図は菌血症を有する患者の割合（累積発生率）を示す。N は各研究群の患者数である。〔文献 47 より〕

には示していないが，SDD の効果は同時に死亡率の減少も起こしていた。SDD を施行した患者における生存率の改善は，他の研究でも認められる[50]。

抗菌薬耐性

SDD に対する主な懸念は，抗菌薬耐性菌が生じる可能性のあることである。しかし，この懸念を支持する臨床観察研究はない[50, 51]。

SDD に対する抵抗

過去 25 年以上にわたって，数多くの臨床研究が，SDD は ICU 感染を予防する効果的な手段であることを証明してきたが，それでも米国で SDD が用いられるのはまれである。前述したように，SDD に対する抵抗は，抗菌薬耐性への根拠のない懸念に基づいている。もう 1 つの懸念は，SDD による生存率の改善に一貫性のないことである。初期の SDD 研究では，おおむね生存率の改善は示されなかった。しかし，より最近のより大規模な臨床研究では，SDD による生存率の有意な改善が示されている[48, 50]。このように，SDD を軽視し続けることに，正当な理由はほとんどない。

おわりに

本書で繰り返すテーマの 1 つは，重症患者における感染源としての消化管の重要性である。以下に記した概要と推奨は，読者がこの重要な部位からの感染リスクを制限する助けとなるように意図されている。

1. ストレス潰瘍出血への予防策が ICU で過度にとられているが[21]，表 5.1 に示すような状態

に制限されるべきである。
2. ストレス潰瘍予防法として胃酸抑制は過度に使用されており，近年においてはおそらく，*C. difficile* 感染急増の一因となっている[34,35]。
3. プロトンポンプ阻害薬は H_2 受容体拮抗薬よりも有効性が高いわけでなく[27]，不要な感染を促すことから[14,28]，ストレス潰瘍予防に用いるべきではない。
4. 最近のエビデンスは，十分な経腸栄養はストレス潰瘍予防の効果的な手段であることを示唆している[36]。
5. すべての人工呼吸器依存患者に対してSODをすることが推奨され，クロルヘキシジンよりも非吸収性抗菌薬を使用したほうが抗菌範囲が広く[44]，人工呼吸器関連肺炎を防ぐうえで有効性が高いことが証明されている[45,46]。
6. SDDはICU感染の頻度を減少させる方法であると証明されており[47~50]，SDDが抗菌薬耐性菌の発生を促すというエビデンスはない[50,51]。結果的に，SDDはICU感染防御としてより考慮されるべき方法である。

■文献

参考書籍
Marston A, Bulkley GB, Fiddian-Green RG, Haglund UH, eds. Splanchnic Ischemia and Multiple Organ Failure. St. Louis: C.V. Mosby, 1989.

腸からの微生物侵入
1. Simon GL, Gorbach SL. Intestinal microflora. Med Clin North Am 1982; 66:557–574.
2. Borriello SP. Microbial flora of the gastrointestinal tract. In: Microbial metabolism in the digestive tract. Boca Raton, FL: CRC Press, 1989; 2–19.
3. Bengmark S. Gut microbial ecology in critical illness: is there a role for prebiotics, probiotics, and synbiotics? Curr Opin Crit Care 2002; 8:145–151.
4. Langkamp-Henken B, Glezer JA, Kudsk KA. Immunologic structure and function of the gastrointestinal tract. Nutr Clin Pract 1992; 7:100–108.
5. Alexander JW, Boyce ST, Babcock GF, et al. The process of microbial translocation. Ann Surg 1990; 212:496–510.
6. Deitch EA. Multiple organ failure. Pathophysiology and potential future therapy. Ann Surg 1992; 216:117–134.
7. Meakins JL, Marshal JC. The gastrointestinal tract: the 'motor' of MOF. Arch Surg 1986; 121:197–201.
8. Howden CW, Hunt RH. Relationship between gastric secretion and infection. Gut 1987; 28:96–107.
9. Lister J. On the antiseptic principle in the practice of surgery. Br Med J 1867; ii:246-250. Reprinted in Clin Orthop Relat Res 2010; 468:2012–2016.
10. Gianella RA, Broitman SA, Zamcheck N. Gastric acid barrier to ingested microorganisms in man: studies in vivo and in vitro. Gut 1972; 13:251–256.
11. Wingate DL. Acid reduction and recurrent enteritis. Lancet 1990; 335:222.
12. Neal KR, Scott HM, Slack RCB, Logan RFA. Omeprazole as a risk factor for campylobacter gastroenteritis: case-control study. Br Med J 1996; 312:414–415.
13. Cook GC. Infective gastroenteritis and its relationship to reduced acidity. Scand J Gastroenterol 1985; 20(Suppl 111):17–21.
14. Dial S, Delaney JAC, Barkun AN, Suissa S. Use of gastric acid-suppressing agents and the risk of community-acquired Clostridium difficile-associated disease. JAMA 2005; 294:2989–2994.
15. MacFie J, Reddy BS, Gatt M, et al. Bacterial translocation studied in 927 patients over 13 years. Br J Surg 2006; 93:87–93.
16. Gulmez SE, Holm A, Frederiksen H, et al. Use of proton pump inhibitors and the risk of community-acquired pneumonia. Arch Intern Med 2007; 167:950–955.

ストレス関連粘膜傷害
17. Steinberg KP. Stress-related mucosal disease in the critically ill patient: Risk factors and strategies to prevent stress-related bleeding in the intensive care unit. Crit Care Med 2002; 30(Suppl):S362–S364.
18. Fennerty MB. Pathophysiology of the upper gastrointestinal tract in the critically ill patient: rationale for the therapeutic benefits of acid suppression. Crit Care Med 2002; 30(Suppl):S351–S355.

19. O'Brien PE. Gastric acidity: the gastric microvasculature and mucosal disease. In Marston A, Bulkley GB, Fiddian-Green RG, Hagland UH, eds. Splanchnic Ischemia and Multiple Organ Failure. St. Louis: C.V. Mosby, 1989:145–158.
20. Cook DJ, Fuller MB, Guyatt GH. Risk factors for gastrointestinal bleeding in critically ill patients. N Engl J Med 1994; 330:377–381.
21. Daley RJ, Rebuck JA, Welage LS, et al. Prevention of stress ulceration: current trends in critical care. Crit Care Med 2004; 32:2008–2013.
22. Ranitidine. AHFS Drug Information, 2011. Bethesda, MD: American Society of Health System Pharmacists, 2011:2983–2990.
23. Famotidine. AHFS Drug Information, 2011. Bethesda, MD: American Society of Health System Pharmacists, 2011:2977–2983.
24. Cook DJ, Reeve BK, Guyatt GH. Stress ulcer prophylaxis in critically ill patients. JAMA 1996; 275:308–314.
25. Huang J, Cao Y, Liao C, et al. Effect of histamine-2-receptor antagonists versus sucralfate on stress ulcer prophylaxis in mechanically ventilated patients: A meta-analysis of 10 randomized controlled trials. Crit Care 2010; 14:R194–R204.
26. Pisegna JR. Pharmacology of acid suppression in the hospital setting: focus on proton pump inhibition. Crit Care Med 2002; 30(Suppl): S356–S361.
27. Lin P-C, Chang C-H, Hsu P-I, et al. The efficacy and safety of proton pump inhibitors vs histamine-2 receptor antagonists for stress ulcer bleeding prophylaxis among critical care patients: A meta-analysis. Crit Care Med 2010; 38:1197–1205.
28. Herzig SJ, Howell MD, Ngo LH, Marcantonio ER. Acid-suppressive medication use and the risk for hospital-acquired pneumonia. JAMA 2009; 301:2120–2128.
29. Egred M. Clopidogrel and proton-pump inhibitor interaction. Br J Cardiol 2011; 18:84–87.
30. Sucralfate. AHFS Drug Information, 2011. Bethesda, MD: American Society of Health System Pharmacists, 2011:2996–2998.
31. Miller SJ, Simpson J. Medication–nutrient interactions: hypophosphatemia associated with sucralfate in the intensive care unit. Nutr Clin Pract 1991; 6:199–201.
32. Tryba M, Kurz-Muller K, Donner B. Plasma aluminum concentrations in long-term mechanically ventilated patients receiving stress ulcer prophylaxis with sucralfate. Crit Care Med 1994; 22:1769–1773.
33. Lowe DO, Mamdani MM, Kopp A, et al. Proton pump inhibitors and hospitalization for Clostridium difficile-associated disease: a population-based study. Clin Infect Dis 2006; 43:1272–1276.
34. Dial S, Alrasadi K, Manoukian C, et al. Risk of Clostridium-difficile diarrhea among hospitalized patients prescribed proton pump inhibitors: cohort and case-control studies. Canad Med Assoc J 2004; 171:33–38.
35. Aseri M, Schroeder T, Kramer J, Kackula R. Gastric acid suppression by proton pump inhibitors as a risk factor for Clostridium difficile-associated diarrhea in hospitalized patients. Am J Gastroenterol 2008; 103:2308–2313.
36. Marik PE, Vasu T, Hirani A, Pachinburavan M. Stress ulcer prophylaxis in the new millenium: a systematic review and meta-analysis. Crit Care Med 2010; 38:2222–2228.
37. Maier RV, Mitchell D, Gentiello L. Optimal therapy for stress gastritis. Ann Surg 1994; 220:353–363.
38. Rosenthal P, Thompson J, Singh M. Detection of occult blood in gastric juice. J Clin Gastroenterol 1984; 6:119.

消化管の除菌

39. Higuchi JH, Johanson WG. Colonization and bronchopulmonary infection. Clin Chest Med 1982; 3:133–142.
40. Estes RJ, Meduri GU. The pathogenesis of ventilator-associated pneumonia: I. Mechanisms of bacterial transcolonization and airway inoculation. Intensive Care Med 1995; 21:365–383.
41. Johanson WG, Pierce AK, Sanford JP. Changing pharyngeal bacterial flora of hospitalized patients. Emergence of gram-negative bacilli. N Engl J Med 1969; 281:1137–1140.
42. Chlebicki MP, Safdar N. Topical chlorhexidine for prevention of ventilatorassociated pneumonia: a meta-analysis. Crit Care Med 2007; 35:595–602.
43. Tablan OC, Anderson LJ, Besser R, et al. Guidelines for preventing health-careassociated pneumonia, 2003: recommendations of CDC and the Health-care Infection Control Practices Advisory Committee. MMWR 2004; 53(N0. RR-3):1–40.
44. Emilson CG. Susceptibility of various microorganisms to chlorhexidine. Scand J Dent Res 1977; 85:255–265.
45. Bergmans C, Bonten M, Gaillard C, et al. Prevention of ventilator-associated pneumonia by oral decontamination. Am J Respir Crit Care Med 2001; 164:382–388.
46. van Nieuwenhoven CA, Buskens E, Bergmans DC, et al. Oral decontamination is cost-saving in the prevention of ventilator associated pneumonia in intensive care units. Crit Care Med 2004; 32:126–130.
47. Oostdijk EA, de Smet AM, Kesecioglu J, et al. The role of intestinal colonization with Gram-negative bacteria as a source for intensive care unit-acquired bacteremia. Crit Care Med 2011; 39:961–966.
48. de Smet AMGA, Kluytmans JAJW, Cooper BS, et al. Decontamination of the digestive tract and oropharynx in ICU patients. N Engl J Med 2009; 360:20–31.
49. Stoutenbeek CP, van Saene HKF, Miranda DR, Zandstra DF. The effect of selective decontamination of the digestive tract on colonization and infection rate in multiple trauma patients. Intensive Care Med 1984;

10:185-192.
50. de Jonge E, Schultz MJ, Spanjaard L, et al. Effects of selective decontamination of digestive tract on mortality and acquisition of resistant bacteria in intensive care: a randomized controlled trial. Lancet 2003; 362:1011-1016.
51. Ochoa-Ardila ME, Garcia-Canas A, Gomez-Mediavilla K, et al. Long-term use of selective decontamination of the digestive tract does not increase antibiotic resistance: a 5-year prospective cohort study. Intensive Care Med 2011; 37:1458-1465.

Chapter 6

静脈血栓塞栓症

> 米国における静脈血栓塞栓症による死亡率や罹患率を最も的確に表現しているのは，「看過できないほど高く（substantial）」，「とても容認できない（unacceptable）」という2つの言葉である。
>
> Kenneth M. Moser, MD

ICU患者は，少なくとも1つの静脈血栓症（肺塞栓症の前兆）のリスク因子をもっているので，肺塞栓症の脅威は日々の懸念事項である。血栓は近位下肢静脈で最も頻繁に形成され，血栓の一部が遊離して肺に移動し，肺塞栓になって初めて明らかになる。入院患者で，無症候性の下肢の血栓症が症候性肺塞栓症に進展することは重大な問題であるが，これは予防可能な問題でもある。実際，肺塞栓症は入院患者における予防可能な死亡原因として最も多いと考えられており，静脈血栓症の予防は入院中に患者安全を確保するための唯一最も確実な方法と考えられている（Federal Reportsの文献を参照のこと）。

本章では，ICU患者における現在の静脈血栓症および肺塞栓症（すなわち，静脈血栓塞栓症）の予防，診断，治療の実践を提示する。章末の文献1～8に，このテーマに関するいくつかの臨床診療ガイドラインと総説を挙げた。

リスク因子

いくつかの病態は入院患者の静脈血栓塞栓症（venous thromboembolism：VTE）の発症を助長するが，これらを表6.1に示す[1]。これらの病態のうち少なくとも1つが，ほぼすべてのICU患者に存在するため，VTEは重症患者共通のリスクであると考えられている[1, 5]。図6.1に示す異なる患者群のVTE発生率は，個々のICU患者でVTEの可能性を推定するために用いることができる[1]。追加リスク因子（例：VTEの既往）の存在は，図6.1に示す臨床群のいずれ

表6.1　入院患者における静脈血栓塞栓症のリスク因子

手術	大手術，特に癌関連手術，股関節や膝関節の手術
外傷	多発外傷，特に脊髄損傷と脊椎の骨折
悪性腫瘍	活動性，潜在性を問わないすべての悪性腫瘍，化学療法と放射線療法
急性内科疾患	脳卒中，右心不全，敗血症，炎症性腸疾患，ネフローゼ症候群，骨髄増殖性疾患
薬物	赤血球造血刺激因子製剤，エストロゲン製剤
患者固有の因子	血栓塞栓症の既往，肥満，加齢，妊娠
ICU関連因子	長期人工呼吸，神経筋麻痺，重症敗血症，昇圧薬の使用，血小板輸血，不動

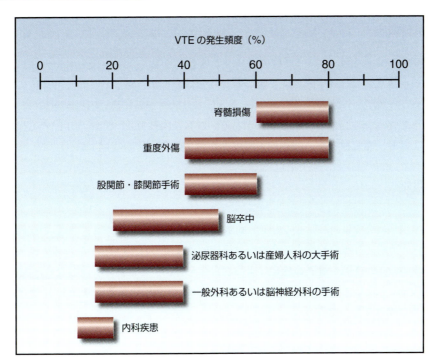

図 6.1　入院患者グループ別にみた血栓塞栓症の発生頻度〔文献 4 より〕

においても VTE のリスクをさらに増加させる。

■大手術

大手術（すなわち，全身麻酔または脊髄くも膜下麻酔で行われる 30 分より長い手術）が入院患者における VTE の最もよく知られている要因であり，剖検による複数の研究は，VTE が術後死亡原因の約 10％を占めることを示している[9]。大手術後に VTE を生じやすい傾向は，主に外科手術中にトロンボプラスチンが遊離され，全身的な凝固亢進状態が生じるためである。癌関連手術後には VTE の発生リスクが特に高い[1,5]。

整形外科手術

術後 VTE のリスクは，股関節と膝関節の整形外科大手術後で最も高い[1,5]。下肢の血管損傷があると股関節・膝関節手術後の VTE リスクはさらに高くなる。

■重度外傷

VTE のリスクは，重度あるいは多発外傷後で最も高い。重度外傷の犠牲者では VTE 発生率が 50％を超え，肺塞栓症は受傷 1 日目を生き延びた患者の死亡原因の第 3 位である[1]。VTE のリスクが最も高い外傷は，脳や脊髄損傷，脊椎骨折，股関節および骨盤骨折である[1,5]。損傷組織からのトロンボプラスチン放出，血管損傷，長期の安静臥床などの複数の要因が重度外傷後の VTE 発生傾向に関与している。

■急性内科疾患

急性内科疾患による入院では，VTE のリスクが 8 倍になる[10]。手術後患者や外傷患者に比べると，内科疾患患者では VTE がよく起こるわけではないが（図 6.1 参照），VTE による死亡者の大半（70～80％）は内科患者である[1]。VTE のリスクが特に高い内科疾患には，癌，下肢の筋力低下を伴う急性脳卒中，右心不全がある。さらに内科 ICU では，VTE の追加リスク因子に，人工呼吸，重症敗血症，長期の安静臥床が含まれる。

血栓予防

重症患者の剖検研究では，27％もの患者で肺塞栓が確認されているが[5]，これらの症例の大部分では，死亡する前に静脈血栓症や肺塞栓症は臨床的には疑われていない[5]。VTE は気づかぬうちに悪化するため，予防が静脈血栓症による合併症を抑制する最良の手段となる。実際，VTE のリスク因子をほとんどの重症患者は有しているので，VTE の予防戦略は ICU 患者の安全面で最も大きな効果をもつだろう。

本項では，重症患者における血栓形成予防に用いられる方法について述べる。表 6.2 にさまざまな条件で推奨される予防方法を，また表 6.3 に予防的抗凝固薬投与法を示す。

■未分画ヘパリン

ヘパリンは分子のサイズ，抗凝固活性，薬物動態学的特性が異なるムコ多糖類分子である。未分画ヘパリン（または標準ヘパリンともいう）製剤は，そのサイズが 10 倍ほど異なる不均一な分子の混合物で，その分子のうち 1/3 のみが抗凝固活性を有する。

特性

ヘパリンは間接的に作用する薬物で，抗凝固作用を発現するためには補助因子（アンチトロンビン III または AT という）に結合する必要がある。ヘパリン-AT 複合体は，いくつかの凝固因子を不活性化することができるが，第 IIa 因子（トロンビン）および第 Xa 因子の阻害を伴う相互作用が最も強い[3]。抗第 IIa 因子（抗トロンビン）活性は，抗第 Xa 因子活性の 10 倍鋭敏である[3]。

ヘパリンはまた，血漿タンパク質，内皮細胞，マクロファージに結合する。血漿タンパク質に結合したヘパリンが生物学的利用能〔バイオアベイラビリティ（bioavailability）〕を決定し，血漿タンパク質濃度が変化するとヘパリンの抗凝固能もそれに依存して変化する。内皮細胞やマクロファージへのヘパリンの結合は，ヘパリンの血流からのクリアランスを促進する。

血小板との結合：ヘパリンは，血小板上で特定のタンパク質に結合し，IgG 抗体産生を誘発する抗原複合体を形成する。これらの抗体は血小板結合部位と交差反応し，血小板を活性化することにより血栓形成と消耗性血小板減少を促進する。これは**ヘパリン起因性血小板減少症**（heparin-induced thrombocytopenia）の発生メカニズムであるが，詳細は第 19 章（☞ 301 ページ）で説明する。

表 6.2 ICU の特殊状況下における血栓予防

状況	高リスク時の管理法[1]
急性内科的疾患	LDUH または LMWH
腹部大手術	(LDUH または LMWH) + (GCS または IPC)
胸部外科手術	(LDUH または LMWH) + (GCS または IPC)
合併症のある心臓手術	(LDUH または LMWH) + IPC
開頭手術	IPC
股関節,膝関節手術	LMWH
重傷外傷	LDUH または LMWH または IPC
頭部外傷,脊髄損傷	(LDUH または LMWH) + IPC
上記のいずれかに加え,活動性出血があるか出血のリスクが高い場合	IPC

〔文献 1 より〕
LDUH：低用量未分画ヘパリン,LMWH：低分子ヘパリン,GCS：段階的着圧ストッキング,IPC：間欠的空気圧迫装置
[1] 重症患者は,上記状況下では高リスクカテゴリーに入ると考えられる。

低用量未分画ヘパリン

ヘパリン-AT 複合体のきわめて鋭敏な抗トロンビン活性により,全身抗凝固を生じることなく低用量のヘパリンで血栓形成を阻害することができる。低用量未分画ヘパリン(low-dose unfractionated heparin：LDUH)の標準投与法は,5,000 単位を 1 日 2 回(12 時間ごと)皮下注射,または 1 日 3 回(8 時間ごと)皮下注射である。ICU 患者[11]および術後患者[12]における LDUH の臨床研究で,LDUH を投与された患者では下肢静脈血栓症(ほとんどの場合は無症状)の発生率が 50～60% 減少することが示されている。どちらの投与方法でも大出血のリスクは 1% 未満なので[13],LDUH による血栓予防中に抗凝固検査をモニタリングする必要はない。

肥満：肥満患者では薬物分布容積が増加するため,ヘパリンの固定投与量では効果が不十分となる可能性がある。このため肥満患者(肥満の定義：BMI $\geq 30\,kg/m^2$)における LDUH の推奨用量は表 6.3 に示すように,BMI 30～49.9 kg/m^2 では 5,000 単位を 8 時間ごと,BMI $\geq 50\,kg/m^2$ では 7,500 単位を 8 時間ごとである[14]〔付録の表 B.3(☞ 820 ページ)に BMI の換算表を,表 C.1(☞ 822 ページ)に計算式を示した〕。

効能：表 6.2 に示すように,LDUH は股関節と膝関節の手術を除いて,ほとんどの条件で血栓予防に使用することができる[1]。LDUH の 2 つの投与方法(8 時間ごとと 12 時間ごと)で VTE の予防効果に差があるという証拠はないので[4,13],毎日 2 回の LDUH 投与方法がより賢明な選択である。

■低分子ヘパリン

低分子ヘパリン(low-molecular-weight heparin：LMWH)は,ヘパリン分子の酵素的開裂に

表 6.3　血栓予防のための抗凝固療法レジメン

未分画ヘパリン	通常用量：	5,000 単位　12 時間ごと皮下注または
		5,000 単位　8 時間ごと皮下注
	肥満患者：	5,000 単位　8 時間ごと皮下注（BMI < 50）
		7,500 単位　8 時間ごと皮下注（BMI ≧ 50）
エノキサパリン（LMWH）	通常用量：	40 mg　1 日 1 回皮下注または
		30 mg　1 日 2 回皮下注
	肥満患者：	0.5 mg　1 日 1 回皮下注（BMI > 40）
	腎不全患者：	30 mg　1 日 1 回（クレアチニンクリアランス <30 mL/min）
ダルテパリン（LMWH）	通常用量：	2,500 単位　1 日 1 回皮下注
		5,000 単位　1 日 1 回皮下注
	腎不全患者：	推奨されない

〔文献 4, 14, 17～19 より〕

よって得られる，より均一なサイズのより小さな分子である。LMWH の平均分子量は，未分画ヘパリンの約 1/3 である。LMWH も抗凝固作用を発揮するために AT と結合する必要があるが，LMWH–AT 複合体の抗第 IIa 因子（抗トロンビン）活性は，抗第 Xa 因子活性に比較して非常に弱く，すなわち，LMWH の抗第 Xa 因子活性は抗トロンビン活性の 2～4 倍である[3]。

未分画ヘパリンと比較した特色

LMWH は未分画ヘパリンのように，血漿タンパク質，内皮細胞，マクロファージ，血小板などと容易には結合しない。このことは LMWH に以下の有利な特性を与えている[3]。

1. 血漿タンパク質に結合しにくいため，LMWH は未分画ヘパリンよりも強力な抗凝固作用を示し，より予測しやすい用量反応関係を有する。この後者の特徴から，LMWH による治療中には，日常的に抗凝固作用の臨床検査を行う必要はない[3]。
2. 内皮細胞やマクロファージに結合しにくいので，LMWH は未分画ヘパリンより作用持続時間が長い。その結果，LMWH の投与回数は未分画ヘパリンよりも少なくてよい。
3. LMWH は血小板に結合しにくいので，ヘパリン起因性血小板減少症[15,16]のリスクが低い。これは大きな利点で，LMWH が未分画ヘパリンよりも好まれる主な理由の 1 つである。

　LMWH の主な欠点は，腎臓でのクリアランスで，腎不全患者では用量調整が必要となる。しかし，腎不全で LMWH が蓄積する傾向は個々の LMWH 製剤で異なっている（後述）。

低分子ヘパリン（LMWH）vs. 低用量未分画ヘパリン（LDUH）

LMWH による血栓予防と LDUH による血栓予防を比較した臨床研究は，以下のことを示している。

1. LMWH は，急性内科疾患，主要な非整形外科手術や癌関連手術などの ICU で遭遇するほとんどの病態に関して，LDUH と同等の効果を有する[16]。これは表 6.2 に示すように，列挙されたほとんどの病態で，LMWH が LDUH の代替え薬として用いられることに反映されている。
2. 股関節と膝関節を含む主要な整形外科手術では，LMWH が LDUH よりも優れている[1,5]。

そのため LMWH は股関節と膝関節の手術で血栓予防法として好んで用いられる。出血のリスクを限定するために，LMWH の初回投与は手術後 12 時間以内に行ってはならない[1]。

3. LMWH によるヘパリン起因性血小板減少症の発生率（0.2%）は，LDUH による発生率（2.6%）の 1/10 未満である[15]。これは重要な違いであり，抗凝固による血栓予防が必要とされるすべての症例で，LDUH より LMWH を優先すべきであると提唱される理由である[5]。

投与法

臨床使用が可能ないくつかの LMWH 製剤があるが，それぞれ固有の投与量と薬物動態学的特徴がある。米国で最も頻繁に使用される LMWH はエノキサパリン（クレキサン®）およびダルテパリン（フラグミン®）である。表 6.3 にこれらの薬物のそれぞれの予防投与法を示した。

エノキサパリン：エノキサパリン[*1]は，米国で臨床使用が承認（1993 年）された最初の LMWH で，この LMWH には最も広範な臨床実績がある。血栓予防のための標準的なエノキサパリン投与量は 1 日 1 回 40 mg の皮下注射である[4, 17]。VTE のリスクが非常に高い場合（例：重度外傷，股関節・膝関節の手術）には，1 回投与量 30 mg を 1 日 2 回皮下注射する[17]。腎不全（すなわち，クレアチニンクリアランス <30 mL/min）におけるエノキサパリンの予防投与量は，1 日 1 回 30 mg 皮下注射である[17]。病的肥満（すなわち，BMI >40 kg/m^2）患者では，0.5 mg/kg のエノキサパリンの 1 日 1 回皮下注射が，安全かつ効果的な血栓予防法となることが示されている[18]。

ダルテパリン：ダルテパリンの推奨投与量を表 6.3 に示す。ダルテパリンはエノキサパリンに比べて 2 つの利点がある。まず，ダルテパリンは 1 日 1 回の投与でよく，高リスク患者への投与も 1 日 1 回のみでよい[19]。さらに重要な点は，ダルテパリンによる予防では腎不全患者でも用量を減らすことなく継続できるというエビデンスがあることである[20]。病的肥満におけるダルテパリンの適切な用量は知られていない。

■脊髄幹鎮痛

抗凝固による血栓予防は，くも膜下や硬膜外腔へのカテーテル挿入や抜去の際に，血腫形成を助長する可能性がある。これは重大な合併症で，脊髄を圧迫し四肢麻痺を生じさせることがある。この合併症のリスクを極力低くするため，くも膜下や硬膜外腔へのカテーテル挿入や抜去は，抗凝固効果が最小になってから行うべきである。例えば，1 日 2 回の投与計画の場合，投与後少なくとも 12 時間はこれらの処置を遅らせるべきである。また 1 日 1 回の投与計画の場合は，投与後少なくとも 24 時間は処置を遅らせるべきである[4]。さらに，これらの処置を行った場合，抗凝固薬の投与は少なくとも 2 時間経過したのちに行うべきである[4]。

[*1] 訳注：日本では，エノキサパリン（クレキサン®）1 回 2,000 単位を，12 時間ごとに（1 日 2 回）皮下注射する。ただし，C_{Cr} 30〜50 mL/min の腎機能低下患者では，1 日 1 回 2,000 単位のみの投与とする。

■機械的血栓予防

脚部の外部圧迫は，下肢からの静脈灌流を促進し，安静臥床によるVTEのリスクを低減するために使用できる。この機械的血栓予防法は，特に出血している患者または出血のリスクが高い患者で抗凝固薬の代替として用いられるが，抗凝固薬による予防の補助としても用いられる（表6.2参照）。外部下肢圧迫には，段階的着圧ストッキングと間欠的空気圧迫の2つの方法がある。

段階的着圧ストッキング

段階的着圧ストッキング〔血栓塞栓予防用（thromboembolism-deterrent：TED）ストッキングとも呼ばれる〕は，足首に18 mmHg，大腿に8 mmHgの外圧が加わるように設計されている[21]。結果として生じる10 mmHgの圧力勾配が，足からの静脈血流を促進させる原動力として作用する。これらのストッキングは大手術後に単独で使用される場合，VTEの発生率を50％低下させることが示されている[22]。しかし，血栓予防としては最も効果が弱く，重症患者では単独の予防手段として使用されることはない。

間欠的空気圧迫法

間欠的空気圧迫法（intermittent pneumatic compression：IPC）は，脚部に巻き付けた可膨張式空気袋を空気ポンプに接続して作動させる。可膨張式空気袋を足首で35 mmHg，大腿で20 mmHgになるように加圧して，その圧勾配によって下肢の静脈血流を促進させ[21]，また空気袋の膨張と脱気の繰り返しによって静脈血流を促進させるポンプ作用を生みだす。

　IPC法は，段階的着圧ストッキングよりも効果的であり[1,5]，血栓予防のために開頭手術後早期に単独で使用することができる[1]。IPCはICUで好んで用いられる機械的予防法であるが，いくつかの欠点がある。すなわち，可膨張式空気袋が下肢の可動性を制限し，皮膚の浸軟を招く可能性があり，また膨張と脱気の繰り返しは覚醒している患者ではしばしば不快である。したがってIPCは，不要になればすみやかに使用を中止すべきである。

診断的評価

先に述べたように，下肢の深部静脈における血栓症は，多くの場合，臨床的に無症状であり，症候性の肺塞栓が現れた場合にのみ，VTEの存在が疑われる。肺塞栓症の診断方法については，このトピックに関する2011年の総説から引用した，次の文章に正確に述べられている[6]。

> 「重症患者における血栓塞栓症診断の問題について一つ"確実"に言えることは，診断にはかなりの"不確実性"が残るということである」

　肺塞栓症の疑いで評価を受ける患者で，診断が確定される症例はわずか10％にすぎず[23]，医師が肺塞栓症であるに間違いないと絶対の確信をもった場合でも，医師の診断が正しい割合は17〜25％にすぎない[23]。これが意味するところは，あなたが肺塞栓を疑ったとしても，ほとんどの場合に肺塞栓は存在しないということである。そしてそれはまた，肺塞栓症の診断的評価は，基本的に肺塞栓症を確定するというより，診断を除外するために役立つということを意味

表 6.4 急性肺塞栓症が疑われる患者の臨床所見と臨床検査所見

所見	陽性適中率[a]	陰性適中率[b]
呼吸困難	37%	75%
頻脈	47%	86%
頻呼吸	48%	75%
胸膜炎性胸痛	39%	71%
喀血	32%	67%
肺浸潤	33%	71%
胸水	40%	69%
低酸素血症	34%	70%
D ダイマーの上昇[1]	27%	92%

[a] 陽性適中率は該当所見がある患者に肺塞栓症がある割合
[b] 陰性適中率は該当所見のない患者に肺塞栓症がない割合
〔[1] 文献 26 より。他のデータは文献 24 より〕

している。

■臨床評価

急性肺塞栓症（pulmonary embolism：PE）の臨床症状は，呼吸困難，頻呼吸，頻脈および低酸素血症などの非特異的な症候である。表 6.4 に PE の疑いのある症例の臨床所見および臨床検査所見の予測値を示した[24]。いずれの所見も PE が同定できる割合（すなわち，陽性的中率）は 50％以上ではなく，さらにこれらの所見がないからといって PE を除外できるわけではないことに注意が必要である（すなわち，除外するためには，陰性的中率が 98％以上でなければならない）。特に興味深いのは，低酸素血症に対する陰性的中率が 70％であることで，これは肺塞栓を有する患者の 30％が正常な動脈血 PO_2 を示すことを意味する。表 6.4 には含まれていないが，肺胞–動脈血酸素分圧較差（勾配）（alveolar-arterial PO_2：A-a PO_2）もまた，肺塞栓がある患者では正常の可能性がある[25]。

D ダイマー検査

活動性の血栓は，同時にある程度の血餅溶解を伴っており，このためフィブリン D ダイマーまたは D ダイマーと呼ばれる架橋されたフィブリンモノマーを産生する。VTE 患者では血漿 D ダイマー値は上昇しており，ICU 以外の患者では D ダイマー検査は VTE の一般的なスクリーニング検査になった。しかし D ダイマー値は，ICU 患者における VTE 予測にはほとんど役立たない。問題は，血漿 D ダイマー値が，敗血症，悪性腫瘍，妊娠，心不全，腎不全，高齢など，他の状態でも上昇することが多いことである[26]。その結果，ICU 患者の大多数（80％に及ぶ）で，VTE が存在しなくても血漿 D ダイマー値が上昇している[27]。このことは，表 6.4 中の D ダイマー検査の陽性的中率が低いことに反映されている。重症患者では D ダイマー値が上昇していることが多いため，ICU では，D ダイマー検査は VTE の有用な検査とは考えられていない。

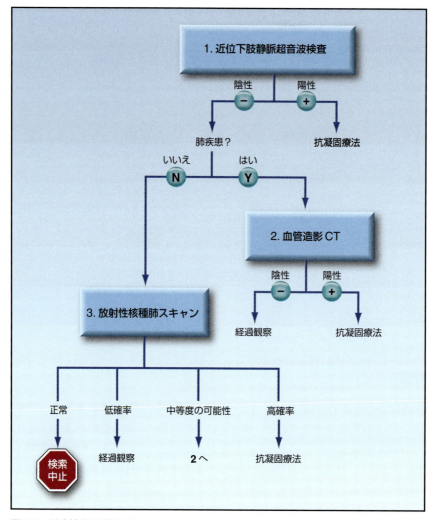

図 6.2 肺塞栓症の評価のためのフローチャート

まとめ

上記の情報は，それによって肺塞栓の存在を確定したり除外したりできる臨床所見や臨床検査所見は存在しないことを示している。その結果，PE の診断方法には，図 6.2 に示すフローチャートにあるような特殊な検査を必要とする。

■静脈超音波検査

肺塞栓は主に近位下肢静脈の血栓に由来し[28]，そのため PE を疑う場合，その評価はまずベッドサイドでの超音波イメージングを用いた近位下肢静脈血栓症の検索から始める。血管超音波法の基本については第 2 章（☞ 15 ページ）で説明している。

方法論

静脈血栓症を同定するための2つの超音波法がある。主要な方法は，ターゲットとなる静脈上の皮膚を圧迫する**圧迫超音波法**（compression ultrasound）である。これにより，通常，皮下の静脈が圧迫されて，その内腔が閉塞する〔図2.3（☞ 21ページ）参照〕。しかし，静脈が血餅で満たされている場合（血餅自体は多くの場合，超音波により可視化できない）は，外部圧迫によっても静脈が圧迫されない。したがって，圧迫（内腔閉塞）できない静脈は，血栓が充満した静脈の証拠となる[29]。

超音波の**カラードプラモード**（color Doppler mode）を圧迫超音波検査の補助として使用することができる。この方法は血流速度をカラー画像に変換し，動脈や静脈の血流を超音波プローブに対する血流の方向性から同定することができる〔図2.6（☞ 25ページ）参照〕。血栓症の存在は，可視化できる（かつ圧迫閉塞されない）静脈内で，流速が緩慢になるかなくなることで同定される。圧迫超音波法および超音波ドプラの組み合わせは**デュプレックス超音波法**（duplex ultrasound）として知られている。

精度

下肢の近位深部静脈血栓症（近位DVT）の検出について，デュプレックス超音波法の検出感度は95%以上，特異度が97%以上，陽性的中率が97%ほど，陰性適中率が98%ほどと高い[29]。これらの数字は，デュプレックス超音波法が下肢の近位DVTの確定や除外の信頼できる方法であることを示している。

近位DVTの高い感度とは異なり，デュプレックス超音波法では下腿のDVTの32～55%は診断できない[30]。しかし，腓腹部のDVTは増大進展して大きな近位下肢静脈血栓にならない限り，肺塞栓の発生源とはみなされない。したがって，PEが疑われる場合の静脈超音波検査の主な役割は，近位DVT検索にある。

検査精度

PEと実証された患者のうち，45%の患者で，静脈超音波検査により下肢の近位DVTの存在が明らかとなる[31]。この検査精度は，PEを疑う患者の初期診断テストとして近位下肢静脈の超音波検査を用いることを正当化するのに十分である。

上肢DVT

第3章（☞ 34ページ）で説明したように，腋窩静脈および鎖骨下静脈の血栓症は，鎖骨下静脈カテーテルや末梢穿刺中心静脈カテーテル（PICC）を留置したことで起こりえる。PEが上肢DVTによって起こることは一般的ではない（症例のうち10%未満）が[32]，PEが疑われる患者では，カテーテルに関連した上腕の腫脹を注意深く視診するべきである。上肢DVTに対する静脈超音波検査の感度は97%，特異度は96%である[32]。

診断的評価

静脈超音波検査で下肢の近位DVTが存在することが明らかになった場合，PEに対するそれ以上の診断評価の必要はない（DVTとPEの治療は基本的に同じであるため）。しかし，下肢の

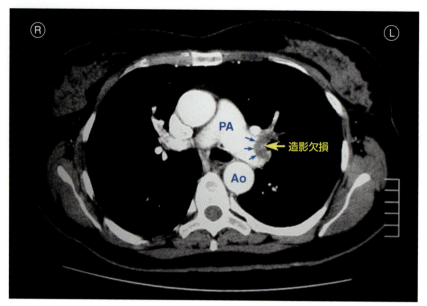

図 6.3　左主肺動脈内の肺塞栓（造影欠損）を示す血管造影 CT
PA：肺動脈，Ao：大動脈（画像はデジタル処理による補正を加えてある）

近位 DVT の検査所見が陰性であっても，急性 PE の診断が除外されるわけではない。静脈超音波検査で下肢静脈血栓症が明らかでない場合，評価の次のステップは肺疾患の有無によって決定される（図 6.2 参照）。

■CT 血管造影

肺疾患を有する患者（すなわち，ICU にいるほとんどの患者）では，PE 疑いを評価する次のステップは，血管造影 CT で肺動脈を観察することである。これはスパイラルスキャナ（ヘリカルスキャナ）を用いる CT の特殊な方法で，スキャナが患者の周りを回転し，肺の「容積測定用」2 次元画像を作成する[33]。スパイラル CT と末梢静脈からの造影剤注入を組み合わせれば主肺動脈を可視化できる。肺塞栓は，図 6.3 に示すように，造影欠損として認められる。

検査の精度

新しい多列検出器型 CT（MDCT）スキャンを用いた研究では，血管造影 CT（CTA）の PE の診断感度は 83％，特異度は 96％，陽性的中率は 86％，陰性的中率は 95％である[34]。主肺動脈の血栓の検出感度は 90％以上と最も高いが，一方，より小さな亜区域肺血管の塞栓は見逃される可能性がある。しかし，より小さな亜区域肺塞栓を検出することの重要性は疑問である。なぜなら CT スキャンの陰性所見に基づいて抗凝固療法を差し控えたとしても，臨床転帰には悪影響を与えないと考えられるからである[35]。

CTA の欠点の 1 つは，放射線造影色素による腎毒性の危険性である。ICU 患者はしばしば造影剤誘発性腎症（dye-induced nephropathy）のリスク因子（例：腎不全，糖尿病，体液量減少など）を 1 つ以上有するので，このことは ICU 患者では特に重要である。非 ICU 患者が含まれる研究では，肺塞栓症が疑われる患者の 18％が，血清クレアチニン濃度の上昇のために CTA の

適応とはならなかった[34]。軽度の腎機能障害患者（クレアチニンクリアランス >60 mL/min）にCTAが必要な場合には，輸液負荷とN-アセチルシステインが，造影剤誘発性腎毒性のリスクを低減する助けになる（もしこの方法について放射線科医を説得できればだが）。造影剤誘発性腎傷害の詳細については，第34章（☞ 515ページ）を参照のこと。

■放射性核種肺スキャン

換気血流肺スキャンはPEが疑われる場合の評価に広く用いられる。しかし，この診断法では，症例の約25〜30%でしか診断を確定できない[36]。問題は肺疾患（特に浸潤性疾患）の存在で，これがあると約90%の症例で異常なスキャン結果となる[36]。肺スキャンは，肺疾患のない患者で最も役に立つ（そうすると，残念ながらほとんどのICU患者は該当しない）。肺スキャンを実施すると決定した場合，結果の所見は，次のように用いることができる[36]。

1. 正常な肺スキャン所見であれば肺塞栓の存在は除外されるが，肺スキャン所見が強く陽性の場合は90%の確率で肺塞栓が存在することを示している。
2. 肺スキャン所見の異常が弱い場合には，確実にPEの存在を除外できない。しかし，下肢超音波検査の陰性所見もある場合は，肺スキャン所見の異常が弱い場合はこれ以上の診断的精密検査を中止し，患者観察に切り替える十分な理由となる。
3. 中等度異常または不確定の肺スキャン所見からは，肺塞栓が存在するかしないかを予測することはできない。この場合の選択肢としては，スパイラルCTA（図6.2参照）または従来型の肺血管造影（次項参照）がある。

■従来型の肺血管造影

従来型の肺血管造影は，肺塞栓を検出するためには最も正確な方法と考えられるが，重症な症状を伴い，かつ肺塞栓症が強く疑われ，他の診断検査で肺塞栓症を確定や除外することができない場合にのみ行われる。従来型の血管造影法は，1つには，ほとんどの症例では他の診断検査で十分であるため，また1つには，検査に時間がかかり危険を伴う可能性があるため（すなわち，右心不全または腎機能不全を有する患者において），めったに行われない。

治療

生命を脅かさない程度のVTEの初期治療は，ヘパリン製剤の1つを用いた抗凝固療法である。未分画ヘパリンと低分子ヘパリン（LMWH）の薬理学と特徴の比較については，本章のはじめに述べた。

■未分画ヘパリン

十分な抗凝固作用を得るために，未分画ヘパリンは，静脈内ボーラス投与を行ったあとに持続注入を開始する。表6.5に示すような体重を基準とした投与量は，固定投与法より迅速に抗凝

表 6.5　体重を基準としたヘパリン投与法

1. 80 IU/kg を初回ボーラス投与し，その後は 18 IU/kg/h で持続投与する（実体重を用いる）。
2. 持続投与開始 6 時間後に APTT をチェックし，以下のように投与量を調節する。

APTT（s）	APTT 比	ボーラス投与量	持続投与量
< 35	< 1.2	80 IU/kg	4 IU/kg/h ずつ増加
35〜45	1.3〜1.5	40 IU/kg	2 IU/kg/h ずつ増加
46〜70	1.5〜2.3	–	–
71〜90	2.3〜3.0	–	2 IU/kg/h ずつ減少
> 90	> 3	–	1 時間中止し，3 IU/kg/ずつ減量

3. 投与量を調節した 6 時間後に APTT をチェックする。APTT が適正な範囲（46〜70 秒）であれば，1 日 1 回 APTT をモニタリングする。

IU：国際単位〔文献 37 より〕

固効果が得られる[37]。抗凝固効果は，活性化部分トロンボプラスチン時間（APTT）でモニタリングされ，目標 APTT は 46〜70 秒，または APTT 比（検査値/正常値）1.5〜2.5 である[3]。

肥満

表 6.5 に示す体重を基準とした投与法は，体重 130 kg（286 ポンド）未満の患者で用いられる。130 kg を超える体重では，この投与法によると過度の抗凝固となる[38]。この問題を回避するには，病的肥満（すなわち，肥満指数 BMI ≧ 40 kg/m²）の患者には，以下に示す補正体重を用いることが推奨される[14]。

$$補正体重（kg）= IBW + 0.4 \times (実体重 - IBW)$$

$$男性 IBW（kg）= 50 + 2.3 \times \left(\frac{実身長（cm）}{2.54} - 60\right)$$

$$女性 IBW（kg）= 45 + 2.3 \times \left(\frac{実身長（cm）}{2.54} - 60\right)$$

補正体重は，理想体重（ideal body weight：IBW）と実体重のほぼ中間の値である。

ヘパリン起因性血小板減少症

抗体を介した血小板減少症は，ヘパリン治療開始後 5〜10 日に（ヘパリン投与歴がある場合はより短期間で）出現する可能性があるが，その結果惹起される血小板凝集は，症候性の静脈および動脈の血栓症を生じる可能性がある。この病態は第 19 章（☞ 301 ページ）で詳細に述べる。

ヘパリン抗凝固の拮抗

ヘパリンの抗凝固効果は，ヘパリンに結合し不活性な化合物を形成するタンパク質（魚精子由来）であるプロタミン硫酸塩により急速に拮抗することができる。プロタミン 1 mg の静脈内投与量は，5 分以内にヘパリン約 100 単位（IU）を中和する[3]。以下は，プロタミンによるヘパリンの拮抗のための推奨事項である。

1. ヘパリン静脈内ボーラス投与の場合：投与後数分しか経過していない場合には，ヘパリン 100 単位あたりプロタミン 1 mg を静脈投与し，投与後 30 分が経過している場合はヘパリン 100 単位あたりプロタミン 0.5 mg を静注，2 時間以上が経過している場合はヘパリン 100 単位

あたりプロタミン 0.25〜0.375 mg を静注する[39]。
2. ヘパリン持続注入ヘパリンの場合：事前の 2 時間で注入されたヘパリン量をもとに，注入されたヘパリン 100 単位あたりプロタミン 1 mg を投与する[3]。

プロタミンは，徐脈および低血圧のリスクを最小限にとどめるために（10 分かけて）緩徐に投与すべきである。効果はプロタミン投与から 5〜15 分後に採取した血液の APTT を用いて判定できる[39]。過敏様反応（アナフィラキシーを含む）が発生する可能性があるが，これは魚製品にアレルギー反応を示す患者や，以前にプロタミン含有インスリン製剤に曝露された患者に起こりやすい。

■低分子ヘパリン（LMWH）

LMWH は，DVT と PE を治療するための未分画ヘパリンの有効な代替薬である[7]。最も広く研究された LMWH の治療量を以下に示す。

エノキサパリン：12 時間ごとに 1 mg/kg 皮下注射。クレアチニンクリアランス <30 mL/min の患者では投与量を 50％減らす（例：1 日 1 回 1 mg/kg 投与）[3]。

前述したように，LMWH の抗凝固作用は予測可能なので，抗凝固活性の日常的なモニタリングは不要である。抗凝固モニタリングが必要な症例（例：腎不全，病的肥満患者）では，選択される臨床検査は，LMWH の投与から 4 時間後に測定される血漿中のヘパリン-第 Xa 因子（抗 Xa）レベルである。1 日 2 回のエノキサパリン投与では，望ましい抗 Xa レベルは 0.6〜1.0 単位/mL であり，1 日 1 回のエノキサパリン投与の場合は，>1 単位/mL である[3]。
LMWH は，未分画ヘパリンに比べていくつかの利点を有するが，ICU で VTE を治療する場合には，迅速に作用すること，プロタミンで迅速に拮抗できること，腎不全患者で用量調節を必要としないことから，未分画ヘパリンの持続注入のほうが好まれる。LMWH は非 ICU 患者や外来患者により適している。

LMWH 抗凝固の拮抗

プロタミンは LMWH の抗 Xa 作用を拮抗する効果が一定しないため，LMWH による抗凝固を拮抗する実証された方法はない。次のアプローチが推奨されている[3,39]。

1. LMWH の最終投与から 8 時間以内の場合は，100 抗 Xa 単位あたり 1 mg のプロタミンを，最大 50 mg まで静脈内投与する（エノキサパリンの場合，1 mg が 100 抗 Xa 単位に相当する）。出血が続く場合は，LMWH の 100 抗 Xa 単位に対して 0.5 mg のプロタミンを追加投与してもよい。
2. LMWH の最終投与から 8 時間以上経過している場合は，LMWH の 100 抗 Xa 単位あたり 0.5 mg のプロタミンを静脈内投与する[39]。

表 6.6　急性肺塞栓症の血栓溶解療法

適応	1. 閉塞性ショックを伴う肺塞栓症 2. 右室不全を伴う肺塞栓症（？） 3. 血栓溶解療法の禁忌がない
治療法	1. ヘパリン持続静注を血栓溶解療法と併用する。溶解薬の投与中は注入を続けてよい。 2. 標準血栓溶解療法： 　　　アルテプラーゼ：100 mg を 2 時間以上かけて 3. 急速血栓溶解時の治薬： 　　　アルテプラーゼ：0.6 mg/kg を 15 分以上かけて 　　　レテプラーゼ：10 U 静脈内ボーラス投与し 30 分以内に再投与 4. 肺動脈内注入より全身投与が好ましい。
合併症	1. 大出血：9～12% 2. 頭蓋内出血：1～2%

〔文献 7, 8, 42, 43 より〕

■ワルファリン

ワルファリンによる経口的な抗凝固は，ヘパリンによる抗凝固療法の開始後できるだけ早く開始されるべきである。初期投与量は，最初の 2 日間は 1 日に 5～10 mg を投与し，その後はプロトロンビン時間国際標準比（PT-INR）に合わせて調整する。目標 PT-INR は 2～3 である。PT-INR が治療域に到達したとき，未分画ヘパリンや LMWH による抗凝固療法を中止することができる。ワルファリン抗凝固療法は，主に外来患者の治療に供されるものであり，ここでは説明を省略する。ワルファリン関連出血の治療については，第 19 章（☞ 301 ページ）で説明する（ワルファリン抗凝固の詳細については，文献 40 を参照）。

■血栓溶解療法

急性 PE の抗凝固療法は，血栓の進展と塞栓の再発を防止することを目的とするが，発生部位で塞栓そのものを溶解させる効果はほとんどない。生命を脅かすような PE の患者では，血栓溶解薬による血栓溶解療法が，抗凝固療法よりも魅力的なアプローチであるが，成功例は限られていた。血栓溶解療法は右心負担を軽減することができるが[8]，生存率の改善効果はほとんど，あるいはまったくない[41]。現時点では，生命を脅かす PE を有する患者に対する血栓溶解療法は，成功を期待してのものというより，むしろ窮余の策として行われている。

急性 PE における血栓溶解療法の一般的な要点を表 6.6 にまとめる。血栓溶解療法でコンセンサスの得られた適応は，血行動態の悪化（閉塞性ショック）であるが，血栓溶解療法は PE と右室不全のある患者で行われることが多い[7,8]。標準的な血栓溶解療法は，アルテプラーゼ（遺伝子組換え型組織プラスミノゲンアクチベータ）を 2 時間かけて静脈内投与する方法である[2,7]。しかし，ほかにより急速な血餅溶解に適するであろう薬物療法もあり，これらを表 6.6 に示した[42,43]。ヘパリン持続注入は血栓溶解療法と組み合わせて用いられるが，血栓溶解療法中はヘパリン持続投与（ただし，血栓溶解薬投与開始後には中止や再開を繰り返すことが多い）を継続することができる。血餅溶解によりトロンビンが放出され血管の再塞栓をきたす可能性があるため，ヘパリン療法は血栓溶解後に特に有用である[44]。

血栓溶解療法後には，患者の約 10～12% で大出血が発生し，1～2% で頭蓋内出血が起きる[7,8]。

しかし，大出血のリスクは差し迫った生命の脅威である PE に直面した状況では通常問題にならない。

■塞栓除去術

あなたが幸運にも 24 時間対応可能な経験豊富なチームのいる医療センターで働いていて，特に血栓溶解療法が禁忌となる場合は，（外科的またはカテーテルによる）塞栓除去術は生命を脅かす PE 治療の選択肢の 1 つとなる[2]。緊急塞栓除去術の生存率は 83％と報告されている[45]。

■大静脈フィルター

下肢静脈から遊離した血栓をとらえ，血栓が肺へ移動することを防ぐために，メッシュ状のフィルターを下大静脈内に留置することがある[46]。これらのデバイスが使用される臨床的状況を，以下に述べる。

臨床使用

大静脈フィルターは，推奨される適応（A-1，A-2），合理的な適応（A-2，A-3），そして議論のある適応（B）を含む，以下のすべての条件で用いられる[44]。

A. 患者の下肢に近位 DVT があり，かつ下記のいずれかがある場合：
   1. 抗凝固療法の絶対禁忌
   2. 十分な抗凝固療法中の肺塞栓
   3. 大きな，自由に浮遊する血栓（すなわち，血栓の先端が血管壁に付着していない血栓）
   4. 心肺予備能が低い場合（すなわち，肺塞栓に耐えられる可能性が低い場合）
B. 下肢に近位 DVT はないが，VTE のリスクが高く，かつ予防的抗凝固によって出血のリスクが高い患者（例：外傷性脳または脊髄損傷）

大静脈フィルターに関する議論のほとんどは，高リスク患者（B の状況）における予防措置としての使用に関するものである。

この議論における論点については，本書の範疇を超えているが，文献 46，47 に詳述されている。

形状の特徴

下大静脈（inferior vena cava：IVC）フィルターには，さまざまな構造デザインがあり，恒久的なもの，一時的なもの，または選択式のもの（すなわち，永続的にも一時的にも使用できるもの）がある。現代の IVC フィルターの原型である Greenfield™ Filter（Boston Scientific 社，Natick, MA）を図 6.4 に示すが，これは 1973 年に導入され，今日でも使用され続けている。注目すべきは，（バドミントンの羽根のような）細長い円錐型の形状で，そのカゴ部は大静脈の断面積を損なうことなく，その容量の 75％まで血栓を捕捉することができる。これにより，以前の「傘状」IVC フィルターでよくみられた大静脈閉塞および下肢浮腫のリスクは低下する。Greenfield™ Filter は恒久的なデバイスで，支柱のフック状の端部で大静脈の壁にフィルター

第II部　ICUにおける予防措置

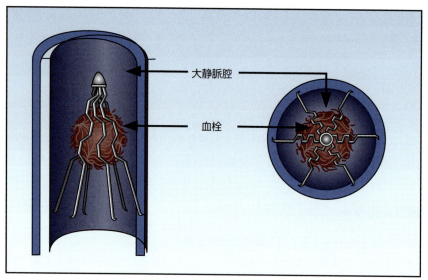

図 6.4　Greenfield™ Filter
ストラットは大静脈の壁にフィルターを固定するための鉤状端部を有し，その長軸方向に長い形状により，下大静脈を閉塞させることなく血栓を捕捉できる。

を固定する。2003年に取り出し可能なIVCフィルターが導入された[46]。

　IVCフィルターは，通常，内頸静脈または大腿静脈から経皮的に挿入され，可能なかぎり，腎静脈の下方に留置される。取り出し可能なフィルターは，その挿入原因となった状態（例：抗凝固療法による出血）を脱した場合に回収することができる。

臨床経験

リスクがないわけではないが，IVCフィルターは著しく安全かつ有効である。フィルター留置後の症候性PEの発生率は約5%であり[48]，厄介な合併症（例：フィルターの位置のずれ）は，挿入症例の1%未満と報告されている[48]。IVCフィルターの興味深い特徴の1つ（ほとんど注目されていない）は，菌血症に曝された場合でも，決して感染を起こさないようにみえるという事実である。

おわりに

静脈血栓塞栓症（VTE）に関する知見は，満足からはほど遠いが，次のように要約することができる。

1. あなたがVTEがあると思ったとき，通常それは存在しない（すなわち，肺塞栓症が疑われる場合，診断が確定されるのはわずか10%の症例にすぎない）。
2. あなたがVTEがないと思ったとき，それが存在する可能性がある（すなわち，ほとんどの肺塞栓症症例で，静脈血栓症は，塞栓が発生する前は臨床的に無症状である）。
3. あなたがやっとそれを発見したときには，すでに手遅れかもしれない（つまり，広範囲の肺塞栓症では，堅実に生存率を改善するような治療法はない）。
4. 上記のような状況であるため，VTEへの最良のアプローチは，それを予防することである。

■文献

Federal Reports
Shojania KG, Duncan BW, McDonald KM, et al. Making healthcare safer: a critical analysis of patient safety practices. Evidence report/technology assessment No. 43. AHRQ Publication No. 01-E058. Rockville, MD: Agency for Healthcare Research and Quality, July, 2001.

臨床診療ガイドライン
1. Guyatt GH, Aki EA, Crowther M, et al. Executive summary: Antithrombotic Therapy and Prevention of Thrombosis, 9th ed: American College of Chest Physicians Evidence-Based Clinical Practice Guidelines. Chest 2012; 141(Suppl):7S–47S.
2. Kearon C, Akl EA, Comerota AJ, et al. Antithrombotic therapy for VTE disease. Antithrombotic Therapy and Prevention of Thrombosis, 9th ed: American College of Chest Physicians Evidence-Based Clinical Practice Guidelines. Chest 2012; 141(Suppl):e419S–e494S.
3. Garcia DA, Baglin TP, Weitz JI, Samama MM. Parenteral anticoagulants. Antithrombotic Therapy and Prevention of Thrombosis, 9th ed: American College of Chest Physicians Evidence-Based Clinical Practice Guidelines. Chest 2012; 141(Suppl):e24S–e43S.
4. Geerts WH, Bergqvist D, Pineo GF, et al. Prevention of venous thromboembolism. American College of Chest Physicians Evidence-Based Clinical Practice Guidelines (8th edition). Chest 2008; 133(Suppl):381S–453S.

総説
5. McLeod AG, Geerts W. Venous thromboembolism prophylaxis in critically ill patients. Crit Care Clin 2011; 27:765–780.
6. Magana M, Bercovitch R, Fedullo P. Diagnostic approach to deep venous thrombosis and pulmonary embolism in the critical care setting. Crit Care Clin 2011; 27:841–867.
7. Tapson VF. Treatment of pulmonary embolism: anticoagulation, thrombolytic therapy, and complications of therapy. Crit Care Clin 2011; 27:825–839.
8. Wood KE. Major pulmonary embolism. Crit Care Clin 2011; 27:885–906.
9. Linblad B, Eriksson A, Bergqvist D. Autopsy-verified pulmonary embolism in a surgical department: analysis of the period from 1951 to 1988. Br J Surg 1991; 78:849–852.
10. Heit JA, Silverstein MD, Mohr DM, et al. Risk factors for deep vein thrombosis and pulmonary embolism: a population-based case-control study. Arch Intern Med 2000; 160:809–815.
11. Cade JF. High risk of the critically ill for venous thromboembolism. Crit Care Med 1982; 10:448–450.
12. Collins R, Scrimgeour A, Yusuf S. Reduction in fatal pulmonary embolism and venous thrombosis by perioperative administration of subcutaneous heparin: overview of results of randomized trials in general, orthopedic, and urologic surgery. N Engl J Med 1988; 318:1162–1173.
13. King CS, Holley AB, Jackson JL, et al. Twice vs. three times daily heparin dosing for thromboembolism prophylaxis in the general medical population. A meta-analysis. Chest 2007; 131:507–516.
14. Medico CJ, Walsh P. Pharmacotherapy in the critically ill obese patient. Crit Care Clin 2010; 26:679–688.
15. Martel N, Lee J, Wells PS. The risk of heparin-induced thrombocytopenia with unfractionated and low-molecular-weight heparin thromboprophylaxis: a meta-analysis. Blood 2005; 106:2710–2715.
16. The PROTECT Investigators. Dalteparin versus unfractionated heparin in critically ill patients. N Engl J Med 2011; 364:1304–1314.
17. Enoxaparin. AHFS Drug Information, 2012. Bethesda, MD: American Society of Health System Pharmacists, 2012:1491–1501.
18. Rondina MT, Wheeler M, Rodgers GM, et al. Weight-based dosing of enoxaparin for VTE prophylaxis in morbidly obese, medical patients. Thromb Res 2010; 125:220–223.
19. Dalteparin. AHFS Drug Information, 2012. Bethesda, MD: American Society of Health System Pharmacists, 2012:1482–1491.
20. Douketis J, Cook D, Meade M, et al. Prophylaxis against deep vein thrombosis in critically ill patients with severe renal insufficiency with the lowmolecular-weight heparin dalteparin: an assessment of safety and pharmacokinetics. Arch Intern Med 2008; 168:1805–1812.
21. Goldhaber SZ, Marpurgo M, for the WHO/ISFC Task Force on Pulmonary Embolism. Diagnosis, treatment and prevention of pulmonary embolism. JAMA 1992; 268:1727–1733.
22. Sachdeva A, Dalton M, Amarigiri SV, Lees T. Graduated compression stockings for prevention of deep vein thrombosis. Cochrane Database Syst Rev 2010; 7: CD001484
23. Kabrhel C, Camargo CA, Goldhaber SZ. Clinical gestalt and the diagnosis of pulmonary embolism. Chest 2005; 127:1627–1630.
24. Hoellerich VL, Wigton RS. Diagnosing pulmonary embolism using clinical findings. Arch Intern Med 1986; 146:1699–1704.
25. Stein PD, Goldhaber SZ, Henry JW. Alveolar-arterial oxygen gradient in the assessment of acute pulmonary embolism. Chest 1995; 107:139–143.

26. Kelly J, Rudd A, Lewis RR, Hunt BJ. Plasma D-dimers in the diagnosis of venous thromboembolism. Arch Intern Med 2002; 162:747–756.
27. Kollef MH, Zahid M, Eisenberg PR. Predictive value of a rapid semiquantitative D-dimer assay in critically ill patients with suspected thromboembolism. Crit Care Med 2000; 28:414–420.
28. Hyers TM. Venous thromboembolism. Am J resp Crit Care Med 1999; 159:1–14.
29. Tracey JA, Edlow JA. Ultrasound diagnosis of deep venous thrombosis. Emerg Med Clin N Am 2004; 22:775–796.
30. Gaitini D. Current approaches and controversial issues in the diagnosis of deep vein thrombosis via duplex doppler ultrasound. J Clin Ultrasound 2006; 34:289–297.
31. Girard P, Sanchez O, Leroyer C, et al. Deep venous thrombosis in patients with acute pulmonary embolism. Prevalence, risk factors, and clinical significance. Chest 2005; 128:1593–1600.
32. Kucher N. Deep-vein thrombosis of the upper extremities. N Engl J Med 2011; 364:861–869.
33. Remy-Jardin M, Remy J, Wattinine L, Giraud F. Central pulmonary thromboembolism: diagnosis with spiral volumetric CT with the single-breathhold technique – comparison with pulmonary angiography. Radiology 1992; 185:381–387.
34. Stein PD, Fowler SE, Goodman LR, et al. Multidetector computed tomography for acute pulmonary embolism. N Engl J Med 2006; 354:2317–2327.
35. Quiroz R, Kucher N, Zou KH, et al. Clinical validity of a negative computed tomography scan in patients with suspected pulmonary embolism. JAMA 2005; 293:2012–2017.
36. The PIOPED Investigators. Value of the ventilation/perfusion scan in acute pulmonary embolism. Results of the prospective investigation of pulmonary embolism diagnosis (PIOPED). JAMA 1990; 263:2753–2759.
37. Raschke RA, Reilly BM, Guidry JR, et al. The weight-based heparin dosing nomogram compared with a "standard care" nomogram. Ann Intern Med 1993; 119:874–881.
38. Holliday DM, Watling SM, Yanos J. Heparin dosing in the morbidly obese patient. Ann Pharmacother 1994; 28:1110–1111.
39. Protamine Sulfate. AHFS Drug Information, 2012. Bethesda, MD: American Society of Health System Pharmacists, 2012:1618–1620.
40. Ageno W, Gallus AS, Wittkowsky A, et al. Oral anticoagulant therapy. Antithrombotic Therapy and Prevention of Thrombosis, 9th ed: American College of Chest Physicians Evidence-Based Clinical Practice Guidelines. Chest 2012; 141(Suppl):e44S–e88S.
41. Todd JL, Tapson VF. Thrombolytic therapy for acute pulmonary embolism: A critical appraisal. Chest 2005; 135:1321–1329.
42. Goldhaber SZ, Agnelli G, Levine MN. Reduced-dose bolus alteplase vs. conventional alteplase infusion for pulmonary embolism thrombolysis: an international multicenter randomized trial: the Bolus Alteplase Pulmonary Embolism Group. Chest 1994; 106:718–724.
43. Tebbe U, Graf A, Kamke W, et al. Hemodynamic effects of double bolus reteplase versus alteplase infusion in massive pulmonary embolism. Am Heart J 1999; 138:39–44.
44. Topol EJ. Acute myocardial infarction: thrombolysis. Heart 2000; 83:122–126.
45. Sareyyupoglu B, Greason KL, Suri RM et al. A more aggressive approach to emergency embolectomy for acute pulmonary embolism. Mayo Clin Proc 2010; 85:785–790.
46. Fairfax LM, Sing RF. Vena Cava Interruption. Crit Care Clin 2011; 27:781–804.
47. Young T, Tang H, Hughes R. Vena cava filters for the prevention of pulmonary embolism. Cochrane Database Syst Rev. 2010; 2:CD006212.
48. Athanasoulis CA, Kaufman JA, Halpern EF, et al. Inferior vena cava filters: review of 26-year single-center clinical experience. Radiology 2000; 216:54–66.

Section III

血行動態モニタリング

価値あるものが必ずしも数えられるとは限らない。
また，数えられるからといって必ずしも価値あるものとは限らない。
Albert Einstein

Chapter 7

血圧モニタリング

> 血圧は血圧計では正確にはかれないことをはっきりと認識するべきである。
> 米国心臓協会血圧測定法検討委員会（1951年）

冒頭に引用した警告から約60年が経過したにもかかわらず，いまだに，同じ不正確な方法が血圧測定の標準とみなされ続けている[1]（このことは，欠陥のある測定法に基づいて高血圧と診断された米国の7,500万人の人々にとってよい知らせではない）。標準的な（非侵襲的）血圧測定法の精度は血行動態が不安定な患者においては（後述する理由によって）より問題となり，このような患者の血圧モニタリングでは，動脈内圧を直接記録することがしばしば必要となる。本章では，血圧の間接（非観血的）および直接（観血的）測定法と，また，それぞれの方法に伴う諸問題について述べる。

非観血的測定法

血圧測定は臨床実地において最も頻繁に行われる測定法の1つであるにもかかわらず，ほとんど誰も血圧を正しく（すなわち，米国心臓協会のガイドラインに従って）測定していないことが観察研究によって示されている。プライマリケア医師，看護師，専門医および外科医を含む調査[3]では，どの被検者も正しく血圧を測定していなかった[2,3]。これらの研究の1つにおいては，一般開業医のたった3%が，また，看護師の2%だけが信頼するに足る血圧測定結果を得ていた[3]。

米国心臓協会は非観血的血圧測定法のガイドライン[1]を公表しており，これらを章末の文献に挙げてあるが，これらのガイドラインの主な推奨については，本項目で述べる。

■血圧計を用いた血圧測定

非観血的血圧測定は，布のスリーブで覆われた膨張式の空気袋と，圧を計測するための水銀式血圧計〔sphygmomanometer（"sphygmos"は脈拍を意味するギリシャ語の用語で，"manometer"は圧力計のことである）〕と呼ばれる装置によって行われる。この布のスリーブを上腕または大腿の主幹動脈（通常は上腕動脈）を覆う部位に巻いて，走行する動脈が圧迫されるまでスリーブの中の空気袋を膨らませる。

動脈圧迫の影響を図7.1に示した。カフ圧が上昇して，走行する動脈が圧迫されるに従い，動脈の脈拍は徐々に増加し，その後，動脈が閉塞するまで減少する。この「カウンターパルゼーション」が（図に示すような）カフ圧の振動を生じさせ，この圧振動の測定が血圧記録のオシロメトリック法（oscillometric method）の基礎となっている。カウンターパルゼーションはまた，音波に変換することができ，これは血圧測定の聴診法（auscultation method）の基礎となっている。

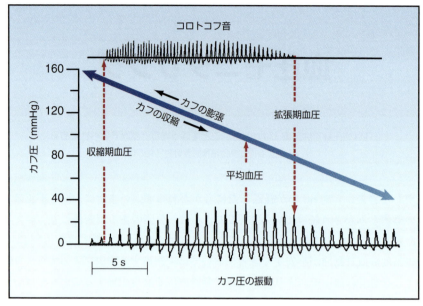

図7.1 聴診法とオシロメトリック法による血圧測定の比較
説明は本文を参照のこと。

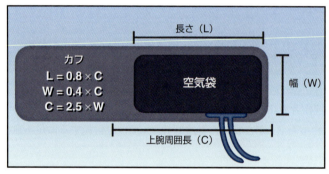

図7.2 正確な血圧測定のための理想的なカフの空気袋のサイズ
カフの空気袋の幅（W）ならびに長さ（L）と上腕周囲長（C）との関係式を示す。

■空気袋の大きさについて

動脈が均等に圧迫されると，カウンターパルゼーションはより再現性が高くなり，血圧測定はより信頼性が高まる。カフが膨張して，走行する血管を均等に圧迫するかどうかは，カフの中の膨張性の空気袋と，上腕もしくは大腿の周囲長によって決まる。カフの空気袋の大きさと上腕周囲長との理想的な関係を図7.2に示す。動脈を均等に圧迫するためには，空気袋の長さは上腕周囲長（肩と肘の中間点で測定する）の最低80％あるべきであり，空気袋の幅は上腕周囲長の最低40％はあるべきである[1]。カフの空気袋が上腕の周囲長に対して小さすぎると，血圧は誤って高く測定される[1]。カフの空気袋が上腕周囲長に対して不適切に大きい場合，測定誤差への影響ははるかに少ない。

表7.1 上腕周囲長に応じた血圧計カフの適切なサイズ

上腕周囲長（cm）	血圧計カフ 体格	大きさ（cm）
22〜26	小柄な成人用	12 × 24
27〜34	成人用	16 × 30
35〜44	大柄な成人用	16 × 36
45〜52	成人の大腿部用	16 × 42

〔文献1より〕

誤ったカフの使用

カフの大きさと四肢の大きさのミスマッチ（miscuffingと呼ばれる）が非観血的血圧測定における誤差の原因として最も多い[1〜4]。この問題の深刻さを示すものとして，ある研究は，プライマリケア医の97％が日常的に誤った大きさのカフを用いていることを示した[2]。誤ったカフの使用のほとんどの場合（80〜90％），上腕の大きさに対して小さすぎるカフを使用していた[1,2]。適切なカフの大きさを選択するための手助けとして，上腕周囲長22cm（約9インチ）から52cm（約21インチ）までを対象に，推奨されるカフの大きさを表7.1に示した。より簡単に適切なカフのサイズを決定する方法を，次に述べる。

カフのサイズを決める簡単な方法

カフの長辺が上肢の長軸に沿うようにカフを合わせる。下面にある空気袋が自分に向くようにカフをひっくり返し，カフを上腕に巻く。このとき，空気袋の幅が上腕周囲長の半分近く（40％）を覆えばよい。空気袋が上腕の半分未満しか覆わない場合は，カフは小さすぎ，測定される血圧は誤って高くなる。空気袋のサイズが大きすぎる場合（すなわち，空気袋が上腕の半分以上を覆う場合），この状態での測定誤差は小さいか，もしくは存在しないかなので，カフのサイズ変更は不要である[1]。

■聴診法

今日行われている聴診法は，1904年にニコライ・コロトコフ（Nicolai Korotkoff）[5]というロシア人外科医によって紹介されたものと同じである。この方法はICUにおける非侵襲的血圧測定としては振動法に取って代わられたので，ここでは詳細は述べない。以下が，米国心臓協会のガイドライン[1]における聴診法に関する目立った項目である。

1. 患者が坐位の場合，上肢と背中を支えなくてはならない。さもないと，拡張期血圧が誤って上昇してしまう。
2. カフの収縮の際に発生する音（コロトコフ音と呼ばれる）を聴取するには，ベル型ヘッドの聴診器を使う。なぜなら，この音は周波数が非常に低く（25〜50Hz）[6]，ベル型ヘッドの聴診器はそのような低周波の変換器であるからである。
3. 聴診器のヘッドをカフの下に入れてはならない。なぜなら，カフの空気を抜く際に音が発生し，コロトコフ音の聴取を妨げるからである。

4. カフの空気を抜く速さは毎秒 2 mmHg を超えてはならない。より急速に空気を抜くと，収縮期血圧の過小評価と拡張期血圧の過大評価をきたしうる。
5. コロトコフ音の消失点（第5相）が拡張期血圧として用いられる。しかし，高心拍出の状態（例：貧血，妊娠）では，カフの収縮後に長く音が継続する。この場合，拡張期血圧は決定することができない。妊婦においてはコロトコフ音が鈍くなる時点（第4相）を拡張期血圧として用いることを推奨する者もいる。

■オシロメトリック法

1970年代中頃に紹介された方法で，オシロメトリック式自動血圧計が，病院内各所（ICUを含む）の標準的な血圧測定法となった。先述したとおり，オシロメトリック法は動脈の圧迫と圧迫解除の間に起こる脈圧の変化を測定するようにつくられている。聴診法と同様に，カフを上肢に巻き，膨張させて，走行する上腕動脈を閉塞する。カフの空気を抜くと動脈が再開通し，図 7.1 に示したような脈圧の変化が，動脈から血圧計のカフに伝わる。次に，拍動性のカフ圧は電子的に処理されて，平均，収縮期，拡張期の血圧が決められる[7]。脈圧は，オシロメトリック式血圧計の製造メーカーによってつくられた独自のアルゴリズムによって，標準的な血圧の測定値（すなわち，収縮期血圧，拡張期血圧および平均血圧）に変換される。このアルゴリズムは製造メーカーによって多様であり，その独自性のため，比較ができない。規格の不統一は，オシロメトリック法にとって大問題である[7,8]。

オシロメトリック法によって得られる最も正確な計測値は**平均血圧**（mean arterial pressure）で，これは脈圧が最大振幅に到達するポイントに相当する（図 7.1 参照）。**最大振幅アルゴリズム**（maximum-amplitude algorithm）による平均血圧は多くの場合，動脈内圧の 5 mmHg 以内である[7]。しかし，伸展性がない（硬い）血管の患者（例：高齢者，末梢血管病変をもつ患者）では，オシロメトリック法によって測定された平均血圧は動脈内圧を 40％は下回りうる[1,7]。

収縮期血圧および拡張期血圧と，カフ圧の振動との関係についての見解は，それほど一致していない。その結果，収縮期血圧および拡張期血圧は，平均血圧ほどの信頼性はない。動脈の拍動は拡張期血圧時に消失するわけではない（コロトコフ音が拡張期血圧で消失する点と異なる）ので，特に拡張期血圧は不正確であり，カフ圧の振動との関係でどこが拡張期血圧であるかを正確に決定するのは困難である。

■精度

非観血的血圧測定法の精度には限界があり，特に重症患者では精度の限界は深刻なものとなるので，これについて図 7.3 に示した。この図中のデータは，観血的動脈内圧測定値と，聴診法（循環ショックの患者）およびオシロメトリック法（ICUで無作為に選ばれた患者）で得られた血圧とを比較した2つの研究からとったものである[4,9]。聴診法による血圧はすべて動脈内圧との差が 10 mmHg（看過し難い差の域値）より大きく，全測定値のほぼ4分の3で，その差は 20 mmHg より大きかった（聴診法による血圧は常に動脈内圧より低かった）。オシロメトリック法による血圧との差は測定値の61％で許容できないものであった。

循環ショックの患者において特に聴診法の精度が悪いのは，全身血流量の減少によるもので

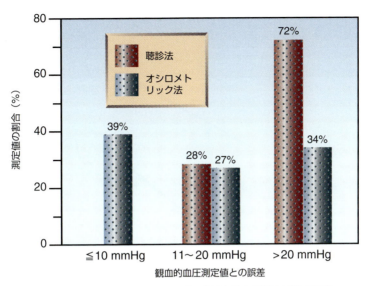

図 7.3　重症患者における観血的ならびに非観血的血圧測定結果の相違
〔文献 4, 9 より〕

（低血圧と血管収縮による），これによって，動脈のカウンターパルゼーションが短縮されて，コロトコフ音が減弱するからである．循環ショックの管理においては（例えば，輸液による蘇生の指標とする場合），信頼できる血圧測定が不可欠であり，観血的動脈内圧測定を推奨する点で見解が一致している．

観血的測定法

動脈内圧は一般に，橈骨，上腕，腋窩，もしくは大腿動脈で測定する．動脈カニュレーションの手技についてはここでは述べないが，動脈カニュレーションに関する方法の多くは，第 2 章（☞ 15 ページ）に記載した中心静脈カニュレーションの手法と類似している．

■収縮期血圧増幅

図 7.4 に示すように，動脈圧波形は近位動脈から離れるに従って変化する．脈波が末梢に進むに従って，収縮期血圧が徐々に上昇し，収縮期波形の幅が狭くなっていることに注目してほしい．収縮期血圧は近位動脈から橈骨動脈または大腿動脈に至るまでに 20 mmHg ほども上昇しうる[10]．この収縮期血圧の上昇は収縮期波形の狭小化によって相殺され，その結果，平均血圧（後述）は変化しない．

反射波

末梢動脈での収縮期血圧の上昇は，血管分岐部や狭小化した血管からの脈波の反射によるものである[11]．動脈が硬化している場合，反射波はより速く伝搬して，動脈圧波形に，それが減衰する前に届き，順行性と逆向性の脈波が集まることによって順行性の圧波形のピークが高くなる（この効果は海の波が逆向きの波とぶつかるときにみることができ，「巨大な波」が形成され

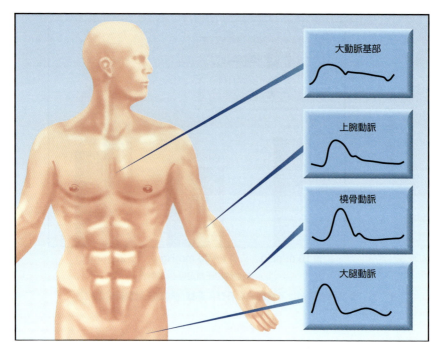

図 7.4 動脈循環の特定部位における動脈圧波形

る際にも，この効果の影響が示唆されている）。反射波による収縮期血圧増幅は，高齢者における収縮期高血圧の機序である[11]。収縮期血圧増幅は，逆向性圧波によるものであり，前向きの体血流を促進するものではない。

■平均動脈圧

平均動脈圧（mean arterial pressure：MAP）は，主幹動脈における時間平均圧で，**体血流を押し流す主要な駆動圧である**[10, 12]。MAP は動脈圧波形の下の部分の面積を 1 心周期の時間で割ることで，電子的に測定される。侵襲的モニタリングを用いることができない場合，MAP は通常，収縮期血圧（SBP）および拡張期血圧（DBP）から，以下のように導かれる[10]：MAP ＝ SBP/3＋2DBP/3。しかし，この関係は拡張期が 1 心周期の 2/3 を占めるという仮定に基づいており，これは心拍数が 60 回/min のときのみであって，重症患者にはほとんどがあてはまらない。したがって，ICU においては，この MAP の算出法は推奨されない。

平均血圧の決定因子

閉鎖流体回路内の定常流量（Q）は回路内の圧較差（$P_{in} - P_{out}$），に比例し，回路内の流体に対する抵抗（R）に反比例する。この関係は，以下の簡略式によって示される〔これは水圧に関するオーム（Ohm）の法則に相当する〕。

$$Q = \frac{P_{in} - P_{out}}{R} \tag{7.1}$$

流体回路が循環器系の場合，容積流量は心拍出量（CO）に相当し，流入圧は MAP，流出圧は平均右房圧（RAP），流体への抵抗は体血管抵抗（SVR）に相当する。したがって，循環系

における関係は以下のようになる。

$$\mathrm{CO} = \frac{\mathrm{MAP} - \mathrm{RAP}}{\mathrm{SVR}} \qquad (7.2)$$

式を変形してMAPの決定因子を決めると，以下のようになる。

$$\mathrm{MAP} = (\mathrm{CO} \times \mathrm{SVR}) + \mathrm{RAP} \qquad (7.3)$$

ほとんどの患者で右房圧は無視しうるので（右心不全がない場合），RAPは通常，等式から除かれる。

循環ショック

式(7.3)のMAPの決定因子は，循環ショックの一般的な3タイプの基礎となるものである。すなわち，

a. 低右房圧＝循環血液量減少性ショック
b. 低心拍出量＝心原性ショック
c. 低体血管抵抗＝血管原性ショック（例：敗血症性ショック）

このように，MAPの決定因子は低血圧と循環ショックの診断アプローチにおいて中心となるものである。循環ショックの管理においては，注意深くMAPをモニタリングする必要があり，動脈内圧を記録したほうがよい。MAP ≧ 65 mmHgが1つの管理目標値となる[10, 12]。

■測定のアーチファクト

液体で満たされた測定システムでは，動脈圧波形をさらに歪ませるアーチファクトが発生しうる。このようなアーチファクトの認識を誤ると，血圧管理において過ちを起こしうる。

共振系

血管圧は，液体で満たされたプラスチックチューブで動脈カテーテルと圧トランスデューサを接続して計測する。この液体で満たされたシステムは自発的に振動を生じることがあり，この振動によって動脈圧波形が変化する[13, 14]。

その共振系の性質は，共振周波数と減衰係数という2つの要素で決まる。共振周波数は，その系が乱されたときに生じる振動の周波数である。入力信号の周波数がその系の共振周波数に近づくと，入力信号に固有の振動が加わって増幅される。このタイプの系はアンダーダンプシステム（underdamped system）と呼ばれる。減衰係数とは，ある系が入力信号を減弱させる傾向の指標である。減衰係数の大きい共振系はオーバーダンプシステム（overdamped system）と呼ばれる。

波形の歪み

異なる測定系から得られた3種類の波形を図7.5に示す。Aの波形は，歪みのない測定システムから得られる正常な波形で，ピークが丸く，重複切痕がある。Bの波形はアンダーダンプシステムで得られ，収縮期の波形が尖っている。アンダーダンプシステムは反応が早い特徴があ

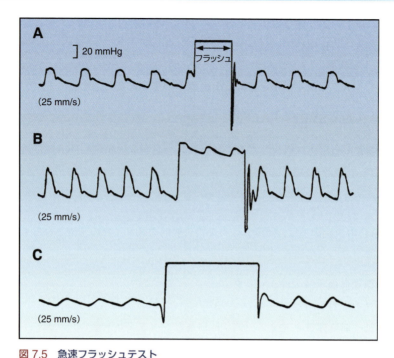

図 7.5　急速フラッシュテスト
A：正常，B：アンダーダンプシステム，C：オーバーダンプシステム。説明は本文を参照のこと。

るので圧測定系では一般的であるが，このシステムは収縮期血圧を 25 mmHg も増幅させることがある[15]。最後に C の波形ではピークが減弱して脈圧が小さくなっている。この波形はオーバーダンプシステムから得られたものである。オーバーダンピングはシステムのゲインを低下させ，圧波形を減弱させる。オーバーダンピングはカテーテル内の塞栓による部分的な閉塞や，測定回路内の気泡によって起こりうる。

フラッシュテスト

カテーテルチューブ系に，圧をかけてフラッシュすることも，圧波形を歪めている測定回路の判定に役立つ[14, 15]。市販されている圧トランスデューサのほとんどに一方向弁が付いており，加圧バッグからフラッシュできるようになっている。図 7.5 は 3 種類の異なる状況のテスト結果を示しており，フラッシュしたときの反応はシステムの特性を知るのに役立つ。A ではフラッシュしたのちに，高周波数の群発が起こる。これは液体で満たされたシステムにおける正常な反応である。B ではフラッシュに対して，より低い周波数の反応がみられる。これはアンダーダンピングシステムに特徴的で，このシステムではある程度の収縮期増幅がみられる（圧波形の細いピークで示される）。C でのフラッシュでは振動は起こらない。これはオーバーダンピングシステムの特徴で，これによって動脈圧波形は減弱され，見かけ上，低い収縮期血圧を示す。

おわりに

たいていの無知は克服できるものであり，われわれが知らないのは，知ろうとしないからなのだ。
Aldous Huxley

非観血的血圧測定法の最も憂慮すべき性質は精度に限界があることではなく，その方法論が一般的に十分理解されていないことである．本章で前述された2つの研究結果において[2,3]，正しく血圧を測定した人は1人もいなかった！ これは困ったことであり，受け入れ難く危険なことである．

血圧測定は頻回に行われるので，誤った測定の影響は非常に大きい．例えば，米国の成人の約85%（約1億8千万人）は1年に最低1回は血圧測定を受けており，もし，その測定の3%が誤って高く判定される（よくある誤り）と，540万人もの新たな高血圧患者が毎年生まれる．このことは現在，米国で7,460万人の成人が高血圧を患っていることの説明となるであろう[16]（これはフランスの全人口より多い！）．

米国心臓病協会は非観血的血圧測定法のガイドライン[1]を公表しているので，このガイドラインに目を通すことをすすめる．もう一度読み直そう．

■文献

臨床診療ガイドライン
1. Pickering TG, Hall JE, Appel LJ, et al. Recommendations for blood pressure measurement in humans and experimental animals: Part 1: Blood pressure measurement in humans: a statement for professionals from the Sub-committee of Professional and Public Education of the American Heart Association Council on High Blood Pressure Research. Circulation 2005; 111:697–716.

非観血的測定法
2. McKay DW, Campbell NR, Parab LS, et al. Clinical assessment of blood pressure. J Hum Hypertens 1990; 4:639–645.
3. Villegas I, Arias IC, Bortero A, Escobar A. Evaluation of the technique used by health-care workers for taking blood pressure. Hypertension 1995; 26:1204–1206.
4. Bur A, Hirschl M, Herkner H, et al. Accuracy of oscillometric blood pressure measurement according to the relation between cuff size and upper-arm circumference in critically ill patients. Crit Care Med 2000; 28:371–376.
5. Shevchenko YL, Tsitlik JE. 90th anniversary of the development by Nicolai S. Korotkoff of the auscultatory method of measuring blood pressure. Circulation 1996; 94:116–118.
6. Ellestad MH. Reliability of blood pressure recordings. Am J Cardiol 1989; 63:983–985.
7. van Montfrans GA. Oscillometric blood pressure measurement: progress and problems. Blood Press Monit 2001; 6:287–290.
8. Smulyan S, Safar ME. Blood pressure measurement: retrospective and prospective views. Am J Hypertens 2011; 24:628–634.
9. Cohn JN. Blood pressure measurement in shock. JAMA 1967; 199:118–122.

観血的測定法
10. Augusto J-L, Teboul J-L, Radermacher P, Asfar P. Interpretation of blood pressure signal: physiological bases, clinical relevance, and objectives during shock states. Intens Care Med 2011; 37:411–419.
11. Nichols WW, O'Rourke MF. McDonald's blood flow in arteries. 3rd ed. Philadelphia: Lea & Febiger, 1990; 251–269.
12. Shapiro DS, Loiacono LA. Mean arterial pressure: therapeutic goals and pharmacologic support. Crit Care Clin 2010; 26:285–293.
13. Gardner RM. Direct blood pressure measurement dynamic response requirements. Anesthesiology 1981; 54:227–236.
14. Darovic GO, Vanriper S, Vanriper J. Fluid-filled monitoring systems. In Darovic GO, ed. Hemodynamic monitoring. 2nd ed. Philadelphia: WB Saunders, 1995; 149–175.
15. Kleinman B, Powell S, Kumar P, Gardner RM. The fast flush test measures the dynamic response of the entire blood pressure monitoring system. Anesthesiology 1992; 77:1215–1220.
16. Roger VL, Go AS, Lloyd-Jones DM, et al. Heart disease and stroke statistics — 2011 update. Circulation 2011; 123:e18–e209.

Chapter 8

肺動脈カテーテル

照らし出す領域について相当に詳細な知識をもっていないと，
サーチライトを効果的に使うことはできない。
Fergus Macartney, FRCP

肺動脈カテーテルは，応用範囲の広いモニター装置であり，心機能と全身への酸素運搬に関する多くの情報を得ることができる。肺動脈カテーテルは1970年に導入され[1]，急速に広まって，20世紀後半の集中治療管理では重要視されていた。しかし残念ながら，肺動脈カテーテルを用いたモニタリングにより，患者の生命予後が改善されることはほぼなかった[2〜4]。その結果，肺動脈カテーテルの評価はこの10年間で急速に低下し，現在ではその使用は，難治性の心不全や原因不明の致死的な血行動態不安定の症例に限られている[5,6]。

本章では，肺動脈カテーテルでモニタリングできるさまざまな血行動態パラメータについて述べ，これらのパラメータの生理学的関連性と臨床応用については，第9章（☞ 125ページ）と第10章（☞ 140ページ）で述べる。

カテーテル

肺動脈カテーテルは，循環器専門医であるジェレミー・スワン（Jeremy Swan）[1]によって開発されたもので，彼は膨張可能な小さなバルーン付きのカテーテルを設計した。バルーンを膨らませると，カテーテルは静脈血流に乗って右心系を通り，いずれかの肺動脈まで運ばれる（膨張可能なゴム製筏に乗って川を下るようなもの）。このバルーンによる浮遊（balloon flotation）の原理によって，透視によるガイドがなくても，ベッドサイドで右心カテーテル検査ができるようになった。

■特徴

肺動脈（PA）カテーテルの基本構造を図8.1に示す。カテーテルは長さ110 cmで，外径は2.3 mm（約7 Fr）である。内部には2つのルーメンがあって，その1つはカテーテルの先端に開口しており（遠位ルーメン，またはPAルーメン），もう一方はカテーテルの先端から30 cm近位部に開口していて，右房（RA）に位置するようになっている（近位ルーメン，またはRAルーメン）。カテーテルの先端には膨張可能な小さなバルーンがあり（容量1.5 mL），それがカテーテルを最終目的地点まで運ぶのに役立っている（前述のとおりである）。バルーンを完全に膨らませると，バルーンの先端に凹んだ部分ができて，カテーテルを進める際に先端が血管壁を損傷するのを防ぐ。カテーテルの先端付近には小型のサーミスタ（温度を感知するトランスデューサ）が付いている。この装置は心拍出量の測定に用いられるが，これについては本章で

第8章 肺動脈カテーテル

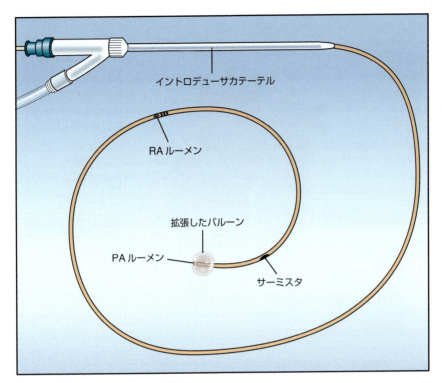

図 8.1　肺動脈カテーテルの基本構造
肺動脈カテーテルは輸液用のサイドポートが付いた大口径のイントロデューサカテーテルを通して挿入する。

後述する。

■留置

肺動脈カテーテルは鎖骨下静脈または，内頸静脈に留置した大口径（8～9 Fr）のイントロデューサカテーテル（図 8.1 参照）を通して挿入する。カテーテルを進める際は，カテーテルの遠位ルーメンに圧トランスデューサを接続して血管内圧をモニタリングする。カテーテルがイントロデューサカテーテルを通過して上大静脈に入ると，静脈圧波形が現れる。この波形が現れたら，バルーンを 1.5 mL の空気で膨らまし，その状態でカテーテルを進める。図 8.2 に示すように，カテーテルの先端位置は遠位ルーメンの圧波形から判断する。

1. 上大静脈圧は振幅の小さい静脈圧波形で判断する。この圧はカテーテル先端が右房に入ったあとも変化しない。
2. カテーテル先端が三尖弁を越えて右室に入ると，拍動性の波形が現れる。圧の最大値（収縮期圧）は右室の収縮性で変化し，圧の最小値（拡張期圧）は右房圧と等しい。
3. カテーテルが肺動脈弁を越えて肺動脈の主幹部に入ると，圧波形は収縮期圧に変化がないまま拡張期圧が急に上昇する。この拡張期圧の上昇は肺循環での血流に対する抵抗によって生じる。
4. カテーテルが肺動脈内をさらに進むと，拍動性の波形は消失して，通常は肺動脈拡張期圧

第 III 部　血行動態モニタリング

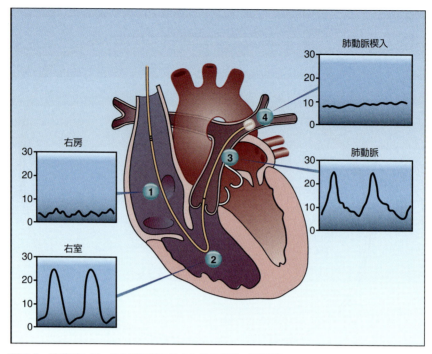

図 8.2　肺動脈カテーテル挿入時にみられる各部位の圧波形
挿入時にカテーテル先端の位置を知るために，これらの波形が利用される。

と同レベルの非拍動性の波形になる。これは，肺動脈楔入圧もしくは，単に**楔入圧**（wedge pressure）と呼ばれ，心臓の左側の充満圧を反映する（次項参照）。

5. 楔入圧波形が現れたら，カテーテルをその深さに留置する（それ以上進めてはならない）。そしてバルーンの空気を抜くと，拍動性の圧波形が再び表示されるはずである。次に，カテーテルを固定し，バルーンは脱気したままにしておく。

時折，カテーテルを最大限に進めても肺動脈において脈圧が消失しないことがある（原因不明の所見である）。これが起こった場合は，肺動脈拡張期圧を楔入圧の代用として用いることができる（この2つの圧は肺高血圧がない状況では等しいはずである）。

楔入圧

図 8.3 に示すように，楔入圧は，拍動性の圧波形が消失するまでゆっくりと肺動脈カテーテルの先端のバルーンを膨らませることによって得られる。楔入圧は肺動脈拡張期圧と同レベルであることに注意を要する。肺高血圧症ではこの関係は変化し，楔入圧は肺動脈拡張期圧より低くなる。

■楔入圧波形

楔入圧は左心系の静脈圧を表し，図 8.3 中の楔入圧の拡大図は典型的な静脈圧波形を示しており，これは心臓の右側の静脈圧と似ている。a 波は左房の収縮によって発生し，c 波は僧帽弁の

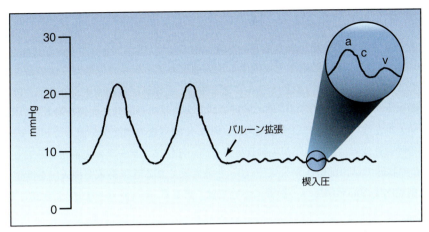

図 8.3　拍動性の肺動脈圧からバルーン閉塞（楔入）圧への移行を示した圧記録
拡大した部分は，楔入圧の各成分，すなわち a 波（心房収縮），c 波（僧帽弁閉鎖），v 波（心室収縮）を示している．

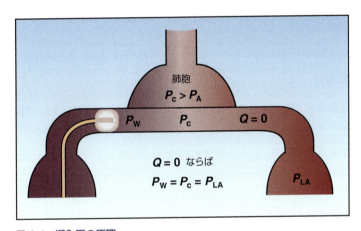

図 8.4　楔入圧の原理
バルーンを膨張させたことにより血流が止まった場合（$Q = 0$），楔入圧（P_W）は肺毛細管圧（P_c）と左房圧（P_{LA}）に等しい．これは，肺毛細管圧（P_c）が肺胞圧（P_A）よりも高い最下側の肺野領域でのみ起こる．

閉鎖によって発生し（左室の等容性収縮期），v 波は閉鎖した僧帽弁に対する左室の収縮によって発生する．これらの構成要素の判別はときに困難であるが，僧帽弁逆流患者では著明な v 波をすぐに識別できる．

■楔入圧の原理

図 8.4 に，楔入圧の原理を示した．肺動脈カテーテルのバルーンを膨らませて血流を遮断すると（$Q = 0$），カテーテル先端と左房の間に静止した血液柱が形成される．このとき，カテーテル先端の楔入圧（P_W）は肺毛細管圧（P_c）および左房圧（P_{LA}）と等しい．要するに，$Q = 0$ のとき，$P_W = P_c = P_{LA}$ となる．僧帽弁が正常に機能する場合，左房圧（楔入圧）は左室拡張終期圧（充満圧）と等しい．つまり，僧帽弁に異常がなければ，楔入圧は左室充満圧を表す．

肺胞圧の影響

楔入圧は，肺毛細管圧が肺胞圧よりも高い状況（図8.4で $P_c > P_A$）でのみ左房圧を反映し，そうでない場合は楔入圧は肺胞圧を反映する。肺動脈カテーテルの先端が左房の高さより低いか，もしくは仰臥位で左房より低いところにある場合，毛細管圧は肺胞圧より高い。ほとんどの場合，肺動脈カテーテルは自然に下側の肺野領域に入る（この部分で血流が最も速いため）。また，カテーテル先端の位置を確認するために，胸部X線写真の側面像を撮ることはまれである。

楔入圧の呼吸性変動は，肺胞圧が毛細管圧より高い部位にカテーテル先端があることを示している[7]。この状態では，肺胞圧が大気圧（0）と最も近くなる呼気終末で楔入圧を測定するべきである。胸腔内圧の心充満圧への影響については，第9章（☞125ページ）でより詳しく述べる。

自発的変動

呼吸性変動に加えて，中心静脈圧や楔入圧は，これらの圧に影響する要素の変化とは無関係に自発的に変動することがある。60%の患者で楔入圧の自発的変動は4mmHg以下であるが，7mmHgにも達することがある[8]。一般に，4mmHgを超える楔入圧の変化を臨床的に有意な変化とみなすべきである。

■楔入圧 vs. 静水圧

楔入圧はしばしば肺毛細管の静水圧と誤解されるが，これは正しくない[9, 10]。楔入圧は血流がない状態で測定する。バルーンを脱気して血流が再開すると，肺毛細管圧（P_c）は左房圧（P_{LA}）より高くなり，圧較差は血流量（Q）と肺静脈の血流（R_V）に対する抵抗で決まる。すなわち，以下のように表される。

$$P_c - P_{LA} = Q \times R_V \tag{8.1}$$

楔入圧は左房圧と等しいので，式(8.1)は左房圧（P_{LA}）の代わりに楔入圧（P_W）を用いて書き換えることができる。

$$P_c - P_W = Q \times R_V \tag{8.2}$$

したがって，静脈血流が心臓の左側に流れるための圧較差を形成するためには，楔入圧と毛細管静水圧には圧較差がなくてはならない。R_Vを測定することができないので，この圧較差の大きさは不明である。しかし，ICUの患者では，低酸素血症，エンドトキシン血症，急性呼吸促迫症候群（acute respiratory distress syndrome：ARDS）など[11, 12]，肺血管収縮を促進するような状況（R_Vを増加させる）がよくみられるので，楔入圧と毛細管静水圧との圧較差は大きくなっている可能性がある。

ARDS における楔入圧

楔入圧は，静水圧性肺水腫をARDSと鑑別するために用いる。すなわち，正常な楔入圧はARDSと診断する根拠であると考えられている[13]。しかし，毛細管静水圧は楔入圧より高く，楔入圧値が正常であっても，静水圧性肺水腫を除外診断することはできない。したがって，正常な楔入圧値

をARDSの診断基準として用いるのはやめるべきである。

熱希釈式心拍出量測定

心拍出量測定機能により，肺動脈カテーテルでモニタリングできるパラメータは，2種類（中心静脈圧と楔入圧）から少なくとも10種類に増加し（表8.1参照），心機能および，全身への酸素運搬に関する生理学的評価が可能となる。

　血流量を測定する指示薬希釈法は，循環血液に指示薬を加えた場合，血流量は指示薬の経時的な濃度変化に反比例するという仮定に基づいている。指標が温度の場合，測定法は**熱希釈法**（thermodilution）となる。

　図8.5に熱希釈法について示した。血液より温度の低いブドウ糖液もしくは生理食塩液を右房内の近位ポートから注入する。冷たい注入液は右心腔内で血液と混合し，冷却された血液が肺動脈内へ駆出されてカテーテルの遠位端にあるサーミスタを通過する。サーミスタは血液温の経時変化を記録し，この曲線下面積は肺動脈内の血流量に反比例する。心臓内にシャントが

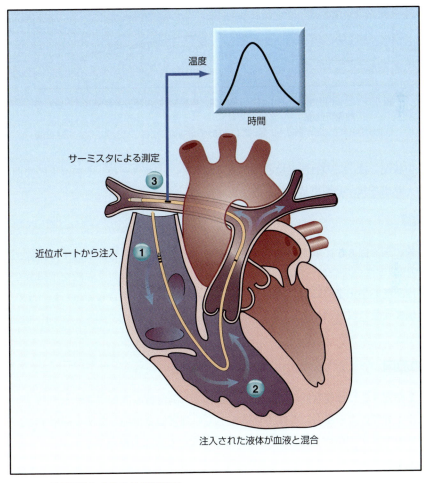

図8.5　**熱希釈法による心拍出量測定**
説明は本文を参照のこと。

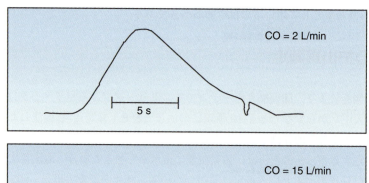
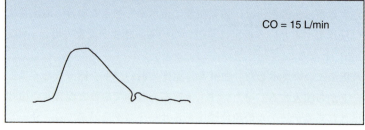
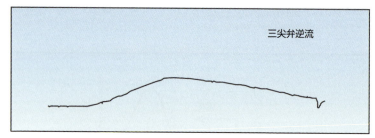

図 8.6 低心拍出量（上段），高心拍出量（中段），および三尖弁逆流（下段）の熱希釈曲線
各曲線の後半で波形が急に凹になっている部分は測定期間の終了を示す。CO：心拍出量

存在しない状況では，この血流量は心拍出量に等しい。モニターは，その温度時間曲線の下部を積分し，算出された心拍出量をデジタル表示する。

熱希釈曲線

熱希釈曲線の例を図 8.6 に示す。心拍出量が少ないと緩徐に上昇し，下降する曲線になり（上段），心拍出量が多い場合は（中段），短時間で上昇し，ピークは短く急峻な下降線となる。曲線下面積は，低心拍出量のほうが高心拍出量より大きいことに注目してほしい（すなわち，曲線下面積は血流量に反比例する）。

■誤差の原因

心拍出量を確定するには複数回の測定が推奨される。測定値のばらつきが 10％以下の場合は 3 回の測定で十分で，この場合，心拍出量はすべての測定値を平均した値を採用する。複数回の測定値のばらつきが 10％を超える場合は信頼できないと考えられる[14]。

測定値の変動

患者の臨床状態に明らかな変化がなくても，熱希釈法による心拍出量は 10％程度も変動しう

る[15]。すなわち，10％を超える熱希釈式心拍出量の変化を臨床的に有意であると考えるべきである。

三尖弁逆流

三尖弁における逆流は機械的陽圧換気でよく認められる。血液の逆流によって注入液は再循環し，熱希釈曲線は，図8.6の下段のような遷延する低振幅の曲線となる。その結果，心拍出量は実際よりも低く測定される[16]。

心内シャント

心内シャントが存在すると，心拍出量は実際よりも高く測定される。右左シャントの場合，冷却された注入液の一部がシャントを通過し，その結果，図8.6の中段の高心拍出量の曲線に似た幅の狭い熱希釈曲線になる。左右シャントの場合，シャントした血液によって右心の血液量が増加し，これによって注入液が希釈されるので，熱希釈曲線は幅の狭い形となる。

血行動態パラメータ

肺動脈カテーテルによって心血管機能と全身への酸素運搬に関する豊富な情報を得ることができる。本項では肺動脈カテーテルによって測定できる，もしくは導き出される血行動態パラメータについて簡単に述べる。これらのパラメータは表8.1に示した。

■体格

血行動態パラメータは通常，体格で補正して表示され，血行動態の測定には，一般的に体格の指標として体表面積（body surface area：BSA）が使用される。BSAは次に示す簡単な式で算出される[17]。

$$\mathrm{BSA}\ (\mathrm{m}^2) = \mathrm{Ht}\ (\mathrm{cm}) + \mathrm{Wt}\ (\mathrm{kg}) - \frac{60}{100} \tag{8.3}$$

なぜ，体重を体格の補正に用いないのかというと，心拍出量は代謝率と関連があり，基礎代謝率はBSAに基づいて表されるので，BSAが血行動態測定に選択されるのである。平均的な体格の成人の体表面積は $1.7\,\mathrm{m}^2$ である。

■心血管系パラメータ

以下のパラメータが，心機能や平均動脈圧を評価するために用いられる。これらのパラメータの正常値を表8.1に示した。BSAで補正したパラメータは**係数**（index）という用語で定義される。

中心静脈圧（CVP）

肺動脈カテーテルを正しく留置すると，カテーテルの近位部ポートは右房内に位置し，このポートから記録される圧は右房圧（right atrial pressure：RAP）となるはずである。先述したとお

表 8.1　血行動態および酸素運搬のパラメータ

パラメータ	略語	正常値
中心静脈圧	CVP	0〜5 mmHg
肺動脈楔入圧	PAWP	6〜12 mmHg
心係数	CI	2.4〜4.0 L/min/m²
1回拍出係数	SI	20〜40 mL/m²
体血管抵抗係数	SVRI	25〜30 Wood 単位[a]
肺血管抵抗係数	PVRI	1〜2 Wood 単位[a]
酸素供給量（係数）	DO_2	520〜570 mL/min/m²
酸素摂取量（係数）	VO_2	110〜160 mL/min/m²
酸素摂取率	O_2ER	0.2〜0.3

[a] mmHg/L/min/m²

り，RAP は上大静脈圧と等しく，これらの圧はまとめて**中心静脈圧**（central venous pressure：CVP）と呼ばれる．三尖弁に機能異常がなければ，CVP は右室拡張終期圧（right-ventricular end-diastolic pressure：RVEDP）と等しくなるはずである．

$$\text{CVP} = \text{RAP} = \text{RVEDP} \tag{8.4}$$

CVP は右室充満圧の指標として用いられる．CVP の正常値は 0〜5 mmHg で，坐位では陰圧となりうる．CVP は集中治療において一般的に測定される値であり，次章でより詳細に述べる．

肺動脈楔入圧（PAWP）

肺動脈楔入圧（pulmonary artery wedge pressure：PAWP）については，本章で前述した．PAWP は左房圧（left atrial pressure：LAP）の指標であり，僧帽弁に機能異常がなければ，LAP は左室拡張終期圧（left-ventricular end-diastolic pressure：LVEDP）と等しい．

$$\text{PAWP} = \text{LAP} = \text{LVEDP} \tag{8.5}$$

楔入圧は左室充満圧の指標であり，CVP より少し高く（卵円孔を閉鎖しておくため），正常値は 6〜12 mmHg である．

心係数（CI）

熱希釈式心拍出量（cardiac output：CO）は 1 分間の平均心拍出量である．これは通常 BSA に応じて補正され，**心係数**（cardiac index：CI）と呼ばれる．

$$\text{CI} = \frac{\text{CO}}{\text{BSA}} \tag{8.6}$$

平均的な体格の成人では，CI は CO の 60% で，正常値は 2.4〜4 L/min/m² である．

1 回拍出係数（SI）

心臓は血液を駆出するポンプであり，1 回拍出量は 1 心周期に駆出される血液量である．1 回拍出量は 1 分間の心臓からの平均駆出量（測定された心拍出量）を心拍数（heart rate：HR）で

割った値と等しい。CI を用いた場合，1 回拍出量は **1 回拍出係数**（stroke index：SI）と呼ばれる。

$$SI = \frac{CI}{HR} \tag{8.7}$$

SI は 1 心周期における心臓の収縮機能の指標である。成人における正常値は 20〜40 mL/m² である。

体血管抵抗係数（SVRI）

体循環における流体力学的抵抗は，さまざまな理由により計測できない（抵抗は血流量に依存し，異なる部位では変化する）。それに対して，体血管抵抗（systemic vascular resistance：SVR）は体血圧と血流量の関係を表す包括的な指標で，SVR は大動脈から右房にかけての圧低下（MAP − CVP）に直結しており，心拍出量（つまり，CI）とは反比例の関係にある。

$$SVRI = \frac{MAP - CVP}{CI} \tag{8.8}$$

体血管抵抗係数（SVRI）は Wood 単位（mmHg/L/min/m²）で表され，80 倍することによって，より古典的な抵抗の単位（$dyn \cdot s^{-1} \cdot cm^{-5}/m^2$）を求めることができるが，この変換に利点はない[18]。

肺血管抵抗係数（PVRI）

肺血管抵抗（pulmonary resistance index：PVR）には，前述した体血管抵抗と同様な限界がある。PVR は肺における圧と血流の関係の包括的な指標で，肺動脈から左房にかけての圧低下を心拍出量で割ることで導き出される。PAWP は LAP と等しく，肺内での圧の低下は平均肺動脈圧（mean pulmonary artery pressure：PAP）と PAWP との差（PAP − PAWP）である。

$$PVRI = \frac{PAP - PAWP}{CI} \tag{8.9}$$

SVRI 同様，PVRI も Wood 単位（mmHg/L/min/m²）で表され，80 倍することによって，より古典的な抵抗の単位（$dyn \cdot s^{-1} \cdot cm^{-5}/m^2$）を求めることができる。

■酸素運搬のパラメータ

酸素運搬のパラメータによって酸素供給と酸素消費に関する包括的な（全身の）指標が得られる。これらのパラメータの詳細は，第 10 章（☞ 140 ページ）で述べるので，本章では簡単に触れる。

酸素供給量（DO₂）

動脈血による酸素運搬量は**酸素供給量**（oxygen delivery：DO_2）と呼ばれ，心拍出量（つまり，CI）と動脈血中の酸素含量（CaO_2）との積である。

$$DO_2 = CI \times CaO_2 \tag{8.10}$$

CaO_2 はヘモグロビン（Hb）値と酸素に結合しているヘモグロビンの酸素飽和度（SaO_2）と

の関数で，$CaO_2 = CI \times 1.3 \times Hb \times SaO_2$ と表される．したがって，DO_2 の等式は以下のように書き直すことができる．

$$DO_2 = CI \times (1.3 \times Hb \times SaO_2) \tag{8.11}$$

DO_2 は $mL/min/m^2$ で表される（CO の代わりに CI を用いた場合）．正常値は表 8.1 に示した．

酸素摂取量（VO_2）

酸素摂取量（oxygen uptake：VO_2）は，酸素消費量（oxygen consumption）とも呼ばれ，全身の毛細血管から組織に取り込まれる酸素の量を表す．VO_2 は心拍出量（つまり，CI）と動脈血と静脈血の酸素濃度の差（$CaO_2 - C\bar{v}O_2$）との積として算出される．この場合の静脈血とは，肺動脈内の「混合」静脈血である．

$$VO_2 = CI \times (CaO_2 - C\bar{v}O_2) \tag{8.12}$$

CaO_2 と $C\bar{v}O_2$ をそれぞれの構成要素に分解すると，VO_2 の等式は以下のように書き換えることができる．

$$VO_2 = CI \times 1.3 \times Hb \times (SaO_2 - S\bar{v}O_2) \tag{8.13}$$

（ここで，SaO_2 と $S\bar{v}O_2$ はそれぞれ動脈血中と混合静脈血中の酸素ヘモグロビン飽和度である．）

VO_2 は $mL/min/m^2$（CO の代わりに CI を用いた場合）で表され，表 8.1 に正常値を示した．異常に低い VO_2（$< 100\,mL/min/m^2$）は，好気性代謝障害の証拠となる．

酸素摂取率（O_2ER）

酸素摂取率（oxygen extraction ratio：O_2ER）は全身の微小循環系から取り込まれる酸素の割合で，DO_2 と VO_2 の比に等しい．一般に，100 を掛けて百分率で表される．

$$O_2ER = \frac{VO_2}{DO_2} \quad (\times 100) \tag{8.14}$$

O_2ER は DO_2 と VO_2 とのバランスの指標である．正常値は約 25％ で，これは，全身の毛細血管に運ばれた酸素の 25％ が組織に取り込まれることを意味する．

応用

■血行動態パターン

多くの血行動態の問題は，心充満圧（CVP もしくは PAWP），CO，SVR もしくは PVR の 3 つの血行動態パラメータにおける変化のパターンに注目することで鑑別することができる．3 つの典型的なショックの形態（循環血液量減少性ショック，心原性ショック，血管原性ショック）を用いて，それぞれの血行動能のパターンを表 8.2 に示した．各ショックとも，3 つのパラメータにおける変化のパターンが異なる．3 つのパラメータがあり，3 つの状態（低値，正常値，高値）がありうるので，3^3 つまり 27 通りの血行動態パターンが考えられ，それぞれ異なる血行動能の状態を示していることになる．

表 8.2 異なるタイプのショックにおける血行動態パターン

パラメータ	循環血液量減少性ショック	心原性ショック	血管原性ショック
CVP または PAWP	低値	高値	低値
CO	低値	低値	高値
SVR	高値	高値	低値

表 8.3 代償性心不全 vs. 心原性ショック

心不全	心原性ショック
高 CVP	高 CVP
低 CI	低 CI
高 SVRI	高 SVRI
正常 VO_2	低 VO_2

■組織の酸素化

前述した血行動態のパターンにより血行動態の問題を鑑別できるが，その問題が組織の酸素化に及ぼす影響に関する情報は得られない。VO_2 をパラメータに加えることでこの欠点は補われ，ショックの状態を判断するのに役立ちうる。ショックとは，組織の酸素化が，好気性代謝に必要な量に対して不十分な状態と定義できる。正常値未満の VO_2 は，好気性代謝への酸素供給が制限されている間接的な証拠として用いることができるので，正常値未満の VO_2 はショックの間接的な証拠として用いることができる。以下の例（表 8.3）は，心臓のポンプ機能不全の患者の評価に，VO_2 が与える情報を示している。

表 8.3 で VO_2 の測定値がなければ，心原性ショックと代償性心不全とを鑑別するのは不可能である。これは，血行動態の異常が全身の酸素化に及ぼす影響を判断するために，どれほど酸素運搬のモニタリングを用いうるかを示している。酸素運搬のモニタリングについては第 10 章（☞ 140 ページ）でより詳しく述べる。

おわりに

肺動脈カテーテルは，生理学的に関連のある豊富な情報を与えるにもかかわらず，肺動脈カテーテルを用いるとリスクが増すだけで，ほとんど，あるいはまったく患者の生命予後を改善しないことが臨床研究によって示されたため[2~4]，近年では肺動脈カテーテルは悪者にされて，ほとんど用いられなくなった。以下は，肺動脈カテーテルの使用を支持するポイントである。

1. 第 1 に，最も重要なことであるが，肺動脈カテーテルはモニター装置であり，治療法ではない。問題を評価するために肺動脈カテーテルを留置し，治療できない疾患（心原性ショックなど）が明らかになった場合，問題は肺動脈カテーテルではなく，有効な治療法がないことである。臨床的な予後は測定法ではなく，治療法を評価するために用いるべきである。
2. それに加えて，調査によると，臨床医はしばしば肺動脈カテーテルから得られる測定値について理解していない[19, 20]という。すべての道具は，誤って用いれば凶器になりうる。
3. 最後に，すべての医療的介入は救命することによって価値が生じるという仮定は欠点のあるもので

あり，集中治療における介入行為を評価するために死亡率を使い続けることは問題である．医療的介入には，生存や死亡以外に，より特異的かつ直接的な目的があるべきである（そして実際にある）．モニター装置の場合，目的は臨床的な情報を提供することであり，肺動脈カテーテルはこの目的を達成するに優れている．

■文献

1. Swan HJ. The pulmonary artery catheter. Dis Mon 1991; 37:473–543.
2. The ESCAPE Investigators. Evaluation study of congestive heart failure and pulmonary artery catheterization effectiveness: the ESCAPE trial. JAMA 2005; 294:1625–1633.
3. The NHLBI Acute Respiratory Distress Syndrome (ARDS) Clinical Trials Network. Pulmonary artery versus central venous catheter to guide treatment of acute lung injury. N Engl J Med 2006; 354:2213–2224.
4. Harvey S, Young D, Brampton W, et al. Pulmonary artery catheters for adult patients in intensive care. Cochrane Database Syst Rev 2006; 3:CD003408.
5. Chatterjee K. The Swan-Ganz catheters: past, present, and future. Circulation 2009; 119:147–152.
6. Kahwash R, Leier CV, Miller L. Role of pulmonary artery catheter in diagnosis and management of heart failure. Cardiol Clin 2011; 29:281–288.
7. O'Quin R, Marini JJ. Pulmonary artery occlusion pressure: clinical physiology, measurement, and interpretation. Am Rev Respir Dis 1983; 128:319–326.
8. Nemens EJ, Woods SL. Normal fluctuations in pulmonary artery and pulmonary capillary wedge pressures in acutely ill patients. Heart Lung 1982; 11:393–398.
9. Cope DK, Grimbert F, Downey JM, et al. Pulmonary capillary pressure: a review. Crit Care Med 1992; 20:1043–1056.
10. Pinsky MR. Hemodynamic monitoring in the intensive care unit. Clin Chest Med 2003; 24:549–560.
11. Tracey WR, Hamilton JT, Craig ID, Paterson NAM. Effect of endothelial injury on the responses of isolated guinea pig pulmonary venules to reduced oxygen tension. J Appl Physiol 1989; 67:2147–2153.
12. Kloess T, Birkenhauer U, Kottler B. Pulmonary pressure–flow relationship and peripheral oxygen supply in ARDS due to bacterial sepsis. Second Vienna Shock Forum, 1989:175–180.
13. Bernard GR, Artigas A, Brigham KL, et al. The American–European Consensus Conference on ARDS: definitions, mechanisms, relevant outcomes, and clinical trial coordination. Am Rev Respir Crit Care Med 1994; 149:818–824.
14. Nadeau S, Noble WH. Limitations of cardiac output measurement by thermodilution. Can J Anesth 1986; 33:780–784.
15. Sasse SA, Chen PA, Berry RB, et al. Variability of cardiac output over time in medical intensive care unit patients. Chest 1994; 22:225–232.
16. Konishi T, Nakamura Y, Morii I, et al. Comparison of thermodilution and Fick methods for measurement of cardiac output in tricuspid regurgitation. Am J Cardiol 1992; 70:538–540.
17. Mattar JA. A simple calculation to estimate body surface area in adults and its correlation with the Dubois formula. Crit Care Med 1989; 846–847.
18. Bartlett RH. Critical Care Physiology. New York: Little, Brown & Co, 1996:36.
19. Iberti TJ, Fischer EP, Liebowitz AB, et al. A multicenter study of physicians' knowledge of the pulmonary artery catheter. JAMA 1990; 264:2928–2932.
20. Gnaegi A, Feihl F, Perret C. Intensive care physicians' insufficient knowledge of right heart catheterization at the bedside: time to act? Crit Care Med 1997; 25:213–220.

Chapter 9

心血管系の機能

物体はいかなるときに生きていると称されるのだろうか。
「何かをし続けていたり」，動いていたり，周囲の環境と物質を交換していたりするときである。
Erwin Schrödinger〔『生命とは何か？』（1944 年）より〕

ヒトの身体はおよそ 100 兆個の細胞からなり，これらの細胞は生きるために外界と物質交換をし続けている。この物質交換を可能にしているのは，ヒトの循環系，すなわち，1 日平均 1 万回拍出する自動拍動ポンプ，平均 8,000 L/日の血流量，そして（もし一直線に並べたら）10 万 km 以上（地球の円周の 2 倍以上！）にもわたっている導管ネットワークを備えた閉鎖液体回路である[1]。この循環系のデザインと機能は，以下に引用するアリストテレス（Aristotle）の言葉を思い起こさせる。

　　自然界にあるすべてのものは，素晴らしいものを備えている[2]。

本章では，循環系を通る拍動流（心拍出）と定常流（末梢血流）という両血流を司る力と，さらにこれらの力をモニタリングするために臨床の現場で利用可能な手法について述べる。本章で扱う概念の大半は，生理学の講義でおなじみのものである。

心室前負荷

■前負荷の定義

動かない支柱に一端を吊り下げた 1 本の筋線維を考える。もう一方の自由端に重りを装着すると，筋線維は伸びて新たな長さとなる。この状況において，装着された重りは**前負荷**（preload）と呼ばれる力に相当する（接頭辞の "pre" は，筋収縮の開始の前に負荷されることを示す）。前負荷は，このように静止している筋肉に負荷を課し，筋肉を新たな長さまで伸ばす力と定義される。筋肉の長さと張力の関係に従えば，静止している筋肉の長さが伸びるほど，筋肉が収縮するときの収縮力が増加する（筋肉の収縮要素の間に，より多くの架橋が形成されるためである）[3]。したがって，前負荷の力は筋収縮力を増強させる作用がある。

■前負荷と心機能

正常な心臓では，拡張終期の心室容積が力となり，静止している心筋を新たな長さにまで引き伸ばす。したがって，**拡張終期容積**（end-diastolic volume：EDV）は正常な心臓の前負荷に相当する[3]。

　心機能に及ぼす EDV（前負荷）の影響を図 9.1 に示す。下方の曲線は拡張終期圧（end-diastolic pressure：EDP）の変化を示し，心室の拡張能を反映している。また，上部の曲線は収縮期の

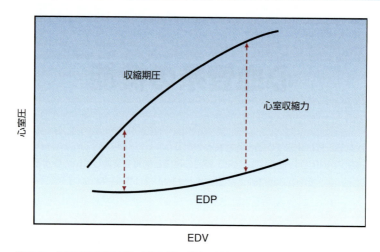

図 9.1　心室拡張終期容積（前負荷）が拡張終期圧と収縮期圧に与える影響
拡張終期容積（EDV）のどの点においても，収縮期圧と拡張終期圧（EDP）の差は，収縮期における心室の収縮力を反映している。

ピーク圧を示している。EDV のどの点においても，EDP からピーク圧までの増加量は心室収縮力を反映する。この圧の増大は EDV が増加するに従い増大し，前負荷が心室収縮力を増大させることを示している。この前負荷と心室収縮力の関係は，ドイツの生理学者であるオットー・フランク（Otto Frank）と英国の生理学者であるアーネスト・スターリング（Ernest Starling）によって別々に発見され，彼らの発見は**心臓に関するフランク–スターリングの関係**（Frank–Starling relationship of the heart）と呼ばれている[3]。この関係は，**正常な心臓では拡張期容積が心室収縮力を規定する主要な因子**であると言い換えることもできる[3]。

■臨床測定

心室拡張終期容積（VEDV）をベッドサイドで測定することは困難なため，EDP が前負荷の臨床的な指標として用いられている。右室と左室の EDP は，以下のようにして測定される。

1. 中心静脈圧（CVP）とも呼ばれる上大静脈の圧は，右房圧（RAP）に相当し，三尖弁機能不全がなければ，RAP は右室 EDP（RVEDP）に相当する。すなわち，以下のように表される。

    $$CVP = RAP = RVEDP$$

    それゆえ，三尖弁機能が正常なときは CVP は右室の充満圧として使用できる。

2. 最終章で詳述するが，肺動脈楔入圧（PAWP）は左房圧（LAP）に相当する。僧帽弁機能不全がなければ，LAP は左室拡張終期圧（LVEDP）に相当する。すなわち，以下のように表される。

    $$PAWP = LAP = LVEDP$$

    それゆえ，僧帽弁機能が正常なときの PAWP は左室充満圧として使用できる。

CVP と PAWP の正常値を**表 9.1** に示す[4,5]。CVP の正常値が非常に低いことに注目してほ

表9.1 右室機能と左室機能の測定

パラメータ	略号	正常値
右室		
拡張終期圧	RVEDP	0～5 mmHg
拡張終期容積	RVEDV	45～90 mL/m^2
1回拍出量	SV	20～40 mL/m^2
駆出率	EF	≧ 44%
左室		
拡張終期圧	LVEDP	6～12 mmHg
拡張終期容積	LVEDV	35～75 mL/m^2
1回拍出量	SV	20～40 mL/m^2
駆出率	EF	≧ 55%

拡張終期容積と1回拍出量は，体表面積に比例して表される。
〔文献 4, 5 より〕

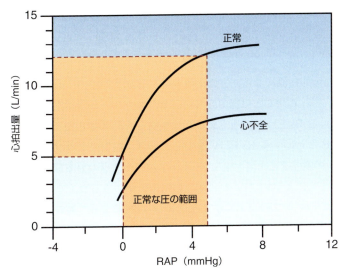

図9.2　右房圧と心拍出量の関係を記した心室機能曲線
〔正常曲線は，文献 6 より改変〕

しい。CVPが低いことは心臓への静脈還流の促進を助ける。また，楔入圧がCVPよりもやや高いことにも注目してほしい。LAPが（RAPより）高いことで卵円孔の皮弁は閉鎖され，卵円孔開存患者（成人の約30%）が右左シャントを起こすことを防いでいる。

■心室機能曲線

心室拡張終期圧（VEDP）と心拍出量の関係は図9.2[6]に示すような心室機能曲線（ventricular function curve）で描出される。正常曲線の主な特徴は，急峻な傾きを有し，RAP（0～5 mmHg）が正常値内の変化でも心拍出量が2.5倍増加する。心臓のフランク-スターリングの関係によって予測されるように，これは心室充満が心室収縮力に与える重大な影響を示す。心不全患者では，この心室機能曲線は下方へ移動し，どの心室充満圧においても心室収縮力が低下することを示している。

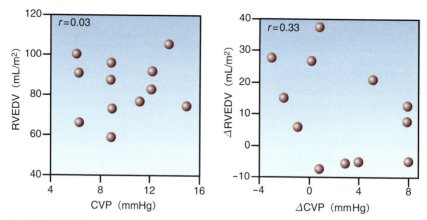

図 9.3　生理食塩液の容量負荷点滴（3 時間かけて 3 L）を受けた健常成人における RVEDP（すなわち CVP）と RVEDV の関係を示したグラフ
左図はベースラインの CVP と対応する RVEDV の測定値を示す。右図は容量負荷後の CVP と RVEDV の変化を示す。相関係数（r）を両グラフの左上部に示す。〔グラフは文献 9 より改変〕

■EDP vs. EDV

EDP は前負荷の臨床的指標になるが，臨床研究にて EDP と EDV（前負荷）の相関は乏しいことが示されている[7〜9]。このことは図 9.3 に示されており，生理食塩液での負荷前後で RVEDP（すなわち，CVP）と RVEDV の測定値を比較検討した結果を示している[9]。左側のグラフは容量負荷前の CVP と対応する RVEDV を示しており，右側のグラフは容量負荷後の CVP と対応する RVEDV の変化を示している。両グラフのデータ点の分布は，CVP と RVEDV の相関関係，もしくは CVP と RVEDV の変化の相関関係が，まったくないことを示している。このことは，おのおののグラフの左上に示す相関係数（r）によって裏づけられる。同様の結果が左室についても報告されている[8,9]。これらの研究は，**心室充満の代替測定値としての心室充満圧（すなわち，CVP と楔入圧）は信頼性に欠ける**ことを示している。

図 9.3 に示すように EDP と EDV が相関性に乏しいことは，被験者が正常な心機能を有する健康な成人であることから，特に注目に値する。重症患者ではよく認められるが，心室の拡張能が減じたとき（すなわち，拡張不全）[10]，EDP と EDV の解離は，通常よりもより大きくなると思われる。心室拡張能が拡張期圧と容積関係に与える影響を，次に述べる。

心室コンプライアンス

心室充満は拡張期における心室壁の伸展のしやすさに影響を受ける（すなわち，拡張能）。拡張よりコンプライアンスのほうがより一般的な用語である。心室コンプライアンスは関連する EDV の変化量（ΔEDV）と EDP の変化量（ΔEDP）の比として求めることができる。

$$\text{コンプライアンス} = \frac{\Delta\text{EDV}}{\Delta\text{EDP}} \tag{9.1}$$

心室コンプライアンスが減少すると，ある一定の EDV の変化に対して EDP はより大きく変化するが，EDP の一定の変化に対する EDV の変化はより小さいものである。

コンプライアンスの拡張期圧と容積関係に与える影響を図 9.4 に示す[11]。図下方の曲線は，心疾患を有しない対照被験者のもので，上方の曲線は肥大型心筋症患者のものである。肥大型

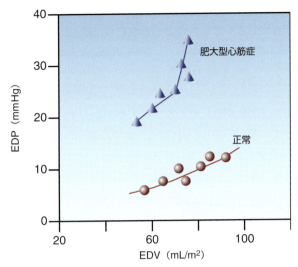

図 9.4　正常被験者と肥大型心筋症の患者における左室拡張期の圧–容積曲線〔データは文献 11 より引用〕

心筋症の患者において傾きが急峻になっていることに注目してほしい。このことは，心室コンプライアンスが低下していることを示すものである。2 つの曲線の位置を比べると，EDV のどの点においても，コンプライアンスが低下した心室では EDP がより高くなっていることがわかる。それゆえ，心室コンプライアンスが低下しているときは，EDP から EDV を推測すると過剰評価してしまうことがある。

拡張期心不全

心室拡張能が障害されている（すなわち，拡張不全）心疾患の初期では，EDV は保たれているが，EDP は上昇している。病状が進行するにつれ，EDP の上昇が進行してついには静脈還流の減少を引き起こす。そして心室充満が減少し，心拍出量の減少へと続く。心室拡張能の減弱が心室充満を減少させる病態は，**拡張期心不全**（diastolic heart failure）として知られている[11, 12]。

　拡張期心不全は収縮不全による心不全〔**収縮期心不全**（systolic heart failure）〕と区別することが困難な場合がある。なぜなら，両病態とも EDP の上昇を認め，心室機能曲線が下方に移動するからである（図 9.2 における下方の「心不全」曲線は，拡張期心不全または収縮期心不全を表しうる）。2 つの心不全のタイプにおける EDP，EDV，そして心室の駆出率（ejection fraction：EF）の変化を下に示す[12]。

　　　収縮期不全：高い EDP / 高い EDV / 低い EF

　　　拡張期不全：高い EDP / 低い EDV / 正常な EF

　EDV と EF から拡張期心不全と収縮期心不全を鑑別できる（1 回拍出量と EDV の比である EF が，鑑別の標準的な指標となる。表 9.1 に右室と左室の EF の正常値を示してある）。拡張期心不全では EDP と EDV の変化の方向が反対であるという事実は，心室コンプライアンスが低下したときに EDP と心室の前負荷（EDV）の間に解離があることを示している。
〔注意：「拡張期心不全」と「収縮期心不全」という用語は近年使用されていない。拡張期心不全

は今では「駆出率が保持されている心不全」と呼ばれており，収縮期心不全は「駆出率が低下している心不全」と呼ばれている。これらの2つの病態は，第13章（☞ 195 ページ）で詳述する。〕

中心静脈圧

心室充満の測定値として EDP が役に立たないにもかかわらず，CVP モニタリングは ICU の実臨床にて使われ続けている。一方，CVP 測定における間違いは頻繁にあり[13]，本項では潜在的な間違いの原因にハイライトを当てる。

■カテーテルトランスデューサ回路

CVP モニタリングに使われるカテーテルはマルチルーメン中心静脈カテーテルである（長さ 15～20 cm）で，鎖骨下静脈もしくは内頸静脈から挿入され，上大静脈まで進められる。末梢穿刺中心静脈カテーテル（PICC）は CVP モニタリングのためには使われていない。なぜなら，カテーテルの長さ（70 cm に及ぶ）により圧シグナルが減弱される懸念のためである。一方，生理食塩液の持続点滴（動脈カテーテルへの投与と同じ速度）を行い，カテーテルの開通性を維持できるなら，PICC で正確な CVP 測定が可能であるという報告もある[14]。PICC を用いて CVP をモニタリングすることは，鎖骨下静脈や内頸静脈のカニュレーションに関連するリスク（すなわち，動脈穿刺と気胸）を回避できることから，魅力的である。

高さの基準

CVP は静水圧なので，液体で満たしたトランスデューサを右房と同じ高さに合わせることが重要である。従来の右房の高さの基準点は，患者を仰臥位にして中腋窩線（前腋窩線と後腋窩線の中間）と第4肋間の交点である。半臥位（60°まで）で使用できる代替の基準点は，胸骨が第二肋骨と接する胸骨角〔ルイ（Louis）角〕の直下 5 cm の位置である[15]。

■胸部内の静脈圧

CVP と楔入圧の測定値は，その記録された圧は生理学的に適切な圧とは異なるため判断を誤らせる可能性がある。このことは図 9.5 にイラストで示されている。上大静脈圧（つまり CVP）は**血管内圧**（intravascular pressure）として記録されている。すなわち，大気（0）圧に相対的な血管内の圧である。一方，心室充満を引き起こすために心室を拡張させる圧は，**壁内外圧差**（transmural pressure）で，血管内圧と周囲の胸腔内圧の差である。それゆえ，記録された（血管内の）圧は，胸腔内圧が大気圧と等しいときだけに相対的（壁内外）圧を反映する。このことが正常時なら，呼気終末に起こる。それゆえ，CVP と楔入圧は呼気終末に測定すべきである。

胸腔内圧の影響

胸腔内圧が変化するとき（すなわち，自発呼吸もしくは陽圧換気中），胸腔内では圧変化が血管の内腔に伝わり，結果として関連する（壁内外）圧の変化を伴わずに（血管内）圧の測定値は変化する。この現象の1例を図 9.6 の CVP の軌跡に示す。この変動は，上大静脈へと伝わる胸

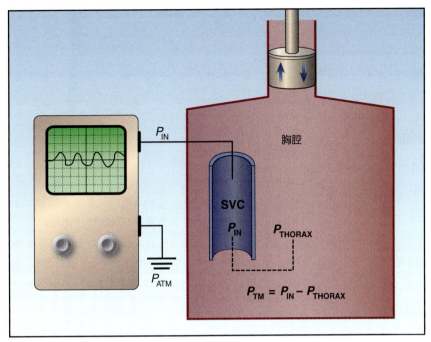

図 9.5　電子的に記録された血管内圧（P_{IN}）と拡張期に心室を伸展させる壁内外圧差（P_{TM}）との違い

P_{ATM}：大気圧，P_{THORAX}：胸腔内圧，SVC：上大静脈

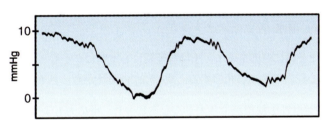

図 9.6　CVP における呼吸性変動

腔内圧の呼吸性変化によって引き起こされたものである。記録された（血管内の）圧は変化しても，関連する（壁内外）圧は変化しない。それゆえ，**CVP（そして楔入圧）の呼吸性変動は心室充満圧の変化を表さない**。呼吸性変動が著明なときは，心充満圧は胸腔内圧が正常時に大気（0）レベルと等しくなる呼気終末で測定されるべきである。陽圧換気中に記録された図 9.6 の CVP 軌跡において，呼気終末圧はその軌跡上で最も低い圧なので，CVP は 0〜3 mmHg である。自発（陰圧）呼吸中に呼吸性変動がみられるときは，呼気終末の圧が軌跡上最も高い圧となる。

呼気終末陽圧（PEEP）

胸腔内圧は大気圧よりも高いために，呼気終末陽圧（positive end-expiratory pressure：PEEP）は呼気の心充満圧を見かけ上，上昇させうる。人工呼吸中に PEEP がかけられると（ルーチンで行われることだが），CVP を測定するために一時的に人工呼吸器を外すこともありうる[16]。「内因性 PEEP」（肺が完全に空にならないことで起こる）を有する患者では，心充満圧の正確な測定は困難になりうる[17]。第 28 章（☞ 434 ページ）にて内因性 PEEP について解説し，心充

満圧を記録する際に内因性 PEEP の効果を補正する方法について述べる。

変動性

CVP と楔入圧は 4 mmHg 程度も自然に変化しうる[18]。そのため，これらの圧変化は 4 mmHg を超えたときに臨床的に意味がある。

心室後負荷

■後負荷の定義

収縮する筋線維の一端に重りを吊すと，筋線維は縮まり始める前に，重りを持ち上げるほど十分に強くなければならない。この状況において，吊された重りは**後負荷**（afterload）と呼ばれる力に相当し，これは収縮開始後に筋肉にかかる負荷と定義される。筋収縮力を増強する前負荷の力とは異なり，後負荷の力は筋収縮に抵抗する。生体内の心臓では，**後負荷の力は収縮期に心室壁にかかる最大張力に相当する**[3]。このように，後負荷は 1 回拍出に関連した壁応力である。

ラプラスの法則

心室壁張力（後負荷）を決定する因子は，1820 年に石鹸の泡の観察からピエール＝シモン・ラプラス（Pierre-Simon Laplace）によって導き出された。球体の薄い壁にかかる張力は内圧と球の半径に比例する。ラプラスの法則の改変版を以下に示す。

$$\text{壁張力} = \frac{\text{圧} \times \text{半径}}{2 \times \text{壁厚}} \tag{9.2}$$

ラプラスの法則を心臓に適応すると，圧は収縮期に心室壁にかかるピークの貫壁性圧較差に，半径は拡張終期の心腔内の半径に相当する。式 (9.2) の関係から，以下のことが示される。

1. 収縮期ピークの貫壁性圧較差がより大きくなるにつれ，壁応力もより大きくなる。
2. 心腔のサイズが大きくなるにつれ，壁応力もより大きくなる。
3. 心室肥大が高度になるにつれ，壁応力はより小さくなる。

■後負荷の因子

心室の後負荷に寄与する因子は，ラプラスの式の変数との関係から同定できる。これは図 9.7 のフローチャートに示されている。心室の後負荷の構成因子は，EDV（前負荷），胸腔内圧，血管インピーダンスと末梢血管抵抗である。これらの因子のおのおのについて，本項で簡潔に述べる。

胸腔内圧

後負荷は壁内外の圧較差なので，心臓周囲の胸腔内圧に影響を受ける。

胸腔内陰圧：心臓周囲の陰圧は，収縮期における心室壁の内方への移動に抵抗するため，心腔が小さくなるのを妨げることになる[19,20]。自発呼吸の吸気相で，収縮期血圧が一過性に低下する

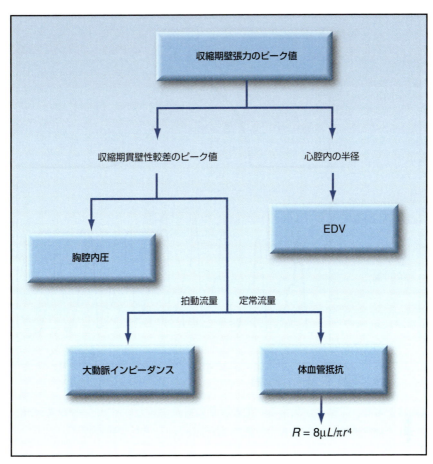

図 9.7　心室の後負荷に寄与する因子
説明は本文を参照のこと。

のはそのためである。吸気相での収縮期血圧低下が 15 mmHg を超える場合は「奇脈（pulsus paradoxus）」と呼ばれる（しかし，これは適切な命名とはいえない。逆説的な反応というわけではなく，正常な反応が強く現れたものにすぎないからである）。

胸腔内陽圧：心臓周囲の陽圧は，収縮期における心室壁の内方への移動を促進することによって，心腔が小さくなるのを促進する[19, 20]。図 9.8 に示した現象はこの効果のためである。この図の軌跡は，陽圧呼吸が動脈圧に及ぼす影響を示している。陽圧呼吸で胸腔内圧が上昇すると，収縮期血圧が一過性に上昇（1 回拍出量の増加を反映）することに注目してほしい。人工呼吸の吸気相で血圧が上昇することは，「逆奇脈（reverse pulsus paradoxus）」として知られている。

　胸腔内陽圧の「負荷の軽減」効果は，重症心不全患者に対する「心室補助」法として陽圧呼吸を使用する根拠である[21, 22]。人工呼吸の心血管への影響については，第 25 章（☞ 395 ページ）で詳しく述べる。

血管因子

左室の拍出は大動脈と主幹動脈において拍動性の圧・血流パターンを生み出すが，圧と血流の相の周期的な変化は血液が末梢に進むに従い，急激に減衰する。血液が末梢細動脈に達する頃に

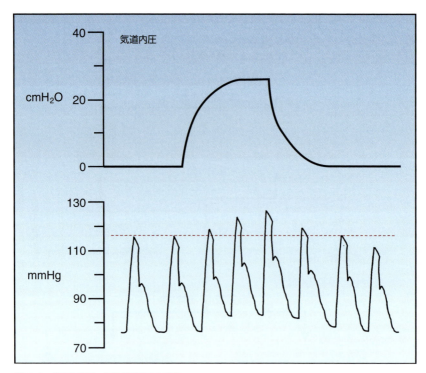

図 9.8　陽圧呼吸に伴う動脈圧の変動

は圧と血流は安定し，拍動は消失する．拍動流量に対抗する力は**インピーダンス**（impedance）として知られ，定常流量に対抗する力は**抵抗**（resistance）として知られている．

インピーダンス：血管インピーダンスは，圧と血流の変化率（速度）に対抗する力で，拍動流が顕著である近位の大動脈において著明である．上行大動脈のインピーダンスは左室にとって最も重要な後負荷で，主肺動脈のインピーダンスは右室にとって最も重要な後負荷だと考えられている[23]．血管インピーダンスは，1心周期の間に頻回に変化する動的な力で，実臨床における測定は容易ではない．

抵抗：血管抵抗は非拍動血流もしくは定常血流に対抗する力で，非拍動血流が顕著な小さな末梢動脈で主に発生する．血管抵抗の約 75％は，細動脈と毛細血管において発生する[24]．血管抵抗は次に述べる式で計算されるが，これらの計算式の妥当性は疑問視されている．

■血管抵抗

水力学的回路での流れに対する抵抗（R）は，回路内の駆動圧（$P_{in} - P_{out}$）に比例し，回路内を流れる定常流量（Q）の速度に反比例する．

$$R = \frac{P_{in} - P_{out}}{Q} \tag{9.3}$$

これらの関係を全身循環あるいは肺循環に適用すると，体血管抵抗（systemic vascular resistance：SVR）と肺血管抵抗（pulmonary vascular resistance：PVR）に関する以下の式が

得られる。

$$\text{SVR} = \frac{\text{MAP} - \text{RAP}}{\text{CO}} \tag{9.4}$$

$$\text{PVR} = \frac{\text{PAP} - \text{LAP}}{\text{CO}} \tag{9.5}$$

（MAP：平均動脈圧，RAP：右房圧，PAP：平均肺動脈圧，LAP：左房圧，CO：心拍出量）

SVRとPVRの正常値は，第8章の表8.1（☞ 120ページ）に示した。第8章で触れたように，SVRとPVRは肺循環と体循環の流量に対する抵抗を正確に表すものではないと考えられている[25]。このことは特に体循環においていえる。体循環では流量に対する実際の抵抗は，さまざまな血管床の混合した流量抵抗からなり，測定不能である。

血管抵抗と後負荷

血管インピーダンスは容易に測定できないため，血管抵抗が心室の後負荷の臨床的指標としてしばしば使われる。しかし，動物実験では心室壁張力（真の後負荷）の実測値と血管抵抗の計算値はあまり相関しないことが示されている[26]。このことは，血管インピーダンス（すなわち，拍動血流に対抗する力）は心腔を空にするために最も重要な後負荷であるという概念に一致する[25]。一方，血管抵抗の後負荷への寄与はSVRやPVRで規定することはできない。というのは，これらのパラメータは回路流量の本当の抵抗を表すものではないからである。次項で，心拍出量に対抗する力としての血管抵抗の役割を，血管抵抗を規定する因子を用いて説明する。

末梢血流

前述したように，間欠的拍動ポンプとしての心臓のデザインは，近位大動脈において圧と血流の相の周期的もしくは拍動パターンを呈する。血液が心臓から遠く離れるにつれ，動脈回路は圧と血流の拍動パターンを段階的に減衰するように働き，血液が微小循環に達するときには拍動のない定常血流となる（定常血流は微小循環においてより効率的な物質交換を可能とする）。近位動脈の拍動は心仕事量の浪費を表す（すなわち，毛細血管の血流や物質交換の促進に寄与しない）。一方で，末梢血管における定常血流の維持は，心仕事量のエネルギー効率のよい部分を表している。

■定常流量に対する抵抗

末梢循環の血流は主に非拍動性であるため，ハーゲン–ポアズイユの式によって記述することができ，その式は細い硬い管の中を通る定常流量の決定因子を特定する[27]。この式は以下のように示され，第1章（☞ 5ページ）で血管カテーテルを通る流量を説明するために用いられた。

$$Q = \Delta P \times \left(\frac{\pi r^4}{8\mu L}\right) \tag{9.6}$$

この式によれば，硬い管内を通る定常流量（Q）は管の圧較差（ΔP）と内径（r）の4乗に比例し，管の長さ（L）と液体の粘稠度（μ）に反比例する。最後の項は抵抗の逆数（$1/R$）な

表 9.2 ヘマトクリット値と血液粘稠度の関係

ヘマトクリット値（％）	相対粘稠度（水 = 1）	全体粘稠度（cP）
0	1.4	—
10	1.8	1.2
20	2.1	1.5
30	2.8	1.8
40	3.7	2.3
50	4.8	2.9
60	5.8	3.8

〔Documenta Geigy Scientific Tables. 7th Ed. Basel: Documenta Geigy, 1966:557–558 より〕

ので，抵抗は次の式で表される．

$$R = \frac{8\mu L}{\pi r^4} \tag{9.7}$$

この式から，血管の内径が末梢循環において定常血流に対する抵抗を特定する最も重要な唯一の要素であることがわかる．すなわち，管の内径が 2 倍になると流量は 16 倍になる〔$(2r)^4/r^4 = 16$〕．このことは，心不全患者において心拍出量を促進するためには血管拡張薬による治療が重要であることを明示している．

■血液粘稠度

式 (9.6) と式 (9.7) によれば，定常血流量は血液の粘稠度（μ）の変化に反比例する．粘稠度は流速の変化に対する抵抗と定義され[28]，また液体の「粘度（gooiness）」と呼ばれている[29]．全血の粘稠度は，赤血球と血漿フィブリノゲンの架橋の結果であり，全血の粘稠度に最も重要な決定因子は赤血球濃度（ヘマトクリット値）である．ヘマトクリット値の血液粘稠度に与える影響を表 9.2 に示す．血液粘稠度は絶対粘稠度として表記されるほか，（水の粘稠度に対する）相対粘稠度として表されることもあることに注目してほしい．（ヘマトクリット値＝0％のとき）血漿の粘稠度は水よりもわずかに高いだけであるが，一方，正常のヘマトクリット値（45％）では，全血の粘稠度は血漿の粘稠度の約 3 倍で，水と比較すると 4 倍大きい．ヘマトクリット値の血液粘稠度に対する影響は，貧血や輸血の血行動態への影響を特定する唯一かつ重要な因子である（後述）．

ずり流動化

ある種の液体の粘稠度は，流速に反比例して変化する[28]．血液はそのような液体の 1 つである（ほかに代表例としてケチャップがある．どろどろしていてビンから出すのが難しいが，いったん流れ始めると薄まって流れやすくなる）．血流速度は血管が細くなるほど速くなり（庭で使うホースのノズルのように），血漿の速度は赤血球の速度よりも速くなる．このため，末梢の小血管においては相対的血漿容量の増加が引き起こされる（そして血液粘稠度は低下する）．この過程はずり流動化（shear thinning）と呼ばれ（ずりは流速に影響する接線方向の力），小血管中

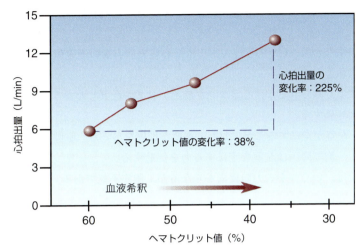

図 9.9　多血症患者における段階的血液希釈の心拍出量への影響
〔データは文献 30 より引用〕

の流れを促進するものである。

心拍出量への影響

血液粘稠度が心拍出量に与える影響を図 9.9 に示す。このグラフのデータは，治療上，ヘマトクリット値と血液粘稠度の低下を図るために瀉血された多血症の患者から得られたものである[30]。ヘマトクリット値が低下するに従って心拍出量が一定の割合で増加しているが，心拍出量の変化はヘマトクリット値の変化の割合よりも案分に大きい。この不釣り合いな心拍出量の増加は，血液粘稠度と流速の反比例の関係によって説明される。つまり，血液希釈に反応して心拍出量が増加するに従って，流速が増加してさらなる粘稠度の低下を惹起し，この粘稠度の低下がさらに心拍出量を増加させる，ということの繰り返しである。この過程で，心拍出量に及ぼす血液粘稠度の変化の影響は強まるのである。

臨床的関連性

臨床現場では粘稠度が測定されることはほとんどない。なぜなら *in vitro* の粘稠度測定では，粘稠度や血流に影響を与えるずり流動化のような *in vivo* の要因が考慮されない心配があるためである。有意義な測定法が存在しないにもかかわらず，貧血や輸血，脱水などの状態が血行動態に与える影響を理解するうえで，粘稠度は考慮すべき重要な事柄である。

おわりに

集中治療医学の際立った特徴の 1 つは，患者をケアする際，ベッドサイドで心血管と呼吸生理学の基本原理を応用する機会に恵まれることである。もちろんこのことは，本章の概念の役に立つ知識を要求する〔さらに第 10 章（☞ 140 ページ），第 20 章（☞ 319 ページ），そして第 25 章（☞ 395 ページ）の概念も必要である〕。本章で最も重要な要点を下記にまとめる。

1. 心臓は容積によって規定された拍動ポンプで，VEDV（前負荷）が心室収縮力の主な決定因子となる。
2. 心室充満圧（すなわち，CVPと楔入圧）は，心室充満容量の測定値として代替されているが，しかし信頼性に乏しい。
3. 重症患者ではよくみられるが，心室コンプライアンスが低下したとき，心室充満圧は心室充満容量を過大評価する。
4. 胸腔内圧は，左室が空にすることに対し，重要な影響を与える。胸腔陰圧では左室を空にする力は減弱し，胸腔陽圧は左室を空にする力を促進する。
5. 心室の後負荷は，いくつかの力の要素からなるが，測定不能である。

■文献

1. Vogel S. Vital circuits. New York: Oxford University Press, 1992:1–17.
2. Aristotle. De Partibus Animalum. circa 350 B.C.: p 645, first column, line 16.

心室前負荷

3. Opie LH. Mechanisms of cardiac contraction and relaxation. In Libby P, Bonow RO, Mann DL, Zipes DP (eds). Braunwald's Heart Disease: A Textbook of Cardiovascular Medicine. 8th ed., Philadelphia: Saunders Elsevier, 2008:509–539.
4. Rudski LG, Lai WW, Afilalo J, et al. Guidelines for the echocardiographic assessment of the right heart in adults: A report from the American Society of Echocardiography. J Am Soc Echocardiogr 2010; 23:685–713.
5. Lang RM, Bierig M, Devereux RB, et al. Recommendations for chamber quantification: A report from the American Society of Echocardiography's Guidelines and Standards Committee and the Chamber Quantification Working Group, in conjunction with the European Association of Echocardiography. J Am Soc Echocardiogr 2005; 18:1440–1463.
6. Guyton AC, Jones CE, Coleman TH. Patterns of cardiac output curves. In Circulatory Physiology: Cardiac Output and its Regulation. 2nd ed., Philadelphia: W.B. Saunders, 1973:158–172.
7. Nahouraii RA, Rowell SE. Static measures of preload assessment. Crit Care Clin 2010; 26:295–305.
8. Hansen RM, Viquerat CE, Matthay MA, et al. Poor correlation between pulmonary arterial wedge pressure and left ventricular end-diastolic volume after coronary artery bypass graft surgery. Anesthesiology 1986; 64:764–770.
9. Kumar A, Anel R, Bunnell E, et al. Pulmonary artery occlusion pressure and central venous pressure fail to predict ventricular filling volume, cardiac performance, or the response to volume infusion in normal subjects. Crit Care Med 2004; 32:691–699.
10. Saleh M, Viellard-Baron A. On the role of left ventricular diastolic dysfunction in the critically ill patient. Intensive Care Med 2012; 38:189–191.
11. Mandinov L, Eberli FR, Seiler C, Hess OM. Diastolic heart failure. Cardiovasc Res 2000; 45:813–825.
12. Paulus WJ, Tschope C, Sanderson JE, et al. How to diagnose diastolic heart failure: a consensus statement on the diagnosis of heart failure with normal left ventricular ejection fraction by the Heart Failure and Echocardiography Association of the European Society of Cardiology. Europ Heart J 2007; 28:2539–2550. Central Venous Pressure
13. Figg KK, Nemergut EC. Error in central venous pressure measurement. Anesth Analg 2009; 108:1209–1211.

中心静脈圧

14. Black IH, Blosser SA, Murray WB. Central venous pressure measurements: peripherally inserted catheters versus centrally inserted catheters. Crit Care Med 2000; 28:3833–3836.
15. Magder S. Central venous pressure: A useful but not so simple measurement. Crit Care Med 2006; 34:2224–2227.
16. Pinsky M, Vincent J-L, De Smet J-M. Estimating left ventricular filling pressure during positive end-expiratory pressure in humans. Am Rev Respir Dis 1991; 143:25–31.
17. Teboul J-L, Pinsky MR, Mercat A, et al. Estimating cardiac filling pressure in mechanically ventilated patients with hyperinflation. Crit Care Med 2000; 28:3631–3636.
18. Nemens EJ, Woods SL. Normal fluctuations in pulmonary artery and pulmonary capillary wedge pressures in acutely ill patients. Heart Lung 1982; 11:393–398.

心室後負荷

19. Pinsky MR. Cardiopulmonary interactions: the effects of negative and positive changes in pleural pressures

on cardiac output. In Dantzger DR (ed). Cardiopulmonary critical care. 2nd ed. Philadelphia: WB Saunders, 1991:87–120.
20. Hausnecht N, Brin K, Weisfeldt M, Permutt S, Yin F. Effects of left ventricular loading by negative intrathoracic pressure in dogs. Circ Res 1988; 62:620–631.
21. Yan AT, Bradley TD, Liu PP. The role of continuous positive airway pressure in the treatment of congestive heart failure. Chest 2001; 120:1675–1685.
22. Boehmer JP, Popjes E. Cardiac failure: Mechanical support strategies. Crit Care Med 2006; 34(Suppl):S268–S277.
23. Nichols WW, O'Rourke MF. Input impedance as ventricular load. In: McDonald's Blood Flow in Arteries, 3rd ed. Philadelphia: Lea & Febiger, 1990:330–342.
24. Nichols WW, O'Rourke MF. The nature of flow of a fluid. In: McDonald's Blood Flow in Arteries, 3rd ed. Philadelphia: Lea & Febiger, 1990:27.
25. Pinsky MR. Hemodynamic monitoring in the intensive care unit. Clin Chest Med 2003; 24:549–560.
26. Lang RM, Borrow KM, Neumann A, et al. Systemic vascular resistance: an unreliable index of left ventricular afterload. Circulation 1986; 74:1114–1123.

末梢血流

27. Chien S, Usami S, Skalak R. Blood flow in small tubes. In Renkin EM, Michel CC (eds). Handbook of Physiology. Section 2: The cardiovascular system. Volume IV. The microcirculation. Bethesda: American Physiological Society, 1984:217–249.
28. Merrill EW. Rheology of blood. Physiol Rev 1969; 49:863–888.
29. Vogel S. Life in Moving Fluids. Princeton: Princeton University Press, 1981:11–24.
30. LeVeen HH, Ahmed N, Mascardo T, et al. Lowering blood viscosity to overcome vascular resistance. Surg Gynecol Obstet 1980; 150:139–149.
31. Lowe GOD. Blood rheology in vitro and in vivo. Bailleres Clin Hematol 1987; 1:597.
32. Reggiori G, Occhipinti G, de Gasperi A, et al. Early alterations of red blood cell rheology in critically ill patients. Crit Care Med 2009; 37:3041–3046.

Chapter 10

全身の酸素化

酸素は生命に必要だが死を防ぐことはできない。
P.L.M.

集中治療管理の中心は組織の酸素化を促進するための処置であるが，組織の酸素分圧を直接測定できる方法はない。その代わりに，さまざまな包括的かつ間接的な組織酸素化の測定法が，好気性代謝を維持する道しるべとして使用されている。本章では，これらの間接的な組織酸素化の測定方法，およびその原理について解説する。なお，これらの測定法の包括的な特性から，測定対象には**全身の酸素化**（systemic oxygenation）という用語を使用することが適切であろう。

血液中の酸素

動脈血および静脈血の酸素化はしばしば全身の酸素化の評価に使用される。血液中の酸素にかかわる測定項目には，酸素分圧（Po_2），ヘモグロビン酸素飽和度（So_2），ヘモグロビン結合酸素濃度および溶存酸素濃度，それに総酸素濃度（酸素含量とも呼ばれる）がある。表 10.1 は動脈血および静脈血における，これらの測定項目の正常値である。

■ヘモグロビンの酸素化

ヘモグロビンの酸素化は，血液中において，酸素で完全飽和したヘモグロビンの比率で評価される。これは**酸素飽和度**（O_2 saturation：So_2）と呼ばれ，血液中の総ヘモグロビン量に対す

表 10.1 動脈血および静脈血における酸素に関連する測定項目の正常値

測定項目	動脈血	静脈血
酸素分圧（Po_2）	90 mmHg	40 mmHg
ヘモグロビン酸素飽和度（So_2）	98%	73%
ヘモグロビン結合酸素濃度	19.7 mL/dL	14.7 mL/dL
溶存酸素濃度	0.3 mL/dL	0.1 mL/dL
酸素含量	20 mL/dL	14.8 mL/dL
血液量[a]	1.25 L	3.75 L
酸素の総量	250 mL	555 mL

表中の数値は，体温 37℃，血中ヘモグロビン量 15 g/dL の値。
[a] 血液量は全血液量が 5 L，そのうちの 25% が動脈血，75% が静脈血として推定。

る完全に酸素化されたヘモグロビン量の比である.

$$\mathrm{So_2} = \frac{酸素ヘモグロビン量}{総ヘモグロビン量} \tag{10.1}$$

この比は,通常,％（ヘモグロビンの％飽和度）で表記される.$\mathrm{So_2}$ は分光分析法（オキシメトリと呼ばれる）で測定できる〔第 21 章（☞ 333 ページ）参照〕.また,次項で解説する方法により,血液中の $\mathrm{Po_2}$ から推定することもできる.

酸素解離曲線

$\mathrm{So_2}$ は血中 $\mathrm{Po_2}$ とヘモグロビンに含まれる鉄の酸素結合能により決定される.$\mathrm{So_2}$ と $\mathrm{Po_2}$ の関係は,図 10.1 に示すような**酸素解離曲線**（oxyhemoglobin dissociation curve）で表現される.酸素解離曲線が「S 字」状であることには 2 つの利点がある.まず,動脈血 $\mathrm{Po_2}$（$\mathrm{Pao_2}$）は通常,曲線上部の平坦な部分に位置する.この部分では,急激な $\mathrm{Pao_2}$ の低下（60 mmHg まで）があっても動脈血酸素飽和度（$\mathrm{Sao_2}$）の変化はわずかである.2 つ目の利点は,毛細管血 $\mathrm{Po_2}$〔これは,組織で平衡状態になったあとの静脈血 $\mathrm{Po_2}$（$\mathrm{Pvo_2}$）と同等〕は曲線が急激に変化する部分に位置するため,肺および全身の毛細管の両方において,酸素交換に都合がよいことである.

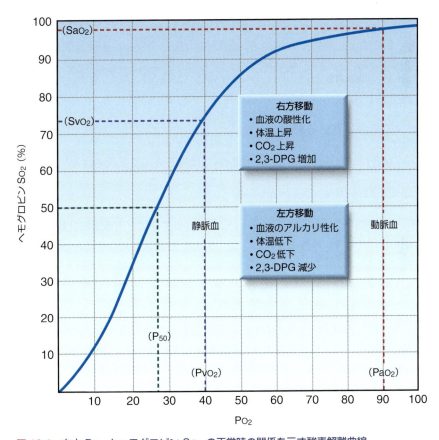

図 10.1　血中 $\mathrm{Po_2}$ とヘモグロビン $\mathrm{So_2}$ の正常時の関係を示す酸素解離曲線
$\mathrm{P_{50}}$ はヘモグロビン $\mathrm{So_2}$ が 50% 時の $\mathrm{Po_2}$ である.2,3-DPG：ジホスホグリセレート,$\mathrm{Pao_2}$：動脈血 $\mathrm{Po_2}$,$\mathrm{Pvo_2}$：静脈血 $\mathrm{Po_2}$,$\mathrm{Sao_2}$：動脈血 $\mathrm{So_2}$,$\mathrm{Svo_2}$：静脈血 $\mathrm{So_2}$

曲線の変位：いくつかの状態では，ヘモグロビンの酸素結合能は変化し，酸素解離曲線の位置が変位する。図 10.1 のボックス内は酸素解離曲線に影響する状態のリストである。曲線が右方移動すると全身の毛細管において酸素放出が促進される。逆に，左方移動では肺毛細管における酸素取り込みが促進される。曲線の位置は，So_2 50%に対応する Po_2 である P_{50} で示される。P_{50} は通常約 27 mmHg で[1]，酸素解離曲線が右方移動すると上昇し，左方移動すると低下する。酸性クエン酸–デキストロース（ACD）血を 3 週間保存すると，赤血球内の 2,3 ジホスホグリセレート（2,3-DPG）が枯渇して酸素解離曲線が左方移動する結果，P_{50} が 15 mmHg まで低下することが報告されている[2]。

　酸素解離曲線の移動は，肺および全身の毛細管に対して，互いに相殺するような逆の影響をもたらす。例えば，血液の酸性化による酸素解離曲線の右方移動〔ボーア（Bohr）効果〕は，全身の毛細管において酸素放出を促進するが，肺毛細管における酸素取り込みは低下する。では，血液の酸性化が組織の酸素化にもたらす実際の影響はどのようなものだろう。その答えは，酸素解離曲線の移動が，曲線の部位の違いによりどのように影響するかによる。すなわち，曲線が急峻に変化する部分（毛細管血 Po_2 と毛細管血 So_2 の部位）よりも，曲線の平坦部分（PaO_2 と SaO_2 の部位）のほうが曲線の左右への移動の影響が小さい。したがって，血液の酸性化による曲線の右方移動では，肺毛細管における酸素取り込みの低下よりも全身の毛細管における酸素放出の促進への影響が大きく，総和として，組織の酸素化には有利に働く。

■酸素含量

血液中の酸素濃度（**酸素含量**という）は，ヘモグロビンに結合している酸素と血漿に溶解している酸素の総和である。

ヘモグロビンに結合している酸素

ヘモグロビンに結合している酸素の濃度（HbO_2）は以下の式で表現される[3]。

$$HbO_2 = 1.34 \times [Hb] \times So_2 \ (mL/dL) \tag{10.2}$$

ここで，[Hb] は血中ヘモグロビン値（g/dL），1.34 はヘモグロビンの酸素結合能（単位は mL/g，すなわち，飽和状態では 1 g のヘモグロビンが 1.34 mL の酸素と結合する），So_2 は比率で表した酸素飽和度である。

溶存酸素

酸素は血漿には容易に溶けない（そのため，担体分子としてヘモグロビンが必要である）。血漿における酸素の溶解度は温度依存性であり，体温変化と逆相関する。体温が正常の場合（37℃），Po_2 が 1 mmHg 上昇するごとに酸素の溶解度は 0.03 mL/L ずつ増加する[4]。この関係は，**溶解度係数**（solubility coefficient）が 0.03 mL/L/mmHg であると表現される。したがって，37℃の血漿に溶解する酸素の濃度は，以下の式で表現される。

$$溶存酸素濃度 = 0.003 \times Po_2 \ (mL/dL) \tag{10.3}$$

（注意：この式では，HbO_2 と単位を合わせるため，溶解度係数は 10 で除している。）

この式は，血漿にはわずかな量の酸素しか溶解しないことを明示している（下記参照）。

動脈血酸素含量

動脈血中の酸素含量（CaO_2）は式 (10.2) と式 (10.3) を組み合わせて，SaO_2 および PaO_2 を代入することで得られる。

$$CaO_2 = (1.34 \times [Hb] \times SaO_2) + (0.003 \times PaO_2) \tag{10.4}$$

表 10.1 に示すように，動脈血酸素含量の正常値は 20 mL/dL（または 200 mL/L）で，溶存酸素はわずか 1.5%（0.3 mL/dL）を占めるにすぎない。もう1つ注目すべき点は，全身の動脈血に含まれる酸素の量は静脈血中の酸素の量の半分以下（！）であることである。これは，循環系における血液の分布が均等ではなく，75%が静脈血であることを反映している。

静脈血酸素含量

静脈血酸素含量（$C\bar{v}O_2$）は「混合」静脈血（右心系あるいは肺動脈内）の酸素含量を表す。$C\bar{v}O_2$ の計算式は式 (10.4) と同様の式であるが，SO_2 と PO_2 には混合静脈血の値（$S\bar{v}O_2$ と $P\bar{v}O_2$）を代入する。

$$C\bar{v}O_2 = (1.34 \times [Hb] \times S\bar{v}O_2) + (0.003 \times P\bar{v}O_2) \tag{10.5}$$

表 10.1 に示すように，混合静脈血酸素含量の正常値は約 15 mL/dL であり，溶存酸素は 1%（0.1 mL/dL）以下である。また，注目すべき点は，動脈血と静脈血の酸素含量較差（$CaO_2 - C\bar{v}O_2$）は 5 mL/dL，すなわち 50 mL/L であり，これは 1 L の血液が毛細管を通過する際に 50 mL の酸素が摂取されることを意味する。心拍出量が正常値の 5 L/min とすると，毛細管血から摂取される酸素は $5 \times 50 = 250$ mL になる。この値は，成人における安静時の酸素消費量の正常値に相当する。これは，いかに血液の酸素化が組織の酸素化に関する情報を与えられるかを示している。

簡易版酸素含量式

溶存酸素量は総酸素含量のわずかを占めるにすぎないため，次式に示すように，通常，酸素含量の式から省かれることが多い。

$$酸素含量 = 1.34 \times [Hb] \times SO_2 \tag{10.6}$$

その結果，血液中の酸素含量は式 (10.2) に示したヘモグロビン結合酸素と同じ式になる。

■貧血 vs. 低酸素血症

PaO_2 を血液中の酸素含量の指標として使う傾向があるが，式 (10.6) に示すように，血液中の酸素含量を決定する主たる要素は [Hb] である。図 10.2 は，[Hb] および PaO_2 が同じ割合で減少した場合の動脈血酸素含量への影響を図示したものである。[Hb] が 50%減少（15 g/dL → 7.5 g/dL）すると，CaO_2 も同等に 50%減少（20 mL/dL → 10 mL/dL）する。これに対して，PaO_2 の 50%低下（90 mmHg → 45 mmHg，これは SaO_2 で 98%から 78%への低下に相当）に

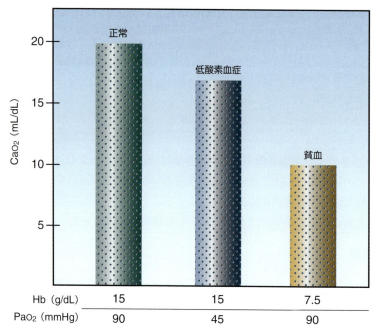

図 10.2 ヘモグロビン濃度（Hb）と PaO_2 が同じ割合（50%）で減少した場合に CaO_2 に及ぼす影響

よる CaO_2 の減少は 20%（20 mL/dL → 16 mL/dL）にすぎない。このことから，動脈血の酸素化において，貧血は低酸素血症よりもはるかに大きい影響があることがわかる。PaO_2 の測定は肺のガス交換の評価に有用であるが〔第 20 章（☞ 319 ページ）参照〕，血液の酸素化の評価に対しては有用でない。

全身の酸素バランス

■酸素運搬とエネルギー代謝

栄養代謝の仕事は，栄養の燃料（高エネルギー炭素結合を切ることで得られる）に貯蔵されているエネルギーを抽出して，アデノシン 3 リン酸（ATP）のような貯蔵分子に移送することである。この過程によるエネルギー産生は，代謝組織への酸素運搬率と代謝率のバランスで決定される。このバランスを図示したものが図 10.3 である。酸素運搬には 2 つの要素がある。すなわち，微小循環への酸素供給量（oxygen delivery：DO_2）と組織における酸素摂取量（oxygen uptake：VO_2）である。VO_2 が代謝率（metabolic rate：MR）と適合している場合は，ブドウ糖は完全に酸化されて 1 mol あたり 36 分子の ATP（673 kcal）を産生する。ところが，VO_2 が代謝率よりも低い場合（すなわち，$VO_2 <$ MR の場合）は，ブドウ糖の一部は乳酸形成のために転換され，エネルギー産生は 1 mol あたり 2 分子の ATP（47 kcal）に減少する。

低酸素症のタイプ

酸素の利用制限により，栄養代謝によるエネルギー産生が低下している状態は（組織）酸素代謝失調（dysoxia）と呼ばれる[5]。この状態の臨床症状は多臓器障害であり，進行すると多臓器不全に至る。（組織）酸素代謝失調は酸素供給の不足が原因で起こり，結果として組織の**低酸素症**

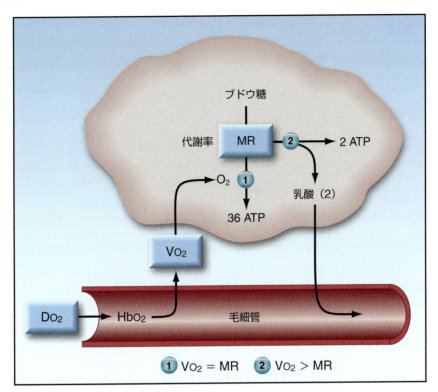

図 10.3　ブドウ糖代謝からのエネルギー産生を規定する因子
組織への酸素摂取量（VO_2）が代謝率（MR）を下回る場合，ブドウ糖代謝は乳酸産生に転換され，エネルギー産生は大きく低下する。DO_2：酸素供給量，HbO_2：酸化ヘモグロビン，ATP：アデノシン三リン酸

表 10.2　酸素運搬に関連するパラメータとその正常範囲

パラメータ	正常範囲（絶対値）	体格補正した正常範囲[a]
心拍出量	5〜6 L/min	2.4〜4.0 L/min/m²
酸素供給量	900〜1100 mL/min	520〜600 mL/min/m²
酸素摂取量	200〜270 mL/min	110〜160 mL/min/m²
酸素摂取率	0.20〜0.30	

[a] 体格補正値は，絶対値を患者の体表面積（単位 m²）で割った値

（hypoxia）となる。あるいは，（組織）酸素代謝失調は，ミトコンドリアにおける酸素利用障害により起こることもあり，これは**細胞障害性低酸素症**（cytopathic hypoxia）と呼ばれる[6,7]。循環血液量減少や心原性ショックでは組織の低酸素症が臓器障害の発症機序であるのに対して[6]，重症敗血症や敗血症性ショックでは細胞障害性低酸素症が関与している[7]。

　図 10.3 で示したように，DO_2 と VO_2 は栄養代謝からのエネルギー産生の決定に重要な役割を果たしている。本項の残りでは，DO_2 と VO_2 がどのようにして求められ，両者の関係がどのようにして組織酸素化の状態を評価するために使用されるかについて解説する。これらのパラメータを得るには，熱希釈法〔第 8 章（☞ 112 ページ）参照〕，あるいは，いくつかの非侵襲的測定法（文献 8 に記載あり）による心拍出量（CO）の測定が必要である。酸素運搬に関連するパラメータの正常値の範囲を表 10.2 に示す。

■ 酸素供給量（DO_2）

心臓から全身の毛細管への酸素輸送の量は**酸素供給量（DO_2）** と呼ばれ，CO と CaO_2 の関数である[9]。

$$DO_2 = CO \times CaO_2 \times 10 \ (mL/min) \tag{10.7}$$

（10 を乗ずるのは，CaO_2 の単位を mL/dL から mL/L に変換したからである。）

CaO_2 を，構成する要素（$1.34 \times [Hb] \times SaO_2$）で表現すると，式 (10.7) は次のように書き換えられる。

$$DO_2 = CO \times (1.34 \times [Hb] \times SaO_2) \times 10 \tag{10.8}$$

DO_2 を計算するためには，CO, [Hb], SO_2 の 3 つのパラメータを測定する必要がある。健康成人における安静時の DO_2 は 900〜1100 mL/min であり，体格補正すると 500〜600 mL/min/m^2 となる（表 10.2 参照）。

■ 酸素摂取量（VO_2）

全身の毛細管から組織への酸素輸送量は**酸素摂取量（VO_2）** と呼ばれる。酸素は組織内に貯蔵されないため，VO_2 は代謝を行っている組織の**酸素消費量**（oxygen consumption）の包括的測定値でもある。VO_2 は CO と動静脈血間の酸素含量較差（$CaO_2 - C\bar{v}O_2$）の積として表現できる。

$$VO_2 = CO \times (CaO_2 - C\bar{v}O_2) \times 10 \ (mL/min) \tag{10.9}$$

（10 で乗じるのは DO_2 の式と同じ理由である。）

この式は，CO を求めるフィック（Fick）の式〔$CO = VO_2/(CaO_2 - C\bar{v}O_2)$〕を変形したものである。この式を使用して VO_2 を求める方法は**逆フィック法**（reverse Fick method）と呼ばれる[10]。式 (10.9) における CaO_2 と $C\bar{v}O_2$ には（$1.34 \times [Hb]$）という共通項がある。したがって，式は以下のように表現することができる。

$$VO_2 = CO \times 1.34 \times [Hb] \times (SaO_2 - S\bar{v}O_2) \times 10 \tag{10.10}$$

VO_2 を計算するためには 4 種類のパラメータの測定が必要である。すなわち，DO_2 の計算に使用した 3 種類に，肺動脈カテーテルを使用して測定する肺動脈の「混合」静脈血酸素飽和度（$S\bar{v}O_2$）が加わる。健康成人の安静時における VO_2 は 200〜300 mL/min，体格補正すると 110〜160 mL/min/m^2 となる（表 10.2 参照）。

VO_2 の変動

VO_2 の計算に使用される 4 つの測定値には表 10.3 に示すような内因性の変動がある[10〜12]。計算値による VO_2 の変動幅は ± 18%であるが，これは各要素の変動が合算された結果である。したがって，逆フィック法で計算される VO_2 が有意な変化とみなされるためには，少なくとも 18%の変化が必要である。

表 10.3　VO_2 に関連する測定誤差

測定項目	誤差
熱希釈法による心拍出量	± 10%
ヘモグロビン値	± 2%
ヘモグロビン酸素飽和度	± 2%
血中酸素含量	± 4%
$CaO_2 - C\bar{v}O_2$	± 8%
酸素量の計算値	± 18%
酸素量の測定値	± 5%

〔文献 10〜12 より〕

フィック法 vs. 全身の VO_2

逆フィック法で計算される VO_2 は全身の VO_2 ではない。その理由は，肺の酸素摂取量を含んでいないからである[10,13,14]。通常，肺の VO_2 は全身の VO_2 の 5% 未満であるが[13]，肺に炎症がある場合（ICU 患者ではよくある）は全身の VO_2 の 20% を占めることがある[14]。

全身の VO_2：全身の VO_2 は吸気および呼気の酸素濃度をモニタリングすることで計測できる。そのためには，（栄養指導で使用される代謝測定装置のような）酸素分析機を装備した特別な機器が必要である。この機器を気道の近位側に接続して（通常は挿管患者が対象），分時換気量（VE）と，吸気酸素濃度（F_{IO_2}）と呼気酸素濃度（F_{EO_2}）の較差の積から VO_2 を計算する。

$$VO_2 = VE \times (F_{IO_2} - F_{EO_2}) \tag{10.11}$$

　測定された（全身の）VO_2 には ± 5% の変動があるが[10,12]，これは，表 10.3 に示す計算による VO_2 の変動幅よりも，はるかに小さい。VO_2 測定の主な欠点は，測定のために専用の機器と熟練を要することである。そのため，VO_2 測定は費用がかかり，応用に制限がある。

VO_2 の用途

VO_2 低下を伴う病態には，代謝の減少（低代謝）と嫌気性代謝をもたらす組織酸素化の不足の 2 つがある。ICU 患者では低代謝はまれであるため，200 mL/min（または 110 mL/min/m²）を下回る異常に低い VO_2 は組織酸素化が不足している証拠として用いることができる。この例を図 10.4 に示す。この図は，腹部大動脈瘤の修復を受けた患者において，心係数（CI），全身の VO_2，血清乳酸値を術後 1 日にわたり連続的に測定したものである。注目すべき点は，全測定期間を通して VO_2 が異常な低値を示したのに対して，術後 8 時間経ってから血清乳酸値が正常値の上限（4 mM/L）を超えたことである。最終的に血清乳酸値が上昇していることから確認できるように，VO_2 の異常な低値は組織酸素化が不足していたことを表している。しかし，VO_2 が最初に低値を示してから乳酸値が最初に上昇するまでに，6 時間の開きがある。このことは，組織酸素化の不足を示すマーカーとして，血清乳酸値よりも VO_2 のほうが高感度であることを示す。組織酸素化障害があるにもかかわらず CI が正常範囲を維持していることも注目すべきで，これは，組織酸素化の評価において，心拍出量は有用ではないことを示している。

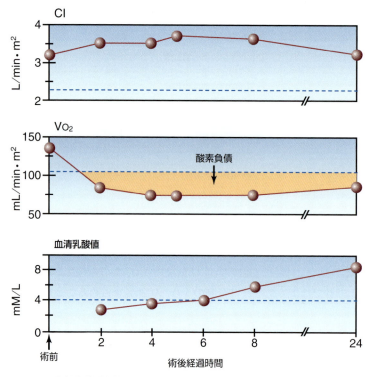

図 10.4 腹部大動脈瘤修復術の術後における，心係数，酸素摂取量，血清乳酸値の経時的測定値

破線はそれぞれのパラメータの正常上限値あるいは下限値を示す。別色で塗りつぶした部分は酸素負債を表す。

酸素負債：図 10.4 において，Vo_2 曲線より上の別色で塗りつぶした部分は，経時的な Vo_2 の不足分を示す。組織酸素化における不足分の累積値は**酸素負債**（oxygen debt）と呼ばれる。臨床研究によると，酸素負債の大きさと多臓器不全のリスクは直接関係することが示されている[15,16]。

■酸素摂取

酸素が組織に取り込まれる割合は酸素摂取率（oxygen extraction ratio：O_2ER）で決定される。これは Vo_2 と Do_2 の比である。

$$O_2ER = \frac{Vo_2}{Do_2} \tag{10.12}$$

この比は，100 倍してパーセント表示されることもある。Vo_2 と Do_2 には共通項（$Q \times 1.34 \times [Hb] \times 10$）があるため，式 (10.12) は以下のように表現することもできる。

$$O_2ER = \frac{Sao_2 - Svo_2}{Sao_2} \tag{10.13}$$

Sao_2 を 0.9（90%）以上に維持することは標準的な管理であるため，式 (10.13) の分母を省略して以下のように表すことができる。

$$O_2ER = Sao_2 - Svo_2 \tag{10.14}$$

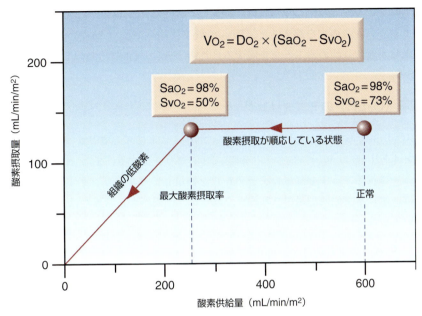

図 10.5　酸素供給量（Do_2）と酸素摂取量（Vo_2）の関係
O_2ER は（$Sao_2 - Svo_2$）で表現される。本文を参照のこと。

動脈血が完全に酸素化されている場合（$Sao_2 = 1$），O_2ER は以下に示すように単一の変数で決定される。

$$O_2ER = 1 - Svo_2 \tag{10.15}$$

通常，Vo_2 は Do_2 の約 25％であるため，O_2ER の正常値は 0.25（表 10.2 に示すように，正常値の範囲は 0.2〜0.3）である。すなわち，正常では毛細管に運搬された酸素のうち，組織に摂取されるのはわずか 25％にすぎない。しかし，次項に解説するように，酸素供給量が減少すると，この摂取率は変化する。

Vo_2 の制御

酸素運搬系は，Do_2 に変動があっても一定の Vo_2 を維持するように働いている。そして，これは O_2ER が代償的に変化することで成り立っている[17]。この制御系は，式 (10.12) の項を並び替えることで記述でき，Vo_2 が従属変数となる。

$$Vo_2 = Do_2 \times O_2ER \tag{10.16}$$

この式から，Do_2 が減少した場合，O_2ER に同等の増加があれば Vo_2 は一定値を維持することが予測される。しかし，O_2ER に変化がなければ，Do_2 の減少により Vo_2 も同様に低下する。

Vo_2 の制御は，図 10.5 に示すように Do_2 と Vo_2 の関係により説明される[7]。Sao_2 は 90％以上であるため，O_2ER は Sao_2 と Svo_2 の差で表現される。酸素解離曲線上，通常の（$Sao_2 - Svo_2$）は 25％である。Do_2 が正常値より低下しても（酸素解離曲線に沿って左に移動），当初，Vo_2 は変化しない。これは，O_2ER が増加していることを示す。しかし，最終的に Vo_2 はある点で低下を始める。この点では，Svo_2 は 50％まで低下しており，結果として（$Sao_2 - Svo_2$）はほ

ほ50%増加する。V_{O_2}が低下を始める点はO_2ERが最大（約50%）となる点であり，それ以上は増加できない。この点を超えると，D_{O_2}の低下に伴いV_{O_2}も同様に低下するが，これは組織低酸素症が起こり始めることを意味する。このように，O_2ERが最大になる点は嫌気性代謝の閾値である。

酸素摂取率（O_2ER）のモニタリング

S_{aO_2}が90%以上であれば，O_2ERは（$S_{aO_2} - S_{vO_2}$）としてモニタリングできる。S_{aO_2}はパルスオキシメトリ〔第21章（☞333ページ）参照〕でモニタリングする。また，S_{vO_2}は肺動脈カテーテル（あるいは後述する中心静脈カテーテル）を使用してモニタリングする。（$S_{aO_2} - S_{vO_2}$）の解釈には，次に示す原則が適用される。これらは，代謝率が正常または変化がないという仮定に基づいている。

1. （$S_{aO_2} - S_{vO_2}$）の正常値は20〜30%である。
2. 30%を超える（$S_{aO_2} - S_{vO_2}$）の増加は，酸素供給量の減少を示す（すなわち，貧血や低心拍出量）。
3. 50%に達する（$S_{aO_2} - S_{vO_2}$）の増加は，組織酸素化が脅かされているか，あるいは不足している状態を示す。
4. （$S_{aO_2} - S_{vO_2}$）が20%未満に低下する状況は，組織の酸素利用に障害があることを示す。これは通常，重症の敗血症や敗血症性ショックにおける炎症性の細胞損傷の結果である。

S_{aO_2}が100%に近い状況では，次に示すようにS_{vO_2}だけでO_2ERをモニタリングできる。

■静脈血酸素飽和度

V_{O_2}の計算に使用した逆フィック法の式〔すなわち，式(10.10)〕をさらに変形すると混合静脈血酸素飽和度（$S\bar{v}_{O_2}$）が得られる。これを以下に示すが，この式から$S\bar{v}_{O_2}$の決定因子が確認できる。

$$S\bar{v}_{O_2} = S_{aO_2} - \frac{V_{O_2}}{CO \times 1.34 \times [Hb]} \tag{10.17}$$

動脈血が完全に酸素化している場合（$S_{aO_2}=1$），分母はD_{O_2}と同等であり，式は以下のように書き換えることができる。

$$S\bar{v}_{O_2} = 1 - \frac{V_{O_2}}{D_{O_2}} \tag{10.18}$$

この式は，$S\bar{v}_{O_2}$がO_2ER（V_{O_2}/D_{O_2}）と逆の変化を示すことを意味する。

$S\bar{v}_{O_2}$モニタリング

理想的には，$S\bar{v}_{O_2}$は肺動脈内の混合静脈血から測定するが，これには肺動脈カテーテルが必要である。$S\bar{v}_{O_2}$は肺動脈カテーテルから定期的に血液を採血して測定することもできるが，光ファイバーを組み込んだ肺動脈カテーテル〔第21章（☞333ページ）参照〕を使用して連続モニタリングすることも可能である。肺動脈血における$S\bar{v}_{O_2}$の正常値は65〜75%である[18]。$S\bar{v}_{O_2}$の連続モニタリングには平均5%の自然変動があるが，時には変動が20%に及ぶこともある[19]。

$S\bar{v}O_2$ に 5%以上の変動があり，それが 10 分間以上継続する場合は，有意の変化ととらえてよい[20]。

$S\bar{v}O_2$ の解釈に関する以下の原則は式 (10.16) と式 (10.18) に基づいており，これは前述した $(SaO_2 - S\bar{v}O_2)$ の解釈の原則と同様である。

1. $S\bar{v}O_2$ の正常値は 65～75%である。
2. 65%未満の $S\bar{v}O_2$ は酸素供給量の減少を示す（すなわち，貧血や低心拍出量）。
3. 50%に近づくような $S\bar{v}O_2$ の低下は，組織酸素化が脅かされているか，あるいは不足している状態を示す。
4. $S\bar{v}O_2$ が 75%を超える状況は組織の酸素利用に障害があることを示す。これは通常，重症の敗血症や敗血症性ショックにおける炎症性の細胞損傷の結果である。

中心静脈血酸素飽和度（$ScvO_2$）

上大静脈血の酸素飽和度は「中心静脈」血酸素飽和度（$ScvO_2$）と表記されており，肺動脈カテーテルが不要であることから，$S\bar{v}O_2$ の代用として使用されるようになってきた。しかし，重症患者では $ScvO_2$ は $S\bar{v}O_2$ より絶対値で平均 7±4%高い[18, 21]。両者の差は，心不全，心原性ショック，敗血症の患者で最も大きくなる。低心拍出量状態にもかかわらず $ScvO_2$ が高い状況は，脳血流を維持するために末梢血管が収縮していることに起因する。また，敗血症で $ScvO_2$ が高い状況は，腹部内臓の酸素消費量が増加していることによる[21]。

$S\bar{v}O_2$ と $ScvO_2$ に差はあるが，一般に，$ScvO_2$ の変化は $S\bar{v}O_2$ の変化を反映する[21]。また，個々の測定値よりも $ScvO_2$ の経時的変動のほうが情報量が多いと考えられている[22]。ある研究では，$ScvO_2$ の正常値を 70～89%と設定したが[23]，これは重症敗血症や敗血症性ショックの患者の治療において初期の目標の 1 つとされる $ScvO_2 > 70$%と比較して矛盾はない[24]。

$ScvO_2$ は中心静脈カテーテルを使用してモニタリングするが，カテーテルの先端を上大静脈に留置する必要がある。$ScvO_2$ は定期的に採血して測定することもできるが，光ファイバーを実装した専用のカテーテル（PreSep Catheters™, Edwards Life Sciences, Irvine, CA）を使用すると連続モニタリングも可能である。$ScvO_2$ の変化が有意であるかどうかの基準は $S\bar{v}O_2$ と同様である。

組織酸素化障害のマーカーとして使用される測定項目を表 10.4 にまとめた。酸素化関連マーカーの値は，次項で解説する化学マーカーと組み合わせることで価値が大きくなる。

表 10.4 組織酸素化の不足を示すマーカー

I. 酸素マーカー
1. $VO_2 < 200$ mL/min または 110 mL/min/m^2
2. $(SaO_2 - S\bar{v}O_2) \geq 50$%
3. $S\bar{v}O_2 \leq 50$%

II. 化学マーカー
1. 血清乳酸値 > 2 mmol/L（または ≧ 4 mmol/L）
2. 動脈血塩基欠乏 > 2 mmol/L

化学マーカー

血清乳酸値と動脈血塩基欠乏はいつでも測定でき，診断にも予後予測にも有用性がある。以下に解説するように，乳酸値の測定はより価値が高い。

■乳酸

〔注意：組織酸素化の障害を伴わない血清乳酸値の上昇はいくつかの状況でみられるが，これについては第32章（☞488ページ）で解説する。以下の記述は，組織における酸素供給あるいは酸素利用の異常を伴う乳酸値上昇に限定する。〕

乳酸（lactate）は嫌気性解糖の最終産物であるため，嫌気的状態の検出に非常に適している（実際のところ，最終産物は lactic acid であり，この弱酸性物質が速やかに解離して lactate になる）。乳酸の難点の1つは，乳酸分子が負に荷電していることである。そのため，乳酸の細胞膜通過が妨げられ，血中に現れるまでに時間がかかることがある。図10.4では，嫌気性代謝の最初の所見（Vo_2低値）から乳酸値が最初に上昇するまで数時間の遅れがあることを示したが，これは乳酸が抱える難点と合致する。

血清乳酸値

（赤血球にはミトコンドリアがないため）赤血球において乳酸産生は代謝の主要な終着点であり，循環赤血球の1日の乳酸産生量は骨格筋に次ぐ[25]。しかし，赤血球における乳酸産生により全血と血漿の乳酸濃度に差が出ることはない[26]。活性化した好中球は，急性呼吸促迫症候群〔第23章（☞363ページ）参照〕のような炎症状態における主要な乳酸産生源である。しかし，肺の炎症による乳酸放出は動静脈血間に乳酸値の差をもたらさない[25]。したがって，乳酸値は血漿，全血，静脈血，あるいは動脈血のいずれで測定しても同じような結果となる。血清乳酸値の正常値は2 mmol/L 以下であるが，次に解説するように，4 mmol/L 以上の乳酸値では予後の評価における有用性がさらに大きくなる。

予後予測としての価値

血清乳酸値は予後を推定する情報も同様に提供するため，診断ツール以上の価値がある。重症患者における研究では，生存率は（治療前の）最初の乳酸値，および上昇した乳酸値が正常に復帰するまでの時間（乳酸クリアランス）と関連があることが示されている。これを図10.6に示す。

乳酸の初期値：図10.6の左のグラフは，敗血症患者において，初期の乳酸値が2 mmol/L を超えると院内死亡率が上昇するという報告[27]から引用した。また，この図は，初期の乳酸値が4 mmol/L 以上になると，最初の3日間における死亡率（それぞれの棒グラフ中の水平線）が急激に上昇することも示している。この結果は，**初期の乳酸値が4 mmol/L 以上であることが ICU 滞在中の死亡の重要なリスク因子である**とした他の報告[25,26]と一致している。

乳酸クリアランス：図10.6の右のグラフは，乳酸値が上昇している血行動態が不安定な患者に

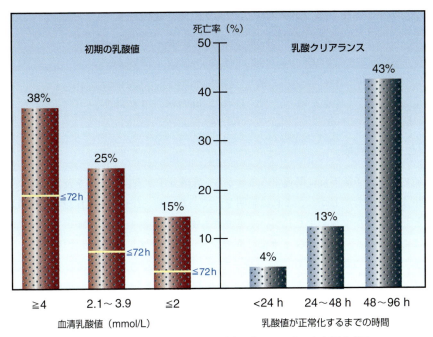

図 10.6　血清乳酸値のモニタリングが予後の判定に有用であることを示すグラフ
左のグラフ〔文献 27 より〕は，初期の乳酸値と初期の乳酸血測定後 3 日間の院内死亡率，および院内死亡率との関連を示す。右のグラフ〔文献 28 より〕は，乳酸値が正常化するまでの時間（乳酸クリアランス）と院内死亡率との関連を示す。

おいて，血清乳酸値を経時的に測定した研究[28]から引用したものである。乳酸値が 24 時間で正常に復帰した場合は死亡率が最も低く，乳酸値が 48 時間以内に正常化しない場合は死亡率が急激に上昇した。乳酸クリアランスと死亡率の関連は複数の研究[25,28〜30]で報告されており，主として，重症敗血症と敗血症性ショックの患者で認められる。これらの患者では，初期の乳酸値よりも乳酸クリアランスのほうが予後を占う情報として，より大きな価値がある[25,30]。重症敗血症と敗血症性ショック〔第 14 章〔☞ 214 ページ〕参照〕の患者管理では，乳酸クリアランスが初期治療の目標に取り入れられることがあるが，この根拠は，診断から最初の 6 時間における乳酸クリアランスが 10％以上では生存率が向上するという報告[30]である。

敗血症における乳酸値

敗血症における乳酸の蓄積は**酸素供給不足の結果ではなく**，ピルビン酸脱水素酵素〔ピルビン酸をアセチルコエンザイム A に変換して，解糖系を細胞質からミトコンドリアのクレブス（Krebs）サイクルに移動する〕が阻害されてピルビン酸が蓄積することに関連する[31]。エンドトキシンをはじめとする細菌細胞壁の物質は，この酵素反応を阻害すると考えられている[31]。このような乳酸蓄積の機序は，先に解説した，ミトコンドリアにおける酸素利用障害（すなわち，細胞障害性低酸素症）が重症敗血症や敗血症性ショックにおける細胞損傷の原因であるという意見[7]と一致している。重症敗血症や敗血症ショックの患者では組織酸素レベルは不足していないという考え方は，これらの患者の管理において重要な意味がある〔第 14 章〔☞ 214 ページ〕参照〕。

表 10.5　酸化の燃料としてのブドウ糖と乳酸の比較

基質	分子量	燃焼による熱量	カロリー値
ブドウ糖	180	673 kcal/mol	3.74 kcal/g
乳酸	90	326 kcal/mol	3.62 kcal/g
乳酸 2 分子	180	673 kcal/mol	3.62 kcal/g

適応燃料としての乳酸

血清乳酸値の上昇が予後不良に関連することから，乳酸分子が有害な影響を及ぼしているという考え方が生まれてきた．しかし，これは証明されていないし，むしろ，重症患者では乳酸が「適応燃料」として有益な役割を果たしている可能性もある[32]．表 10.5 に示すように，乳酸の酸化的代謝によるエネルギー産生はブドウ糖に匹敵する．乳酸とブドウ糖のカロリー密度（kcal/g）は等価であり，ブドウ糖 1 分子が乳酸 2 分子を産生するため，完全酸化によるエネルギー産生（kcal/mol）は乳酸とブドウ糖で同量である．敗血症ショック患者では，心臓における乳酸の酸化が亢進しているというエビデンス[33]や，低酸素や虚血にさらされた神経組織では乳酸の酸化が重要なエネルギー源であるというエビデンス[34]がある．したがって，重症患者においては，乳酸は有害ではなく，むしろ有益な物質である可能性がある．

■動脈血塩基欠乏

「塩基欠乏」は血清重炭酸塩よりも特異性が高い代謝性アシドーシスのマーカーと考えられており[35]，1 リットルの血液の pH を 7.40（P_{CO_2} 40 mmHg）に戻すために必要な塩基量（mmol）として定義される．ほとんどの血液ガス分析装置は，P_{CO_2} と HCO_3 のノモグラムを使用して塩基欠乏をルーチンで計算しており，計算結果は血液ガス検査報告に含まれる．動脈血塩基欠乏の正常値は 2 mmol/L 以下であり，2 mmol/L を超えると軽症（2～5 mmol/L），中等度（6～14 mmol/L），重症（15 mmol/L 以上）に分類される．

　動脈血塩基欠乏は，特に外傷のような急性の外科的緊急患者において，組織の酸素化障害のマーカーとしてよく使用されている．外傷患者を対象とした研究によると，急性出血の量と動脈血塩基欠乏の程度に相関があること[36]，数時間以内に動脈血塩基欠乏が補正された急性外傷患者では予後が良いこと[36]が報告されている．これらの研究結果から，動脈血塩基欠乏の正常化は外傷患者の治療におけるエンドポイントの 1 つとなっている[37]．

塩基過剰と乳酸値の比較

組織酸素化の指標として使用する場合，動脈血塩基欠乏は血清乳酸値の代用となる．しかし，塩基欠乏は乳酸以外の原因による代謝性アシドーシス（ケトーシス，腎不全）にも影響されるため，乳酸に特異的ではない．外科 ICU の患者で塩基欠乏と乳酸値を比較した研究[38]によると，入室時では両者の予測的有用性は同じであったが，入室後に継続的な測定を行うと乳酸値のほうが予後診断能力は勝っていた．この報告，および乳酸値の測定手段として塩基欠乏は特異的でないことより，組織酸素化の評価において，動脈血塩基欠乏には血清乳酸値に勝る利点はないといえる．

近赤外線分光法

近赤外線分光法（near infrared spectroscopy：NIRS）は，酸素ヘモグロビン（HbO_2）と脱酸素ヘモグロビン（Hb）の光学的特性を利用した，組織における静脈血酸素飽和度の非侵襲的測定法である。詳細については，パルスオキシメトリと関連して第21章（☞333ページ）で解説している。基本的に，NIRSは「拍動」成分を要しない組織酸素分析法である。光源は皮膚表面に設置し，HbO_2（990 nm）とHb（660 nm）に特異的な波長の光を照射する。それぞれの波長の光は下層の組織（皮下組織および筋肉）で反射され，光検出器で計測して**組織酸素飽和度**（tissue O_2 saturation：StO_2）として表示される。

$$StO_2 = \frac{HbO_2}{HbO_2 + Hb} \tag{10.19}$$

StO_2には組織内の動脈血，毛細管血，静脈血の酸素飽和度が含まれている。しかし，組織の血液のほとんど（70～75％）は静脈血であるため，StO_2は下層組織における静脈血酸素飽和度の測定とみなされる。そしてこの測定値は，組織における酸素供給と酸素消費のバランス〔すなわち，全身の代わりに組織として式（10.18）を適用〕の評価に用いられる。NIRSは脳と骨格筋で最も使われてきたが[39]，問題がないわけではない。例えば，皮膚色，組織の厚みや成分，ミオグロビン（骨格筋の場合）がStO_2に影響を与える可能性がある。また，いくつかの報告では，骨格筋で測定したNIRS信号の50～100％がミオグロビン由来であった[40]。これは，NIRSにまつわる問題の一例である。すなわち，NIRSでは測定値が何を表しているかがよくわからないのである。

■シトクロムオキシダーゼ

NIRSの最も魅力的な特性は，ミトコンドリアの酸素消費をモニタリングできる潜在能力にある[41]。これは，電子伝達系の最終段階として酸素を水に転換するシトクロムオキシダーゼ（CytOx）の光学的特性により可能になる。CytOxは電子伝達系の「廃棄物処理部」である。すなわち，ATPを産生するために「使用された」電子を受け取り，それを酸素に提供すること（酸素1分子あたり4個の電子）で電子を処理する。この過程により酸素は水に転換されるが，これは細胞の酸素消費の約90％を占める。

$$O_2 + 4e^- + 4H^+ \rightarrow 2H_2O \tag{10.20}$$

電子の喪失によりCytOxは還元型から酸化型へ変換される。安定した状態では，CytOxは酸化型と還元型のバランスがとれており，このバランスがとれた酸化還元状態では波長830 nmの光を吸収する。CytOxが還元型の場合はこの吸収帯が消失するが，これはCytOxがもう酸素に電子を供給していない（また，それゆえにミトコンドリアの酸素消費も停止する）状態である。このように，830 nmの吸収帯の有無は，ミトコンドリアにおいてATP産生があるかどうかを示す潜在的なマーカーである。

残念ながら，CytOxはヘモグロビンと比較してごくわずかな量しか存在しないため，この吸収帯を検出することは困難である。830 nmの吸収帯が存在しないということは，CytOxは還元型の状態（嫌気性代謝）である可能性もあるが，バランスがとれた酸化還元状態（好気性代

謝）にもかかわらず信号を検出できない可能性もある。繰り返すが，NIRS では何をモニタリングしているかの理解に苦しむことがある。

著者が最初に NIRS に出会ったのは 1970 年代半ばである（CytOx を発見した Btitton Chance の研究室で）。その後，ほぼ 40 年間，NIRS は常に魅力的であるものの，完成していない技術である。おそらく，このような状況はあと数年は続くであろう。

おわりに

全身あるいは組織の酸素化をモニタリングすることの重要性は，重症患者においては，組織酸素化の不足により細胞傷害，多臓器障害，そして死という結末を迎えるという前提に基づいている。この前提は，組織の酸素量を直接測定することが不可能であるため，評価が困難である。重症患者では，組織酸素化が不足している証拠として血清乳酸値が使用されてきたが，本章で解説したように，敗血症ショックにおける乳酸値の上昇は組織における酸素利用が制限された結果ではない[31]。事実，炎症による細胞傷害が敗血症性ショックにおける多臓器不全や死亡の原因であるというのは共通見解である〔第 14 章（☞ 214 ページ）参照〕。敗血症性ショックは ICU において主要な死亡原因であるため，重症患者では，組織酸素化の不足はわれわれが考えるほど重要ではないかもしれない。言うまでもなく，このことは，重症患者管理において組織酸素化の改善に重点が置かれている現状に対して，明白な意味を含んでいる。

■文献

血液中の酸素

1. Nunn JF. Oxygen. In Nunn's Applied Respiratory Physiology. 4th ed. London: Butterworth-Heinemann Ltd, 1993:247–305.
2. McConn R, Derrick JB. The respiratory function of blood: transfusion and blood storage. Anesthesiology 1972; 36:119–127.
3. Zander R. Calculation of oxygen concentration. In: Zander R, Mertzlufft F, eds. The oxygen status of arterial blood. Basel: S. Karger, 1991:203–209.
4. Christoforides C, Laasberg L, Hedley-Whyte J. Effect of temperature on solubility of O_2 in plasma. J Appl Physiol 1969; 26:56–60.

全身の酸素バランス

5. Connett RJ, Honig CR, Gayeski TEJ, Brooks GA. Defining hypoxia: a systems view of VO2, glycolysis, energetics, and intracellular PO2. J Appl Physiol 1990; 68:833–842.
6. Loiacono LA, Shapiro DS. Detection of hypoxia at the cellular level. Crit Care Clin 2010; 26:409–421.
7. Fink MP. Cytopathic hypoxia. Mitochondrial dysfunction as a mechanism contributing to organ dysfunction in sepsis. Crit Care Clin 2001; 17:219–237.
8. Mohammed I, Phillips C. Techniques for determining cardiac output in the intensive care unit. Crit Care Clin 2010; 26:353–364.
9. Hameed SM, Aird WC, Cohn SM. Oxygen delivery. Crit Care Med 2003; 31(Suppl): S658–S667.
10. Schneeweiss B, Druml W, Graninger W, et al. Assessment of oxygen-consumption by use of reverse Fick-principle and indirect calorimetry in critically ill patients. Clin Nutr 1989; 8:89–93.
11. Sasse SA, Chen PA, Berry RB, et al. Variability of cardiac output over time in medical intensive care unit patients. Chest 1994; 22:225–232.
12. Bartlett RH, Dechert RE. Oxygen kinetics: Pitfalls in clinical research. J Crit Care 1990; 5:77–80.
13. Nunn JF. Non respiratory functions of the lung. In: Nunn JF (ed). Applied Respiratory Physiology. Butterworth, London, 1993:306–317.
14. Jolliet P, Thorens JB, Nicod L, et al. Relationship between pulmonary oxygen consumption, lung inflammation, and calculated venous admixture in patients with acute lung injury. Intensive Care Med 1996; 22:277–285.
15. Dunham CM, Seigel JH, Weireter L, et al. Oxygen debt and metabolic acidemia as quantitative predictors of mortality and the severity of the ischemic insult in hemorrhagic shock. Crit Care Med 1991; 19:231–243.

16. Shoemaker WC, Appel PL, Krom HB. Role of oxygen debt in the development of organ failure, sepsis, and death in high-risk surgical patients. Chest 1992; 102:208–215.
17. Leach RM, Treacher DF. The relationship between oxygen delivery and consumption. Disease-a-Month 1994; 30:301–368.
18. Maddirala S, Khan A. Optimizing hemodynamic support in septic shock using central venous and mixed venous oxygen saturation. Crit Care Clin 2010; 26:323–333.
19. Noll ML, Fountain RL, Duncan CA, et al. Fluctuations in mixed venous oxygen saturation in critically ill medical patients: a pilot study. Am J Crit Care 1992; 3:102–106.
20. Krafft P, Stelzer H, Heismay M, et al. Mixed venous oxygen saturation in critically ill septic shock patients. Chest 1993; 103:900–906.
21. Reinhart K, Kuhn H-J, Hartog C, Bredle DL. Continuous central venous and pulmonary artery oxygen saturation monitoring in the critically ill. Intensive Care Med 2004; 30:1572–1578.
22. Dueck MH, Kilmek M, Appenrodt S, et al. Trends but not individual values of central venous oxygen saturation agree with mixed venous oxygen saturation during varying hemodynamic conditions. Anesthesiology 2005; 103:249–257.
23. Pope JV, Jones AE, Gaieski DF, et al. Multicenter study of central venous oxygen saturation (ScvO_2) as a predictor of mortality in patients with sepsis. Ann Emerg Med 2010; 55:40–46.
24. Dellinger RP, Levy MM, Carlet JM, et al. Surviving sepsis campaign: international guidelines for management of severe sepsis and septic shock: 2008. Crit Care Med 2008; 36:296–327.

化学マーカー

25. Okorie ON, Dellinger P. Lactate: biomarker and potential therapeutic target. Crit Care Clin 2011; 27:299–326.
26. Aduen J, Bernstein WK, Khastgir T, et al. The use and clinical importance of a substrate-specific electrode for rapid determination of blood lactate concentrations. JAMA 1994; 272:1678–1685.
27. Trzeciak S, Dellinger RP, Chansky ME, et al. Serum lactate as a predictor of mortality in patients with infection. Intensive Care Med 2007; 33:970–977.
28. McNelis J, Marini CP, Jurkiewicz A, et al. Prolonged lactate clearance is associated with increased mortality in the surgical intensive care unit. Am J Surg 2001; 182:481–485.
29. Vernon C, LeTourneau JL. Lactic acidosis: recognition, kinetics, and associated prognosis. Crit Care Clin 2010; 26:255–283.
30. Nguyen HB, Rivers EP, Knoblich BP, et al. Early lactate clearance is associated with improved outcome in severe sepsis and septic shock. Crit Care Med 2004; 32:1637–1642.
31. Thomas GW, Mains CW, Slone DS, et al. Potential dysregulation of the pyruvate dehydrogenase complex by bacterial toxins and insulin. J Trauma 2009; 67:628–633.
32. Gladden LB. Lactate metabolism: a new paradigm for the third millenium. J Physiol 2004; 558.1:5–30.
33. Dhainaut J-F, Huyghebaert M-F, Monsallier JF, et al. Coronary hemodynamics and myocardial metabolism of lactate, free fatty acids, glucose, and ketones in patients with septic shock. Circulation 1987; 75:533–541.
34. Schurr A. Lactate, glucose, and energy metabolism in the ischemic brain. Int J Mol Med 2002; 10:131–136.
35. Severinghaus JW. Case for standard-base excess as the measure of non-respiratory acid-base imbalance. J Clin Monit 1991; 7:276–277.
36. Davis JW, Shackford SR, Mackersie RC, Hoyt DB. Base deficit as a guide to volume resuscitation. J Trauma 1998; 28:1464–1467.
37. Tisherman SA, Barie P, Bokhari F, et al. Clinical practice guideline: endpoints of resuscitation. J Trauma 57:898–912.
38. Martin MJ, Fitzsullivan E, Salim A, et al. Discordance between lactate and base deficit in the surgical intensive care unit: which one do you trust? Am J Surg 2006; 191:625–630.

近赤外線分光法

39. Boushel R, Piantadosi CA. Near-infrared spectroscopy for monitoring muscle oxygenation. Acta Physiol Scandinav 2000; 168:615–622.
40. Ward KR, Ivatury RR, Barbee RW, et al. Near infrared spectroscopy for evaluation of the trauma patient: a technological review. Resuscitation 2006; 27–64.
41. Cooper CE, Springett R. Measurement of cytochrome oxidase and mitochondrial energetics by near-infrared spectroscopy. Phil Trans R Soc Lond 1997; 352:669–676.

Section IV

循環血流の障害

生命にはばらつきがつきもので……病気といわれる異常な状態のもとで，2人の人が同じように反応したり，同じように行動したりすることはない。
Sir William Osler "*On the Educational Value of the Medical Society*"（1903年）

Chapter 11

出血と血管内容量減少

急病で末梢が冷たくなるのは悪い徴候である。
Hippocrates

ヒトの循環系はわずかな循環血液量と容量反応性の拍出ポンプによって働いている。これは心臓の仕事量を限定するエネルギー効率のよいデザインであるが，この系は血液量が減るとたちまち不安定になる。肺，肝臓や腎臓など，ほとんどの内臓器官は，その機能している部分の75%を失っても生命を脅かすような臓器障害を起こさないが，血液量の35〜40%を失っただけで致死的となりうる。**血液量の減少に対して循環系に耐性がないことは，出血患者における主要な問題である。**

本章では，急性の出血を主眼に循環血液量減少の評価と管理について解説し，重症外傷患者のダメージコントロール蘇生についても述べる。

体液と出血

■体液の分布

成人の一部の体液の容量を表11.1に示す。総体液量は，男性で除脂肪体重の60%（600 mL/kg），女性で除脂肪体重の50%（500 mL/kg）に相当する。標準体型の体重75 kgの成人男性の総体液量は $0.6 \times 75 = 45$ L で，標準体型の体重60 kgの成人女性の総体液量は $0.5 \times 60 = 30$ L である。血液量は体重の6〜7%（男性で66 mL/kg，女性で60 mL/kg）である[1]。表11.1に示すように，血液量は，標準的な体型の男性で5 L，標準的な体型の女性ではわずか3.6 Lである。血液量と総体液量を比べると，**血液は総体液のわずか11〜12%を占めるにすぎない。**総体液のうちわずかな割合しか血管内コンパートメントに配分されないことが，出血に対する耐性のなさの重要な因子となっている。

表11.1　成人の体液量

体液	男性 mL/kg	男性 75 kg[a]	女性 mL/kg	女性 60 kg[a]
総体液	600	45 L	500	30 L
間質液	150	11.3 L	125	7.5 L
血液	66	5 L	60	3.6 L
赤血球	26	2 L	24	1.4 L
血漿	40	3 L	36	2.2 L

[a] 標準的な体型の成人男性および女性の除脂肪体重。
血液，赤血球，血漿の容量（mL/kg）は，文献1による。

血漿と間質液

細胞外液は総体液の40％を占め，血管外（間質）と血管内（血漿）の体液コンパートメントで構成される．表11.1の間質液と血漿の容量を比較すると，**血漿容量は間質液容量のおよそ25％**である．この関係は，ナトリウムを基本にした（食塩液）輸液の容量効果を理解するのに重要である．すなわち，ナトリウムは細胞外液に均等に分布するので，輸液した食塩液の75％は間質液内に分布し25％は血漿内に分布する．したがって，食塩液には，主に血漿量ではなく間質液量を増やす効果がある[2]．

■出血

代償性反応

急性出血では，容量不足を回復するために2つの代償性反応が起こる[3]．最も早期に起こる反応に間質液の血管内への移動がある．この**毛細管再充満**（transcapillary refill）により1リットルも血漿量を増やすことができるが，間質液量不足ももたらす．2番目の反応は（腎灌流の減少による）レニン-アンギオテンシン-アルドステロン系の活性化で，その結果，腎臓によりナトリウムが貯留される．貯留されたナトリウムは主に間質液量を増やすので，毛細管再充満による間質液量不足を補充する助けとなる．これら2つの代償性反応は，全血液量の15〜20％の出血であれば完全に補える[3]．

出血の重症度

米国外科学会（ACS）では，急性出血に対し，次のような分類を示している[4]．

クラスⅠ：全血液量の15％以下（または≦10 mL/kg）の出血．この程度の出血は通常，毛細管再充満により完全に代償される．血液量は維持されるので，臨床所見は軽微もしくは皆無で，循環血液量の補充は必要ない[3]．

クラスⅡ：全血液量の15〜30％（または10〜20 mL/kg）の出血．循環血液量減少の代償期にあたり，血管収縮によって血圧は維持されている[5]．起立性の心拍数や血圧の変化がみられるかもしれないが，これらの所見は出血の指標として確かなものではなく（後述），循環血液量減少の臨床症候を示さないこともある．循環血液量減少に対する血管収縮反応は内臓循環で最も強く，内臓の低灌流は腸管粘膜の崩壊をきたし，腸内の病原体が血流に侵入することがある[6]．

クラスⅢ：全血液量の30〜45％（または20〜30 mL/kg）の出血．これは非代償性出血または**出血性ショック**（hemorrhagic shock）の発現期である．血管収縮反応では，もはや血圧と臓器灌流を維持できなくなる．臨床症候は，仰臥位低血圧，臓器灌流障害の所見（例：末端の冷え，乏尿，意識障害）と嫌気性代謝の進行（すなわち，血中への乳酸の蓄積）である．

クラスⅣ：全血液量の45％を超す（または＞30 mL/kg）出血．この程度の出血になると，著しい出血性ショックとなり，不可逆的になるかもしれない．多臓器不全や重症の代謝性（乳酸）

アシドーシスが臨床徴候である．このクラスには，本章で後述する**大量出血**（massive blood loss）が含まれる．

血液量の推定

血管内容量の正確な評価で重要なのは，それを実施する際に困難が付きまとうことである．血管内容量の臨床評価には多くの欠陥があり，「間違いの喜劇（comedy of errors）」といわれている[7]．

■バイタルサイン

急性の循環血液量減少で起こる脈拍数と血圧の変化について，2つの出血レベルにおける感度と特異度も合わせて**表 11.2** に示す[8,9]．仰臥位での頻脈と低血圧は 1.1 L 以下の血液量不足（標準体型の男性で全血液量の 25％以下の出血）の患者の大半でみられない．頻脈がみられないのは従来の考え方に反するが，逆に，急性出血の患者では徐脈がより頻繁にみられる[8]．

起立性の変化

仰臥位から立位になると 7～8 mL/kg の血液が下肢に移行する[8]．健常人では，この体位変換に伴い脈拍数がわずかに（約 10 回/min）増加し，収縮期血圧が少し（約 3～4 mmHg）低下する．循環血液量減少状態ではこれらの変化が大きくなりうる．循環血液量減少状態では，起立に伴う変化として，少なくとも 30 回/min の脈拍数増加と，20 mmHg 超の収縮期血圧低下が想定される．**表 11.2** に示すように，これらの起立時の変化は，出血量が 630 mL 未満（12％以下の血液量減少）では通常みられない．しかし，それより出血が多い場合は，起立時の脈拍数増加は（**表 11.2** に色枠で数字を囲んで示したように）感度も特異度も高い急性出血の指標である．

まとめると，バイタルサインは循環血液量減少の評価，特に除外診断にほとんど役立たない．仰臥位低血圧は，著しい循環血液量減少の存在を示すものかもしれないが，循環血液量減少時には，重度の血液量減少を示す，より信頼性の高い指標（例：尿量減少，血清乳酸値の上昇）を伴う．

表 11.2 循環血液量減少の診断におけるバイタルサインの検査特性

異常所見	感度／特異度	
	中程度の出血（450～630 mL）[a]	大量出血（600～1,150 mL）[b]
仰臥位頻脈[1]	0／96％	12％／96％
仰臥位低血圧[2]	13％／97％	33％／97％
起立性脈拍数増加[3]	22％／98％	97％／98％
起立性低血圧[4]	9％／94％	不明
	27％／86％	不明

[1] 脈拍数 > 100 回/min，[2] 収縮期血圧 < 95 mmHg，[3] 脈拍数増加 ≧ 30 回/min，[4] 収縮期血圧の低下 > 20 mmHg．
[a] 標準的な体型の成人男性で，全血液量の 10～12.5％の出血．
[b] 標準的な体型の成人男性で，全血液量の 12.5～25％の出血．
〔文献 8，9 より〕

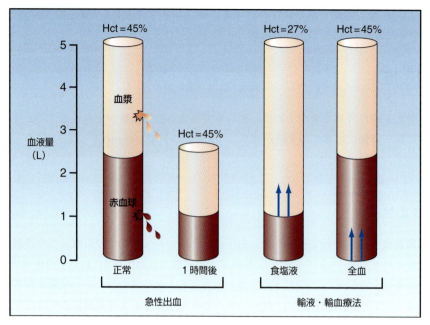

図 11.1　急性出血と輸液療法が血液量とヘマトクリット（Hct）値に及ぼす影響
説明は本文を参照のこと。

■ヘマトクリット値

ヘマトクリット値（およびヘモグロビン濃度）を急性出血の診断と重症度の評価に使用することはともに一般的であるが，不適切でもある。急性出血では，ヘマトクリット値の変化と，血液量不足および赤血球不足との相関は乏しい[10]。この食い違いの理由を図 11.1 に示す。急性出血では全血が減少し，血漿量と赤血球量は同じ比率で減少する。結果的に，急性出血では血液量は減少するが，ヘマトクリット値は低下しない（急性出血時の毛細管再充満によるわずかな希釈効果があるが，通常，有意なヘマトクリット値の低下には至らない）。循環血液量減少はレニン-アンギオテンシン-アルドステロン系を活性化し，それに続く腎臓でのナトリウムと水の蓄積はヘマトクリット値に希釈効果をもたらすので，循環血液量を補充しなくてもゆくゆくはヘマトクリット値は低下していく。この変化は急性出血の 8〜12 時間後に始まり，反応が完全に完成するのに 2〜3 日かかる。

輸液・輸血療法の影響

輸液療法がヘマトクリット値に及ぼす影響を図 11.1 に示す。等張食塩液の輸液は血漿容量を増加させるが赤血球容量は変えないため，ヘマトクリット値は希釈性に低下する。すべての血液を含まない輸液（すなわち，膠質液と晶質液）はヘマトクリット値に対して同様の希釈効果をもっており[11]，輸液量がヘマトクリット値低下の程度を決定する。赤血球を含む輸血による循環血液量補充では効果は異なる。全血輸血を使用した場合のこの効果について，図 11.1 に示す。この場合，赤血球と血漿の容量が同じ比率で増加するので，ヘマトクリット値は変化しない。これは，**急性出血の早期において，ヘマトクリット値は出血量の程度ではなくどのような輸液療法（輸液の種類と投与量）を行ったかを反映する**ことを示している。

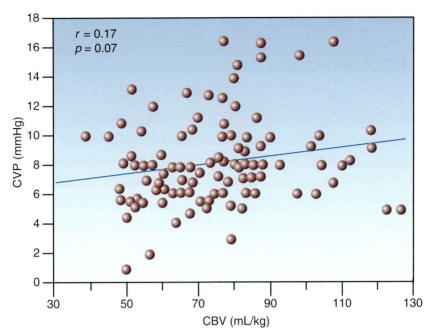

図 11.2　術後患者で，循環血液量（CBV）と中心静脈圧（CVP）を同時測定した 112 の
データを示す散布図
相関係数（r）と p 値は，CVP と血液量に有意な相関関係がないことを示している。
〔文献 14 より改変〕

■侵襲的な測定法

心充満圧

心充満圧〔すなわち，中心静脈圧（CVP）と肺動脈楔入圧〕は，伝統的に，心室容量と循環血液量の評価に重要な役割を担ってきた。しかし，実験的研究で心充満圧と心室拡張終期容積の相関が低いことが示されており〔図 9.3（☞ 128 ページ）参照〕[12]，心充満圧と循環血液量の相関はさらに低いことが示されているので[13~15]，心充満圧測定はいずれの役割にも十分な根拠がない。図 11.2 は，術後患者で同時測定した CVP と循環血液量の関係を示している。データを示す点が散乱して分布していることから，2 つの測定値に有意な相関がないことがうかがえ，図の左上の相関係数（r）と p 値がそれを明示している。他の臨床研究でも同様の結果が報告されている[13, 15]。そして，一貫して CVP と血液量の測定値に相関関係がないことから，**輸液管理における判断では，決して CVP を利用すべきではないと勧告されている**[13]。

全身への酸素運搬

全身への酸素運搬のパラメータについては第 10 章（☞ 140 ページ）で詳しく説明している。出血や循環血液量減少に伴う典型的な変化は，全身への酸素供給量（Do_2）の減少と付随する酸素摂取率（$Sao_2 - Svo_2$）の上昇である。代償性の循環血液量減少では〔図 10.5（☞ 149 ページ）で示すように，酸素摂取率の上昇が Do_2 減少を完全に代償するので〕全身の酸素摂取量（Vo_2）は正常で，循環血液量減少性ショックでは Vo_2 が異常に低い。急性出血時にこれらのパラメータをモニタリングすることは通常不可能で，急性出血で出血性ショックになっているかどうか

の判定には，組織の酸素欠乏の化学マーカーが用いられる。

■酸素欠乏症の化学マーカー

活動性の出血では，好気性エネルギー代謝を維持できなくなる程度まで全身への DO_2 が減少することがある。その結果起こる酸素制限下のエネルギー代謝は，**酸素欠乏症**（dysoxia）としても知られているが，嫌気性糖代謝による乳酸産生の増加を伴う。この状態は，臨床的には出血性ショックであり，血中乳酸濃度の上昇を特徴とする。全血液量のわずか30%（標準体型の男性で1.5 L）の出血でこのような状態になるので，活動性の出血があれば，血清乳酸値や動脈血塩基欠乏により，出血性ショックの徴候を必ず監視する。これら2つの組織酸素化障害のマーカーについては，第10章（☞ 140ページ）で詳しく説明するので，ここでは簡単に触れるのみとする。

血清乳酸値

前述のように，急性出血時の血清乳酸値上昇は出血性ショックの診断根拠である。健常成人と心原性ショック患者の乳酸除去速度が同等であることを示す臨床研究[16]があるので，低灌流状態での乳酸クリアランス減少が乳酸蓄積の原因である可能性は否定的である。血清乳酸値は 2 mmol/L が高値の閾値とされるが，4 mmol/L を超えると死亡率が上昇する[17]。そのため，**4 mmol/L が生命にかかわる血清乳酸値上昇の閾値としてしばしば使用される**。

乳酸クリアランス：図10.6（☞ 153ページ）の棒グラフによると，重症患者の死亡率は治療開始時の乳酸値に関連しているだけではなく，治療開始後の乳酸値の低下速度（乳酸クリアランス）とも相関する。図10.6の右側は，24時間以内に乳酸値が正常化すると死亡率が最も低いことを示している。出血性ショックの外傷患者を対象としたある研究では，乳酸値が24時間以内に正常化した場合は死亡者はおらず，一方で，48時間後まで乳酸値上昇が継続した場合には患者の86%が死亡している[18]。したがって，24時間以内の乳酸値正常化を，出血性ショック患者の治療目標とすることができる（後述）。

動脈血塩基欠乏

動脈血塩基欠乏は，非特異的な代謝性アシドーシスの指標で，血液ガス検査結果に含まれるので，乳酸アシドーシス診断のために代替的測定値として利用されていた。しかし，乳酸測定装置が広く普及し，数分以内に乳酸値がわかるようになって，出血性ショックの評価および管理に，動脈血塩基欠乏は必要とされなくなっている。

■輸液反応性

集中治療における（明確な治療効果がなくリスクが増す）輸液の大量使用の懸念から，経験的な方法で輸液を行う前に，患者の輸液に対する反応性を評価するようになった。このやり方は，隠れた循環血液量減少を明らかにするのが目的ではなく，反応が得られる患者にのみ補充療法を行うための試みである。主として，血管内容量が不明で循環動態が不安定な患者が対象とされ

る。輸液反応性を評価するために心臓の前負荷を調節する機械的な方法が提案されてきたが[19]，それらの方法は問題含みのものであり，輸液反応性の評価には輸液の容量負荷試験が推奨され続けている[20]。

容量負荷試験

容量負荷試験の標準的なやり方はない。重要なのは容量負荷試験が心室の前負荷（すなわち，拡張終期容積）を増やすことであり，この目的を達するためには，輸液する量よりも速度が重要である[21]。臨床研究でよく使われる容量負荷試験では，**等張食塩液 500 mL を 10～15 分かけて投与する**[22]。輸液反応性は心拍出量の反応（超音波ドプラ法を用いて非侵襲的に測定可能）で評価される。容量負荷試験後，少なくとも 12～15％の心拍出量増加で輸液反応性ありとする[23]。このやり方で評価すると，およそ 50％の重症患者で輸液反応性がある[21,23]。この割合は予想よりもかなり低く，容量負荷試験による心室前負荷がしばしば十分でないことを示しているのかもしれない。

下肢の受動的挙上：仰臥位で下肢を水平面から 45°挙上すると 150～750 mL の血液が下肢から心臓に移動するので[19]，"自然な"容量負荷になる。この手技は 30 秒以内に大動脈血流を増加させる[22]。大動脈血流量の 10～15％の増加は，感度および特異度 90％で輸液反応性があることを示す[23]。輸液制限が望ましい状況では，輸液試験負荷の代替策として下肢の受動的挙上が推奨される。腹腔内圧が上昇している患者では，血行動態への効果が減弱もしくは消失するので，推奨されない[24]。

■血液量測定

血液量測定は，従来施行にかなり多くの時間を要していたので，ICU では有用とされていなかった。しかし，1 時間以内での血液量測定を可能にした半自動血液量分析装置（Daxor 社，New

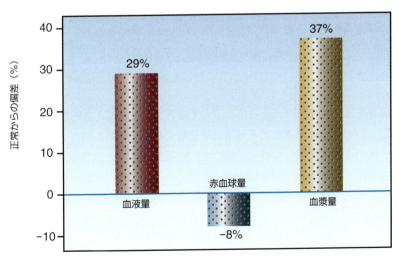

図 11.3　肺動脈カテーテルで管理された循環ショック患者の，血液，血漿および赤血球の容量の正常からの偏差〔データは文献 25 より〕

York, NY）の導入により，状況が変わった。図 11.3 の情報は，外科 ICU において，この装置で測定した結果を示したものである[25]。この事例では，肺動脈カテーテルで管理されている循環ショック患者で，血液，赤血球および血漿の容量が盲検的に測定されており，結果は，血液と血漿の容量が正常よりもかなり多いことを示している。血液量測定が患者管理に利用された場合，測定時の 53% で輸液管理が変更され，死亡率は著しく（24% から 8% に）低下した[25]。さらなる評価検討が必要であるが，これらの結果は，臨床的な血液量推定の限界と，血液量測定が輸液管理に利用されることによる予後改善の可能性を強く示している。

輸液の実施

小さな，変形しない管を通る流体の定常流量は下に示すハーゲン–ポアズイユ（Hagen–Poiseuille）の式によって示される[26]。

$$Q = \Delta P(\pi r^4/8\mu L) \tag{11.1}$$

この式によれば，変形しない管を通る定常流量（Q）は，流れの駆動圧（ΔP）とカテーテル半径（r）の 4 乗に比例し，カテーテルの長さ（L）と注入液の粘度（μ）に反比例する。これらの関係は，次に示すように血管カテーテルを通る輸液の流れにも当てはまる。

■ 中心静脈カテーテルと末梢静脈カテーテルの比較

より太い静脈からはよりすみやかな輸液が可能であるとの認識から，循環血液量減少の治療のために，太い中心静脈にカニューレが挿入される傾向がある。しかし，**輸液速度は静脈の太さではなく，血管カテーテルのサイズによって決定される**。カテーテルサイズが輸液速度に及ぼす影響については第 1 章（☞ 3 ページ）で詳しく述べている。ハーゲン–ポアズイユの式によれば，輸液速度は，長さが短いか内径が大きいカテーテルで速くなる。このことを，図 11.4 に示す。ここでは，重力による滴下での，短い末梢静脈カテーテルと，長いトリプルルーメンの中心静脈カテーテルを通る水の流速を示している。末梢静脈カテーテルの流速は，同じ内径の中心静脈カテーテルの流速の少なくとも 4 倍はある。このことは，**中心静脈カテーテルよりも短く内径の大きい末梢静脈カテーテルが，急速の循環血液量補充で好まれる理由を明らかに示している。**

イントロデューサカテーテル

外傷患者の循環血液量補充では，時には最初の 1 時間で 5 L を超える輸液（>83 mL/min）が必要になり[27]，1 時間に 50 L を超える循環血液量補充を行った例も報告されている[28]。流量はカテーテル半径の 4 乗に比例して増加するので，肺動脈カテーテルの挿入に使用される内径の大きなイントロデューサカテーテル〔図 8.1（☞ 113 ページ）参照〕を用いれば，非常に速い輸液速度が実現できる。これらのイントロデューサカテーテルには 8.5 Fr（外径 2.7 mm）のものや 9 Fr（外径 3 mm）のものがあり，単独で輸液用カテーテルとして使用できる。イントロデューサカテーテルを通る流量は 15 mL/s（900 mL/min，すなわち 54 L/h）にまでなる。これは一般的な（径 3 mm の）静脈カテーテルの最大流量（18 mL/s）よりわずかに少ないだけである[29]。イントロデューサカテーテルのハブの部分にはサイドポートが付いているものがあるが〔図 8.1

第 11 章　出血と血管内容量減少

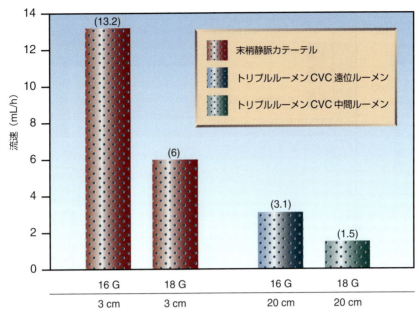

図 11.4　カテーテルのサイズが，重力による水の滴下注入の速度に及ぼす影響
トリプルルーメン中心静脈カテーテル（CVC）は一般的なサイズ（7 Fr，長さ 20 cm）。流速は第 1 章の表 1.2（☞ 8 ページ）と表 1.3（☞ 9 ページ）より。

（☞ 113 ページ）参照〕，その最大流量はイントロデューサカテーテル部分の最大流量の 25％ しかない[29]）。したがって，イントロデューサカテーテルを急速輸液に使用する場合は，サイドポートを用いるべきではない。サイドポートのないイントロデューサカテーテルもあり（例：Cook Access Plus®，Cook Medical 社），急速輸液の際に好まれる。

■赤血球液の輸血

出血の補充に全血製剤は使われず，赤血球喪失は**赤血球液**[*1]（packed red blood cell）で補充される。赤血球液のヘマトクリット値は 55～60％ で，そのため粘度が高い〔ヘマトクリット値と血液粘度の関係については，表 9.2（☞ 136 ページ）参照〕。その結果，生理食塩液で希釈されない限り（ハーゲン－ポアズイユの式で予測できるように）赤血球液はゆっくりとしか流れない。

　生理食塩液による希釈が赤血球液の流速に及ぼす影響を図 11.5 に示す[30]）。単独で注入すると，標準的サイズ（18G もしくは 20G）の末梢静脈カテーテルを通る赤血球液の流速は 3～5 mL/min であり，1 単位の希釈しない赤血球液（およそ 350 mL の容量がある）は 70～117 分（約 1～2 時間）で投与できることになる。これは，血行動態が安定している患者での赤血球喪失の補充には十分だが，活動性出血患者ではより速い流速が必要になる。図 11.5 によれば，赤血球液を生理食塩液 100 mL で希釈すると輸液速度が 7～8 倍になり，250 mL で希釈すると流速は 10 倍を超える。16G カテーテルでの最も速い流速 96 mL/min であれば，1 単位の赤血球

[*1] 訳注：従来，日本赤十字社より赤血球濃厚液として供給されていた製剤は，2014 年 8 月 1 日より赤血球液として供給されるようになった。それに合わせて，「赤血球濃厚液」ではなく，「赤血球液」という名称を使用するようになった。

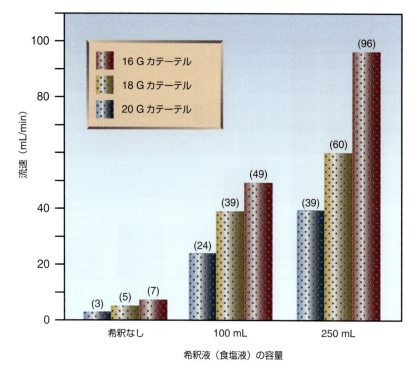

図 11.5　等張食塩液による希釈が，重力による滴下で末梢静脈カテーテルを通る赤血球液の流速に及ぼす影響〔データは文献 26 より〕

液（350 mL ＋生理食塩液 250 mL）を 6〜7 分で投与できる．より速い流速には加圧注入が必要で，16G カテーテルを使う場合は 120 mL/min まで投与速度を上げられる[30]．

循環血液量補充の計画

急性出血に対する治療の当面の目標は，重要臓器への Do_2 を維持することである．Do_2 を決定する因子は次の式で示される〔この式がどのように導かれるかは，第 10 章（☞ 140 ページ）で説明されている〕．

$$Do_2 = CO \times (1.34 \times [Hb] \times Sao_2) \times 10 \tag{11.2}$$

急性出血は，この式の 2 つの要素，心拍出量（CO）と血中ヘモグロビン濃度 [Hb] に影響する．したがって，治療の当面の目標は，心拍出量を増加させることと，十分な [Hb] を維持することである（話が進むにつれ，他の目標も明らかになる）．

■心拍出量の増加促進

低心拍出量がもたらす影響は，貧血がもたらす影響よりもはるかに危険なものである．したがって，出血している患者でまず行うべきは，心拍出量を増加させるための処置である．

表 11.3　各種の補充輸液

輸液の種類	製品	主な使用目的
膠質液	アルブミン溶液（5％，25％） ヒドロキシエチルデンプン（6％） デキストラン	血漿量増量
晶質液	生理食塩液 乳酸リンゲル液 Normosol	細胞外液量増量
赤血球濃厚液	赤血球液	血中酸素含有量の増加
保存血漿	新鮮凍結血漿	凝固因子の補充
凝固因子濃縮製剤	クリオプレシピテート	小容量でのフィブリノゲン補充
血小板濃厚液	保存血小板 アフェレーシス血小板	血小板数の回復

補充輸液

各種の補充輸液を表 11.3 に示す。心拍出量を増加させるために使用される輸液は、晶質液と膠質液である。血漿は、凝固因子補充のために使用され、循環血液量増量剤としては使用されない。晶質液と膠質液の違いを簡単に説明する。

1. 晶質液はナトリウムが豊富な電解質溶液で、細胞外液腔に分布し、細胞外液量を増やす。
2. 膠質液は、容易には血管外へ漏出しない大きな分子を含有する、ナトリウムが豊富な電解質溶液である。血管内にとどまる分子が水分を保持し、結果的に膠質液は主として血管内（血漿）容量を増加させる。

　各種の補充輸液が心拍出量に及ぼす影響を図 11.6[31]に示す。輸液量は（乳酸リンゲル液を除いて）ほぼ同じである。膠質液（デキストラン-40）が心拍出量増加に最も効果的で、乳酸リンゲル液はおよそ 2 倍の量を輸液しているのに、膠質液の 25％程度の効果しかない。心拍出量増加には最も効果がないのは赤血球液で、実際には心拍出量を減少させることが示されている[32]。これは、赤血球液の濃縮された赤血球の粘度の影響によるもので、この粘度の影響から、なぜ全血が膠質液よりも心拍出量増加効果が劣るかを説明できる。

　図 11.6 は、膠質液は晶質液よりも心拍出量を増加させるのにはるかに有効であることを示している。

輸液の分布

心拍出量を増加させるのに、晶質液よりも膠質液のほうが優れていることは、それぞれの輸液の分布区域によって説明できる。晶質液は、本来塩化ナトリウム溶液であり、ナトリウムは細胞外液に均等に分布する。血漿は細胞外液のわずか 25％に相当するだけなので、輸液された晶質液のうちわずか 25％だけが血管内にとどまって血漿量を増やし、残り 75％は間質液量を増やすことになる[33]。一方、膠質液は、容易には血管外へ漏出しない大きな分子を含有し、それら保持された分子が血管内コンパートメントに水分をとどめる。結果として、少なくとも輸液から 2～3 時間は、輸液された膠質液のほぼ 100％が血管内にとどまり、血漿量を増加させる[33]。血漿量を増

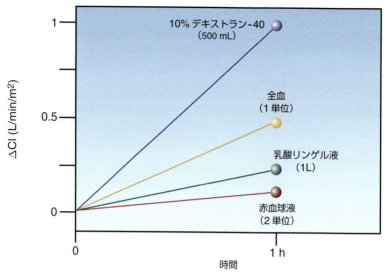

図 11.6 各種の補充輸液を 1 時間かけて投与したあとの心係数の変化
投与量は，乳酸リンゲル液（1L）を除いてほぼ同等（500 mL）である．〔文献 31 より〕

やすことによる心拍出量の増加は，心室前負荷の増大（容量効果）だけでなく，心室後負荷の減少（血液粘度の希釈作用）にも由来するのである．

好まれる輸液

膠質液のほうが血漿量増量と心拍出量増加に優れているにもかかわらず，過去 50 年間，出血性ショックの補充輸液として晶質液が好まれてきた．その原因は次の章で説明するが，晶質液が好まれるのは，晶質液の値段が安いことと，膠質液による補充療法で生存率が上がるという報告がないことが主な理由である[34]．よく使用される晶質液は乳酸リンゲル液で，これは生理食塩液の大量輸液で起こるような代謝性アシドーシスを起こすことはない〔図 12.3（☞ 181 ページ）参照〕．

急性出血を伴わない循環血液量減少では，膠質液は理にかなった選択肢である．特に ICU 患者ではしばしば膠質浸透圧が低下しており，晶質液はそれをさらに低下させてしまう．また，大容量の晶質液による補充療法では，肺，心臓，消化管の浮腫の形成，腹部コンパートメント症候群などの，有害な作用が強く懸念される[34]．第 12 章（☞ 178 ページ）で，より詳細に膠質液と晶質液による循環血液量補充を比較する．

■標準的な循環血液量補充法

活動性出血あるいは低血圧のある外傷患者の標準的な管理法は，晶質液 2L を 15 分で輸液することである[35]．低血圧や出血が続く場合は，平均動脈圧を 65 mmHg 以上に維持するように，晶質液と同時に赤血球液を輸血する．表 11.4（出血性ショックでは全血液量の 30％以上の出血と仮定）に示すように，晶質液の補充量は推定血漿損失量のおよそ 3 倍である．出血がコントロールされ，患者の血行動態が安定すれば，さらなる赤血球液輸血の閾値はヘモグロビン値 7 g/dL，冠動脈疾患患者では 9 g/dL 以上である[36]．

表 11.4　無血液性輸液の補充容量の推定

ステップ	方法
1. 正常血液量（BV）の推定	BV = 66 mL/kg（男性） BV = 60 mL/kg（女性）
2. 出血量（%）の推定	クラス I：<15% クラス II：15〜30% クラス III：30〜45% クラス IV：>45%
3. 血液量不足（BVD）の計算	BVD = BV × 出血量（%）
4. 血漿量不足（PVD）の計算	PVD = 0.6 × BVD
5. 補充容量（RV）の概算	RV = PVD × 1（膠質液） RV = PVD × 3（晶質液）

■ダメージコントロール蘇生

コントロールできない大量出血が出血性ショックの主たる死因なので，大量出血（24時間で全血液量の出血と定義）事例で，出血の程度を制限するために，次のような対応をとる。これらの対応は**ダメージコントロール蘇生**（damage control resuscitation）として知られる総合的な対応の一部分である[37]。

低血圧での管理

戦闘による負傷や，穿通性外傷に関する観察報告では，出血がコントロールされる前の積極的な循環血液量の補充が出血を悪化させうることが示されてきた[34,37]。このことから，出血性ショック状態の外傷患者では，出血がコントロールされるまでは低血圧（すなわち，収縮期血圧 90 mmHg，あるいは平均血圧 50 mmHg）を容認するように強調されるようになった。そして，この方法が循環血液補充量を減らし[38,39]，生存率を上昇させる[38]ことが示されてきた。ただし，低血圧が容認されるのは，十分な臓器灌流の証拠があるとき（例えば，患者が意識清明で指示に従う場合）のみである。

止血促進のための補充療法

新鮮凍結血漿：大量出血の補充療法として，従来は赤血球液6単位ごとに新鮮凍結血漿（fresh frozen plasma：FFP）を1単位投与していた[34]。しかし，重症外傷患者には治療開始時に凝固障害があることが多いことがわかり[40]，赤血球液1単位あるいは2単位ごとにFFP1単位が投与されるようになった。この方法により生存率が改善することが，いくつかの研究で示されている[34,37,41]。FFPはプロトロンビン時間国際標準比（PT-INR）が1.5未満かつAPTTが正常値の1.5倍未満の維持を目標に投与される[42]。

クリオプレシピテート：FFPはフィブリノゲンのよい供給源だが（2〜5 g/L），クリオプレシピテートは同量のフィブリノゲンをより少ない容量で供給する〔150〜200 mL（すなわち，クリオプレシピテート2パック）中に3.2〜4 g〕[42]。このため，輸液量制限が望ましい場合でも，血清フィブリノゲン値を維持（>1 g/L）するために使用できる。

血小板：赤血球液 10 単位ごとに血小板濃厚液を 1 単位投与する標準的投与法も疑問視されており，赤血球液 2～5 単位ごとに血小板濃厚液 1 単位を投与すると生存率が改善することが報告されている[34]。血小板濃厚液と赤血球液との理想的な割合は明らかにされておらず，血小板輸血は血小板数を指標にできる。出血が継続している場合は，血小板数を $> 50,000/\mu L$ に維持することが標準的な目標であるが，出血がコントロールできるまでは，血小板数 $> 75,000/\mu L$ を推奨する者もいる[42]。

低体温予防

重症外傷では体温調節が損なわれ，外傷に起因する低体温（体温 $< 32℃$）では，おそらく凝固因子と血小板の活性低下によって，死亡率が増加する[37]。室温の輸液製剤や，冷たい輸血製剤（4℃ で保存される）の投与には低体温のリスクがあるので，大量出血の補充療法では，ルーチンで輸液回路内に加温装置が使用される[28]。加温ブランケットと輸液回路内加温装置の使用によって，野戦病院での低体温の頻度が 1% 未満に減少している[37]。

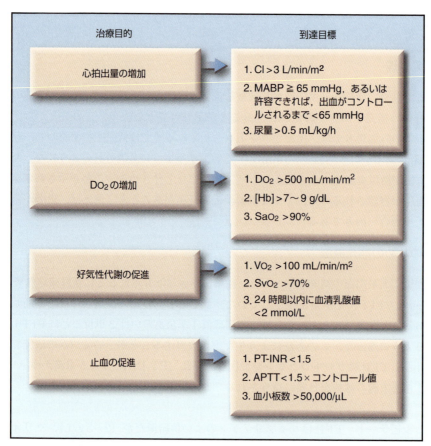

図 11.7　出血性ショックにおける循環血液量補充の一般的な治療目的とそれに関連する到達目標
CI：心係数，MABP：平均動脈圧，DO_2：全身への酸素供給量，[Hb]：血中ヘモグロビン濃度，VO_2：全身の酸素消費量，$S\bar{v}O_2$：混合静脈血酸素飽和度，PT-INR：プロトロンビン時間国際標準比，APTT：活性化部分トロンボプラスチン時間

■循環血液量補充の到達目標

出血性ショックにおける循環血液量補充の一般的な治療目的とそれに関連した到達目標のまとめを，図 11.7 に示す（心拍出量や酸素運搬の指標など，いくつかの到達目標はいつも利用できるわけではない）。出血量を制限し，組織の虚血を適切に改善することが最も重要であり，24 時間以内の血清乳酸値正常化が最も重要な到達目標である。

循環血液量補充後傷害

出血性ショックにおいて，血圧とヘモグロビン濃度が回復したからといって良好な予後が保証されるわけではない。なぜなら，48～72 時間のうちに多臓器不全が進行する可能性があるからである[43]。循環血液量補充後傷害のなかで最も早期に症状が発現するのは，急性呼吸促迫症候群〔第 23 章（☞ 363 ページ）参照〕による進行性の呼吸障害であり，続いて 5～6 日のうちに，腎臓，肝臓，心臓および中枢神経系などに進行性の障害が起こることがある。死亡率は，障害が起こる臓器の数により決まり，平均 50～60％である[43]。

■病態生理

循環血液量補充後傷害は**再灌流傷害**（reperfusion injury）の 1 つであり[44]，腸管循環に起因すると信じられている。腸管循環では，虚血性の腸の再灌流により炎症性サイトカインが放出され，体循環に入って血管内の好中球を活性化する。活性化された好中球は毛細管壁に付着し，重要臓器の実質に迷入し炎症性傷害を引き起こす[43]〔第 14 章（☞ 214 ページ）で説明するように，これは敗血症に伴う多臓器不全の機序である〕。

　組織虚血の改善に要した時間（例：乳酸クリアランス > 24 h），晶質液の補充容量（すなわち，腹部コンパートメント症候群を起こす），赤血球輸血量（> 6 単位/12 h），輸血された血液の保存期間（保存期間 > 3 週間）など，いくつかの因子が循環血液量補充後傷害発症の誘因となる[43]。多臓器不全の発症が循環血液量補充の 3 日後以降であれば，感染が関与しているかもしれない[43]。

■管理

循環血液量補充後傷害に対する特別な治療はない。迅速に虚血を改善すること，循環血液量補充の容量（晶質液も赤血球製剤も）を制限すること，可能ならば，保存期間の長い赤血球製剤の使用を避けることといった予防法が推奨される。遅発性の多臓器不全（治療後 72 時間以降に発症）では，基礎にある敗血症の認識と迅速な治療が必須である。

おわりに

本章では，以下の点が強調に値する。

1. 中心静脈圧（CVP）測定を含む血管内容量の臨床的評価は，非常に不完全であり，「間違い

の喜劇」といわれる[7]。
2. 血液量を直接測定することは臨床的に可能ではある。しかし，それほど利用されていない。
3. 膠質液は，血漿量を増やし心拍出量を増加させるのに，晶質液よりもはるかに有効である。それでも，費用の観点と，膠質液によって生存率が改善されると示されていないことから，出血性ショックの循環血液量補充には晶質液が好んで使われる。
4. 重症外傷患者のダメージコントロール蘇生では，低血圧での管理（出血がコントロールできるまで，通常よりも低い血圧を維持する）や止血促進のための補充療法（新鮮凍結血漿や血小板を，通常よりも頻繁に投与する）のような，通常の輸液輸血以外の処置を併用する。
5. 24時間以内の血清乳酸値の正常化が循環血液量補充療法の到達目標である。それが，良好な予後に最も関連している。
6. 出血性ショックに対する循環血液量補充の48〜72時間後に，再灌流による全身の炎症性反応の結果として多臓器不全が起こることがある。

■文献

体液と出血

1. Walker RH (ed). Technical Manual of the American Association of Blood Banks. 10th ed., Arlington, VA: American Association of Blood Banks, 1990:650.
2. Moore FD, Dagher FJ, Boyden CM, et al. Hemorrhage in normal man: I. Distribution and dispersal of saline infusions following acute blood loss. Ann Surg 2966; 163:485–504.
3. Moore FD. Effects of hemorrhage on body composition. New Engl J Med 1965; 273:567–577.
4. American College of Surgeons. Advanced Trauma Life Support Manual, 7th ed. Chicago, IL: American College of Surgeons, 2004.
5. Schadt JC, Ludbrook J. Hemodynamic and neurohumoral responses to acute hypovolemia in conscious animals. Am J Physiol 1991; 260:H305–H318.
6. Fiddian-Green RG. Studies in splanchnic ischemia and multiple organ failure. In Marston A, Bulkley GB, Fiddian-Green RG, Haglund UH, eds. Splanchnic ischemia and multiple organ failure. St. Louis, CV Mosby, 1989:349–364.

血液量の推定

7. Marik PE. Assessment of intravascular volume: A comedy of errors. Crit Care Med 2001; 29:1635.
8. McGee S, Abernathy WB, Simel DL. Is this patient hypovolemic. JAMA 1999; 281:1022–1029.
9. Sinert R, Spektor M. Clinical assessment of hypovolemia. Ann Emerg Med 2005; 45:327–329.
10. Cordts PR, LaMorte WW, Fisher JB, et al. Poor predictive value of hematocrit and hemodynamic parameters for erythrocyte deficits after extensive vascular operations. Surg Gynecol Obstet 1992; 175:243–248.
11. Stamler KD. Effect of crystalloid infusion on hematocrit in nonbleeding patients, with applications to clinical traumatology. Ann Emerg Med 1989; 18:747–749.
12. Kumar A, Anel R, Bunnell E, et al. Pulmonary artery occlusion pressure and central venous pressure fail to predict ventricular filling volumes, cardiac performance, or the response to volume infusion in normal subjects. Crit Care Med 2004; 32:691–699.
13. Marik PE, Baram M, Vahid B. Does central venous pressure predict fluid responsiveness? Chest 2008; 134:172–178.
14. Oohashi S, Endoh H. Does central venous pressure or pulmonary capillary wedge pressure reflect the status of circulating blood volume in patients after extended transthoracic esophagectomy? J Anesth 2005; 19:21–25.
15. Kuntscher MV, Germann G, Hartmann B. Correlations between cardiac output, stroke volume, central venous pressure, intra-abdominal pressure and total circulating blood volume in resuscitation of major burns. Resuscitation 2006; 70:37–43.
16. Revelly JP, Tappy L, Martinez A, et al. Lactate and glucose metabolism in severe sepsis and cardiogenic shock. Crit Care Med 2005; 33:2235–2240.
17. Okorie ON, Dellinger P. Lactate: biomarker and potential therapeutic agent. Crit Care Clin 2011; 27:299–326.
18. Abramson D, Scalea TM, Hitchcock R, et al. Lactate clearance and survival following injury. J Trauma 1993; 35:584–589.
19. Enomoto TM, Harder L. Dynamic indices of preload. Crit Care Clin 2010; 26:307–321.

20. Antonelli M, Levy M, Andrews PJD, et al. Hemodynamic monitoring in shock and implications for management. International Consensus Conference, Paris France, 2006. Intensive Care Med 2007; 33:575–590.
21. Cecconi M, Parsons A, Rhodes A. What is a fluid challenge? Curr Opin Crit Care 2011; 17:290–295.
22. Monnet X, Rienzo M, Osman D, et al. Passive leg raising predicts fluid responsiveness in the critically ill. Crit Care Med 2006; 34:1402–1407.
23. Cavallaro F, Sandroni C, Marano C, et al. Diagnostic accuracy of passive leg raising for prediction of fluid responsiveness in adults: systematic review and meta-analysis of clinical studies. Intensive Care Med 2010; 36:1475–1483.
24. Mahjoub Y, Touzeau J, Airapetian N, et al. The passive leg-raising maneuver cannot accurately predict fluid responsiveness in patients with intra-abdominal hypertension. Crit Care Med 2010; 36:1824–1829.
25. Yu M, Pei K, Moran S, et al. A prospective randomized trial using blood volume analysis in addition to pulmonary artery catheter, compared with pulmonary artery catheter alone to guide shock resuscitation in critically ill surgical patients. Shock 2011; 35:220–228.

輸液の実施

26. Chien S, Usami S, Skalak R. Blood flow in small tubes. In Renkin EM, Michel CC (eds). Handbook of Physiology. Section 2: The cardiovascular system. Volume IV. The microcirculation. Bethesda: American Physiological Society, 1984:217–249.
27. Buchman TG, Menker JB, Lipsett PA. Strategies for trauma resuscitation. Surg Gynecol Obstet 1991; 172:8–12.
28. Barcelona SL, Vilich F, Cote CJ. A comparison of flow rates and warming capabilities of the Level 1 and Rapid Infusion Systems with various-size intravenous catheters. Aneth Analg 2003; 97:358–363.
29. Hyman SA, Smith DW, England R, et al. Pulmonary artery catheter introducers: Do the component parts affect flow rate? Anesth Analg 1991; 73:573–575.
30. de la Roche MRP, Gauthier L. Rapid transfusion of packed red blood cells: effects of dilution, pressure, and catheter size. Ann Emerg Med 1993; 22:1551–1555.

循環血液量補充の計画

31. Shoemaker WC. Relationship of oxygen transport patterns to the pathophysiology and therapy of shock states. Intensive Care Med 1987; 213:230–243.
32. Marik PE, Sibbald WJ. Effect of stored-blood transfusion on oxygen delivery in patients with sepsis. JAMA 1993; 269:3024–3029.
33. Imm A, Carlson RW. Fluid resuscitation in circulatory shock. Crit Care Clin 1993; 9:313–333.
34. Dantry HP, Alam HB. Fluid resuscitation: past, present, and future. Shock 2010; 33:229–241.
35. American College of Surgeons. Shock. In Advanced Trauma Life Support Manual, 7th ed. Chicago: American College of Surgeons, 2004:87–107.
36. Napolitano LM, Kurek S, Luchette FA, et al. Clinical practice guideline: red blood cell transfusion in adult trauma and critical care. Crit Care Med 2009; 37:3124–3157.
37. Beekley AC. Damage control resuscitation: a sensible approach to the exanguinating surgical patient. Crit Care Med 2008; 36:S267–S274.
38. Bickell WH, Wall MJ Jr, Pepe PE, et al. Immediate versus delayed fluid resuscitation for hypotensive patients with penetrating torso injuries. N Engl J Med 1994; 331:1105–1109.
39. Morrison CA, Carrick M, Norman MA, et al. Hypotensive resuscitation strategy reduces transfusion requirements and severe postoperative coagulopathy in trauma patients with hemorrhagic shock: preliminary results of a randomized controlled trial. J Trauma 2011; 70:652–663.
40. Brohi K, Singh J, Heron M, Coats T. Acute traumatic coagulopathy. J Trauma 2003; 54:1127–1130.
41. Magnotti LJ, Zarzaur BL, Fischer PE, et al. Improved survival after hemostatic resuscitation: does the emperor have no clothes? J Trauma 2011; 70:97–102.
42. Stainsby D, MacLennan S, Thomas D, et al., for the British Committee for Standards in Hematology. Guidelines on the management of massive blood loss. Br J Haematol 2006; 135:634–641.

循環血液量補充後傷害

43. Dewar D, Moore FA, Moore EE, Balogh Z. Postinjury multiorgan failure. Injury 2009; 40:912–918.
44. Eltzschig HK, Collard CD. Vascular ischaemia and reperfusion injury. Br Med Bull 2004; 70:71–86.

Chapter 12

膠質液と晶質液による循環血液量の補充

> 科学の秘訣は，当を得た問いかけをすることである。
> Sir Henry Tizard

1861年に，拡散に関する研究のなかでトーマス・グレアム（Thomas Graham）は，羊皮紙膜を通過して拡散する能力によって物質を晶質と膠質に分類した。晶質（crystalloid）は容易に膜を通過したが，膠質〔colloid（「糊」を意味するギリシャ語に由来している）〕は通過しなかったのだ。輸液も同様に，血管内コンパートメントと間質液コンパートメントを隔てる毛細管壁を通り抜ける能力によって分類される（図12.1参照）。本章では，臨床使用できる各種の晶質

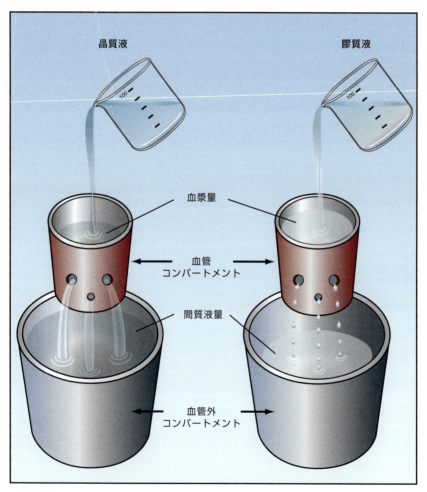

図12.1 膠質液と晶質液の，血漿量および間質液量増量作用の違いを表現した図
詳細は本文を参照のこと。

液と膠質液を挙げ，個々の製剤とグループの全体について，それら輸液の際立った特徴を説明する。

晶質液

■容量分布

晶質液は，血管内から間質液コンパートメントに自由に拡散できる小さな分子を含む電解質溶液である。晶質液の主な成分は塩化ナトリウム（NaCl）である。ナトリウムは細胞外液量の主たる決定因子で，細胞外液に均等に分布している。晶質液中のナトリウムも細胞外液に均等に分布する。血漿量は間質液量のわずか25%なので〔表11.1（☞ 161ページ）参照〕，輸液した晶質液のわずか25%が血漿量を増やし，75%は間質液を増加させる。したがって，**晶質液の主たる効果は，血漿量ではなく間質液量を増加させることである。**

■等張食塩液

最も広く使用されている晶質液の1つは0.9% NaCl溶液で[1)]，米国で年間2億リットル販売されている（Baxter Healthcare社の資料より）。この溶液は，生理食塩液（normal saline），生理的食塩液（physiologic saline）や等張食塩液（isotonic saline）などのさまざまな名前をもつが，そのいずれもが適切ではない（次に説明）。ここでは，高張食塩液（hypertonic saline）（後述）と区別するために，0.9% NaCl に**等張食塩液**という用語を使う。

生理食塩液は normal ではない

0.9% NaCl を表す用語として最もよく使われるのは**生理食塩液**（normal saline）である。しかし，この溶液は化学的にも生理学的にも normal ではない。1規定（one-normal：1 N）の NaCl 溶液は1 L中に58 g（ナトリウムと塩素の分子量の合計）の NaCl を含むが，0.9% NaCl 溶液1 L中に含まれる NaCl は9 gだけである。0.9% NaCl の組成は細胞外液の組成と異なるので，生理学的にも normal ではない。このことを**表 12.1** に示す。血漿（細胞外液）と比べると，0.9% NaCl はナトリウム濃度が高く（154 mEq/L vs. 140 mEq/L），塩素濃度はずっと高く（154 mEq/L vs. 103 mEq/L），浸透圧（308 mOsm/L vs. 290 mOsm/L）は高く，pHは低い（5.7 vs. 7.4）。次に説明するように，これらの違いは体液バランスと酸塩基平衡に有害となりうる。

容量効果

0.9% NaCl の血漿量と間質液量を増加させる効果を**図 12.2** に示す。1 Lの0.9% NaCl 輸液は血漿量を275 mL，間質液量を825 mL増やす[6)]。これは晶質液で予想される分布である。しかし，思いがけない所見がある。すなわち，細胞外液量の総増加量（1,100 mL）が，輸液量よりもわずかに多いのである。これは，表 12.1 に示すように，0.9% NaCl が細胞外液と比べわずかに高張であるために起こる，細胞内から細胞外への体液の移動の結果である。

間質性浮腫：0.9% NaCl の輸液は，ナトリウム含有量がより少ない晶質液（例：乳酸リンゲル

第 IV 部 循環血流の障害

表 12.1 血漿と晶質液の比較

溶液	mEq/L Na	Cl	K	Ca[a]	Mg	緩衝剤	pH	浸透圧 (mOsm/L)
血漿	140	103	4	4	2	HCO_3^- [2]	7.4	290
0.9% NaCl	154	154	–	–	–	–	5.7	308
7.5% NaCl 溶液[b]	1,283	1,283	–	–	–	–	5.7	2,567
リンゲル液	147	156	4	4	–	–	5.8	309
乳酸リンゲル液	130	109	4	3	–	乳酸[3]	6.5	273
酢酸リンゲル液	131	109	4	3	–	酢酸[3]	6.7	275
Normosol® Plasma-Lyte A™	140	98	5	–	3	酢酸[4] グルコン酸[5]	7.4	295

[a] イオン化カルシウム濃度(mg/dL)。
[b] 販売されていない。

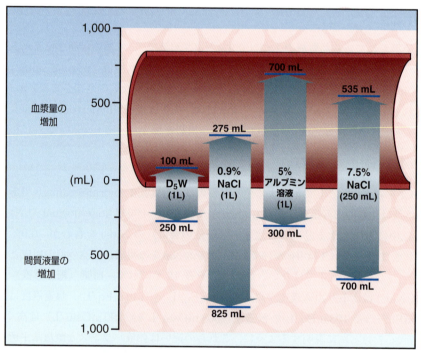

図 12.2 晶質液と膠質液が血漿量および間質液量に及ぼす影響
それぞれの輸液の投与量は括弧内に示す。D_5W:5% ブドウ糖液〔データは文献 6 より〕

液, Plasma-Lyte™) よりも間質性浮腫を増強する[7]。これは, 0.9% NaCl によるナトリウム負荷の増大と関係している。このナトリウム負荷の増大により, (先ほど説明したように)間質液の「張度(tonicity)」は高くなり, レニン–アンギオテンシン–アルドステロン系を抑制することでナトリウム蓄積が促進される[8]。0.9% NaCl 輸液後には, おそらく塩素による腎臓の血管収縮が原因の腎灌流の減少も観察されている[7]。0.9% NaCl により間質性浮腫が増加すると, 予後に悪影響を及ぼしかねない[9]。

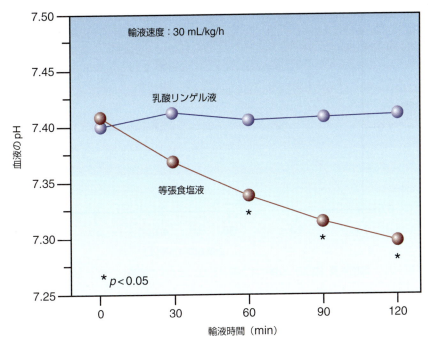

図 12.3 予定手術患者における，等張食塩液（0.9% NaCl）と乳酸リンゲル液が血液 pH に及ぼす影響の比較
各輸液の 2 時間後の総投与量は 5～6 L である。〔データは文献 10 より〕

酸塩基平衡に及ぼす効果

図 12.3 に示すように，0.9% NaCl の大量輸液は代謝性アシドーシス（metabolic acidosis）を引き起こす[10, 11]。この臨床研究[10]では，2 時間にわたり 30 mL/kg/h の速度で等張食塩液（0.9% NaCl）を輸液すると進行性の血液 pH の低下（7.41 から 7.28 へ）が観察された。一方で，同様の速度で乳酸リンゲル液を輸液しても pH は変化しなかった。食塩液によって引き起こされる代謝性アシドーシスは高塩素性アシドーシス（hyperchloremic acidosis）で，血漿に比べ 0.9% 食塩液の塩素濃度が高い（154 mEq/L vs. 103 mEq/L）ことによって起こる。そして，乳酸リンゲル液と血漿の塩素濃度が同等であることは（表 12.1 参照），乳酸リンゲル液の大量輸液が pH に影響しない理由を説明するものである。

強イオン差：晶質液が酸塩基平衡に及ぼす影響は，強イオン差（strong ion difference：SID）によっても説明できる。これは，細胞外液中の容易に分離する（強）陽イオンと陰イオンの差である[12]（ナトリウムと塩素は細胞外液中で最も豊富な強イオンなので，血漿の SID は血漿 [Na] − 血漿 [Cl] とほぼ同じである。HCO_3 は強イオンではないので，血漿 HCO_3 は SID には含まれない）。電気的に中性であるためには，細胞外液中の陽イオンと陰イオンの濃度が等しくなければならない。そのため，SID と水から分離するイオン（H^+ と OH^-）との関係は次のように表すことができる。

$$SID + [H^+] - [OH^-] = 0 \tag{12.1}$$

生理的な pH の範囲では $[OH^-]$ は無視できるので，式 (12.1) は次のように書き換えられる。

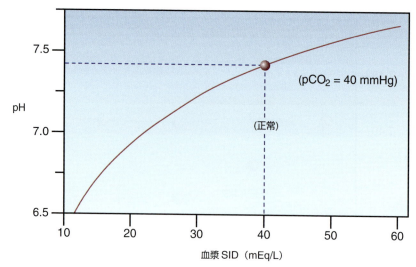

図 12.4　細胞外液（血漿）の強イオン差（SID）と pH の関係
血漿の正常 SID はおよそ 40 mEq/L。血漿に対する晶質液の相対的な SID が酸塩基平衡に及ぼす影響を決定する。詳細は本文を参照のこと。〔文献 13 より改変〕

$$SID + [H^+] = 0 \tag{12.2}$$

この関係によれば，電気的中性を維持するためには，SID の変化は相反する $[H^+]$ の変化（すなわち，比例した pH の変化）を伴わなければならない。血漿の SID と pH の関係を図 12.4[13] に示す。（$[H^+]$ の代わりに pH を使っているので）SID と pH は同じ向きに変化することに注意を要する。（点線で示しているように）血漿の正常 SID は 40 mEq/L で，これは正常血漿の $[Na^+] - [Cl^-]$（140 mEq/L − 103 mEq/L）とほぼ同じである。

　輸液製剤の SID によって，それらが血漿の pH に及ぼす効果は決まる。0.9% NaCl の SID はゼロ（Na − Cl = 154 − 154 = 0）なので，0.9% NaCl の投与は血漿の SID を低下させ，血漿 pH を下げる。乳酸リンゲル液の SID は，投与された乳酸がすべて代謝されるとすると 28 mEq/L（Na + K + Ca − Cl = 130 + 4 + 3 − 109 = 28）である。この SID は，血漿の正常 SID とそれほどかけ離れてはいないので，乳酸リンゲル液の投与が血漿 pH に及ぼす影響は 0.9% NaCl よりも少ない。

■リンゲル液

カエルの摘出心臓の収縮を研究していた英国の内科医であるシドニー・リンガー（Sydney Ringer）は，1880 年，心収縮を促し細胞の生存力を高めるために，カルシウムとカリウムを添加した塩化ナトリウム溶液を発表した[14]。この溶液は表 12.1 にリンゲル液（Ringer's injection）として示しており，本質的にはカリウムとイオン化カルシウムを添加した 0.9% NaCl である。

乳酸リンゲル液

1930 年代はじめに，米国の小児科医であるアレクシス・ハルトマン（Alexis Hartmann）が，代謝性アシドーシスの治療のために，緩衝作用をもたせる目的で乳酸ナトリウムをリンゲル液

に添加した[14]。この輸液は，もともとはハルトマン液（Hartmann's solution）と呼ばれていたが，現在では乳酸リンゲル液（Ringer's lactate）として知られている。この輸液の組成は表 12.1 に示してある。乳酸ナトリウムからのナトリウムの遊離分を相殺するために，乳酸リンゲル液のナトリウム濃度は低くしてあり，乳酸分子の負の荷電分を補正するために塩素濃度を低くしてある。2つの電解質濃度の変更によって電気的に中性の塩化ナトリウム溶液になっている。

酢酸リンゲル液

（例えば，肝疾患により）乳酸クリアランスが障害されている患者では，乳酸リンゲル液の大量投与で血清乳酸値が上昇する恐れがあることから，乳酸緩衝剤を酢酸に変更して，**酢酸リンゲル液**（Ringer's acetate）がつくられた。酢酸は肝臓よりも筋肉内で代謝されるので[14]，肝不全患者では，酢酸リンゲル液は乳酸リンゲル液の代替輸液として理にかなっている（乳酸リンゲル液が血清乳酸値に及ぼす影響は後述）。表 12.1 に示すように，酢酸リンゲル液と乳酸リンゲル液の組成は，緩衝剤を除いてほぼ同じである。

利点と欠点

等張食塩液（0.9% NaCl）に比べて，乳酸リンゲル液と酢酸リンゲル液の主たる利点は，酸塩基平衡にほとんど影響しないことである。リンゲル液の主たる欠点はカルシウムの含有である。すなわち，リンゲル液中のイオン化カルシウムが保存赤血球に含まれるクエン酸抗凝固薬に結合し，凝血塊形成を促進することである。このため，**リンゲル液を赤血球液輸血のための希釈液として使用することは禁忌である**[15]。しかし，リンゲル液の量が赤血球液の量の 50% を超えなければ，凝血塊形成は起こらない[16]。

乳酸で考慮すべきこと：すでに述べたように，乳酸リンゲル液に含有される乳酸（28 mmol/L）により，大量輸液時の見かけの高乳酸血症のリスクが懸念される。健常人で 1 L の乳酸リンゲル液を 1 時間かけて輸液しても血清乳酸値は上昇しない[12]。循環ショックや肝不全によって乳酸クリアランスが障害されていたであろう重症患者での，乳酸リンゲル液投与の血清乳酸値に及ぼす影響は知られていない。しかし，乳酸クリアランスがゼロであれば，5 L の血液量を 1 L 増やすように乳酸リンゲル液を投与すると（そのためには 3～4 L の輸液が必要になる），血清乳酸値は 4.6 mmol/L 上昇する[17]。したがって，実際に血中から乳酸を排泄する能力のまったくない患者に大量に輸液しない限り，乳酸リンゲル液が血清乳酸値に大きく影響することはなさそうである。

　乳酸リンゲル液を輸液している静脈カテーテルからの採血では，見かけの高血清乳酸値となることがある[18]。このため，乳酸リンゲル液の投与を受けている患者では，乳酸値測定のための採血は，輸液用カテーテルの入っている部位以外で行うべきである。

■他の緩衝塩類溶液

表 12.1 の晶質液のうち 2 つ（すなわち，Normosol® と Plasma-Lyte™）では，カルシウムの代わりにマグネシウムを含有しており，pH を 7.4 に保つために，酢酸とグルコン酸，両方の緩衝剤を含有している。これらの輸液は，等張食塩液や乳酸リンゲル液ほど使用されてはいない

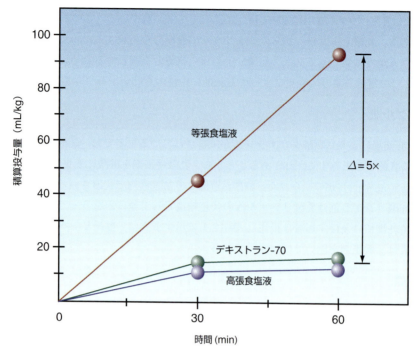

図 12.5 出血性ショックの動物モデルにおいて正常な大動脈血流量を維持するのに必要な3つの輸液剤の量の比較〔データは文献 19 より〕

が，カルシウムを含有していないので，赤血球輸血の希釈液に適しており，Plasma-Lyte™ では，等張食塩液に比べ間質性浮腫を起こしにくいことが報告されている[7,9]。

■高張食塩液

7.5% NaCl のような高張食塩液（浸透圧が血漿の8〜9倍）は，等張の晶質液よりも，細胞外液量を増加させるのにはるかに有効である。これを図 12.2 に示す。7.5% NaCl 250 mL の投与は細胞外液量を 1,235 mL 増加させる。これは輸液量のおよそ5倍である（増加分の容量は細胞内液に由来する）。動物実験で，高張食塩液が出血性ショックの輸液量制限下での循環血液量補充に有効であることが示されている。これを図 12.5 に示す。高張食塩液は，等張食塩液で必要な量の5分の1の量で心拍出量を回復維持することが可能であることが示されている[19]。

図 12.5 で示されるような情報は，少ない補充輸液容量が望ましい状況，例えば，外傷患者，特に外傷性脳損傷がある場合の病院搬送前の循環血液量補充に，高張食塩液が適していることを示唆している[20]。しかし，残念ながら，蓄積されたエビデンスでは，外傷性ショック[21]あるいは外傷性脳損傷[22]の管理において，等張晶質液と比べ高張食塩液に，明らかに救命に有利な点は示されていない。高膠質浸透圧-高張輸液を作成するために，高張食塩液に6%デキストラン-70 を添加しても，結果は変わらなかった[20,22,23]。結果的に，現時点では，循環血液量補充療法のなかで，高張液による補充療法の存在価値はない。

5％ブドウ糖液

本項で説明するように，かつてのような頻繁な5％ブドウ糖液の使用は流行らなくなった。

■タンパク質異化抑制効果

経管栄養と完全静脈栄養（total parenteral nutrition：TPN）が一般的になる前には，食べることができない患者への栄養供給には5％ブドウ糖液が使用されていた。ブドウ糖は完全に代謝されると1gあたり3.4kcalを供給する。よって，5％ブドウ糖液（1Lあたりブドウ糖50g）は1Lあたり170kcalを供給する。1日に3L（125mL/min）の5％ブドウ糖液を投与すれば，$3 \times 170 = 510$kcal/日供給することになる。これは，栄養を供給するための内因性タンパク質分解を抑制〔すなわち，**タンパク質異化抑制効果（protein-sparing effect）**〕するのに十分な非タンパク質栄養である。しかし，ほとんどの患者が経管栄養に耐えられ，そうでない患者はTPNを受けられるので，これはもはや不要である。

■容量効果

輸液にブドウ糖を添加すると浸透圧が上昇する（50gのブドウ糖は輸液の浸透圧を278mOsm/L増やす）。5％ブドウ糖液では，添加されたブドウ糖が血漿に近い浸透圧をもたらす。しかし，ブドウ糖は細胞に取り込まれて代謝されるので，浸透圧効果はすぐに弱まり，投与された水は細胞内に入る。これを図12.2に示す。1Lの5％ブドウ糖液投与は，細胞外液量（血漿と間質液の合計）を約350mL増加させる。これは，残り650mL（輸液量の3分の2）は細胞内に移動することを意味している。それゆえに，**5％ブドウ糖液の主要な効果は細胞の膨張になるのである**。

ブドウ糖を0.9％NaClに添加すると，5％ブドウ糖液とは逆の効果が起こる，すでに述べたように，0.9％NaClの浸透圧は細胞外液よりもわずかに高く（308mOsm/L vs. 290mOsm/L），これが細胞内から細胞外への水の移動を起こす。50gのブドウ糖を添加して5％ブドウ糖加生理食塩液をつくると，浸透圧は560mOsm/Lとなる。これは細胞外液の正常な浸透圧のおよそ2倍である。もし（重症患者でよくみられるように）ブドウ糖利用が障害されていると，5％ブドウ糖加生理食塩液の大量輸液は，細胞の脱水を起こす可能性がある。

■乳酸産生の増加

健常人では，輸液されたブドウ糖のうち乳酸産生に使われるのはわずか5％である。しかし，組織低灌流のある重症患者では，ブドウ糖代謝の85％もが乳酸産生に転換される[24]。この効果を図12.6に示す。図の例では，組織低灌流は腹部大動脈瘤手術時の大動脈遮断によって起こっていた[25]。正常な心充満圧を維持するために，患者はリンゲル液または5％ブドウ糖液の術中輸液を受けていた。ブドウ糖を含む輸液が行われた場合，大動脈遮断後，血清乳酸値が上昇し始め，手術中を通じて高値が持続した。これらの結果は，**循環血流が障害されると，5％ブドウ糖液の投与は乳酸産生と血清乳酸値の著しい上昇を起こしかねない**ことを示している。

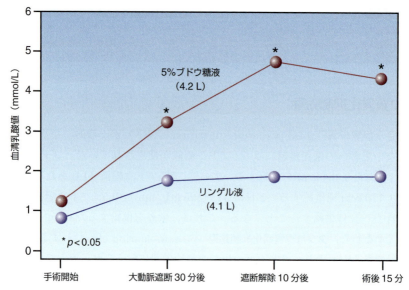

図 12.6 術中輸液中のブドウ糖の有無が腹部大動脈瘤手術を受ける患者の血液乳酸値に及ぼす影響

各ポイントは 10 人の対象患者の平均乳酸値を示す。各輸液の平均投与量を括弧内に示す。
〔データは文献 25 より〕

■高血糖

ICU に収容される患者のおよそ 20％は糖尿病で[26]，90％もの患者が ICU 滞在中に高血糖を起こす[5]。重症患者における高血糖には，免疫抑制[26]，感染のリスク増大[5]，虚血性脳障害の増悪[27]，死亡率上昇（特に心臓手術後）[5]などの有害な作用がある。高血糖と罹患率および死亡率増加の関連のため，ICU 患者では一般に，血糖値が 180 mg/dL を超えた状態にならないようにする[2]。

　ICU 患者の高血糖が高リスクであることや，高血糖の数多くの有害作用を考慮すると，ブドウ糖含有輸液は可能なかぎり使用すべきではない。実際，ブドウ糖投与に伴う有害な副作用の可能性をすべて考慮すれば，**重症患者では 5％ブドウ糖液の日常的な使用は止めるべきであろう**。

膠質液

化学用語で膠質溶液とは，完全には溶解しない粒子を含んだ微粒子溶液である〔これらの溶液は**懸濁液**（suspension）とも呼ばれる〕。臨床用語では，膠質液とは，容易には血漿から間質液に通過しない大きな溶質を含有する食塩溶液である。次に概説するように，膠質液中の分子は**膠質浸透圧**（colloid osmotic pressure：COP または oncotic pressure）と呼ばれる浸透圧を形成し，血管コンパートメントに水を保持する。

■毛細管での体液交換

毛細管内の血液と間質液との間に起こる体液交換の方向と速度（Q）は，1 つには血管内から血

管外への体液移動を促進する毛細管の静水圧（P_c）と，体液の毛細管内への移動を促進する血漿の膠質浸透圧（COP）とのバランスによって決定される。

$$Q \fallingdotseq P_c - COP \tag{12.3}$$

仰臥位では，P_c の正常値は平均およそ 20 mmHg（毛細管の動脈側で 30 mmHg，静脈側で 10 mmHg）で，血漿の正常 COP は 28 mmHg なので[28]，差し引きした力で，正常では体液の毛細管内への移動が起こる（これにより血漿容量が保たれる）。血漿 COP のおよそ 80％ は血漿タンパク質のアルブミン分画によるものなので[28]，血漿アルブミン濃度の減少（低アルブミン血症）は，毛細管外への体液の移動を促進し，間質性浮腫を引き起こす。

補充輸液

膠質液と晶質液の容量分布は，それぞれの血漿 COP に及ぼす影響で説明できる。晶質液は血漿 COP を減少させ（希釈効果），血管外への溶液の移動を促す。膠質液は正常な COP を維持することができ（等膠質浸透圧液），血管内に溶液を保持し，あるいは血漿 COP を増加させることができ（高膠質浸透圧液），間質液を血管内に引き込む。

■容量効果

（ほぼ等膠質浸透圧の）膠質液の容量分布を図 12.2 に示す。この例での膠質液は 5％ アルブミン溶液で，COP は 20 mmHg である。この溶液 1 L の輸液で，血漿量が 700 mL，間質液量が 300 mL 増加する。0.9％ NaCl 1 L 輸液後の血漿量の増加（275 mL）と比べると，膠質液は晶質液よりもおよそ 3 倍，血漿量を増加させるのに有効である。ほとんどの報告で，同じ投与量では膠質液は晶質液よりも少なくとも 3 倍，血漿量を増加させるのに有効であることが示されている[3,4,6,29]。

図 12.2 から予想されるように，膠質液は，晶質液で必要とされるよりもはるかに少ない投与量で心拍出量を増加させる。このことは図 12.5 に示されており（前述），出血性ショック時に心拍出量を回復させるのに，膠質液（デキストラン–70）の代わりに晶質液（等張食塩液）を投与すると，5 倍の量が必要であることを示している。

膠質液の比較

すでに述べたように，膠質液の血漿量を増加させる能力は，血漿 COP に対する溶液の COP で決まる。これを表 12.2 に示す。表には米国でよく使用される膠質液が含まれており，それぞれの輸液の COP と，一定の投与量での血漿の増加量を合わせて示している。輸液の COP が高くなると，投与量よりも血漿増加量が多くなる。COP が 20〜30 mmHg の輸液が等膠質浸透圧溶液（すなわち，輸液の COP が血漿 COP と等しい）とされ，それらの溶液は，投与量と同程度の血漿量増加（範囲は，輸液量の 70〜130％）を起こす。COP > 30 mmHg の膠質液は高膠質浸透圧溶液で（輸液 COP > 血漿 COP），これらの溶液は通常，投与量よりも多い血漿量増加を起こす。これは，70 mmHg の COP をもち，投与量の 3〜4 倍血漿量を増加させる 25％ アルブミンで最も明白である。

表 12.2 膠質液の特性の比較

溶液	平均分子量 (kDa)	膠質浸透圧 (mmHg)	血漿増加量/輸液量	効果の持続
25%アルブミン溶液	69	70	3.0〜4.0	12 h
10% デキストラン-40	26	40	1.0〜1.5	6 h
6% ヒドロキシエチルデンプン	450	30	1.0〜1.3	24 h
5% アルブミン溶液	69	20	0.7〜1.3	12 h

〔データは文献 3, 4, 6, 29, 38 より〕

表 12.3 アルブミンにより輸送される物質

薬物	その他
● ベンゾジアゼピン	● ビリルビン
● セファロスポリン	● 銅
● フロセミド	● エストロゲン
● 非ステロイド性抗炎症薬	● 脂肪酸
● フェニトイン	● プロゲステロン
● キニジン	● プロスタグランジン
● サリチル酸塩	● テストステロン
● スルホンアミド	● 亜鉛
● バルプロ酸	
● ワルファリン	

■アルブミン溶液

アルブミンはいくつもの機能を有し，多くの役割を担っている血漿タンパク質である．血漿COPの主たる決定因子であり[28]，血液中の主要な輸送タンパク質で（表12.3参照），強い抗酸化作用をもち[30]，血小板の凝集を抑制して血液の流動性を維持する助けになっている[31]．体内のアルブミンの3分の2もが血管外に存在するが[32]，血管外のアルブミンの役割ははっきりしていない．

特徴

アルブミン溶液はヒトの血清アルブミンを加熱処理したもので，0.9% NaClに溶解した5%溶液（50 g/L）と，25%溶液（250 g/L）がある．5%アルブミン溶液は，通常250 mLの単位で投与され，膠質浸透圧が20 mmHgで，血漿量増加は投与量の平均100%である．容量効果は6時間で減弱をはじめ，12時間後には消失する[4,6]．

25%アルブミン溶液は，膠質浸透圧が70 mmHg（血漿の2倍以上）の，高膠質浸透圧溶液である．50〜100 mLの単位で投与され，血漿量の増加は投与量の3〜4倍である．その効果は間質腔からの体液の移動によって引き起こされるので，それに見合った量の間質液の減少を伴う．失われた容量を補充するのではなく，ただ単に1つの体液コンパートメントから別のコンパートメントに体液を移動させるだけなので，**出血患者の循環血液量補充には25%アルブミン溶液を使用すべきではない**．この溶液は，循環血液量減少の原因が，血漿から間質への体液の移動を引き起こす低アルブミン血症である場合など，特定の症例にのみ使用すべきである．

安全性

1998年に，アルブミン溶液の投与を受けた患者の17人に1人が輸液の結果死亡しているという臨床評価が報告され，アルブミンの名声は傷つけられた[33]。これは，その後のアルブミンが他の血漿増量剤と比べ死亡のリスクを高めないことを示す研究[34,35]で否定されている。現時点での一致した見解では，1つの大規模な研究で等張食塩液の代わりにアルブミン溶液を投与された患者で高い死亡率が示された外傷性頭部損傷の患者での使用[36]を除けば，5%アルブミン溶液は，循環血液量補充に安全に使える。高膠質浸透圧（25%）アルブミン溶液は，循環ショックの患者で腎傷害と死亡のリスクを高めている[37]。これは，他の高膠質透圧溶液で報告されている腎傷害（後述）と同様である。

■ヒドロキシエチルデンプン

ヒドロキシエチルデンプン（hydroxyethyl starch：HES）は化学的に修飾された多糖体で，長鎖の分枝するブドウ糖の重合体からなり，それが周期的にヒドロキシエチル基で置換されている。そのため酵素分解を受けにくくなっている。HESの排泄には血中でのアミラーゼ酵素による加水分解が含まれる。それによって，もとの分子が，腎臓から排泄されるのに十分な小ささになるまで切断される。次に，HES製剤の重要な特徴をまとめる[32,38]。

特徴

分子量：HES製剤はそれぞれ異なる分子量をもっており，高分子量（450 kDa），中分子量（200 kDa），低分子量（70 kDa）に分類される。高分子量の製剤は，アミラーゼによる切断を受けると膠質浸透圧活性のあるより小さな分子に分解されていくので，作用時間が長い。切断によって分子量が50 kDaを下回ると，それらは腎臓から排泄される[32]。

モル置換度：HES製剤は，ブドウ糖重合体あたりのヒドロキシエチル基による置換の比率によっても分類され，これを**モル置換度**（molar substitution ratio）と呼び，0から1の値をとる[32]。ヒドロキシエチル基によって酵素分解を受けにくくなるので，モル置換度が高いと作用時間が長くなる。高いモル置換度はHESによる凝固障害のリスクを増加させる（後述）。

それぞれの製剤：表12.4に示すように，それぞれのHES製剤は，濃度，分子量，モル置換度によって表される。ほとんどの製剤は0.9% NaClに溶解した6%溶液である。HES製剤の接頭語はモル置換度を示している〔例えば，**ペンタスターチ**（pentastarch）= 0.5，**テトラスターチ**（tetrastarch）= 0.4〕。ヘタスターチ（hetastarch）は米国で最も一般的に使用されるHES製剤で，高分子量（450 kDa）かつ高モル置換度（0.7）である。テトラスターチは米国で使用されるHES製剤では，最も新しく導入されたもので，分子量が最小（130 kDa）で，モル置換度が最も低い（0.4）。テトラスターチはボルベン®（Hospira社）として市販されている。

容量効果

血漿増量剤としての6% HESの能力は5%アルブミン溶液に非常に近い。膠質浸透圧は5%ア

表 12.4　ヒドロキシデンプン製剤の特徴

製剤名	濃度	分子量	モル置換度
ヘタスターチ	6%	450 kDa	0.7
ヘキサスターチ	6%	200 kDa	0.6
ペンタスターチ	6%, 10%	200 kDa	0.5
テトラスターチ	6%	130 kDa	0.4

ルブミン溶液よりも高く，血漿量増加も多くなる（表12.2参照）。ヘタスターチのような高分子量製剤では，血漿量への効果は24時間まで継続する[38]。より分子量の小さい製剤では，作用時間は少なくとも6時間はあるが，1時間以内に効果は減弱し始める[8]。

止血能の変化

HESは，第Ⅶ因子ならびにフォン・ヴィルブランド（von Willebrand）因子の抑制と，血小板粘着能の障害により，止血能を障害する[32,39]。この効果は，もともとは高分子量製剤が原因とされていたが，現在では，高いモル置換度が止血能障害のリスクを決定するのにより重要とされている[32]。大量のHES（例：テトラスターチ >50 mL/kg）を輸液しない限り，臨床的に明らかな凝固障害はまれである[3]。

腎毒性

HESの投与と腎傷害および死亡リスクの増加との関連を示す研究がある。この関連は，ヘタスターチ[40]，ペンタスターチ[41]，テトラスターチ[42]で報告されている。詳しい機序は明らかでないが，HES製剤の膠質浸透圧（ヘタスターチで30 mmHg，テトラスターチで36 mmHg）が腎傷害に関係があるとされてきた。HESに伴う腎傷害のほとんどは，重症敗血症や循環血液量減少性ショックのように生命の危険があるような状態の患者で報告されている[32,41,42]。それほど重症ではない患者では，HESと腎傷害の関連はなく[32]，それらの患者ではHESにより望ましい反応を示す研究もある[43]。

高アミラーゼ血症

HESの加水分解に関与するアミラーゼ酵素は，HES分子に結合し，そのため腎臓からのアミラーゼ排泄を減少させる。結果として，血清アミラーゼ濃度が正常の2～3倍に上昇する[38,44]。HES投与を中止すると1週間以内にアミラーゼ濃度は正常に戻る。血清リパーゼ濃度はHES投与による影響を受けない[44]。

■デキストラン

デキストランはブドウ糖の重合体で，ショ糖培地で培養される細菌（*Leuconostoc*）によって産生される。1940年代に導入されたが，有害反応のリスクが認められたため（少なくとも米国においては）人気がない。2つの最も一般的なデキストラン製剤は，10%デキストラン-40と6%デキストラン-70で，いずれの製剤も希釈液として0.9% NaClが用いられている。10%デキストラン-40の特徴を表12.2に示す。

特徴

いずれのデキストラン製剤も膠質浸透圧は 40 mmHg で，5%アルブミン溶液や 6% HES よりも血漿量増加効果が強い（表 12.2 参照）。デキストラン–70 のほうが効果の持続時間（12 時間）がデキストラン–40（6 時間）より長いので，好んで使用されている[4]。

欠点

1. デキストランは血小板凝集障害，第 VIII 因子ならびにフォン・ヴィルブランド因子の活性低下，線溶亢進により，用量依存性に出血傾向を生じる[39,44]。1 日のデキストラン投与量を 20 mL/kg に制限することで，凝固障害を最小限にできる。
2. デキストランは赤血球の表面を覆い，交差適合試験の判定に影響することがある。この問題を避けるために，試験に用いる赤血球は洗浄しなければならない。デキストランはまた，赤血球と反応して赤血球沈降速度を増加させる[44]。
3. デキストランは HES 製剤で観察されているのと同様の，浸透圧に由来する急性腎傷害と関連がある[44,45]。しかし，この合併症はデキストラン投与ではごくまれにしか起こらない。かつてデキストランに一般的であったアナフィラキシー反応は，現在では投与例の 0.03%でのみ報告されている[44]。

膠質液か晶質液か

循環血液量補充に最適な輸液のタイプについては，長年の論争があり，それぞれのタイプの輸液にその利点を熱心に主張する支持者集団がある。この論争の論点と，推奨される折衷案を，以下に簡単に示す。

■初期の晶質液への関心

1960 年代に行われた急性出血に関する初期の研究で，出血性ショックでは，間質液の血管内への移動などによる間質液量不足を起こしていることが示された[46]。出血性ショックの動物モデルで，瀉血した血液を体内に戻すとほぼ例外なく死亡したが，瀉血した血液を体内に戻す際に晶質液を加えると，生存率が有意に改善した[47]。これらの結果は，（乳酸リンゲル液で）間質液量不足の補充を行うことが，出血性ショックの救命成功に重要な要素であることを示していると解釈できる。こうして，晶質液は出血時の循環血液量補充に広く利用されるようになった。したがって，晶質液は，血漿容量ではなく間質液容量を補充する能力によって，循環血液量補充に一般に使用されるようになった。

■より最近の関心事

それら初期の研究ののちに，心拍出量増加および全身への酸素運搬の促進が容量蘇生の主要目標として考えられるようになった。この目的を達成するためには，図 11.6（☞ 172 ページ）に示したように，膠質液のほうが晶質液よりも優れていることが証明されている。それにもかかわ

表 12.5　輸液の費用の比較

輸液	製造元	単位量	費用[a]
晶質液			
0.9% NaCl	Baxter 社	1,000 mL	1.95 ドル
乳酸リンゲル液	Baxter 社	1,000 mL	2.06 ドル
膠質液			
5%アルブミン溶液	Grifols 社	250 mL	43.92 ドル
25%アルブミン溶液	Grifols 社	50 mL	43.92 ドル
6%ヘタスターチ	Hospira 社	500 mL	41.72 ドル
6%テトラスターチ[b]	Hospira 社	500 mL	60.27 ドル

[a] 2012年の病院費用。
[b] ボルベン®として市販。

らず，晶質液は（少なくとも米国内では）循環血液量補充のための人気のある選択肢である。晶質液による循環血液量補充を支持する主要な論拠は，膠質液による循環血液量補充が救命に有利と証明されていないこと[48,49]と，晶質液の費用が安いことである（表 12.5 参照）。晶質液による循環血液量補充の問題点は，血漿量を増加させるのにかなりの容量（少なくとも膠質液の3倍の量）が必要なことで，浮腫形成を促進し，体液バランスをプラスにする。これらは，重症患者での罹病率と死亡率の上昇を伴う[9,50]。

■問題に基づく取り組み

膠質液と晶質液の論争は，1つのタイプの輸液が循環血液量減少のすべてのケースにおいて最適であるという前提によって助長されているが，これは理にかなっていない。なぜなら，1つの補充輸液が循環血液量減少を伴うすべての状況で適切に作用するはずがないからである。以下に，異なる補充輸液が最も効果的に作用する循環血液量減少の例をいくつか挙げる。

1. 出血による，生命を脅かすような循環血液量減少（適切な血漿量増加が必須）には，等膠質浸透圧の膠質液（例：5%アルブミン溶液）が最も有効である。
2. 脱水による二次的な循環血液量減少（細胞外液を均等に喪失している）では晶質液（例：乳酸リンゲル液）が適している。
3. 低アルブミン血症が原因の循環血液量減少（血漿から間質への体液移動を起こしている）では，高膠質浸透圧の膠質液（例：25%アルブミン溶液）が適切な選択肢である。

これらの例で示したように，同じタイプの輸液をすべての循環血液量減少の症例に使用するよりも，循環血液量減少の特定の原因と重症度に合わせて補充輸液のタイプを選択して使用することが，より理にかなった対応である。よって，最初に引用したサー・ヘンリー・ティザード（Sir Henry Tizard）の言葉を，補充輸液に当てはめてみると，次のようにいえる。**適切な補充輸液を選択する秘訣は，「この患者の循環血液量減少の原因と重症度はいかに？」と問いかけることである。**

おわりに

本章における次の情報を強調しておく。

1. 生理食塩液（0.9% NaCl）は，化学的にも生理学的にも normal ではなく，この輸液の投与はしばしば代謝性アシドーシスを起こす。これは，乳酸リンゲル液や酢酸リンゲル液では起こらない。
2. 等張の晶質液は，血漿量よりも間質液量を増加させ，晶質液の大量投与は厄介な浮腫形成を起こすことがある。
3. 膠質液は，血漿量増加作用において晶質液よりも優れている。
4. 高膠質浸透圧の膠質液，特にヒドロキシエチルデンプンは，急性の生命を脅かすような状態（例：重症敗血症や敗血症性ショック）の患者では腎傷害のリスクを高める。この合併症は，それほど重症ではない患者（例：術後患者）では，通常起こらない。
5. 1つの補充輸液がすべての循環血液量減少の症例に適することはないので，膠質液と晶質液の論争には意味がない。

■ 文献

晶質液

1. Awad S, Allison S, Lobo DN. The history of 0.9% saline. Clin Nutr 2008; 27:179–188.
2. Kavanagh BP, McCowen KC. Glycemic control in the ICU. N Engl J Med 2010; 363:25402546.
3. Kaminski MV, Haase TJ. Albumin and colloid osmotic pressure: implications for fluid resuscitation. Crit Care Clin 1992; 8:311–322.
4. Griffel MI, Kaufman BS. Pharmacology of colloids and crystalloids. Crit Care Clin 1992; 8:235–254.
5. Van Den Berghe G, Wouters P, Weekers F, et al. Intensive insulin therapy in critically ill patients. New Engl J Med 2001;345:1359-1367.
6. Imm A, Carlson RW. Fluid resuscitation in circulatory shock. Crit Care Clin 1993; 9:313–333.
7. Chowdhury AH, Cox EF, Francis ST, Lobo DN. A randomized, controlled, double-blind crossover study on the effects of 2-L infusions of 0.9% saline and Plasma-Lyte 148 on renal blood flow and renal cortical tissue perfusion in healthy volunteers. Ann Surg 2012; 256:18–24.
8. Lobo DN, Stanga Z, Aloysius MM, et al. Effect of volume loading 1 liter intravenous infusions of 0.9% NaCl, 4% succinated gelatine (Gelofusine), and hydroxyethyl starch (Voluven) on blood volume and endocrine responses: a randomized three-way crossover study in healthy volunteers. Crit Care Med 2010; 38:464–470.
9. Shaw AD, Bagshaw SM, Goldstein SL, et al. Major complications, mortality, and resource utilization after open abdominal surgery: 0.9% saline compared to Plasma-Lyte. Ann Surg 2012; 255:821–829.
10. Scheingraber S, Rehm M, Schmisch C, Finsterer U. Rapid saline infusion produces hyperchloremic acidosis in patients undergoing gynecologic surgery. Anesthesiology 1999; 90:1265–1270.
11. Prough DS, Bidani A. Hyperchloremic metabolic acidosis is a predictable consequence of intraoperative infusion of 0.9% saline. Anesthesiology 1999; 90:1247–1249.
12. Stewart PA. Modern quantitative acid-base chemistry. Can J Physiol Pharmacol 1983; 61:1444–1461.
13. Kellum JA, Elbers PWG, eds. Stewart's Textbook of Acid Base, 2nd ed. Amsterdam: Acidbase.org, 2009, pg 140.
14. Griffith CA. The family of Ringer's solutions. J Natl Intravenous Ther Assoc 1986; 9:480–483.
15. American Association of Blood Banks Technical Manual. 10th ed. Arlington, VA: American Association of Blood Banks, 1990:368.
16. King WH, Patten ED, Bee DE. An in vitro evaluation of ionized calcium levels and clotting in red blood cells diluted with lactated Ringer's solution. Anesthesiology 1988; 68:115–121.
17. Didwania A, Miller J, Kassel; D, et al. Effect of intravenous lactated Ringer's solution infusion on the circulating lactate concentration: Part 3. Result of a prospective, randomized, double-blind, placebo-controlled trial. Crit Care Med 1997; 25:1851–1854.
18. Jackson EV Jr, Wiese J, Sigal B, et al. Effects of crystalloid solutions on circulating lactate concentrations. Part 1. Implications for the proper handling of blood specimens obtained from critically ill patients. Crit Care Med 1997; 25:1840–1846.

19. Chiara O, Pelosi P, Brazzi L, et al. Resuscitation from hemorrhagic shock: Experimental model comparing normal saline, dextran, and hypertonic saline solutions. Crit Care Med 2003; 31:1915–1922.
20. Patanwala AE, Amini A, Erstad BL. Use of hypertonic saline injection in trauma. Am J Health Sys Pharm 2010; 67:1920–1928.
21. Bunn F, Roberts I, Tasker R, et al. Hypertonic versus near isotonic crystalloid for fluid resuscitation in critically ill patients. Cochrane Database Syst Rev 2004; 3:CD002045.
22. Bulger EM, May S, Brasel KJ, et al. Out-of-hospital hypertonic resuscitation following severe traumatic brain injury. JAMA 2010; 304:1455–1464.
23. Santy HP, Alam HB. Fluid resuscitation: past, present, and future. Shock 2010; 33:229–241.

5%ブドウ糖液
24. Gunther B, Jauch W, Hartl W, et al. Low-dose glucose infusion in patients who have undergone surgery. Arch Surg 1987; 122:765–771.
25. DeGoute CS, Ray MJ, Manchon M, et al. Intraoperative glucose infusion and blood lactate: endocrine and metabolic relationships during abdominal aortic surgery. Anesthesiology 1989; 71;355–361.
26. Turina M, Fry D, Polk HC, Jr. Acute hyperglycemia and the innate immune system: Clinical, cellular, and molecular aspects. Crit Care Med 2005; 33:1624–1633.
27. Sieber FE, Traystman RJ. Special issues: glucose and the brain. Crit Care Med 1992; 20:104–114.

膠質液
28. Guyton AC, Hall JE. Textbook of Medical Physiology. 10th ed., Philadelphia: W.B. Saunders, Co, 2000, pp. 169–170.
29. Sutin KM, Ruskin KJ, Kaufman BS. Intravenous fluid therapy in neurologic injury. Crit Care Clin 1992; 8:367–408.
30. Halliwell B. Albumin—an important extracellular antioxidant? Biochem Pharmacol 1988; 37:569–571.
31. Soni N, Margarson M. Albumin, where are we now? Curr Anesthes & Crit Care 2004; 15:61–68.
32. Muller M, Lefrant J-Y. Metabolic effects of plasma expanders. Transfusion Alter Transfusion Med 2010; 11:10–21.
33. Cochrane injuries Group Albumin Reviewers: Human albumin administration in critically ill patients: Systematic review of randomized, controlled trials. Br Med J 1998; 317:235–240.
34. Wilkes MN, Navickis RJ. Patient survival after human albumin administration: A meta-analysis of randomized, controlled trials. Ann Intern Med 2001; 135:149–164.
35. SAFE Study Investigators. A comparison of albumin and saline for fluid resuscitation in the Intensive Care Unit. N Engl J Med 2004; 350:2247–2256.
36. The SAFE Study Investigators. Saline or albumin for fluid resuscitation in patients with severe head injury. N Engl J Med 2007; 357:874–884.
37. Schortgen F, Girou E, Deve N, et al. The risk associated with hyperoncotic colloids in patients with shock. Intensive Care Med 2008; 34:2157–2168.
38. Treib J, Baron JF, Grauer MT, Strauss RG. An international view of hydroxyethyl starches. Intensive Care Med 1999; 25:258–268.
39. de Jonge E, Levi M. Effects of different plasma substitutes on blood coagulation: A comparative review. Crit Care Med 2001; 29:1261–1267.
40. Lissauer ME, Chi A, Kramer ME. et al. Association of 6% hetastarch resuscitation with adverse outcomes in critically ill trauma patients. Am J Surg 2011; 202:53–58.
41. Brunkhorst FM, Engel C, Bloos F, et al. Intensive insulin therapy and pentastarch resuscitation in severe sepsis. N Engl J Med 2008; 358:125–139.
42. Perner A, Haase N, Guttormsen AB, et al. Hydroxyethyl starch 130/0.4 versus Ringer's acetate in severe sepsis. N Engl J Med 2012; 367:124–134.
43. Magder S, Potter BJ, De Varennes B, et al. Fluids after cardiac surgery: A pilot study of the use of colloids versus crystalloids. Crit Care Med 2010; 38:2117–2124.
44. Nearman HS, Herman ML. Toxic effects of colloids in the intensive care unit. Crit Care Clin 1991; 7:713–723.
45. Drumi W, Polzleitner D, Laggner AN, et al. Dextran-40, acute renal failure, and elevated plasma oncotic pressure. N Engl J Med 1988; 318:252–254.

膠質液か晶質液か
46. Moore FD. The effects of hemorrhage on body composition. N Engl J Med 1965; 273:567–577.
47. Shires T, Carrico J, Lightfoot S. Fluid therapy in hemorrhagic shock. Arch Surg 1964; 88:688–693.
48. Roberts I, Blackhall K, Alderson P, et al. Human albumin solution for resuscitation and volume expansion in critically ill patients. Cochrane Database Syst Rev 2011; 10:CD001208.
49. Perel P, Roberts I. Colloids versus crystalloids for fluid resuscitation in critically ill patients. Cochrane Database Syst Rev 2012; 6:CD000567.
50. Boyd JH, Forbes J, Nakada T-a, et al. Fluid resuscitation in septic shock: A positive fluid balance and elevated central venous pressure are associated with increased mortality. Crit Care Med 2011; 39:259–265.

Chapter 13

ICUにおける急性心不全

> 装置は命の源である。
> Leonardo da Vinci "The Notebooks of Leonardo da Vinci, Vol.I" より

急性心不全は，米国においては年間100万件の入院の原因となっており[1]，その80％は高齢者（65歳以上）である[2]。急性，非代償性心不全の発症初期は臨床経過が段階的に悪化することが多い。ほとんどの患者（>95％）は最初の入院で死亡することはないが[5]，50％の患者は6か月以内に再入院となり[2]，25～35％の患者は退院後12か月以内に死亡する[2]。

心不全は単一の病態ではないが，影響を受ける心周期により収縮期不全または拡張期不全，障害される側により右心不全または左心不全に分類される。本章ではこれらの心不全症候群について解説し，ICUにおいて管理が必要な心不全の進行期に焦点を当てる。本章の推奨事項の多くは，章末の文献に掲載した臨床診療ガイドラインに基づいている[2〜5]。

病態生理学

心不全は図13.1に示すように，心外膜，心筋，心内膜，大血管などの病的障害が原因となる。心不全のほとんどは心筋に由来し，その原因は心筋虚血性傷害や心肥大である[2]。

■進行性心不全

心不全の進行期に生じる血行動態の変化を図13.2に示す。3つの異なる段階が特定されており，それぞれ以下にまとめる（図13.2の番号に対応している）。

1. 心室機能障害の最初の徴候は心充満圧（すなわち，肺動脈楔入圧）の上昇である。1回拍出量が維持される一方で心充満圧が上昇することで肺の静脈うっ血を生じ，呼吸困難感の原因になる。
2. 次の段階では1回拍出量が減少し，心拍数が増加する。1回拍出量の減少を頻脈が代償することにより，分時拍出量（心拍出量）は保たれる。
3. 最後の段階では心拍出量の減少と充満圧のさらなる上昇が特徴的である。心拍出量が減少し始めると，代償性心不全から非代償性心不全に移行する。

■神経液性応答

心不全は多くの内因性応答のきっかけとなり，有益な場合もあれば不利益となる場合もある。本項で述べる応答は最も臨床的関連性があるものである[6]。

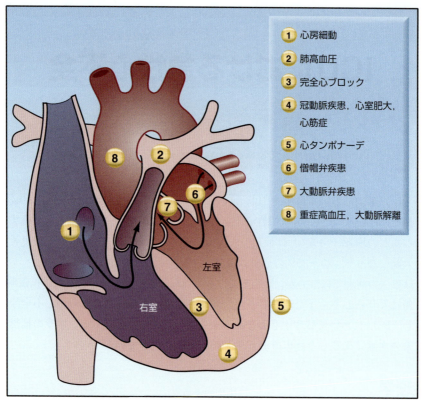

図 13.1　急性心不全で考えられる理由の解剖学的部位

ナトリウム利尿ペプチド

心房と心室の壁張力の増加により，構造的に類似した4つの**ナトリウム利尿ペプチド**（natriuretic peptide）が心筋細胞から放出される。これらのペプチドは，尿中へのナトリウム排出促進（心室前負荷を軽減する）と体血管拡張（心室前負荷，後負荷を軽減する）により心室の「負荷を軽減」する。ナトリウム利尿ペプチドは，脂肪組織において脂肪分解も促進するが[7]，この作用については関連性が明らかではない。後述するように，ナトリウム利尿ペプチドは心不全が疑われる際の評価方法として重要である。

交感神経系

1回拍出量の減少は頸動脈と肺動脈の圧受容器により感知され，受容体の活性化は脳幹の交感神経系を賦活化する（複雑なメカニズムを介する）。これは心不全の初期段階で発生し，主な効果としては心臓の陽性変力作用と陽性変時作用，末梢血管収縮作用，レニン-アンギオテンシン-アルドステロン系の賦活化である。

レニン-アンギオテンシン-アルドステロン系

腎灌流量減少とアドレナリン作用性β受容体刺激に反応し，腎細動脈にある特殊な細胞がレニンを分泌する。レニン分泌には3つの効果がある。アンギオテンシンIIの形成，副腎皮質でのアルドステロン産生，脳下垂体後葉からのアルギニンバソプレシン放出（アンギオテンシン

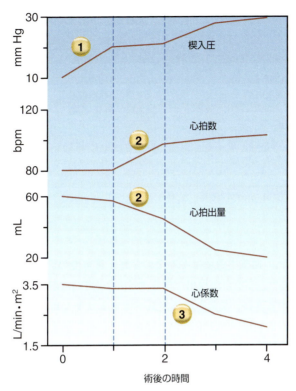

図 13.2　術後患者の左心不全における進行段階での心機能変化
詳細は本文を参照のこと。

による誘発）である。アンギオテンシンは体血管を収縮させ，同時にアルドステロンは腎臓においてナトリウムと水の貯留を促進し，バソプレシンは血管収縮と腎臓の水分貯留を促進する。

レニン-アンギオテンシン-アルドステロン（RAA）系の活性化は，心不全が進行した段階までは完全には発現せず[8]，主な作用（すなわち，血管収縮，腎によるナトリウムと水の貯留）は心不全にとって望ましくない効果を招く。RAA 系活性化の有益な効果の 1 つがアンギオテンシンを介した糸球体の輸出細動脈の収縮で，糸球体を通る濾過圧を上昇させることにより，糸球体濾過を促進する。心不全の治療でアンギオテンシン変換酵素（ACE）阻害薬が有効な場合，RAA 系が有害作用を有している確証になる[2]。

■脳性ナトリウム利尿ペプチド

先に述べたナトリウム利尿ペプチドの 1 つである**脳性ナトリウム利尿ペプチド**〔brain-type（B-type） natriuretic peptide：BNP〕は，前駆物質またはプロホルモン（proBNP）として，壁張力の増加に反応して両心室から放出される。プロホルモンは BNP（活性ホルモン）と代謝的に不活性な N 末端（NT）- proBNP に切断される。BNP と NT-proBNP の排泄は主に腎臓を介して行われる。脂肪組織のペプチド受容体も BNP 排泄に寄与するため[7]，血漿 BNP 濃度は肥満指数（BMI）に反比例する[8]。NT-proBNP は BNP より半減期が長いため，血漿中濃度は BNP の 3〜5 倍になる。

表13.1 急性心不全を疑う際のナトリウム利尿ペプチドの予測値

ペプチド定量値と患者の状態	急性心不全の可能性		
	低い	不確定	高い
BNP (pg/mL):			
≧18歳	<100	100～500	>500
GFR <60 mL/min	<200	200～500	>500
NT-proBNP (pg/mL):			
18～49歳	<300	300～450	>450
50～75歳	<300	300～900	>900
>75歳	<300	300～1,800	>1,800

GFR：糸球体濾過量。〔文献9～11より〕

臨床使用

BNPとNT-proBNPの血漿中濃度は心不全の存在と重篤度の評価を行うためのバイオマーカーとして使用される[4]。心不全が検出できるBNPとNT-proBNPの予測値を表13.1に示す[9～11]。この表に示すように，加齢と腎機能低下はナトリウム利尿ペプチド値を上昇させる。重症敗血症もナトリウム利尿ペプチド値を上昇させ，心不全が重症であるほど高値となる[12]。ペプチド値の上昇は特異性に欠けるため，ナトリウム利尿ペプチドは心不全であることを除外するのに，より適している[4]。

ICUでの役割

ナトリウム利尿ペプチド値は，救急部門で心不全の合併が疑われる患者を評価する際に最も有用である。ICUに入院している心不全患者に対し，治療への反応を評価するためにナトリウム利尿ペプチドを連続的に測定した研究は，これまで行われていない。しかし，腎不全や重症敗血症によるナトリウム利尿ペプチドの偽性高値は，重症患者では一般的なことであるため，ナトリウム利尿ペプチドの値がICUにおいて臨床的に重要な役割を有するとは考えにくい。

心不全の種類

先に述べたように，心不全は，影響が及ぶ心周期により収縮期心不全と拡張期心不全に分類され，障害される部位によって左心不全と右心不全に分類される。本項ではこれらの違いを中心に解説する。

■収縮期心不全 vs. 拡張期心不全

心不全の初期の認識として，ほとんどの症例は収縮期の収縮不全と考えられていた〔すなわち，収縮期心不全（systolic heart failure）〕。しかし，過去30年以上の知見から，心不全の60%以上は拡張機能障害であることが示されている[2]。拡張期心不全（diastolic heart failure）の特徴は，拡張期の心室充満の障害を伴う心室伸展性の低下である[13]。拡張期心不全の一般的な原因は，心室肥大，心筋虚血（気絶心筋），拘束型心筋症，線維性心筋症，心タンポナーデなどである。ICU患者の拡張期充満を損なう原因としては，ほかに陽圧換気と呼気終末陽圧（PEEP）

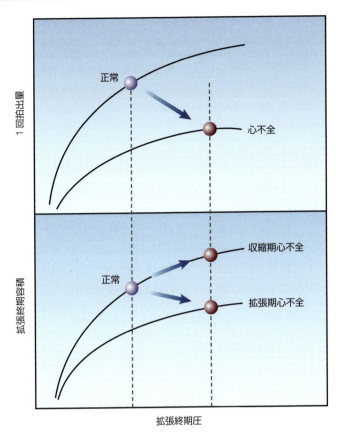

図 13.3 非代償性心不全における収縮障害と拡張障害の影響を表すグラフ

下図は拡張期圧–容積曲線，上図は心室機能曲線を示している．詳細は本文を参照のこと．

がある．

心パフォーマンス

図 13.3 のグラフは，非代償性心不全の心機能測定における収縮期および拡張期の機能障害を示している．上段のグラフは拡張終期圧と 1 回拍出量の関係を示している〔図 9.2（☞ 127 ページ）のグラフと類似〕．心不全を表す曲線は傾きが緩くなっており，拡張終期圧の上昇と 1 回拍出量の減少が心不全と関連していることを曲線上の点で表している（図 13.2 の②と③の段階に類似）．下段のグラフは拡張終期圧（EDP）と拡張終期容積（EDV）の関係を示している．曲線は拡張障害があると傾きが緩くなる．これは，以下の式で表されるように，心室コンプライアンス（伸展性）が減少することを反映している．

$$\text{コンプライアンス} = \frac{\Delta \text{EDV}}{\Delta \text{EDP}} \tag{13.1}$$

心室コンプライアンス曲線上の点から心不全における拡張終期圧の上昇による拡張終期容積の変化は，収縮機能不全と拡張機能不全で拡張終期容積が異なることがわかる．すなわち，収縮機能不全では拡張終期容積は増加し，拡張機能不全では拡張終期容積は減少する．したがって，拡張終期容積（拡張終期圧ではない）により心不全患者が収縮機能不全なのか拡張機能不全なのか

表 13.2 収縮期心不全, 拡張期心不全における左室機能測定

左室機能	収縮不全	拡張不全
拡張終期圧（EDP）	> 16 mmHg	> 16 mmHg
拡張終期容積（EDV）	> 97 mL/m²	≦ 97 mL/m²
駆出率（EF）	< 45%	> 50%

〔文献 14, 16 より〕

を区別することができる。このことは表 13.2 の診断基準に示されており，心不全の原因が収縮機能不全か拡張機能不全かを識別するための閾値は，左室拡張終期容積〔体表面積（m²）に相関する測定値〕で 97 mL/m² である[14]。

駆出率

収縮期に拍出される拡張終期容積（EDV）の割合は，駆出率（ejection fraction：EF）と呼ばれ，拡張終期容積に対する 1 回拍出量（SV）の割合と同等である。

$$EF = \frac{SV}{EDV} \tag{13.2}$$

駆出率は心室収縮の強さに直接関係しており，収縮機能の測定に利用される。正常な左室駆出率は 55％以上[15, 16]であるが，45〜50％といった低い値は心不全の評価としては正常範囲に含まれる。なぜなら，後負荷の増加により駆出率は 5〜10％減少しうるからである[16]。表 13.2 に示すように，駆出率が 50％より大きい場合は収縮機能が正常である証拠になり，駆出率が 45％より小さい場合は収縮機能が異常である証拠となる[14, 16]。経胸壁心エコー検査は駆出率測定のために用いられる方法で，ICU ではベッドサイドで行うことができる。

用語：心不全患者では収縮機能不全や拡張機能不全の程度が異なることが多いので，「拡張期心不全」と「収縮期心不全」という用語は次のような用語に言い換えられてきた。

1. 主に収縮機能不全が原因の心不全は，駆出率が低下した心不全と呼ぶ。
2. 主に拡張機能不全が原因の心不全は，駆出率が正常な心不全と呼ぶ。

しかし，こういった新しい用語は冗長であり，おそらく必要ないため，本章および本書全体を通して「拡張期心不全」や「収縮期心不全」という用語を使用する。

■右心不全

ICU 患者では考えられているよりも右心不全が多く[17]，早期に発見することが困難である。ほとんどの症例は，肺高血圧（例えば，肺塞栓症，慢性肺疾患に由来する）や前壁心筋梗塞によるものである。

心充満圧

急性右心不全は収縮（収縮期）不全であり，右室拡張終期容積（RVEDV）を増加させる。しかし，中心静脈圧（CVP）は RVEDV の増加が心膜により制限されるまで上昇しない（pericardial

第 13 章　ICU における急性心不全

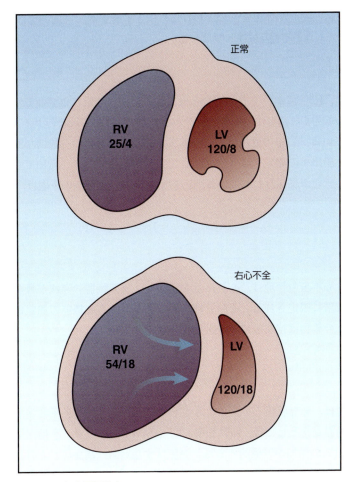

図 13.4　心室相互依存
右心不全が左室充満を障害し、左室の拡張期不全を生じさせるメカニズム。それぞれの心室腔内の数字は収縮期圧と拡張終期圧の最大値を表している。
RV：右室、LV：左室。

constraint)[17]）。右心不全が早期の段階でしばしば気づかれないのは、このように CVP の上昇が遅いことも理由の 1 つである。右心不全の診断に関し、次のような血行動態の基準が提唱されている[18]）。

CVP >10 mmHg かつ CVP ＝ PAWP
または
CVP と肺動脈楔入圧（PAWP）の差が 5 mmHg 以内

右室と左室の充満圧の均等化は心タンポナーデに特徴的で、右心不全における心膜による制限の重要性と類似している。

心室相互依存：心膜による制限のため、右室の進行性の拡張によって心室中隔は左室側に押し込まれ、図 13.4 に示すとおり、左室腔の容積を減少させる。この中隔の偏位は心室充満を障害し、左室拡張終期圧を上昇させる。この状況では、両心室の充満圧は図 13.4 の右室・左室の拡

張期圧に示すように，圧の均等化を生じさせるために「平衡する」。右心不全が左室の拡張機能不全を起こすメカニズムは心室相互依存と呼ばれる。

心臓超音波検査

心臓超音波検査は，ICUにおいて右心不全を検出するための非常に重要な方法である。右心評価で用いられるさまざまな測定法は本章では扱わないが，関連する最新のガイドラインは章末の文献[19]に含まれている。右室の直径は，右心拡大を確認するための一般的な測定値である。右室拡張終期容積と駆出率の測定には3次元超音波装置が必要であり，信頼できる基準値を決定するための妥当性研究が現在行われている[19]。右室駆出率の正常値の下限は，現状では44%に設定されている[19]。

治療計画

ここで述べる急性心不全の管理は，心拍出量が減少し，重要臓器の灌流が脅かされるような心不全の進行した段階に限定される。その管理法は症候学よりも心機能の測定値に基づいて述べており，ほとんどの薬物は持続的に経静脈投与される。

■左心不全

以下に述べる管理は，非弁膜症心不全により生じた収縮機能不全や拡張機能不全に関係するものである。血行動態変化としては，肺動脈楔入圧（PAWP）の上昇，心拍出量（CO）の減少，体血管抵抗（SVR）の増加が特徴的である。血圧（すなわち，高血圧，正常，低血圧）を基準とした3つの方法を述べる。

　　概要：PAWP上昇/CO減少/SVR増加/高血圧
　　管理：ニトログリセリン，ニトロプルシド，ネシリチドなどによる血管拡張療法を行う。
　　　　　それに続いて容量過負荷が確証されているか，血管拡張療法にもかかわらずPAWP
　　　　　が20mmHg以上である場合はフロセミドによる利尿療法を行う。

　持続投与による血管拡張療法について表13.3に示す[21]。表中の血管拡張薬は動脈，静脈ともに拡張させる作用があり，両心室の前負荷と後負荷を減少させる。前負荷の減少は肺の静脈うっ血を軽減し，後負荷の軽減は心拍出量を増加させる。全体としての効果は動脈圧の低下，心拍出量の増加，肺毛細管の静水圧の低下をもたらす。

ニトロプルシド：ニトロプルシドの血管拡張作用は，ニトロプルシド分子から一酸化窒素が放出されることによるものである。残念なことに，シアン化物イオンも放出され（1分子あたり5原子），こういったイオンの蓄積は生命を脅かすシアン化物中毒を発生させることがある[22,23]。肝臓と腎臓はシアン化物の排泄に関与するため，ニトロプルシドは腎機能低下患者や肝機能低下患者では推奨されない。チオ硫酸塩はシアン化物と結合し，シアン化物中毒のリスクを減少させるので[23]，予防を目的としてチオ硫酸ナトリウムをニトロプルシド製剤に加えることができる（表13.3参照）。ニトロプルシド誘起性のシアン化物中毒の詳細は第53章（☞771ページ）で述

表 13.3　持続投与による血管拡張薬の使用法

血管拡張薬	投与法と注意事項
ニトログリセリン	1. ポリ塩化ビニル（PVC）製ルートは使用しない（薬物が PVC と結合する）。 2. 5 μg/min で投与を開始し，期待する効果が得られるまで 5 分おきに 5 μg/min ずつ増加させる。ほとんどの患者の有効量は 5～100 μg/min で，200 μg/min 以上の投与は推奨されない。
ニトロプルシド	1. 0.2 μg/kg/min から開始し，効果が得られるまで 5 分おきに増量する。ほとんどの患者の有効量は 2～5 μg/kg/min であり，最大投与量は 10 μg/kg/min である。 2. シアン化物中毒の危険性を低減するため，3 μg/kg/min より多量の長期投与や腎不全患者での使用を避ける。チオ硫酸塩（500 mg）はニトロプルシドから放出されるシアン化物と結合させるため，溶液に加えることができる。
ネシリチド	1. ヘパリンコーティングしたカテーテルを通して投与してはならない（薬物がヘパリンと結合する）。 2. 2 μg/kg のボーラス投与で開始し，0.01 μg/kg/min で持続投与を行う。必要であれば，ボーラスで 1 μg/kg の追加，持続投与は 0.005 μg/kg/min の増量を行ってもよい。これは，3 時間ごとに最大 0.03 μg/kg/min まで繰り返してもよい。

べる。

　ニトロプルシドは心筋虚血部の非拡張血管から血流を迂回させることで**冠盗血症候群**（coronary steal syndrome）を生じさせるため，虚血性心疾患を有する患者のリスクを増やす[24]。このリスクのため，ニトロプルシドは虚血性心疾患を有する患者では推奨されない。

ニトログリセリン：ニトログリセリンはニトロプルシドのように「一酸化窒素」が作用する血管拡張薬であるが，はるかに安全に使用できる。硝酸イオンはニトログリセリン代謝の間に放出され，メトヘモグロビンを形成するためにヘモグロビンを酸化しうるが，臨床的に重要なメトヘモグロビン血症はニトログリセリンの治療使用量ではまれである[25]。ニトログリセリン投与の主な欠点は**速成耐性**（tachyphylaxis）であり，持続投与後 16～24 時間後に発生する[24]〔ニトログリセリンに関しては，第 53 章（☞ 771 ページ）で詳述〕。

ネシリチド：ネシリチド（NACTRECOR®）は組換えヒト B 型ナトリウム利尿ペプチドであり，本章において先述した内因性 BNP と同様のナトリウム利尿作用と血管拡張作用がある。ネシリチドは利尿作用だけではなく血管拡張作用もあるため，他の血管拡張薬よりも潜在的に利点があるが，臨床研究では急性，非代償性心不全の治療に関して利点は示されなかった[26]。ネシリチドにより腎機能が悪化するという初期の懸念については，最近の研究でも確証が得られていない[26]。

どの薬物が推奨されるか：ニトログリセリンが血管拡張薬としては好ましいが，特に冠動脈疾患患者で推奨される。ニトロプルシドは心筋虚血を合併している患者では禁忌であり，肝不全や腎不全の患者には推奨できない。ニトロプルシドは高血圧クリーゼの短期的な管理に対して最適であるが，シアン化物中毒のリスクを避けるため，投与速度は 3 μg/kg/min を超えてはならない。ネシリチドは現在，急性心不全の日常的な管理としては推奨されていない。

利尿薬：フロセミドの静脈内投与による利尿療法は，血管拡張療法により楔入圧が期待してい

るレベルに低下しない場合や，容量過負荷の確証がある場合に適応になる（例：最近の体重増加）。**フロセミドの静脈内投与は急性の血管収縮反応を起こす**[27]が，これは，レニン放出を刺激し，強力な血管収縮効果のあるアンギオテンシンⅡの形成を促進することによる。高血圧下ではこの反応は逆効果になるため，フロセミド投与は血管拡張療法により血圧が調節されるまで待つべきである。

左心不全において望ましい楔入圧は，肺水腫を生じさせずに心拍出量を増加させる最大の圧である。この圧は通常 18～20 mmHg である[28]。したがって利尿療法は，楔入圧が血管拡張療法を行っていても 20 mmHg を超えている場合に追加できる。非代償性心不全に対する利尿療法については後述する。

正常血圧

血圧が正常な非代償性心不全は慢性心不全の急性増悪で一般的にみられるものであり，拡張機能不全と収縮機能不全のいずれか，または両方を伴う。

> 概要：PAWP 上昇／CO 減少／SVR 増加／正常血圧
> 治療：血管拡張療法または可能であれば，ドブタミン，ミルリノン，レボシメンダンといった強心血管拡張療法を行う。容量過負荷や持続的に PAWP が 20 mmHg を超える場合はフロセミドによる利尿療法を加える。

血管拡張療法（通常，ニトログリセリンによる）は不必要な心臓刺激を避けられるため，正常血圧の心不全の治療に好まれるが，低血圧症を起こすリスクのため血管拡張薬の使用は制限される。血管拡張療法が不適な場合，次の選択肢は，陽性変力作用と血管拡張作用がある**強心血管拡張薬**（inodilator）になる。このような薬物は**変弛緩作用**（lusitropic action）ももつため，心筋弛緩を促進し，拡張期充満を改善する。持続投与する強心血管拡張療薬の推奨投与量を表 13.4 に示す。

ドブタミン：ドブタミンは強い β_1 刺激薬であり，かつ弱い β_2 刺激薬でもある。β_1 受容体の刺激により陽性変力作用，弛緩作用，変時作用が生じ，β_2 受容体の刺激により末梢血管拡張が起こる。ドブタミンの心機能に対する影響は，第 53 章で述べる〔図 53.1（☞ 772 ページ）参照〕。ドブタミンの副作用には頻脈や心筋酸素消費量の増加[29]などがあり，虚血心筋（酸素供給が損なわれている）や不全心筋（酸素消費量がすでに増加している）に有害である。

ミルリノン：ミルリノンはホスホジエステラーゼ阻害薬であり，ドブタミンと同様のメカニズムにより心筋の収縮性と弛緩性を増強する（すなわち，サイクリック AMP が心筋細胞へのカルシウム流入の介在をする）。ミルリノンは心機能に関してドブタミンと類似した効果があるが，低血圧を生じさせる可能性は高い[29]。表 13.4 に示すとおり，腎不全ではミルリノンの投与量の調節が必要である[30]。

レボシメンダン：レボシメンダン（Simdax®, Abbot Pharmaceuticals 社）は心筋線維のカルシウムに対する感受性が増すことにより心収縮力を増加させ[31]，カリウムの血管平滑筋への流入を促すことにより血管拡張を促進する[32]。この薬物は冠動脈を拡張させ，**心筋酸素消費量を増加させ**

表13.4　強心拡張薬持続注入治療の投与法

強心拡張薬	投与法と予防措置
ドブタミン	1. アルカリ溶液と混合してはならない。 2. 5 µg/kg/min で開始し，必要であれば 3〜5 µg/kg/min ずつ増量する。通常の投与量の範囲は 5〜20 µg/kg/min。
レボシメンダン	1. 初回投与量は 12 µg/kg（10 分かけて投与），その後 0.1 µg/kg/min で持続投与を行う。必要であれば 0.2 µg/kg/min まで増量可能。 2. 投与は通常 24 時間までとするが，長時間作用性の代謝産物の効果は少なくとも 7 日間持続する。
ミルリノン	1. 初回投与量は 50 µg/kg（10 分かけて投与），その後 0.375〜0.75 µg/kg/min で持続投与。1 日投与量は 1.13 mg/kg を超えてはならない。 2. 以下の投与調整は腎不全患者に推奨されている。 クレアチニンクリアランス（mL/min）　　投与速度（µg/kg/min） 　　　　50　　　　　　　　　　　　　　0.43 　　　　40　　　　　　　　　　　　　　0.38 　　　　30　　　　　　　　　　　　　　0.33 　　　　20　　　　　　　　　　　　　　0.28 　　　　10　　　　　　　　　　　　　　0.23 　　　　 5　　　　　　　　　　　　　　0.20

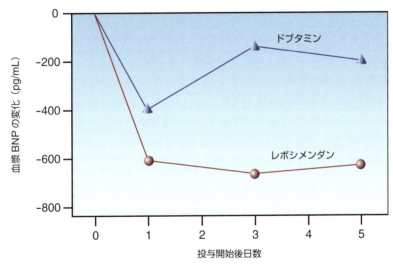

図13.5　急性非代償性心不全患者に対するドブタミンとレボシメンダンの短時間（24時間）投与による血漿 BNP 値の変動〔グラフは文献 35 より改変〕

ないため，冠動脈疾患患者で特に有用である。動物実験では心筋を虚血性傷害から保護できることが確認されている[32]。レボシメンダンの投与は通常 24 時間以内に限定されるが，長時間作用性の活性代謝産物（治療開始後 72 時間に最高値）は少なくとも 7 日間は有益な効果をもたらす（図 13.5 参照）[33]。

どの強心血管拡張薬が好ましいか：レボシメンダンが候補となりつつあるが，これは特に心筋虚血や心筋梗塞に対して好ましい強心血管拡張薬であり，生存率を改善する唯一の強心血管拡張薬でもある[34]。血漿 BNP 値を低下させることに関するドブタミンを上回るレボシメンダン

の効果について，図13.5に示す[35]。ドブタミンは不全心に対するアドレナリン受容対刺激による有害作用のため，最も好ましくない強心血管拡張薬である。

利尿薬：フロセミドによる利尿療法の適応は高血圧を伴う心不全で述べた内容と同様である。

低血圧

低血圧を伴う急性心不全は生命を脅かす状態であり，しばしば心原性ショックを意味する（血清乳酸値上昇を伴う）。この状態は急性心筋梗塞を原因とすることが最も多い。

> 概要：PAWP上昇／CO減少／SVR増加／低血圧
> 治療：ドブタミン，またはドパミンによる血管収縮療法。機械的心補助を併用

ドブタミンは時に血圧を上昇させうる（1回拍出量の増加が体血管抵抗の減少より勝るとき）。そうでなければ，血圧を上げるためには血管収縮薬が必要である。体血管収縮が心原性ショックの主要な特徴であるため，薬物による血管収縮は組織低灌流をさらに悪化させうる。このリスクを避けるため，心原性ショックでは心拍出量も増加させる血管収縮薬が好まれる。ドパミンは，適切な投与量であれば，この目的を果たせる薬物である。

ドパミン：ドパミンは，心臓のβ受容体刺激（心拍出量増加）と末梢のα受容体刺激（体血管収縮），両方の作用をもつ。中等量（3～10 μg/kg/min）ではβ受容体の刺激作用が優位であり，高用量（>10 μg/kg/min）ではα受容体の刺激作用が優位である。5～15 μg/kg/minでは心拍出量を増加させ，体血管収縮を起こす[29]。したがって，**5～15 μg/kg/minのドパミン投与は心原性ショック管理に関して適切な選択といえる**〔ドパミンに関する詳細は第53章（☞771ページ）参照〕。

心原性ショックの死亡率は，心血管作動薬単独の治療では約80％と高いままであり，予後を改善するためには機械的心補助や冠動脈血行再建などの他の方法が必要である。大動脈内バルーンカウンターパルセーションを用いた機械的心補助については後述する。

■利尿療法

利尿療法は慢性心不全の管理において基本となるものである。しかし，以下の理由からフロセミド静脈内投与による利尿療法は急性の非代償性心不全では慎重に行わなければならない。

1. フロセミド静脈内投与は，図13.6に示すように，急性心不全において心拍出量の減少を起こす[36～38]。この影響は静脈還流量の減少と，前述したように急性の血管収縮反応による左室後負荷増加が原因である[31]。
2. 急性心不全における肺水腫の存在は細胞外容量過剰を示すものではなく，拡張機能不全による急性のPAWP上昇が原因の可能性がある〔虚血性心筋「気絶（stunning）」により発生する「電撃性肺水腫（flash pulmonary edema）」の場合と同様〕。

こういった所見を考慮すると，フロセミド静脈内投与による利尿療法は，循環血液量過多（最近の体重増加や末梢浮腫）の確証がある場合や，血管拡張薬や強心血管拡張薬の投与にもかかわらずPAWPが上昇（>20 mmHg）している場合のみに用いるべきである。さらに，フロセ

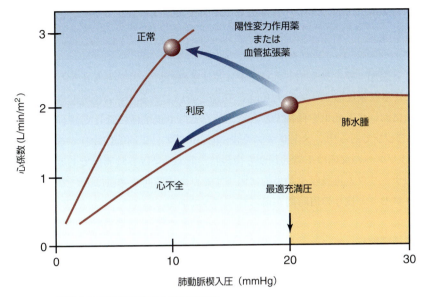

図 13.6 正常と左心機能不全の心室機能曲線
矢印はそれぞれの薬物治療により予測される変化を示す。他部と色が異なる領域は肺水腫を起こす危険性が高いことを示している。

ミド静脈内投与は低心拍出量を呈する心不全の治療に対して単独で使用すべきではなく，常に血管拡張薬や強心血管拡張薬と併用する必要がある。

フロセミド投与

従来型のフロセミド投与の顕著な特徴を以下にまとめる。

1. フロセミドはスルホンアミドであるが，スルホンアミド系抗菌薬に対してアレルギーのある患者に対して安全に使用できる[39]。
2. フロセミドの静脈内ボーラス投与を行うと 15 分以内に利尿が始まり，1 時間で最大効果となり，2 時間継続する（腎機能が正常な場合）[40]。
3. 腎機能が正常な患者では，フロセミドの初回投与量（静脈内投与）は 40 mg である。2 時間後，利尿が十分（少なくとも 1 リットル）でない場合，投与量を 80 mg に増加する。良好な反応が得られる投与量を 1 日 2 回投与する。80 mg の投与量に反応しない場合は利尿薬抵抗性がある証拠であり，次項で述べるような管理を行う。
4. 腎不全患者ではフロセミドの初回投与量を 100 mg とし，必要であれば 200 mg まで増量してもよい。良好な反応が得られる投与量を 1 日 2 回投与する。200 mg の投与量で反応が得られない場合は利尿薬抵抗性がある証拠である。
5. 利尿療法の目標は少なくとも体重の 5〜10％減少である[41]。

利尿薬抵抗性

重症患者では，フロセミドのようなループ利尿薬に対する反応が減弱する可能性があり，特に持続投与で際立っている。これには，ナトリウム貯留に対する反動，腎血流量減少，"diuretic braking"（すなわち，循環血液量過剰が解決するにつれ反応性が低下する）などの要因が含ま

れているだろう[42]。フロセミドに対する利尿反応が不十分な場合，次のような方法で反応性を向上させられる。

サイアザイド追加：サイアザイド系利尿薬は遠位尿細管においてナトリウム再吸収を妨げ，フロセミドによる利尿反応〔ヘンレ（Henle）係蹄においてナトリウム再吸収を妨げる〕を増強する。腎不全においても効果を保持するため，フロセミド抵抗性に対して最も好ましいサイアザイドは**メトラゾン**である[42]。メトラゾン 2.5～10 mg を 1 日 1 回経口投与する（剤型は経口薬のみ）。メトラゾンへの反応は 1 時間後から出現し，最大効果は 9 時間後である。そのため，遠位尿細管でのナトリウム再吸収を効果的に阻害するための時間を考慮に入れて，メトラゾンの単回投与はフロセミド投与の何時間か前に行うべきである。

フロセミド持続投与：フロセミドの利尿効果は血漿濃度ではなく尿中への排泄率のほうに大きく関係しているので[43]，ボーラス投与よりも持続投与のほうが（常にではないが）効果的に利尿作用を得ることができる。フロセミド持続投与の方法は以下に示すように腎機能に影響される[41,42]。

クレアチニンクリアランス	初回投与量	初期投与速度
> 75 mL/min	100 mg	10 mg/h
25～75 mL/min	100～200 mg	10～20 mg/h
< 25 mL/min	200 mg	20～40 mg/h

望ましい尿量（例：100 mL/h 以上）を得るために投与速度を増してもよい。推奨される最高投与速度は 240～360 mg/h[42]，高齢患者では 170 mg/h である[44]。

■ 右心不全

以下は，血行動態が不安定な，心筋梗塞による右心不全の管理において推奨されている[45]。この推奨は PAWP あるいは右室拡張終期容積（RVEDV）のデータに基づいている。

1. PAWP が 15 mmHg 未満のとき，PAWP または CVP が 5 mmHg 以上上昇するか，どちらかが 20 mmHg に到達するまで容量負荷を行う[46]。
2. PAWP または CVP が 15 mmHg より高いとき，ドブタミン[47]またはレボシメンダン[48]による強心血管拡張療法を開始する。
3. 房室解離や完全心ブロックに対しては心房心室順次ペーシングを行い，心室ペーシングは避ける[45]。

容量負荷は血行動態が不安定な右心不全に対する治療の中心になるが，先述したように，中隔が変位して左室充満を損なわないように注意深くモニタリングしなければならない（図 13.4 参照）。PAWP（中隔変位を示す）あるいは CVP（心膜による制限）の上昇は，右心不全に対する容量負荷のエンドポイントとして利用できる。容量負荷を行えないか，血行動態の不安定性を修正できない場合，強心血管拡張薬（ドブタミンまたはレボシメンダン）投与のほうが血管拡張薬投与よりも好ましい[47]。

機械的心補助

■大動脈内バルーンカウンターパルセーション

大動脈内バルーンカウンターパルセーションは，冠動脈形成や冠動脈バイパス手術などの介入により心ポンプ機能の改善が期待できる不安定狭心症や心原性ショックで使用される[49]。この手法は大動脈弁閉鎖不全症や大動脈解離では禁忌である。

方法論

大動脈内バルーンは細長いポリウレタン製で，経皮的に大腿動脈から挿入後，先端が左鎖骨下動脈分岐部の下に位置するまで進める（図 13.7 参照）。バルーンに接続されているポンプは，膨張と脱気を急速に行うために低密度ガスであるヘリウムを利用している（膨張容量は一般的に 35〜40 mL）。膨張は大動脈弁が閉じた直後，拡張期の開始と同時に開始する（通常，心電図の R 波をトリガーとする）。バルーンの脱気は大動脈弁が開く直前，心室収縮の開始と同時に開始する（等容性収縮の間）。バルーンの膨張と脱気により，図 13.7 に示すように大動脈圧波

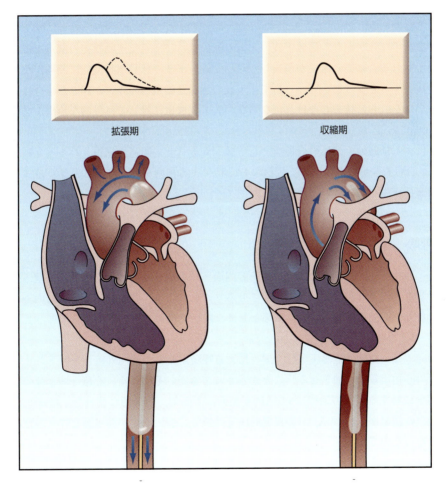

図 13.7 大動脈内バルーンカウンターパルセーション
拡張期（左側）にバルーンが膨張し，収縮期（右側）にバルーンが収縮する。矢印は血流の方向を表している。図の上部に大動脈圧波形における効果を点線で示している。

形に2つの変化が生じる。

1. 拡張期のバルーンの膨張により，拡張期血圧のピークが上昇し，平均血圧が上昇する（これは大動脈圧波形の面積の積分と同等）。平均動脈圧の上昇は体循環血流量を増加させるが，一方で拡張期血圧の上昇により冠動脈血流量（主に拡張期に血流が生じる）も増加する。
2. バルーンの脱気により吸引効果を生じ，大動脈弁開放時の大動脈圧を低下させる。これにより，血流の抵抗が減少し，心室の心拍出量が増加する。

　大動脈内バルーンパンピング（IABP）は，こうして平均動脈圧上昇と心室後負荷減少により体血流量を増加させ，冠動脈血流量も増加させる。そして，心室後負荷減少と冠血流増加が合わさることで，心筋の酸素需要量と酸素供給量のバランスが改善する[50]。

合併症

　IABPによる補助で主に懸念されるのは血管損傷である。下肢虚血は3〜20％の患者で発生すると報告されており[49,51]，バルーンが留置されている間か，バルーンを抜去後間もなく発生する。ほとんどはカテーテル挿入部位の血栓形成が原因だが，大動脈解離と大動脈腸骨動脈損傷が原因のことがある。

　下肢の虚血のリスクから，両側下肢の末梢の脈拍ならびに感覚運動機能の厳重なモニタリングが必要とされる。末梢の脈拍が消失しただけでは，下肢の感覚運動機能に問題がない限りバルーンを抜去する必要はない[52]。一方で，下肢の感覚運動機能の障害が起きた場合は，バルーンカテーテルを直ちに抜去しなければならない。下肢虚血に対して外科的な治療が必要な場合は30〜50％である[52]。

　IABPによる補助のその他の合併症としては，カテーテル関連性感染，バルーン破裂，末梢神経障害，仮性動脈瘤などがある。発熱はIABPによる補助を行っている患者の50％に発生するが，菌血症が生じるのはわずか15％にすぎない[53]。

■陽圧呼吸

　第9章（☞125ページ）で述べたように，胸腔内陽圧は心室収縮によって上昇した壁内外圧差を低下させることにより左室後負荷を減少させる。これにより，収縮期に心室壁の内方への動きが容易になり，心拍出を促進する。結果として，陽圧呼吸は左室の駆出量を増加させる〔図9.8（☞134ページ）参照〕。

　臨床研究では，持続気道陽圧（CPAP）による呼吸が左室の壁内外圧差を低下させ[54]，左心不全患者の心拍出量を増加させる[55]ことが示されてきた。そのうえ，心原性肺水腫の患者では急性心不全に対する従来の治療にCPAPを加えることで，臨床的な改善を早める[56,57]。このような観察の結果から，CPAP（非侵襲的圧支持換気に加える）が肺水腫を伴う急性心不全の治療法となったのである。

おわりに

急性心不全の管理では，次のような欠点に悩まされる。

1. 急性，非代償性心不全に関連した有病率が増え，予後が不良にもかかわらず，管理方法は過去 10～15 年間ほとんど変化していない。
2. 心不全の治療は，実際には心不全によって引き起こされる結果（例：肺静脈うっ血）に対するものであり，心筋細胞の機能的障害に対する効果はほとんどない（冠動脈血行再建は例外である）。
3. 急性心不全に対する薬物治療の多くは反対の作用も生じさせる（例えば，利尿薬は心拍出量を減少させる結果，ナトリウム貯留を促進する。血管拡張薬はレニン分泌を刺激し，血管収縮を起こす）。

こういった欠点は心不全に限ったことではないが，心血管疾患が米国における死亡の原因として顕著であるため，よく目立つのである。

■文献

ガイドラインと総説

1. Roger V, Go AS, Lloyd-Jones D, et al. Heart disease and stroke statistics – 2012 update: a report from the American Heart Association. Circulation 2012; 125:e2–e220.
2. Hunt SA, Abraham WT, Chin MH, Feldman AM, et al. 2009 focused update incorporated into the ACC/AHA 2005 guidelines for the diagnosis and management of heart failure in adults: a report of the American College of Cardiology Foundation/American Heart Association Task Force on Practice Guidelines. Circulation 2009; 119:e391–e479.
3. Gheorghiade M, Pang PS. Acute heart failure syndromes. J Am Coll Cardiol 2009; 53:557–573.
4. Weintraub NL, Collins SP, Pang PS, et al. Acute heart failure syndromes: emergency department presentation, treatment, and disposition: current approaches and future aims: a scientific statement from the American Heart Association. Circulation 2010; 122:1975–1996.
5. Task Force for the Diagnosis and Treatment of Acute and Chronic Heart Failure 2012 of the European Society of Cardiology. ESC guidelines for the diagnosis and treatment of acute and chronic heart failure 2012. Eur Heart J 2012; 33:1787–1847.

病態生理学

6. Mann DL. Pathophysiology of heart failure. In: Libby P, Bonow RO, Mann DL, Zipes DP, eds. Braunwald's Heart Disease. 8th ed. Philadelphia: Saunders Elsevier, 2008:541–560.
7. Wang TJ. The natriuretic peptides and fat metabolism. N Engl J Med 2012; 367:377–378.
8. McCord J, Mundy BJ, Hudson MP, et al. Relationship between obesity and Btype natriuretic peptide levels. Arch Intern Med 2004; 164:2247–2252.
9. Maisel AS, Krishnaswamy P, Nomak RM, et al. Rapid measurement of Btype natriuretic peptide in the emergency diagnosis of heart failure. New Engl J Med 2002; 347:161–167.
10. Maisel AS, McCord J, Nowak J, et al. Bedside B-type natriuretic peptide in the emergency diagnosis of heart failure with reduced or preserved ejection fraction. Results from the Breathing Not Properly Multinational Study. J Am Coll Cardiol 2003; 41:2010–2017.
11. Januzzi JL, van Kimmenade R, Lainchbury J, et al. NT-proBNP testing for diagnosis and short-term prognosis in acute destabilized heart failure: an international pooled analysis of 1256 patients. Europ Heart J 2006; 27:330–337.
12. Rudiger A, Gasser S, Fischler M, et al. Comparable increase of B-type natriuretic peptide and aminoterminal pro-B-type natriuretic peptide levels in patients with severe sepsis, septic shock, and acute heart failure. Crit Care Med 2006; 34:2140–2144.

心不全の種類

13. Zile MR, Baicu CF, Gaasch WH. Diastolic heart failure – Abnormalities in active relaxation and passive stiffness of the left ventricle. New Engl J Med 2004; 350:1953–1959.
14. Paulus WJ, Tschope C, Sanderson JE, et al. How to diagnose diastolic heart failure: a consensus statement

on the diagnosis of heart failure with normal left ventricular ejection fraction by the Heart Failure and Echocardiography Associations of the European Society of Cardiology. Europ Heart J 2007; 28:2539–2550.
15. Lang RM, Bierig M, Devereux RB, et al. Recommendations for chamber quantification: a report from the American Society of Echocardiography and the European Association of Echocardiography. J Am Soc Echocardiogr 2005; 18:1440–1463.
16. Hess OM, Carroll JD. Clinical assessment of heart failure. In: Libby P, Bonow RO, Mann DL, Zipes DP, eds. Braunwald's Heart Disease. 8th ed. Philadelphia: Saunders Elsevier, 2008:561–581.
17. Hurford WE, Zapol WM. The right ventricle and critical illness: a review of anatomy, physiology, and clinical evaluation of its function. Intensive Care Med 1988; 14:448–457.
18. Lopez-Sendon J, Coma-Canella I, Gamello C. Sensitivity and specificity of hemodynamic criteria in the diagnosis of right ventricular infarction. Circulation 1981; 64:515–525.
19. Rudski LG, Lai WW, Afilalo J, et al. Guidelines for the echocardiographic assessment of the right heart in adults: A report from the American Society of Echocardiography. J Am Soc Echocardiogr 2010; 23:685–713.

治療計画

20. Flaherty JT, Magee PA, Gardner TL, et al. Comparison of intravenous nitroglycerin and sodium nitroprusside for treatment of acute hypertension developing after coronary artery bypass surgery. Circulation 1982; 65:1072–1077.
21. Rhoney D, Peacock WF. Intravenous therapy for hypertensive emergencies, part 1. Am J Health Syst Pharm 2009; 66:1343–1352.
22. Sodium Nitroprusside. In: McEvoy GK, ed. AHFS Drug Information, 2012. Bethesda, MD: American Society of Health System Pharmacists, 2012:1811–1814.
23. Hall VA, Guest JM. Sodium nitroprusside-induced cyanide intoxication and prevention with sodium thiosulfate prophylaxis. Am J Crit Care 1992; 2:19–27.
24. Mann T, Cohn PF, Holman LB, et al. Effect of nitroprusside on regional myocardial blood flow in coronary artery disease. Results in 25 patients and comparison with nitroglycerin. Circulation 1978; 57:732–738.
25. Curry SC, Arnold-Cappell P. Nitroprusside, nitroglycerin, and angiotensinconverting enzyme inhibitors. Crit Care Clin 1991; 7:555–582.
26. O'Connor CM, Starling RC, Hernanadez PW, et al. Effect of nesiritide in patients with acute decompensated heart failure. N Engl J Med 2011; 365:32–43.
27. Francis GS, Siegel RM, Goldsmith SR, et al. Acute vasoconstrictor response to intravenous furosemide in patients with chronic congestive heart failure. Ann Intern Med 1986; 103:1–6.
28. Franciosa JA. Optimal left heart filling pressure during nitroprusside infusion for congestive heart failure. Am J Med 1983; 74:457–464.
29. Bayram M, De Luca L, Massie B, Gheorghiade M. Reassessment of dobutamine, dopamine, and milrinone in the management of acute heart failure syndromes. Am J Cardiol 2005; 96(Suppl): 47G–58G.
30. Milrinone Lactate. In: McEvoy GK, ed. AHFS Drug Information, 2012. Bethesda, MD: American Society of Health System Pharmacists, 2012:1724–1726.
31. Gheorghiade M, Teerlionk JR, Mebazaa A. Pharmacology of new agents for acute heart failure syndromes. Am J Cardiol 2005; 96(Suppl):68G–73G.
32. Kersten JR, Montgomery MW, Pagel PL, Waltier DC. Levosimendan, a new positive inotropic drug, decreases myocardial infarct size via activation of K(ATP) channels. Anesth Analg 2000; 90:5–11.
33. Antila S, Sundberg S, Lehtonen LA. Clinical pharmacology of levosimendan. Clin Pharmacokinet 2007; 46:535–552.
34. Landoni G, Biondi-Zoccai G, Greco M, et al. Effects of levosimendan on mortality and hospitalization: a meta-analysis of randomized, controlled studies. Crit Care Med 2012; 40:634–636.
35. Mebazza A, Niemenen MS, Packer M, et al. Levosimendan vs dobutamine for patients with acute decompensated heart failure: the SURVIVE randomized trial. JAMA 2007; 297:1883–1891.

利尿療法

36. Kiely J, Kelly DT, Taylor DR, Pitt B. The role of furosemide in the treatment of left ventricular dysfunction associated with acute myocardial infarction. Circulation 1973; 58:581–587.
37. Mond H, Hunt D, Sloman G. Haemodynamic effects of frusemide in patients suspected of having acute myocardial infarction. Br Heart J 1974; 36:44–53.
38. Nelson GIC, Ahuja RC, Silke B, et al. Haemodynamic advantages of isosorbide dinitrate over frusemide in acute heart failure following myocardial infarction. Lancet 1983a; i:730–733.
39. Strom BL, Schinnar R, Apter AJ, et al. Absence of cross-reactivity between sulfonamide antibiotics and sulfonamide nonantibiotics. N Engl J Med 2003; 349:1628–1635.
40. Furosemide. In: McEvoy GK, ed. AHFS Drug Information, 2012. Bethesda, MD: American Society of Health System Pharmacists, 2012:2792–2796.
41. Jenkins PG. Diuretic strategies in acute heart failure. N Engl J Med 2011; 364:21.
42. Asare K, Lindsey K. Management of loop diuretic resistance in the intensive care unit. Am J Health Syst Pharm 2009; 66:1635–1640.
43. van Meyel JJM, Smits P, Russell FGM, et al. Diuretic efficiency of furosemide during continuous adminis-

第13章 ICUにおける急性心不全

tration versus bolus injection in healthy volunteers. Clin Pharmacol Ther 1992; 51:440–444.
44. Howard PA, Dunn MI. Aggressive diuresis for severe heart failure in the elderly. Chest 2001; 119:807–810.

右心不全

45. Isner JM. Right ventricular myocardial infarction. JAMA 1988; 259:712–718.
46. Reuse C, Vincent JL, Pinsky MR. Measurement of right ventricular volumes during fluid challenge. Chest 1990; 98:1450–1454.
47. Dell'Italia LJ, Starling MR, Blumhardt R, et al. Comparative effects of volume loading, dobutamine and nitroprusside in patients with predominant right ventricular infarction. Circulation 1986; 72:1327–1335.
48. Russ MA, Prondzinsky R, Carter JM, et al. Right ventricular function in myocardial infarction complicated by cardiogenic shock: improvement with levosimendan. Crit Care Med 2009; 37:3017–3023.

機械的心補助

49. Boehner JP, Popjes E. Cardiac failure: mechanical support strategies. Crit Care Med 2006; 34(Suppl):S268–S277.
50. Williams DO, Korr KS, Gewirtz H, Most AS. The effect of intra-aortic balloon counterpulsation on regional myocardial blood flow and oxygen consumption in the presence of coronary artery stenosis with unstable angina. Circulation 1982; 66:593–597.
51. Arafa OE, Pedersen TH, Svennevig JL, et al. Vascular complications of the intra-aortic balloon pump in patients undergoing open heart operations: 15-year experience. Ann Thorac Surg 1999; 67:645–651.
52. Baldyga AP. Complications of intra-aortic balloon pump therapy. In Maccioli GA, ed. Intra-aortic balloon pump therapy. Philadelphia: Williams & Wilkins, 1997, 127–162.
53. Crystal E, Borer A, Gilad J, et al. Incidence and clinical significance of bacteremia and sepsis among cardiac patients treated with intra-aortic balloon counterpulsation pump. Am J Cardiol 2000; 86:1281–1284.
54. Naughton MT, Raman MK, Hara K, et al. Effect of continuous positive airway pressure on intrathoracic and left ventricular transmural pressures in patients with congestive heart failure. Circulation 1995; 91:1725–1731.
55. Bradley TD, Holloway BM, McLaughlin PR, et al. Cardiac output response to continuous positive airway pressure in congestive heart failure. Am Rev Respir Crit Care Med 1992; 145:377–382.
56. Nouira S, Boukef R, Bouida W, et al. Non-invasive pressure support ventilation and CPAP in cardiogenic pulmonary edema: a multicenter randomized study in the emrgency department. Intensive Care Med 2011; 37:249–256.
57. Ducros L, Logeart D, Vicaut E, et al. CPAP for acute cardiogenic pulmonary edema from out-of-hospital to cardiac intensive care unit: a randomized multicenter study. Intensive Care Med 2011; 37:150.

Chapter 14

炎症性ショック症候群

> 炎症それ自体は病ではなく，人体に有益なものと考えられている…。
> しかし，その有益な目的が達成できなかった場合……逆に炎症は人体に有害なものとなる。
> John Hunter, MD（1728–1793）

上記の引用は18世紀の偉大なるスコットランド人外科医の言葉である。彼は，性病患者の排膿液を意図的に自己注射し，結果的に自身に淋病と梅毒の両方を発症せしめたという無謀な自己実験を行ったことで最もよく知られている[1]。そんな逸話はさておき，科学者としてのジョン・ハンター（John Hunter）は観察者として長けていた。彼は，炎症の観察を通して，導入部の引用のごとく，それが有害性を発揮する可能性を明らかにしている。それから約250年後の現在，炎症の有害作用は重症患者の予後を悪化させる主因であると考えられている。

　本章は，まず炎症性傷害の特徴を解説し，次に敗血症性ショックとアナフィラキシーショックという2つの炎症性ショック（inflammatory shock）症候群の症状および治療に関して述べる。これら2つの症候群は，炎症が「有害なもの」となり全身臓器に損傷を与える状態の代表例である。

炎症性傷害

炎症反応は，宿主の機能的健全性が損なわれるような原因（例えば，身体的損傷や微生物の侵入）によって引き起こされる複雑なプロセスである。そのプロセスが一度活性化されると，炎症反応によってさまざまな有毒物質が産生される。これらの有毒物質が，宿主に悪影響がない範囲で危機制御や危機回避のために機能しているうちはよいが，持続的または広範な炎症では，これら有毒物質によってどの主要臓器も損傷を被りうる。炎症性傷害は自己持続的な悪の連鎖となりやすいのが問題である。すなわち，炎症性組織損傷がさらなる炎症を引き起こし，そのさらなる炎症がさらなる組織損傷を引き起こし，そしてそれを繰り返していくといった無限ループである。この自己持続的かつ進行性の炎症性傷害は，**悪性炎症**（malignant inflammation）として知られている。悪性炎症の特徴は，進行性の多臓器障害および多臓器不全である[1,2]。

■酸化傷害

炎症性傷害の主因の1つは，活性化した好中球から放出される有毒な酸素代謝産物である[3,4]。好中球活性化の目的は，以下に解説するように，これらの有毒な代謝産物を産生することである。

好中球活性化

好中球の活性化は炎症反応の初期段階で起こり，このとき酸素消費量は20〜50倍に増加する。

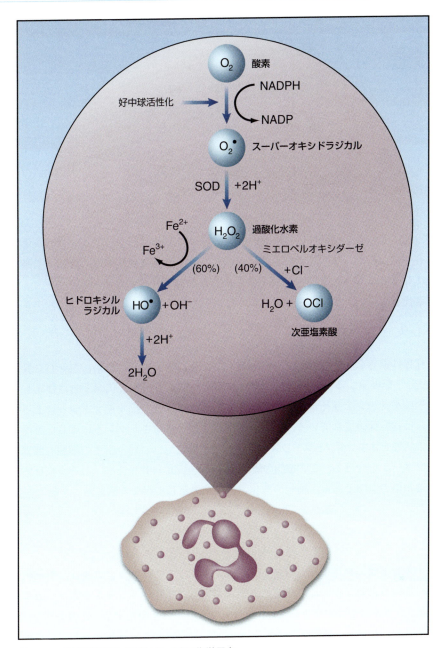

図 14.1 好中球活性化における一連の化学反応
きわめて反応性に富んだ酸素代謝産物がつくられ，細胞質顆粒内に貯蔵される。詳細は本文を参照のこと。NADPH：還元型ニコチンアミドアデニンジヌクレオチドリン酸，NADP：ニコチンアミドアデニンジヌクレオチドリン酸，SOD：スーパーオキシドジスムターゼ（活性酸素分解酵素）。

これは呼吸バースト（respiratory burst）と呼ばれているが[4]，この現象がエネルギー産生の増加と関係なく，**有毒な酸素代謝物を産生するためのもの**だと考えれば，呼吸バーストという用語は誤解を招く命名である[6]。好中球活性化による一連の反応を図 14.1 に図解した。好中球が活性化されると細胞膜内表面にある特殊な酸化酵素が活性化する。これが引き金となって酸素の水への代謝還元が起こり，その結果，スーパーオキシドラジカル，過酸化水素，ヒドロキシルラジ

表 14.1　炎症性傷害に起因する臨床的状態

臓器・器官	状態
脳	敗血症性脳症
骨髄	重症疾患による貧血
心血管系	敗血症性ショック
腎臓	急性腎傷害
肺	急性呼吸促迫症候群
末梢神経	重症疾患多発神経症
骨格筋	重症疾患多発筋症

カルといった，きわめて反応性に富む代謝産物が産生される。好中球はミエロペルオキシダーゼ酵素ももっているが，この酵素は過酸化水素を次亜塩素酸に変換する。次亜塩素酸は，強力な殺菌作用をもっており，家庭用漂白剤の主成分としても知られる[5]。呼吸バースト中に産生された酸素代謝産物は，まずは細胞質顆粒内に蓄積され，好中球脱顆粒の際に放出される。

酸化ストレス

酸素代謝産物は強力な**オキシダント**（oxidant）であり，細胞膜を破壊し，タンパク質を変性させ，DNA分子を破壊する。いったん放出されると，これらの酸素代謝産物は侵入してきた微生物に致死的ダメージを与える。一方，宿主の細胞は内因性の抗オキシダントによってオキシダントからは通常保護されている。しかし，酸化活性が抗オキシダントによる保護能力を上回ると〔この状態を**オキシダントストレス**（oxidant stress）という〕，宿主の細胞も酸素代謝産物によってダメージを受ける。この**細胞の酸化傷害**（oxidant cell injury）こそ炎症反応によって受ける臓器損傷の主因である。細胞の酸化傷害の結果として起こる臓器障害を臓器別に**表 14.1**にまとめた。

連鎖反応

スーパーオキシドラジカルやヒドロキシラジカルのようなフリーラジカルは，外部軌道に不対電子をもっているため，きわめて反応性に富んでいる。フリーラジカルが非ラジカルと反応する場合，非ラジカルは1つの電子を失い，フリーラジカルへと変化する。このようなラジカル再生反応は繰り返し起こり，**連鎖反応**（chain reaction）といわれる連続する自己持続的反応となる[6]。このような自己持続的反応は，誘因が除去されたのちも持続し，広範な損傷を引き起こすのでとても厄介である。連鎖的酸化反応のよく知られた例は火災であるが，集中治療で最も重要な細胞の酸化傷害である細胞膜脂質の酸化も，火災のように連鎖反応を引き起こすのである[7]。

■臨床的症候群

全身性炎症に関連した臨床的症候群は，以下のように定義されている[8,9]。

1. 全身性の炎症の徴候（例：発熱，白血球数増加）が特徴的な状態を，**全身性炎症反応症候群**（systemic inflammatory response syndrome：SIRS）と呼ぶ。

表 14.2 全身性炎症反応症候群（SIRS）診断基準

以下の 2 つ以上を満たした場合、SIRS と診断する。
1. 体温 >38°C または <36°C
2. 心拍数 >90 回/min
3. 呼吸数 >20 回/min または $PaCO_2$<32 mmHg
4. 白血球数 >12,000/mm³ または <4,000/mm³、または幼若好中球（桿状核球）>10%

〔文献 8 より〕

2. SIRS が感染症の結果起きているものであれば、この状態を**敗血症**（sepsis）と呼ぶ。
3. 敗血症で、1 つ以上の臓器障害を伴っている場合、または血中乳酸濃度が上昇している場合（>4 mmol/L）に、**重症敗血症**（severe sepsis）と呼ぶ。
4. 重症敗血症が輸液蘇生に不応性の低血圧を伴う場合、この状態を**敗血症性ショック**（septic shock）と呼ぶ。
5. 2 つ以上の主要臓器を侵している炎症性傷害を**多臓器機能障害症候群**（multiorgan dysfunction syndrome : MODS）と呼び、それが 2 つ以上の主要臓器の不全状態になったものを**多臓器不全**（multiorgan failure : MOF）と呼ぶ。

全身性炎症反応症候群（SIRS）

SIRS の診断基準を表 14.2 に示した。SIRS はよく遭遇する状態で、ある調査では外科 ICU の 93％の患者が SIRS の基準を満たしていたそうである[10]。もちろん、**SIRS の存在は、感染症の存在を意味するわけではない**。感染症は SIRS 患者の 25〜50％にしか伴わない[10,11]。発熱と白血球数増加を示す患者に対して冷静に対処するうえで、炎症と感染症の識別は最も大切なことである。

炎症性臓器不全

全身性炎症によって最もよく障害される臓器は、肺、腎臓、心血管系と中枢神経系である（表 14.1 参照）。炎症性臓器障害の最も一般的な徴候は**急性呼吸促迫症候群**（acute respiratory distress syndrome : ARDS）であり、重症敗血症患者の 40％に合併し[12]、重症患者の急性呼吸不全の原因で上位を占めるものの 1 つでもある〔第 23 章（☞ 363 ページ）参照〕。

　炎症性傷害によって損傷を受けた臓器の数は、重要な予後推断因子である。米国[12]と欧州[13]における調査をもとに作成された図 14.2 に示したとおり、死亡率と炎症に関連した不全臓器数との間に直接的な関係がある。このことからも、制御不能となった全身性炎症が死を招く可能性を有していることがわかる。

敗血症性ショック

重症敗血症と敗血症性ショック（これらは血圧の違いを除いて本質的には同じ状態であるが）は、世界中の死因の 4 分の 1 を占めており[9]、発生率は着実に上昇している。死亡率は平均で約 30〜50％であるが[12,14]、これは年齢や不全臓器数によってさまざまである（前述）。**感染部位や多剤耐性菌を含め、原因菌は死亡率と関係がない**[14]。このことは、重症敗血症と敗血症性ショックの予後が感染症ではなく、主として炎症によって左右されることの傍証である。

第Ⅳ部　循環血流の障害

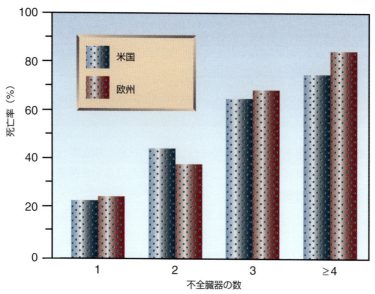

図 14.2　死亡率と炎症に関連した不全臓器数の関係
〔データは文献 12，13 より〕

■血行動態の異常

敗血症性ショックにおいて血行動態の異常が起こる機序を，以下に要約する。

1. 血行動態における主要な問題は（動脈も静脈も含む）全身性の**血管拡張**（vasodilatation）である。これによって，心室前負荷（心充満圧）と心室後負荷（体血管抵抗）が減少する。血管拡張は，血管内皮細胞における一酸化窒素（フリーラジカルの一種）の産生が亢進することに起因するとされている[15]。
2. （好中球の接着および脱顆粒による）血管内皮細胞の酸化傷害は血管内液の溢出そして循環血液量減少をきたす[15]。このことが血管拡張による心充満圧低下にさらなる拍車をかける。
3. 炎症惹起性サイトカインが（収縮期および拡張期の）心機能障害を促進する。しかし，心拍出量は，頻脈や輸液蘇生の影響で通常増加する[16]。
4. 敗血症性ショックでは，心拍出量が増加しているにもかかわらず，腹部内臓血流量は通常減少している[15]。このため，消化管粘膜の破綻が起きやすく，腸管内微生物やエンドトキシンが腸管粘膜を越えて全身血流に乗るトランスロケーションのリスクを増す〔第 5 章（☞ 65 ページ）参照〕。このようなことが起これば，もちろん状態をいっそう悪化させるだけであろう。

敗血症性ショックの典型的な血行動態パターンは，心充満圧〔中心静脈圧（CVP）または肺動脈楔入圧〕の低下，心拍出量（CO）の増加，体血管抵抗（SVR）の減少などである。すなわち，以下のように表すことができる。

　　　　典型的パターン：低 CVP／高 CO／低 SVR

敗血症性ショックは，心拍出量増加と末梢血管拡張のため，**hyperdynamic shock** やウォームショック（warm shock）としても知られる。しかし，敗血症性ショックも病期が進行すれば，

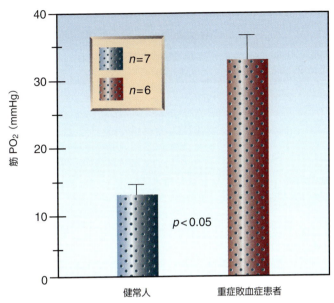

図 14.3　健常人と重症敗血症患者の前腕筋組織 PO_2 の観血的測定値
青と赤の棒の高さは平均値を示し，クロスバーは平均値の標準誤差を示す．〔データは文献 20 より〕

心機能障害がより顕著となり心拍出量も減少し，心原性ショックと似た血行動態パターンとなる（すなわち，高 CVP /低 CO /高 SVR）．通常，心拍出量の低下した敗血症性ショックの予後は悪い．

■組織への酸素供給

第 10 章（☞ 140 ページ）で言及したように，敗血症性ショックにおいてエネルギー代謝が正常に機能しないのは，組織への酸素供給が不十分であるからではなく，ミトコンドリアにおける酸素利用能の異常があるからである[17,18]．この状態は，**細胞障害性低酸素症**（cytopathic hypoxia）と呼ばれ[17]，シトクロムオキシダーゼと電子伝達系のその他のタンパク質がオキシダント誘発性の阻害を受けることがその根本的原因である[19]．酸素利用能の低下は，図 14.3 に示した観察結果で説明可能であろう．この観察では，骨格筋組織内の PO_2 が重症敗血症患者ではむしろ上昇していることが示されている[19]．

　酸素利用能の低下は，敗血症でよくみられる全身の酸素消費量の増加と同様に起こるわけではない．この不一致は，敗血症における酸素消費量の増加が好気性代謝を反映するものではなく，好中球活性化（すなわち，呼吸バースト）に伴う酸素消費量の増加により起こるものである[21]と考えれば理解しうる．

臨床的意義

重症敗血症や敗血症性ショックでは組織酸素化が適正水準（以上）にあるという発見は臨床的に意義深い．なぜならば，このことは重症敗血症や敗血症性ショックに対し組織酸素化を改善させようとする介入（例：赤血球輸血）が正当化されないことを意味しているからである．

表 14.3　敗血症性ショック・バンドル

バンドル	構成要素
急性期敗血症バンドル 診断から 6 時間以内に達成せよ	1. 適切な培養検体採取 2. 血漿乳酸値測定 3. 適切な抗菌薬投与 4. 次の目標値への到達 　a. CVP 8〜12 mmHg 　b. MAP ≧65 mmHg 　c. 尿量 ≧0.5 mL/kg/h 　d. S$\bar{\text{v}}$O$_2$≧65%または ScvO$_2$≧70%
敗血症管理バンドル 診断から 24 時間以内に達成せよ	1. 適応があれば低用量ステロイド投与 2. 血糖値 120〜150 mg/dL 維持 3. 人工呼吸器依存患者では気道プラトー圧 ≦ 30 cmH$_2$O 〔第 23 章（☞ 363 ページ）参照〕

〔文献 9, 24 より〕
CVP：中心静脈圧，MAP：平均動脈圧，S$\bar{\text{v}}$O$_2$：混合静脈血酸素飽和度，ScvO$_2$：中心静脈血酸素飽和度．

血清乳酸値

第 10 章（☞ 140 ページ）で述べたように，血清乳酸値の上昇は不十分な組織酸素化によるものではなく，ピルビン酸産生の増加およびピルビン酸デヒドロゲナーゼの阻害によるものらしい[22,23]．ピルビン酸デヒドロゲナーゼは，ミトコンドリア内でピルビン酸をアセチル CoA に変換する酵素である．エンドトキシンおよびその他の細菌細胞壁の構成成分が，ピルビン酸デヒドロゲナーゼの阻害に関係があると考えられている[22]．こうして乳酸蓄積が起こると考えれば，重症敗血症や敗血症性ショックにおいて組織酸素化は阻害されていないとする考え方と合致する．

■治療

敗血症性ショックの治療の概略を表 14.3 に示す．これは「バンドル」と呼ばれ，生命予後改善のためにもれなく従わなければならない複数の達成目標で構成されている．表 14.3 のバンドルは "Surviving Sepsis Campaign"（国際的に認知された敗血症性ショックのガイドライン）[*1]から引用したものであるが[9]，これらのバンドル構成要素を厳守することで，敗血症性ショック患者の生命予後が改善することが示されている[24]．なかでも急性期敗血症バンドルは最も重要視されており，敗血症性ショックの診断から 6 時間以内にすべて達成しなければならない．

輸液蘇生

敗血症性ショックでは，血管拡張および血管内液の溢出による心充満圧低下のため輸液蘇生がしばしば必要になる．以下に示す輸液蘇生の推奨は Surviving Sepsis Campaign からの引用で[9]，CVP をモニタリングするために中心静脈カテーテルを挿入する必要がある．

1. 晶質液 500〜1,000 mL または膠質液 300〜500 mL を 30 分かけて輸液する．
2. CVP が 8 mmHg（人工呼吸器依存患者では 12 mmHg）になるまで，必要に応じてこれを繰

[*1] 訳注：2008 年の第 2 版が引用されており，最新版（第 3 版）ではないことに注意．

り返す。

CVP：上記のプロトコールのようにCVPを利用することには2つの理由で問題がある。まず，中心静脈カテーテル挿入およびその後の胸部X線写真によってカテーテル位置の確認を行うのに時間が必要で，輸液蘇生が遅れる。それに，CVPは血管内容量を正確に反映しないので**CVPを輸液管理指標として使うべきではない**というのが専門家のコンセンサスである。CVPと血管内容量が乖離することは図 11.2 (☞ 165 ページ) に示したとおりである。CVPが測定できない状況では，最低 20 mL/kg（晶質液）が輸液蘇生に使用可能である[25)]。

初期の輸液蘇生が済んだら，不要な液体貯留を避けるために静脈内輸液の速度を減じるべきである。輸液過多は敗血症性ショックの死亡率上昇と関連しているため[26)]，この時期の液体貯留を避けるよう注意することで，予後改善の可能性を高められるだろう。

血管収縮薬

初期輸液蘇生ののちも低血圧が持続する場合，ノルアドレナリンやドパミン[*2]のような血管収縮薬の持続静注を開始するべきである[9)]。血管収縮薬は中心静脈カテーテル経由で持続静注し，平均動脈圧（MAP）≧ 65 mmHg の達成を目標とする[9)]。

1. ノルアドレナリンは 0.1 μg/kg/min で開始し，その後，必要に応じて調節する。ほとんどの敗血症性ショックの患者では最高 3.3 μg/kg/min まで血圧上昇作用が見込める[27)]。3〜3.5 μg/kg/min の投与速度でも目標 MAP が達成できない場合，2つ目の血管収縮薬としてドパミンを併用する[*3]。
2. ドパミン[*2]は，5 μg/kg/min で開始し，その後，必要に応じて調節する。血管収縮効果は 10 μg/kg/min 以上の投与速度で顕著となる[27)]。20 μg/kg/min の投与速度でも目標 MAP が達成できない場合，2つ目の血管収縮薬としてノルアドレナリンを併用する。

ノルアドレナリンのほうがドパミンよりも血圧上昇作用がより確実で催不整脈作用が少ないことから，ノルアドレナリンのほうが多くの専門家に好まれる[27)]。しかし，どちらが敗血症性ショックの予後改善のために優れた血管収縮薬であるかに関しては答えが得られていない[26)][*4]〔ノルアドレナリンとドパミンの詳細に関しては，第 53 章（☞ 771 ページ）参照〕。

バソプレシン：低血圧がノルアドレナリンやドパミンに不応性の場合，バソプレシンが血圧上昇に有効かもしれない（バソプレシンはノルアドレナリンやドパミンの代替薬としてではなく，これらの併用薬として用いられる）。バソプレシンの投与速度範囲は 0.01〜0.04 単位/min で

[*2] 訳注：Surviving Sepsis Campaign Guideline 第 3 版では，ドパミンはもはや使用すべきでない薬物と位置づけられている。

[*3] 訳注：Surviving Sepsis Campaign Guideline 第 3 版では，このようなドパミンの使用は推奨しておらず，ノルアドレナリン不応性の低血圧にはバソプレシンやアドレナリンの併用が推奨されている。

[*4] 訳注：Surviving Sepsis Campaign Guideline 第 3 版のために行われたシステマティック・レビューとメタ解析の結果，ドパミンはノルアドレナリンに比べて，短期死亡率を有意に高め，上室性不整脈および心室性不整脈の発生頻度を 2 倍近く増やすことが示された。そのため，ドパミンは敗血症性ショックの予後改善のためにノルアドレナリンよりも劣った薬物であるというのが現時点での国際的コンセンサスである。日本版「敗血症ガイドライン」もこの見解を支持している。

あるが，敗血症性ショックでは 0.03 単位/min が適切である[9]。バソプレシンは純粋な血管収縮薬で，特に高用量では，腹部内臓血流量や指の血流を阻害し虚血に至らしめるリスクがある。バソプレシンは敗血症性ショックにおいて血圧上昇には寄与するかもしれないが，予後改善に寄与したとする根拠はない[28]。

コルチコステロイド

コルチコステロイドには，敗血症性ショックに対する潜在的効果が期待される 2 つの作用がある。1 つは抗炎症作用，そしてもう 1 つは，カテコールアミンに対する血管収縮反応を増強する作用である。残念ながら，50 年以上の研究にもかかわらず，ステロイドが敗血症性ショックの治療において何らかの利益があることを示す確証はない[29,30]。しかし，ステロイド療法は敗血症性ショックの管理において今も昔もよく行われる。以下の記述は，敗血症性ショックのステロイド療法に関する現在の推奨である[9]。

1. 輸液蘇生と血管収縮薬に不応性の敗血症性ショックに対してステロイド療法を考慮すべきである。副腎不全の証明（迅速 ACTH 刺激試験による）は必要ない。
2. （ミネラルコルチコイド作用がある）ヒドロコルチゾンのほうがデキサメタゾンよりも好まれる。また，ヒドロコルチゾンの投与量は（感染症のリスクを制限するために）1 日 300 mg を超えるべきではない。
3. ステロイド療法は血管収縮薬が必要な間は継続すべきである。

敗血症性ショックに対するステロイド療法はこれまでずっと行われてきたにもかかわらず，50 年間（！）の研究で明らかな効果が証明できないようなので，そろそろステロイド療法は無効だと結論づけるべきときである[*5]。

抗菌薬治療

重症敗血症および敗血症性ショックでは，適切な抗菌薬治療開始の遅れが死亡率上昇に関連している[31]。このため，**重症敗血症および敗血症性ショックの診断から 1 時間以内の抗菌薬治療の開始**が推奨されている[9]。このような短時間で原因微生物を特定することはできないので，初期治療では広域スペクトラムの抗菌薬治療を行う。敗血症疑いの患者に対する経験的抗菌薬治療に関する推奨は，第 43 章（☞ 635 ページ）を参照のこと。

血液培養：抗菌薬を 1 回静注しただけでも，そのあとで採血したのでは血液培養ボトル内の細菌を数時間で殺菌してしまうため，血液培養は初回抗菌薬投与よりも前に採血すべきである。少なくとも 2 セットの血液培養が推奨される[9]。2 セットの血液培養は 90％の感度で血流感染の原因菌を同定し，3 セットの血液培養ではこれが約 98％となる[32]。血液培養の感度は培養される血液量によって影響を受けるため，各セット最低 20 mL の採血が推奨される[33]。

[*5] 訳注：現在，オーストラリア・ニュージーランド集中治療医学会（ANZICS）が ADRENAL と名づけられた最大規模の無作為化比較研究を行っている。おそらくこの研究で，この論争におよその決着がつくのではなかろうか。

アナフィラキシー

アナフィラキシーは，免疫学的機序によって好塩基球およびマスト細胞から放出される炎症性メディエータによって引き起こされる急性の多臓器機能障害症候群である。外部抗原に対する免疫グロブリンE（IgE）の過剰な反応〔すなわち，**過敏性反応**（hypersensitivity reaction）〕がアナフィラキシーの特徴である。アナフィラキシーの症状は，一般的に皮膚，肺，消化管および心血管系などに現れる[35]。同様の症状は，IgEの関与なしにも起こりうるが，このような場合は**アナフィラキシー様反応**（anaphylactoid reaction）と呼ばれ，免疫原性ではない[36]。アナフィラキシー反応の一般的な誘因は，食物，抗菌薬，昆虫刺傷などであるが，一方，アナフィラキシー様反応の一般的な誘因はオピオイドや造影剤などである。アナフィラキシーには外的誘因が同定できないような場合もある。

■臨床像

アナフィラキシー反応は，一般的に突然発症し，外的誘因への曝露から数分以内に症状が現れる。反応によっては遅れるものもあり，曝露から72時間後に症状が現れることもありうる[35]。アナフィラキシー反応の典型的特徴は，侵された臓器の浮腫と腫脹であり，これは血管透過性亢進による血管内液の漏出が原因で起こる。重症アナフィラキシー反応では，**10分間で35％もの血管内容量が失われる**[35]。

　アナフィラキシーの臨床症状を頻度の高い順に表14.4に示した。最も頻度の高い症状は蕁麻疹と皮下血管性浮腫（典型的には顔面など）で，最も注意しなければならない症状は上気道の血管性浮腫（例：喉頭浮腫），気管支攣縮と低血圧である。アナフィラキシーで最も危険な症状は，全身の組織低灌流を伴う重度の低血圧で，このような状態を**アナフィラキシーショック**（anaphylactic shock）という。

■治療

アナフィラキシーの治療は，アナフィラキシー反応の進行を止める薬物（すなわち，アドレナ

表14.4　アナフィラキシーの臨床症状

症状	発生頻度
蕁麻疹	85〜90%
皮下血管性浮腫	85〜90%
上気道血管浮腫	50〜60%
気管支攣縮・喘鳴	45〜50%
低血圧	30〜35%
腹痛，下痢	25〜30%
胸骨下痛	4〜6%
皮疹を伴わない瘙痒	2〜5%

〔文献35より〕

リン）と徴候や症状を軽減する薬物（例：気管支拡張薬）によって行われる。

アドレナリン

アドレナリンは利用可能なアナフィラキシー治療薬のなかで最も効果的な薬物で，感作された好塩基球とマスト細胞からの炎症性メディエータの放出を阻害する。アドレナリンは，表14.5で示すように，（混乱を招くほど）さまざまな濃度の水溶液で市販されている*6。アナフィラキシー反応に対する通常の治療では，アドレナリン0.3～0.5 mg（1,000倍希釈アドレナリン水溶液0.3～0.5 mL）を大腿外側部の深部に筋注し，必要であれば5分ごとに繰り返す[35]。皮下注[36]や上腕三頭筋への筋注[35]による薬物吸収は大腿部への筋注よりも遅い。喉頭浮腫の患者に対しては，表14.5の投与法を用いたアドレナリンのネブライザー療法も可能である。しかし，その効果はよくわかっていない。

グルカゴン：アドレナリンがマスト細胞と好塩基球の脱顆粒を阻害する作用は，βアドレナリン受容体を介するため，β受容体拮抗薬服用患者ではアドレナリンの効果が弱まったり制限されたりすることがある。β受容体拮抗薬服用患者に起きたアナフィラキシー反応がアドレナリンに抵抗性の場合，グルカゴンが有効な場合がある〔理由については，第54章（☞ 787ページ）参照〕。グルカゴンは1～5 mgを緩徐に（5分かけて）静注し，その後，持続投与を行う。持続投与速度は，臨床的反応性を確認しながら5～15 μg/minの範囲で調節する[35]。グルカゴンは嘔吐を誘発しうるので，誤嚥のリスクを最小限にするために意識レベルの低下した患者は側臥位にすべきである。

二次治療薬

これから紹介する薬物は，アドレナリン投与後に投与してもよいが，アドレナリンの代替薬として使用してはならない。

抗ヒスタミン薬：ヒスタミン受容体拮抗薬は皮膚アナフィラキシー反応に対してしばしば用いられ，瘙痒感を軽減するのに役立ちうる。ヒスタミンH_1拮抗薬ジフェンヒドラミン（25～50 mg経口投与，筋注，静注）とヒスタミンH_2拮抗薬ラニチジン（50 mg静注または150 mg経口投与）を併用するほうが，それぞれの単剤療法よりも効果的なので，両者を投与すべきである。

気管支拡張薬：サルブタモールに代表される吸入β_2受容体作動薬が気管支攣縮を軽減するために用いられる。これらはネブライザー（サルブタモールの場合，2.5 mLあるいは0.5％溶液）または定量噴霧器で投与される。

コルチコステロイド：多くの臨床家が過敏症反応に対してステロイドを用いるが，ステロイドがアナフィラキシー反応を拮抗したり，緩徐にしたり，症状の再発現を予防したりするのに有効だとする科学的根拠は存在しない[35]。そのため，最新のアナフィラキシー診療ガイドラインは，ステロイド療法を推奨していない[35]。

---

*6 訳注：日本には，1,000倍希釈のボスミン注1 mg＝1 mLしかない。

表 14.5　さまざまな濃度のアドレナリン水溶液と適応

希釈率	適応	投与レジメン
100 倍（10 mg/mL）	喉頭浮腫	生理食塩液 2 mL に 0.25 mL（2.5 mg）混注し，ネブライザー投与する。
1,000 倍（1 mg/mL）[a]	アナフィラキシー	大腿部に 0.3〜0.5 mL（mg）筋注，必要あれば 5 分ごとに繰り返す。
10,000 倍（0.1 mg/mL）	心静止または PEA	10 mL（1 mg）静注[b]。必要あれば 3〜5 分ごとに繰り返す。
100,000 倍（10 μg/mL）	アナフィラキシーショック	生理食塩液 100 mL に 1,000 倍希釈液 1 mL を混注したもの（1 mg/100 mL または 10 μg/mL）[c] を 30〜100 mL/h（5〜15 μg/min）で持続静注する。

〔文献 35 より〕
PEA：無脈性電気活動（pulseless electrical activity）
[a] 訳注：日本で売られているボスミン注はこの希釈率である。
[b] 訳注：日本ではボスミン注 1 アンプル（1 mL = 1 mg）静注ののち，すぐに生理食塩液 10 mL を静注する。
[c] 訳注：生理食塩液 100 mL に日本で売られているボスミン注 1 アンプル（1 mL = 1 mg）を混注すればよい。

■アナフィラキシーショック

アナフィラキシーショックは緊急性の高い生命の危機で，全身の血管拡張と血管透過性亢進による大量の血管内水分喪失に起因する重度の低血圧を伴う[35]。アナフィラキシーショックの血行動態異常は，敗血症性ショックのそれと類似しているが，アナフィラキシーショックのほうがしばしば，より劇的な異常を示す。アナフィラキシーショックでは急速に状態が悪化する可能性があるので，以下に解説する方法を用いた迅速かつ積極的な管理が必要である。

アドレナリン

アナフィラキシーショックに対するアドレナリンの標準的投与量というものは存在しない。しかし，表 14.5 にあるようにアドレナリン持続静注 5〜15 μg/min が有効であるとされ，よく引用されてきた[35]。持続静注の前に 5〜10 μg のボーラス投与（静注）を行ってもよい[37]。

輸液蘇生

アナフィラキシーショックの治療において積極的な輸液蘇生は欠かせない。なぜなら，最低でも 35％ もの血管内容量が透過性の亢進した毛細管から失われるからである[35]。これほどの血管内容量が失われれば，循環血液量減少性ショック〔第 11 章（☞ 161 ページ）参照〕をきたすのに十分である。輸液蘇生では，まず 1〜2 L（または 20 mL/kg）の晶質液または 500 mL の等張性膠質液（例：5％アルブミン）を最初の 5 分間で投与する[35]。その後，患者の状態に応じて輸液速度の調節をはかるべきである。

治療抵抗性低血圧

アドレナリン持続静注および輸液蘇生にもかかわらず持続する低血圧に対しては，グルカゴンやノルアドレナリンやドパミンのような別の血管収縮薬を併用してもよい（これらの薬物の投与法は前述のとおり）。

おわりに

■炎症性傷害再考

多臓器不全および敗血症性ショックによる死亡の根本的原因は炎症であるという発見は，敗血症性ショックにおける炎症反応を阻止しようとする治療への関心を誘った．しかし，これまでのところ，このような治療的介入は期待された効果を発揮できていない．しかし，これは驚くほどのことでもない．なぜなら，炎症性傷害における問題は，炎症自体ではなく，宿主が炎症性傷害から自身を守る防御能の不足にあるのだから．炎症による損傷の大部分は酸化に起因するので（すなわち，オキシダントによる細胞傷害），炎症性傷害はオキシダントストレスの現れともみることができる．そして，そのような状況では，（図 14.1 の反応性酸素代謝産物にあるような）炎症によって過剰産生されるオキシダントが，宿主の内因性抗オキシダントによる防御を圧倒している．したがって，炎症性傷害は抗オキシダントによる防御が不十分な結果起こるともいえる．

　重症敗血症および敗血症性ショックのような状態は，酸化に富んだ環境を組織につくりだすため，強力な抗オキシダントに向かわせる防御機構が必要となる．しかし，抗酸化を支援するような治療的介入が重症患者に試みられたことはない．持続的酸化が，グルタチオン（細胞内の主要な抗オキシダント）や（細胞膜を酸化傷害から守る）ビタミン E のような内因性抗オキシダントを最終的に枯渇させて，炎症性傷害や多臓器不全を着実に進行させているようにみえる．内因性抗オキシダント剤を毎日投与することで，敗血症性ショックの予後が改善したとする研究があり[38]，このような有望な戦略はもっと注視されるべきである．

■文献

Moore W. The Knife Man: Blood, Body Snatching, and the Birth of Modern Surgery. New York: Broadway Books, 2005.

炎症性傷害

1. Pinsky MR, Matuschak GM. Multiple systems organ failure: failure of host defense mechanisms. Crit Care Clin 1989; 5:199–220.
2. Pinsky MR, Vincent J-L, Deviere J, et al. Serum cytokine levels in human septic shock: Relation to multiple-system organ failure and mortality. Chest 1993; 103:565–575.
3. Fujishima S, Aikawa N. Neutrophil-mediated tissue injury and its modulation. Intensive Care Med 1995; 21:277–285.
4. Babior BM. The respiratory burst of phagocytes. J Clin Invest 1984; 73:599–601.
5. Bernovsky C. Nucleotide chloramines and neutrophil-mediated cytotoxicity. FASEB Journal 1991; 5:295–300.
6. Halliwell B, Gutteridge JMC. The chemistry of free radicals and related 'reactive species'. In: Free Radicals in Biology and Medicine. 4th ed. New York: Oxford University Press, 2007:30–79.
7. Niki E, Yamamoto Y, Komura E, Sato K. Membrane damage due to lipid oxidation. Am J Clin Nutr 1991; 53:201S–205S.
8. American College of Chest Physicians/Society of Critical Care Medicine Consensus Conference Committee. Definitions of sepsis and organ failure and guidelines for the use of innovative therapies in sepsis. Chest 1992; 101:1644–1655.
9. Dellinger RP, Levy MM, Carlet JM, et al. Surviving Sepsis Campaign: international guidelines for management of severe sepsis and septic shock. Intensive Care Med 2008; 34:17–60.
10. Pittet D, Rangel-Frausto S, Li N, et al. Systemic inflammatory response syndrome, sepsis, severe sepsis, and septic shock: incidence, morbidities and outcomes in surgical ICU patients. Intensive Care Med 1995; 21:302–309.
11. Rangel-Frausto MS, Pittet D, Costigan M, et al. Natural history of the systemic inflammatory response syndrome (SIRS). JAMA 1995; 273:117–123.
12. Angus DC, Linde-Zwirble WT, Lidicker J, et al. Epidemiology of severe sepsis in the United States: Analysis of incidence, outcome, and associated costs of care. Crit Care Med 2001; 29:1303–1310.

13. Vincent J-L, de Mendonca A, Cantraine F, et al. Use of the SOFA score to assess the incidence of organ dysfunction/failure in intensive care units: Results of a multicenter, prospective study. Crit Care Med 1998; 26:1793–1800.
14. Zahar J-R, Timsit J-F, Garrouste-Orgeas M, et al. Outcomes in severe sepsis and patients with septic shock: pathogen species and infection sites are not associated with mortality. Crit Care Med 2011; 39:1886–1895.

敗血症性ショック
15. Abraham E, Singer M. Mechanisms of sepsis-induced organ dysfunction. Crit Care Med 2007; 35:2409–2416.
16. Snell RJ, Parillo JE. Cardiovascular dysfunction in septic shock. Chest 1991; 99:1000–1009.
17. Fink MP. Cytopathic hypoxia. Mitochondrial dysfunction as mechanism contributing to organ dysfunction in sepsis. Crit Care Clin 2001; 17:219–237.
18. Ruggieri AJ, Levy RJ, Deutschman CS. Mitochondrial dysfunction and resuscitation in sepsis. Crit Care Clin 2010; 26:567–575.
19. Muravchick S, Levy RJ. Clinical implications of mitochondrial dysfunction. Anesthesiology 2006; 105:819–837.
20. Sair M, Etherington PJ, Winlove CP, Evans TW. Tissue oxygenation and perfusion in patients with systemic sepsis. Crit Care Med 2001; 29:1343–1349.
21. Vlessis AA, Goldman RK, Trunkey DD. New concepts in the pathophysiology of oxygen metabolism during sepsis. Br J Surg 1995; 82:870–876.
22. Thomas GW, Mains CW, Slone DS, et al. Potential dysregulation of the pyruvate dehydrogenase complex by bacterial toxins and insulin. J Trauma 2009; 67:628–633.
23. Loiacono LA, Shapiro DS. Detection of hypoxia at the cellular level. Crit Care Clin 2010; 26:409–421.
24. Barochia AV, Cui X, Vitberg D, et al. Bundled care for septic shock: an analysis of clinical trials. Crit Care Med 2010; 38:668–678.
25. The Surviving Sepsis Campaign website (www.survivingsepsis.org); accessed Sept 15, 2012.
26. Boyd JH, Forbes J, Nakada T-a, et al. Fluid resuscitation in septic shock: a positive fluid balance and elevated central venous pressure are associated with increased mortality. Crit Care Med 2011; 39:259–265.
27. Hollenberg SM. Inotropes and vasopressor therapy of septic shock. Crit Care Clin 2009; 25:781–802.
28. Polito A, Parisini E, Ricci Z, et al. Vasopressin for treatment of vasodilatory shock: an ESICM systematic review and meta-analysis. Intensive Care Med 2012; 38:9–19.
29. Sprung CL, Annane D, Keh D, et al. Hydrocortisone therapy for patients with septic shock. N Engl J Med 2008; 358:111–124.
30. Sherwin RL, Garcia AJ, Bilkovski R. Do low-dose corticosteroids improve mortality or shock reversal in patients with septic shock? J Emerg Med 2012; 43:7–12.
31. Gaieski DF, Mikkelsen ME, Band RA, et al. Impact of time to antibiotics on survival in patients with severe sepsis or septic shock in whom early goaldirected therapy was initiated in the emergency department. Crit Care Med 2010; 38:1045–1053.
32. Lee A, Mirrett S, Reller B, Weinstein MP. Detection of bloodstream infections in adults: how many blood cultures are needed? J Clin Microbiol 2007; 45:3546–3548.
33. Cockerill FR III, Wilson JW, Vetter EA, et al. Optimal testing parameters for blood cultures. Clin Infect Dis 2004; 38:1724–1730.
34. Marik PE, Preiser J-C. Toward understanding tight glycemic control in the ICU. Chest 2010; 137:544–551.

アナフィラキシー
35. Lieberman P, Nicklas RA, Oppenheimer J, et al. The diagnosis and management of anaphylaxis practice parameter: 2010 update. J Allergy Clin Immunol 2010; 126:480.e1–480.e42.
36. Simons FER, Gu X, Simons KJ. Epinephrine absorption in adults: intramuscular versus subcutaneous injection. J Allergy Clin Immunol 2001; 108(5):871–873.
37. Sampson HA, Munoz-Furlong A, Campbell RL, et al. Second symposium on the definition and management of anaphylaxis: summary report – second National Institute of Allergy and Infectious Disease/Food Allergy and Anaphylaxis Network symposium. Ann Emerg Med 2006; 47:373–380.

おわりに
38. Angstwurm MWA, Engelmann L, Zimmermann T, et al. Selenium in intensive care (SIC): results of a prospective randomized placebo-controlled study in patients with severe systemic inflammatory response syndrome, sepsis, and septic shock. Crit Care Med 2007; 35:118–126.

Section V

心臓緊急状態

よくわかっていないことほど信じられやすい。
Francis Jeffrey（1773〜1850年）

Chapter 15

頻脈性不整脈

安静時の頻脈（tachycardia）は通常であれば問題視されるが，危険でない頻脈の場合もある。本章では，頻脈のなかでも問題となるもの〔すなわち，頻脈性不整脈（tachyarrhythmia）〕およびその迅速な評価，処置が必要なものについて述べる。本章における推奨のほとんどは，章末の文献に挙げられている臨床診療ガイドライン[1~4]に基づいている。

認識

頻拍（心拍数100回/min以上）の評価は，3つの心電図所見に基づいている。すなわち，QRS幅の長さ，R-R間隔が一定かどうか，心房の電気活動の特徴である。この評価法のまとめを図15.1に示す。QRS幅が0.12秒を超えるか0.12秒以下かによって，**QRS幅の広い頻拍**（wide-QRS-complex tachycardia）と，**QRS幅の狭い頻拍**（narrow-QRS-complex tachycardia）に分類される。この分類法は後に述べるが，頻拍の起源となっている場所を特定するのに有用である。

■QRS幅の狭い頻拍

QRS幅が0.12秒以下の頻拍の起源は房室伝導系よりも上部にある。これらの，心室より上の部位に起源を有する頻拍（supraventricular tachycardia）には，洞性頻拍，心房頻拍，房室結節リエントリー性頻拍（発作性上室性頻拍とも呼ばれる），心房粗動，心房細動などがある。次に示すように，特定の不整脈は，一定のR-R間隔であること（すなわち，調律の規則性）が鑑別しうるものもあれば，心房活動の特徴からわかるものもある。

規則的な調律

R-R間隔が一定であれば（つまり，規則的調律であれば），洞性頻拍，房室結節リエントリー性頻拍，一定の房室ブロック（2:1もしくは3:1）を伴った心房粗動などが考えられる。心房電気活動が以下の基準を用いると，これらの鑑別診断に役立つ。

1. 規則正しいP波がありR-R間隔が一定であれば洞性頻拍を意味する。
2. P波がなければ房室結節リエントリー性頻拍（図15.2参照）を示唆する。
3. 鋸状波の存在は心房粗動の証拠となる。

不規則な調律

R-R間隔が一定でなければ（つまり，不規則調律であれば），多源性心房頻拍あるいは心房細動である可能性が高い。この場合も，心房電気活動がこれらの鑑別に役立つ。すなわち，以下のことがわかる。

第 V 部　心臓緊急状態

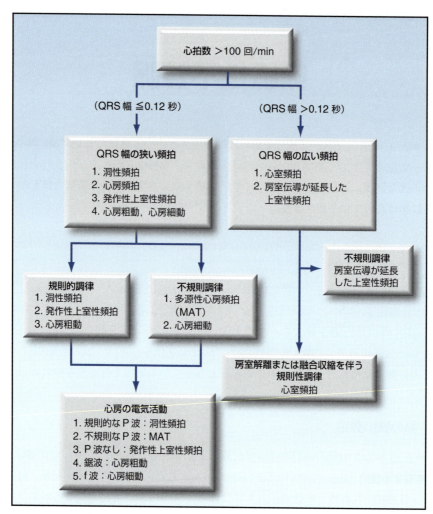

図 15.1　頻拍評価のフローチャート

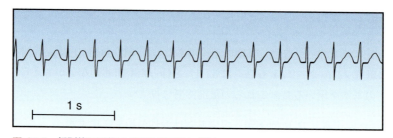

図 15.2　規則的な調律で QRS 幅の狭い頻拍
P 波がなく，QRS 波の中に隠れている。これは房室結節リエントリー性頻拍である。

1. P 波の形がさまざまで，P-R 間隔も不整であれば，多源性心房頻拍である（図 15.3 A 参照）。
2. P 波が同定できず，心房電気活動が高度に障害されている場合（細動波）は，心房細動である（図 15.3 B 参照）。

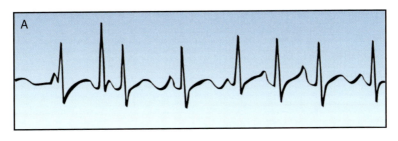

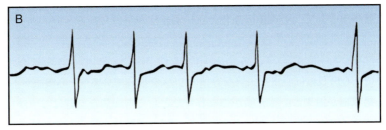

図 15.3　調律が不規則で QRS 幅の狭い頻拍
A は多源性心房頻拍（MAT）で，これは P 波の形状がさまざまで P-R 間隔が変化することが特徴である。B は心房細動で，P 波がなく，心房電気活動が高度に障害されている（細動波）。

■QRS 幅の広い頻拍

0.12 秒を超える広い QRS 幅をもつ頻拍の起源は房室伝導系よりも遠位から発生しており，心室頻拍が考えられる。もしくは脚ブロックなどにより房室伝導が延長した上室性頻拍が，そのような QRS 幅を呈している可能性もある。この 2 つの頻拍は区別が難しい。不規則な調律は異常な房室伝導を伴った上室性頻拍を示す証拠である。その一方で，明らかな心電図異常（例：房室解離）は心室頻拍を示す証拠である。異常伝導を伴った心室頻拍と上室性頻拍を区別する方法は後述する。

心房細動

心房細動は臨床診療で最もよく遭遇する心調律異常である。発作性（自然に戻る），再発性（2 回以上の既往あり），持続性（7 日以上持続している），永続性（1 年以上持続している）に分けられる[1,2]。ほとんどの心房細動患者は高齢者（中央値 75 歳）で，なんらかの心疾患をもっているが，25％の患者は 60 歳未満で心疾患合併もない[1]。これは **孤立性心房細動**（lone atrial fibrillation）と呼ばれる。

■術後性心房細動

術後性心房細動が起こるのは，心臓手術を受けた患者の 45％，非心臓胸部手術を受けた患者の 30％，そして，その他の侵襲の大きな手術を受けた患者の 8％にまでのぼると報告されている[5]。それらは一般的に術後 5 日以内に起こり[6]，入院期間の延長と死亡率の上昇に関係している[5,6]。また，アドレナリン作用の亢進，血中マグネシウム濃度低下，酸化ストレスなどが，術後心房細

動の要因とされてきた。そのため，現状では β 遮断薬やマグネシウム投与による予防策が主流であり[5, 7]，抗オキシダント物質である N–アセチルシステイン（グルタチオンの代替物質）が心臓手術後の心房細動予防に効果的であるというエビデンスがある[7]。ほとんどの術後心房細動は 2〜3 か月以内に洞調律に戻る。

■有害事象

心房細動の有害事象として，心機能の悪化と血栓塞栓症が挙げられる。

心機能の悪化

正常心において，心房収縮は心室拡張終期容積の 25％を担っている[8]。心機能が正常であれば，心房細動で心房収縮が消失し心室充満が損なわれたとしても顕著な影響はないが，僧帽弁狭窄症や心室コンプライアンス低下などにより拡張期心室充満容積が減少した状態では 1 回拍出量が著明に減少する[1]。この影響は心拍数が多いときにより顕著である（心室充満時間が減少するため）。

血栓塞栓症

心房細動によって，左房内血栓ができやすくなり，その血栓が移動して脳循環で塞栓を形成し，急性脳虚血（ischemic stroke）を起こす可能性がある。心房細動が，低心機能や僧帽弁狭窄症や高齢などの明らかなリスク因子によって引き起こされている患者では，脳虚血発作のリスクが年間平均 3〜5 倍となる[1, 2]。推奨される抗凝固療法は後述する。

■治療戦略

急性心房細動の治療戦略は，①心拍数調節，②カルディオバージョン（電気的あるいは薬物的），③血栓予防の 3 つに分類される。

心拍数調節

他の合併症を伴わない心房細動の標準的な治療戦略は，房室伝導を延長させる薬物を用いて心室応答を遅らせることである。さまざまな薬物が用いられるが，一般的な薬物を表 15.1 に示す。これらの薬物についての解説を以下に簡単に述べる。

ジルチアゼム：ジルチアゼムは合併症を伴わない心房細動患者のうち，90％に至る患者の心拍数を減少させることができるカルシウムチャネル拮抗薬である[9]。ジルチアゼムの迅速な効果を図 15.4 に示す。投与後 1 時間での心拍数調節効果は，アミオダロンやジゴキシンよりも優れていることに注目してほしい。ジルチアゼムの副作用として低血圧，心抑制などがある。ジルチアゼムには陰性変力作用があるものの，中等度から強度の心不全患者で安全に使用されてきた[10]。

β 遮断薬：β 遮断薬は，急性の心房細動患者の 70％で心拍数の調節が可能である[11]。特に，アドレナリン作用が亢進した状態（急性心筋梗塞，心臓手術術後など）の心房細動の心拍数調節に

表 15.1 心房細動の急性期心拍数調節に用いられる薬物の使用法

薬物	用法・用量	備考
ジルチアゼム[*1]	0.25 mg/kg を 2 分かけて静脈内投与。その後，5〜15 mg/h で持続投与。15 分後も心拍数 90 回/min であれば 0.35 mg/kg を追加でボーラス投与。	陰性変力作用をもつが，心不全患者にも安全に使用できる。
アミオダロン[*2]	150 mg を 10 分かけて静脈内投与し，必要に応じて反復投与し，1 mg/min で 6 時間持続投与したのち，0.5 mg/min で 18 時間持続投与。24 時間で総投与量が 2.2 g を超えないこと。	心房細動を洞調律に戻すことができるが，塞栓予防が十分でない場合は危険。心不全の心房細動患者に好んで用いられる。
メトプロロール[*3]	2.5〜5 mg を 2 分かけて静脈内投与。必要に応じて 5〜10 分おきに，計 3 回まで反復投与。	アドレナリン作用亢進状態の心房細動に有効。静脈内投与は厳密な心拍数調節には最適ではない。
エスモロール[*4]	500 μg/kg をボーラスで静脈内投与。その後，50 μg/kg/min で持続投与。必要に応じて 5 分ごとに 25 μg/kg/min ずつ，最大 200 μg/kg/min まで増量。	調節性のよい，超短時間作用性の β 遮断作用をもつ。アドレナリン作用亢進状態の心房細動に有効。
ジゴキシン[*5]	2 時間ごとに 0.25 mg ずつ，総投与量 1.5 mg まで静脈内投与。その後，0.125〜0.375 mg/日を静脈内投与。	作用発現が緩徐なのでジゴキシン単独では急性期の心拍数調節には向かない。心不全患者に好んで使用される。

〔文献 1 および 4 の臨床診療ガイドラインより〕

好まれる[1,5]。心房細動への効果が証明されている β 遮断薬は**エスモロール**（ブレビブロック®）**メトプロロール**（ロプレソール®ほか）の 2 つである。2 つとも心選択性が高い薬物で，心臓の β_1 受容体を選択的に遮断する。エスモロールは超短時間作用性（血漿半減期 9 分）であり，心拍数を適切に保つために急速投与で調節できるため，メトプロロールよりも好ましい[12]。

アミオダロン：アミオダロンは房室結節内の伝導を抑制するが，図 15.4 に示すように心房細動急性期におけるすみやかな心拍数調節効果はジルチアゼムに劣る。しかし，アミオダロンはジルチアゼムよりも心抑制が少なく[13]，心不全患者の心房細動のコントロールに好まれる[1]。アミオダロンは Class III の抗不整脈薬でもあり，心房細動を洞調律に戻せる。最近発症した心房細動に対してアミオダロンを初期負荷量ののち持続投与し，1 日投与量が 1,500 mg を超える場合，薬物的除細動の成功率は 55〜90% である[1,14]。しかし，患者が適切な抗凝固状態に至っていないのにアミオダロンで予期せずカルディオバージョンになった場合は，問題になりうる（後述）。

アミオダロンの静脈内投与により早期に現れる合併症として，低血圧（15%），静脈炎（15%）

[*1] 訳注：日本では，0.2 mg/kg を約 1 分かけて静脈内投与。その後，持続投与する場合は 5〜15 μg/kg/min で開始。脈拍をモニタリングしながら投与量を調節。

[*2] 訳注：日本での適応は心室性不整脈だが，心房細動の心拍数調整にも有効。125 mg を約 10 分かけて投与。その後，必要があれば 1 時間あたり 50 mg の持続投与を 6 時間行い，次に 1 時間あたり 25 mg に減量して 42 時間持続投与。合計 48 時間の持続投与を行う。

[*3] 訳注：メトプロロールの静注薬は日本では市販されていない。

[*4] 訳注：0.5〜1 mg/kg を約 30 秒かけて静脈内投与。その後，持続投与を行う場合は 50〜150 μg/kg/min で開始。脈拍をモニタリングしながら投与量を調節。

[*5] 訳注：0.25 mg を 2 時間ごとに総量 1 mg まで投与。

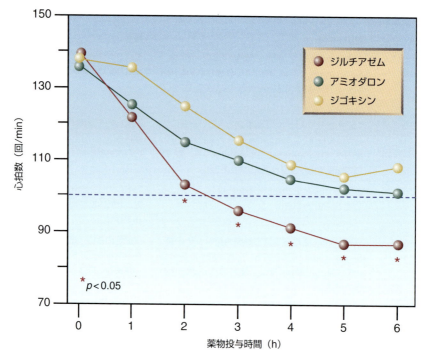

図 15.4 　合併症のない心房細動患者にジルチアゼム，アミオダロン，ジゴキシンを静脈内
投与した際の急性期の心拍数コントロールの比較
＊：ジルチアゼムが他の 2 剤より有意に心拍数調節に優れていることを示している。
〔データは文献 10 より〕

徐脈（5％），肝逸脱酵素上昇（3％）が挙げられる[15,16]。低血圧は最もよくみられる副作用であ
り，アミオダロンそのものと，水溶性を高めるために用いられるアミオダロンの溶媒（ポリソ
ルベート 80）による血管拡張作用が関係している[17]。アミオダロンはいくつかの薬物と相互作
用を引き起こすが，その作用の多くは肝臓のシトクロム P450 酵素系を介したアミオダロンの
代謝によるものである[16]。ICU で最もよくみられる相互作用は，ジゴキシンとワルファリンの
代謝抑制であり，長期管理目的でアミオダロンを経口投与する場合は，その相互作用に注意が
必要である。

ジゴキシン：ジゴキシンは房室結節内の伝導を抑制し，心房細動患者での長期の心拍数調節に一
般的な薬物である。しかし，静脈内投与での効果発現は遅い。すなわち，通常少なくとも 1 時間
は効果を示さず，その効果が最大になるのは 6 時間以上経過してからである[1]。対照的に，ジル
チアゼムの静脈内投与では 3～5 分で作用発現がみられ，5～7 分で作用が最大となる[17]。心房
細動の急速な心拍数調節において，ジルチアゼムがジゴキシンよりも優れていることは図 15.4
に示されている。ジゴキシン投与による心拍数調節を始めてから 6 時間経過しても，なお心拍
数が 100 回/min 以上であることに注目してほしい。ジゴキシンは心不全患者の心房細動の治療
に役立つだろうが，急性期の心房細動の心拍数調節にジゴキシン単独で使用すべきでない[1,4]。

電気的カルディオバージョン

新規に発症した心房細動のうち 50％を超える症例で，72 時間以内に自然に洞調律に戻る[18]。心

表 15.2　心房細動に対する抗血栓療法

状態	推奨
$CHADS_2$ スコア = 0	抗凝固なし
$CHADS_2$ スコア ≧ 1	長期抗凝固：ダビガトラン，150 mg（2 回/日）[a]
僧帽弁狭窄，安定した冠動脈疾患	長期抗凝固：ワルファリン，PT-INR 2～3
予定電気的カルディオバージョン（心房細動が 48 時間を超えて持続，もしくは発症時期不明）	電気的カルディオバージョンの 3 週間前から治療的抗凝固を開始，4 週間後まで継続
緊急電気的カルディオバージョン	電気的カルディオバージョン中から 4 週間後まで治療的抗凝固継続

$CHADS_2$：慢性心不全（1 点），高血圧の既往（1 点），75 歳以上（1 点），糖尿病（1 点），脳梗塞もしくは一過性脳虚血発作（2 点）
PT-INR：プロトロンビン時間国際標準比
[a] クレアチニンクリアランスが 15～30 mL/min の場合は 75 mg（2 回/日）に減量。クレアチニンクリアランスが 15 mL/min 未満の場合は決して使用しない。
〔文献 2 の ACCP ガイドラインの推奨より〕

房細動が続く症例のうち低血圧や肺水腫，心筋虚血を伴う症例に対しては，直流電流によるカルディオバージョンが適切な処置である。二相性電気的カルディオバージョンは，単相性電気的カルディオバージョンよりも少ないエネルギー量でカルディオバージョンを成功させることができるため，主流となっている。二相性電気的カルディオバージョンでは 100 J のエネルギー量で十分であるが，最新の心房細動ガイドラインでは最初の電気的カルディオバージョンとしては 200 J を推奨している[1]。もし追加の電気的カルディオバージョンが必要であれば，100 J ずつ最大 400 J までエネルギー量を上げる。1 年以上持続する心房細動の場合，電気的カルディオバージョンに成功しても一時的なものに終わる場合もある[1]。

薬物的カルディオバージョン

薬物によるカルディオバージョンは，心拍数調節に難渋した合併症のない心房細動，または発症から 48 時間以内で初発の合併症のない症例で，抗凝固療法（後述）を避けるために用いられる。アミオダロンやイブリチドなどの抗不整脈薬は心房細動を止めるのに有効である。新規発症の心房細動におけるアミオダロンのカルディオバージョン成功率に関しては前述したとおりである。イブチリド（10 分以上かけて 1 mg を静脈内投与し，必要に応じて 1 回のみ繰り返す）は新規発症の心房細動の約 50％を洞調律に戻せるとの報告がある[15]。イブチリドは QT 間隔を延長させ，多形性心室頻拍（torsade de pointes）を引き起こすリスクの高い薬物の 1 つであり[15]，それに関しては表 15.4 で後述する。

血栓予防

心房細動に対する推奨される抗血栓療法について表 15.2 に示す。要約すると，1 つ以上のリスク因子（僧帽弁狭窄症，冠動脈疾患，慢性心不全，高血圧，75 歳以上，糖尿病，脳梗塞または一過性脳虚血発作）を抱える心房細動患者に抗凝固療法が推奨される[1,2]。もちろん，抗凝固療法の禁忌にあたる患者は除く。

ダビガトラン：ACCP ガイドライン[2]は $CHADS_2$ スコアが 1 点以上の心房細動患者に直接ト

ロンビン阻害薬であるダビガトラン（150 mg 1 日 2 回）の使用を推奨している。これは，ダビガトラン 150 mg を 1 日 2 回（より低用量は異なる）服用すると，ワルファリン内服よりも脳梗塞の発症が少なかったというある研究に基づいている[19]。しかし，ダビガトランは腎排泄性であるため，この研究には腎機能障害患者が含まれていない。実際に，クレアチニンクリアランスが 15～30 mL/min の腎機能障害患者には 50％の服用量まで減量することが求められており，クレアチニンクリアランスが 15 mL/min 未満の腎不全患者には使用してはならない[2]。

トロンビン阻害薬を用いた場合に抗凝固の程度を常にモニタリングしているわけではなく，ダビガトランに関連する出血が起こった場合でも拮抗薬は存在しないため，どの程度であれ，腎機能障害をもつ患者にはダビガトランを使用しないほうが賢明であろう。

電気的カルディオバージョン：電気的カルディオバージョン後の血栓塞栓症は，カルディオバージョン時に抗凝固療法が行われていなかった患者の 1～7％に起こるといわれている[1,2]。これは，カルディオバージョンを予定したら，その 3 週間前から抗凝固療法を行い，施行後 4 週間も抗凝固療法を行うべきであるという推奨の根拠となっている[2]。緊急のカルディオバージョンに対しては，施行前できるだけ早くヘパリンによる抗凝固療法を行い，施行後 4 週間は抗凝固療法を続けるべきである。心房細動の持続が 48 時間以内であれば，カルディオバージョンによる血栓塞栓症のリスクは 1％よりも低く，カルディオバージョン施行前後の抗凝固療法は必要ない[1]。

■WPW 症候群

ウォルフ−パーキンソン−ホワイト（Wolff–Parkinson–White：WPW）症候群（P-R 間隔は短く，QRS 波の前にデルタ波がある）は，繰り返す上室性頻拍が特徴的であるが，これは房室結節に存在する副伝導路[*6]を起源とするものである（この機序については，「リエントリー性頻拍」の項で説明する）。副伝導路をもつ患者に心房細動が起こると，房室結節の伝導を抑制する薬物（例：カルシウム拮抗薬，β 遮断薬，ジゴキシン）は副伝導路を阻害することができないため，心室拍動数を減少させることは期待できない[1,4]。さらに，選択的に房室結節をブロックすると，心室細動を引き起こす可能性がある[4]。それゆえ，**房室結節をブロックする薬物（例：カルシウム拮抗薬，β 遮断薬，ジゴキシン）は WPW 症候群を伴う心房細動には禁忌である**[1,4]。このような状況で好まれる加療としては，電気的カルディオバージョン，もしくはアミオダロンやプロカインアミドのような抗不整脈薬が挙げられる。

多源性心房頻拍

多源性心房頻拍（multifocal atrial tachycardia：MAT）は（図 15.3 A 参照），高齢者（平均 70 歳）の疾患であり，その半分以上は慢性肺疾患患者に起こる[20]。ほかに関連する状態としては，マグネシウムやカリウムの欠乏，そして冠動脈疾患などが挙げられる[21]。

[*6] 訳注：WPW 症候群の副伝導路はケント（Kent）束といわれるが，それは房室結節内に存在しないので，本文は誤りである。ただし，訳については原文をそのまま訳したことをお断りしたい。

■急性期の治療

急性期の MAT の治療として，以下に述べる方法が推奨される。ただし，MAT はしばしば治療に難渋する治りにくい不整脈である。

1. 必要に応じて，低マグネシウム血症または低カリウム血症を鑑別し補正する。両者が共存していれば，カリウムを補充する前に低マグネシウム血症を補正する〔詳細は第 37 章（☞ 562 ページ）参照〕。
2. 体内総マグネシウム量が激減したときにでも血清マグネシウム濃度が正常である可能性がある〔これについても，第 37 章（☞ 562 ページ）参照〕ため，マグネシウムの静脈内投与は，血清マグネシウム濃度が正常であるときでも経験的投与を行ってもよい。投与方法は以下のとおり。

   > 最初に 2 g の $MgSO_4$（50 mL の生理食塩液に溶解）を 15 分かけて静脈内投与し，次に 6 g の $MgSO_4$（500 mL の生理食塩液に溶解）を 6 時間かけて持続投与する。

   ある研究によると，この投与方法で 88％の MAT が洞調律に戻ったとされ，その効果は血清マグネシウム濃度に依存していなかった[21]。この効果は，マグネシウムの膜安定効果[22]，さらにはマグネシウムの「自然のカルシウムチャネル拮抗薬」としての作用〔第 37 章（☞ 562 ページ）参照〕が関与しているのかもしれない。上述の経験的投与法によって，マグネシウム過負荷が問題となることはない。
3. 前述の方法が失敗に終わった場合，そして慢性閉塞性肺疾患（COPD）が MAT の原因ではない場合，表 15.1 に示した投与量でメトプロロールを投与すると 80％の MAT が洞調律に復帰したとされている[20]。COPD 患者でメトプロロールの投与に懸念がある場合，カルシウム拮抗薬であるベラパミルも有効となりうる。ベラパミルにより洞調律に戻る患者は 50％に満たないが[20]，心室拍動数も抑えることができる。投与方法は，2 分かけて 0.25～5 mg を静脈内投与し，必要に応じて総投与量 20 mg まで 15～30 分ごとに繰り返し投与する[4]。ベラパミルは強い陰性変力作用をもち，副作用として低血圧がしばしば起こる。したがって，心不全患者には使用をすすめられない[4]。

発作性上室性頻拍

発作性上室性頻拍（paroxysmal supraventricular tachycardia：PSVT）は QRS 幅の狭い頻拍で，一般的な調律障害としては心房細動に次いで多い頻拍である。

■機序

この不整脈は，房室伝導路のうちの 1 つの経路の電気伝導が遅くなったときに発生する。この伝導速度の違いにより，正常伝導路と異常伝導路で不応期のずれが生じる。これにより一方の伝導路を通った電気伝導がもう一方の伝導路から反対に戻るということが起こりうる。この逆行性の伝導はリエントリー（re-entry）と呼ばれ，自己持続し続ける伝導の循環パターンが生じる。これがすなわち，リエントリー性頻拍（re-entrant tachycardia）である。リエントリーは

2つの伝導系のうち1つの回路における異所性の心房電気活動によって引き起こされ，結果としてリエントリーに特徴的な頻拍が発生する。

PSVTには異なる5つのタイプがあり，リエントリーが生じている場所により分類される。最も一般的なPSVTはリエントリー性の回路が房室結節にある**房室結節リエントリー性頻拍**（AV nodal re-entrant tachycardia：AVNRT）である。

■房室結節リエントリー性頻拍（AVNRT）

PSVT症例のうち，AVNRTは50〜60％を占める[22]。典型的には，心疾患の既往のない人に突然発症し，男性よりも女性に多い。発症は突然で，主訴は動悸とふらつきを感じることである。心不全や心筋虚血の所見はなく，重篤な血行動態の破綻はまれである。心電図は脈拍が整でQRS幅の狭い頻拍（140〜250回/min）を呈する[23]。図15.2に示すように，心電図上，P波がみられないこともしばしばある。

AVNRTはしばしば洞性頻拍と間違われることがあるが，その発生機序は異なり（突然発症するAVNRTに対し，洞性頻拍は徐々に発症する），脈拍数も異なり（AVNRTは140回/minを超えることがふつうであるが，洞性頻拍で150回/minを超えることはまれである），心電図も異なる（AVNRTは明らかなP波を認めないが，洞性頻拍ではそれぞれのQRS波の前にP波がある）。

迷走神経刺激

迷走神経活動を亢進させる手技は，AVNRTを止めるために最初に試みる手法として推奨されている。頸動脈洞マッサージやバルサルバ（Valsalva）手技（息こらえをして力む）などのさまざまな手技が確立されている。これらの方法の成功率についてはまだ十分には研究されていないが，PSVT患者148名を対象にしたある研究では，バルサルバ法で18％，頸動脈洞マッサージで12％の成功率であった[24]。

■アデノシン

迷走神経刺激が無効のとき，アデノシンは房室結節にかかわるリエントリー性頻拍を止める薬物として用いられる[25,26]。アデノシンは内因性ヌクレオチド（ATP分子の根幹を成す）で，血管平滑筋を弛緩させ房室結節の伝導を遅らせる。急速に静注すると，30秒かからずに急速に作用が発現し，一過性の房室ブロックを招き，AVNRTを止めることができる。アデノシンは（赤血球と内皮細胞にある受容体によって）すみやかに血流から除去され，その効果が持続するのはわずか1〜2分だけである。

投与量

アデノシンの投与法を表15.3に示す。初期投与量は6 mgで，末梢静脈から急速投与し，生理食塩液でフラッシュする。最適な効果は，カテーテル挿入部に近いところから投与したときに得られる。2分後に洞調律に戻らなければ，2回目の投与量は12 mgとし，必要に応じてもう1回だけ繰り返すことができる。この投与方法で**90％を超える症例でリエントリー性頻拍を止める**

表 15.3　PSVT に対する静脈内アデノシン投与

項目	薬物特性
投与法	1. 末梢静脈から投与する。 2. 6 mg を静脈内に急速投与し生理食塩液でカテーテルをフラッシュする。 3. 2 分経過しても効果がなければ，12 mg を静脈内に急速投与し，カテーテルを生理食塩液でフラッシュする。 4. 2 分経過してもまだ効果がなければ，さらに 12 mg の急速投与を 1 回だけ繰り返す。
投与量の調節	以下の場合は，投与量を 50％に減量する。 ● 上大静脈への投与 ● カルシウム拮抗薬，β 遮断薬あるいはジピリダモールの投与を受けている患者
相互作用	● ジピリダモール（アデノシンの取り込みを阻害する） ● テオフィリン（アデノシン受容体を遮断する）
禁忌	● 喘息 ● II 度または III 度の房室ブロック ● 洞不全症候群
副作用	● 徐脈，房室ブロック（50％） ● 顔面紅潮（20％） ● 呼吸困難（12％） ● 胸部圧迫感（7％）

〔文献 4, 25, 26 より〕

ことができる[24~26]。アデノシンの効果的な投与は末梢静脈から投与することで得られるものであり，中心静脈を介して標準量を投与した場合に心停止に至った症例が報告されている[27]。結果として，アデノシンを中心静脈から投与する際には，投与量を 50％に減ずるという推奨がいくつか（製造メーカー含む）出てきた[27]。

副作用

アデノシンは超短時間作用性であるため，その副作用も短時間しか持続しない。最も多い副作用は，洞調律に戻ったあとの徐脈であり，それにはさまざまな程度の房室ブロックが含まれる。その際の房室ブロックはアトロピンに不応性であるが，60 秒以内に自然に戻る[26]。ジピリダモールはアデノシンによる房室ブロックを悪化させる[26]。アデノシンは気管支収縮を起こす報告があるため，喘息患者には禁忌である[28]が，より最近の研究では，アデノシンは，喘息患者で気管支収縮ではなく呼吸困難感を引き起こすことが示唆されている[29]。

治療抵抗性の頻拍

テオフィリンのようなメチルキサンチンはアデノシン受容体を遮断し，リエントリー性頻拍を抑制するアデノシンの効果を減弱させる[26]。この相互作用は気管支拡張薬としてのテオフィリンの使用を減ずることで最小限とすることができる。PSVT がアデノシンに反応しなければ，ジルチアゼムまたはベラパミルのようなカルシウムチャネル拮抗薬が有効かもしれない〔ジルチアゼムの投与法については表 15.1（☞ 235 ページ）参照，ベラパミルの投与量については「発作性上室性頻拍」の項（☞ 239 ページ）参照〕。

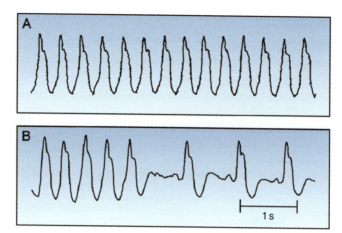

図 15.5　心室頻拍（VT）と上室性頻拍
A は QRS 幅の広い頻拍であり，単形性 VT に見える．B にはそれが自然と洞調律に戻ったものが示されているが，脚ブロックが存在し，上段で VT に見えた波形は，もともと脚ブロックが存在する上室性頻拍の波形であったことがわかる．〔心電図は Richard M. Greenberg 博士の厚意による〕

心室頻拍

心室頻拍（ventricular tachycardia：VT）は QRS 幅の広い頻拍で突然起こり，調律は整であるが，脈拍数は 100 回/min を超える（通常，140〜200 回/min）．**単形性**〔monomorphic（QRS 幅と形が一定）〕のものと**多形性**〔polymorphic（QRS 波の形が異なる）〕のものがみられる．VT は心臓に器質的な異常がない場合ほとんど起こらない[30]が，VT が持続する（すなわち，30 秒を超えて長引く）場合は直ちに生命を脅かしかねない．

■ 心室頻拍 vs. 上室性頻拍

単形性 VT は房室伝導が延長した上室性頻拍との鑑別が難しいことが多い．図 15.5 に一例を示す．A のパネルの波形は QRS 幅の広い頻拍を示し，単形性 VT に見える．B のパネルの波形は，自然に洞調律に戻った心電図を追跡したものである．不整脈が終わったあとも QRS 波の形は不変であり，脚ブロックの存在を示していることに注目してほしい．このように，一見 VT のような上段の心電図が，実は脚ブロックがある上室性頻拍なのである．

診断の手がかり

QRS 幅の広い頻拍のなかで，VT であると診断を下すのに役立つ心電図異常は 2 つある．

1. VT では心房と心室の拍動が別々であり，それにより心電図上で**房室解離**（AV dissociation）を示す．この場合，P 波と QRS 波の関係は一定していない．これは単一誘導ではわかりにくいが，12 誘導心電図ではより発見しやすい（P 波は，下肢誘導と前胸部誘導で一番見やすい）．

2. 図 15.6 の心電図に示すような融合収縮の存在は，間接的ながら VT の証拠となる．融合収縮は，上室性（例：洞房結節）インパルスと逆行的に伝わってきた心室の異所性インパルス

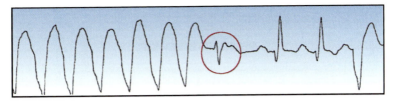

図 15.6　融合収縮
赤丸の部分が融合収縮の一例で，上室性（例：洞房結節）インパルスと逆行的に伝わってきた心室の異所性インパルスがぶつかり生じるものである。すなわち，正常な QRS 波と心室の異所性インパルスが交わる QRS 波の混成体である。したがって，融合収縮の存在は（単一誘導心電図でもはっきりとわかる），心室に期外収縮が起こっている間接的な証拠である。

がぶつかり生じるものである。すなわち，正常な QRS 波と心室の異所性インパルスが交わる QRS 波の混成体である。したがって，融合収縮の存在は（単一誘導心電図でもはっきりとわかる），心室に期外収縮が起こっている間接的な証拠である。

心電図上で明らかな VT の所見がない場合，心疾患の有無が鑑別に有用である。すなわち，なんらかの心疾患を有する患者において，QRS 幅の広い頻拍を呈する原因の 95％は VT である[31]。よって，器質的な心疾患を有する患者に QRS 幅の広い頻拍を認めた場合は VT とみなして治療するべきである。

治療

QRS 幅の広い頻拍を呈する患者の治療は，以下のように進めることができる。なお，この手法は図 15.7 にフローチャートで示す。

1. 血行動態の悪化がみられる場合は，VT であるか変行伝導を伴う上室性頻拍であるかにかかわらず，すぐに**電気的カルディオバージョン**（electrical cardioversion）を施行する。電気的カルディオバージョンは QRS 波に合わせて同期し，最初は 100 J（二相性か単相性）で施行すべきである[30]。これでほとんどの単形性 VT は止まるが，二相性 200 J，そして最大で単相性 360 J の電気的カルディオバージョンが必要な場合もある。
2. 血行動態の悪化がみられないが VT の診断に間違いがない場合，不整脈を止めるためにアミオダロンを静脈内投与すべきである。**アミオダロンは単形性 VT を抑制するのに好ましい薬物である**[4]。
3. 血行動態の悪化がみられず，VT か否かの確証もない場合，アデノシンによってほとんどの PSVT は止まるが VT は止まらないので，アデノシンに対する反応が鑑別に有用となりうる。QRS 幅の広い頻拍がアデノシンに対し治療抵抗性であれば，VT である可能性が高いので，不整脈を抑制するためにはアミオダロンの静脈投与が望ましい。

■Torsade de Pointes

torsade de pointes（TdP）（「基線のまわりによじれた」の意）は多形性 VT で，図 15.8 に示すように心電図の基線に沿ってよじれているように見える QRS 波をもつ。この不整脈は QT 間隔延長を伴い，先天性のものも後天性のものもある。後天性のものが多く，QT 延長を引き

第 V 部　心臓緊急状態

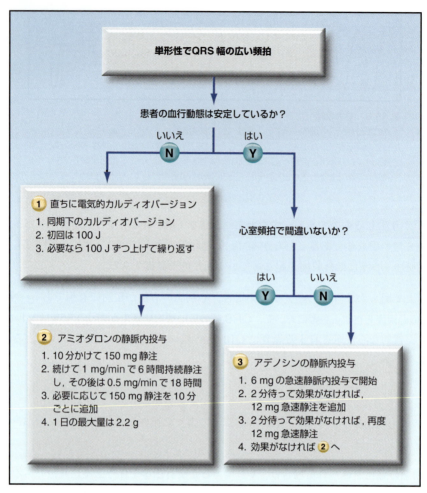

図 15.7　QRS 幅の広い頻拍を呈する患者の急性期治療のフローチャート
〔文献 4 の推奨による〕

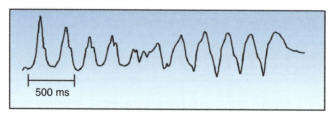

図 15.8　torsade de pointes
「基線のまわりによじれた」と表現される多形性心室性頻拍である。
〔心電図は Richard M. Greenberg 博士の厚意による〕

起こす薬物や電解質異常から起こる[32,33]。QT 間隔延長のない多形性 VT も起こりうるが，この素因となるのは心筋虚血である[4]。

素因

TdP を最も誘発しやすい薬物を**表 15.4** に示す[33]。特に原因として多いのは，クラス IA やクラス III の抗不整脈薬，マクロライド系抗菌薬，抗精神病薬，シサプリド（消化管運動改善薬），

表 15.4　torsade de pointes を誘発する薬物

	抗不整脈薬	抗菌薬	抗精神病薬	その他
IA	キニジン ジソピラミド プロカインアミド	クラリスロマイシン エリスロマイシン ペンタミジン	クロルプロマジン チオリダジン ドロペリドール ハロペリドール	シサプリド メサドン
III	イブチリド ソタロール			

〔文献 33 より〕
完全な薬物のリストは www.torsades.org を参照のこと。

メサドンである。また，QT 間隔を延長させて TdP を招く電解質異常には，低カリウム血症，低カルシウム血症，低マグネシウム血症などがある。

QT 間隔の測定

QT 間隔は心室の脱分極と再分極を心電図上に表すもので，QRS 波のはじまりから T 波の終わりまでを測定するものである。最も長い QT 間隔は一般的には前胸部誘導の V_3 誘導と V_4 誘導で認められ，QT 延長を評価するのに最も信頼性が高い。QT 間隔は心拍数と逆の変化を示すので（例えば，心拍数が増えると QT 間隔は短縮する），心拍数で補正した QT 間隔（QTc）が QT 間隔延長をより正確に評価することができる。QTc を決定するためには，QT 間隔を R-R 間隔の平方根で除する方法が受け入れられている[33〜35]。すなわち，以下のように表される。

$$QTc = \frac{QT}{\sqrt{R\text{-}R}}$$

正常の QTc は 0.44 秒以下であり，QTc が 0.5 秒を上回れば TdP のリスクが高くなる[35]。QTc が 0.44〜0.5 秒のときの TdP のリスクは不明である[33,35]。心房細動のような高度不整なリズムのときの QTc の測定方法については，一致した見解がない。

治療

多形性 VT の管理は，以下のように要約できる。

1. 持続する多形性 VT には，非同期の電気的カルディオバージョン〔すなわち，除細動（defibrillation）〕[*7]が必要である[4]
2. TdP に対しては，硫酸マグネシウム（$MgSO_4$）の静脈内投与を薬物療法として使用する（電気的カルディオバージョンと組み合わせて使用できる）。この際の投与法については一定した見解はない。ACLS™ のガイドラインでは 15 分かけて $MgSO_4$ 1〜2 g を静脈内投与[4]となっているが，その一方で 2 g の $MgSO_4$ をボーラスで静脈内投与したのち，2〜4 mg/min で持続投与をすすめるガイドラインもある[33]。過度なマグネシウム負荷により副作用が起こったという報告は（腎機能障害患者ですら）なく，そのため 2 つ目に述べたより積極的なマグネシウム投与法[33]がより好ましいものとされるべきである。

[*7] 訳注：defibrillation と cardioversion の相違。日本語ではいずれも「除細動」と訳されることが多いが，defibrillation は心室細動に対して R 波への同期なしに通電を行うことであり，cardioversion は心房細動のように R 波に同期して行うことである。

3. 他の処置としては，危険な電解質異常を補正し，高リスクな薬物を中止し，TdP の再発を防ぐ。
4. QT 間隔が正常な多形性 VT に対しては，アミオダロンか β 遮断薬（心筋虚血に対して）の投与は再発の防止に役立つ[4]。

おわりに

　最もよく遭遇し難渋するであろう頻拍性不整脈は心房細動である。これは，冠疾患集中治療室（CCU）以外の ICU ではほとんど問題にならないが，原疾患よりも心房細動に注意を払わなければならなくなる可能性もある。この不整脈は，会えばイライラさせられる人物のようなものである。すなわち，多大な注意を払わなければならないものの，生命を脅かすというほどではない。

　すぐにでも生命を脅かす可能性のある不整脈（すなわち，心室頻拍）は CCU 以外ではほとんどみられない。たとえ血行動態が破綻していたり，多臓器不全に陥ったりしていたとしてもである。実際に，死に瀕している患者や蘇生不可能な患者においては，心停止に至る経過は一般的には，房室ブロックのような徐脈性不整脈であることが多い。なぜ CCU 以外の場所で心室頻拍のようなトラブルがほとんど起こらないかは，心室頻拍を誘発するものから考えれば説明できる。すなわち，それは全体的というよりは局所的な心筋虚血であり，冠動脈疾患以外の重症患者でよく起こることではないからである。

■ 文献

臨床診療ガイドライン

1. Fuster V, Ryden LE, Cannom DS, et al. 2011 ACCF/AHA/ESC focused updates incorporated into the ACC/AHA/ESC 2006 guidelines for the management of patients with atrial fibrillation. J Am Coll Cardiol 2011; 57:e101–e198.
2. You JJ, Singer DE, Howard PA, et al. Antithrombotic therapy for atrial fibrillation. Antithrombotic Therapy and Prevention of Thrombosis, 9th ed. American College of Chest Physicians Evidence-Based Clinical Practice Guidelines. Chest 2012; 141(Suppl):e531S–e575S.
3. The Task Force for the Management of Atrial Fibrillation of the European Society of Cardiology (ESC). Guidelines for the management of atrial fibrillation. Europace 2010; 12:1360–1420.
4. Neumar RW, Otto CW, Link MS, et al. Part 8: adult advanced cardiovascular life support. 2010 American Heart Association Guidelines for Cardiopulmonary Resuscitation and Emergency Cardiovascular Care. Circulation 2010; 122(Suppl):S729–S767.

心房細動

5. Mayson SE, Greenspon AJ, Adams S, et al. The changing face of postoperative atrial fibrillation: a review of current medical therapy. Cardiol Rev 2007; 15:231–241.
6. Davis EM, Packard KA, Hilleman DE. Pharmacologic prophylaxis of postoperative atrial fibrillation in patients undergoing cardiac surgery: beyond beta blockers. Pharmacotherapy 2010; 30:274e–318e.
7. Ozaydin M, Peker O, Erdogan D, et al. N-acetylcysteine for the prevention of postoperative atrial fibrillation: a prospective, randomized, placebo-controlled pilot study. Eur Heart J 2008; 29:625–631.
8. Guyton AC. The relationship of cardiac output and arterial pressure control. Circulation 1981; 64:1079–1088.
9. Siu C-W, Lau C-P, Lee W-L, et al. Intravenous diltiazem is superior to intravenous amiodarone or digoxin for achieving ventricular rate control in patients with acute uncomplicated atrial fibrillation. Crit Care Med 2009; 37:2174–2179.
10. Goldenberg IF, Lewis WR, Dias VC, et al. Intravenous diltiazem for the treatment of patients with atrial fibrillation or flutter and moderate to severe congestive heart failure. Am J Cardiol 1994; 74:884–889.
11. Olshansky B, RosenfeldLE, Warner AI, et al. The Atrial Fibrillation Followup Investigation of Rhythm Management (AFFIRM) study: approaches to control rate in atrial fibrillation. J Am Coll Cardiol 2004; 43:1201–1208.

12. Gray RJ. Managing critically ill patients with esmolol. An ultra-short-acting β-adrenergic blocker. Chest 1988;93:398–404.
13. Karth GD, Geppert A, Neunteufl T, et al. Amiodarone versus diltiazem for rate control in critically ill patients with atrial tachyarrhythmias. Crit Care Med 2001; 29:1149–1153.
14. Khan IA, Mehta NJ, Gowda RM. Amiodarone for pharmacological cardioversion of recent-onset atrial fibrillation. Int J Cardiol 2003; 89:239–248.
15. VerNooy RA, Mounsey P. Antiarrhythmic drug therapy in atrial fibrillation. Cardiol Clin 2004; 22:21–34.
16. Chow MSS. Intravenous amiodarone: pharmacology, pharmacokinetics, and clinical use. Ann Pharmacother 1996; 30:637–643.
17. Diltiazem hydrochloride. In: McEvoy GK (ed). AHFS Drug Information: 2012. Bethesda, MD: American Society of Health System Pharmacists, 2012:1961-1969.
18. Danias PG, Caulfield TA, Weigner MJ, et al. Likelihood of spontaneous conversion of atrial fibrillation to sinus rhythm. J Am Coll Cardiol 1998; 31:588–592.
19. Connolly SJ, Ezekowitz MD, Yusuf S, et al. Dabigatran versus warfarin in patients with atrial fibrillation. N Engl J Med 2009; 361:1139–1151.

多源性心房頻拍
20. Kastor J. Multifocal atrial tachycardia. N Engl J Med 1990; 322:1713–1720.
21. Iseri LT, Fairshter RD, Hardeman JL, Brodsky MA. Magnesium and potassium therapy in multifocal atrial tachycardia. Am Heart J 1985; 312:21–26.
22. McLean RM. Magnesium and its therapeutic uses: a review. Am J Med 1994; 96:63–76.

発作性上室性頻拍
23. Trohman RG. Supraventricular tachycardia: implications for the internist. Crit Care Med 2000; 28(Suppl):N129–N135.
24. Lim SH, Anantharaman V, Teo WS, et al. Comparison of treatment of supraventricular tachycardia by Valsalva maneuver and carotid sinus massage. Ann Emerg Med 1998; 31:30–35.
25. Rankin AC, Brooks R, Ruskin JM, McGovern BA. Adenosine and the treatment of supraventricular tachycardia. Am J Med 1992; 92:655–664.
26. Chronister C. Clinical management of supraventricular tachycardia with adenosine. Am J Crit Care 1993; 2:41–47.
27. McCollam PL, Uber W, Van Bakel AB. Adenosine-related ventricular asystole. Ann Intern Med 1993; 118:315–316.
28. Cushley MJ, Tattersfield AE, Holgate ST. Adenosine-induced bronchoconstriction in asthma. Am Rev Respir Dis 1984; 129:380–384.
29. Burki NK, Alam M, Lee L-Y. The pulmonary effects of intravenous adenosine in asthmatic subjects. Respir Res 2006; 7:139-146.

心室頻拍
30. Gupta AK, Thakur RK. Wide QRS complex tachycardias. Med Clin N Am 2001; 85:245–266.
31. Akhtar M, Shenasa M, Jazayeri M, et al. Wide QRS complex tachycardia. Ann Intern Med 1988; 109:905–912.
32. Vukmir RB. Torsades de pointes: a review. Am J Emerg Med 1991; 9:250–262.
33. Gupta A, Lawrence AT, Krishnan K, et al. Current concepts in the mechanism and management of drug-induced QT prolongation and torsade de pointes. Am Heart J 2007; 153:891–899.
34. Sadanaga T, Sadanaga F, Yoo H, et al. An evaluation of ECG leads used to assess QT prolongation. Cardiology 2006; 105:149–154.
35. Al-Khatib SM, LaPointe NM, Kramer JM, Califf RM. What clinicians should know about the QT interval. JAMA 2003; 289:2120–2127.

Chapter 16

急性冠症候群

> 物事の原因を研究する前に，引き起こされた物事を研究するべきである。
> John Hughlings Jackson（1835〜1911年）

米国では1分ごとに致死的な冠動脈イベントが起こっている[1]と近年いわれるようになり，西洋では冠動脈疾患が多いということが注目されるようになった。これは憂うつな評価ではあるが，心筋梗塞患者は適切な早期介入により救命できる。ただし，この救命の効果は時間に依存していて，虚血性傷害の最初の症候が出現してから時間が経過するにつれ着実に減少していく。これこそが，「時は（心）筋なり（time is muscle）」という有名な原理で，急性心筋梗塞の早期治療が推奨される所以である。

本章では，章末の臨床診療ガイドライン[2〜8]における推奨を用いて，早期介入が，急性心筋梗塞で臨床的な利点をもたらすことを論ずる。

冠動脈血栓症

冠動脈で血栓性閉塞が起こると，虚血性心筋傷害が生じる。血栓形成の引き金になるのは，動脈硬化性プラークの破綻で[9]，ここから血栓を惹起する脂質が放出され，血小板と凝固因子を活性化する（図16.1参照）。プラーク崩壊の機序は，局所の炎症による液状化かもしれない[10]。破綻するプラークは典型的には冠循環の分岐部に位置するため，血液による圧ストレスの関与も考えられる[11]。

■ 臨床的徴候

冠動脈血栓症は3つの状態の原因になる。ST上昇型心筋梗塞（ST-segment elevation myocardial infarction：STEMI），非ST上昇型心筋梗塞（non-ST-segment elevation myocardial infarction：NSTEMI），そして，不安定狭心症（unstable angina：UA）である。最初の状態（STEMI）は血栓が血管を完全閉塞することで起こり，他の2つ（NSTEMIとUA）は血栓が一部にとどまるか，あるいは完全閉塞が自然に再開通して一時的なものになることで起こる[2〜6]。これら3つの臨床徴候をまとめて，**急性冠症候群**（acute coronary syndrome：ACS）と呼ぶ。

■ 血栓指向性の管理

ACSが冠動脈血栓症によるものであるという発見は，血栓閉塞を軽減したり，再発を防いだりするためのさまざまな治療戦略をもたらすことになった。これらの方法には以下のものがある。

1. 血餅の溶解を促す血栓溶解薬による治療。

第 16 章 急性冠症候群

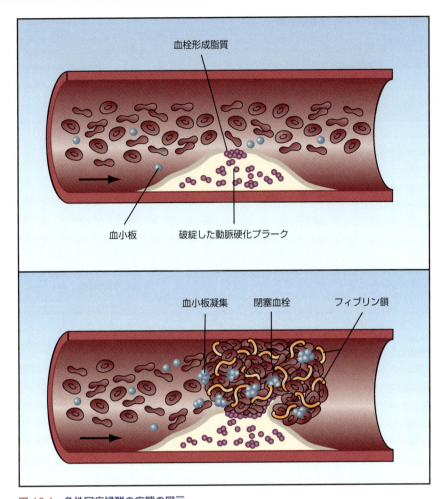

図 16.1　急性冠症候群の病態の図示
動脈硬化プラークの破綻が血小板と凝固因子の活性化を引き起こし（上段），閉塞血栓を生成する（下段）。

2. 閉塞した血管を開存させるためのバルーンカテーテルによる血管形成術と，開存を維持するための血管内ステント。
3. 血栓溶解療法や血管形成術によって再開された梗塞責任動脈の流れが再閉塞するのを，抗血小板療法（アスピリン，クロピドグレル，糖タンパク質 IIb/IIIa 阻害薬による）と抗凝固療法（ヘパリンによる）によって防ぐこと。

　これらの治療については，冠循環の障害で起こる心臓への好ましくない刺激を防ぐ他の治療とともに，本章で論ずる。

ルーチンの治療法

以下の治療は第 1 に ACS が疑われたら，たとえ診断が完全についていなくても行われる。これらの介入のいくつかは表 16.1 に要約してあるが，病院到着前に行われるものである。

表 16.1　急性冠症候群でのルーチンの処置

薬物	投与法	備考
酸素	酸素を鼻カニューレかマスクで $SaO_2 \geqq 94\%$ を維持するように投与。	酸素は冠動脈攣縮を引き起こしたり有害な酸素代謝物を産生するので，注意して用いるべきである。
ニトログリセリン	胸痛に対して 0.4 mg 舌下投与，または口腔内スプレー，必要なら 5 分ごとに 2 回追加。繰り返す胸痛，うっ血性心不全，高血圧には 5 μg/min で持続静注し，目標とする効果が得られるか 200 μg/min に達するまで 5 分ごとに 5〜10 μg/min ずつ増加する。	右室梗塞患者と，勃起不全治療薬内服後 24 時間は避ける。
モルヒネ	2〜4 mg 静注，必要なら 2〜8 mg 静注を 5〜10 分ごとに追加する。	モルヒネによる呼吸抑制は急性冠症候群ではまれである。
アスピリン	162〜325 mg（咀嚼錠）を初回投与，その後，75〜162 mg/日（腸溶錠）。	初回投与は口腔粘膜での吸収を促すため，噛み砕いて服用する。
β遮断薬	アテノロール：10 mg 静注後，100 mg/日経口。または メトプロロール：5 mg を 5 分ごとに 3 回静注後，50 mg 経口投与を 6 時間ごとに 48 時間，その後，100 mg 経口投与を 2 回/日。	コカイン誘発性の胸痛や心筋梗塞には決して用いない。

使用法は文献 2, 3, 5 の臨床診療ガイドラインによる。

■酸素化

ACS の患者では，動脈血酸素化が正常であっても酸素を投与することが標準治療とされてきた[3,5]が，このことは，最近になって疑問視されるようになった[12]。というのは，**酸素は冠攣縮を引き起こしたり**（酸素は肺でのみ血管拡張作用を有するが，それ以外すべての器官で血管収縮作用を有する），**再灌流傷害の原因となる有害な酸素代謝産物の起源**となったりするからである[13]〔図 14.1（☞ 215 ページ）参照〕。急性心筋梗塞での酸素療法に関連して，好ましくない結果を招くリスクが増すとした研究があり，酸素の有害作用が強調されている[14]。

すべての患者で酸素吸入を行うことが有害である可能性についての懸念は，米国心臓協会から出された最も新しい急性冠症候群ガイドライン[2]でも明らかである。酸素投与は動脈血酸素飽和度（SaO_2）が 94% を下回ったときのみに推奨されている[2]。これは標準的な酸素吸入の閾値（$SaO_2 < 90\%$）に比べればまだ高いが，それでも酸素が有毒ガスになりうるという認識を新たにした点で有意義なステップである。

■胸痛の緩和

胸痛の緩和は症状を改善するだけではなく，不安から交感神経系が亢進することで起こる好ましくない心刺激を軽減することの助けにもなる。

ニトログリセリン

ニトログリセリン（0.4 mg）は胸痛を緩和するために舌下錠や口腔内エアロゾルスプレーの形で投与され，必要に応じて 5 分間隔で 3 回まで投与できる（ニトログリセリンによる胸痛緩和

の機序は定かではない。冠動脈拡張作用によると考えられてきたが、例えばニトロプルシドのような他の冠動脈拡張薬では虚血性胸痛は改善されない)。これで胸痛が軽快するようであれば、表 16.1 の投与法を用いた持続的な胸痛緩和目的でニトログリセリン静脈内投与を始めてもよい。ニトログリセリンの静脈内投与は、高血圧を伴った ACS や非代償性心不全を伴う場合に、全身の血管拡張薬として使用できる[2]。ニトログリセリンで胸痛が緩和されない場合は、即座にモルヒネを投与するべきである。

警告：ニトログリセリンは右室梗塞が疑われるときは推奨されない（ニトログリセリンがもつ静脈拡張作用は、この場合は逆効果なため）。また、勃起不全治療のためのホスホジエステラーゼ阻害薬を 24 時間以内に服用した患者の場合も推奨されない（低血圧のリスクがあるため）[3,5,8]。

モルヒネ

モルヒネは、ニトログリセリンに反応しない胸痛に対して選択される薬物である。初期投与量は 2〜4 mg とし、緩徐に静注し、必要なら 5 分または 10 分ごとに 2〜8 mg を繰り返し投与してよい[3]。

　モルヒネが投与されると軽度の心拍数減少と血圧低下をみることがしばしばあるが、これは痛みの緩和によって交感神経系の活動が低下することの現れである。低血圧とされるレベルにまで血圧が下がった場合は、循環血液量が減少していることが多く、輸液負荷で是正しうる[5]。モルヒネは徐脈と低血圧（迷走神経刺激効果）をきたすこともあるが、必要ならアトロピン（0.5〜1.5 mg 静脈内投与）で治療できる[3]。モルヒネが呼吸抑制を引き起こすことは、ACS では少ない[3,5]。

■ アスピリン

アスピリンは抗血小板薬としてよく知られているが、これはトロンボキサンの産生を阻害することで、血小板凝集を不可逆的に抑制することによる[15]。ACS の発症から 24 時間以内に開始されれば、アスピリンは死亡率を下げ（絶対的低下は 2〜3%）、再梗塞の発生率も下げることが示された[16,17]。その結果、アスピリンは ACS が疑われる患者と、ACS の病歴を有するすべての患者で推奨される[2〜6]。

　患者が定期的にアスピリンを内服していない場合、ACS が疑われたらできるだけすみやかに最初のアスピリンを内服させるべきである。初期投与量は 165〜325 mg で、口腔粘膜からの吸収を早めるために咀嚼錠を使うべきである。その後、75〜162 mg のアスピリンを毎日、腸溶錠の形で服用させる。アスピリンアレルギーがある患者では、クロピドグレル（プラビックス®）が代替薬として適切である[2〜6]。クロピドグレルの投与法は、本章で後述する。

■ β 遮断薬

β 遮断薬を ACS で使用する利点は、心臓の仕事量と心筋のエネルギー必要量を減らすことができることにある。禁忌がなければ、ACS 患者すべてで早期に β 遮断薬による治療が推奨される[2,3,5,7,8]。この禁忌には、高度房室ブロック、収縮期心不全、低血圧、β 遮断薬で悪化する

呼吸器疾患などがある。加えて，β遮断薬はαアドレナリン受容体の活動は抑えないため，コカイン誘発性の胸痛や心筋梗塞では強烈な冠攣縮が惹起される可能性があるので，用いるべきではない[3]。

ほとんどのACS患者ではβ遮断薬は経口投与が適しているが，胸痛が持続する場合，頻脈，そして高血圧の患者については静脈内投与もありうる[2,3,7]。ACSの臨床試験で用いられたβ遮断薬のほとんどが，アテノロール（テノーミン®）とメトプロロール（ロプレソール™）であり，これらの投与法は表16.1に記載した。

再灌流療法

ACSの予後の主な決定因子は，**血栓溶解療法**（thrombolytic therapy）や，冠動脈形成術と適応時のステント留置といった**経皮的冠動脈インターベンション**（percutaneous coronary intervention：PCI）によって，閉塞した冠動脈を開存させる能力である。

■血栓溶解療法

1980年に貫壁性心筋梗塞が冠動脈の血栓閉塞の結果であることがわかってから，すぐに線溶系を活性化する薬物の評価が始まった。最初の血栓溶解療法の研究結果が発表されたのは1986年で，ST上昇型心筋梗塞（STEMI）の患者で，時間依存性に生存率が改善することが示された[18]。

利点のまとめ

以下の文章は，ACSでの血栓溶解療法の臨床的経験を要約したものである。

1. 血栓溶解療法は，以下の場合に生存率の改善に寄与する[2,3,8]。
    a. 連続した2つの誘導でST部分が少なくとも0.1 mVまたは1 mm以上上昇している急性心筋梗塞（STEMI）
    b. 新規の左脚ブロックで発症した急性心筋梗塞
    c. 前胸部誘導でのST低下と，V_7–V_9誘導といった背部誘導でのST上昇が特徴的な急性後壁心筋梗塞[20]
2. 血栓溶解療法の**生存率改善効果**（survival benefit）は，時間依存性である。すなわち，胸痛が起きてから最初の数時間が最大で，12時間以上経過している場合には効果が失われる[2,3,8,19]。これを図16.2に示した。胸痛が起きてから最初の12時間の間，生存率が着実に低下していくことに注意されたい。このデータは再灌流療法の最も重要な特徴を浮き彫りにした。すなわち，時を失うことは命を失うことである。
3. 血栓溶解療法の効果を最適化するために，米国心臓協会は最初に患者に遭遇してから30分以内に血栓溶解療法を開始することを推奨している[2,3]。ほとんどの場合，患者に遭遇するのは救急部なので，これは**ドアから針までの時間**（door-to-needle time）と呼ばれている。
4. 時間の制約に加えて，血栓溶解療法にはさまざまな禁忌がある。これらを表16.2に挙げた。

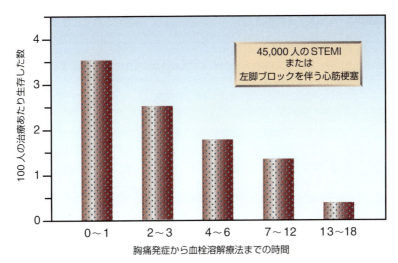

図 16.2 血栓溶解療法の生命予後改善効果と胸痛発症から治療開始までの時間の関係
STEMI：ST 上昇型心筋梗塞〔データは文献 19 より〕

表 16.2 血栓溶解療法の禁忌

絶対禁忌	相対禁忌
●月経以外の活動性出血 ●頭蓋内悪性腫瘍（原発性あるいは転移性） ●心血管奇形（例：脳動静脈奇形） ●大動脈解離疑い ●3 か月以内の虚血性脳卒中（ただし 3 時間以内は除く） ●頭蓋内出血の既往 ●3 か月以内の重大な閉鎖性頭部外傷あるいは顔面外傷	●収縮期血圧 >180 mmHg または 　拡張期血圧 >110 mmHg ●4 週以内の活動性出血 ●圧迫不能な部位の血管穿刺 ●過去 3 週以内の大手術 ●CPR による外傷，または長い（>10 min）CPR ●3 か月より前の虚血性脳卒中 ●認知症 ●活動性の消化性潰瘍性疾患 ●妊娠 ●ワルファリン療法中

〔文献 2 より〕

血栓溶解薬

血栓溶解薬はプラスミノゲンをプラスミンに変換することで作用し，これがフィブリン鎖をより小さなサブユニットに分解する．ACS で用いられる血栓溶解薬を表 16.3 に示す．これらの薬物は，フィブリンに接着したプラスミノゲンに一次的に作用し（血餅特異的線溶），全身の線溶系への広がりを限定し，望まれざる出血のリスクを制限している．

アルテプラーゼ（Activase®）：アルテプラーゼは，遺伝子組換え型組織プラスミノゲンアクチベータ（tPA）であり，ストレプトキナーゼ（ACS で最初に使われた血栓溶解薬）よりも優れていることを示した 1993 年の GUSTO 試験[21]で有名になった．アルテプラーゼは，固定量を静脈内にボーラス投与したあと，体重で調節した量を 90 分かけて注入する（表 16.3 参照）．この薬物は，より速効性のある他の薬物にほとんど取って代わられたが，アルテプラーゼがこれらよりも劣っているとするエビデンスはない（次項参照）．

表 16.3 血栓溶解薬と MI に対する使用法

薬物	投与法	備考
アルテプラーゼ	15 mg ボーラス静注，その後，0.75 mg/kg（50 mg 以下）を 30 分かけて投与し，さらに 0.5 mg/kg（35 mg 以下）を 60 分かけて投与。最大量は 90 分で 100 mg。	最初の（そして最も遅効性の）血餅特異的血栓溶解薬。
レテプラーゼ	10 単位ボーラス静注し，30 分後に繰り返す。	アルテプラーゼよりも速く血餅を溶かすが，臨床的な効果に差はない。
テネクテプラーゼ	体重を基にした投与法で単回ボーラス静注：60 kg 未満には 30 mg，60〜69 kg には 35 mg，80〜89 kg には 40 mg，そして 90 kg 以上には 50 mg。	最も速く血餅を溶かすが，臨床的な効果は他の血栓溶解薬と差はない。

使用法は製造メーカーの推奨量による。

レテプラーゼ（Retavase®）：レテプラーゼは，tPA の遺伝子組換え変異で，静脈内にボーラス投与（10 単位）したあと，30 分後に繰り返す。この薬物はアルテプラーゼよりも速く血餅の溶解を起こすが[22]，アルテプラーゼと比較した臨床試験では，生存率で優位性が示されなかった[23]。レテプラーゼは，固定量（体重補正しない）を投与する唯一の血栓溶解薬で，そのおかげで重宝されている。

テネクテプラーゼ（TNKase®）：テネクテプラーゼは，tPA の別の遺伝子組換え変異で，体重を基にした投与法で 1 回のみボーラス投与する（表 16.3 参照）。この薬物はレテプラーゼよりも速く血餅を溶解するが[24]，アルテプラーゼと比較した臨床試験では，生存率において優位性は示されなかった[25]。

大出血

血餅特異的な血栓溶解薬でも，ある程度は全身の線溶系を活性化し，循環フィブリノゲンを減らすことで出血のリスクが高くなる。脳内出血（0.5〜1％）や輸血を必要とする頭蓋外の出血（5〜15％）のような大出血のリスクは，アルテプラーゼ，レテプラーゼ，そしてテネクテプラーゼともに同様であった[24,26]。血栓溶解による大出血はクリオプレシピテート（10〜15 バッグ）とそれに続く新鮮凍結血漿（最大 6 単位）によって必要時（目標は血清フィブリノゲン ≧ 1 mg/mL）に治療できる。イプシロン-アミノカプロン酸（5 g を 15〜30 分かけて静注）のような抗線溶薬の使用は，血栓症のリスクがあるために慎むべきである[26]。

まとめ

薬物動態的特徴は異なるにもかかわらず，表 16.3 に掲げた血栓溶解薬は生存率の改善効果も，出血リスクも変わらない。血栓溶解薬を使った臨床経験から導き出されたことは，以下に要約される。重要なのは，どの薬物を用いるかではなく，いかに早く用いるかである。

■経皮的冠動脈インターベンション（PCI）

1977 年，スイスの循環器医であったアンドレアス・グルンツィッヒ（Andreas Grüntzig）が，

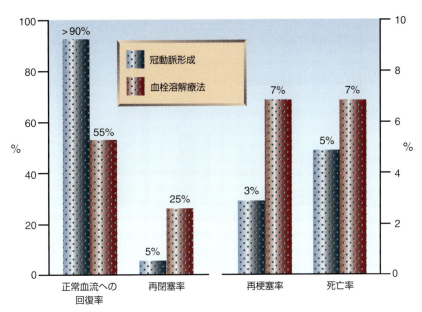

図 16.3 ST 上昇型心筋梗塞患者において，冠動脈形成術と血栓溶解療法が血管イベント（左のグラフ）と転帰（右のグラフ）に及ぼす効果の比較
〔データは文献 27〜29 より〕

手作りしたバルーンの先端付きカテーテルを，閉塞した左冠動脈主幹部の再開通に用いた。この「グルンツィッヒ手技」（冠動脈形成術）はいち早く米国心臓協会に承認され，1980 年代には血栓溶解療法の代替療法として導入された（不幸なことにグルンツィッヒ医師は，彼の手技が広く用いられつつあったそのとき，1985 年に飛行機事故で亡くなった）。1990 年代後半になると，冠動脈形成術ののちに開存を維持するためのステント留置が導入された。冠動脈造影，冠動脈形成術，そしてステント留置の組み合わせは**経皮的冠動脈インターベンション（PCI）**として知られている。

STEMI での PCI

血栓溶解療法に比べて PCI のほうが閉塞血管の血流を回復したり，好まれざる転帰の頻度を減らしたりする点で優れていることを示す研究がいくつかある[1〜3, 27〜29]。これを図 16.3 に示した。左側（血管イベントを示す）の棒グラフは，閉塞した梗塞関連血管の血流を回復するのにも，再閉塞を防ぐのにも PCI のほうが優れていることを示している。右側（臨床的転帰を示している）の棒グラフは，死亡率と再梗塞率を低下させるという点でも，PCI のほうが優れていることを示している。

タイミング：PCI の生存率の改善効果は，時間依存性である点で血栓溶解療法に似ている（図 16.2 参照）。図 16.4 に示したとおり，死亡率（30 日時点）は，病院到着から冠動脈形成術までの時間経過〔「ドアからバルーンまで（door-to-balloon）」の時間〕と相関している[30]。死亡率は冠動脈形成術が遅れるほど着実に上がり，2 時間を超えて遅れると死亡率の上昇は有意になる。このことが，**PCI は病院到着後 90 分以内に施行しなければならない**[2〜4]とする根拠になっている。

第 V 部　心臓緊急状態

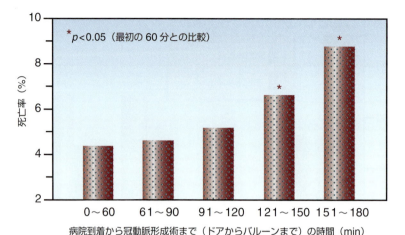

図 16.4　病院到着から冠動脈形成術までの経過時間（ドアからバルーンまでの時間）と死亡率の関係

*：初期（0〜60 分）と比べて有意差があることを示す。
〔データは文献 30 より引用〕

表 16.4　ST 上昇型心筋梗塞での再灌流療法決定法

急性冠症候群が疑われるなら，直ちに次の質問を自問しなさい。
1. 心電図は，少なくとも 2 つ以上の連続した誘導で ST 上昇（≧ 0.1 mV）がみられるか，または新しい左脚ブロックがあるか。 　　　　　　　　　　答が「はい」なら，次の質問へ
2. 胸痛が始まって 12 時間以内か。 　　　　　　　　　　答が「はい」なら，次の質問へ
3. PCI が適切な時間内に行えるか（ここか，ほかのどこかで）。 　　　　　　　　　　答が「はい」なら，PCI へと進みなさい。 　　　　　　　　　　答が「いいえ」なら，次の質問へ
4. 患者には血栓溶解療法を躊躇する理由があるか。 　　　　　　　　　　答が「いいえ」なら，血栓溶解療法を始めなさい。

病院間搬送：PCI を行ううえで大きな制約となるのは，実施可能かどうかということである。すなわち，米国では適切な時間内に PCI を提供できるのは 25％未満の病院にとどまっている。この問題の解決法の 1 つは，「もたざる」病院から，緊急 PCI を実施できる病院へ搬送しやすくすることである。「もたざる」病院に到着してから 1〜2 時間以内に搬送することができれば，PCI のための病院間搬送によって生存率の改善が見込めることが臨床試験で示された[31]。したがって，再灌流療法の適応患者では，搬送時間も含めたドアからバルーンまでの時間が 90 分以下であれば，PCI のための病院間搬送が推奨される[2〜4]。もっとも，PCI をしないよりも遅れてでも PCI をするほうがよい選択となる場合もある（例：心不全患者や血行動態が不安定な患者）ので，この時間の制約に固執することはない。

STEMI での再灌流療法のアプローチ

STEMI が疑われる症例での緊急の再灌流療法についての決定は，表 16.4 に示した 4 つの質問で整理することができる。最初の 2 つの質問は患者が早期再灌流療法の適応かを決めるもので，

あとの 2 つは最も適切な再灌流療法は何か（すなわち，PCI か血栓溶解療法か）を決めるものである。

その他の PCI の適応

PCI は，以下の場合にも有利である。

1. NSTEMI 患者が転帰が悪くなるリスク因子（例：弱まることのない胸痛，心不全，血行動態不安定）を有する[4~6]。
2. 血栓溶解療法が不成功に終わった場合。

抗血栓療法の追加

ヘパリンや，アスピリン以外の抗血小板薬を用いた抗血栓療法は，ACS の患者で再灌流療法がなされるか否かにかかわらず有用であることが示されている。

■ヘパリン

ヘパリンによる抗凝固は，ACS のほとんどの患者で有用である。血餅の溶解産物から放出されるトロンビンの血栓形成性に抗するように作用するので，特に血栓溶解療法のあとで有用である。以下に述べるのは，ACS における未分画ヘパリン（unfractionated heparin：UFH）と低分子ヘパリン（low-molecular-weight heparin：LMWH）の推奨を要約したものである〔第 6 章（☞ 82 ページ）で述べた UFH と LMWH の違いも参照〕。

1. 血栓溶解薬や PCI による再灌流療法を受けている患者で，短期間 UFH を使用することは好ましい。推奨される投与法は以下のとおりである。
    a. **PCI との併用**：静脈内に 70〜100 単位/kg をボーラス投与し，手技の間は活性凝固時間を 250〜350 秒に維持する[3]。糖タンパク質受容体阻害薬（後述）と併用する場合は，UFH の量を 50〜70 単位/kg に減量する[7]。
    b. **血栓溶解療法との併用**：静脈内に 60 単位/kg のボーラス投与で開始し，その後，12 単位/kg/h で少なくとも 48 時間持続静注する[3]。活性化部分トロンボプラスチン時間（APTT）を，コントロール値の 1.5〜2 倍になるように投与量を調節する。体重が 70 kg 超の場合は，最大投与量を 4,000 単位（静脈内ボーラス），1,000 単位/h までとする[3]。
2. LMWH は再灌流療法を受けていない患者に好ましい。LMWH（エノキサパリン）の一般的な投与法は，以下のとおりである。
    a. **ACS でのエノキサパリン投与**：30 mg を静脈内ボーラス投与，その後，1 mg/kg を 12 時間ごとに皮下注し，入院期間中続ける[7]。
    b. **腎機能障害でのエノキサパリン投与**：クレアチニンクリアランス < 30 mL/min のときは，1 日あたりの投与量を 50％に減ずる（例：1 mg/kg を 24 時間ごと）[7]。
3. ヘパリン起因性血小板減少症〔第 19 章（☞ 301 ページ）参照〕の病歴のある患者では，以下の代替療法が適用される。
    a. **PCI に際して**：ビバリルジン（直接的トロンビン阻害薬）0.7 mg/kg を静脈内ボーラス投

与したのち，1.75 mg/kg/h で持続静注する[7]。PCI 成功後に終了する。

b. **血栓溶解療法の場合か再灌流療法を受けていない場合**：フォンダパリヌクス（第 Xa 因子阻害薬）2.5 mg を 1 日 1 回皮下注する[7,8]。

■チエノピリジン

チエノピリジン（クロピドグレル，チクロピジン，tigrecalor，プラスグレル）は，ADP 惹起性血小板凝集にかかわる血小板表面の受容体を不可逆的にブロックする抗血小板薬である[32]。この機序はアスピリンとは異なるので，これらの薬物はアスピリンに追加したり，アスピリンの代替薬として用いたりすることができる。チエノピリジンは肝臓での活性化を必要とするプロドラッグなので，肝不全の患者では効果がない。

クロピドグレル

クロピドグレル（プラビックス®）は最も頻用されるチエノピリジンで，再灌流療法施行の有無にかかわらずアスピリンと併用することで，STEMI と NSTEMI の両方で生存率を改善することが証明された[1〜6,32,33]。クロピドグレルはまた，アスピリンアレルギーを有する患者でアスピリンの代わりに用いることが推奨される[3,5]。クロピドグレルの推奨用法は以下のとおりである。

1. **PCI を併用しない場合**：できるだけ早く経口負荷量の 300 mg で開始，その後 75 mg/日経口投与の維持量を用いる。アスピリンと併用する場合も，アスピリンの代替薬として用いる場合も，同じ投与量を用いる。
2. **PCI と併用する場合**：経口負荷投与量 600 mg で PCI の前に開始[4,6]し，75 mg/日の経口維持投与量で続ける。
3. **クロピドグレルと外科手術**：クロピドグレルは大きな手術が行われる場合，少なくとも 5 日前から中止しなくてはならない[4,6]。ということは，緊急冠動脈バイパス手術が予期される場合には，使用を避ける。

クロピドグレルの肝臓での活性化は，プロトンポンプ阻害薬でブロックされる[5,6,32]。この相互作用の臨床的意義ははっきりしないが，どうやらクロピドグレルを服用している患者でのストレス潰瘍予防のためには，プロトンポンプ阻害薬は避けたほうがよいようである。

■糖タンパク質受容体阻害薬

血小板が活性化されるとき，血小板表面の特定の糖タンパク質受容体（IIb と IIIa と呼ばれる）が，その形態を変えてフィブリノゲンと結びつく。これによって，フィブリノゲン分子が隣り合った血小板間に橋をかけ，血小板凝集を促進するのである。糖タンパク質受容体阻害薬（IIb/IIIa 阻害薬とも呼ばれる）は，活性化した血小板がフィブリノゲンと結びつくのをブロックし，血小板凝集を阻害する。これらの薬物は使用できるなかで最も強力な抗血小板薬であり，**超アスピリン**（superaspirin）とも呼ばれることがある。

表 16.5　糖タンパク質受容体阻害薬併用の抗血小板療法

薬物	投与法
アブシキシマブ	負荷量として 0.25 mg をボーラス静注，その後，0.125 µg/kg/min（最大投与量 10 µg/min）を最長で 12 時間持続静注
エプチフィバチド	負荷量として 180 µg/kg をボーラス静注，その後，2 µg/kg/min で 12〜18 時間持続静注。STEMI 患者への PCI では，腎機能が正常であれば，10 分後にボーラス投与を再度行う。クレアチニンクリアランス < 50 mL/min の場合は投与速度を 50%減らす。
チロフィバン	負荷量として 25 µg/kg をボーラス静注し，0.1 µg/kg/min で 12〜24 時間持続静注。クレアチニンクリアランス < 30 mL/min の場合は，投与速度を 50%減らす。

〔文献 6 の臨床診療ガイドラインより〕

薬物と投与方法

現在使用可能な IIb/IIIa 阻害薬にはアブシキシマブ（ReoPro®），エプチフィバチド（Integrilin®），そしてチロフィバン（Aggrastat®）などがある。これらはすべて表 16.5 に記載した投与法に従い静注で使用される。これらの薬物は緊急 PCI を受ける高リスク患者に使用され，手技の直前か開始時に投与される[6,32]。これらは主として手技を行う循環器科医が管理するので，ここでは簡単に述べるにとどめる。

　アブシキシマブ（ほとんど発音できない名前だが）は，モノクローナル抗体であり，最も強力で，最も高価で，そして最も長時間作用する IIb/IIIa 阻害薬である。アブシキシマブを中止したあとは，出血時間が正常化するのに 12 時間かかることもある[32]。エプチフィバチド（合成ペプチド）とチロフィバン（チロシン誘導体）は，腎臓で代謝される短時間作用型の薬物である。これらを中止したあと，出血時間が正常化するのはエプチフィバチドで 15 分，チロフィバンで 4 時間以内である[32]。表 16.5 に示すように，両薬物とも腎機能障害がある場合は投与量の調節が必要である。

合併症

急性心筋梗塞発症後の最初の数日の間に起こる非代償性心不全と心原性ショックは，不吉な徴候であり，通常は急性僧帽弁逆流やポンプ機能不全をきたす広範な心筋傷害のような悲惨な解剖学的異常があることを意味する。適切な時期に治療できたとしても，致死的転帰になることが，これらの状況では少なくない。

■解剖学的異常

次に述べる異常は，通常は貫壁性（ST 上昇型）梗塞の結果起こる。

急性僧帽弁逆流

急性僧帽弁逆流は乳頭筋断裂の結果起こり，肺浮腫と腋窩へ放散する特徴的な全収縮期雑音が，突然起こる。肺動脈楔入圧では突出した v 波を認めるが，この所見は特異的ではない。診断は心エコー図検査による。手術前に肺水腫を軽減させるため動脈拡張薬（例：ヒドララジン）が

表 16.6　血行動態の補助手段と酸素消費量

パラメータ	心不全		心原性ショック	
	血管拡張薬	ドブタミン	IABP	ドパミン
前負荷	↓	↓	↓	↑
心収縮性	−	↑↑	−	↑↑
後負荷	↓↓	↓	↓	↑
心拍数	−	↑↑	−	↑↑
心筋酸素消費量に及ぼす純効果	↓↓↓	↑↑	↓↓	↑↑↑↑↑↑

IABP：大動脈内バルーンパンピング

使用される。手術しない場合の死亡率は 70％，手術をした場合は 40％である[34]。

心室中隔破裂

2 つの心室を隔てる心室中隔の破裂は，急性心筋梗塞の発症から 5 日以内にいつでも起こりうるもので，心臓超音波検査抜きには診断しがたい。右房から肺動脈内の血液で酸素飽和度の上昇が認められるが，これが測定されることはまれである。初期治療としては，血管拡張薬（例：ニトログリセリン）や必要なら大動脈内バルーンパンピングなどが用いられる。手術しない場合の死亡率は 90％で，手術を行った場合は 20〜50％である[3]。

心室自由壁破裂

心室自由壁破裂は最高で STEMI の 6％に起こり，前壁心筋梗塞患者，血栓溶解療法やステロイド療法を受けた患者，そして高齢者で起こりやすい[3]。最初の症候は，通常，胸痛の再発と心電図上の新しい ST 異常である。心嚢への血液の貯留が急速な状態悪化や心タンポナーデを起因とする循環虚脱をきたすことが多い。診断は心臓超音波検査でなされ（時間があればだが），素早い心膜穿刺と積極的な輸液による蘇生の併用が，血行動態の安定に必要である。直ちに手術を行う以外に方法はなく，手術が行われても生存できるのは半分に達しない[3]。

■心ポンプ機能不全

STEMI の約 10％で，非代償性心不全や心原性ショックを生じるのに十分な心筋の損傷を受ける[35]。治療は血行動態を補助し，冠動脈形成術か冠動脈バイパス術を行う。不幸なことに，心原性ショックの死亡率は 80％にものぼるが[36]，適切な時期に PCI を提供できる病院では，10％程度減らすことができる[36]。

血行動態の補助

急性心不全と心原性ショックでの血行動態の補助については，第 13 章（☞ 195 ページ）で述べた。これらが冠動脈不全で起こっている場合，血行動態の補助は心臓の仕事量と心筋の酸素消費量を増やさずに心拍出量を増加させるように行う。表 16.6 に，急性心不全と心原性ショックで血行動態の補助手段が，心筋の酸素消費量の決定因子（前負荷，心収縮力，後負荷，そして心拍数）に与える影響を記載した。心筋の酸素消費量という観点から判断すると，急性心不全については血管拡張薬が，心原性ショックについては大動脈内バルーンパンピングが最善の選

択である。

再灌流

血行動態の補助は，梗塞に関連する血管の血流を再開させるまでの橋渡しであることはいうまでもない。米国心臓病学会（ACC）/米国心臓協会（AHA）のガイドライン[3]では，STEMIの発症36時間以内に心原性ショックに陥った場合や，ショックの出現から18時間以内に冠動脈形成術が可能な場合には，直ちにPCIを施行することを推奨している。冠動脈バイパス手術は，心臓カテーテル検査で多枝病変があり，冠動脈形成術には適さないことが証明された場合に考慮される。

急性大動脈解離

大動脈解離が上行大動脈に及ぶ場合はACSと間違われたり，ACSを引き起こしたりしうる。しかしACSとの違いは，大動脈解離は外科緊急疾患であり，適切に管理されなければ，しばしば死に至ることである。

■病態生理

大動脈解離は，大動脈内膜に裂け目ができて血流が中膜と内膜の間を引き裂いていき，偽腔を形成することで発症する。この過程は高血圧由来の大動脈硬化による損傷や，先天性疾患〔例：マルファン（Marfan）症候群〕による大動脈壁の変性が加速することでも引き起こされる。大動脈解離は，上行大動脈からでも下行大動脈からでも始まることがあるし，順行性にも逆行性にも進行しうる。上行大動脈に解離が及んだ場合，逆行性の進行が冠動脈不全，大動脈弁閉鎖不全，そして心タンポナーデを起こし，順行性の進行は神経学的欠損を生じさせうる（解離が大動脈弓部の分枝へ及ぶことによる）[37]。

■臨床的特徴

最も多い訴えは，突然起こる胸痛である。痛みは鋭いことが多く，胸骨下（上行大動脈解離）または背部（下行大動脈解離）に感じられることもある。最も重要なことは，**胸痛が数時間から数日で自然に治まることがあり**[39,40]，そのために診断を誤りうることである。痛みがいったんなくなってから再発する場合は，しばしば大動脈の切迫破裂の徴候である。急性大動脈解離の患者の5％では，痛みがない[37]。

臨床所見

最も多い臨床所見は，高血圧（患者の50％）と大動脈弁閉鎖不全（患者の50％）である[38,39]。上肢の脈の左右差（大動脈弓部にある左鎖骨下動脈の閉塞による）は患者のわずか15％にしか認められない[39]。胸部X線写真では縦隔陰影の拡大（60％の症例）が認められることもあるが[39]，最大で20％の症例で正常であると報告されている。心電図では虚血性変化（15％の症例）や心筋梗塞の所見（5％の症例）が認められることもあるが，30％の症例では正常である[37]。臨

第 V 部　心臓緊急状態

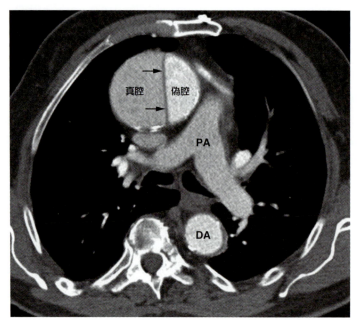

図 16.5　上行大動脈に生じた大動脈解離を示す造影 CT 画像
特徴的な所見は，剥離内膜（小矢印）が真腔と偽腔を隔てていることである。
PA：主肺動脈，DA：下行大動脈

床所見の感度には限界があるので，診断には画像診断が必要である。

検査

大動脈解離の診断には，次の4つの画像診断法のうちのどれか1つが必要である[40]。すなわち，MRI（感度，特異度とも98％），経食道心エコー法（感度98％，特異度77％），造影CT（感度94％，特異度87％），そして大動脈造影（感度88％，特異度94％）である。上記のように**MRIが大動脈解離の診断には感度，特異度とも最も高い**。しかし，すぐにはMRIが撮れない病院もあり，大動脈解離が疑われる場合にはCT血管造影が診断のための検査法となることが多い。

図16.5のCT画像は，上行大動脈に起こった大動脈解離である。小矢印で示したのは剥離内膜で，大動脈壁内（偽腔）の血液と大動脈内腔内（真腔）の血液とを隔てている。この剥離内膜が存在することが，大動脈解離と大動脈の嚢状動脈瘤とを区別する。

■治療

大動脈解離の治療には2つの必須目標がある。すなわち，高血圧のコントロール（大動脈破裂の予防）と，早期の外科的修復である。

降圧治療

大動脈解離の血圧コントロールに際しては大いに注意が必要である。大動脈での血流の増加は，解離のさらなる進行をもたらすので，血圧の低下によって心拍出量を増やしてはならない。そのため，大動脈解離の血圧コントロールには，心収縮力を低下させる作用（陰性変力作用）のあ

表 16.7　急性大動脈解離での降圧療法

薬物	投与法	備考
エスモロール	500 μg/kg をボーラス静注，その後，50 μg/kg/min で持続投与。収縮期血圧が 120 mmHg か心拍数が 60 bpm になるまで 5 分ごとに 25 μg/kg/min ずつ増量。最大投与量は 200 μg/kg/min。	超短時間作用型 β 遮断薬で，大動脈解離の血圧コントロールに好ましい薬物である。
ニトロプルシド	0.2 μg/kg/min で持続静注を開始し，収縮期血圧が 120 mmHg になるよう調節〔詳細は表 13.3（☞ 203 ページ）の推奨用量を参照〕。	β 遮断薬との併用でのみ用いること。腎不全では用いない（チオシアン中毒のリスク）。
ラベタロール	20 mg を 2 分かけて静注，その後，必要に応じて 20〜40 mg を静注か，1〜2 mg/min で持続しエスモロールのときと同じ目標値を目指す。最大投与量は 300 mg。	α 遮断効果と β 遮断効果をあわせもつので，大動脈解離では単剤で用いることができる。

使用法は製造元の推奨量による。

る β 遮断薬が好まれる。大動脈解離で血圧コントロールに用いられる薬物の投与法については，表 16.7 に記載した。その概要は以下のとおりである。

1. 最も好ましい β 遮断薬は**エスモロール**（ブレビブロック®）であり，これは作用持続時間が短く（9分），望ましい目標値（すなわち，収縮期血圧 120 mmHg と心拍数 60 回/min）への調節が素早くできるからである。
2. β 遮断薬で期待した効果が得られないときは，**ニトロプルシド**のような血管拡張薬を追加してもよい。しかし，血管拡張薬は単独で用いると，心拍出量を増加させて大動脈解離をさらに進めるリスクがあるので，単独で用いてはならない。
3. β 遮断薬と血管拡張薬の併用療法の代替法としては，**ラベタロール**[*1]がある。これは α 受容体の拮抗作用も，β 受容体の拮抗作用ももっていて，単独で大動脈解離の血圧コントロールに用いられる。

薬物療法のみの場合，急性大動脈解離の死亡率は症候が生じたのち毎時間 1〜2％ずつ上昇していく[37]。外科的修復は 24 時間で死亡率を 10％へ，48 時間で 12％へ下げる[37]。

おわりに

■血栓 vs. 酸素運搬

急性心筋梗塞は血栓による冠動脈閉塞によって引き起こされるという発見と，冠動脈疾患の患者では心筋の酸素供給が全体的に低下すると（例：貧血や低酸素血症），虚血性傷害が助長されうるという伝統的な概念には食い違いがある。この概念は，冠動脈疾患をもつ ICU 患者で，心筋虚血を予防するために輸血をしたり酸素を投与したりすることを重視する最近の潮流の原因になっている。しかし，貧血や低酸素血症ではなく，血栓が心筋梗塞を引き起こすのであるから，この治療法には根拠がない。循環血液量減少性ショックや多臓器不全（これは心筋への酸素供給が脅かされ続ける）が進行する間に心筋梗塞が起こるのはまれであることを，まだ不思議に思うだろうか。いまや，皆さんはその答えを知っているはずである。

[*1] 訳注：日本では，静注薬は市販されていない。

■文献

1. Roger V, Go AS, Lloyd-Jones D, et al. Heart disease and stroke statistics—2012 update: a report from the American Heart Association. Circulation 2012; 125:e2–e220.

臨床診療ガイドライン

2. O'Connor RE, Brady W, Brooks SC, et al. Part 10: Acute coronary syndromes. 2010 American Heart Association Guidelines for Cardiopulmonary Resuscitation and Emergency Cardiovascular Care. Circulation 2010; 122(Suppl 3):S787–S817.
3. Antman EM, Anbe DT, Armstrong PW, et al. ACC/AHA guidelines for the management of patients with ST-elevation myocardial infarction—executive summary. Circulation 2004; 110:588–636.
4. Kushner FG, Hand M, Smith SC Jr, et al. 2009 focused updates: ACC/AHA guidelines for the management of patients with ST-elevation myocardial infarction (updating the 2004 guideline and 2007 focused update) and ACC/AHA/SCAI guidelines for percutaneous coronary intervention (updating the 2005 guideline and the 2007 focused update). J Am Coll Cardiol 2009; 54:2205–2241.
5. Andersen JL, Adams CD, Antman EM. ACC/AHA 2007 guidelines for the management of patients with unstable angina/non-ST-elevation myocardial infarction: executive summary. Circulation 2007; 116:803–877.
6. Jneid H, Anderson JL, Wright RS, et al. 2012 ACCF/AHA focused update of the guideline for the management of patients with unstable angina/non-STelevation myocardial infarction (updating the 2007 guideline and replacing the 2011 focused update). Circulation 2012; 212:1–36.

総説

7. Trost JC, Lange RA. Treatment of acute coronary syndrome: Part 1: non STsegment acute coronary syndrome. Crit Care Med 2011; 39:2346–2353.
8. Trost JC, Lange RA. Treatment of acute coronary syndrome: Part 2: ST-segment elevation myocardial infarction. Crit Care Med 2012; 40:1939–1945.

冠動脈血栓症

9. Davies MJ, Thomas AC. Plaque fissuring: the cause of acute myocardial infarction. Br Heart J 1985; 53:363–373.
10. Van der Wal AC, Becker AE, van der Loos CM, Das PK. Site of intimal rupture or erosion of thrombosed coronary atherosclerotic plaques is characterized by an inflammatory process irrespective of the dominant plaque morphology. Circulation 1994; 89:36–44.
11. Malek AM, Alper SL, Izumo S. Hemodynamic shear stress and its role in atherosclerosis. JAMA 1999; 282:2035–2042.

ルーチンの治療法

12. Moradkan R, Sinoway LI. Revisiting the role of oxygen therapy in cardiac patients. J Am Coll Cardiol 2010; 56:1013–1016.
13. Bulkley GB. Reactive oxygen metabolites and reperfusion injury: aberrant triggering of reticuloendothelial function. Lancet 1994; 344:934–936.
14. Burls A, Cabello JB, Emperanza JI, et al. Oxygen therapy for acute myocardial infarction. A systematic review and meta-analysis. Emerg Med J 2011; 28:917–923.
15. Eikelboom JW, Hirsh J, Spencer FA, et al. Antiplatelet drugs. Chest 2012; 141 (Suppl): e89S–e119S.
16. ISIS-2 (Second International Study of Infarct Survival) collaborative group. Randomized trial of intravenous streptokinase, oral aspirin, both, or neither among 17,187 cases of suspected acute myocardial infarction: ISIS-2. Lancet 1988; 2:349–360.
17. Roux S, Christellar S, Ludin E. Effects of aspirin on coronary reocclusion and recurrent ischemia after thrombolysis: a meta-analysis. J Am Coll Cardiol 1992; 19:671–677.

血栓溶解療法

18. Gruppo Italiano per lo Studio della Streptochinasi nell'Infarto Miocardico (GISSI). Effectiveness of intravenous thrombolytic treatment in acute myocardial infarction. Lancet 1986; 1:397–401.
19. Fibrinolytic Therapy Trialists Collaborative Group. Indications for fibrinolytic therapy in suspected acute myocardial infarction: collaborative overview of early mortality and major morbidity results from all randomized trials of more than 1000 patients. Lancet 1994; 343:311–322.
20. Boden WE, Kleiger RE, Gibson RS, et al. Electrocardiographic evolution of posterior acute myocardial infarction: importance of early precordial ST-segment depression. Am J Cardiol 1987; 59:782–787.
21. GUSTO Investigators. An international randomized trial comparing four thrombolytic strategies for acute myocardial infarction. N Engl J Med 1993; 329:673–682.
22. Smalling RW, Bode C, Kalbfleisch J, et al. More rapid, complete, and stable coronary thrombolysis with bolus administration of reteplase compared with alteplase infusion in acute myocardial infarction. Circulation 1995; 91:2725–2732.

23. GUSTO-III Investigators. An international, multicenter, randomized comparison of reteplase with alteplase for acute myocardial infarction. N Engl J Med 1997; 337:1118–1123.
24. Llevadot J, Giugliano RP, Antman EM. Bolus fibrinolytic therapy in acute myocardial infarction. JAMA 2001; 286:442–449.
25. Assessment of the Safety and Efficacy of a New Thrombolytic (ASSENT-2) Investigators. Single-bolus tenecteplase compared with front-loaded alteplase in acute myocardial infarction. Lancet 1999; 354:716–722.
26. Young GP, Hoffman JR. Thrombolytic therapy. Emerg Med Clin 1995; 13:735–759.

経皮的冠動脈インターベンション

27. The GUSTO IIb Angioplasty Substudy Investigators. A clinical trial comparing primary coronary angioplasty with tissue plasminogen activator for acute myocardial infarction. New Engl J Med 1997; 336:1621–1628.
28. Keeley EC, Boura JA, Grines CL. Primary angioplasty versus intravenous thrombolytic therapy for acute myocardial infarction: a quantitative review of 23 randomized trials. Lancet 2003; 361:13–20.
29. Stone GW, Cox D, Garcia E, et al. Normal flow (TIMI-3) before mechanical reperfusion therapy is an independent determinant of survival in acute myocardial infarction. Circulation 2001; 104:636–641.
30. Cannon CP, Gibson CM, Lambrew CT, et al. Relationship of symptom onset to balloon time and door-to-balloon time with mortality in patients undergoing angioplasty for acute myocardial infarction. JAMA 2000; 283:2941–2947.
31. Andersen HR, Nielsen TT, Rasmussen K, et al. for the DANAMI-2 Investigators. A comparison of coronary angioplasty with fibrinolytic therapy in acute myocardial infarction. New Engl J Med 2003; 349:733–742.

抗血栓療法の追加

32. Patrono C, C, Coller B, Fitzgerald G, et al. Platelet-active drugs: the relationship among dose, effectiveness, and side effects. Chest 2004; 126:234S–264S.
33. COMMIT (Clopidogrel and Metoprolol in Myocardial Infarction Trial) collaborative group. Addition of clopidogrel to aspirin in 45,852 patients with acute myocardial infarction: randomized placebo-controlled trial. Lancet 2005; 366:1607–1621.

合併症

34. Thompson CR, Buller CE, Sleeper LA, et al. Cardiogenic shock due to acute severe mitral regurgitation complicating acute myocardial infarction: a report from the SHOCK trial registry. J Am Coll Cardiol 2000; 36:1104–1109.
35. Samuels LF, Darze ES. Management of acute cardiogenic shock. Cardiol Clin 2003; 21:43–49.
36. Babaev A, Frederick PD, Pasta D, et al. Trends in the management and outcomes of patients with acute myocardial infarction complicated by cardiogenic shock. JAMA 2005; 294:448–454.

急性大動脈解離

37. Tsai TT, Nienaber CA, Eagle KA. Acute aortic syndromes. Circulation 2005; 112:3802–3813.
38. Khan IA, Nair CK. Clinical, diagnostic, and management perspectives of aortic dissection. Chest 2002; 122:311–328.
39. Knaut AL, Cleveland JC. Aortic emergencies. Emerg Med Clin N Am 2003; 21:817–845.
40. Zegel HG, Chmielewski S, Freiman DB. The imaging evaluation of thoracic aortic dissection. Appl Radiol 1995; (June):15–25.

Chapter 17

心停止

> 誰もが同じ意見をもっているとき，それは誰も考えていないときだ。
> Walter Lippmann（1889〜1974 年）

1960 年に "*Journal of the American Medical Association*" に発表されたある論文が，死にゆく患者に取り組むわれわれの姿勢を一変させることになった。「非開胸式心マッサージ」と題されたこの論文[1]は，胸骨圧迫と除細動と補助呼吸で蘇生に成功した心肺停止 5 症例を報告したものであった。この論文が現在の心肺蘇生法（cardiopulmonary resuscitation：CPR）の起源である。それから 50 年以上が経過し，CPR は認定が必要とされる一般的に義務づけられた医療行為となり，要請のある場合のみ差し控えるものになってきた。しかし，図 17.1 に示すように，この医療介入は多くの症例で効果を上げていない[2,3]。

本章では心肺蘇生に不可欠な要素について，蘇生に成功したが意識障害が遷延する患者に対する低体温療法を含めて説明する。本章の内容の多くは米国心臓協会の CPR ガイドラインより引用している[4,5]。

一次救命処置

一次救命処置（basic life support：BLS）に不可欠な要素は，胸骨圧迫，口咽頭における気道の確保，周期的な肺換気である。これらの要素の元来の暗記法は ABC（Airway, Breathing, Circulation）であったが，近年換気よりも胸骨圧迫を強調するように変わったため CAB（Circulation,

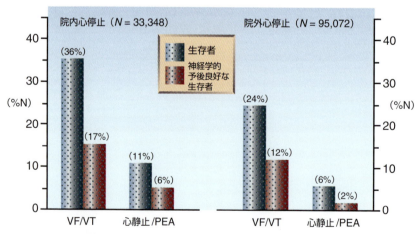

図 17.1 院内（左側）および院外（右側）で起きた心停止における生存率と神経学的予後良好の割合

原因となる調律異常によってグループ分けした。*N*：症例数，VF：心室細動，VT：心室頻拍，PEA：無脈性電気活動〔データは文献 2 と 3 より〕

表 17.1 胸骨圧迫についての推奨内容

1. 胸骨圧迫は，少なくとも 1 分間に 100 回のテンポで行う。
2. 胸骨圧迫は，胸骨の中央を少なくとも 5 cm（2 インチ）圧迫し，次の胸骨圧迫を行う前に胸壁を完全にもとの位置まで戻す。
3. 第一救助者は 30 回の胸骨圧迫から開始し，そののちに 2 回の人工呼吸を行う。この胸骨圧迫と人工呼吸は 30：2 の比率で行い，高度な気道確保（例えば，気管チューブ）が行われるまで行う。
4. 胸骨圧迫は，明らかな必要性がなければ中断してはならない（例えば，除細動を行う）。
5. 可能であれば，胸骨圧迫は疲労で胸骨圧迫が浅くなることを避けるために 1〜2 分ごとに交代する。

〔文献 6 より〕

Breathing，Airway）と配列が変更された。

■時間的要因

CPR 成功の制限因子の 1 つは，血流の停止から不可逆的細胞死までの間隔が短いことである。この間隔は第 10 章（☞ 140 ページ）で述べられている全身の酸素化の決定因子を用いて推定できる。循環血液中の酸素量は正常では約 800 mL で〔表 10.1（☞ 140 ページ）参照〕，これは全身の総酸素量に等しい（酸素は組織に蓄えられないため）。成人安静時の全身の酸素消費量は約 250 mL/min で〔表 10.2（☞ 145 ページ）参照〕，これは全身の酸素量 1 L をちょうど 4 分で消費する。したがって，心停止により血流が停止することで，酸素化の低下と無酸素性細胞死が 4〜5 分後に起こると推測される。このため，蘇生が成功するためには，CPR はこの限られた時間内に開始されなくてはならないのである。

■胸骨圧迫

胸骨圧迫についての最新の推奨内容を表 17.1 にまとめる[6]。その主な特徴は，早く開始し，かつ絶え間ない胸骨圧迫を強調していることである。

胸骨圧迫の早期開始

初期蘇生の間は，第一救助者は連続 30 回の胸骨圧迫から開始し，その後 2 回の人工呼吸を行う。胸骨圧迫は，少なくとも 1 分間に 100 回のテンポで行う。開始時の胸骨圧迫と人工呼吸の比率である 30：2 を高度な気道確保（例：気管挿管）が行われるまで継続する。その後は，呼吸は一定のテンポ（後述）で，胸骨圧迫は中断することなく継続する。

理論的根拠：早期に胸骨圧迫を開始することが強調されるのは，CPR の開始の遅れが生存に悪影響を及ぼすと認められることに基づく[6]（後述）。人工呼吸よりも胸骨圧迫が重要であることは，現場に居合わせた人によるハンズオンリー CPR（胸骨圧迫のみの CPR）の実践によって示されている。その生存率改善度は，初期蘇生において一般的な CPR（胸骨圧迫と人工呼吸を行う）と同等である[7]。胸骨圧迫は正常の心拍出量の 25〜30％を生み出すことができるが[6]，この効果は CPR の開始が遅れると急激に減少する。

胸骨圧迫の中断を避ける

胸骨圧迫の不要な中断を避けることも強調されている。胸骨圧迫の中断はよくあることで，総中断時間は全蘇生時間の50%にも及ぶという観察研究がある[8]。胸骨圧迫を行わない時間が長くなることは生存に悪影響を及ぼすと考えられているが[6]，この見解に反するエビデンスもある[9]。

人工呼吸

気管挿管の前に，酸素で満たされた自己膨張式バッグ（例：Ambuバッグ®）に接続されたフェイスマスクにより人工呼吸が行われる。前述したように，呼吸のために手でバッグを押し，2回の人工呼吸を30回の胸骨圧迫ごとに行う。気管チューブを挿管したあとは，肺を膨張させるのにバッグマスクで使用したのと同種の自己膨張式バッグを用い，6～8秒間隔で（1分間に8～10回）行う。推奨される肺への1回送気量は6～7 mL/kg[6]，すなわち平均的な成人の体格だと約500 mLである。

送気量

肺への送気量は「バッグ換気」の間はモニタリングされておらず，CPRの最中は一般的に送気量が大量になると考えられるため[6]，その結果として肺の過膨張をきたす[10]。バッグの容量がわかっていれば，推奨送気量（6～7 mL/kg）の遵守は可能である。例えば，バッグの容量が1 Lであればバッグ容量の半分で送気すれば500 mLである（多くの成人用バッグの容量は1～2 Lである）。他の代替法はバッグを片手で換気する方法である。これにより600～800 mLで換気することができ（個人的見解），また短期的な過膨張を生じにくい。

CPR中の過換気

CPR中には送気回数が一般的に多く[10,11]，平均送気回数は30回/minである（推奨回数の3倍）と報告されている[11]。急速な送気には問題があり，肺が虚脱する十分な時間がなくなり，その結果，肺の過膨張が進行し，呼気終末陽圧（PEEP）が上昇する。これは**動的肺過膨張**（dynamic hyperinflation）と呼ばれ，詳細は第27章（☞ 422ページ）で述べる。PEEPの上昇に伴う胸腔内圧の上昇には2つの有害作用がある。第1に，心臓への静脈還流量が減少し，胸骨圧迫による心拍出量の増加を制限する。第2に，心停止の予後の重要な決定要因である冠灌流圧を減少させる[10]。これらの有害作用は「バッグ換気」による送気回数を制限する理由となる。

■質の高いCPR

表17.2に示した手順（すべて本項に記載済み）は質の高いCPRを行うために考慮すべき要素である[6]。この表は，最も質の高いCPRを行うためのチェックリストとして供されるものである。

表 17.2　質の高い CPR の要素

1. 胸骨圧迫の速さは，少なくとも 1 分間に 100 回のテンポで。
2. 胸骨圧迫の深さは，少なくとも 5 cm（2 インチ）で。
3. 圧迫ごとに胸壁がもとの位置に戻るようにする。
4. 胸骨圧迫の中断を最小限にする。
5. 過換気を避ける。

〔文献 6 より〕

二次救命処置

二次救命処置（advanced cardiovascular life support：ACLS）には，気管挿管や機械的人工呼吸，除細動，救命のための薬物投与など，多くの治療が含まれている[12]。本項では除細動と心停止に対する薬物に注目し，心臓の調律に基づく手法を用いたそれらの介入法について述べる。この手法は心停止の治療を 2 つの経路に分けるが，その 1 つは心室細動（ventricular fibrillation：VF）と無脈性心室頻拍（ventricular tachycardia：VT）に対する治療で，もう 1 つは無脈性電気活動（pulseless electrical activity：PEA）と心静止（asystole）に対する治療である。

■ VF と無脈性 VT

心停止の予後は，図 17.1 に示すように，初期波形が VF もしくは無脈性 VT のときが最も良好である。これは次に述べるように，迅速な電気的カルディオバージョンによるものである。

除細動

非同期性ショック（すなわち，QRS 波にタイミングを合わせない）を用いる電気的カルディオバージョンは除細動（defibrillation）とも呼ばれ，VF や無脈性 VT による心停止に最も効果的な蘇生手段である。除細動の生存率改善効果は時間依存性で，すなわち，**心停止から初回の電気ショックまでの経過時間が生存の可能性を決める最も重要な因子である**[12〜14]。これを図 17.2 に示す[14]。心停止から 5 分後に除細動を受けた患者の 40％が生存しているのに対し，心停止から 20 分経過するまで除細動が遅れた患者では 10％しか生存していない。この結果は，初期に VF または無脈性 VT が明白である心停止患者の場合，迅速な除細動が重要であることを強調している。

電気ショックのエネルギー：最近の除細動器は蓄積したエネルギーにより電流を流す。その電気ショックの強さは，温度エネルギーの単位であるジュール（J）で表示される。効果的なカルディオバージョンの適切な強さはエネルギーの波形によって規定される。二相性波形（新しい除細動器で採用されている）では単相性波形（古い除細動器で採用されている）よりも低いエネルギー量で有効である。**VF や無脈性 VT をとどめるのに効果的なエネルギー量は，二相性ショックで 120〜200 J，単相性で 360 J である**[12,13]。病院にある手動式除細動器は，施行者が望ましいエネルギー量を選択する必要があるが，自動体外式除細動器（automated external defibrillator：AED）ではあらかじめ設定されている。

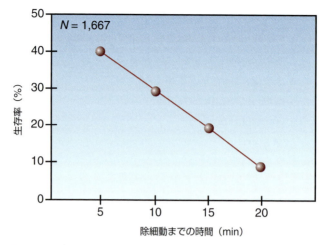

図 17.2 除細動可能なリズム（VF/無脈性 VT）の院外心停止における心停止から初回除細動までの経過時間と生存率の関係
N：対象患者数〔データは文献 14 より〕

治療プロトコール

成人の心停止に対する ACLS アルゴリズムを図 17.3 のフローチャートで示す。図の左半分は VF と無脈性 VT による心停止の治療フローチャートである。治療の主な特徴を以下に要約する。

1. 治療では必要があれば除細動を 3 回行う。各除細動の出力は同じとする。推奨される出力は二相性であれば 120〜200 J で，単相性であれば 360 J である[12,13]。
2. 除細動の施行にあたっては蘇生チームの 1 人が充電と出力の設定を行い，他のメンバーが胸骨圧迫を行う。胸骨圧迫はショックを行う際は中止し，その後すぐに再開する。ショック後の調律を再度確認するために胸骨圧迫を中止する前に，除細動後は少なくとも 2 分間，絶え間なく胸骨圧迫することが推奨される。調律が変わらない場合，必要であればその手順は 2 回繰り返される。
3. 2 回目の除細動が必要となったら，アドレナリン 1 mg を 3〜5 分ごとに急速静注（もしくは骨髄内投与）する。これは蘇生努力の継続中は続けること。1 回目もしくは 2 回目のアドレナリンの代わりにバソプレシンの単回投与（40 単位静注）を行ってもよい。
4. 3 回目の除細動が必要となったら，アミオダロン 300 mg を静脈内投与（あるいは骨髄内投与）し，必要に応じて 2 回目は 150 mg を投与する。

不整脈が持続するほど，予後が良好な可能性は低くなるので，初回もしくは 2 回目の除細動で，VF もしくは無脈性 VT が止められなければ，予後は不良である。

■心静止/PEA

図 17.1 に示すように，PEA もしくは心静止による心停止の治療は，残念なことに不成功に終わることが多いことはよく知られている。治療の基本的要素は，図 17.3 の右半分に示している。主要な治療は VF または無脈性 VT に使用されるのと同じ投与法を用いたアドレナリンに

第 17 章 心停止

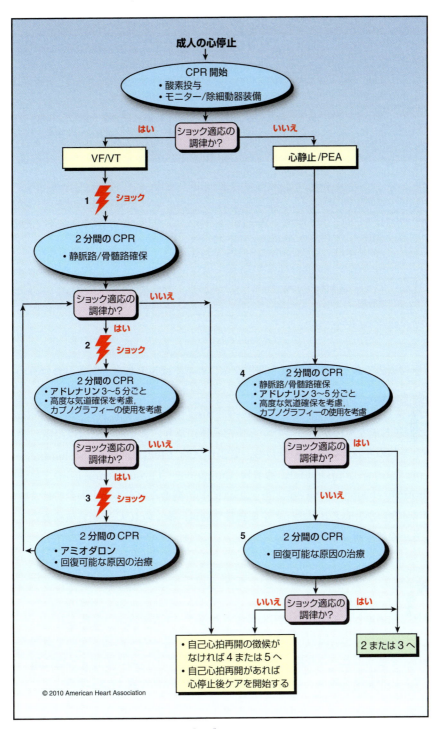

図 17.3 心停止における ACLS アルゴリズム
〔文献 12 より引用〕

第Ⅴ部 心臓緊急状態

表17.3 二次救命処置で使用する薬物

薬物	投与法	備考
血管収縮薬		
アドレナリン	1 mg（静脈内投与/骨髄内投与）を3～5分ごと。	血管収縮効果は冠灌流圧を上昇させるが，心刺激作用は逆効果。
バソプレシン	40単位（静脈内投与/骨髄内投与）の単回投与。	心刺激作用を抑える目的で，初回か2回目のアドレナリンの代わりとして使用することができる。利点は証明されていない。
抗不整脈薬		
アミオダロン	300 mg（静脈内投与/骨髄内投与），必要であれば追加は150 mg。	除細動もしくは血管収縮薬に難治性のVFもしくはVTに対する抗不整脈薬。
リドカイン	1～5 mg/kg（静脈内投与/骨髄内投与），その後，必要に応じて0.5～0.75 mg/kgを5～10分ごとに投与する，総量は3 mg/kgまで。維持療法として1～4 mg/minで使用できる。	アミオダロンの代替薬であるが，効果ははるかに少ない。
マグネシウム	1～2 g（静脈内投与/骨髄内投与）を5分かけて投与。	QT間隔延長に伴った多形性VT（torsade de pointes）の際に使用。

〔文献12のACLSガイドラインより〕

よる血管収縮療法である。除細動は心調律がVFもしくはVTに変わらなければ行わない。

PEAの回復可能な原因

PEAには回復可能な原因があることからまだ希望があり，よくある原因は記憶しやすいように"T"でまとめられている〔すなわち，緊張性気胸（Tension pneumothorax），心タンポナーデ（pericardial Tamponade），肺塞栓（pulmonary Thromboembolism），急性冠症候群（Thrombotic occlusion of the coronary arteries）〕。残念ながら心停止の際には診断にかけられる時間は少ないが，心タンポナーデや緊張性気胸は，多くのICUで超音波検査によりベッドサイドでも迅速に診断できる。

■蘇生薬

心停止では二次治療として薬物の使用が考慮されるが，生存率向上は証明されていない[12]。薬物が投与されるのが，標的臓器に到達するのが遅いか，まったく到達しないであろう心停止の際であることを考えると，これは驚くべきことではない。これらの心停止の際に用いる薬物は血管収縮薬や抗不整脈であり，それぞれの薬物の推奨投与法を表17.3に示す。

血管収縮薬

アドレナリン：全身の血管収縮を起こし，血管収縮は同時に冠灌流圧（胸骨圧迫中の大動脈と右房の拡張期圧）を上昇させる。これを図17.4に示す[15]。この症例ではアドレナリンの静脈内投与により冠灌流圧が30％上昇しており，この効果は少なくとも3分間（推奨されるアドレナリン投与間隔の間）は持続している。アドレナリンの使用に関する不利益はβ受容体を介した心臓への刺激作用で，冠灌流増加の利益を相殺し，蘇生後の心不全にも関係している[15]。

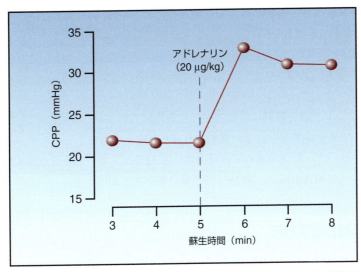

図 17.4　VF/無脈性 VT による心停止における蘇生中のアドレナリン静注に対する冠灌流圧（CPP）の変化〔データは文献 15 より〕

　アドレナリンの使用は心拍再開（return to spontaneous circulation：ROSC）の改善をもたらすが、死亡率には影響しない[12,16]。

バソプレシン：アドレナリン受容体を介さない血管収縮薬であり、単回投与（40 単位ボーラス静注）のみが推奨されており、初回もしくは 2 回目のアドレナリンの代わりに使用することができる[12]。バソプレシンの利点は心臓の刺激作用がないことであるが、バソプレシンは冠動脈の収縮もきたすため、逆効果でもある。臨床研究では明らかにアドレナリンを上回る効果は認められていない[17]。

抗不整脈薬

アミオダロン：除細動や血管収縮薬に不応性の VF または VT による心停止の抗不整脈薬として使用される[12]。この選択は、プラセボ[18]やリドカイン[19]と比較してアミオダロンでよい結果が得られたという臨床研究の結果に基づいている。しかし、アミオダロンが改善した結果は生存入院率だけであり、生存退院率では改善は認められなかった。

リドカイン：もともとショック抵抗性の VF や無脈性 VT に対して使われた抗不整脈薬であるが、アミオダロンより効果が少なく、アミオダロンが使用できないときのみ使用されるべきである。

マグネシウム：QT 延長に伴う多形性 VT のときに使用される（torsade de pointes）。多形性 VT の認識と治療は第 15 章（☞ 231 ページ）に記載してある。

気管内投与

　まれな例で、静脈路や骨髄路が使えないときに、いくつかの ACLS で使用する薬物（すなわち、アドレナリン、バソプレシン、およびリドカイン）は気管チューブを介して上気道に投与でき

る。気管内投与に使用する薬物の投与量は静注の際の 2〜2.5 倍（例えば，アドレナリンでは 2〜2.5 mg）とするべきである[12]。

蘇生のモニタリング

ROSC のモニタリングは一般的には頸動脈の拍動に限られるが，脈拍の確認には多くの場合，長い胸骨圧迫の中断を必要とし，また脈拍の有無も不確実であることから[20]，単独の方法として推奨されていない[12]。呼気終末の二酸化炭素分圧（P_{CO_2}）や中心静脈血酸素飽和度は循環の評価法としてより信頼性が高く，ROSC の予測に使うことができる。

■呼気終末二酸化炭素分圧

呼気終末 P_{CO_2} の計測については，第 21 章（☞ 333 ページ）に詳細を記載する。呼気終末 P_{CO_2} は肺における換気と灌流のバランスの尺度である（換気血流比）。呼気終末 P_{CO_2} は換気量と比較して心拍出量の変化に伴いすぐに（同じ方向に）変化し，肺胞換気量が一定の場合，呼気終末 P_{CO_2} の変化は，心拍出量の変化を反映する（例えば，呼気終末 P_{CO_2} の 30%減少は心拍出量の 30%減少を意味する）。呼気終末 P_{CO_2} は通常では動脈の P_{CO_2}（$PaCO_2$）に等しい（すなわち，約 40 mmHg）が，生理学的死腔が増加した状態では $PaCO_2$ より低下することがある（すなわち，換気血流比 >1 の場合）。

的中率

呼気終末 P_{CO_2} モニタリングは呼吸のたびに呼気の P_{CO_2} を計測するもので，CPR の最中に経時的に計測することは心拍の再開や，再開しなさそうかを判断するのに用いることができる。図 17.5 のグラフは，20 分間の CPR 中に ROSC に至った患者群と ROSC に至らなかった患者群での呼気終末 P_{CO_2} の経時的変化を示している[21]。ROSC に至った患者では蘇生中に呼気終末 P_{CO_2} が徐々に増加するが，ROSC に至らなかった患者では呼気終末 P_{CO_2} が次第に低下していくことに注意を要する。この研究では，治療反応性を CPR 20 分後の呼気終末 P_{CO_2} が 15 mmHg で判断することが可能であった。他の研究では，生存者と非生存者の判別値が 10 mmHg であったと報告されている[22,23]。

　これらの報告からは，CPR から 20 分後の呼気終末 P_{CO_2} が 10〜15 mmHg 以下であれば生存する可能性は低いことがわかる。呼気終末 P_{CO_2} がこのレベル以上で持続していた例で，蘇生を 1.5 時間継続したところ，良好な予後となったという報告もある[24]。

中心静脈血酸素飽和度

第 10 章（☞ 140 ページ）で述べたように，中心静脈血（上大静脈）のヘモグロビン酸素飽和度（$ScvO_2$）は全身の酸素供給（DO_2）と全身の酸素消費（VO_2）のバランスを計測している。VO_2 が一定であれば，（例えば，心拍出量の低下により）DO_2 が低下すると，それに伴って $ScvO_2$ は低下する。$ScvO_2$ の正常値は約 70〜80%〔第 10 章（☞ 140 ページ）参照〕で，CPR 中に $ScvO_2$ が 30%以上にならなければ ROSC に至らないというエビデンスがある[25]。CPR 中の $ScvO_2$ 値は中心静脈カテーテルでしか得られない。

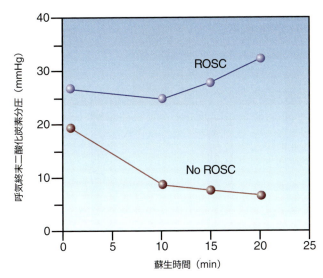

図17.5 VFと無脈性VTによる心停止の蘇生中の心拍再開（ROSC）と呼気終末 P_{CO_2} の経時的変化の関係
各点は各患者群の平均値を表す。〔文献21より〕

蘇生後

CPRの短期目標はROSCだが，これは満足な結果を保証するものではない。実際，初期蘇生で生存した心停止患者のうち**70%は生存退院しない**[26]。本項ではROSC後に発生する一般的な問題，およびこれらの問題のいくつかを軽減できる可能性のある治療法について紹介する。

■心停止後症候群

虚血領域からの血液灌流は炎症反応のきっかけとなり，重要臓器に障害を与える。この**再灌流傷害**（reperfusion injury）は**心停止後症候群**（post-cardiac arrest syndrome）の原因となり，心停止からの蘇生が成功したのちに早い段階で1つ以上の臓器機能不全（脳と心臓が最も多い）が起こることが特徴的である[26, 27]。この症候群の基本的な特徴は，以下のようにまとめられる。

1. **脳損傷**（brain injury）は最も一般的な徴候で，**心停止後の死亡の23〜68%で原因となる**[26]。臨床徴候としては覚醒障害，ミオクローヌス，全身性の痙攣などがある。心停止後に脳損傷の有病率が高いことは，虚血に弱いことと酸化再灌流傷害が起きやすいことに起因する。
2. **心停止後の心機能不全**（cardiac dysfunction）は収縮および拡張機能の障害を伴い，ROSC後数時間以内の心原性ショックを助長する[26]。この原因は再灌流傷害の1つのタイプである心筋「気絶」（myocardial stunning）として知られており，通常は72時間以内に回復する[26]。
3. **全身性炎症反応症候群**（systemic inflammatory response syndrome：SIRS）〔表14.2（☞217ページ）参照〕は心停止後にほぼ発症し，多臓器不全と循環血液量減少性ショックを伴う広範な炎症性傷害を引き起こす。この病態は「全身性再灌流傷害」とされ，一般的に心停止後24時間以内に明らかとなる〔炎症性ショックの詳細は，第14章（☞214ページ）を参照〕。

第 V 部　心臓緊急状態

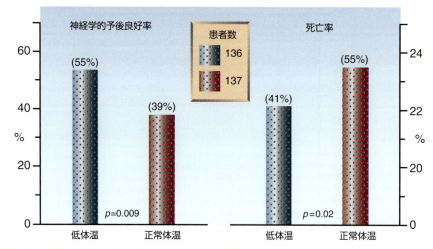

図 17.6　VF/無脈性 VT による院外心停止の生存昏睡患者における軽度低体温療法（32～34℃）と通常治療群の臨床結果〔データは文献 32 より〕

　一連の心停止後症候群は毒性をもつ酸化代謝物による炎症性傷害である〔図 14.1（☞ 215 ページ）参照〕[28]。酸化傷害を含む他の致死的病態と同様に，治療手段としての抗酸化防御のサポートは注目されてこなかった。心停止後脳損傷の最も効果的な治療である低体温療法が内因性抗酸化物質の消費を軽減すること[29]は，この点と関連する可能性がある（次項参照）。

■目標体温管理

人体冷蔵（human refrigeration）[30]としてかつて知られていた低体温療法は，20 世紀中頃に心停止後患者の治療法として紹介された[31]が，効果が確実でないことや当時行った高度低体温（<30℃）のリスクから行われなくなった。40 年後（2002 年）に，心停止後の昏睡患者に対する 12～24 時間の軽度低体温（32～34℃）療法に関して示した 2 つの研究において，神経学的予後の改善と死亡率低下が報告された[32,33]。一方の研究の結果（より大規模なもの）を図 17.6 に示す[32]。この結果によると，軽度低体温療法を受けた患者は，6 人中 1 人の患者で神経学的予後不良を防ぎ，7 人中 1 人の患者で死亡を回避した。この結果が公開されてから，軽度低体温療法は，現在では**目標体温管理**（targeted temperature management：TTM）と呼ばれるようになり[34]，ROSC 後覚醒しない患者に熱意をもって行われるようになった。TTM の概要は表 17.4 に示した[27,28,31～34]。

誰に効果があるのか

　初期の報告[32,33]によると，軽度低体温療法の効果は VF/VT による院外心停止症例であり，当初はこの病態のみが軽度低体温療法の適応と考えられていた。しかし，TTM は大きな期待を寄せられており，調律発生時の種類や，心停止が起こった場所にかかわらず，ROSC 後覚醒しないすべての患者が適応であると今では考えられている[27]。TTM の絶対的禁忌は事前の低体温（<34℃）や大出血，クリオグロブリン血症がある場合である。血行動態が不安定であったり，心原性ショックがあったりしても，TTM の絶対的禁忌ではない[27]。

表 17.4　目標体温管理

適応	ROSC 後覚醒しない患者。
禁忌	体温 34°C 未満，大出血，クリオグロブリン血症。
治療目標	体温を 24 時間 32〜34°C とする。ROSC 後できるだけ早く開始する。
冷却法	体表面冷却法と血管内冷却法。
プロトコール	4°C の生理食塩液を 34°C になるまで点滴し，その後 32〜34°C に 24 時間維持する。復温は 1 時間あたり 0.25〜0.5°C で行う。
合併症	ふるえ，徐脈，低血圧，低温利尿，低カリウム血症，感染症。
利点	神経学的予後不良を 6 人ごとに 1 人予防し，死亡を 7 人ごとに 1 人回避する。[a]

[a] VF/無脈性 VT による院外心停止の報告[32]〔文献 26, 27, 31〜34 より〕
ROSC：心拍再開

方法

TTM の最も一般的な方法は体表面冷却であったが，血管内冷却はふるえのリスクを低くし，皮膚の寒冷による血管収縮によって引き起こされる問題を避けるために，望ましいと考えられるようになってきている。血管内冷却法は特殊な中心静脈カテーテルを挿入する必要があるが，導入期の冷却達成が容易である（次項参照）。どちらのタイプの冷却法でも自動化されたものが最適で，多くの自動化システムが市販され使用可能である。

　TTM を行う患者では気管挿管と人工呼吸管理，体温をモニタリングするために温度センサー付き膀胱カテーテルの留置を行う。患者は昏睡状態であっても，ふるえを予防するために鎮静薬（例：ミダゾラム，プロポフォール，フェンタニル）が使用される。TTM は導入期，維持期，復温期の 3 つの時相に分けられる。

導入：迅速な冷却が推奨され，冷却した（4°C）生理食塩液または乳酸リンゲル液 500 mL を 10 分ごとに点滴し，体温が 34°C になるか輸液量が 30 mL/kg になるまで点滴する。導入期にはふるえが起こることが多く，ふるえは体温上昇をきたし逆効果となる。ふるえは，**プロポフォール**（0.1〜0.2 mg/kg/min で静注），**ミダゾラム**（0.02〜0.1 mg/kg/min で静注），**フェンタニル**（25〜100 μg/h で静注）でコントロールすることができ，**マグネシウム**（5 g を 5 時間かけて静注）も有用である[26)]。難治性のふるえの場合は筋弛緩薬を用いる（例：シスアトラクリウム 0.15〜0.2 mg/kg ボーラス静注，その後，必要であれば 1〜2 μg/kg/min 持続静注）。

維持：導入に引き続き，自動体表面冷却や自動血管内冷却システムで 24 時間体温を 32〜34°C に維持する。徐脈は低体温によりよく発生するが，多くは治療を必要としない。低血圧も寒冷利尿や心抑制の結果起こりうるが，まずは容量負荷を行い，さらに必要であれば血管収縮薬（例：ノルアドレナリン）を用いる。低カリウム血症もよく起こるが（カリウムイオンの細胞内への移動による），復温の際の高カリウム血症を避けるため注意しながら治療を行うべきである。TTM の最中は約 10% 程度の患者で非痙攣性のてんかん発作がみられるという報告があり[35)]，可能なら連続脳波モニタリングが推奨される。

復温：ゆっくりとした復温（0.25〜0.5°C/h）が推奨され，一般的にそれらは自動冷却装置によ

り行われる。復温の最中は高カリウム血症（細胞内からカリウムイオンが戻ることによる）に注意し，特に低体温療法中にカリウム補充をした場合は慎重に観察する。

復温後は鎮静薬が残存していると覚醒が遅延するため，できるだけ早く鎮静を中止することが重要である。復温後覚醒しない患者の評価法については後述する。

■発熱

低体温が効果的と考えられているように，心停止後の発熱は神経学的予後不良と関係すると考えられている[36]。したがって，TTMを受けていない患者では迅速な解熱が推奨され，低体温療法後に反動的に起こる発熱にも解熱が推奨される。アセトアミノフェンは一般的な解熱薬で，650 mgまたは1,000 mgの静脈内投与もしくは胃管チューブから6時間ごとに投与する。1日最大用量は4 gである。肝不全患者ではアセトアミノフェンを投与しない。

■血糖コントロール

心停止後の高血糖は神経学的予後不良と関連している[37]が，心停止後の血糖コントロールにより神経学的予後が改善するかについてのエビデンスはない。ICUにおける厳格な血糖コントロールは頻回の低血糖のエピソードと関連しており[38]，正常よりやや高値の144～180 mg/dLの範囲でのコントロールが妥当と考えられている[27]。このことから，デキストロースを含んだ輸液はできるだけ避けたほうがよい。

■神経学的機能改善の予測

CPR後に意識が回復しなかった患者や低体温療法を行った患者において，最も重要な判断は神経学的に回復するかどうかである。神経学的予後不良を予測する古くから知られた徴候は，治療法として低体温療法が導入される前に行われた観察に基づいており[39,40]，これらの徴候は低体温療法を行った患者では適応できない[41～43]。次項以降は，低体温療法を受けたか受けなかったかにかかわらずCPR後の神経学的予後不良が予想される徴候について述べる。これらの情報は表17.5にまとめる。

覚醒する時期

CPR後，多くの患者（80～95％）は72時間以内に意識を回復する[39,41]が，すべての患者が覚醒するには7日もしくはそれ以上かかるときもある[39]。低体温療法が覚醒する時期を遷延させる可能性はあるが，これは証明されていない。ある後ろ向き研究[41]では，CPR後と低体温療法後で覚醒時期の中央値は同一（2日）であったが，72時間後に覚醒している患者は，低体温療法を受けなかった患者（79％）と比較して，低体温療法を受けた患者（91％）でより多かった。一般に，低体温療法の施行の有無にかかわらずCPRから1週間以内での覚醒までの時間は神経学的予後不良の予測因子として弱い。特に低体温療法を受けた患者では，鎮静が残存していると覚醒までの時間を遷延させることがある[41]。

表 17.5　CPR 後覚醒しないまたは低体温療法後の患者において神経学的予後不良が予想される徴候

予後不良の徴候	CPR 後	低体温療法後
3 日後に対光反射がない。	✓	✓
3 日後に角膜反射がない。	✓	✓
3 日後に GCS の運動機能が 2 以下[a]。	✓	
全身性の痙攣がある。	✓	
初日にミオクローヌス発作がある。	✓	✓

[a] グラスゴーコーマスケール（GCS）にて運動機能が 2（M2）以下ということは，痛み刺激に対して動かないか異常な伸展反応があるということである。

〔文献 39～42 より〕

脳幹反射

CPR を受けた患者や低体温療法を受けた患者で昏睡が続く場合，脳幹反射がないことは予後不良の強い予測因子である。対光反射や角膜反射が CPR もしくは低体温療法から 3 日後の時点で認められない場合，神経学的に良好な回復を認める患者はいない[40,42,43]。

最も良好な運動反応

CPR から 72 時間後にも昏睡が続いている患者で，痛み刺激に対して反応がないか異常な伸展反応（すなわち，除脳硬直）を呈する場合は神経学的に十分に回復する可能性はない[39,40]。しかし，低体温療法が行われた場合，25％の患者が 72 時間後に運動反応がなくても十分な回復を認める[44]。したがって，低体温療法を受けた患者では，72 時間後に運動反応が不良でも神経学的予後不良が予測されるわけではない。

痙攣

ミオクローヌス様痙攣（反復性の顔面，体幹，四肢などの不規則な運動）は心停止後のはじめの 24 時間でしばしば認められ[42]，低体温療法を受けた患者を含めてすべての患者において予後不良の徴候である[40,42,43]。全身性のてんかん重積発作（反復性の，顔面，体幹，四肢の強直間代性運動）や非痙攣性のてんかん重積発作（痙攣様の体動がない場合）は，低体温療法を行っていないときは予後不良の徴候であるが，低体温療法を行っているときは必ずしも神経学的予後不良の徴候ではない[42]。

鎮静と予後

低体温療法後の予後評価については今後の検討が必要である。しかし，低体温療法後の神経学的予後評価について予想していなかった鎮静の影響の可能性が浮上している。オピオイドや他の鎮静薬が低体温や復温の最中に投与される（30 時間かそれ以上持続投与）ことが一般的であり，低体温による薬物代謝の遅延が覚醒遅延を結果として起こしている可能性がある。これにより覚醒までの時間を遷延し，神経学的回復が不良であるという間違った判断を引き起こす可能性がある。可能であれば，低体温維持中や復温中に鎮静薬を制限するように注意することで，

不応が持続するときの判断を誤るリスクを減らし，家族に覚醒する可能性が少ないか，まったくないと確信させたのちに患者が覚醒して，ばつの悪い思いをすることを避けることができる。

おわりに

■認識

心肺蘇生は常に過度に期待されてきた。これは，一般の調査で95％の回答者が，CPRで心停止患者の半分以上が生存するだけでなく，後遺症なしに日常生活に戻る[46]という非現実的な期待をもっていた[45]ことから明らかである。テレビではこの期待をよく表しており，67〜75％の症例でCPRが成功するかのように描かれている[47]。

■現実

CPRの現実は認識からかなりかけ離れている。すなわち，CPRを受けた患者のうち，生存退院できるのは10％未満で[48]，初期波形が心静止またはPEAの場合，神経学的予後良好な患者はたった2％程度でしかない（表17.1参照）。このようにCPRの現実は多くの例で，訓練された人がすぐに行ったとしても満足な結果とはならない。

認識と現実のこの不一致が重要なのはなぜか。それは認識がCPRを行わせるからである。すなわち，患者がCPRを行うかどうかを決めているのであり，臨床医ではない。

■文献

1. Kouwenhoven WB, Ing, Jude JR, Knickerbocker GG. Closed-chest cardiac massage. JAMA 1960; 173:1064–1067.

臨床結果

2. Nadkarni VM, Laarkin GL, Peberdy MA, et al., for the National Registry of Cardiopulmonary Resuscitation Investigators. First documented rhythm and clinical outcome from in-hospital cardiac arrest among children and adults. JAMA 2006; 295:50–57.
3. Yasanuga H, Horiguchi H, Tanabe S, et al. Collaborative effects of bystander-initiated cardiopulmonary resuscitation and prehospital advanced cardiac life support by physicians on survival of out-of-hospital cardiac arrest: a nationwide population-based observational study. Crit Care 2010; 14:R199–R210.

米国心臓協会（AHA）ガイドライン

4. 2010 American Heart Association Guidelines for Cardiopulmonary Resuscitation and Emergency Cardiovascular Care Science with Treatment Recommendations. Circulation, volume 122, issue 16, supplement 2, October 16, 2010. (Available online @ http://circ.ahajournals.org/content/122/16_suppl_2.toc)
5. Advanced Cardiovascular Life Support Provider Manual. Dallas, TX: Amer-ican Heart Association, 2011.

一次救命処置

6. Berg RA, Hemphill R, Abella BS, et al. Part 5: Adult basic life support: 2010 American Heart Association Guidelines for Cardiopulmonary Resuscitation and Emergency Cardiovascular Care. Circulation 2010; 122 (suppl 3):S685–S705.
7. Hupfl M, Selig H, Nagele P. Chest compression-only CPR: a meta-analysis. Lancet 2010; 376:1552–1557.
8. Wit L, Kramer-Johansen J, Mykelbust H, et al. Quality of cardiopulmonary resuscitation during out-of-hospital cardiac arrest. JAMA 2005; 293:299–304.
9. Jost D, Degrance H, Verret C, et al. DEFI 2005: a randomized controlled trial of the effect of automated external defibrillator cardiopulmonary resuscitation protocol on outcome from out-of-hospital cardiac arrest. Circulation 2010; 121:1614–1622.
10. Aufderheide TP, Lurie KG. Death by hyperventilation: A common and lifethreatening problem during cardiopulmonary resuscitation. Crit Care Med 2004; 32(Suppl):S345–S351.

11. Abella BS, Alvarado JP, Mykelbust H, et al. Quality of cardiopulmonary resuscitation during in-hospital cardiac arrest. JAMA 2005; 293:305–310.

二次救命処置

12. Neumar RW, Otto CW, Link MS, et al. Part 8: adult advanced cardiovascular life support: 2010 American Heart Association Guidelines for Cardiopul-monary Resuscitation and Emergency Cardiovascular Care. Circulation 2010; 122 (suppl 3):S729–S767.
13. Link MS, Atkins DL, Passman RS, et al. Part 6: electrical therapies: automated external defibrillators, defibrillation, cardioversion, and pacing: 2010 American Heart Association Guidelines for Cardiopulmonary Resuscitation and Emergency Cardiovascular Care. Circulation 2010; 122 (suppl 3):S706–S719.
14. Larsen MP, Eisenberg M, Cummins RO, Hallstrom AP. Predicting survival from out of hospital cardiac arrest: a graphic model. Ann Emerg Med 1993; 22:1652–1658.
15. Sun S, Tang W, Song F, et al. The effects of epinephrine on outcomes of mormothermic and therapeutic hypothermic cardiopulmonary resuscitation. Crit Care Med 2010; 38:2175–2180.
16. Herlitz J, Ekstrom L, Wennerblom B, et al. Adrenaline in out-of-hospital ventricular fibrillation. Does it make any difference? Resuscitation 1995; 29:195–201.
17. Aung K, Htay T. Vasopressin for cardiac arrest: a systematic review and meta-analysis. Arch Intern Med 2005; 165:17–24.
18. Kudenchuk PJ, Cobb LA, Copass MK, et al. Amiodarone for out-of-hospital cardiac arrest due to ventricular fibrillation. New Engl J Med 1999; 341:871–878.
19. Dorian P, Cass D, Schwartz B, et al. Amiodarone as compared to lidocaine for shock-resistant ventricular fibrillation. New Engl J Med 2002; 346:884–890.

蘇生のモニタリング

20. Ochoa FJ, Ramalle-Gomara E, Carpintero JM, et al. Competence of health professionals to check the carotid pulse. Resuscitation 1998; 37:173–175.
21. Kolar M, Krizmaric M, Klemen P, Grmec S. Partial pressure of end-tidal carbon dioxide predicts successful cardiopulmonary resuscitation – a prospective observational study. Crit Care 2008; 12:R115. Full text available on PubMed; accessed on 10/15/2012
22. Sanders AB, Kern KB, Otto CW, et al. End-tidal carbon dioxide monitoring during cardiopulmonary resuscitation. JAMA 1989; 262:1347–1351.
23. Wayne MA, Levine RL, Miller CC. Use of end-tidal carbon dioxide to predict outcome in prehospital cardiac arrest. Ann Emerg Med 1995; 25:762–767.
24. White RD, Goodman BW, Svoboda MA. Neurologic recovery following prolonged out-of-hospital cardiac arrest with resuscitation guided by continuous capnography. Mayo Clin Proc 2011; 86:544–548.
25. Rivers EP, Martin GB, Smithline H, et al. The clinical implications of continuous central venous oxygen saturation during human CPR. Ann Emerg Med 1992; 21:1094–1101.

蘇生後

26. Nolan JP, Neumar RW, Adrie C, et al. Post-cardiac arrest syndrome: epidemiology, pathophysiology, and prognostication. A scientific statement from the International Liaison Committee on Resuscitation; the American Heart Association Emergency Cardiovascular Care Committee; the Council on Cardiovascular Surgery and Anesthesia; the Council on Cardiopulmonary, Perioperative, and Critical Care; the Council on Clinical Cardiology; the Council on Stroke. Resuscitation 2008; 79:350–379.
27. Peberdy MA, Callaway CW, Neumar RW, et al. Part 9: post-cardiac arrest care. 2010 American Heart Association Guidelines for Cardiopulmonary Resuscitation and Emergency Cardiovascular Care. Circulation 2010; 122 (suppl 3):S768–S786.
28. Huet O, Dupic L, Batteux F, et al. Post-resuscitation syndrome: potential role of hydroxyl radical-induced endothelial cell damage. Crit Care Med 2011; 39:1712–1720.
29. Karibe H, Chen SF, Zarow GJ, et al. Intraischemic hypotherma suppresses consumption of endogenous antioxidants after temporary focal ischemia in rats. Brain Res 1994; 649:12–18.
30. Fay T. Observations on prlonged human refrigeration. NY State J Med 1940; 40:1351–1354.
31. Williams GR, Spencer FC. The clinical use of hypothermia after cardiac arrest. Am Surg 1959; 148:462–468.
32. The Hypothermia After Cardiac Arrest Study group. Mild therapeutic hypo-thermia to improve the neurologic outcome after cardiac arrest. N Engl J Med 2002; 346: 549–556.
33. Bernard SA, Gray TW, Buist MD, et al. Treatment of comatose survivors of out-of-hospital cardiac arrest with induced hypothermia. N Engl J Med 2002; 346:557–563.
34. Holzer M. Targeted temperature management for comatose survivors of cardiac arrest. N Engl J Med 2010; 363:1256–1264.
35. Rittenberger JC, Popescu A, Brenner RP, et al. Frequency and timing of nonconvulsive status epilepticus in comatose, post-cardiac arrest subjects treated with hypothermia. Neurocrit Care 2012; 16:114–122.
36. Zeiner A, Holzer M, Sterz F, et al. Hyperthermia after cardiac arrest is associated with an unfavorable neurologic outcome. Arch Intern Med 2001; 161:2007–2012.
37. Calle PA, Buylaert WA, Vanhaute OA. Glycemia in the post-resuscitation period. The Cerebral Resuscita-

tion Study group. Resuscitation 1989; 17 (suppl):S181–S188.
38. Marik PE, Preiser J-C. Towards understanding tight glycemic control in the ICU. A systematic review and meta-analysis. Chest 2010; 137:544–551.
39. Levy DE, Caronna JJ, Singer BH, et al. Predicting outcome from hypoxicischemic coma. JAMA 1985; 253:1420–1426.
40. Wijdicks EFM, Hijdra A, Young GB, et al. Practice parameter: Prediction of outcome incomatose survivors after cardiopulmonary resuscitation (an evidence-based review). Report of the Quality Standards Subcommittee of the American Academy of Neurology. Neurology 2006; 67:203–210.
41. Fugate JE, Wijdicks EFM, White RD, Rabinstein AA. Does therapeutic hypothermia affect time to awakening in cardiac arrest survivors? Neurology 2011; 77:1346–1350.
42. De Georgia M, Raad B. Prognosis of coma after cardiac arrest in the era of hypothermia. Continuum Lifelong Learning Neurol 2012; 18:515–531.
43. Fugate JE, Wijdicks EFM, Mandrekar J, et al. Predictors of neurologic outcome in hypothermia after cardiac arrest. Ann Neurol 2010; 68:907–914.
44. Rosetti AO, Oddo M, Logroscino G, et al. Prognostication after cardiac arrest and hypothermia. A prospective study. Ann Neurol 2010; 67:301–307.

おわりに

45. Jones GK, Brewer KL, Garrison HG. Public expectations of survival following cardiopulmonary resuscitation. Acad Emerg Med 2000; 7:48–53.
46. Marco CA, Larkin GL. Cardiopulmonary resuscitation: knowledge and opinions among the U.S. general public. State of the science-fiction. Resuscitation 2008; 79:490–498.
47. Diem SJ, Lantos JD, Tulsky JA. Cardiopulmonary resuscitation on television. Miracles and misinformation. N Engl J Med 1996; 334:1578–1582.
48. Bohm K, Rosenqvist M, Herlitz J, et al. Survival is similar after standard treatment and chest compressions only in out-of-hospital bystander cardiopulmonary resuscitation. Circulation 2007; 116:2908–2912.

Section VI

血液成分

黄金律はないというのが黄金律である。
George Bernard Shaw

IV

Chapter 18

貧血と赤血球輸血

根本的な進歩には，それまでの概念の再解釈が必須である。
Alfred North Whitehead（1861～1947 年）

貧血は，ICU に数日間滞在する患者のほとんど全員に認められ[1]，ICU 患者の約半数が貧血の改善のために赤血球液を 1 回以上輸血される[1,2]。残念ながら，標準的な輸血療法を行うために臨床診療ガイドラインを使用している ICU はほとんどなく[2]，輸血はふつう，その必要性や効果についての根拠よりも，医師それぞれの経験と考えに基づき行われている。しかし，輸血はしばしば利益よりもリスクをもたらすという近年の知見により，根拠がないまま個人の判断で輸血が行われている現状を見直す必要が生じてきている。

本章では，貧血と赤血球輸血の生理学的・臨床的効果を説明し，重症患者に対する赤血球輸血の適応，方法，リスクについて述べる[3,4]。冒頭のホワイトヘッド（Whitehead）の指摘に従い，科学的根拠や正当性なしに行われている輸血の現状に重点をおいて述べたい。

ICU における貧血

赤血球に関する検査とその基準範囲を表 18.1 に示す。ICU 患者の貧血の指標としてヘマトクリット値やヘモグロビン濃度を使用することの問題点について，以下に述べる。

■貧血の定義

貧血は**血液の酸素運搬能の低下**と定義される。血液の酸素運搬能の最も正確な指標は**赤血球容積**（red cell mass）であり，これは ^{51}Cr で標識した赤血球を用いて測定できる。しかし，この方法は臨床現場で簡単に行えるものではないので，代わりにヘマトクリット値やヘモグロビン濃度が酸素運搬能の臨床的指標として用いられている。

血漿量の影響

ヘマトクリット値やヘモグロビン濃度を酸素運搬能の指標にすることの問題点は，これらが血漿量の影響を受けることである。このことは図 18.1 に示すが，健康な成人では体位によりヘマトクリット値と血漿量は変化する[5]。立位から仰臥位に体位を変えると，重力の影響が小さくなるので下肢の静脈と毛細血管の静水圧が低下し，間質液が循環血流に入って血漿量が増加する（この研究では 420 mL 増加している）。その結果，ヘマトクリット値は希釈によって低下するが，血液の酸素運搬能は変化しない。体位変化によるヘマトクリット値の変化量（4.1％）は赤血球液 1 単位に相当する[*1]。したがって，図 18.1 に示す希釈によるヘマトクリット値の低下は，

[*1] 訳注：米国での 1 単位，全血 450 mL に由来する。

第 VI 部　血液成分

表 18.1　成人における赤血球指標の基準範囲

赤血球数	平均赤血球容積
男性：4.6×10^{12}/L	男性：$80 \sim 100 \times 10^{-15}$/L
女性：4.2×10^{12}/L	女性：男性と同じ
網赤血球数	ヘマトクリット値
男性：$25 \sim 75 \times 10^9$/L	男性：40〜54%
女性：男性と同じ	女性：38〜47%
赤血球容積[a]	ヘモグロビン濃度[b]
男性：26 mL/kg	男性：14〜18 g/dL
女性：24 mL/kg	女性：12〜16 g/dL

[a] 高齢者（65 歳以上）では正常値が 10%低い。
[b] 黒人では正常値が 0.5 g/dL 低い。
出典：(1) Walker RH (ed.) Technical Manual of the American Association of Blood Banks, 10th ed., VA: American Association of Blood Banks, 1990:649–650；(2) Billman RS, Finch CA. Red cell manual. 6th ed. Philadelphia, PA: Davis, 1994:46.

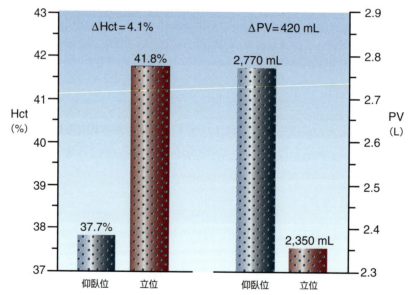

図 18.1　健常成人のヘマトクリット値（Hct）と血漿量（PV）の体位による変化
図中の数字はそれぞれの平均値を示す。〔文献 5 より〕

それに相当する全血ほぼ 1 単位分の酸素運搬能の低下と誤って判断されてしまうことがある。
　第 11 章の図 11.3（☞ 167 ページ）に示したように，重症患者では血漿量の増加がよく起こるので，ヘマトクリット値とヘモグロビン濃度では貧血の頻度と程度を過大に見積もってしまう可能性がある。重症患者ではヘマトクリット値とヘモグロビン濃度は信頼できる貧血の指標ではないことは，臨床研究でも確認されている[6, 7]。しかし残念ながら，重症患者の貧血と赤血球輸血の臨床研究のすべてで，これらが指標として用いられている。

■ICUにおける貧血

ICU入室中の貧血には2つの原因がある[8]。全身性の炎症と，検査のための頻回の採血である。

炎症性貧血

慢性疾患に伴う貧血には炎症が関係しており，現在これを炎症性貧血と呼んでいる[8]。炎症の血液学的な影響には，腎臓からのエリスロポエチン放出の抑制，骨髄のエリスロポエチンに対する反応性の低下，マクロファージの鉄取り込み，赤血球の破壊亢進などがある[12,13]。血漿では，鉄濃度，総鉄結合能，血漿トランスフェリン濃度が低下し，血漿フェリチン濃度は上昇する。

採血

ICU患者からは1日に平均40〜70 mLの血液が検査のために採血されるが[9,10]，この量は一般病棟の入院患者の採血量の少なく見積もっても4倍である[9]。累積採血量は1週間で500 mL（全血1単位に相当）に達することがあり，そのまま採血が継続されると，鉄欠乏性貧血を起こしうる。

毎日の採血量は検査回数を減らすことと，採血の際に捨てられる血液を少なくすることで減らすことができる。検査のために血管カテーテルから採血する際，採血された最初の部分の血液はカテーテル内にあった液を含んでいるため捨てられる。この捨てられる血液は毎回の採血で通常5 mL程度あり，この最初の部分の血液を患者に返せば，採血量を50％減らすことができる[11]。

■貧血の生理学的影響

貧血に対して生体は2つの反応を起こして組織での酸素供給を保とうとする。心拍出量の増加と，毛細管血からの酸素摂取の増加である。

心拍出量

図9.9（☞137ページ）は，ヘマトクリット値の低下に伴い心拍出量が増加することを示している。この反応は貧血による血液粘度の変化で説明される。ヘマトクリット値は血液粘度の主要な規定因子であり，ヘマトクリット値が低下すると血液粘度も低下する。ヘマトクリット値と血液粘度の関係は表9.2（☞136ページ）に示している。血液粘度とその血液循環への影響については，第9章の最後の部分で詳しく述べた。

全身酸素化

全身酸素化の指標に対する貧血の影響を図18.2に示す[12]。その主な特徴は，酸素摂取量（Vo_2），酸素供給量（Do_2），酸素摂取率の関係を示した以下の式で説明できる。

$$Vo_2 = Do_2 \times 酸素摂取率 \tag{18.1}$$

1. ヘマトクリット値が低下するとDo_2は減少する。しかし，同時に酸素摂取率も同程度に上昇するため，Do_2と酸素摂取率が互いに逆向きに変化する結果，Vo_2は一定に保たれる。

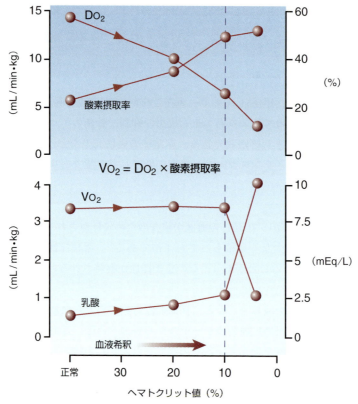

図 18.2　等容量性貧血が全身酸素化の指標に及ぼす影響
Do_2：酸素供給量，Vo_2：酸素摂取量〔データは文献 12 より〕

2. ヘマトクリット値が 10％以下に低下すると，減少した Do_2 を酸素摂取率の上昇では代償しきれなくなり，Vo_2 は減少し始める。Vo_2 の減少は組織での酸素利用の制限を意味しており，血中の乳酸増加を伴う。
3. 酸素摂取率の最大値は約 50％であり，この値が組織酸素化障害の閾値を示している。したがって，酸素摂取率 50％が赤血球輸血の開始基準となりうる。この点については，本章で後述する。

許容できる最低ヘマトクリット値

動物実験では，血管内血液容量が保たれていれば，意識下で室内気呼吸している条件下[14]でさえ，ヘマトクリット値が 5〜10％（ヘモグロビン濃度では 1.5〜3 g/dL）まで低下しても組織酸素化には影響しないと報告されている[12〜14]。ヒトでの許容できる最低のヘマトクリット値や最低ヘモグロビン濃度ははっきりしていないが，健康な成人での血液希釈の研究では 5 g/dL のヘモグロビン濃度でもなんら悪影響はみられないことが示されている[15]。高度貧血に関する研究から得られた重要なメッセージは，許容できる最低ヘマトクリット値ではなく，**血管内血液容量が保たれていれば重篤な貧血でも耐えられる**という事実である。

逆説的な効果

意外に思う人が多いだろうが，図 18.3 は「貧血が組織酸素化を改善する」ことを示している。

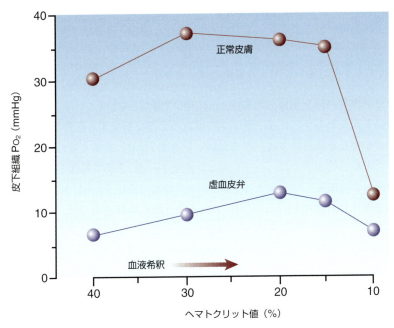

図 18.3　正常な皮膚と虚血状態の皮膚での等容量性貧血が皮下組織 PO_2 に及ぼす影響〔文献 16 より〕

この図のデータは，皮弁での等容量性貧血の影響を調べるために，特殊な酸素電極を用いて皮下組織の酸素分圧（PO_2）を直接測定した研究で得られたものである[16]。ヘマトクリット値が低下すると，正常な皮膚でも虚血状態の皮膚でも皮下組織の PO_2 は上昇していることがわかる。この組織 PO_2 の上昇はヘマトクリット値が 15％に低下するまで続いている。同様の結果は他の研究でも得られており，等容量性貧血は皮弁の生着率を改善する手段として利用されている。

では，なぜ貧血が組織酸素化を改善するのだろうか。貧血による血流増加がヘマトクリット値の低下を上回った場合にのみ起こりうることである。冠動脈や脳動脈の血流は貧血に対して過剰に反応することが報告されており[17]，このことは心臓や脳を保護するための機構と考えられるが，その組織酸素化に対する影響はわかっていない。貧血に対する血流反応の組織による違いは，適切な輸血開始基準の選択をさらに複雑にしている。

輸血の開始基準

研究によると，ICU 患者に対する赤血球輸血の 90％が貧血を補正するために行われており[18]，その指標にはヘモグロビン濃度が用いられている。これは本項で解説するように誤った医療行為である。

■ヘモグロビン濃度

1942 年にヘモグロビン濃度 10 g/dL 未満が赤血球輸血の開始基準として勧告され[19]，それ以後，より低い基準（7 g/dL 未満）を採用しても問題ないことが臨床研究で示されるまで，60 年ものあいだ標準的な開始基準であった[20,21]。このより低い輸血開始基準は現在，赤血球輸血の

臨床診療ガイドラインにも採用されている。

ガイドライン

重症患者に対する赤血球輸血に関する最新のガイドライン[3]の内容を以下に示す。

1. ヘモグロビン濃度のみを輸血開始基準として用いてはならない。
   この勧告にもかかわらず，ガイドラインには次のような相反する勧告も含まれている。
2. 人工呼吸が必要な重症患者では，ヘモグロビン濃度7g/dL未満で輸血を検討する。
3. 蘇生された重症外傷患者では，ヘモグロビン濃度7g/dL未満で輸血を検討する。
4. 状態が安定し心疾患をもつ重症患者では，ヘモグロビン濃度7g/dL未満で輸血を検討する。
5. 貧血（ヘモグロビン濃度8g/dL未満）のある急性冠症候群患者では，赤血球輸血が有効な可能性がある。

問題点

ヘモグロビン濃度を輸血開始基準として用いることには，2つの大きな問題がある。

1. ヘモグロビン濃度は組織酸素化の状態に関してはまったく情報を提供しない。それゆえヘモグロビン濃度に基づく輸血は組織酸素化の状態とは無関係である。
2. ヘモグロビン濃度の低下は希釈効果によるものかもしれず，血液の酸素運搬能の低下を示しているとは限らない。

　過去25年間に出された臨床診療ガイドラインでは，ヘモグロビン濃度を輸血の開始基準とせずに，以降で説明するようなより生理的な組織酸素化の指標を用いることを推奨している[3,22]。しかしながら，医師はヘモグロビン濃度を捨て去る代わりに，このガイドラインの推奨を脇に追いやってしまっているのである！

■酸素摂取率

すでに述べたように（図18.2），貧血は毛細管血からの酸素摂取率を代償性に上昇させ，組織での酸素摂取量は一定に保たれる。しかし，酸素摂取率は50%を大きく上回ることはできず，酸素摂取率が最大の50%のとき，さらにヘモグロビン濃度が低下するとそれに応じて組織での酸素摂取量が減少する（組織酸素代謝失調）。したがって，酸素摂取率50%という値は組織酸素化障害の閾値を示しているので，これを輸血の開始基準として用いることができる。酸素摂取率は，ほぼ$(SaO_2 - ScvO_2)$に等しく，この値はパルスオキシメータ(SaO_2)と中心静脈血酸素飽和度$(ScvO_2)$が測定できるオキシメトリカテーテル（PreSep® Catheter, Edwards Lifesciences社）で，継続的にモニタリングできる。$(SaO_2 - ScvO_2)$は組織酸素化の状態に関する情報を含んでいるので，輸血の開始基準として非常に魅力的である[23]。

中心静脈血酸素飽和度

SaO_2が100%に近いとき$(SaO_2 - ScvO_2)$は$(1 - ScvO_2)$と近似でき，$ScvO_2$を輸血の開始基準として用いることができる。$ScvO_2$ 70%未満が輸血の開始基準として提唱されている[24]が，

表 18.2　赤血球製剤

製剤	特徴
赤血球液	1. 1単位は 350 mL でヘマトクリット値は約 60%。 2. 白血球と残存血漿（1単位あたり 30〜50 mL）を含む。 3. 保存液を添加して 42 日間保存可能。
白血球除去赤血球液	1. 特殊なフィルターを通して供血者の血液から白血球の大部分を除去したもの。この処置で輸血による発熱反応のリスクと血小板輸血の頻度を減らすことができる。 2. 輸血による発熱反応の既往がある患者に適応がある。
洗浄赤血球液	1. 赤血球液を生理食塩液で洗浄し，過敏性反応のリスクを減らしたもの。 2. 輸血による過敏性反応の既往がある患者と，輸血によるアナフィラキシー反応のリスクの高い IgA 欠損症の患者に使用される。

〔文献 25 より〕

より低い値（50%程度）のほうが組織酸素化障害の閾値としては妥当かもしれない。

赤血球輸血

全血製剤は要請があったときのみ調製され，それ以外の血液は，赤血球，血小板，血漿，クリオプレシピテートなどの成分に分離される。それにより，献血された血液をさまざまな輸血の目的で使用することが可能になっている。輸血に使用可能な赤血球製剤を表 18.2 に示す。

■赤血球液

献血された血液の赤血球成分は，保存液の中で 1〜6℃ で保存される。新しい保存液にはアデニンが含まれており，それが保存されている赤血球の ATP 濃度を維持し，42 日間の保存が可能になった[25]。1 単位の赤血球製剤〔**赤血球液**（packed RBC）と呼ばれる〕は，容量が 350 mL でヘマトクリット値は約 60% である。赤血球液には 1 単位あたり 30〜50 mL の残存血漿が含まれており，また，かなりの数の白血球（1 単位あたり 10 億〜30 億）が入っている[25]。

■白血球除去赤血球液

赤血球液に含まれる白血球は，頻回の輸血の既往がある患者では抗体反応を引き起こす可能性があり，これが非溶血性発熱反応の原因となる（後述）。その頻度を減らすため，献血された赤血球は特殊なフィルターを通してほとんどの白血球が除去される。この処置は多くの血液センターで行われているが，全米で共通に行われるには至っていない[*2]。非溶血性発熱反応の既往がある患者には白血球除去赤血球液を使用すべきである[25]。

[*2] 訳注：日本の血液製剤は，採血して血液から製剤を調製する際に，フィルターを通して白血球を除去している。99%以上の白血球が除去されており，赤血球液–LR として供給されている（LR は leukocytes reduced の略）。2〜6℃ で貯蔵し，有効期間は採血後 21 日間である。

■洗浄赤血球液

赤血球液を生理食塩液で洗浄して残存血漿を除去することができる。この処置により，血液製剤に残っていた血漿タンパク質に以前に感作された患者での過敏性反応のリスクを減らすことができる。洗浄赤血球液は，輸血による過敏性反応の既往がある患者と，輸血によるアナフィラキシー反応のリスクの高い IgA 欠損症の患者にすすめられる[25]。なお，生理食塩液で洗浄しても，白血球を完全に除去することはできない。

■赤血球液の輸血法

赤血球液の輸血法については第 11 章で述べた（☞ 169 ページ）。貧血の補正のための輸血の際には急速輸血は不要であり，輸血速度を上げるために輸液ポンプを使用したり生理食塩液で希釈する必要はない。18 ゲージの静脈カテーテルを用いた場合，自然滴下での赤血球液の流量は 5 mL/min であり〔図 11.5（☞ 170 ページ）参照〕，1 単位の赤血球液（350 mL）を輸血するのに 70 分かかる。これは，血行動態が安定した患者への赤血球液の輸血速度として推奨されている 2 時間よりもずっと短い[26]。

血液フィルター

すべての血液製剤の輸血の際には，標準的な血液フィルター（孔径 170〜260 μm）を使用しなければならない[26]。このフィルターで凝血塊や細胞の破片を捕捉できるが，白血球は捕捉されないので，その除去には有効でない[25]。凝血塊などが詰まったフィルターは流れを妨げるので，流速が遅くなった場合にはフィルターを交換しなければならない。

■全身酸素化

標準体重の成人の場合，1 単位の赤血球液はヘモグロビン濃度とヘマトクリット値をそれぞれ 1 g/dL，3％上昇させる[25]。全身酸素化の指標に及ぼす赤血球輸血の効果を図 18.4 に示す。この図のデータは，ヘモグロビン濃度 7 g/dL 未満の重度の等容量性貧血のある術後患者から得られたもので，1〜2 単位の赤血球液の輸血でヘモグロビン濃度を 7 g/dL 以上に上昇させている。赤血球輸血により平均ヘモグロビン濃度は 6.4 g/dL から 8.0 g/dL へ 25％上昇し，それに伴い酸素供給量（Do_2）も同様に増加している。しかし，全身酸素摂取量（Vo_2）は変化していない。Do_2 が増えているのに Vo_2 が変わらないということは，式 (18.1) から予想できるように，赤血球輸血により酸素摂取率が減少したことを意味している。この Do_2 と酸素摂取率の変化の関係は，図 18.2 に示した貧血の際の変化の逆である。

組織酸素化

赤血球輸血により Vo_2 が変化しないということは，輸血は組織酸素化を改善しないことを意味する。このことは，いくつかの臨床研究で証明されており[27〜30]，長期間保存された赤血球製剤を輸血した際には，かえって組織酸素化が障害されうることも報告されている[31]。これらの研究に基づき，赤血球輸血に関する最新の臨床診療ガイドラインでは以下の勧告がなされてい

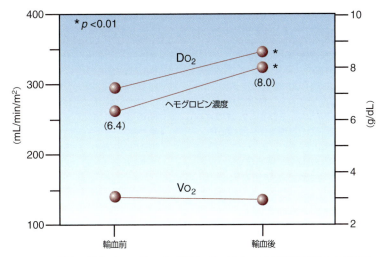

図 18.4　重度の貧血（ヘモグロビン濃度 <7 g/dL）のある術後患者 11 名での，赤血球輸血（1〜2 単位）がヘモグロビン濃度，酸素供給量（DO_2），酸素摂取量（VO_2）に与える効果

それぞれの点は平均値を示す。ヘモグロビン濃度の括弧内の数字は輸血前後の平均ヘモグロビン濃度。〔未発表データ〕

る[3]）。「赤血球輸血は重症患者での組織酸素化を改善する確実な手段とみなしてはならない」。では，組織酸素化に効果がないのなら，なぜ赤血球輸血をするのだろうか。残念ながら，この疑問に対する納得のいく説明はなされていない。

　赤血球輸血が組織酸素化を改善しないという事実は，輸血は単に血中ヘモグロビン濃度を上げているだけなのかという重大な疑問を提起している。さらに，赤血球輸血が重症患者の合併症発生ばかりか死亡の原因にもなっているという研究もある[32]。赤血球輸血のリスクについては次に述べる。

輸血のリスク

輸血によるさまざまな副作用（急性期にみられるもののみ）を，輸血単位数あたりの頻度とともに，表 18.3 に挙げる[33〜37]。輸血過誤の頻度が HIV や B 型肝炎ウイルスの感染よりもはるかに高いことに注目してほしい。以下に主な輸血反応について簡単に説明する[37〜41]。

■急性溶血性反応

急性溶血性反応は ABO 不適合輸血により起こる。受血者の血中抗体が供血者の赤血球上の ABO 抗原に結合し，輸血された赤血球の溶血が起こる。その結果，全身性の炎症反応を起こし，血圧低下と多臓器不全を伴うこともある。この副作用の多くは人為的ミスが原因である。

臨床症状

急性溶血性反応の特徴は，突然発症する発熱，呼吸困難，胸痛，腰痛，そして輸血を開始してから数分以内に起こる血圧低下である。重症の場合，消費性凝固障害や進行性の多臓器不全を伴う。

表 18.3　赤血球輸血の副作用（輸血単位数あたりの頻度）

免疫反応	その他のリスク
● 非溶血性発熱反応（1/200） ● 過敏性反応 　蕁麻疹（1/100） 　アナフィラキシー（1/1,000） 　アナフィラキシーショック（1/50,000） ● 輸血関連急性肺傷害（1/12,000）[a] ● 院内感染（?）[b] ● 急性溶血性反応（1/35,000） ● 致死的溶血性反応（1/100 万）	● 感染 　細菌（1/50 万） 　B 型肝炎ウイルス（1/22 万） 　C 型肝炎ウイルス（1/160 万） 　HIV（1/160 万） ● 輸血過誤 　患者の取り違え（1/15,000） 　不適合輸血（1/33,000）

急性期の合併症のみを示す。〔文献 33〜39 より〕
[a] 輸血関連死の最も多い原因。
[b] おそらく赤血球輸血の最も多い副作用。

対処

1. 溶血性反応が疑われたら，直ちに輸血を中止し，患者と血液の取り違えがないかを確認する。一刻も早く輸血を中止しなければならない。溶血性反応の重症度は輸血された血液の量に依存するからである[33)]。
2. 輸血された血液の血液型が適合していれば，急性溶血性反応は考えにくい。しかし，血液センターには報告しておかなければならない。血液センターからは，血漿除去後のヘモグロビン検査（血管内溶血の証明）と直接クームス（Coombs）試験（抗 ABO 抗体の証明）のために，患者血液の提供を求められる。
3. 急性溶血性反応と確定したら，必要に応じて血圧の維持と呼吸補助を行う。重症溶血性反応の治療は，炎症が原因であるという共通点から，敗血症性ショックの治療と同様である（輸液による蘇生と必要があれば昇圧薬）。溶血性反応のほとんどの患者は救命可能である。

■非溶血性発熱反応

非溶血性発熱反応は，輸血中ないし輸血後 6 時間以内に起こる 1℃ を超える体温上昇で，他の原因（急性溶血性反応など）が除外されるものと定義されている[35)]。供血者の白血球抗原に反応する受血者の抗白血球抗体の存在が原因である。この抗体が貪食細胞から内因性発熱物質を放出させ，それが発熱を引き起こす。この反応は赤血球輸血の 0.5％（200 回の輸血に 1 回）で報告されており，輸血歴のある患者や多産婦にみられる。白血球除去赤血球液を使用すればこの反応のリスクを減らせるが，完全に防止することはできない[35)]。

臨床症状

発熱は輸血を開始して 1 時間以内に発症することは通常なく（この点で急性溶血性反応の発熱とは異なる），悪寒と戦慄を伴うことがある。

対処

1. 輸血が終了するまでに発熱が起こらないこともあるが，発熱に対する最初の処置は，溶血性

反応に対するものと同じである。前述の検査で溶血の存在が否定されれば診断は確定する。
2. 血液センターは供血者の血液のグラム染色を行い，受血者の血液培養を求めることがある。しかし，輸血製剤に細菌が混入することはまれであり（500万単位に1回），陰性の結果となることがほとんどである。赤血球製剤から分離される頻度が最も高い細菌は *Yersinia enterocolitica* である[34]。
3. 非溶血性発熱反応を起こした患者の75％以上は，その後の輸血では同様の反応を認めない[34]。したがって，今後の輸血に特別な注意は必要ない。2度目の発熱反応が起こった場合，その後の赤血球輸血の際には常に白血球除去赤血球液を使用することがすすめられる。

■過敏性反応

過去の輸血で体内に入った供血者の血液に含まれる血漿タンパク質に対する感作によって過敏性反応は起こる。IgA欠損症の患者は過敏性反応を特に起こしやすく，血漿タンパク質への曝露歴がなくても発症する。最もよくみられる過敏性反応は蕁麻疹であり，100単位の輸血に1回の頻度で発生する[36]。より重症のアナフィラキシー反応（気管支攣縮など）の頻度はずっと低く，アナフィラキシーショックはまれである。

臨床症状

通常の症状は輸血中に生じる軽度の蕁麻疹で，発熱は伴わない。輸血中に突然発症する喘鳴は喉頭浮腫か気管支攣縮の症状である。アナフィラキシーショックによる血圧低下は急性溶血性反応に間違えられやすい。

対処

1. 発熱を伴わない軽度の蕁麻疹では輸血を中止する必要はない。しかし通常は，輸血を一時的に中止して，症状緩和のために抗ヒスタミン薬（例：ジフェンヒドラミン25〜50 mg，経口，筋注または静注）を投与する。
2. 重篤なアナフィラキシー反応には，第14章（☞214ページ）で述べたように対処する。重篤なアナフィラキシーが疑われる場合には，直ちに輸血を中止すべきである。
3. 過敏性反応を起こした患者では，今後の輸血の際には常に洗浄赤血球液を使用すべきである。しかし，重篤なアナフィラキシー反応を起こした患者では，今後の輸血は洗浄赤血球液を使用したとしてもリスクが高いので，絶対に必要な場合以外は避けるべきである。
4. 過敏性反応を起こした患者は，IgA欠損症の存在を疑って検査すべきである。

■輸血関連急性肺傷害

輸血関連急性肺傷害（transfusion-related acute lung injury：TRALI）は，赤血球輸血や血小板輸血に伴う炎症性肺傷害であり[38]，第23章（☞363ページ）で述べる急性呼吸促迫症候群（acute respiratory distress syndrome：ARDS）とよく似ている。最近の調査では，12,000回の輸血に1回の頻度で発症し[38]，致死率は6％と報告されている[37]。本疾患は輸血関連死の原因の第1位と考えられている[37]。

第 VI 部　血液成分

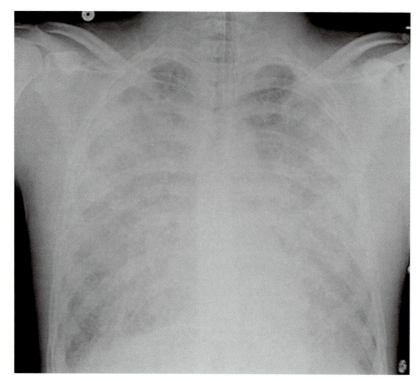

図 18.5　輸血関連急性肺傷害（TRALI）患者のポータブル胸部 X 線写真
炎症性肺傷害の特徴である，両肺の均一な浸潤影と「すりガラス」様浸潤影に注意。

病因

TRALI は，供血者の血液中に含まれる抗白血球抗体が受血者の循環血液中の好中球上の抗原に結合することにより発症すると考えられている。その結果，好中球が活性化され，活性化された好中球が肺毛細血管に接着し，肺に侵入して炎症性肺傷害を惹起する。供血者の血液中の抗白血球抗体価が高かったり供血者が女性だった場合，TRALI のリスクが高い[37]。女性の血液と TRALI の関係はよくわかっていない。

臨床症状

輸血開始後 6 時間以内に呼吸器症状（呼吸困難，頻呼吸，低酸素血症など）が発症するが，通常は 1 時間以内に出現する[37]。発熱が通常みられ，胸部 X 線写真では通常，図 18.5 に示すように，ARDS と同様のびまん性の均一な浸潤影を両肺に認める。TRALI の診断は臨床経過に基づく（すなわち，輸血開始後 6 時間以内に発症すること）。胸部 X 線所見は急性心原性肺水腫に似ており，間違われることがあるが，この病態も臨床経過に基づいて除外できる。TRALI は発症時重篤で人工呼吸がしばしば必要となるが，通常 1 週間以内に改善する[37]。

対処

1. 輸血が終了していなければ，呼吸困難の初期徴候が出現した時点で輸血を中止する。TRALI のすべての症例は血液センターに報告する（抗白血球抗体の検査が可能であるが，現在 TRALI の診断のためには行われていない）。

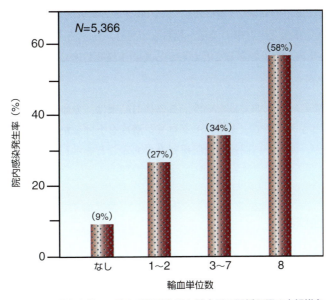

図18.6　重症患者での院内感染発生率と輸血量の関係を示す大規模多施設研究の結果

Nは対象患者数。〔文献40より〕

2. TRALIの管理は対症的であり，第23章（☞363ページ）で述べるARDSの管理とよく似ている。
3. TRALIを発症した患者への今後の輸血に関する勧告はまだない。供血者の血液から抗体を除去するために洗浄赤血球液の使用をすすめる意見もあるが，その効果は不明である。

■院内感染

輸血による免疫抑制作用は，移植前の輸血が移植腎の生着率を改善するという発見（1970年代前半）により明らかになった[39]。それ以後，輸血を受けた患者の院内感染発生率の高いことが多くの臨床研究で報告されている[32,39～41]。感染のリスクは，輸血された血液の量（図18.6参照）と供血者の血液の保存期間に相関して高くなる[42]。輸血と感染には直接の因果関係はなく，病態の重症度の影響である（すなわち，重症患者の感染のリスクは元来高く，それと同時に輸血も多く必要とする）という意見もある。しかし，少なくとも22の研究が，輸血が院内感染の独立したリスク因子であることを報告している[32]。

輸血による免疫抑制作用は十分には解明されていないが，院内感染は重症患者の輸血に関連した合併症発生と死亡の主要な原因であると最近では考えられるようになってきている[32]。

■臨床効果

重症患者に対する赤血球輸血を検討した272,596名の患者を含む45の臨床研究の検討から，以下の結論が得られている[32]。

1. 45の研究のうち42の研究で，輸血の副作用が輸血の効果を上回っていた。

2. 輸血の効果が副作用を上回っていたのは，45の研究のうちたった1つであった。
3. 18の研究が赤血球輸血と生存率の関係を検討しており，18のうち17の研究で赤血球輸血は死亡の独立したリスク因子であることがわかった。予測死亡率は赤血球輸血を受けた患者で平均70％高かった。

よい成績とはとてもいえないではないか。この検討結果は，赤血球輸血が組織酸素化を改善しないという結果ともあわせて，血中ヘモグロビン濃度を上げるために赤血球輸血を行うという現在の臨床行為が，明らかに間違った医療行為であることを示している。

おわりに

■血液量 vs. 赤血球数

血中ヘモグロビン濃度を上げるために赤血球輸血を行うという医療行為は，貧血が組織酸素化の障害であるという考えに基づいている。しかし，本章で述べてきたように，最も重度の貧血でも，循環血液量（つまり，心拍出量）さえ保たれていれば組織酸素化を障害することはない。組織酸素化を維持するうえでの赤血球数に対する血液量の重要性は，循環血液量の減少は組織酸素化障害の原因となるが（すなわち，循環血液量減少性ショック），貧血が原因となることはない（すなわち，「貧血性ショック」というものは臨床病態として存在しない）ことを考えれば明白であろう。循環血液量の重要性はしばしば見落とされている。米国赤十字社でさえもそうであり，その有名なスローガン「血液は命を救う」は，図18.7に示したように，より正確な表現に修正するのがよいだろう。赤血球輸血が組織酸素化を改善するという誤った考えを改めるうえで，循環血液量の重要性を知ることが役立つのである。

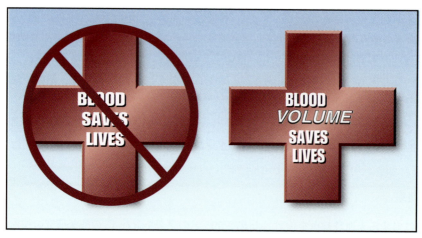

図18.7　米国赤十字社のスローガン（左）とその修正版（右）
修正版（「血液量は命を救う」）では，輸血の救命効果における循環血液量の重要性について強調している。

■文献

King KE (ed). Blood Transfusion Therapy: A Physician's Handbook. 9th ed. Bethesda, MD: American Association of Blood Banks, 2008.

はじめに

1. Hebert PC, Tinmouth A, Corwin HL. Controversies in RBC transfusions in the critically ill. Chest 2007; 131:1583–1590.
2. Bennet-Guerrero E, Zhao Y, O'Brien SM, et al. Variation in the use of blood transfusion in coronary artery bypass graft surgery. JAMA 2010; 304:1568–1575.

臨床診療ガイドライン

3. Napolitano LM, Kurek S, Luchette FA, et al. Clinical practice guideline: Red blood cell transfusion in adult trauma and critical care. Crit Care Med 2009; 37:3124–3157.
4. Ferraris VA, Ferraris SP, Saha SP, et al. Perioperative blood transfusion and blood conservation in cardiac surgery; the Society of Thoracic Surgeons and the Society of Cardiovascular Anesthesiologists Clinical Practice Guideline. Ann Thorac Surg 2007; 83(suppl):S27–S86.

ICU における貧血

5. Jacob G, Raj SR, Ketch T, et al. Postural pseudoanemia: posture-dependent change in hematocrit. Mayo Clin Proc 2005; 80:611-614.
6. Jones JG, Holland BM, Wardrop CAJ. Total circulating red cells versus hematocrit as a primary descriptor of oxygen transport by the blood. Br J Hematol 1990; 76:228–232.
7. Cordts PR, LaMorte WW, Fisher JB, et al. Poor predictive value of hematocrit and hemodynamic parameters for erythrocyte deficits after extensive elective vascular operations. Surg Gynecol Obstet 1992; 175:243–248.
8. Prakash D. Anemia in the ICU. Crit Care Clin 2012; 28:333–343.
9. Smoller BR, Kruskall MS. Phlebotomy for diagnostic laboratory tests in adults: Pattern of use and effect on transfusion requirements. N Engl J Med 1986; 314:1233–1235.
10. Corwin HL, Parsonnet KC, Gettinger A, et al. RBC transfusion in the ICU: Is there a reason? Chest 1995; 108:767–771.
11. Silver MJ, Li Y-H, Gragg LA, et al. Reduction of blood loss from diagnostic sampling in critically ill patients using a blood-conserving arterial line system. Chest 1993; 104:1711-1715.
12. Wilkerson DK, Rosen AL, Gould SA, et al. Oxygen extraction ratio: a valid indicator of myocardial metabolism in anemia. J Surg Res 1987; 42:629–634.
13. Levine E, Rosen A, Sehgal L, et al. Physiologic effects of acute anemia: implications for a reduced transfusion trigger. Transfusion 1990; 30:11–14.
14. Nielsen VG, Baird MS, Brix A, Matalon S. Extreme, progressive isovolemic hemodilution with 5% albumin, PentaLyte, or hextend does not cause hepatic ischemia or histologic injury in rabbits. Anesthesiology 1999; 90:1428–1435.
15. Weiskopf RB, Viele M, Feiner J, et al. Human cardiovascular and metabolic response to acute, severe, isovolemic anemia. JAMA 1998; 279:217–221.
16. Hansen ES, Gellett S, Kirkegard L, et al. Tissue oxygen tension in random pattern skin flaps during normovolemic hemodilution. J Surg Res 1989; 47:24–29.
17. Hebert PC, McDonald BJ, Tinmouth A. Clinical consequences of anemia and red cell transfusion in the critically ill. Crit Care Clin 2004; 20:225–235.

輸血の開始基準

18. Corwin HL, Gettinger A, Pearl R, et al. The CRIT study: anemia and blood transfusion in the critically ill – Current clinical practice in the United States. Crit Care Med 2004; 32:39–52.
19. Adam RC, Lundy JS. Anesthesia in cases of poor risk: Some suggestions for decreasing the risk. Surg Gynecol Obstet 1942; 74:1011–1101.
20. Hebert PC, Wells G, Blajchman MA, et al. A multicenter, randomized, controlled clinical trial of transfusion requirements in critical care. N Engl J Med 1999; 340:409–417.
21. Hebert PC, Yetisir E, Martin C, et al. Is a low transfusion threshold safe in critically ill patients with cardiovascular disease. Crit Care Med 2001; 29:227–234.
22. Consensus Conference on Perioperative Red Blood Cell Transfusion. JAMA 1988; 260:2700–2702.
23. Levy PS, Chavez RP, Crystal GJ, et al. Oxygen extraction ratio: a valid indicator of transfusion need in limited coronary vascular reserve? J Trauma 1992; 32:769–774.
24. Vallet B, Robin E, Lebuffe G. Venous oxygen saturation as a physiologic transfusion trigger. Crit Care 2010; 14:213–217.

赤血球輸血

25. King KE (ed). Blood Transfusion Therapy: A Physician's Handbook. 9th ed. Bethesda, MD: American Association of Blood Banks, 2008:1–18.
26. Ibid, pp. 91–95.
27. Conrad SA, Dietrich KA, Hebert CA, Romero MD. Effects of red cell transfusion on oxygen consumption following fluid resuscitation in septic shock. Circ Shock 1990; 31:419–429.
28. Dietrich KA, Conrad SA, Hebert CA, et al. Cardiovascular and metabolic response to red blood cell transfusion in critically ill volume-resuscitated nonsurgical patients. Crit Care Med 1990; 18:940–944.
29. Marik PE, Sibbald W. Effect of stored-blood transfusion on oxygen delivery in patients with sepsis. JAMA 1993; 269:3024–3029.
30. Fuller BM, Gajera M, Schorr C, et al. Transfusion of packed red blood cells is not associated with improved central venous oxygen saturation or organ function in patients with septic shock. J Emerg Med 2012; 43:593–598.
31. Kiraly LN, Underwood S, Differding JA, Schreiber MA. Transfusion of aged packed red blood cells results in decreased tissue oxygenation in critically ill trauma patients. J Trauma 2009; 67:29–32.
32. Marik PE, Corwin HL. Efficacy of red blood cell transfusion in the critically ill: A systematic review of the literature. Crit Care Med 2008; 36:2667–2674.

輸血のリスク

33. Kuriyan M, Carson JL. Blood transfusion risks in the intensive care unit. Crit Care Clin 2004; 237–253.
34. Goodnough LT. Risks of blood transfusion. Crit Care Med 2003; 31:S678–S686.
35. King KE (ed). Acute transfusion reactions. In: Blood Transfusion Therapy: A Physician's Handbook 9th ed. Bethesda, MD: American Association of Blood Banks, 2008:148–173.
36. Greenberger PA. Plasma anaphylaxis and immediate-type reactions. In: Rossi EC, Simon TL, Moss GS (eds). Principles of transfusion medicine. Philadelphia: Williams & Wilkins, 1991:635–639.
37. Transfusion reactions: newer concepts on the pathophysiology, incidence, treatment, and prevention of transfusion-related acute lung injury. Crit Care Clin 2012; 28:363–372.
38. Toy P, Gajic O, Bachetti P, et al. Transfusion-related acute lung injury: incidence and risk factors. Blood 2012; 119:1757–1767.
39. Vamvakas EC, Blajchman MA. Transfusion-related immunomodulation (TRIM): an update. Blood Rev 2007; 21:327–348.
40. Agarwal N, Murphy JG, Cayten CG, Stahl WM. Blood transfusion increases the risk of infection after trauma. Arch Surg 1993; 128:171–177.
41. Taylor RW, O'Brien J, Trottier SJ, et al. Red blood cell transfusions and nosocomial infections in critically ill patients. Crit Care Med 2006; 34:2302–2308.
42. Juffermans NP, Prins DJ, Viaar AP, et al. Transfusion-related risk of secondary bacterial infections in sepsis patients: a retrospective cohort study. Shock 2011; 35:355–359.

Chapter 19

血小板と血漿成分

創からの強い拍動を伴う出血は危険である。
ヒポクラテスの箴言（紀元前 400 年）

前章では赤血球とその組織酸素化との関係について注目した。本章では血液中の血小板と血漿成分に焦点を当て，出血傾向との関連について述べる。

止血の概要

血管内皮は抗血栓作用をもち，次に述べる3つの方法で血液の「流動性」を維持している[1]。まず第1に，内皮細胞は一酸化窒素やプロスタサイクリンという血小板の接着を阻害する物質を分泌する。第2に，内皮細胞表面に存在する**トロンボモジュリン**として知られる糖タンパク質が，プロテインCの活性化を介して血液凝固第V，VII因子を不活性化し，内因性の抗凝固物質として働く。最後に，内皮自体が血栓形成を引き起こす組織成分と血液を分離するバリヤーとして機能している。

■血管損傷への反応

血管内皮が損傷すると内皮下のコラーゲンが露出し，そこに血小板が接着し，**血小板血栓**（platelet plug）が形成されはじめる。血小板はカルシウムを放出し，カルシウムは血小板表面の糖タンパク質 IIb/IIIa 受容体複合体を活性化する。この受容体複合体は，周囲の内皮細胞表面のフォン・ヴィルブランド（von Willebrand）因子と不可逆的に結合し，血小板血栓が血管壁に固定するのを助ける。IIb/IIIa 受容体複合体はフィブリノゲンとも結合し，その結果，まわりの血小板との間にフィブリン架橋が形成されて，さらに血小板血栓が大きくなり，フィブリン-血小板血栓へと成長していく〔IIb/IIIa 受容体複合体を阻害する薬物は，急性冠症候群の治療に用いられている（☞ 258 ページ）〕。

　また，内皮と組織の損傷は血栓の成長と安定化に必須なフィブリンの形成を促進する。フィブリンの形成には2つの経路がある[2]。主要な経路は**組織因子経路**（tissue factor pathway）（以前は外因系経路と呼ばれた）で，内皮下から放出されるトロンボプラスチン（組織因子）により活性化される。2番目の経路は**接触活性化経路**（contact activation pathway）（以前は内因系経路と呼ばれた）で，ブラジキニンの前駆体であるキニノゲンという内因性ペプチドにより活性化される。両方の経路とも共通して，凝固因子として知られる特定の凝固系タンパク質が活性化され，プロトロンビン（第 II 因子）が活性化され，フィブリノゲン（第 I 因子）がフィブリンモノマーへと変換される。

　損傷に対する反応の最終産物は**血栓**（thrombus）であり，これは血小板塊がフィブリン線維

の網状構造に織り込まれたもので，損傷を受けた血管壁に接着する。

血小板減少症

血小板減少症（thrombocytopenia）は重症患者で最もよくみられる止血異常であり，頻度は60％以上と報告されている[3,4]。伝統的な定義では血小板数が15万/μL未満をいうが，血小板数が10万/μLを下回るまで止血血栓形成能は保たれる[4]。したがって，臨床的に問題となる血小板減少症は，血小板数が10万/μL未満の場合と定義するのが適切である。しかし，**臨床上重大な出血を起こすリスクは血小板数のみで決まるのではなく，出血しやすい部位の損傷であることも要件となる**。そのような損傷がない場合，血小板数が5,000/μLを下回っても大きな出血は出現しないこともある[5]。血小板数が1万/μL未満の場合には頭蓋内出血のリスクがあるが，まれである[4]。

■偽性血小板減少症

偽性血小板減少症（pseudothrombocytopenia）は，採血管に入っている抗凝固薬EDTAに対する抗体が，採血管内で血小板の凝集を促進した状態である。凝集した血小板は自動血球計数装置で白血球と判定されてしまい，血小板数の減少と誤られる[4,6]。この現象は入院患者の血小板測定の2％に報告されており[6]，重症敗血症，自己免疫疾患，悪性腫瘍や肝疾患の患者に起こりやすい[4]。

　偽性血小板減少症を疑うのは，予期した値よりも血小板数が少ない場合や末梢血塗抹標本で凝集した血小板を認めた場合である。本疾患が疑われたら，次の血小板測定にはクエン酸かヘパリンを抗凝固薬に用いた採血管を用いる。

■重症患者

ICU患者にみられる血小板減少症の主な原因を表19.1に示す。全身性の敗血症はICU患者にみられる血小板減少症の原因として最も多く[7]，マクロファージによる血小板破壊の亢進による[8]。それよりも少ないが生命に危機を及ぼす可能性のより高い血小板減少症の原因として，ヘパリンと血栓性微小血管症（thrombotic microangiopathy）がある。後者には播種性血管内凝固（disseminated intravascular coagulation：DIC），血栓性血小板減少性紫斑病（thrombotic thrombocytopenic purpura：TTP）と，妊娠に関連したHELLP症候群が含まれる。

　抗癌薬のような薬物は骨髄での血小板の産生を抑制して血小板減少症を起こすことがあるが，薬物による血小板減少症の機序として最も多いのは，血小板に交差反応する抗体の産生である[8]。この免疫機序による血小板減少症はヘパリンで最も多くみられ，血小板糖タンパク質IIb/IIIa受容体拮抗薬や抗菌薬（特にリネゾリド，βラクタム系，バンコマイシン）でも少ないながら報告されている。

表 19.1 ICU 患者にみられる血小板減少症の主な原因

非薬物	薬物
●人工心肺 ●播種性血管内凝固（DIC） ●HELLP 症候群 ●溶血性尿毒症症候群 ●HIV 感染 ●大動脈内バルーンパンピング（IABP） ●肝疾患/脾機能亢進 ●大量輸血 ●腎代替療法 ●全身性敗血症[a] ●血栓性血小板減少性紫斑病（TTP）	●抗痙攣薬 　フェニトイン 　バルプロ酸 ●抗菌薬 　β ラクタム系 　リネゾリド 　ST 合剤 　バンコマイシン ●抗癌薬 ●抗血栓薬 　ヘパリン 　IIb/IIIa 受容体拮抗薬 ●H_2 拮抗薬 ●その他 　アミオダロン 　フロセミド 　サイアザイド 　モルヒネ

[a] ICU 患者にみられる血小板減少症の原因として最も多い。〔文献 3, 4, 8, 9 より〕

■ヘパリン起因性血小板減少症

ヘパリンに関連した血小板減少症には 2 つのタイプがある。1 つはヘパリン投与を開始してから数日以内に出現する非免疫反応による軽度の血小板減少症（血小板数は 10 万/μL を下回らない）である。この反応はヘパリンを投与された患者の 10〜30％に起こると報告されており[10]，ヘパリンを中止しなくても自然に改善し，合併症を起こすこともない。2 つ目のタイプの血小板減少症はヘパリン投与開始後 5〜10 日で出現する免疫反応である[10,11]。この反応ははるかにまれであるが（頻度は 1〜3％），はるかに重症である。すなわち，生命を脅かす血栓症（出血ではない）を起こすことがあり，気づかれないままだと致死率は 30％にものぼる[10]。**ヘパリン起因性血小板減少症**（heparin-induced thrombocytopenia：HIT）の名称は後者の免疫性血小板減少症を意味し，その病態が本項で最も重要な内容である。

病因

ヘパリン自体は免疫反応を誘発しないが，血小板上のタンパク質（血小板第 4 因子）と結合して抗原性のある複合体を形成し，それに対する IgG 抗体を生じさせることがある。この抗体が血小板に結合し，強い血小板活性化反応を起こして血栓形成を促進する。この抗体は血管内皮細胞にも結合し，内皮から組織因子を放出させ，それがフィブリン形成を促進し，血栓形成をさらに加速させる。網内系は抗体で覆われた血小板を除去することができ，血栓症の頻度が上昇するのを防いでいる。ヘパリン関連抗体はヘパリンの投与を中止してから通常 3 か月以内に消失する[10]。

リスク因子

HITの最も重要な特徴の1つは，それが**用量依存性の反応ではなく**，血管内カテーテルのヘパリンフラッシュや，ヘパリンでコーティングされた肺動脈カテーテルを用いた際のヘパリンへの曝露によってでさえ起こりうることである[12]。しかし，HITのリスクにはヘパリンの種類が大きく影響しており，**HITのリスクは低分子ヘパリン（low-molecular-weight heparin：LMWH）よりも未分画ヘパリン（unfractionated heparin：UFH）のほうが10倍高い**[11]。また，HITのリスクは患者側の要因によっても異なっており，整形外科手術や心臓外科手術後の患者で最も高く，内科の患者で最も低い[10, 11]。UFHの投与を受けた整形外科手術，心臓外科手術後の患者のHITの発生率は1～5％，内科患者では0.1～1％と報告されている[11]。

臨床症状

HITは，典型的には最初のヘパリン投与から5～10日後に発症するが，過去3か月以内にヘパリンの投与を受けて抗体を保有している患者では24時間以内に発症することもある[11]。血小板数は通常5万/μLから15万/μLの間である。HITでは重篤な血小板減少症（<2万/μL）はまれである[10, 11]。**HITの症例の25%までは，血小板減少症よりも血栓症が早く発症する**[11]。

血栓症：動脈血栓症よりも静脈血栓症のほうが多い。治療を受けていないHIT患者の17～55％に下肢の深部静脈血栓症，肺塞栓症のいずれかもしくは両方が発生したが，四肢虚血や血栓性脳卒中，急性心筋梗塞を起こすような動脈塞栓症は1～3%の患者にしか発生しなかった[11]。ビタミンK拮抗薬（ワルファリンなど）により治療を受けたHIT患者の5～10%に血栓性の静脈閉塞による四肢壊疽が発生すると報告されている。

診断

HIT抗体を検出するために8種類ほどの測定キットが現在使用されている。このうち最もよく使用されているのは，血小板第4因子—ヘパリン複合体に対する抗体のELISA法（enzyme-linked immunosorbent assay）による検出キットである。結果が陰性ならHITの診断を除外できるが，陽性でもHITと確定診断することはできない。というのも，HIT抗体が常に血小板減少症や血栓症を誘発するとは限らないからである[11]。HITの診断には抗体陽性に加えて臨床的にHITを強く疑わせる症状が必要である。

急性期の治療

ヘパリンの投与は直ちに中止する（ヘパリンフラッシュはやめ，ヘパリンコーティングしたカテーテルの抜去も忘れてはならない）。表19.2に示した**直接トロンビン阻害薬のいずれかを用いた抗凝固療法を即座に開始する**。これはまだ血栓症を発症していないHIT症例に対しても行う[11]。血栓症が証明されていなくても強力な抗凝固療法を行うという勧告は，抗凝固療法が遅れるとHITによる血栓症発症の頻度が10倍高くなることを示した研究に基づいている[13]。

アルガトロバン：アルガトロバンはL-アルギニンの合成類縁体で，トロンビンの活性部位に可逆的に結合する。作用発現が速く，表19.2に示した投与法で持続投与される。活性化部分トロ

表 19.2　直接トロンビン阻害薬による抗凝固療法

薬物	投与法	備考
アルガトロバン	2 μg/kg/min 持続静注で開始し，APTT が投与前値の 1.5～3 倍になるように調節する。最大投与量 10 μg/kg/min。肝機能障害の患者では初回投与量を 0.5 μg/kg/min に減量する。	アルガトロバンは肝臓で代謝されるので，腎機能障害の患者に適している。
レピルジン	生命を脅かすような血栓症の場合，0.4 mg/kg ボーラス静注で開始する。持続静注は 0.15 mg/kg/h で開始し，APTT が投与前値の 1.5～3 倍になるように調節する。腎機能障害の患者では，ボーラス静注量を 0.2 mg/kg に減量し，その後，以下のように調節する。 血清クレアチニン（mg/dL）　初回投与量（標準投与量に対する減量率） 　　1.6～2　　　　　　　　　　50% 　　2.1～3　　　　　　　　　　70% 　　3.1～6　　　　　　　　　　85% 　　＞6　　　　　　　　　　　投与不可	レピルジンを再投与すると重篤なアナフィラキシー反応が起こりうるので，治療は 1 回のみとするのが望ましい。

〔文献 10, 11, 14 より〕

ンボプラスチン時間（APTT）が投与前値の 1.5～3 倍となるように投与量を調節する。主に肝臓で代謝されるため，肝機能障害の患者では投与量の調節が必要である。腎不全の場合は投与量の調節が必要ないので，**腎機能障害の患者に適している**[11]。

レピルジン：レピルジン[*1]はヒルジン（ヒルの唾液から見つかった抗凝固薬）の組換え体であり，トロンビンに不可逆的に結合する。レピルジンも持続投与されるが，生命を脅かすような血栓症の場合にはその前にボーラス投与されることもある。治療目標はアルガトロバンと同じである（aPPT を治療前値の 1.5～3 倍にする）。腎臓から排泄されるため，軽度の腎機能障害（血清クレアチニン値 1.5 mg/dL 以上）であっても，表 19.2 に示したような投与量の調節が必要である[14]。腎機能障害の患者にはアルガトロバンを使用すれば投与量の調節は必要ない。最後に重要なことは，レピルジンの 2 回目の使用は生命を脅かすアナフィラキシー反応を起こすことがあるので[11]，レピルジンによる HIT の治療は通常 1 回限りとする。

治療期間：血小板数が 15 万/μL より多くなるまでアルガトロバンかレピルジンによる強力な抗凝固療法を行うことが勧められている[11]。その後，HIT に血栓症がまだ合併していたならば，ワルファリンを用いた長期の抗凝固療法を開始する。しかし，2 つの注意点がある。①ワルファリンは血小板数が 15 万/μL より多くなるまでは開始してはならない。②ワルファリンの開始量は 5 mg を超えてはならない[11]。この注意点は HIT の活動期に**ワルファリン療法を行うことによる四肢壊疽のリスク**（前述）を減らすためである。ワルファリンが完全に抗凝固作用を発揮するまで，トロンビン阻害薬は継続しなければならない。

[*1] 訳注：日本では未承認。

表 19.3 血栓性微小血管症の特徴の比較

所見	DIC	TTP	HELLP
分裂赤血球	あり	あり	あり
血小板数	減少	減少	減少
PT-INR	延長	正常	正常
APTT	延長	正常	正常
フィブリノゲン	低下	正常	正常
血漿 D ダイマー	上昇	正常	正常
肝酵素	さまざま	正常	上昇

〔文献 4 より〕

■血栓性微小血管症

血栓性微小血管症（thrombotic microangiopathy）は，以下のような特徴を呈する病態である。

1. 多臓器機能障害や多臓器不全を合併する全身性の微小血管血栓症
2. 消費性血小板減少症
3. 微小血管に詰まった凝血塊で赤血球が破砕されて起こる微小血管症性溶血性貧血（microangiopathic hemolytic anemia）

これらの特徴は以下の疾患で認められる。

A. 播種性血管内凝固（DIC）
B. 血栓性血小板減少性紫斑病（TTP）
C. HELLP 症候群：溶血（Hemolysis），肝酵素上昇（Elevated Liver enzymes），血小板減少（Low Platelet count）

これら 3 疾患の比較を表 19.3 に示す。

■播種性血管内凝固

播種性血管内凝固（DIC）は，多臓器損傷，重症敗血症や敗血症性ショック，産科救急疾患（羊水塞栓，胎盤早期剥離，子癇，死胎児症候群）などの広範な組織傷害を引き起こす状態によって誘発される二次的病態である。直接の原因は組織因子（tissue factor）の放出であり，それが前述したように血流中の一連の凝固因子を活性化させ，フィブリンの形成を引き起こす。それによって微小血管内血栓が広範に形成され，二次的に血小板と凝固因子が減少して消費性凝固障害（consumptive coagulopathy）が発症する[15]。

臨床症状

DIC では微小血管血栓症のため多臓器不全となることがあり，肺，腎，中枢神経系が侵されることが多い。一方，血小板と凝固因子の減少は出血を引き起こし，特にストレス潰瘍などの以前からあった消化管病変からの出血が多い。DIC では四肢の左右対称性の壊死と斑状出血を伴

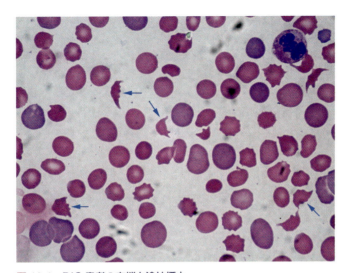

図 19.1　DIC 患者の末梢血塗抹標本
矢印は，断片化した赤血球である分裂赤血球を示す。末梢血塗抹標本でこれを見つけることで，微小血管症性溶血性貧血の存在が証明される。

うことがあり，**電撃性紫斑病**（purpura fulminans）として知られている。この病態は重症敗血症，特に髄膜炎菌による敗血症でよく認められる[7]。

血液学的異常：血小板減少症に加え，DIC では通常（常にではないが）プロトロンビン時間国際標準比（PT-INR）の上昇（プロトロンビン時間の延長）と APTT の延長を伴う。これは血中の凝固因子の消費と枯渇による。血栓形成の亢進は，またフィブリン溶解を起こし，血漿中のフィブリン分解産物（血漿 D ダイマー値）が上昇する。微小血管症性溶血性貧血は，図 19.1 に示したような末梢血塗抹標本での傷ついたり破砕されたりした赤血球の存在で診断される。破砕された赤血球は**分裂赤血球**（schistocyte）として知られており，血栓性微小血管症の特徴である。

治療

全身状態の管理以外には DIC の有効な治療法はない。止血不能な出血に対して，しばしば血小板と凝固因子（血漿製剤）の補充療法が考慮されるが，ほとんど効果がないばかりか，かえって微小血管内血栓形成の「原料を供給する」ことにより，病態をさらに悪化させるおそれがある。多臓器不全を合併した重症 DIC 患者の致死率は 80% 以上である[7, 15]。

■血栓性血小板減少性紫斑病

血栓性血小板減少性紫斑病（TTP）は，微小血管内皮の異常なフォン・ヴィルブランド因子に血小板が結合することで引き起こされる血栓性微小血管症である[4]。非常に重篤な病態で発症後 24 時間以内に致死的となりうる。素因となる病態は存在しないことが多いが，非特異的ウイルス疾患後に発症している症例があるようである。

臨床症状

TTPは特徴的な5つの臨床徴候（発熱，精神状態の変化，急性腎傷害，血小板減少症，微小血管症性溶血性貧血）を呈する。この5徴候すべてが診断のために必要というわけではないが，血小板減少症と微小血管症性溶血性貧血（例えば，末梢血塗抹標本での分裂赤血球の存在）は診断に必須である。TTPは凝固因子が枯渇していない点でDICと異なる。つまりTTPではPT-INR，APTT，フィブリノゲン値は正常である。

治療

血小板輸血は血栓症を悪化させるのでTTPでは禁忌である。**TTPの療には血漿交換が行われる**[16,17]。患者血液から分離装置を用いて血漿を分離して除去し，健康な供血者の血漿を加えて返血する。治療は血漿量の1.5倍量が交換されるまで行い，1日1回，3〜7日間続ける。急性劇症型TTPは治療しなければほぼ全例が死に至る。しかし，血漿交換を早期（発症後48時間以内）に行えば患者の90%は救命可能である[16,17]。

■HELLP症候群

HELLP症候群は，妊娠末期ないし産褥早期に発症する血栓性微小血管症である[18]。約20%が重度の子癇前症を伴い，抗リン脂質抗体症候群を伴うこともある[19]。HELLP症候群の病因は，凝固系と血小板の原因不明の活性化により発生した血栓性微小血管症である。また，同じく原因不明の肝酵素の上昇，特にトランスアミナーゼの上昇が起こる[18]。

臨床症状

その名称のとおり，HELLP症候群は，溶血，血小板減少，肝酵素上昇の3徴で診断される。HELLP症候群はDICと誤診されることがあるが（DICも同じような臨床状況で発症する），凝固因子は枯渇していないためPT-INRとAPTTは通常正常で，この点でDICとHELLP症候群を鑑別できる（表19.3参照）。

　HELLP症候群は産科救急疾患であり，詳細な解説は本書の範囲を越えている。HELLP症候群の詳細に関しては，最近の総説を章末の文献に挙げている[18,19]。

血小板輸血

■血小板製剤

血小板製剤は，複数の供血者からの血小板を集めるか，1人の供血者から成分除去（apheresis）することにより得られる。

複数の供血者からの濃厚血小板

血小板は新鮮全血を遠心分離することで得られ，全血5単位からの（つまり，5人の供血者からの）血小板が集められて保存される。この方法で調製された濃厚血小板は260 mLの血漿中に 38×10^{10} 個の血小板を含み，約 $130 \times 10^9/\mu L$ の血小板濃度に相当する。これは正常な血

中血小板数（150〜400 × 10^3/μL）の 100 万倍の濃度である。血小板は 20〜24℃ で保存され，5 日間保存可能である[*2]。

成分除去による濃厚血小板

成分除去による濃厚血小板は 1 人の供血者から採取したもので，5 人の供血者から集められた濃厚血小板と同じ濃度と容量である。単一の供血者から血小板輸血を行うことで予想される利点は，感染リスクが減ることと血小板による同種免疫反応（alloimmunization；供血者の血小板に対する抗体が産生されること）の頻度が減少することである。しかし，いずれの利点も現在のところ臨床試験では証明されておらず[20]，血小板製剤から白血球を除去した場合，1 人の供血者からの製剤と複数の供血者からの製剤で，血小板による同種免疫反応のリスクに差はない[22]。

白血球除去血小板製剤

供血者の血液に含まれる白血球は，いくつかの副作用の原因とされており，赤血球輸血を行う際には特殊なフィルターを使用することが現在では通常の処置となっている（前章参照）。濃厚血小板にも白血球は含まれており，血小板製剤から白血球を除去することには以下の利点がある[20, 22]。サイトメガロウイルス感染の頻度が低下すること（このウイルスは白血球に感染するため），発熱反応が減ること，そして血小板による同種免疫反応が減ることである。これらの利点から，白血球除去は血小板輸血の際にも通常の処置となりつつある。

■血小板輸血に対する反応

通常の体格の成人で持続する出血がない場合，全血 1 単位からの濃厚血小板は輸血後 1 時間で血小板数を 7,000〜10,000/μL 増加させる[20]。輸血される血小板製剤には平均 5 単位分の血小板が含まれているので，予測される（または理想的）輸血後 1 時間の血小板数の増加は 35,000〜50,000/μL である。この増加は図 19.2 に示すように，24 時間後には約 40％低下する。注意すべきことは，それぞれの血小板製剤で集められる血小板の単位数はいくらか異なっていることである（±1 単位程度）。したがって，もし輸血後に予測される血小板数の増加を正確に知りたければ（通常はその必要はないが），輸血パックに含まれる血小板の単位数を問い合わせる必要がある。

頻回輸血

頻回の輸血を繰り返すと，血小板数の増加の程度は低くなる。このことは図 19.2 に示したが，血小板輸血を 5 回繰り返すと，血小板数の増加は 25％少なくなる[23]。前に述べたように，「血小板輸血不応」と呼ばれるこの現象は，供血者の血小板上の ABO 抗原に対する受血者の抗血小板抗体によるものである。この作用は ABO 型の適合した血小板を輸血することで減弱させることができる。

[*2] 訳注：日本の濃厚血小板–LR は，20〜24℃ で振とうしながら貯蔵し，有効期間は採血後 4 日間である。

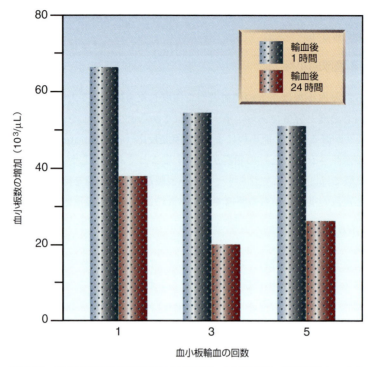

図 19.2 血小板輸血後の経過時間（1 時間後, 24 時間後），輸血回数と，血小板数増加との関係
〔データは文献 4 より〕

■血小板輸血の適応

活動性出血

点状出血や斑状出血以外の出血が見られる場合，血小板輸血により血小板数を 5 万/μL 以上に維持することがすすめられる[21]。頭蓋内出血がある場合は，さらに高い血小板数（>10 万/μL）を維持すべきである[21]。

活動性出血がない場合

正常な血管からは血小板数が 5,000/μL まで減少しても出血はまれであるという報告もあるが[20]，専門家の多くは血小板輸血の開始基準を 5,000/μL まで下げることには賛成していない。点状出血や斑状出血以外の出血がない場合，通常は血小板数が 1 万/μL まで低下すれば予防的血小板輸血を行うことがすすめられる[21]。

手技

凝固異常を合併していない場合，

1. 血小板数が 4 万/μL を上回っていれば，開腹術，開頭術，気管切開術，経皮的肝生検，気管支鏡下生検，内視鏡下生検が実施可能である[20]。
2. 血小板数が 2 万/μL を上回っていれば，腰椎穿刺が実施可能である[20]。

3. 血小板数が 1 万/μL を上回っていれば，中心静脈カテーテル挿入が安全に実施可能である[24,25]。

■副作用

細菌感染

赤血球液は 4°C で冷蔵されるが血小板製剤は室温（22°C）で保存されるため，濃厚血小板には赤血球液よりも細菌が繁殖しやすい。2,000～3,000 パックあたり 1 パックの濃厚血小板に細菌が混入しており，5,000 パックあたり 1 パックが受血者に敗血症を発症させるとされている[16]。現在すべての濃厚血小板で細菌の培養検査を行うことになってはいるが[16]，血小板は 5 日間しか保存できないので，培養結果が出る前に輸血されてしまう。

発熱

非溶血性発熱反応は血小板輸血の 30％に起こると報告されており[26]，これは赤血球輸血で報告されている 0.5％よりもはるかに高い〔表 18.3（☞ 294 ページ）参照〕。この違いには，血小板製剤が複数の供血者からのものであることがある程度関係している可能性がある[*3]。この反応には供血者の白血球に対する抗体が関与しているので，血小板製剤から白血球を除去することが予防に役立つ。

過敏性反応

過敏性反応（蕁麻疹，アナフィラキシー，アナフィラキシーショック）も同様に，赤血球輸血よりも血小板輸血で頻度が高い[20]。これは供血者の血漿タンパク質に対する反応なので，濃厚血小板から血漿を除去することで輸血による過敏性反応のリスクを減らすことができる。

輸血関連急性肺傷害

輸血関連急性肺傷害（transfusion-related acute lung injury：TRALI）については第 18 章で述べた（☞ 295 ページ）。これは急性呼吸促迫症候群（acute respiratory distress syndrome：ARDS）とよく似た炎症性肺傷害である。赤血球輸血で起こることが多いが，血小板輸血でも報告されている[27]。供血者の血液中の抗白血球抗体が受血者の好中球を活性化することが原因と考えられている。TRALI は通常，輸血開始後 6 時間以内に発症し，治療は対症療法である。

血漿製剤

血漿製剤は凝固因子の補充のために使用されるが，約 50％の血漿輸血が不適切であると指摘されている[28]。

■新鮮凍結血漿

血漿は供血者の血液から分離され，採血から 8 時間以内に −18°C で凍結される。この**新鮮凍結**

[*3] 訳注：日本の製剤では 1 人の供血者から採取した血小板が用いられているので，非溶血性発熱反応の頻度は低い。

表 19.4　ワルファリンに関連した出血の管理

1. 10 mg のビタミン K を 10 分かけて静脈内投与
（過敏性反応様の作用を避けるため，1 mg/min 以上の速さで投与しない）
2. 以下に示す方針でプロトロンビン複合体製剤（PCC）を投与し，30 分後に PT-INR を測定

PT-INR	PCC 投与量
2～3.9	35～39 IU/kg
4～6	40～45 IU/kg
＞6	46～50 IU/kg

3. PCC がなければ新鮮凍結血漿を 15 mL/kg 投与
4. 治療の目標は PT-INR 1.5 未満

〔文献 34, 35 より〕

血漿（fresh frozen plasma：FFP）は約 230 mL で 1 年間保存可能である。解凍後は 1～6℃で 5 日間保存可能である[*4]。FFP の主な用途は，大量出血時の救命とワルファリンによる過剰な抗凝固状態からの回復である。

大量出血

第 11 章（☞ 173 ページ）で述べたように，近年では大量出血（24 時間以内に循環血液量に相当する量の出血があること）時にはより積極的に FFP が使用されるようになっており，主にそれは戦場での外傷の治療経験に基づいている。従来は希釈性凝固障害を防ぐために，赤血球液 6 単位あたり 1 単位の FFP を投与していたが，現在では重症外傷患者は凝固障害を合併することが知られており[30]，大量輸血の際には FFP：赤血球液の比を 1：2 ないし 1：3 として投与することで生存率が向上することが証明されている[31, 32]。この方法は**止血蘇生法**（hemostatic resuscitation）と呼ばれており，PT-INR の目標値は 1.5 未満である。
〔注意：国際標準比（international normalized ratio：INR）は，患者のプロトロンビン時間（PT）の国際標準試料の PT に対する比である。すなわち，PT-INR＝患者 PT／標準対照 PT。〕

ワルファリンに関連した出血

ワルファリンによる抗凝固療法中に臨床上重大な出血を起こす頻度は年間 3～12％で，致死的な出血の頻度は 1～3％である[33]。死亡の原因のほとんどは頭蓋内出血である。ワルファリンによる過剰な抗凝固状態に関連した臨床上重大な出血や致死的な出血に対する管理を表 19.4 に示す[34, 35]。ワルファリンはビタミン K 依存性の凝固因子（第 II，VII，IX，X 因子）を阻害して作用を発揮するので，ビタミン K を投与して抗凝固作用の進行をまず止める。次に凝固因子を補充するが，これまで 15 mL/kg の FFP を投与することが行われている。しかし，この目的で FFP を投与することには 2 つの問題がある。それは，PT-INR を正常化させるのに時間がかかることと，輸血される FFP の容量が多く，出血を悪化させるおそれがあることである。これらの問題は，次に述べる血漿製剤を使用することで解決できる。

[*4] 訳注：日本の新鮮凍結血漿-LR は，−20℃以下で貯蔵し，有効期間は採血後 1 年間である。30～37℃で融解後，3 時間以内に使用する。

プロトロンビン複合体製剤：プロトロンビン複合体製剤（prothrombin complex concentrates：PCC)[*5]を表 19.4 に示す投与法で用いれば，少ない輸血容量で速やかに PT-INR を正常化させることができる。PCC には 3 因子製剤と 4 因子製剤があるが（数字は製剤中に含まれているビタミン K 依存性凝固因子の数を示す），3 因子 PCC のみ臨床使用が認可されている。PCC は凍結乾燥された粉末で，すぐ溶解できるので，FFP のように解凍に時間がかからない。FFP では PT-INR を正常化させるのに数時間かかるが，PCC では 30 分以内である[34, 35]。PCC は作用が迅速で輸血容量も少なくて済むので，ワルファリンに関連した出血，特に頭蓋内出血の治療に適している[35]。

■クリオプレシピテート

FFP を 4℃ で解凍すると白い析出物が形成されるが，それにはフィブリノゲン，フォン・ヴィルブランド因子，第 VIII 因子といった低温で不溶となるタンパク質（クリオグロブリン）が多く含まれている。この血漿から分離されたクリオプレシピテート（cryoprecipitate）は，−18℃ で 1 年間保存可能である。容量は 10〜15 mL である。

クリオプレシピテートは 1965 年に血友病の治療のための第 VIII 因子濃縮製剤として導入されたが，現在は遺伝子組換え第 VIII 因子製剤が使われている。クリオプレシピテートが現在 ICU で使われるのは，止血困難な尿毒症性出血と低フィブリノゲン血症の一部の症例に限られている。

尿毒症性出血

腎不全では（急性，慢性のいずれも）血小板がフィブリノゲンとフォン・ヴィルブランド因子（この因子が前述したように血小板血栓を血管内皮に固定する）に結合する機能に異常があり，血小板接着能が障害されている。血清クレアチニン値が 6 mg/dL 以上になると出血時間が延長し，血液透析を行っても 30〜50％ の患者しか出血時間は正常化しない[36]。

腎不全での血小板接着能の障害にどの程度の重要性があるかは不明であるが，上部消化管出血が急性腎傷害による死亡の第 2 位の原因であり[36]，それがこの血小板機能異常が注目される理由である。尿毒症性出血には 2 つの治療薬，デスモプレシンとクリオプレシピテートがある。

デスモプレシン：デスモプレシンはバソプレシンの類縁体で（deamino-D-arginine vasopressin：DDAVP），バソプレシンの血管収縮作用と抗利尿作用をもたないが，フォン・ヴィルブランド因子の血中濃度を上昇させ，75％ の腎不全患者で延長した出血時間を正常化させることができる[36, 37]。推奨投与量は **0.3 μg/kg の静注もしくは皮下注か，30 μg/kg の経鼻スプレー**である[36, 37]。効果は 6〜8 時間しか持続せず，反復投与すると脱感作を起こす。

デスモプレシンは腎不全患者の出血時間を正常化させるが，尿毒症性出血に対する効果は不明である。尿毒症性出血が疑われる場合，経験的にデスモプレシンを 1〜2 回（6〜8 時間空けて）投与する。それでも出血が続く場合は，クリオプレシピテートを投与する（クリオプレシピテートにはフィブリノゲンとフォン・ヴィルブランド因子が多く含まれ，その両者が腎不全

[*5] 訳注：日本では認可されていない。

時の血小板機能異常に関係しているからである）。尿毒症性出血に対するクリオプレシピテートの標準投与量は 10 単位である。

低フィブリノゲン血症

肝不全に伴う静脈瘤からの出血などフィブリノゲン欠乏に関連した出血に対して，クリオプレシピテートはフィブリノゲンの補充のためにも用いられる。1 単位のクリオプレシピテートは約 200 mg のフィブリノゲンを含んでおり，10 単位のクリオプレシピテート（フィブリノゲン 2 g）は平均的な体格の成人で血清フィブリノゲン値を約 70 mg/dL 上昇させる[38]。目標とする血清フィブリノゲン値は 100 mg/dL 以上である。

■副作用

血漿輸血のリスクは，本質的には赤血球輸血や血小板輸血のものと同じである。例外は非溶血性発熱反応で，これは供血者の白血球により起こるので，血漿輸血では起こりえない。

急性溶血性反応

急性溶血性反応は，輸血された血漿中の抗 A，抗 B 抗体が，受血者の赤血球上の A，B 抗原に反応して起こる。血漿輸血の際には交差適合試験は通常行われていないので，急性溶血性反応の報告はなくならない。急性溶血性反応が疑われた際の評価については第 18 章で述べた（☞ 293 ページ）。

感染

血漿輸血での感染のリスクは低い。B 型肝炎の感染リスクは 90 万回の輸血に 1 回であり，C 型肝炎は 3 千万回に 1 回，HIV は 800 万回に 1 回である[39]。細菌感染のリスクはほとんどなく，輸血された白血球により感染するサイトメガロウイルスは，血漿輸血では感染例の報告はない[39]。

過敏性反応

供血者の血漿タンパク質に感作されて起こる過敏性反応（蕁麻疹，アナフィラキシー，アナフィラキシーショック）は，赤血球輸血や血小板輸血よりも頻度が高い。しかし，これらの反応はめったにあるものではなく，英国での報告では，ほぼ 17,000 回の血漿輸血に 1 回の頻度である[39]。

輸血関連急性肺傷害

TRALI は，供血者の血液中の抗白血球抗体によって起こり，赤血球，血小板，血漿輸血の合併症である。血漿輸血後の TRALI の頻度は 6 万単位に 1 回と報告されており[39]，赤血球輸血後の頻度（1 万 2 千単位に 1 回）よりもはるかに低い。TRALI の臨床症状については第 18 章で述べた（☞ 295 ページ）。

おわりに

本章では以下の点を強調しておきたい。

1. 血小板輸血や血漿輸血は活動性出血がない場合にはほとんど適応がない。実際，生命を脅かすような重篤な血小板減少症（HIT，DIC，TTP，HELLP症候群など）の場合でも，主要な問題は血栓症であり出血ではない。
2. 血小板数が1万/μLまで低下したとしても，凝固障害の存在は中心静脈カテーテル挿入の絶対的禁忌とはならない。
3. HITが疑われた場合，カテーテルのフラッシュラインからヘパリンを抜くことと，ヘパリンコーティングしたカテーテルを抜去することを忘れてはならない。
4. ワルファリンによる抗凝固療法に関連した臨床上重大な出血の管理の際，特に出血が頭蓋内の場合，凝固異常の正常化にはプロトロンビン複合体製剤が新鮮凍結血漿よりも優れている。

■ 文献

止血
1. King KE (ed). Overview of hemostasis. In: Blood transfusion therapy: A physician's handbook. 9th ed. Bethesda, MD: American Association of Blood Banks, 2008.
2. Wheeler AP, Rice TW. Coagulopathy in critically ill patients. Part 2 – Soluble clotting factors and hemostatic testing. Chest 2010; 137:185–194.

ICU 患者にみられる血小板減少症
3. Parker RI. Etiology and significance of thrombocytopenia in critically ill patients. Crit Care Clin 2012; 28:399–411.
4. Rice TR, Wheeler RP. Coagulopathy in critically ill patients. Part 1: Platelet disorders. Chest 2009; 136:1622–1630.
5. Slichter SJ, Harker LA. Thrombocytopenia: mechanisms and management of defects in platelet production. Clin Haematol 1978; 7:523–527.
6. Payne BA, Pierre RV. Pseudothrombocytopenia: a laboratory artifact with potentially serious consequences. Mayo Clin Proc 1984; 59:123–125.
7. DeLoughery TG. Critical care clotting catastrophes. Crit Care Clin 2005; 21:531–562.
8. Francois B, Trimoreau F, Vignon P, et al. Thrombocytopenia in the sepsis syndrome: role of hemophagocytosis and macrophage colony-stimulating hormone. Am J Med 1997; 103:114–120.
9. Priziola JL, Smythe MA, Dager WE. Drug-induced thrombocytopenia in critically ill patients. Crit Care Med 2010; 38(Suppl):S145–S154.
10. Shantsila E, Lip GYH, Chong BH. Heparin-induced thrombocytopenia: a contemporary clinical approach to diagnosis and management. Chest 2009; 135:1651–1664.
11. Linkins L-A, Dans AL, Moores LK, et al. Treatment and prevention of heparin-induced thrombocytopenia. Antithrombotic Therapy and Prevention of Thrombosis, 9th ed: American College of Chest Physicians Evidence-Based Clinical Practice Guidelines. Chest 2012; 141(Suppl):495S–530S.
12. Laster J, Silver D. Heparin-coated catheters and heparin-induced thrombocytopenia. J Vasc Surg 1988; 7:667–672.
13. Greinacher A, Eichler P, Lubenow N, et al. Heparin-induced thrombocytopenia with thromboembolic complications: a meta-analysis of 2 prospective trials to assess the value of parenteral treatment with lepirudin and its therapeutic aPTT range. Blood 2000; 96:846–851.
14. Lepirudin drug monograph. In McEvoy GK, ed. AHFS Drug Information, 2012. Bethesda, MD: American Society of Health System Pharmacists, 2012:1476–1478.
15. Senno SL, Pechet L, Bick RL. Disseminated intravascular coagulation (DIC). Pathophysiology, laboratory diagnosis, and management. J Intensive Care Med 2000; 15:144–158.
16. Rock GA, Shumack KH, Buskard NA, et al. Comparison of plasma exchange with plasma infusion in the treatment of thrombotic thrombocytopenia purpura. N Engl J Med 1991; 325:393–397.
17. Hayward CP, Sutton DMC, Carter WH Jr, et al. Treatment outcomes in patients with adult thrombotic thrombocytopenic purpura-hemolytic uremic syndrome. Arch Intern Med 1994; 154:982–987.
18. Kirkpatrick CA. The HELLP syndrome. Acta Clin Belg 2010; 65:91–97.

19. Di Prima FAF, Valenti O, Hyseni E, et al. Antiphospholipid syndrome during pregnancy: the state of the art. J Prenat Med 2011; 5:41–53.

血小板輸血

20. Slichter SJ. Platelet transfusion therapy. Hematol Oncol Clin N Am 2007; 21:697–729.
21. Slichter SJ. Evidence-based platelet transfusion guidelines. Hematol 2007; 2007:172–178.
22. The Trial to Reduce Alloimmunization to Patients Study Group. Leukocyte reduction and ultraviolet B irradiation of platelets to prevent alloimmunization and refractoriness to platelet transfusions. N Engl J Med 1997; 337:1861–1869.
23. Slichter SJ, Davis K, Enright H, et al. Factors affecting post-transfusion platelet increments, platelet refractoriness, and platelet transfusion intervals in thrombocytopenic patients. Blood 2005; 105:4106–4114.
24. Doerfler ME, Kaufman B, Goldenberg AS. Central venous catheter placement in patients with disorders of hemostasis. Chest 1996; 110:185–188.
25. DeLoughery TG, Liebler JM, Simonds V, et al. Invasive line placement in critically ill patients: Do hemostatic defects matter? Transfusion 1996; 36:827–831.
26. Gelinas J-P, Stoddart LV, Snyder EL. Thrombocytopenia and critical care medicine. J Intensive Care Med 2001; 16:1–21.
27. Sayah DM. Looney MR, Toy P. Transfusion reactions. Newer concepts on the pathophysiology, incidence, treatment, and prevention of transfusion-related acute lung injury. Crit Care Clin 2012; 28:363–372.

血漿製剤

28. Lauzier F, Cook D, Griffith L, et al. Fresh frozen plasma transfusion in critically ill patients. Crit Care Med 2007; 35:1655–1659.
29. Roback JD, Caldwell S, Carson J, et al. Evidence-based practice guidelines for plasma transfusion. Transfusion 2010; 50:1227–1239.
30. Brohi K, Singh J, Heron M, Coats T. Acute traumatic coagulopathy. J Trauma 2003; 54:1127–1130.
31. Beekley AC. Damage control resuscitation: a sensible approach to the exsanguinating surgical patient. Crit Care Med 2008; 36:S267–S274.
32. Magnotti LJ, Zarzaur BL, Fischer PE, et al. Improved survival after hemostatic resuscitation: does the emperor have no clothes? J Trauma 2011; 70:97–102.
33. Landefeld CS, Goldman L. Major bleeding in outpatients treated with warfarin: incidence and prediction by factors known at the start of outpatient therapy. Ann Intern Med 1989; 87:144–152.
34. Zareh M, Davis A, Henderson S. Reversal of warfarin-induced hemorrhage in the emergency department. West J Emerg Med 2011; 12:386–392.
35. Imberti D, Barillari G, Biasioli C, et al. Emergency reversal of anticoagulation with a three-factor prothrombin complex concentrate in patients with intracerebral hemorrhage. Blood Transfus 2011; 9:148–155.
36. Salman S. Uremic bleeding: pathophysiology, diagnosis, and management. Hosp Physician 2001; 37:45–76.
37. Mannucci PM. Desmopressin (DDAVP) in the treatment of bleeding disorders. The first 20 years. Blood 1997; 90:2515–2521.
38. Callum JL, Karkouti K, Lin Y. Cryoprecipitate: the current state of knowledge. Transfus Med Rev 2009; 23:177–184.
39. MacLennan S, Williamson LM. Risks of fresh frozen plasma and platelets. J Trauma 2006; 60(6 Suppl):S46–50.

Section VII

急性呼吸不全

自分の必要に応じて，そして生き延びるために呼吸している。
Ayn Rand『水源（*The Fountainhead*）』（1943年）

Chapter 20

低酸素血症と高二酸化炭素症

> 呼吸とは，このように実にゆっくりとした燃焼の過程であるが，
> それ以外の点では炭の燃焼となんら変わりない。
> Antoine Lavoisier

酸素を代謝にとっての基本的な元素として同定し，好気性代謝は，基本的には酸素が有機燃料と反応し，副産物としての二酸化炭素を産生するという燃焼反応であると，最初に発見したのは18世紀のフランスの科学者アントワーヌ・ラヴォアジエ（Antoine Lavoisier）であった（愚かにも1794年にアントワーヌ・ラヴォアジエが斬首されたことは，数多くあるフランス革命の悲劇の1つであった）。酸素を供給し，二酸化炭素を排泄するのが肺の役割である。本章では，肺がこの役割をどのように果たしているのかを述べ，肺の異常がどのようにして動脈血における酸素欠乏（低酸素血症）と二酸化炭素の蓄積（高二酸化炭素症）を引き起こすのかを述べる。そして本章の最後に，個々の患者における低酸素血症と高二酸化炭素症の評価に対する生理学的アプローチを示す。

肺ガス交換

肺におけるガス交換の効率は，肺胞換気と肺毛細管血流とのバランスで規定されている[1~4]。このバランスは一般的には，換気血流比で表される。肺ガス交換に対する換気血流比の影響は，図20.1に示すような肺胞–毛細管単位を用いて示される。図の上段は換気と血流の完全なマッチ，換気血流比＝1を示している。これがガス交換の異常パターンを定義する際の基準となっている。

■死腔換気

換気血流比が1を超えること（図20.1中段）は，肺毛細管血流に対して換気が相対的に過剰である状態を示す。この過剰な換気は，血液とのガス交換に関係しない**死腔換気**（dead space ventilation）とされている。死腔換気には，咽頭における解剖学的死腔の80％を占めるが毛細管血と接触しない誘導気管支内のガスである**解剖学的死腔**と，毛細管血と完全には平衡になっていない肺胞ガスである**生理学的死腔**がある。健常人では死腔換気（V_D）は，全換気量（V_T）の20～30％を占めている[1,3]。すなわち，$V_D/V_T = 0.2～0.3$となる。

病態生理

死腔換気が増加するのは，以下の状況である。

1. 肺胞–毛細管領域の破綻（例：肺気腫）

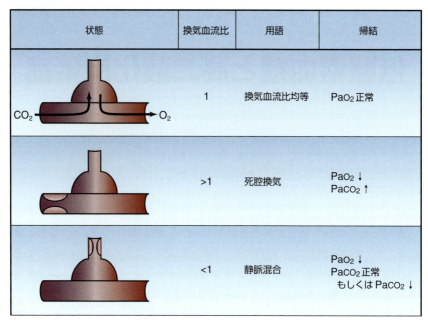

図 20.1 換気血流比関係と関連する血液ガス異常

2. 血流の低下（例：低心拍出量）
3. 肺胞の過伸展（例：陽圧換気中）

動脈血ガス：V_D/V_T の 0.3 を超える上昇は，息をこらえたときに起こるのと同じように低酸素血症〔動脈血酸素分圧（PaO_2）の低下〕と高二酸化炭素症〔動脈血二酸化炭素分圧（$PaCO_2$）の上昇〕の両方を引き起こす。高二酸化炭素症は通常，V_D/V_T が 0.5 を超えたときに生じる[5]。

■肺内シャント

換気血流比が 1 未満になる（図 20.1 下段）のは，肺毛細管血流が換気に対して相対的に過剰な場合に起こる。この過剰血流は肺ガス交換に関与しない**肺内シャント**（intrapulmonary shunt）として知られている。肺内シャントには 2 タイプある。**真のシャント**（true shunt）は，毛細管血と肺胞ガス間のガス交換がまったくないこと（換気血流比 = 0）を意味し，心臓の解剖学的な右–左シャントがこれにあたる。**静脈血混合**（venous admixture）とは，毛細管血流が肺胞ガスと完全には平衡でない状態をいう（0 < 換気血流比 < 1）。静脈血混合が増加すると換気血流比は低下し，ついには真のシャント（換気血流比 = 0）となる。

　肺内シャントに相当する心拍出量の割合を**シャント率**（shunt fraction）という。健常人では，肺内シャント流量（Qs）は総心拍出量（Qt）の 10%未満である。そのため，シャント率（Qs/Qt）は 10%より低い[1,2,4]。

病態生理

肺内シャント率は，以下の状況で上昇する。

第 20 章 低酸素血症と高二酸化炭素症

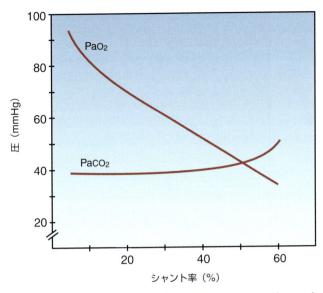

図 20.2 動脈血酸素分圧（PaO_2）と動脈血二酸化炭素分圧（$PaCO_2$）に対するシャント率の影響〔文献 4 より〕

1. 末梢気道の閉塞（例：喘息）
2. 肺胞に液体が充満（例：肺水腫，肺炎）
3. 肺胞虚脱（例：無気肺）
4. 毛細管血流が過剰（例：肺塞栓症で塞栓のない肺の領域）

動脈血ガス：PaO_2 と $PaCO_2$ に対するシャントの影響を図 20.2 に示す。PaO_2 はシャント率の増加とともに低下するが，$PaCO_2$ はシャント率が 50％を超えるまでは一定である[4]。肺内シャント率が上昇している患者では，疾患あるいは肺内シャント率上昇に伴う低酸素血症により引き起こされる過換気のため，$PaCO_2$ は正常以下であることがしばしばある。

吸入酸素

吸入酸素濃度（FIO_2）の PaO_2 に対する影響もシャント率が決定している。このことを図 20.3 に示す[4]。肺内シャントが 10％から 50％に上昇すると，FIO_2 の上昇に応じた PaO_2 の上昇は起こりにくくなる。シャント率が 50％を超えると，PaO_2 は FIO_2 の変化には依存しなくなり，真のシャント（解剖学的シャント）に近いものになる。これは，急性呼吸促迫症候群のようなシャント率の高い病態では，動脈血の酸素化をそれほど悪化させることなく FIO_2 を毒性のない濃度（60％未満）まで下げられることを意味している。これは肺の酸素中毒を防ぐ有効な手技である。

ガス交換の測定

死腔換気率（V_D/V_T）は呼気の二酸化炭素分圧（$PECO_2$）と毛細管終末（動脈）血の PCO_2 の差から計算できる。正常肺では毛細管血は肺胞気と十分に平衡に達しており，$PECO_2$ は $PaCO_2$ に等しい。V_D/V_T が上昇すると，$PaCO_2$ に比べて $PECO_2$ がより低下する。以下に示すボーアの方程式〔量子力学の創始者の 1 人であるニールス・ボーア（Neils Bohr）の父親であるク

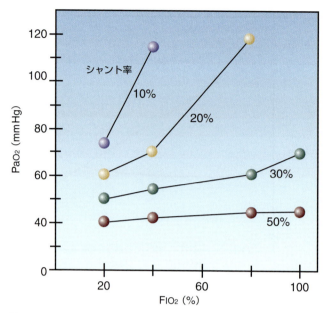

図20.3　吸入気酸素濃度（F_{IO_2}）と動脈血酸素分圧（PaO_2）との関係に対するシャント率の影響〔文献4より〕

リスチャン・ボーア（Christian Bohr）により導かれた〕は，この理論に基づいている。

$$V_D/V_T = \frac{PaCO_2 - P_{ECO_2}}{PaCO_2} \tag{20.1}$$

$PaCO_2$に比べてP_{ECO_2}がより低下するため，計算上のV_D/V_Tは上昇する。P_{ECO_2}は呼気ガスの無作為サンプルで測定（平均呼気PCO_2）し，呼気終末（呼気終末PCO_2）では測定しない。

■肺内シャント率

肺内シャント率（Q_s/Q_t）は動脈血酸素含量（CaO_2），混合静脈血酸素含量（$C\bar{v}O_2$），肺毛細管血酸素含量（CcO_2）の関係から導かれる。

$$Q_s/Q_t = \frac{CcO_2 - CaO_2}{CcO_2 - C\bar{v}O_2} \tag{20.2}$$

この方程式の問題点は，CcO_2を直接測定できないことである。そのため，シャント率の計算には100％酸素吸入が推奨される（肺毛細管血酸素飽和度を100％にするため）。しかし，この状況で測定される肺内シャント率は真のシャントだけに限られる。

■肺胞気−動脈血酸素分圧較差（A-a PO_2）

肺胞気と動脈血の酸素分圧の較差（$PAO_2 - PaO_2$：A-a PO_2）は換気血流比不均等の間接測定値である[5〜7]。A-a PO_2は以下に示す肺胞気式で規定される。

$$PAO_2 = PIO_2 - (PaCO_2/RQ) \tag{20.3}$$

表 20.1 動脈血ガス正常値

年齢（歳）	PaO_2 (mmHg)	$PaCO_2$ (mmHg)	A-a PO_2 (mmHg)
20	84〜95	33〜47	4〜17
30	81〜92	34〜47	7〜21
40	78〜90	34〜47	10〜24
50	75〜87	34〜47	14〜27
60	72〜84	34〜47	17〜31
70	70〜81	34〜47	21〜34
80	67〜79	34〜47	25〜38

各値は海抜 0 m での大気呼吸に相当する。
〔Intermountain Thoracic Society Manual of Uniform Laboratory Procedures. Salt Lake City, 1984; 44–45 より〕

この式は，肺胞気酸素分圧（P_{AO_2}），吸入気酸素分圧（P_{IO_2}），動脈血二酸化炭素分圧（$PaCO_2$）と呼吸商（RQ）の関係を示している。RQ は肺胞–毛細管境界面における酸素と二酸化炭素のガス交換速度の比，すなわち RQ = VCO_2/VO_2 である。P_{IO_2} は，F_{IO_2}，大気圧（P_B）および加湿ガスにおける水蒸気圧（P_{H_2O}）で規定される。

$$P_{IO_2} = F_{IO_2}(P_B - P_{H_2O}) \tag{20.4}$$

式 (20.3) と式 (20.4) を連立させて，A-a PO_2 は以下のように計算される。

$$\text{A-a } PO_2 = [F_{IO_2}(P_B - P_{H_2O}) - (PaCO_2/RQ)] - PaO_2 \tag{20.5}$$

海抜 0 m で大気呼吸する健常人において，F_{IO_2} 0.21，P_B 760 mmHg，P_{H_2O} 47 mmHg，PaO_2 90 mmHg，$PaCO_2$ 40 mmHg，RQ 0.8 とすると，以下のようになる。

$$\text{A-a } PO_2 = [0.21(760 - 47) - (40/0.8)] - 90 = 10 \text{ mmHg} \tag{20.6}$$

A-a PO_2 は年齢や F_{IO_2} で変化するので，これは正常の A-a PO_2 というよりも，むしろ理想的 A-a PO_2 を表している。

年齢による影響

表 20.1 に示すように，正常の A-a PO_2 は加齢とともに徐々に増加する[6]。ICU の成人患者の多くが 40 歳代以上だと仮定すると，成人 ICU 患者での正常な A-a PO_2 は，大気呼吸下で高くても 25 mmHg であろう。しかし，ICU で大気呼吸下の患者はほとんどおらず，吸入気には酸素が付加されるので，A-a PO_2 はさらに増加する（次項参照）。

吸入酸素の影響

図 20.4 に A-a PO_2 に対する吸入酸素の影響を示す[7]。F_{IO_2} が 21%（大気）から 100% まで増加すると，A-a PO_2 は 15 mmHg から 60 mmHg まで増加する。この関係に従えば，正常な A-a PO_2 は，F_{IO_2} が 10% 増加するごとに 5〜7 mmHg 増加することになる。これは肺において局所的な低酸素性肺血管収縮が失われることが原因と推測される。換気の不十分な肺領域での低酸素性肺血管収縮により血液は，より十分に換気されている肺領域に送り込まれ，正常な換気

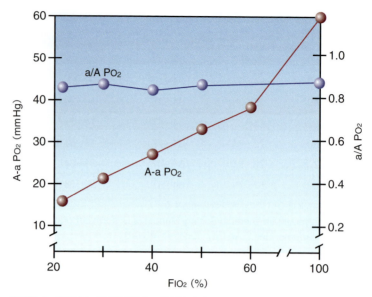

図 20.4 健常人における肺胞気−動脈血酸素分圧較差（A-a PO_2）と動脈血/肺胞気酸素分圧比（a/A PO_2）に対する吸入酸素濃度（FIO_2）の影響
〔文献 7 より〕

血流比が維持されることになる。酸素投与下の呼吸中に低酸素性肺血管収縮が消失すると，換気の不十分な肺領域の血流は維持され，このことで肺内シャント率は上昇し，A-a PO_2 が増加する。

　鼻カニューレや"open"フェイスマスクで酸素が投与されている場合には，FIO_2 を正確に評価することは難しい〔第 22 章（☞ 347 ページ）参照〕。このため酸素投与下で評価した A-a PO_2 の精度は限定的である。

陽圧人工呼吸

陽圧人工呼吸では気道内圧は大気圧以上に上昇するので，人工呼吸依存患者で A-a PO_2 を決定する際には，大気圧に平均気道内圧を加える必要がある[8]。式（20.6）に示した例では，30 cmH_2O の平均気道内圧で A-a PO_2 は 10〜16 mmHg 増加するだろう（60％の増加）。このため，人工呼吸中の気道の陽圧の影響を無視すると，ガス交換異常の程度を過小評価することになる。

■動脈血/肺胞気酸素分圧比（a/A PO_2）

A-a PO_2 とは異なり，動脈血/肺胞気酸素分圧比（a/A PO_2）は FIO_2 の影響を受けにくい。これを図 20.4 に示す。a/A PO_2 が FIO_2 に依存していないことは以下の式で説明できる。

$$a/A\ PO_2 = 1 - \frac{A\text{-}a\ PO_2}{PAO_2} \tag{20.7}$$

　式の分子にも分母にも PAO_2 があるので，PAO_2 に対する FIO_2 の影響は排除される。このように，a/A PO_2 は A-a PO_2 に対する FIO_2 の影響を取り除く数学的な操作である。空気呼吸下での正常な a/A PO_2 は 0.74〜0.77 で，100％酸素呼吸下では 0.80〜0.82 である[7]。

表 20.2 血液ガス値の自然変動

変化	PaO_2	$PaCO_2$
平均	13 mmHg	2.5 mmHg
95 パーセンタイル値	±18 mmHg	±4 mmHg
範囲	2〜37 mmHg	0〜12 mmHg

臨床的に安定している人工呼吸管理中の外傷患者 26 人における 1 時間での変動を示す。〔文献 10 より〕

■動脈血酸素分圧/吸入酸素濃度比（PaO_2/FIO_2）

PaO_2/FIO_2 はシャント率の間接的な評価として用いられている。以下の相関が報告されている[9]。

PaO_2/FIO_2	肺内シャント率（Qs/Qt）
<200	>20%
>200	<20%

PaO_2/FIO_2 の最大の制約は，鼻カニューレや"open"フェイスマスクを介して酸素投与がなされているときに FIO_2 を正確に評価できない〔第 22 章（☞ 347 ページ）参照〕ことである（A-a PO_2 にも同じ制約があることは前述した）。

■血液ガスの変動性

PaO_2 と $PaCO_2$ は患者の臨床状態が変化しなくとも自然に変化しうる。臨床的に安定している外傷患者群における 1 時間での PaO_2 と $PaCO_2$ の自然変動を表 20.2 に示す[10]。PaO_2 が 37 mmHg も変化し，他方，$PaCO_2$ は 12 mmHg しか変化しないことに注目してほしい。この変動性は内科的 ICU 患者でも認められている[11]。この自然な変動性のために，ルーチンの動脈血ガスモニタリングにより判断を誤ることがある。

低酸素血症

表 20.1 に示す患者の年齢で期待される値未満の PaO_2 であれば，低酸素血症と定義できる。だが，PaO_2 が 60 mmHg 未満（もしくは動脈血酸素飽和度が 90% 未満）に低下するまでは，低酸素血症の危険信号ではない。低酸素血症の原因は，障害されている生理学的なプロセスに基づいて 3 つの範疇に分けられる[12, 13]。

表 20.3 に示すように，各障害は，A-a PO_2 と混合静脈血酸素分圧（$P\bar{v}O_2$）の両者もしくは $P\bar{v}O_2$ により鑑別される。

■低換気

息こらえと同じように，肺胞低換気は低酸素血症と高二酸化炭素症の両方を引き起こす。肺における換気血流比不均等がないので，A-a PO_2 は増加しない。表 20.4 に肺胞低換気のよくあ

表 20.3　低酸素血症の原因

原因	A-a P_{O_2}	$P\bar{v}_{O_2}$
低換気	正常	正常
換気血流比不均等	増加	正常
D_{O_2}/V_{O_2} 不均等	増加	減少

表 20.4　ICU での肺胞低換気

脳幹呼吸抑制
1. 薬物（例：オピオイド）
2. 肥満-低換気症候群

末梢神経症
1. 重症多発性末梢神経障害
2. ギラン-バレー（Guillan-Barré）症候群

筋力低下
1. 重症筋障害
2. 低リン酸血症
3. 重症筋無力症

る原因を挙げる。ICU における低換気症例のほとんどは，薬物性呼吸抑制もしくは神経筋低下の結果である。肥満に関連した低換気〔ピックウィック（Pickwickian）症候群〕も考慮すべき原因の 1 つであり，これは病的肥満患者（BMI >35 kg/m^2）の 1/3 に認められる[14]。

呼吸筋力低下

ICU での呼吸筋力低下の多くは，特発性多発神経障害と ICU 患者，特に敗血症，人工呼吸遷延患者や神経筋麻痺が遷延した患者に特異的な筋障害の結果として生じる[15]。呼吸筋力低下の標準的な評価法は**最大吸気圧**（maximum inspiratory pressure：PI_{max}）の測定である。これは弁の閉鎖に対する最大吸気努力中に記録される最大圧である。正常な PI_{max} は年齢と性により変化するが，健常成人の多くでは最低 80 cmH$_2$O の陰圧が生じる[16]。PI_{max} が -25 cmH$_2$O を超えない場合は呼吸筋不全の証拠であると考えられる[17]〔ICU における神経筋低下症候群の詳細は，第 45 章（☞ 668 ページ）参照〕。

■換気血流比不均等

低酸素血症の症例の多くは肺における換気血流比不均等の結果である。実際にはどの肺疾患でもこの範疇に分類できるが，ICU でよく見受けられるのは，肺炎，炎症性肺傷害（急性呼吸促迫症候群），閉塞性肺疾患，静水圧肺水腫と肺塞栓症である。これらの病態では A-a P_{O_2} は増加することが多いが，気道の閉塞が重度の患者（低換気のようにみえる）では A-a P_{O_2} の増加はわずかである。

第20章　低酸素血症と高二酸化炭素症

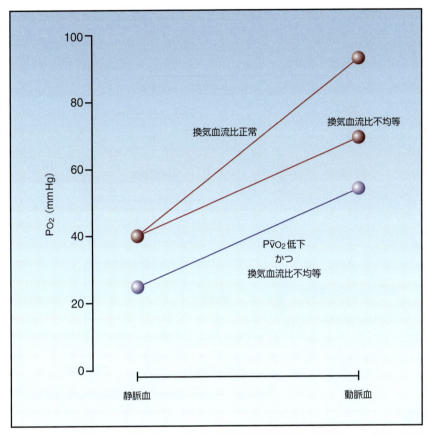

図20.5　血液が静脈から動脈へ動いたときに換気血流比不均等が酸素分圧（P_{O_2}）に与える影響と，さらに混合静脈血酸素分圧（$P\bar{v}_{O_2}$）低下が加わった際の影響

■酸素供給量/酸素摂取量（D_{O_2}/V_{O_2}）不均等

第10章（☞140ページ）で述べたように，酸素供給量（D_{O_2}）は通常，毛細管血からの酸素除去が増えることに伴って減少し，これにより組織への酸素摂取量（V_{O_2}）が一定に維持される。毛細管血からの酸素摂取が増加することで，静脈血のP_{O_2}の低下が引き起こされ，これが以下に述べるように動脈血酸素飽和度に悪影響をもたらす。

混合静脈血酸素分圧

動脈血中の酸素は，混合静脈血（肺静脈）と肺胞気からプラスされる酸素の合計である。ガス交換が正常なときには，$P_{A_{O_2}}$が$P_{a_{O_2}}$の主要な決定因子である。しかし，ガス交換が障害されている時には，$P_{A_{O_2}}$の関与は少なくなり，逆に$P\bar{v}_{O_2}$の関与が大きくなる[18]。ガス交換の障害が大きければ大きいほど，$P_{a_{O_2}}$に対する$P\bar{v}_{O_2}$の影響は大きくなる（肺でガス交換がないとしたら，$P\bar{v}_{O_2}$が$P_{a_{O_2}}$を規定する唯一のものになる）。

図20.5はガス交換が障害されているときの$P_{a_{O_2}}$に対する$P\bar{v}_{O_2}$の影響を示している。グラフ中の曲線は肺を介して血液が静脈から動脈へ動いたときの酸素分圧を示している。各曲線の傾きは肺におけるガス交換の効率を反映している。曲線の傾きが緩いので（肺でのガス交換障害を示唆している），換気血流比不均等を示す曲線は$P_{a_{O_2}}$で低値を示すことに注意を要する。

第 VII 部　急性呼吸不全

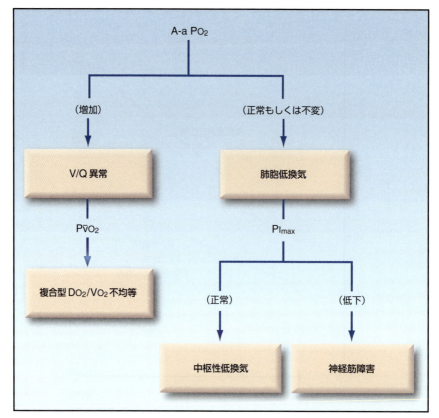

図 20.6　低酸素血症評価のフローチャート

この曲線が始まる $P\bar{v}O_2$ が低値だとすると，曲線は下方に動き，PaO_2 はさらに低くなる。これは，換気血流比不均等により生じる低酸素血症を $P\bar{v}O_2$ の低下がいかに増悪させるかを示している。また換気血流比不均等がある場合は，低酸素血症を評価する際に $P\bar{v}O_2$ が重要であることも示している。

DO_2，VO_2 と $P\bar{v}O_2$ の関係は，以下のように表される（k は比例定数）。

$$P\bar{v}O_2 = k \times (DO_2/VO_2) \tag{20.8}$$

それゆえ，DO_2 が減少する状況（例：低心拍出量，貧血）あるいは VO_2 が増加する状況（例：代謝亢進）では，$P\bar{v}O_2$ が低下し，肺でのガス交換異常で生じる低酸素血症が増悪しうる。

■診断的評価

低酸素血症の評価は図 20.6 のフローチャートに従って進めることができる。この方法では，$A\text{-}a\,PO_2$，$P\bar{v}O_2$ と PI_{max} の3つの計測値を使う。肺動脈カテーテルが留置されていない場合には，上大静脈血中の酸素分圧（$PcvO_2$）を $P\bar{v}O_2$ として用いる。

この方法の第 1 段階では，$A\text{-}a\,PO_2$ も算出する。年齢と FIO_2 で補正したのちに，$A\text{-}a\,PO_2$ は以下のように解釈されうる。

1. A-a PO_2 が正常なら，心肺障害よりもむしろ低換気が示唆される。この状況では，最も可能性があるのは薬剤性呼吸抑制と神経筋脱力である。後者の状態は，先に述べたように PI_{max} の測定により明らかになることがある。
2. A-a PO_2 が増加していれば，換気血流比不均等（心肺障害）と DO_2/VO_2 不均等（例：心拍出量減少）が示唆される。$P\bar{v}O_2$（あるいは $PcvO_2$）が，DO_2/VO_2 不均等の同定に役に立つだろう。
    a. $P\bar{v}O_2$ が 40 mmHg 以上ならば，問題は肺における換気血流比不均等だけである。
    b. $P\bar{v}O_2$ が 40 mmHg 未満なら，肺での換気血流比不均等により生じる低酸素血症が加わった DO_2/VO_2 不均等がある。この不均等の原因は，DO_2 低下（貧血や低心拍出量による）または VO_2 増加（代謝亢進による）のどちらかである。

■偽性低酸素血症

偽性低酸素血症はまれに報告される現象で，（パルスオキシメトリで測定される）循環血液では低酸素血症がないのに，動脈血サンプル中では低酸素血症がみられるのが特徴である[19]。この現象は，著明な白血球増加（白血球 >100,000/μL）あるいは血小板増加（血小板数 >1,000,000/μL）を示す血液悪性疾患患者にのみ起こる。血液サンプル中の PO_2 低下は，**白血球の窃盗**（leukocyte larceny）[20] といわれてきた現象で，活性化された白血球による酸素消費によるものである。しかし，これはなぜ重度の血小板増加も偽性低酸素血症を引き起こすのかを説明するものではない。血小板は，活性化白血球のように酸素を多く消費するものではないからである。偽性低酸素血症を防ぐ手立てはない（血液サンプルの急速冷却の結果は一定しない）。したがって，この現象に注意を払うとともに，*in vitro* での PO_2 測定結果を検証するパルスオキシメトリの価値を認識することが重要である〔パルスオキシメトリについては，次章（☞ 333 ページ）で述べる〕。

高二酸化炭素症

高二酸化炭素症は，代謝性アルカローシスの代償以外の原因で $PaCO_2$ が 46 mmHg を超えた状態と定義されている[21]。高二酸化炭素症の原因は，以下の関係において $PaCO_2$ の決定因子を考えることで同定できる。ここでは，二酸化炭素産生量（VCO_2）は生体での二酸化炭素産生の割合，V_A は肺胞換気量，k は比例定数である[1]。

$$PaCO_2 = k \times \frac{VCO_2}{V_A} \tag{20.9}$$

肺胞換気量は分時換気量（V_E）の一部で，死腔換気（V_D/V_T）ではない。すなわち，$V_A = V_E(1 - V_D/V_T)$ となる。そのため，式 (20.9) は以下のようにも表される。

$$PaCO_2 = k \times \frac{VCO_2}{V_E(1 - V_D/V_T)} \tag{20.10}$$

この式で高二酸化炭素症の主な3つの原因が同定できる。①VCO_2 の増加，②低換気（$1/V_E$），③死腔換気の増加（V_D/V_T の増加）である。

■低換気

低換気については,「低酸素血症」の項で概説した。表20.4に低換気のよくある原因を示した。ICU患者では低酸素血症はよくみられる。高二酸化炭素症は神経筋力低下や薬物性呼吸抑制による低換気の最初の徴候となることがよくある。肥満低換気症候群においてもこれは同様で,覚醒時の高二酸化炭素症が低換気の最初の徴候である。他方,神経筋障害では高二酸化炭素症は比較的晩期の徴候であり,PI_{max}(前述済)が正常の50%未満になるまで高二酸化炭素症は現れない[17]。

■換気血流比不均等

前述したように,肺内シャントの増加が晩期に至るまで,高二酸化炭素症は顕著にならない(これが,肺水腫や他の浸潤性肺病変では相当進行しないと高二酸化炭素症が現れない理由である)。高二酸化炭素症は,肺胞毛細管境界が壊れる重症肺気腫などで生じるような死腔換気増大でより顕著である。通常,死腔換気が総換気量の50%を超えると(V_D/V_T >0.5),$PaCO_2$ は上昇し始める。

■CO_2 産生量増加

CO_2 産生量の増加は通常,酸化的代謝(好気性代謝)に関係しているが,非代謝性 CO_2 産生は,細胞外の酸が水素イオンを産生し,それが重炭酸イオンと結合して CO_2 が生じる場合に起こりうる。原因は何であれ,CO_2 産生量の増加は分時換気量の増加を伴い,余分な CO_2 を排泄し,$PaCO_2$ を一定に維持する。このため通常では,過剰な CO_2 産生は高二酸化炭素症を引き起こさない。しかし,CO_2 排泄が障害されると,CO_2 産生量増加が $PaCO_2$ の上昇を引き起こす可能性がある。それゆえ,CO_2 排泄能が障害された場合のみ,CO_2 産生量増加が高二酸化炭素症増悪の重要な因子となる。

栄養過剰

栄養過剰,すなわち1日の必要量以上にカロリーを摂取することは,重症肺疾患や急性呼吸不全の患者では高二酸化炭素症の原因とされる[22]。栄養に関連する高二酸化炭素症は人工呼吸器依存患者で多く生じ,人工呼吸器からの離脱が遅れる。炭水化物の酸化的代謝は脂肪やタンパク質といった他の栄養基質よりも CO_2 をより多く産生するので,炭水化物の過剰摂取は特に問題である。第47章(☞ 691ページ)で詳述する。

■診断的評価

ベッドサイドでの高二酸化炭素症の評価について図20.7に示す。高二酸化炭素症の評価は,低酸素血症と同様に A-a PO_2 から始まる[23]。A-a PO_2 が正常もしくは変化していなければ,低酸素血症の評価で述べたように肺胞低換気が問題であることが示唆される。A-a PO_2 の増大は,死腔換気の増加での換気血流比不均等を示唆するが,CO_2 産生量の増加を伴う場合と伴わない

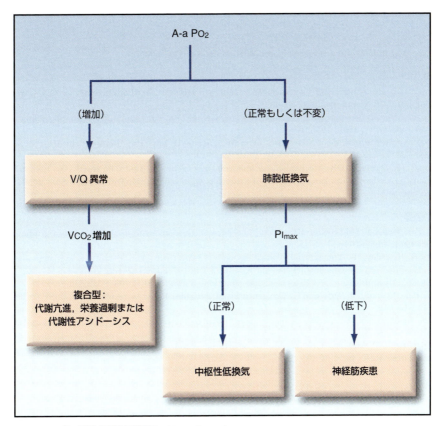

図 20.7 高二酸化炭素症評価のフローチャート

場合がある。

CO_2 産生量の計測

CO_2 産生量（V_{CO_2}）の割合は，通常は栄養評価に用いられる特殊な代謝カートを用いてベッドサイドで計測される。これらの機器は赤外線を利用したもの〔第 21 章（☞ 333 ページ）で述べる呼気終末二酸化炭素モニターと類似〕で，呼気中の CO_2 を計測でき，1 分間あたりの CO_2 排泄量を測定することができる。定常状態では，この CO_2 排泄量は V_{CO_2} に等しい。V_{CO_2} の正常値は 90〜130 L/min/m^2 で，V_{O_2} のおおよそ 80% である。前述したように，V_{CO_2} の増加は全身性の代謝亢進，栄養過剰（カロリー過剰）や代謝性アシドーシスのうち，どれかが起きている証拠である。

おわりに

PaO_2 は血中酸素量を同定するのに有用な指標ではないことを覚えておこう〔血中酸素量の同定には，第 10 章の式 (10.6)（☞ 143 ページ）に示したように，血中ヘモグロビン濃度とヘモグロビン酸素飽和度が必要である〕。その代わりに，PaO_2（ならびに $PaCO_2$）は肺におけるガス交換の評価に用いられており，またガス交換障害の原因の同定には有用となりうる。多くの点で動脈血ガス分析よりも優れている O_2 と CO_2 のバランスの評価法については，次章で述べる。

■文献

Bell SM. Lavoisier in the Year One. New York: W.H. Norton & Co., 2005.

肺ガス交換

1. Dantzger DR. Pulmonary gas exchange. In: Dantzger DR, ed. Cardiopulmonary critical care. 2nd ed. Philadelphia: WB Saunders, 1991; 25–43.
2. Lanken PN. Ventilation-perfusion relationships. In: Grippi MA, ed. Pulmonary Pathophysiology. Philadelphia: JB Lippincott, 1995; 195–210.
3. Buohuys A. Respiratory dead space. In: Fenn WO, Rahn H, eds. Handbook of physiology: respiration. Bethesda: American Physiological Society, 1964; 699–714.
4. D'Alonzo GE, Dantzger DR. Mechanisms of abnormal gas exchange. Med Clin North Am 1983; 67:557–571.
5. Gammon RB, Jefferson LS. Interpretation of arterial oxygen tension. UpToDate Web Site, 2006. (Accessed 3/11/2006)

ガス交換の測定

6. Harris EA, Kenyon AM, Nisbet HD, et al. The normal alveolar-arterial oxygen tension gradient in man. Clin Sci 1974; 46:89–104.
7. Gilbert R, Keighley JF. The arterial/alveolar oxygen tension ratio. An index of gas exchange applicable to varying inspired oxygen concentrations. Am Rev Resp Dis 1974; 109:142–145.
8. Carroll GC. Misapplication of the alveolar gas equation. N Engl J Med 1985; 312:586.
9. Covelli HD, Nessan VJ, Tuttle WK. Oxygen derived variables in acute respiratory failure. Crit Care Med 1983; 11:646–649.
10. Hess D, Agarwal NN. Variability of blood gases, pulse oximeter saturation, and end-tidal carbon dioxide pressure in stable, mechanically ventilated trauma patients. J Clin Monit 1992; 8:111–115.
11. Sasse SA, Chen P, Mahutte CK. Variability of arterial blood gas values over time in stable medical ICU patients. Chest 1994; 106:187–193.

低酸素血症

12. Duarte A, Bidani A. Evaluating hypoxemia in the critically ill. J Crit Illness 2005; 20:91–93.
13. White AC. The evaluation and management of hypoxemia in the chronic critically ill patient. Clin Chest Med 2001; 22:123–134.
14. Nowbar S, Burkhart KM, Gonzalez R, et al. Obesity-associated hypoventilation in hospitalized patients: prevalence, effects, and outcome. Am J Med 2004; 116:1–7.
15. Rich MM, Raps EC, Bird SJ. Distinction between acute myopathy syndrome and critical illness polyneuropathy. Mayo Clin Proc 1995; 70:198–199.
16. Bruschi C, Cerveri I, Zoia MC, et al. Reference values for maximum respiratory mouth pressures: A population-based study. Am Rev Respir Dis 1992; 146:790–793.
17. Baydur A. Respiratory muscle strength and control of ventilation in patients with neuromuscular disease. Chest 1991; 99:330–338.
18. Rossaint R, Hahn S-M, Pappert D, et al. Influence of mixed venous P_{O_2} and inspired oxygen fraction on intrapulmonary shunt in patients with severe ARDS. J Appl Physiol. 1995; 78:1531–1536.
19. Lele A, Mirski MA, Stevens RD. Spurious hypoxemia. Crit Care Med 2005; 33:1854–1856.
20. Fox MJ, Brody JS, Weintraub LR. Leukocyte larceny: A cause of spurious hypoxemia. Am J Med 1979; 67:742–746.

高二酸化炭素症

21. Weinberger SE, Schwartzstein RM, Weiss JW. Hypercapnia. N Engl J Med 1989; 321:1223–1230.
22. Talpers SS, Romberger DJ, Bunce SB, Pingleton SK. Nutritionally associated increased carbon dioxide production. Chest 1992; 102:551–555.
23. Gray BA, Blalock JM. Interpretation of the alveolar-arterial oxygen difference in patients with hypercapnia. Am Rev Respir Dis 1991; 143:4–8.

Chapter 21

オキシメトリとカプノメトリ

若い医師にとって致命的な悪習は，知的怠惰である。
Sir William Osler, On the Educational Value of the Medical Society, "*Aequanimitas*"（1904 年）

連続的な非侵襲的血中酸素ヘモグロビン飽和度の測定（オキシメトリ）と呼気ガス中の二酸化炭素濃度測定（カプノメトリ）への光学技術の導入は，過去 30 年間のクリティカルケアのモニタリングに非常に有益な進歩をもたらしてきた。オキシメトリは，病院の至るところで患者のケアに多大な影響を与えてきており，動脈血酸素飽和度は，**第五のバイタルサイン**と呼ばれてきた[1,2]。一方，赤外線カプノメトリは心肺蘇生の必要不可欠な要素として扱われている（☞274 ページ）。

重症患者管理におけるオキシメトリとカプノグラフィの重要な役割にもかかわらず，医師や ICU 看護師の 97％は，これらの技術やモニタリングされるパラメータをほとんど，あるいはまったく理解していないことを示した調査がある[3]。本章の内容は，この状況の改善に役立つはずである。

オキシメトリ

すべての原子や分子は，光の特定の波長を吸収する。この性質は**分光光度法**（spectrophotometry）として知られている技術の基礎であり，媒体の分子組成を決定するために特定の波長の光波が媒体に送られる。媒介物質を通過した光の吸収度は，光を吸収する物質の濃度および光路長に比例する〔これはランバート−ベール（Lambert–Beer）の法則として知られている〕。この原理を応用して異なるタイプのヘモグロビンを検出する技術は，**オキシメトリ**（oximetry）として知られている。

■ヘモグロビンによる光吸収

すべてのタンパク質と同じように，ヘモグロビンは化学反応によって構造が変化するが，それぞれの構造によって光吸収のパターンが異なる。図 21.1 に構造の異なるヘモグロビンの光吸収のパターンを示す[4]。4 種類のヘモグロビン〔酸素ヘモグロビン（HbO_2），脱酸素ヘモグロビン（Hb），メトヘモグロビン（metHb），一酸化炭素ヘモグロビン（COHb）〕の吸収曲線が図に表されている。HbO_2 と Hb を比較すると，HbO_2 は赤色領域のスペクトル（660 nm）では Hb ほど光を吸収しない。それゆえ，十分酸素化された血液は酸素化されていない血液より鮮やかに赤く見える。赤外領域（940 nm）では，これとは反対に，HbO_2 は Hb より効果的に光を吸収する。これらの吸収パターンに基づいて，この 2 波長（660 nm および 940 nm）を HbO_2 および Hb を同定するために用いることができる。

第VII部 急性呼吸不全

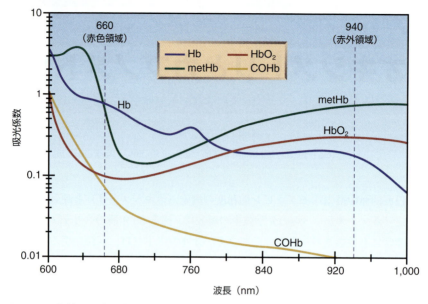

図 21.1　各種ヘモグロビンの吸収スペクトル
酸素ヘモグロビン（HbO_2），脱酸素ヘモグロビン（Hb），一酸化炭素ヘモグロビン（COHb），メトヘモグロビン（metHb）。垂直の線は，パルスオキシメータで使用する光（660 nm と 940 nm）の波長を表す。〔文献 4 より引用〕

■初期のオキシメトリ

オキシメトリは，戦闘機パイロットの低酸素血症を検出するために，1940年代に導入された。耳たぶの赤色光と赤外光の波の透過を測定した初期のオキシメトリは，2つの大きな欠点を有していた。①光の透過率は，ヘモグロビン以外の要因（例：皮膚の色や耳たぶの厚さ）からも影響を受けた。②動脈と静脈中のヘモグロビンを区別することが不可能であった。これらの問題があったため，オキシメトリはモニタリングツールとして受け入れられることがなかったが，この状況は1970年代にパルスオキシメトリが導入されたことで変化した。

■パルスオキシメトリ

光ビームが拍動する動脈を通過する際に，動脈血液量の周期性変化が，透過光の強度に拍動性変化をつくり出す。そのため，透過光の分析を拍動性の光波に制限すると，動脈血の分析が中心になり，非拍動性要素（静脈血ヘモグロビンなど）による光吸収による誤差を除去できる。これが，静脈，結合組織，皮膚を通過した非拍動性の光伝搬を排除しながら，動脈拍動からの光の伝搬を処理するために交流（AC）増幅器を用いた**パルスオキシメトリ**（pulse oximetry）の基本原理である[4,5]。

パルスオキシメトリの基本的な特徴は，図21.2に示した。上の写真は，指に付ける標準的なパルスオキシメータプローブである（これらのプローブは，通常，示指または中指上に配置されているが，足の親指を含むどの指趾にも付けることができる）。プローブの一側には，660 nmおよび940 nmの波長で単色光を発する2個の発光ダイオード（LED）が組み込まれている。これらの光は，指を通過し，プローブの反対側の光検出器によって検出される。その後，透過光

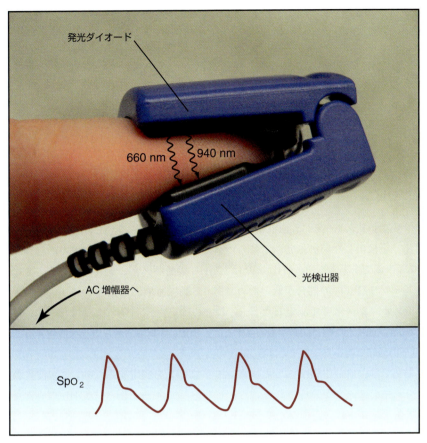

図 21.2　指先でのパルスオキシメトリ
指先のプローブは，赤（660 nm）と赤外線（940 nm）のスペクトルの光を発する発光ダイオードをもっている。対側には（AC アンプを使用して）変動する強度の光の波を処理する光検出器がある。下の波形は，ベッドサイドモニターに表示されるパルスオキシメトリ信号（SpO₂）を示している。

の非拍動性の波が遮断され，拍動性の光波が AC アンプで増幅され，通過する。660 nm および 940 nm における透過光強度はそれぞれ，動脈血中の脱酸素ヘモグロビン（Hb），酸素ヘモグロビン（HbO_2）の濃度を反映している。パルスオキシメータは，独自のアルゴリズムを使用して，「光密度」を Hb と HbO_2 の「化学的密度」（濃度）に変換する。総ヘモグロビン（HbO_2+Hb）に対する HbO_2 の比は，酸素で飽和されてるヘモグロビンの割合を定義するために使用される。最終的な「パルスオキシメータの酸素飽和度」（SpO_2）はパーセンテージとして表される。

$$SpO_2 = \frac{HbO_2}{HbO_2 + Hb} \times 100 \qquad (21.1)$$

図 21.2 の下の波形は，動脈血圧波形と驚くほど似ており，パルスオキシメトリの拍動性出力を示している。

信頼性

動脈血ヘモグロビン酸素飽和度が臨床的な許容レベル（SaO_2 >70％）にあるとき，パルスオキシメータによって記録された酸素飽和度（SpO_2）は，実際の SaO_2 から 3％未満の差異に収まる[6,7]。精度が高いだけでなく，表 21.1 に示すように，SpO_2 値は自然変動が小さい[8]。

表 21.1　オキシメトリとカプノメトリでの記録の変動

比較する項目	SpO_2*	$S\bar{v}O_2$**	$PetCO_2$*
観察時間	60 分	120 分	60 分
平均変動	1%	6%	2 mmHg
変動範囲	0〜5%	1〜19%	0〜7 mmHg

臨床的に安定した患者．測定値の 95%は人工呼吸中に得られた．
* 文献 8 より
** 文献 23 より

異常ヘモグロビン

標準的なパルスオキシメータは，血液中の一酸化炭素ヘモグロビン（COHb）やメトヘモグロビン（metHb）を検出しない．通常，これらのヘモグロビン変異体は，血液中の総ヘモグロビンプールの 5%未満である[7,9]．metHb または COHb 濃度が異常に上昇しているときは，総ヘモグロビンプールの HbO_2 の割合が低いためであり，動脈血酸素飽和度（SaO_2）は低下する．しかし，パルスオキシメータで測定した SpO_2 は COHb や metHb の影響を受けないので[10,11]，メトヘモグロビン血症と一酸化炭素中毒の症例では，SpO_2 は真の SaO_2 を過大評価することとなり，SaO_2 の低下の信頼できるマーカーではない．

病院検査室では，血液中のすべての異常ヘモグロビンを測定するために，8 波長の光を使用した大きなオキシメータが装備されている．したがって，metHb や COHb の異常な増加が疑われる動脈血サンプルは，完全なオキシメトリ評価のために，病院の検査室に送るべきである．新しい血液ガス分析器は，8 波長の光が装備され，血液中の metHb と COHb 濃度を測定することができる〔一酸化炭素中毒やメトヘモグロビン血症については，第 55 章（☞ 801 ページ）で述べる〕．

注意：すべての異常ヘモグロビンを検出するために複数の波長の光を使用するパルスオキシメータ（rainbow® Pulse CO-Oximetry™, Masimo 社, Irvine, CA）が，今では使用可能となった[12]．これらのデバイスは，消防士や救急第一応答者による一酸化炭素曝露の迅速なオンサイトでの検出のために使用されるもので，病院内のルーチンの SpO_2 モニタリングのためのものではない．

低血圧

パルスオキシメトリは拍動性血流の存在に基づいているが，30 mmHg の低血圧でも，SpO_2 は SaO_2 を正確に反映している[13]．橈骨動脈にカテーテルが挿入されていて脈波がダンピングされていても，遠位の指先の SpO_2 の精度には影響しない[14]．指先での SpO_2 の記録が低血圧や末梢血管収縮のために信頼性が低い場合には，前額を SpO_2 測定の代替部位として使うことができる（後述）．

貧血

低酸素血症であっても，ヘモグロビン値が 2〜3 g/dL 程度ならばパルスオキシメトリは正確である[15]．ヘモグロビン値が 2.5〜9 g/dL では，SpO_2 は SaO_2 の 1%範囲内にある[15]．

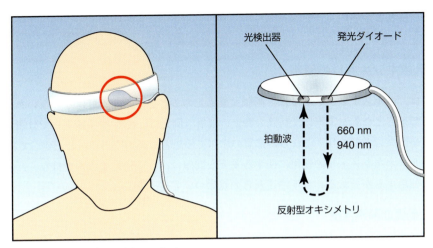

図 21.3　前額部パルスオキシメトリ
前額部プローブ（赤丸）は，ちょうど眉の上に配置され，弾性ヘッドバンドは，静脈の脈動を低減するために使用される。プローブには，隣り合うように発光ダイオードと光検出器が配置されており，動脈から反射される拍動波の強度は，SpO_2値を決定するために使われる。

色素

SpO_2測定の精度に対し，皮膚および爪の色が及ぼす影響は，パルスオキシメトリの導入により相当改善してきている。黒い肌では，SpO_2とSaO_2の間に10%の差が生じる場合があるが，これはSpO_2がICU患者で許容される値よりはるかに低い70〜80%の酸素飽和度で起こることである[16]。暗い色のマニキュアは，SpO_2とSaO_2との間に非常に小さい差（2%）を生じさせるが[17]，臨床的意義はないだろう。

■前額部でのパルスオキシメトリ

内頸動脈に由来する前額の動脈は，指の動脈より血管が収縮しにくいので，パルスオキシメトリ使用には魅力的な部位である[18]。前額のパルスオキシメトリは，指先のSpO_2の記録が低血圧や末梢血管収縮によって損なわれたときでも，SpO_2を適切に測定できることが臨床研究で示されている[19]。前額部パルスオキシメトリの基本的な特徴を図21.3に示す。前額部のSpO_2センサーは，血管密度が最も大きい眉毛の上方に配置される。前額部センサーは発光ダイオードと受光素子が互いに隣接して配置されており，SpO_2を導出するために動脈からの反射光強度を記録する。**反射型オキシメトリ**（reflectance oximetry）の方法は，指先のSpO_2センサーで使用される**透過型オキシメトリ**（transmission oximetry）の方法とは異なる。

静脈拍動

前額部パルスオキシメトリの主な限界は，局所的な静脈うっ血（例えば，陽圧人工呼吸による）があるとき，SpO_2の測定値が誤って低くなることである。これは，静脈の脈動に起因する静脈血中のHbO_2とHbからの反射を動脈のものと読み違え，結果的に誤ったSpO_2測定値となることによる。図21.3に示すように，前額部からの静脈血を排除する弾性ヘッドバンドは，この影響を最小限に抑えることができる[20]。これらのヘッドバンドには，前額部SpO_2センサーが

付属していることが多い。

■パルスオキシメトリの使用

理論的には，パルスオキシメトリは，動脈血酸素化のことを考えなくてはならないあらゆる状況において適応となる。実際に，病院の特定の部署（例えば，ICUや手術室）では患者の安全のために必要なものであり，これらの部署のすべての患者に必須である。したがって，ICUにおけるパルスオキシメトリの使用に関する重要な問題は，いつ使用するかではなく，それをどのように使用するかである。以下にこれらの点について述べる。

SpO_2 と動脈血酸素含量

次の式でわかるように，動脈血ヘモグロビンの酸素飽和度（SaO_2）の代替的測定値であるSpO_2は，動脈血酸素含量（CaO_2）の決定要因の1つである。

$$CaO_2\ (mL/dL) = 1.34 \times [Hb] \times SaO_2 \qquad (21.2)$$

〔1.34は，ヘモグロビンの酸素結合能（mL/g）であり，[Hb]は，血中ヘモグロビン濃度（g/dL）である〕。

[Hb]＝15 g/dL，SpO_2＝0.98の状況では，CaO_2は19.7 mL/dL（または197 mL/L）である。臨床的に意味のある変化と考えられているSpO_2の10％減少（0.98から0.88へ）は，CaO_2の10％減少（19.7 mL/dLから17.7 mL/dLへ）をもたらす。

この情報に基づき，SpO_2について，次のようにいうことができる。

1. SaO_2は動脈血酸素含有量の唯一の決定要因ではないので，SpO_2のモニタリングは動脈の酸素化に関して部分的な情報しか与えない。
2. SpO_2が臨床的に明確な変化を生じても，動脈血の酸素含有量の変化としてはわずかである。

SpO_2 の許容限界値

呼吸不全の管理での標準的処置は，吸入ガス中の酸素濃度の調整により，一定以上のSpO_2を維持することである。しかし，許容される最も低いSpO_2については意見がいろいろある。25人のICU管理者に対する調査では，許容できる最低SpO_2は，85～95％と多様であった[21]。人工呼吸器依存患者における研究では，低酸素血症（PaO_2 60 mmHg）の閾値はSpO_2レベルが92～95％で生じることが示されている[21]。しかし，**好気性代謝を維持するのに必要なSpO_2値は同定されていないこと，最低限許容可能なSpO_2値の選択は，主として経験的であることを銘記しておくことは重要である。**

■静脈オキシメトリ

大静脈または肺動脈中のヘモグロビン酸素飽和度をモニタリングすることができる専用のオキシメトリカテーテルがある。これらのカテーテルの機能については，図21.4に示す。オキシメトリカテーテルは，外部の光源からカテーテルの先端へ2波長（赤および赤外）の光を伝送

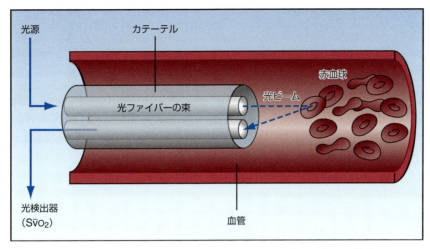

図 21.4 反射型オキシメトリで混合静脈血酸素飽和度（$S\bar{v}O_2$）を記録する特殊カテーテルを使用した静脈血オキシメトリ

する光ファイバーの束を内蔵している．カテーテルのもう 1 つのチャネルは，循環している赤血球のヘモグロビンから反射される光の強度を記録する光検出器に接続されている．この技術（反射型オキシメトリ）は，前額部のパルスオキシメトリで使用されているものと同様である．オキシメトリカテーテルは光反射信号を処理し，混合静脈血酸素飽和度（$S\bar{v}O_2$）を 5 秒ごとに表示する．

静脈血酸素飽和度

混合静脈（肺動脈）および中心静脈（上大静脈）における血液酸素飽和度（それぞれ $S\bar{v}O_2$ と $ScvO_2$）については，第 10 章で述べた（☞ 151 ページ）．以下の式で示すように，両方の測定値は，全身の酸素供給量（DO_2）と酸素消費量（VO_2）とのバランスに影響される．

$$S\bar{v}O_2 \text{ または } ScvO_2 = 1 - \frac{VO_2}{DO_2} \tag{21.3}$$

〔この式の導出については，式 (10.17) と式 (10.18) を参照のこと（☞ 150 ページ）〕

　正常範囲以下の静脈血酸素飽和度の低下（$S\bar{v}O_2 <65\%$ あるいは $ScvO_2 <70\%$）は，酸素消費量に対して酸素供給量が少ないことを意味する．この状態は，代謝亢進による VO_2 の増加，低心拍出量，貧血，または動脈血酸素飽和度の低下による DO_2 の減少の結果として起こりうる．

混合静脈血酸素飽和度

肺動脈オキシメトリカテーテルによる $S\bar{v}O_2$ の測定値は，*in vitro* での測定値の 1～2% 以内になるのが一般的である[22]．表 21.1 で示すように，$S\bar{v}O_2$ の自然変動はかなり大きい[23]．一般的に，5% を超える $S\bar{v}O_2$ の変化が 10 分より長く持続する場合は，有意な変動であると考えられる[24]．

中心静脈血酸素飽和度

中心静脈オキシメトリカテーテルと $ScvO_2$（PreSep Catheter®, Edwards Life Sciences 社）の測定値は，$S\bar{v}O_2$ よりもわずかに低く，この差は循環ショックのとき大きくなる[25]．単回測定では，

$ScvO_2$ の測定値は最大 10% も $S\bar{v}O_2$ と異なるが,複数回の測定では,その違いは 5% 以内まで低減される[26]。

デュアルオキシメトリ

$S\bar{v}O_2$ あるいは $ScvO_2$ での測定精度は,パルスオキシメトリで測定される SpO_2 を加えることにより上げることができる。$(SpO_2 - S\bar{v}O_2)$ あるいは $(SpO_2 - ScvO_2)$ は,毛細管血液からの酸素摂取率とほぼ同等である[27]。そのため,酸素摂取率の方程式を用いて,次の関係を($ScvO_2$ の代わりに $S\bar{v}O_2$ を使用して)定義することができる〔式 (10.12) を参照(☞ 148 ページ)〕。

$$SpO_2 - S\bar{v}O_2 = \left(\frac{VO_2}{DO_2}\right) \times 100 \tag{21.4}$$

　正常範囲を超えた $(SpO_2 - S\bar{v}O_2)$ の増加(30% 以上)は VO_2 の増加(代謝亢進)または DO_2 の減少(進行性の貧血,あるいは心拍出量の減少)によるものと考えられる。図 10.5(☞ 149 ページ)に示したように,$(SpO_2 - S\bar{v}O_2)$ が 50% に達すれば,組織低酸素のマーカーとして使用することができる。

カプノメトリ

カプノメトリとは,呼気中の二酸化炭素(CO_2)の測定のことであり,比色法あるいは赤外光を使った分光光度法で測定される。

■比色カプノメトリ

呼気ガス中の CO_2 の比色法による検出は,気管チューブが気管内に挿入されているかどうかを判断する迅速かつ簡単な方法である[28]。これがチューブの位置を確認する標準的な方法になっている。それは,気管チューブが食道や気管内にあるかどうかを判断するのに,呼吸音の聴取では信頼性が低いからである[29]。

　普及している呼気ガス中の CO_2 の比色法による検出器を図 21.5 に示す。検出器の中央領域には,pH の変化に応じて変色する pH 感受性指示薬を含浸させた紙のフィルターがある。呼出された気体がこのフィルターを通過するとき,ガス中の CO_2 がフィルターの液層に溶解され,pH は色の変化によって検出される。検出器の外周には,呼気の CO_2 濃度を示す色分けされたセクションが表記されている。

検知精度

気管挿管の成功を検知する比色法による検出器の精度を表 21.2 に示す[28]。紫色から黄赤色や黄色への色の変化は,ほとんどの場合,気管挿管の成功を示している。心停止中を除いて,紫色が変化しなければ,気管チューブは気管内にないということを示している。心停止では,気管挿管がうまくいっていても紫色が変化するとは限らない。これは,心拍出量が減少すると呼出される CO_2 が減少し,心停止中は機能的な心拍出量がないので,呼気 CO_2 は非常に低い値になるという事実によって説明される。したがって,比色法による CO_2 検出器では,紫色の変化がないからといって,心停止中では,必ずしも気管挿管の失敗の証拠にはならない。

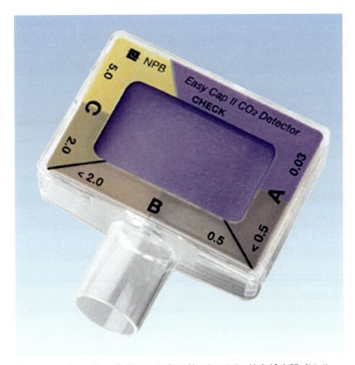

図21.5 ディスポーザブルタイプの呼気ガス CO_2 比色検出器（Nellcor Easy Cap® II CO_2 Detector）
説明は本文を参照のこと。

表21.2 比色法による CO_2 検出器の性能

患者群	CO_2 検出部の色	
	紫色（$CO_2 < 0.5\%$）	黄赤色または黄色（$CO_2 \geqq 0.5\%$）
非心停止群（$n = 83$）	100%の症例で食道内にチューブが存在	99%の症例で気管内にチューブが存在
心停止群（$n = 144$）	77%が気管内に，23%が食道内にチューブが存在	100%の症例で気管内にチューブが存在

〔文献28より〕

■赤外線カプノグラフィ

二酸化炭素は，赤外スペクトルの光を吸収する。この赤外光吸収を利用することが，呼出されたガス中の Pco_2 を測定する基本原理となっている[30]。この方法による呼気 CO_2 測定は比色法より定量的な測定が可能となる。図21.6に示す赤外線プローブは，気道アダプタ（人工呼吸中の呼気チューブと直列に配置される）とそれに合うトランスデューサを備えている。プローブは，呼気ガスに赤外光ビームを連続的に発射する。光検出器の応答特性は迅速で，単一の呼気中 Pco_2 の変化を測定することができる。これは，図21.6に示すような呼気カプノグラム（capnogram）として記録される。

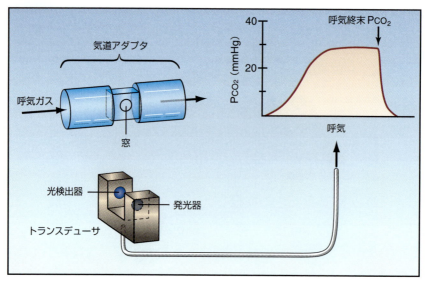

図 21.6　赤外線カプノグラフィ
気道アダプタとそれに合うトランスデューサは，着実に赤外光ビームを呼気ガスに通過させる。光検出器は，呼気カプノグラムに表示される P_{CO_2} を連続的に記録する。

表 21.3　（Pa_{CO_2}–Pet_{CO_2}）較差が増大する状況

ガス交換の異常	増加する状況
解剖学的死腔の増加	● 呼吸回路の開放 ● 浅い呼吸
生理学的死腔の増加	● 閉塞性肺疾患 ● 肺の過膨張 ● 低心拍出量 ● 肺塞栓症

カプノグラム

通常のカプノグラムの形状は「象を飲み込んだ蛇の外形」と表現される[31]。呼気開始時の P_{CO_2} は，上気道内のガスが肺から最初に出てくるので無視できる濃度である。呼気が進むと，肺胞からのガスが呼気ガスに入り始め，P_{CO_2} は着実に上昇し始める。上昇速度は，最終的に低下し，呼気 P_{CO_2} がプラトーに達する。ガス交換が正常である場合には，呼気終末二酸化炭素分圧（end-tidal P_{CO_2}：Pet_{CO_2}）は終末毛細管（動脈）血中の P_{CO_2} に相当する。

呼気終末二酸化炭素分圧と動脈血二酸化炭素分圧

肺のガス交換が正常である場合は，Pet_{CO_2} は，動脈血二酸化炭素分圧（Pa_{CO_2}）よりもほんの 2〜3 mmHg 低い[30]。肺におけるガス交換が損なわれたとき，特に死腔換気が増加したときに，Pet_{CO_2} は Pa_{CO_2} と比較して減少する。この状況では，Pa_{CO_2} と Pet_{CO_2} の差は 3 mmHg より大きくなる。（Pa_{CO_2} − Pet_{CO_2}）較差が増加する状況を表 21.3 に挙げる。

　Pet_{CO_2} は，次のような状況では，Pa_{CO_2} よりも高くなることがある[32]。①CO_2 の産生量が多く（代謝亢進や代謝性アシドーシスによる），拡張肺容量が少ないかあるいは高心拍出量があ

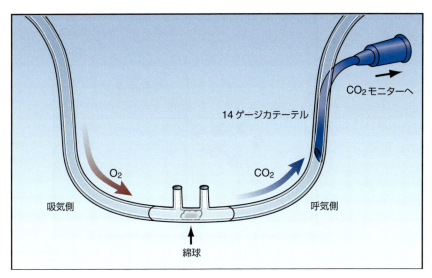

図 21.7　自発呼吸中に $PetCO_2$ をモニタリングするために改造された鼻カニューレ

る場合，または②吸入酸素の濃度が非常に高い場合（酸素がヘモグロビンの CO_2 を置換する）。

挿管されていない患者

$PetCO_2$ は，改造した鼻カニューレを使用して，挿管していない患者でもモニタリングすることができる。市販品もあるが（Salter Divided Nasal Cannula, DRE Medical 社, Louisville, KY），図 21.7 に示すように，鼻カニューレを改造しても可能である[33]。2 つの鼻カニューレ間の管は，片方の鼻カニューレから挿入した綿球や，小さいクレンメでクランプする必要がある。これにより，一方の鼻カニューレは，呼気ガスを採取するために使用され，他方の鼻カニューレは，酸素吸入のために使用することができる。14 ゲージ（2 インチ長）の血管カテーテルを，CO_2 検出器にガスを送るために鼻カニューレの呼気側に挿入する。この目的のためには，サイドストリーム型 CO_2 検出器（すなわち，吸引をかけてガスをチューブから引く装置）が最適である。これらのいずれも利用できない場合，吸引ポンプを使ってカニューレからガスサンプルを 150 mL/min で摂取し，メインストリーム型赤外線 CO_2 検出器（図 21.5 に示したような装置）に送ってもよい。改造にあたっては呼吸療法部門の助力をあおぐとよい。

■臨床応用

以下に，$PetCO_2$ モニタリングの有用な用途をいくつか示す。

動脈血二酸化炭素分圧

$PetCO_2$ は，$PaCO_2$ をモニタリングする非侵襲的方法として使用されている。$PaCO_2$ は，ベースラインの（$PaCO_2$–$PetCO_2$）較差を確認しておくために，$PetCO_2$ と同時に測定しておくことが大切である。他のプロセスが肺のガス交換を妨げたりしない限り，この較差は同じはずである。人工呼吸器の設定変更は，（$PaCO_2$–$PetCO_2$）較差に影響するので[34]，$PaCO_2$ と $PetCO_2$ 間の新たな較差を決定するために，人工呼吸器の設定を変更したあとに $PaCO_2$ を測定する必要

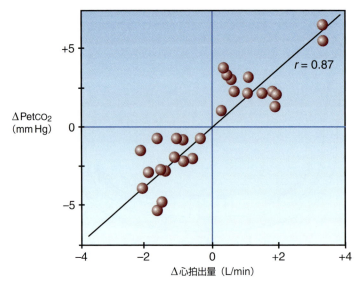

図21.8　術後患者での呼気終末二酸化炭素分圧（PetCO₂）の変化と心拍出量の変化との関係
r：相関係数〔データは文献35より〕

がある。

心拍出量

PetCO₂ モニタリングの最も有望な応用は，心拍出量の変化を非侵襲的に検出できることである。図21.8で示すように，PetCO₂ の変化と心拍出量の変化の間には密接な相関関係が存在する[35]。心拍出量の急性の変化（例：容積負荷に対する応答）を検出するのに有用であり，心肺蘇生時の心拍出量の変化をモニタリングすることに非常に役立つことが明らかになっている（☞ 274ページ）。

院内合併症

（PaCO₂–PetCO₂）較差の増加に伴う PetCO₂ の急激な減少は，以下の状態の早期警告徴候である可能性がある。

1. 高1回換気量または呼気終末陽圧（PEEP）による肺胞の過膨張
2. 気管チューブの主気管支への侵入[36]
3. 急性肺塞栓症[37]
4. 急性肺水腫
5. 肺炎

人工呼吸からのウィーニング

人工呼吸からのウィーニング時には，PetCO₂ モニタリングはいくつかの目的を果たすことができる[38]。順調な人工呼吸からのウィーニング（例えば，手術後）では，PaCO₂ の非侵襲的測定値として役立つ。困難で複雑なウィーニングでは，ウィーニングの試みの成否を判断するのに役立つ。例えば，PetCO₂ の減少は，浅い呼吸で呼吸筋の筋力低下の徴候（ウィーニング失敗

の徴候）である可能性がある一方，$PetCO_2$ の進行性の上昇は，呼吸仕事量増加の徴候（もう1つのウィーニング失敗の徴候）である可能性がある。

おわりに

■空白を埋める

肺動脈カテーテルが適応になりにくい患者では，心拍出量のモニタリングに関して空白が生じるが，本章で述べた技術は，この空白を埋めるのに役立つ。デュアルオキシメトリ（すなわち，パルスオキシメトリと中心静脈オキシメトリの組み合わせ），と $PetCO_2$ モニタリングは，いずれも，十分な心拍出量があるかどうかの評価や，容量負荷に応じた心拍出量の変化の検出に有用である。デュアルオキシメトリは，全身への酸素供給量（DO_2）および酸素消費量（VO_2）のバランスをモニタリングするという利点をもち，$PetCO_2$ モニタリングは，完全に非侵襲性であるという利点をもつ。もちろん，心拍出量および全身酸素化のモニタリングにおいて，少なくとも現時点では，肺動脈カテーテルに取って代わるものはない。

■文献

はじめに

1. Neff TA. Routine oximetry. A fifth vital sign? Chest 1988; 94:227.
2. Mower WR, Myers G, Nicklin EL, et al. Pulse oximetry as a fifth vital sign in emergency geriatric assessment. Acad Emerg Med 1998; 5:858–869.
3. Stoneham MD, Saville GM, Wilson IH. Knowledge about pulse oximetry among medical and nursing staff. Lancet 1994; 344:1339–1342.

オキシメトリ

4. Barker SJ, Tremper KK. Pulse oximetry: applications and limitations. Internat Anesthesiol Clin 1987; 25:155–175.
5. Ortega R, Hansen CJ, Elterman K, Woo A. Videos in clinical medicine: pulse oximetry. N Engl J Med 2011; 364:e33.
6. Wahr JA, Tremper KK. Noninvasive oxygen monitoring techniques. Crit Care Clin 1995; 11:199–217.
7. Severinghaus JW, Kelleher JF. Recent developments in pulse oximetry. Anesthesiology 1992; 76:1018–1038.
8. Hess D, Agarwal NN. Variability of blood gases, pulse oximeter saturation, and end-tidal carbon dioxide pressure in stable, mechanically ventilated trauma patients. J Clin Monit 1992; 8:111–115.
9. Soubani AO. Noninvasive monitoring of oxygen and carbon dioxide. Am J Emerg Med 2001; 19:141-146.
10. Hampson NB, Piantidosi CA, Thom SR, Weaver LK. Practice recommendations in the diagnosis, management, and prevention of carbon monoxide poisoning. Am J Respir Crit Care Med 2012; 186:1095–1101.
11. Barker SJ, Kemper KK, Hyatt J. Effects of methemoglobinemia on pulse oximetry and mixed venous oximetry. Anesthesiology 1989; 70:112–117.
12. Barker SJ, Badal JJ. The measurement of dyshemoglobins and total hemoglobin by pulse oximetry. Curr Opin Anesthesiol 2008; 21:805–810.
13. Severinghaus JW, Spellman MJ. Pulse oximeter failure thresholds in hypotension and vasoconstriction. Anesthesiology 1990; 73:532–537.
14. Morris RW, Nairn M, Beaudoin M. Does the radial arterial line degrade the performance of a pulse oximeter? Anesth Intensive Care 1990; 18:107–109.
15. Jay GD, Hughes L, Renzi FP. Pulse oximetry is accurate in acute anemia from hemorrhage. Ann Emerg Med 1994; 24:32–35.
16. Feiner JR, Severinghaus JW, Bickler PE. Dark skin decreases the accuracy of pulse oximeters at low oxygen saturation: the effects of oximeter probe type and gender. Anesth Analg 2007; 105(Suppl):S18–S23.
17. Chan ED. What is the effect of fingernail polish on pulse oximetry? Chest 2003; 123:2163–2164.
18. Branson RD, Manheimer PD. Forehead oximetry in critically ill patients: the case for a new monitoring site. Respir Care Clin N Amer 2004; 10:359–367.
19. Palve H. Reflection and transmission pulse oximetry during compromised peripheral perfusion. J Clin Monit 1992; 8:12–15.
20. Agashe GS, Coakely J, Mannheimer PD. Forehead pulse oximetry. Headband use helps alleviate false low

recordings likely related to venous pulsation artifact. Anesthesiology 2006; 105:1111–1116.
21. Jubran A, Tobin M. Reliability of pulse oximetry in titrating supplemental oxygen therapy in ventilator-dependent patients. Chest 1990; 97:1420–1435.
22. Armaganidis A, Dhinaut JF, Billard JL, et al. Accuracy assessment for three fiberoptic pulmonary artery catheters for Svo_2 monitoring. Intensive Care Med 1994; 20:484–488.
23. Noll ML, Fountain RL, Duncan CA, et al. Fluctuation in mixed venous oxygen saturation in critically ill medical patients: a pilot study. Am J Crit Care 1992; 3:102–106.
24. Krafft P, Steltzer H, Heismay M, et al. Mixed venous oxygen saturation in critically ill septic shock patients. Chest 1993; 103:900–906.
25. Rivers EP, Ander DS, Powell D. Central venous oxygen saturation monitoring in the critically ill patient. Curr Opin Crit Care 2001; 7:204–211.
26. Dueck MH, Kilmek M, Appenrodt S, et al. Trends but not individual values of central venous oxygen saturation agree with mixed venous oxygen saturation during varying hemodynamic conditions. Anesthesiology 2005; 103:249–257.
27. Bongard FS, Leighton TA. Continuous dual oximetry in surgical critical care. Ann Surg 1992; 216:60–68.

比色カプノメトリ
28. Ornato JP, Shipley JB, Racht EM, et al. Multicenter study of a portable, handsize, colorimetric end-tidal carbon dioxide detection device. Ann Emerg Med 1992; 21:518–523.
29. Mizutani AR, Ozake G, Benumoff JL, et al. Auscultation cannot distinguish esophageal from tracheal passage of tube. J Clin Monit 1991; 7:232–236.

赤外線カプノグラフィ
30. Stock MC. Capnography for adults. Crit Care Clin 1995; 11:219–232.
31. Gravenstein JS, Paulus DA, Hayes TJ. Capnography in clinical practice. Boston ButterworthHeinemann, 1989; 11.
32. Moorthy SS, Losasso AM, Wilcox J. End-tidal P_{CO_2} greater than Pa_{CO_2}. Crit Care Med 1984; 12:534–535.
33. Roy J, McNulty SE, Torjman MC. An improved nasal prong apparatus for end-tidal carbon dioxide monitoring in awake, sedated patients. J Clin Monit 1991; 7:249–252.
34. Hoffman RA, Kreiger PB, Kramer MR, et al. End-tidal carbon dioxide in critically ill patients during changes in mechanical ventilation. Am Rev Respir Dis 1989; 140:1265–1268.
35. Shibutani K, Shirasaki S, Braatz T, et al. Changes in cardiac output affect Pet_{CO_2}, CO_2 transport, and O_2 uptake during unsteady state in humans. J Clin Monit 1992; 8:175–176.
36. Gandhi SK, Munshi CA, Bardeen-Henschel A. Capnography for detection of endobronchial migration of an endotracheal tube. J Clin Monit 1991; 7:35–38.
37. Rodger MA, Gwynne J, Rasuli P. Steady-state end-tidal alveolar dead space fraction and D-dimer. Bedside tests to exclude pulmonary embolism. Chest 2001; 120:115–119.
38. Healey CJ, Fedullo AJ, Swinburne AJ, Wahl GW. Comparison of noninvasive measurements of carbon dioxide tension during weaning from mechanical ventilation. Crit Care Med 1987; 15:764–767.

Chapter 22

酸素療法

炭素は生命を構成している。それに酸素が火をつける。
Eric Roston "*The Carbon Age*"（2008 年）

　どこの ICU でも，呼吸補助のために酸素を投与されていない患者を見ることはまれである。ICU 患者に酸素は豊富に使用されている。酸素療法は動脈血酸素分圧や酸素飽和度などによって管理されているが，それらの測定値が組織の酸素化と関連しているという確証はない。本章で強調されているように，障害組織の酸素化に対するエビデンスなしに，酸素を過剰に使用することは問題である。それは，致死的な細胞傷害をもたらす可能性のある毒性酸素代謝物の産生を促進するからである。
　本章では最初に酸素および酸素療法に関する人体の構造について述べる。次に，種々の酸素投与システムについて述べる。最後の項ではもっぱら酸素の暗黒面，すなわち，酸素が好気性生物を傷害する傾向を有するということについて述べる。

概論

■組織における酸素欠乏

　われわれは代謝エネルギー産生のために酸素に依存しているにもかかわらず，好気性代謝は酸素限定環境において行われている。酸素は水に容易には溶解しない。そのため，われわれは酸素運搬にヘモグロビンを必要とするのだが，これが人体組織における溶存酸素量を制限している。ヒトの間質液と細胞内の酸素推定容積を表 22.1 に示した。この推定値によれば，人体全組織中の酸素容積はおよそ 11 mL にすぎない！
　表 22.1 の推定値は，溶存酸素を決定する下記の式によっている。

$$\text{溶存酸素}(\text{mL/L}) = 0.03 \times P_{O_2} \tag{22.1}$$

ここで，0.03 は体温 37℃ における酸素の水に対する溶解度係数〔O_2（mL）/体液（L）/P_{O_2}（mmHg）〕である。
　実験によれば，細胞内の酸素分圧はおよそ 5 mmHg であり[1]，間質液中の酸素分圧はおよそ 15 mmHg である[2]。これらの酸素分圧値（P_{O_2}）を式 (22.1) に用いて，溶存酸素の体積は細胞内で $0.03 \times 5 = 0.15$ mL/L，間質液中で $0.03 \times 15 = 0.45$ mL/L となる。成人の平均的細胞内液量は約 23 L で，間質液量は約 16 L であるから，溶存酸素量は細胞内に $0.15 \times 23 = 3.5$ mL，間質液に $0.45 \times 16 = 7.2$ mL となる。

微好気性生物としてのヒト

　ヒトは絶対好気性生物，すなわち生存のために酸素を必要とする生物である。しかし，表 22.1

第VII部　急性呼吸不全

表 22.1　組織中の溶存酸素の少なさ

	間質液	細胞内液
酸素分圧	15 mmHg	5 mmHg
酸素含量[a]	0.45 mL/L	0.15 mL/L
体液量[b]	16 L	23 L
酸素容積	7.2 mL	3.5 mL

[a] 37℃における水の溶存酸素量 = α × P_{O_2}, ここで α（溶解度係数）= 0.03 mL/L/mmHg とした。
[b] それぞれの容積は総体水分量（TBW）を42 L として，細胞内容積は TBW の 55％，間質容積は TBW の 38％として計算した。

の推定値によれば，ヒトは微好気性生物，すなわち生存のために低濃度の酸素のみを必要とする生物であるというほうがより正確である。

低酸素の意義

組織の酸素制限環境は酸素代謝産物の損傷効果（本章で後述する）に対する防衛機構とみることができる。酸素療法によって好気性代謝維持に必要な量以上の酸素に組織がさらされた場合には，この防衛機構は脅かされるか消失するかしてしまうであろう。本項の残りの部分では，この問題について考察する。

■低酸素血症に対する耐性

酸素療法は低酸素血症〔動脈血 P_{O_2}（Pa_{O_2}）< 60 mmHg または動脈血酸素飽和度（Sa_{O_2}）< 90%〕を防ぐために用いられている[3]。しかし，低酸素血症が重度だからといって，組織の酸素化が障害されているとは限らない[4~6]。図 22.1 の点は慢性閉塞性肺疾患の急性増悪における重度低酸素血症患者（すなわち，Pa_{O_2} < 40 mmHg）の血中乳酸値を示している[4]。Pa_{O_2} レベルが 22 mmHg まで低くなっているにもかかわらず，血中乳酸値が 2 mmol/L（高乳酸血症の閾値）を超えていないことに注目してほしい。これは重度低酸素血症が好気性代謝を障害しなかったという1つのエビデンスとなる。同様の結果が，急性呼吸促迫症候群の患者でも報告されており[5]，重度低酸素血症に対する耐性は経時的に発達する適応ではないことを示している（注意：低酸素血症に対して耐性があるために「低酸素血症性ショック」とういう病型はない）。

■酸素療法と好気性代謝

低酸素血症が好気性代謝を損なうことはないので，好気性代謝を維持するための（低酸素血症の緩和を目的とする）酸素療法は必ずしも必要ではない。このことは図 22.2 にみられるような観察によって裏づけられている。この図のグラフは，慢性閉塞性肺疾患の急性増悪患者において 24％と 28％の酸素呼吸が Pa_{O_2} と体酸素消費量（V_{O_2}）に及ぼす効果を示している。吸入酸素濃度の増加に伴って Pa_{O_2} は有意に増加しているが，V_{O_2} は変化していない。同様の結果が他の臨床研究[8,9]でも報告されている。V_{O_2} は好気性代謝率に相当するので，これらの研究結

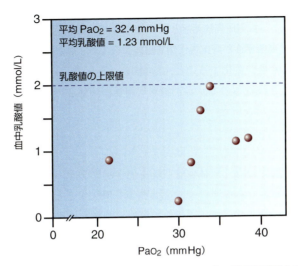

図 22.1　慢性閉塞性肺疾患の急性増悪における 7 人の重度低酸素血症患者〔動脈血酸素分圧（PaO_2）< 40 mmHg〕の PaO_2 と血中乳酸値の関係

すべての乳酸値は正常範囲内（≦2 mmol/L）にある。これらの患者では，重度低酸素血症が組織の酸素化障害となってはいなかったと考えられる。〔データは文献 4 より〕

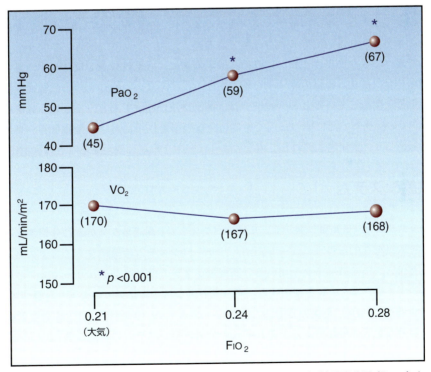

図 22.2　慢性閉塞性肺疾患の急性増悪で ICU に入室した患者の動脈血酸素分圧（PaO_2）と体酸素消費量（VO_2）に及ぼす酸素療法の急性効果

括弧内の数字はそれぞれの測定における平均値である。FIO_2：吸入酸素濃度〔文献 7 より〕

果は酸素療法が好気性代謝を促進しないことを示している。

　純酸素を呼吸すること（大気圧高酸素症として知られている状態）はVO$_2$を10%から20%減少させる[10,11]。これは高酸素症が好気性代謝を阻害する（！）ことを示している。この効果は酸素によって微小循環血流量が変化すること（次項参照），そして，それは抗酸化物質 N－アセチルシステインよって阻止される[12]ので，毒性酸素代謝物が関係していることを示唆している。

■酸素と微小循環

酸素療法は（肺血管収縮ではなく）体血管収縮を引き起こすが，毛細管血流を調節している微小細動脈において最も顕著である[12〜14]。高濃度酸素を吸入すると細動脈収縮は機能的毛細管の密度を減少させ[15]，その結果すべての毛細管で酸素利用率が減少する。これは大気圧高酸素症の間中ずっとVO$_2$の減少に関係していたが（前述），これはまた高酸素症の間に酸素による障害（酸化傷害）から組織を守る機序であるともいえる。

■要点と酸素との関係

好気性代謝は通常，酸素が制限された環境で起こり，これは重度低酸素血症の場合でも当てはまるということについて述べてきた。さらに，多くの酸素を供給しようとすると，細動脈血管収縮が起こり，酸素が組織に入るのに有効な毛細管表面積が減少するという抵抗に遭遇することになる。このように，組織には酸素制限があるのが通常であり，そのままでいたいと望んでいるかのようにみえる。本章の最後の項で述べるように，酸素が細胞に致命的傷害を起こす傾向があることを考えれば，このことは理解できる。

　ここまで述べてきた筋書きが正しければ，酸素療法は，好気性代謝を促進せず，重要臓器における酸素誘発（酸化）損傷のリスクを増大させるにすぎない。心停止後の動脈血高酸素症が死亡率の上昇と関連しているという報告[16]は，酸素療法が危険でありうるという見解と一致する。（ICUでの疾病率と死亡率の主因である）炎症の損傷作用における酸化傷害が果たす重要な役割を考えると，重症患者に対して現今のように酸素を放縦に使用することは検討に値する。

酸素供給システム

酸素供給システムは，低流量システム，リザーバシステム，高流量システムに分類される[17]。低流量システムは標準的な鼻カニューレだが，リザーバシステムは標準フェイスマスクとリザーバーバッグ付きフェイスマスクを用いる。高流量システムは，ベンチュリーマスクと加温加湿酸素を供給する鼻カニューレを使用する。それぞれのシステムは以下の要素で特徴づけられる。①吸入酸素濃度（FIO_2）を決める方法，②投与できるFIO_2の範囲，③FIO_2の変動性，④システムに最適な患者の種類である。それぞれの酸素供給システムの特徴を表22.2にまとめた。

■低流量経鼻酸素カニューレ

低流量酸素療法の標準的装置は鼻カニューレで，鼻咽頭に1〜6 L/minの流量で酸素を供給す

表 22.2　酸素供給システム

システムまたは装置	酸素流量（L/min）	リザーバ容量（mL）	F_{IO_2} 範囲（%）	F_{IO_2} 変動性
低流量経鼻酸素カニューレ	1〜6	–	24〜40	あり
標準フェイスマスク	5〜10	100〜200	35〜60	あり
部分再呼吸式マスク	>10	600〜1,000	40〜70	あり
非再呼吸式マスク	>10	600〜1,000	60〜80	あり
ベンチュリーマスク	>60	100〜200	24〜50	なし
高流量経鼻酸素カニューレ	≦40	–	21〜100	あり

る〔安静時の正常な吸気流速は約 15 L/min（0.25 L/s）であるから，低流量経鼻酸素流量は患者の吸気流のごく一部を占めるにすぎない〕。吸気量の大部分が空気なので，低流量経鼻酸素カニューレでは吸入酸素を高濃度にできない。表 22.2 に示すように，安静呼吸時の F_{IO_2} は 24%から最大でも 40%（6 L/min のとき）までである。

急性呼吸不全患者では，最大吸気流速は 30〜120 L/min まで増加する[18]。この状況では，低流量経鼻酸素流量は患者の吸気量のほんの一部を占めるのみである。このため，低流量経鼻酸素カニューレは高換気を必要とする患者の酸素療法としては適当でないことが多い。

利点と欠点

鼻カニューレの主な利点は使いやすさと，患者が食事や会話ができるので患者の承諾を得やすいことである。主な欠点は，特に換気需要の増大した患者で高い吸入酸素濃度を得られないことである。

■標準フェイスマスク

フェイスマスクは 100〜200 mL の容積を含むのでリザーバシステムと考えられている。標準フェイスマスクは 5〜10 L/min の流量で酸素を供給する。最低流量 5 L/min はマスクから呼気ガスを除去するために必要である。フェイスマスク側面の通気孔から空気を吸い込むこともできる。このシステムにおける最大 F_{IO_2} は安静呼吸時で約 60%である。

利点と欠点

標準フェイスマスクは低流量経鼻カニューレより高い最大 F_{IO_2} を達成できる。しかし鼻カニューレと同様，患者の換気需要によって F_{IO_2} は変動する。フェイスマスクは鼻カニューレより窮屈であるし，経口摂取することができない。

■リザーバーバッグ付きマスク

標準フェイスマスクにリザーバーバッグを付けると，酸素貯蔵容量が（袋の大きさによるが）600〜1,000 mL 増加する。リザーバーバッグが膨らんでいれば，患者ははじめにバッグ内のガスを吸う。リザーバーバッグ装置には，部分再呼吸式マスクと非再呼吸式マスクの 2 種類がある。

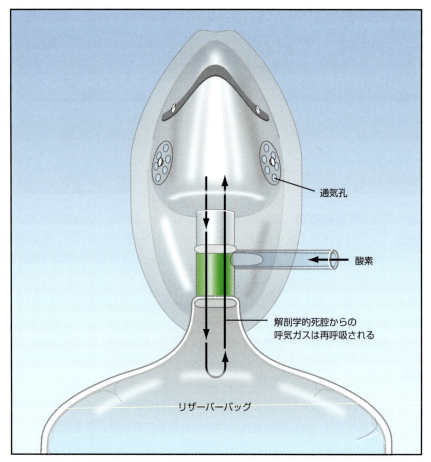

図 22.3　部分再呼吸式マスク
呼気ガスのはじめの 100〜150 mL（解剖学的死腔）はリザーバーバッグに戻り，再呼吸される。呼気流量が酸素流量を下回るときには，呼気ガスはリザーバーバッグに流入しない。

部分再呼吸式マスク

図 22.3 に示す装置が**部分再呼吸式マスク**（partial rebreather）である。このマスクでは，呼気相のはじめに吐き出されたガスはリザーバーバッグに戻る。呼気が進むにつれて，呼気流速が遅くなるが，呼気流量が酸素流量を下回ると，呼気ガスはもはやリザーバーバッグに戻ることはできない。呼気のはじめの部分は上気道（解剖学的死腔）からのガスを含んでいるので，再呼吸されるガスは酸素に富んでいて CO_2 はほとんど含んでいない。患者はマスクの通気孔を通して空気を吸うことができるが，リザーバーバッグ内のガスは陽圧なので，吸気では主にバッグ内のガスを吸うことになる。部分リザーバー装置では F_{IO_2} の最大値を約 70％ にすることができる。

非再呼吸式マスク

図 22.4 に示す装置が**非再呼吸式マスク**（nonrebreather system）である。このマスクの通気孔は，呼気ガスは通過できるが，空気を吸入することはできないようにフラップで覆われている。さらにリザーバーバッグとマスクの間にも一方向弁が付いていて，（呼気ガスを再呼吸しないために）バッグから吸うことはできても呼気ガスがバッグに入らないようになっている。非再呼

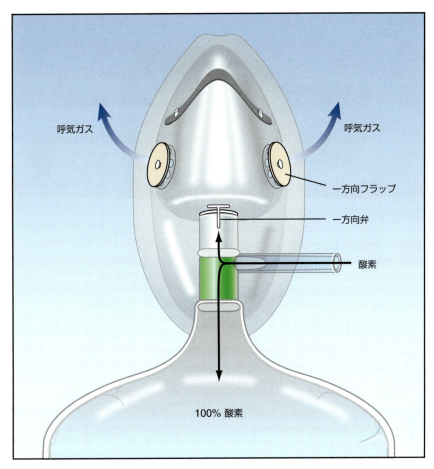

図 22.4　非再呼吸式マスク
マスクの通気孔にあるフラップが空気の吸入を防いでおり，マスクとリザーバーバッグの間にある一方向弁は呼気ガスがリザーバーバッグに入ることを防いでいる。

吸装置は，理論的には F_{IO_2} を 100％にすることができるが，（マスク周辺の漏れのために）実際の最大 F_{IO_2} は 80％前後である。

利点と欠点

リザーバーバッグの主な利点は，高濃度の酸素を投与できることである。欠点は，フェイスマスクで述べたことと同じである。さらに，リザーバーバッグ付きマスクでは気管支拡張薬のエアゾール療法を行うことができない。

■空気混入装置

空気混入装置は一定の F_{IO_2} を供給する高流量システムである。空気混入装置の機能を図 22.5 に示す[19]。酸素入口部の端は（庭用ホースの噴射孔のように）狭いので，高速ジェット気流がつくられる。これが**粘性抵抗（viscous drag）**と呼ばれるずり応力を生み出し，外気孔を通して外気を装置の中に引き込む。マスクに入る酸素流量が多ければ多いほど，混入される空気の量も多くなるので，F_{IO_2} が一定に保たれる。この装置でつくられる最終流速は 60 L/min を超え，

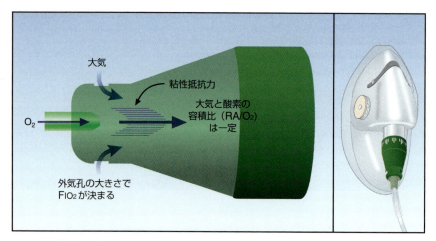

図22.5　空気混入装置の機能
酸素流入部の細い噴射孔が高速ジェット気流をつくり，それがずり応力を生み出して大気（RA）を装置内に引き込む。この「噴流混合」のために酸素流量を変えても，吸入酸素濃度（F_{IO_2}）が一定に保たれる。詳細は本文を参照のこと。

たいていの呼吸困難症例の吸気流速を上回っている。F_{IO_2}値は外気孔の大きさを変えることによって変えることができる。これらの装置のF_{IO_2}範囲は24～50％である。

注意：これらの装置における空気混入の機序は，**噴流混合**（jet mixing）として知られている[19]。しかし，空気混入は本来，ベンチュリー（Venturi）効果（すなわち，流体がチューブの締め付けられた部分を通過すると，流体の圧は低下する）によるものである。そのため，これらの装置を使ったマスクは，**ベンチュリーマスク**（Venturi mask）または**ベンチマスク**（Venti-mask）と呼ばれる。

利点と欠点

空気混入装置の主な利点は，一定のF_{IO_2}を保つことができることである。これは，CO_2が慢性的に高い患者には望ましいことである。このような患者では，不用意にF_{IO_2}を高くするとPa_{CO_2}がさらに上昇するからである。主な欠点は，F_{IO_2}を高くできないことである。

■高流量経鼻酸素カニューレ（高流量経鼻カニューレ）

（成人における）酸素装置の最新技術は，加温加湿ガスを使用した高流量経鼻酸素カニューレである。体温にまで加温され，水分を（相対湿度99％にまで）過飽和した酸素を使用して，40～60 L/minまでの酸素流量を不快感や粘膜損傷なく，幅広の鼻カニューレから投与できる。市販の高流量経鼻酸素装置（Vapotherm社, Stevensville, MD）は，流量（1～40 L/min），F_{IO_2}（21～100％），温度（通常は37℃）を調整することができる。

臨床経験

高流量経鼻酸素カニューレを初めて使用したときは，大変心強く感じたものである。予備研究では，マスクによる高F_{IO_2}を必要とする患者で，加湿高流量経鼻酸素カニューレに切り替えたところ，Pa_{O_2}/F_{IO_2}比が減少（ガス交換改善を表示）するとともに呼吸促迫症状が有意に改

善（例：呼吸数と呼吸困難感の減少）した[20, 21]。ガス交換への有益な効果は，高流量経鼻酸素カニューレが鼻咽頭に陽圧をもたらし[22]，それが呼気の終わりに肺胞が潰れるのを防ぐ呼気終末陽圧（PEEP）と同じ作用をするという報告でも説明可能である〔PEEPは第26章（☞409ページ）で述べる〕。高流量経鼻酸素カニューレで最も興味をそそられる点は，この装置によって対象患者の75％で気管挿管や人工呼吸を避けることができたことである[21]。

利点と欠点

高流量経鼻酸素カニューレのバランスシートは，（現在までのところ）すべて利点ばかりで欠点がない。利点は，酸素化とガス交換の改善，難治性の低酸素血症患者で気管挿管や人工呼吸が避けられる場合があることである。近い将来，この有望な方法については，さらに確実な情報がもたらされるであろう。

酸素の毒性

なぜ食品が真空パックに入れられているか，また，なぜ食品を新鮮に保つためにラップフィルムに包むかを考えたことがあるだろうか。これらの処置は，食品を酸素への曝露から防ぐための方法である。酸素はあらゆる有機分子（食品中の炭水化物，タンパク質，脂質を含む）を酸化して分離し，食品を腐敗させる。酸素の代謝産物は親分子より危険で，細胞に致命的な損傷を負わせる[23]。実際，酸素は重症患者の損傷から細胞を守るという一般的な認識に反して，酸素（毒性代謝産物を含む）が重症患者の細胞損傷の原因であることを多数の証拠が示している[23〜26]。以下は，酸素の毒性についての概要である。

■酸素の代謝

酸素は（シトクロムオキシダーゼ複合体のなかで）ミトコンドリアの電子伝達系の最終段階で代謝される。そこでは，ATP合成の際に蓄積された電子が，酸素の水への化学的還元によって取り除かれる。この過程の一連の反応を図22.6に示した。酸素は最外殻軌道に同じ方向のスピンをもった不対電子を2個有している。オーストリアの物理学者ヴォルフガング・パウリ（Wolfgang Pauli）によって提案されたパウリの排他原理によれば，1つの原子軌道に同じ向きのスピンをもつ電子が2つ入ることはできない。そのため，1つの反応で酸素に1組の電子対を与えて水に還元することはできない。なぜなら，1つの原子軌道に同じ向きのスピンをもつ電子が2つ入ることになるからである。このスピン制限のために，酸素代謝は1電子還元反応の連続となり，その過程で反応性の強い中間体を生成する。

　酸素代謝の中間体には，スーパーオキシドラジカル，過酸化水素，ヒドロキシルラジカルがある。これら代謝産物の性質を次のようにまとめた[23]。

1. 酸素代謝産物のすべては**酸化物質**（oxidant）であり，膜脂質，細胞質タンパク質，核DNAなど，生体細胞の構成要素を分断したり傷つけたりすることができる。
2. スーパーオキシドとヒドロキシルラジカルはフリーラジカル（すなわち，不対電子が外殻軌道にある）であり，フリーラジカルはきわめて反応性が高い（酸素もフリーラジカルだが，

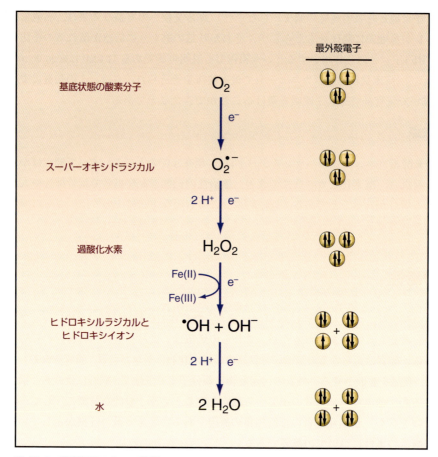

図 22.6　酸素分子の水への代謝
酸素分子は 4 つの 1 電子還元反応で水になる。右側の軌道図は各物質における最外殻軌道の電子スピンの向きを示している。フリーラジカル代謝産物は上付きの点で示した。説明は本文を参照のこと。

前述したように，スピン制限のため反応性は低い）。

3. ヒドロキシルラジカルは既知の生化学物質中で最も反応性の高い分子であり，発生源から 3 分子直径以内で反応してしまう！[23]　これは最も有害な酸素代謝物であり，酸素による細胞傷害の主な原因である。
4. 還元型の遊離鉄（Fe^{2+}）はヒドロキシルラジカル形成を触媒する。このような遊離鉄は酸化促進薬として働くことがある（後述）。
5. 過酸化水素はフリーラジカルではなく，酸素代謝物のなかでは反応性が最も低い。この低反応性のために，過酸化水素は身体のどこへでも自由に移動することができ，広範囲に酸化傷害を起こすことが可能となる。

一般に，少なくとも 95％の酸素は完全に水に還元され，酸素代謝の 3〜5％が有害な酸素代謝産物を生み出す[27]。グルタチオンのような特定の抗酸化物質が減少すると，この比率は変化する（後述）。

好中球の活性化

第 14 章で述べたように，酸素代謝産物は炎症反応において主要な役割を果たしている（☞ 214

ページ)。好中球の活性化は，細胞の酸素消費量を著明に（50倍にも）増大させる[26]。これは，**呼吸バースト**（respiratory burst）として知られており，その目的は高エネルギー ATP の産生ではなく，酸素の毒性代謝産物を産出して，細胞質顆粒に貯蔵することにある。好中球の酸素代謝産物はまた，**次亜塩素酸塩**（hypochlorite）を発生させるが〔図 14.1（☞ 215 ページ）参照〕，それは強い殺菌作用を有する（そして家庭用漂白剤の有効成分でもある）。

　好中球が炎症部位に到達すると，侵入してくる病原菌を傷害し破壊するために，脱顆粒して酸素代謝産物を放出する。都合の悪いことに，抗酸化物質の保護が適切に作用しない場合，酸素代謝産物は宿主の組織をも傷つけてしまう[25,26]。

連鎖反応

酸素代謝産物による傷害は，フリーラジカルが連鎖反応を起こす傾向があるために拡大する[28]。フリーラジカルが非ラジカルと反応すると，非ラジカルは電子を失ってフリーラジカルに変わり，それがまた他の非ラジカルから電子を奪ってもう 1 つのフリーラジカルを生み出す…。このようにして，誘発イベントののち，持続する自律反応を生み出す。燃焼は，フリーラジカルに関する連鎖反応の身近な例である。感染症治療後の重症敗血症や敗血症性ショックでの炎症性多臓器不全の進展についても，連鎖反応で説明が可能である。

■抗酸化物質による防御作用

（酸素が関係する）酸化傷害は無数の内因性**抗酸化物質**（antioxidant）（すなわち，酸化物質の活動を防いだり遮断したりする原子や分子）によって阻止され続けている。以下に，主要な抗酸化物質が重症疾患で果たす役割について簡単に述べる。

スーパーオキシドジスムターゼ

スーパーオキシドジスムターゼ（図 22.7 の SOD）は，スーパーオキシドラジカルの過酸化水素への変換を促進する酵素である。SOD は好気性生物にとって必要不可欠と考えられているが[27]，重症疾患における役割は明らかではなく，抗酸化物質としてばかりでなく酸化促進薬としても振る舞うことがある[27,29]。酸化促進作用は過酸化水素産生の結果と考えられる。

グルタチオン

グルタチオンは硫黄を含むトリペプチドで，**人体細胞内の主要な抗酸化物質**と考えられている[29,30]。還元型グルタチオン（図 22.7 の GSH）は過酸化水素に電子を与えて水に還元するが，この反応はセレン依存性酵素の**グルタチオンペルオキシダーゼ**（図 22.7 の Se-GPx）によって触媒される。

$$H_2O_2 + 2GSH \rightarrow 2H_2O + GSSG \tag{22.2}$$

　グルタチオンは，大部分の哺乳類の細胞中に高濃度（0.5～10 mM/L）で存在しており，細胞内で新たに合成される。グルタチオンは細胞外に輸送されるが，その血漿中濃度は，細胞内の 1,000 分の 1 にすぎない[31]。肺洗浄液中のグルタチオン濃度は血漿中より 140 倍も濃いが[32]，グルタチオンが肺を酸化傷害から守る重要な役割を果たしていると考えられている。重症患者では細胞内グルタチオンが枯渇しているという報告がある[33]。

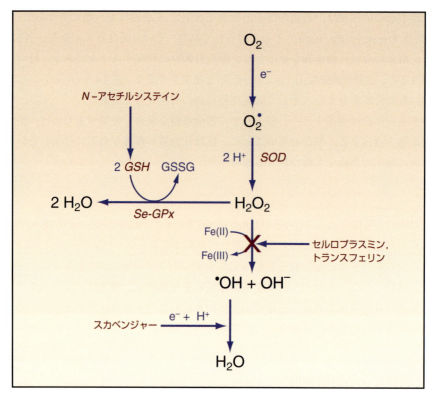

図 22.7　内因性および外因性抗酸化物質（茶色の文字）の作用
SOD：スーパーオキシドジスムターゼ，Se-GPx：セレン-グルタチオンペルオキシダーゼ複合体，GSH：還元型グルタチオン，GSSG：酸化型グルタチオン（ジスルフィド架橋によって結合したジペプチド）。説明は本文を参照のこと。

N-アセチルシステイン：グルタチオンは細胞内への移動が容易ではなく，グルタチオンを外因的に投与しても細胞内濃度はほとんど変化しない[34]。代表的な粘液溶解薬である ***N-アセチルシステイン*** はグルタチオンの類似体で，細胞膜を通過し，細胞内グルタチオンの代用になる〔これは，*N*-アセチルシステインのアセトアミノフェン毒性に対する薬効の作用機序であり，第 54 章（☞ 787 ページ）で詳述する〕。*N*-アセチルシステインは抗酸化薬としては慎重に使われてきたが，いくつかの好ましい結果が出てきている[35]。

セレン：セレンはグルタチオンペルオキシダーゼ酵素の補因子でヒトの必須微量元素である。成人男女のセレン推奨栄養所要量（RDA）は 55 μg/日である[36]。セレンを含まない食事を続けると，1 週間後にはグルタチオンペルオキシダーゼ活性値の低下が明らかになる[37]。重症患者ではセレンの血中濃度は一般に低い[38]。そして，高用量セレン補充療法（1,000 μg/日を静脈内投与）により，重症敗血症や敗血症性ショック患者の生存が改善する[38]。

　セレンの状態は，全血中のセレン濃度（正常範囲 = 0.96～1.7 μmol/L）あるいは血清セレン濃度（正常範囲 = 0.72～1.33 μmol/L）を測定してモニタリングできる[33]。必要な場合には，静脈内に亜セレン酸ナトリウムとして投与することができる。安全と考えられる最大投与量は 200 μg/日である。

ビタミンE

ビタミンE（αトコフェロール）は脂溶性ビタミンで，たいていの細胞膜中に見つかるが，そこでのビタミンEは，脂質過酸化反応の連鎖を止める「連鎖停止型」抗酸化物質の役割を果たしている。ビタミンEは脂質過酸化反応のフリーラジカル中間体に電子を与えるが，その際にビタミンEは無害なフリーラジカルとなる〔注意：脂質過酸化反応は多価不飽和脂肪酸の酸化反応で，それが食品に生じた場合は**酸敗**（rancidity）といわれる〕。

急性呼吸促迫症候群の患者でビタミンE不足が報告されている[39]。そして，高用量ビタミンEがこのような患者に有効であるという報告がある（後述）。血漿中ビタミンEの正常濃度は1 mg/dLであり，0.5 mg/dL以下の場合は不足となる[40]。

ビタミンC

ビタミンC（アスコルビン酸）は主として細胞外で働く水溶性抗酸化物質である。抗酸化物質としてのビタミンCの重要性は不明であるが，ビタミンCはスーパーオキシドラジカルやヒドロキシルラジカルのスカベンジャー（電子の提供）として働くことができる強力な還元剤である[30]。高用量ビタミンCは，外傷患者の肺合併症を減少させるのに若干の効果がある（後述）。

セルロプラスミンとトランスフェリン

セルロプラスミンとトランスフェリンは，血漿中の抗酸化活性の大部分を占めている[41]。この2つのタンパク質は遊離鉄である還元型$Fe(II)$を制限することによって，ヒドロキシルラジカルの産生を抑制して抗酸化活性を示している。セルロプラスミンは$Fe(II)$を$Fe(III)$に酸化し，トランスフェリンは酸化型$Fe(III)$に結合する。酸化促進薬としての遊離鉄[42]が果たす役割を考えれば，なぜ体内の大部分の鉄イオンがタンパク質と結合したり，（骨髄などに）孤立させられているのかが理解できるであろう。

■酸化ストレス

酸化傷害のリスクは酸化物質と抗酸化物質の活性バランスで決まる。酸化物質の活性が抗酸化物質の中和能力を超えると，過剰分あるいは中和されない酸化物質は組織傷害を促進する。このように，中和されていない生体内酸化物質が生じている状態を酸化ストレスという。残念ながら，酸化ストレスを臨床的に評価することはできないので，この状態は推測するしかない。

■肺酸素中毒

肺酸素中毒は，炎症性肺損傷（急性呼吸促迫症候群と類似のものとして次章で述べる）といわれており，$FIO_2>60\%$のガスを48時間以上吸入した患者に起こる。しかし，この記述だけでは，そのあとに起こる事実を考慮していることにはならない。

種差

肺酸素中毒の発症傾向は生物種によって異なる。例えば，実験用ラットは100%酸素を5～7日

間呼吸すると呼吸不全で死亡するが，ウミガメは純酸素を害なしにいつまでも呼吸することができる[43]。肺酸素中毒の実験研究は，ほとんど実験用ラットだけで行われているので，このような種による特異的効果は重要である。なお，ヒトの肺酸素中毒発症に関する情報は多くない。

ヒトでの研究：健康ボランティアが，100% 酸素を6〜12時間吸入したら気管気管支炎を起こし，吸収性無気肺によって肺活量が減少した[44]。100%酸素の長期曝露では6人のみ報告がある。そのうちの5人は不可逆性昏睡であったが，100%酸素を3〜4日間投与された[45]。残りの1人は健康ボランティアであったが，4.5日間純酸素を吸入した[46]。すべてのケースで，被験者は炎症性肺損傷に一致する肺の状態になった。

F_{IO_2} の有毒閾値は何パーセントか

F_{IO_2} が60%を超えたときに肺活量が減少した症例報告[44]によれば，肺酸素中毒の F_{IO_2} 閾値は60%であった。しかし，すべての患者にただ1つの F_{IO_2} 閾値を採用することは，酸素中毒リスクに対する内因性抗酸化物質の寄与を無視することになる。もし肺に蓄えられている抗酸化物質が枯渇していたら，酸素中毒は F_{IO_2} が60%より低くても起こると考えられる。ICU 患者では抗酸化物質の枯渇はよくみられる[33,38,39]ので，**重症患者では21%（大気）を超える F_{IO_2} は，すべて有毒であるといってよい**。したがって，最善の方法は，F_{IO_2} を容認できる最低のレベル，例えば，動脈血酸素飽和度を90%以上に保つのに必要な最低の F_{IO_2} まで下げることである。

抗酸化物質による防御の促進

肺酸素中毒の臨床的尺度はない。しかし，重症患者での抗酸化物質枯渇に関する報告[33,38,39]を考慮すると，肺酸素中毒のリスクを下げるには，抗酸化物質の補充療法が妥当であると思われる。これが有効であるという報告が外傷患者の研究[47]でなされている。すなわち，ビタミンC（1,000 mg を8時間ごと），ビタミンE（1,000 単位を8時間ごと），セレン（200 μg を毎日）の抗酸化物質高用量カクテルを7日間投与することにより，呼吸不全と人工呼吸器依存の症例数が有意に減少した[47]。

抗酸化物質の補充は，抗酸化物質による防御の程度（例：血清セレン濃度）を測定することによって調整することができる。また，肺酸素中毒の危険にさらされていると考えられる患者にルーチンに行うことができる。

おわりに

■なぜ酸素は血管を収縮させるのか

生物の身体の仕組みを目的論的に説明しようとする人々にとって，酸素が動脈を収縮させるという事実は注目に値することのようである。本章の最初の項で述べたように，好気性代謝は通常，酸素下ではあるが，酸素の制限された環境で行われる。というのは，酸素は水に溶けにくいので，体内では大部分の酸素はヘモグロビンと結合していて，組織中にはほんのわずかしか存在しないからである。さらに，酸素療法によって組織の酸素化を促進しようとしても，酸素の動脈収縮作用によって機能的毛細管流量が減少するのでうまくいかない。このように，身体は組織の酸素化を増やそうとする企てに抵抗する。そして，身体は酸素による組織傷害のリス

クを減らそうとしているかのようである。要約すれば，**人体は酸素による細胞傷害のリスクを減らすために，組織を酸素制限環境に維持するようにデザインされているようである**。これが事実であれば，重症患者にふんだんに酸素療法を行うことは再評価されるべきであろう。

■文献

参考書

Lane N. Oxygen: The Molecule that Made the World. New York: Oxford University Press, 2002.
Halliwell B, Gutteridge JMC. Free Radicals in Biology and Medicine. 4th ed, New York: Oxford University Press, 2007.
Banerjee R (ed). Redox Biochemistry. Hoboken, NJ: Wiley & Sons, 2008.

概論

1. Whalen WJ, Riley J. A microelectrode for measurement of intracellular Po_2. J Appl Physiol 1967; 23:798–801.
2. Sair M, Etherington PJ, Winlove CP, Evans TW. Tissue oxygenation and perfusion in patients with systemic sepsis. Crit Care Med 2001; 29:1343–1349.
3. American Association for Respiratory Care. Clinical practice guideline: oxygen therapy for adults in the acute care facility. Respir Care 2002; 47:717–720.
4. Eldridge FE. Blood lactate and pyruvate in pulmonary insufficiency. N Engl J Med 1966; 274:878–883.
5. Lundt T, Koller M, Kofstad J. Severe hypoxemia without evidence of tissue hypoxia in the adult respiratory distress syndrome. Crit Care Med 1984; 12:75–76.
6. Abdelsalam M. Permissive hypoxemia. Is it time to change our approach? Chest 2006; 129:210–211.
7. Lejeune P, Mols P, Naeije R, et al. Acute hemodynamic effects of controlled oxygen therapy in decompensated chronic obstructive pulmonary disease. Crit Care Med 1984; 12:1032–1035.
8. Corriveau ML, Rosen BJ, Dolan GF. Oxygen transport and oxygen consumption during supplemental oxygen administration in patients with chronic obstructive pulmonary disease. Am J Med 1989; 87:633–636.
9. Esteban A, Cerde E, De La Cal MA, Lorente JA. Hemodynamic effects of oxygen therapy in patients with acute exacerbations of chronic obstructive pulmonary disease. Chest 1993; 104:471–475.
10. Reinhart K, Bloos F, Konig F, et al. Reversible decrease of oxygen consumption by hyperoxia. Chest 1991; 99:690-694.
11. Lauscher P, Lauscher S, Kertscho H, et al. Hyperoxia reversibly alters oxygen consumption and metabolism. Scientific World Journal, volume 2012, article ID 410321, 2012. (An open access article, accessed at www.PubMed.com on 12/24/2012.)
12. Packer M, Lee WH, Medina N, Yushak M. Systemic vasoconstrictor effects of oxygen administration in obliterative pulmonary vascular disorders. Am J Cardiol 1986; 57:853–858.
13. Bongard O, Bounameaux H, Fagrell B. Effects of oxygen on skin microcirculation in patients with peripheral arterial occlusive disease. Circulation 1992; 86:878–886.
14. Duling BR. Microvascular responses to alterations in oxygen tension. Circ Res 1972; 31:481-489.
15. Tsai AG, Cabrales P, Winslow RM, Intaglietta M. Microvascular oxygen distribution in awake hamster window chamber model during hyperoxia. Am J Physiol 2003; 285:H1537–H1545.
16. Kilgannon JH, Jones AE, Shapiro NI, et al. Association between arterial hyperoxia following resuscitation from cardiac arrest and in-hospital mortality. JAMA 2010; 303:2165–2171.

酸素供給システム

17. Heuer AJ, Scanlan CL. Medical gas therapy. In Wilkins RL, Stoller JK, Kacmarek RM, eds. Egan's Fundamentals of Respiratory Care, 9th ed, St. Louis: Mosby Elsevier, 2009.
18. L'Her E, Deye N, Lellouche F, et al. Physiologic effects of noninvasive ventilation during acute lung injury. Am J Respir Crit Care Med 2005; 172:1112-1118.
19. Scacci R. Air entrainment masks: jet mixing is how they work. The Bernoulli and Venturi principles is how they don't. Respir Care 1979; 24:928–931.
20. Roca O, Riera J, Torres F, Masclans JR. High-flow oxygen therapy in acute respiratory failure. Respir Care 2010; 55:408–413.
21. Sztrymf B, Messika J, Bertrand F, et al. Beneficial effects of humidified high flow nasal oxygen in critical care patients: a prospective pilot study. Intensive Care Med 2011; 37:1780–1786.
22. Parke R, MacGuinness S, Eccleston M. Nasal high-flow therapy delivers lowlevel positive airway pressure. Br J Anesth 2009; 103:886–890.

酸素の毒性

23. Halliwell B, Gutteridge JMC. Oxygen is a toxic gas – an introduction to oxygen toxicity and reactive oxygen species. In Free Radicals in Biology and Medicine. 4th ed. New York: Oxford University Press, 2007:1–28.

24. Alonso de Vega JM, Diaz J, Serrano E, Carbonell LF. Oxidative stress in critically ill patients with systemic inflammatory response syndrome. Crit Care Med 2002; 1782–1788.
25. Fink M. Role of reactive oxygen and nitrogen species in acute respiratory distress syndrome. Curr Opin Crit Care 2002; 8:6–11.
26. Anderson BO, Brown JM, Harken A. Mechanisms of neutrophil-mediated tissue injury. J Surg Res 1991; 51:170–179.
27. Michiels C, Raes M, Toussant O, Remacle J. Importance of Se-Glutathione, peroxidase, catalase, and CU/ZN-SOD for cell survival against oxidative stress Free Rad Biol Med 1994; 17:235–248.
28. Halliwell B, Gutteridge JMC. The chemistry of free radicals and related 'reactive species'. In: Free Radicals in Biology and Medicine. 4th ed. New York: Oxford University Press, 2007:30–79.
29. Halliwell B, Gutteridge JMC. Antioxidant defenses: endogenous and diet derived. In: Free Radicals in Biology and Medicine, 4th ed. New York: Oxford University Press, 2007:79–185.
30. Suttorp N, Toepfer W, Roka L. Antioxidant defense mechanisms of endothelial cells:glutathione redox cycle versus catalase. Am J Physiol 1986; 251:C671–C680.
31. Cantin AM, Begin R. Glutathione and inflammatory disorders of the lung. Lung 1991; 169:123–138.
32. Cantin AM, North SI, Hubbard RC, Crystal RG. Normal alveolar epithelial lining fluid contains high levels of glutathione. J Appl Physiol 1987; 63:152–157.
33. Hammarqvist F, Luo JL, Cotgreave IA, et al. Skeletal muscle glutathione is depleted in critically ill patients. Crit Care Med 1997; 25:78–84.
34. Robinson M, Ahn MS, Rounds JD, et al. Parenteral glutathione monoester enhances tissue antioxidant stores. J Parent Ent Nutrit 1992; 16:413–418.
35. Suter PM, Domenighetti G, Schaller MD, et al. N-acetylcysteine enhances recovery from acute lung injury in man: a randomized, double-blind, placebo-controlled clinical study. Chest 1994; 105:190–194.
36. Institute of Medicine, Food and Nutrition Board. Dietary reference intakes: vitamin C, vitamin E, selenium, and carotenoids. Washington, DC: National Academy Press, 2000.
37. Sando K, Hoki M, Nezu R, et al. Platelet glutathione peroxidase activity in long-term total parenteral nutrition with and without selenium supplementation. J Parent Ent Nutrit 1992; 16:54–58.
38. Angstwurm MWA, Engelmann L, Zimmerman T, et al. Selenium in Intensive Care (SIC): results of a prospective randomized, placebo-controlled, multiple-center study in patients with severe systemic inflammatory response syndrome, sepsis, and septic shock. Crit Care Med 2007; 35:118–126.
39. Pincemail J, Bertrand Y, Hanique G, et al. Evaluation of vitamin E deficiency in patients with adult respiratory distress syndrome. Ann NY Acad Sci 1989; 570:498–500.
40. Meydani M. Vitamin E. Lancet 1995; 345:170–176.
41. Halliwell B, Gutteridge JMC. Role of free radicals and catalytic metal ions in human disease. Methods Enzymol 1990; 186:1–85.
42. Herbert V, Shaw S, Jayatilleke E, Stopler-Kasdan T. Most free-radical injury is iron-related: it is promoted by iron, hemin, haloferritin and vitamin C, and inhibited by desferrioxamine and apoferritin. Stem Cells 1994; 12:289–303.

肺酸素中毒

43. Fanburg BL. Oxygen toxicity: why can't a human be more like a turtle? Intensive Care Med 1988; 3:134–136.
44. Lodato RF. Oxygen toxicity. Crit Care Clin 1990; 6:749–765.
45. Barber RE, Hamilton WK. Oxygen toxicity in man. N Engl J Med 1970; 283:1478–1483.
46. Winter PM, Smith G. The toxicity of oxygen. Anesthesiology 1972; 37:210–212.
47. Dossett GAM, Fleming SB, Abumrad NN, Cotton BA. High-dose antioxidant administration is associated with a reduction in post-injury complications in critically ill trauma patients. Injury 2011; 42:78–82.

Chapter 23

急性呼吸促迫症候群

> 医者というものは患者に病名をつければ患者に多くのことができると考える。
> Immanuel Kant

本章で述べる病態は時代により，ショック肺（shock lung），ダナン肺〔Da Nang lung（ベトナム戦争の時代）〕，硬化肺症候群（stiff-lung syndrome），毛細血管漏出性肺水腫（leaky capillary pulmonary edema），非心原性肺水腫（noncardiogenic pulmonary edema），急性肺傷害（acute lung injury），成人呼吸促迫症候群（adult respiratory distress syndrome）などさまざまに呼ばれてきたが，最近は**急性呼吸促迫症候群**（acute respiratory distress syndrome：ARDS）と呼ばれている。しかしこれらの名前のなかで，この疾患の本態を示しているものは1つもない。この疾患はびまん性炎症性肺傷害であり，現代の急性呼吸不全の主要な原因の1つとなっている[1]。

病理

ARDSに関する最初の論文は1967年[2]に発表された。難治性低酸素血症と胸部X線写真上びまん性浸潤影を呈する12名の患者を報告したものである。7名の患者が死亡し，剖検で肺に強い炎症細胞浸潤が認められた。感染の徴候はなかったことから，ARDSが急性炎症性肺傷害であることが示された。

■炎症性肺傷害

ARDSの肺浸潤影は，循環血液中の好中球の活性化に由来すると考えられている[3]。活性化した好中球は肺の微小循環で血管内皮に接着し，内皮細胞間を通って肺実質に遊走する〔**血管外遊出**（diapedesis）〕。好中球はそこで脱顆粒し，細胞内顆粒の内容（タンパク質分解酵素や細胞傷害性のある酸素代謝物）を放出する。それによる毛細管壁の傷害により，タンパク質に富んだ液体や，赤血球，血小板が肺内に滲出する。最終的に，図23.1に示すように，細胞およびタンパク質性の滲出物が肺胞に充満し閉塞させる。炎症性滲出液はフィブリンを含んでおり，炎症の進行によってフィブリンが蓄積し，肺のリモデリングと線維化を引き起こす（創傷治癒の過程と同様）。フィブリンの源は肺からの組織因子放出により惹起される凝固亢進状態である[4]。

■原因となる病態

ARDSは原発性疾患でなく，さまざまな感染性ならびに非感染性の病態の結果として発症する。ARDSの原因となることが多い一般的な病態を表23.1に示した。原因として最も頻度の高い

第VII部 急性呼吸不全

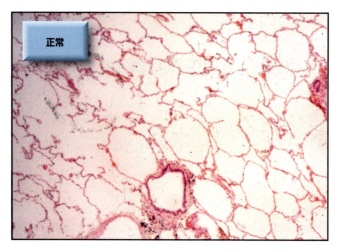

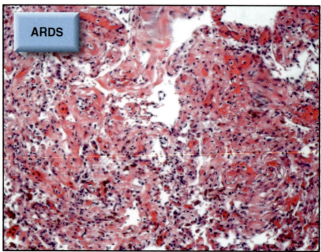

図 23.1 正常肺と ARDS 進行例の肺の顕微鏡写真
進行例では浸潤した白血球とタンパク質性の滲出物が正常肺構造に充満し閉塞させている。

表 23.1 ARDS の一般的な原因

感染性	非感染性
● 肺炎	● 胃内容の誤嚥
● 敗血症	● 輸血
● 重症敗血症	● 多発外傷
● 敗血症性ショック	● 膵炎
	● 薬物中毒

ARDS のその他の原因としては, 熱傷, 心肺バイパス, 肺挫傷, 脂肪塞栓症候群, 有毒ガス吸入, 肺酸素中毒などがある。

病態は肺炎と「敗血症症候群」(すなわち, 敗血症, 重症敗血症, 敗血症性ショック) である[1,5]。原因となる病態の多くに共通した特徴の1つは, 白血球の活性化が関与する**全身性炎症性反応** (systemic inflammatory response) を惹起しうることであり, それが ARDS の引き金となる。

表 23.2　ARDS の臨床所見

1. 急性発症
2. 胸部 X 線写真上の両側肺浸潤影
3. $PaO_2/FIO_2 \leqq 300\,mmHg^a$
4. 左心不全や輸液過多がない。
5. 原因となる病態の存在

[a] 文献 7 より。これは $PaO_2/FIO_2 \leqq 200\,mmHg$ が ARDS の診断に必要であった以前の定義[6]とは異なる。詳しい説明は本文を参照のこと。

臨床所見

ARDS の臨床所見を表 23.2 に示した。基本的な特徴として，急性発症，重度の低酸素血症，左心不全や輸液過多がないにもかかわらず認められる両側肺浸潤影などがある。ARDS の最も初期の徴候は突然発生する低酸素血症と呼吸不全の徴候（呼吸困難，頻呼吸など）である。胸部 X 線写真では症状の出現から数時間は所見が認められないこともあるが，24 時間以内に両側肺浸潤影が認められるようになる。低酸素血症の進行により，しばしば発症から 48 時間以内に人工呼吸管理が必要となる。

■診断上の問題

ARDS について 40 年以上の臨床経験があるにもかかわらず，依然としてこの病態の定義には明確な結論が出ていない点がある。専門家によるコンセンサスカンファレンスは 1994 年に ARDS ならびに急性肺傷害（acute lung injury：ALI）として知られる臨床概念についての診断基準を発表した[6]。この基準では，① PaO_2/FIO_2 が 200 mmHg 以下であれば ARDS，② PaO_2/FIO_2 が 300 mmHg 以下であれば ALI とし，かつ③肺動脈楔入圧（PAWP）は 18 mmHg 以下（左心不全の除外のため）とされた。2012 年には欧州タスクフォースが ARDS の新しい診断基準を発表した[7]。変更点として，① ALI は臨床概念から削除され，ARDS は PaO_2/FIO_2 が 300 mmHg 以下とされた。また，② PaO_2/FIO_2 の評価には呼気終末気道内圧（PEEP）で 5 cmH_2O 以上が必要とされ，③ PAWP の測定は基準から削除された（肺動脈カテーテルが使われなくなってきたため）。この新しい診断基準はベルリン基準（Berlin Criteria）として知られ，従来の診断基準である表 23.2 とあわせて用いられている。PEEP の増加には人工呼吸管理が必要であるが，自発呼吸時にも ARDS の診断を可能にするために，PaO_2/FIO_2 の評価に必要な PEEP 値の要件はここには含めない。

特異性の欠如

ARDS の診断基準の項目の多くは非特異的で，他の一般的な急性呼吸不全の原因と共通したものである。したがって，表 23.3 に示すように誤診を招きやすい[8]。この表は ARDS と生前に診断された患者の剖検後の診断名をその割合とともに示している。生前に ARDS と診断された患者の半数のみが剖検でも ARDS と診断されており，ARDS と誤診された病態で多いのは肺炎と肺水腫であった。この報告では ARDS が正しく診断される確率は 50％で，コイントスで裏表を当てる確率と変わらない！

表 23.3 生前に ARDS と診断された患者の剖検後の診断名

剖検後の診断名	割合
炎症性肺傷害（ARDS）	50%
急性肺炎	25%
肺水腫	11%
侵襲性肺アスペルギルス症	6%
肺塞栓症	3%
その他	5%

〔文献 8 より〕

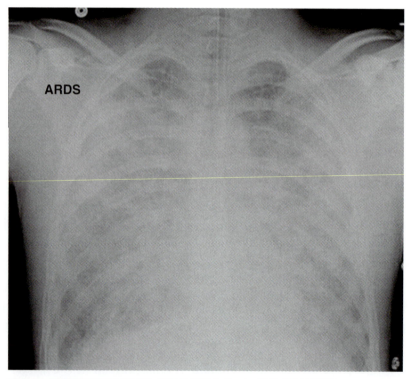

図 23.2　古典的な所見を呈する ARDS 患者のポータブル胸部 X 線写真
陰影は微細粒状影ないしすりガラス陰影であり，両肺野全体にびまん性に認められるが，肺底部は相対的に軽度である。胸水の所見はない。

画像所見

ARDS の診断で誤診する原因の 1 つは胸部 X 線所見にある。ARDS の古典的画像所見を図 23.2 に示す。陰影は微細粒状影ないしすりガラス陰影（ground-glass appearance）で，肺野全体に広がっているが胸水の所見はない。しかし，これらの特徴的な所見は常に認められるものではないことを図 23.3 の胸部 X 線写真に示す。この症例では陰影は肺門部に強く，下肺野に限られており，左横隔膜の不鮮明化は胸水の存在を疑わせる。これらの所見は心原性肺水腫と誤診される可能性がある。このように ARDS の画像所見が一定していないことから，胸部 X 線写真

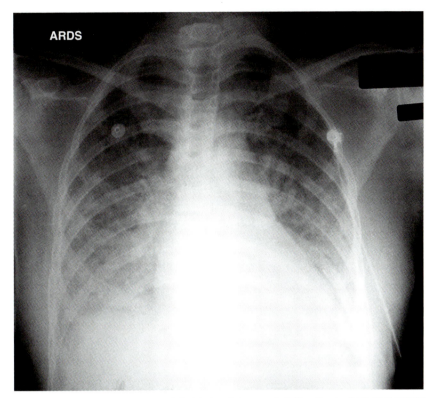

図 23.3　尿路性敗血症とグラム陰性菌敗血症を伴う ARDS 患者のポータブル胸部 X 線写真
陰影は肺門部から下肺野にかけて広がっている。左横隔膜の不鮮明化は胸水の存在を疑わせる。これらの画像所見は心原性肺水腫と誤診される可能性がある。

だけで ARDS と診断することはできない[9]。

肺動脈楔入圧のピットフォール

ARDS と心原性肺水腫は胸部 X 線写真で図 23.3 のように似たような所見を呈することから，PAWP がこれら 2 つの病態の鑑別に用いられていた（すなわち，PAWP が 18 mmHg 以下であれば ARDS と考えられた）[6]。しかしこれには問題がある。第 8 章で説明しているように（☞ 116 ページ），**PAWP は肺毛細管静水圧と厳密には等しくない**からである。PAWP は肺血流がない状態で測定され，カテーテル先端と左房が流れの全くない血液の柱で連結されることで，PAWP と左房圧が等しくなっているものと仮定している。しかし，血流が残存していれば，肺静脈に流れるための圧較差の分，肺毛細管圧は左房圧より高くなる。このように **PAWP は肺毛細管静水圧より低く，これは ARDS の過剰診断の原因となる。**

■気管支肺胞洗浄

あまり用いられないが，気管支肺胞洗浄は ARDS と心原性肺水腫を鑑別するための信頼できる手段である[10]。この手技はベッドサイドで気管支ファイバースコープを病変のある肺区域まで進めて施行する。目的とする肺区域まで進めたら生理食塩液で洗浄し，洗浄液中の好中球とタンパク質の存在を分析する。

1. 正常であれば好中球は回収された肺胞洗浄液中の細胞の5%未満であるが，ARDSの患者では約80%にもなることがある[10]。肺胞洗浄液中の好中球数が低ければARDSを否定でき，高ければARDSの証拠となる。
2. 炎症性滲出液はタンパク質成分が豊富で，肺胞洗浄液中のタンパク質量が多ければARDSの証拠となる。肺胞洗浄液のタンパク質濃度の血漿タンパク質濃度に対する比を用いて，以下の診断基準が適用される[11]。

> 心原性肺水腫：肺胞洗浄液タンパク質濃度/血漿タンパク質濃度 < 0.5
> ARDS：肺胞洗浄液タンパク質濃度/血漿タンパク質濃度 > 0.7

ARDSの人工呼吸管理

ここ四半世紀の集中治療医学で最も重要な発見の1つは，特にARDSの患者では，人工呼吸管理が肺損傷を起こす可能性があると認識されたことである。これがきっかけとなって，以下に述べる**肺保護換気**（lung protective ventilation）[12]として知られる治療戦略が考案された。

■標準的な人工呼吸管理

陽圧人工呼吸が導入されて以来，高容量換気（1回換気量の高い換気）が無気肺を減少させる標準的な人工呼吸管理法とされてきた。標準的な1回換気量は$12〜15\,mL/kg$で[13]，安静呼吸時の1回換気量（$6〜7\,mL/kg$）の2倍である。ARDSの患者では，この高い1回換気量が次に述べるように正常よりも機能容量が低下した肺に送られることになる。

ARDSにおける肺機能容量

胸部単純X線写真ではARDS患者の肺の陰影は均一なびまん性パターンにみえるが，CT検査では浸潤がみられる肺区域は限局されていることがわかる[13]。CT画像を図23.4に示す。強い浸潤影は背側（仰臥位で浸潤のみられる肺区域）に認められ，浸潤のない正常肺が胸郭の前方半分に認められる。浸潤のないこの肺区域が，換気機能があり1回換気量が送られる部分である。したがって，標準的な人工呼吸管理では高い1回換気量が大きく減少した正常な肺区域に送られ，その結果，末梢の肺胞が過膨張し破裂する[15]。

人工呼吸器関連肺傷害

末梢肺胞の過膨張は肺胞と毛細血管の境界を破壊し，肺実質と末梢肺胞への炎症性滲出液の漏出を引き起こす。この状態は**人工呼吸器関連肺傷害**（ventilator-induced lung injury：VILI）といわれ，ARDSにきわめて類似している[15]。この肺傷害は，圧によるものというよりは容量によるもの[16]であり，**容量損傷**（volutrauma）とよばれる〔圧による傷害は**圧損傷**（barotrauma）とよばれ，肺から空気が漏出する〕。

生物学的損傷：標準的な高容量人工呼吸管理では，肺に構造的な損傷がなくても炎症性サイトカインが肺や全身の循環血液に認められることがある[17]。この炎症誘発状態は**生物学的損傷**

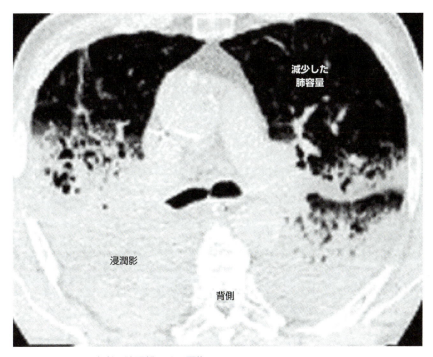

図 23.4　ARDS 患者の肺門部の CT 画像
浸潤影は仰臥位で浸潤のみられる背側に限局されている。浸潤のない肺は前方の 1/3 に認められ，これが機能の残存している肺区域である。〔CT 画像は文献 14 より（画像はデジタル処理している）〕

(biotrauma) といわれ，好中球の活性化と肺への炎症細胞浸潤を引き起こす[16]。生物学的損傷に伴う全身性炎症反応は他臓器の炎症性傷害の誘因となる。つまり人工呼吸管理は炎症を介して多臓器不全の原因となることがある[18]。

無気肺損傷：ARDS により肺の伸展性が低下することで，呼気終末に末梢肺胞が虚脱するようになる。これが起こると，人工呼吸管理により末梢気道の周期的な開閉が発生し，これが肺傷害の原因となる[19]。このタイプの肺傷害は**無気肺損傷**（atelectrauma）とよばれ[16]，虚脱した気道が開くことにより強い剪断力が発生し，気道上皮にダメージを与える。

■肺保護換気

肺保護換気では，容量損傷と生物学的損傷のリスクを減らすために低容量換気（6 mL/kg）を用い，無気肺損傷のリスクを減らすために呼気終末陽圧（PEEP）をかける。ARDS において生存率を上昇させる[20]ことが証明された肺保護換気プロトコールを表 23.4 に示す。このプロトコールは ARDS Network（ARDS の治療法を評価するために政府の公衆衛生機関が構築したネットワーク）により作成されたもので，ネット上で閲覧できる（www.ardsnet.org）。このプロトコールでは，予測体重と正常の肺容量が相関することから，1 回換気量は**予測体重**（predicted body weight：PBW）に対して 6 mL/kg としている。達成目標の 1 つが吸気終末の「プラトー圧」30 cmH$_2$O 以下であることに注意してほしい。この圧については第 25 章（☞ 395 ページ）で詳しく述べる。

表 23.4　ARDS に対する肺保護換気のプロトコール

I. 第 1 段階	1.	患者の予測体重（PBW）を計算する[a]。 男性：PBW ＝ 50 ＋ [2.3 × (身長（インチ）－ 60)] 女性：PBW ＝ 45.5 ＋ [2.3 × (身長（インチ）－ 60)]
	2.	1 回換気量（V_T）の初期値を PBW に対して 8 mL/kg とする。
	3.	PEEP を 5 cmH$_2$O にする。
	4.	FIO_2 は SpO$_2$ が 88〜95％になるような最低の値とする。
	5.	V_T を 6 mL/kg まで 2 時間ごとに 1 mL/kg ずつ減少させていく。
II. 第 2 段階	1.	V_T が 6 mL/kg に下がったらプラトー圧（Ppl）を測定する。
	2.	Ppl が 30 cmH$_2$O 以上ならば，Ppl が 30 cmH$_2$O 以下になるか V_T が 4 mL/kg になるまで，V_T を 1 mL/kg ずつ減少させていく。
III. 第 3 段階	1.	動脈血ガス分析で呼吸性アシドーシスがないか確認する。
	2.	pH が 7.15〜7.30 であれば，換気回数（RR）を pH が 7.30 以上になるか RR が 35 回/min になるまで増加させていく。
	3.	pH が 7.15 未満であれば，RR を 35 回/min まで上げる。それでも pH が 7.15 未満であれば，7.15 以上になるまで V_T を 1 mL/kg ずつ増加させていく。
IV. 最適化の目標		V_T 6 mL/kg，Ppl ≦ 30 cmH$_2$O，SpO$_2$ 88〜95％，pH 7.30〜7.45

ARDS Network のプロトコール（www.ardsnet.org）より。
[a] 予測体重は正常肺容量と相関する体重。

呼気終末陽圧

〔この圧についての詳細は，第 26 章（☞ 409 ページ）参照。〕

　肺保護換気では呼気終末に末梢気道が虚脱しないように，呼気終末の気道内圧を少なくとも 5 cmH$_2$O 以上とする。末梢気道の周期的な開閉を予防し，無気肺損傷のリスクを減らすことが目標である。高い PEEP レベル（例えば 15 cmH$_2$O）は ARDS 患者の人工呼吸管理期間を短縮し，PaO_2/FIO_2 が 200 mmHg 以下であれば生存率をやや上昇させる[21]。しかし，10 cmH$_2$O 以上の PEEP レベルは，動脈血酸素分圧の維持に問題がなければ一般には用いられない（次項参照）。

　SpO$_2$ の目標値 88〜95％を維持するために毒性の生じるレベルの高い酸素濃度（FIO_2 50％以上）が必要な場合，酸素化改善のために 5 cmH$_2$O 以上の PEEP レベルを用いて FIO_2 を安全なレベルまで下げることができる。ただし，PEEP レベルを上げると心拍出量が減少することは強調しておく。PEEP を上げて低い FIO_2 で同じ SpO$_2$ を維持しても，心拍出量が減少すれば全身への酸素供給は減少する。

高二酸化炭素許容

　低 1 回換気量で換気を行うと，肺からの二酸化炭素の排泄が減少し，高二酸化炭素症と呼吸性アシドーシスを引き起こす。低容量換気の利点のため，高二酸化炭素症は明らかに有害でなければ許容される。これを**高二酸化炭素許容**（permissive hypercapnia）という[22]。高二酸化炭素症と呼吸性アシドーシスの上限は不明だが，臨床試験のデータからは動脈血二酸化炭素分圧で 60〜70 mmHg，pH で 7.20〜7.25 は多くの患者で安全であることが示されている[23]。表 23.4 に示したように，肺保護換気のプロトコールでは目標 pH を 7.30〜7.45 としている。

生存率の改善効果

肺保護換気はARDSにおいて生存率を改善することが示されている数少ない方法の1つである。肺保護換気の最大規模で最も成功した臨床研究は，ARDS Networkが実施したもので[20]，人工呼吸管理が必要な800人以上のARDS患者で1回換気量を（予測体重に対して）6 mL/kgと12 mL/kgに無作為に割りつけたものである。低1回換気量（6 mL/kg）と吸気終末プラトー圧が30 cmH$_2$O以下の群が最も人工呼吸管理期間が短く，死亡率は9%低下した（40%対31%，$P = 0.007$）。

5つの臨床研究が行われ，ARDS患者で1回換気量6 mL/kg群と12 mL/kg群が比較された。2つの研究では低換気量群で死亡率が低かったが，3つの研究では生存率に差はなかった[24]。一貫した生存率の改善は認められなかったが，1回換気量6 mL/kgの肺保護換気はARDS患者の標準治療となっている。しかし，最近実施されたARDSに対する肺保護換気の多施設研究によれば，院内死亡率は48%であり[5]，肺保護換気が導入される前と大きな差はない。この点で関連があると思われるのは，ARDSによる死亡率は臨床調査研究と比べて比較臨床試験では低くなる傾向があるということである[25]。

〔注意：低容量換気で一貫した生存率の改善が認められなかった理由については第25章（☞ 395ページ）で述べる。〕

■まとめ

ARDSに対する人工呼吸管理が，機能的肺胞の過膨張（容量損傷）および末梢気道の虚脱（無気肺損傷）により肺傷害を起こしうるという明らかなエビデンスがある。人工呼吸器関連肺傷害の原因となる機械的な悪影響を減少させるように考案された肺保護換気は，ARDSに対する標準的な人工呼吸管理法として採用されている。

人工呼吸以外の管理

ARDSの治療は併発するさまざまな病態（敗血症など）の治療を可能であれば行うところから始まる。ARDSに対する治療は成功よりも失敗が多かった。ARDSの治療で効果のなかったものには，サーファクタント（成人に対して），一酸化窒素吸入，ペントキシフィリン，イブプロフェン，プロスタグランジンE$_1$，抗真菌薬（トロンボキサン阻害作用）がある[26]。肺水腫を予防する輸液管理や，重症もしくは難治性ARDSに対する高用量ステロイド治療は臨床的有効性が報告されている。本項では，効果が認められた治療法のみ記載する。

■輸液管理

ARDSの肺浸潤影は炎症性滲出液によるものであり，体液平衡による影響を受けにくい（利尿薬が肺炎による浸潤影を改善しないのと同様）。しかし，過剰な輸液を避けることは，ARDSの呼吸不全をさらに悪化させる肺への不必要な液体貯留を予防することになる。ARDS患者への過剰な輸液を避けることは，人工呼吸管理期間を短縮し[27]，死亡率も低下させる[28]ことが臨床

研究で示されている。

しかし，人工呼吸管理中は胸腔内が陽圧となり，血管内容量の不足による心拍出量の減少がより顕著となるため，体液欠乏を避けて血管内容量を適切に保つことは重要である。

■ステロイド治療

ARDS に対するステロイド治療を評価した臨床研究には長い歴史がある。集積された結果からいえるのは，ステロイド治療は生存率には影響しないということである[29]。しかし，ARDS に対するステロイド治療には別の利点として，炎症マーカー（肺の炎症と全身性炎症の両方）の低下，ガス交換の改善，人工呼吸管理期間の短縮，ICU 滞在期間の短縮などのエビデンスが存在する[29]。ステロイド治療は，現在は早期重症 ARDS や難治性 ARDS に限って推奨されている[28]。

早期重症 ARDS

10 cmH$_2$O の PEEP で PaO_2/FIO_2 が 200 mmHg 未満の早期重症 ARDS では，以下のステロイド治療が推奨される[29]。

メチルプレドニゾロン：初期投与量として 1 mg/kg（標準体重）を 30 分かけて静脈内投与し，その後，1 mg/kg/日で 14 日間持続静注し，それから 14 日間かけて漸減して中止する。患者が経口薬を内服できるようになってから 5 日目以降は，プレドニゾンまたはプレドニゾロンの 1 日 1 回経口投与に切り替えることができる。

難治性 ARDS

ARDS の線維増殖期は発症後 7〜14 日で始まり[30]，最終的に不可逆性の肺線維症を引き起こす。高用量ステロイド治療を線維増殖期が始まる頃に開始すれば肺線維症の進行を抑制できる。ARDS が発症後 7 日で改善しない症例では高用量ステロイド治療が推奨されるが，発症から 14 日以内に開始しなければならない。以下のステロイド治療が推奨される[29]。

メチルプレドニゾロン：初期投与量として 2 mg/kg（標準体重）を 30 分かけて静脈内投与し，その後，2 mg/kg/日で 14 日間持続静注し，それから 1 mg/kg/日で 7 日間持続静注する。その後，徐々に漸減し，抜管した 2 週間後に中止する。患者が経口薬を内服できるようになってから 5 日目以降は，プレドニゾンまたはプレドニゾロンの 1 日 1 回経口投与に切り替えることができる。

高用量ステロイド治療のリスクとして，血糖コントロールの悪化や筋弛緩薬の作用遷延などがある。本項に示した治療で院内感染のリスクが上昇したというエビデンスはない[28]。

■誤った治療？

ARDS の治療の焦点は肺とされてきたが，ARDS の主要な死因は多臓器不全であって呼吸不全ではない[5, 31]。ARDS による死亡の約 70% は多臓器不全によるものであり[31] 死亡率は臓器不全を起こした臓器数と直接関係する。肺以外の不全臓器数と死亡率の関係を図 23.5 に示した。こ

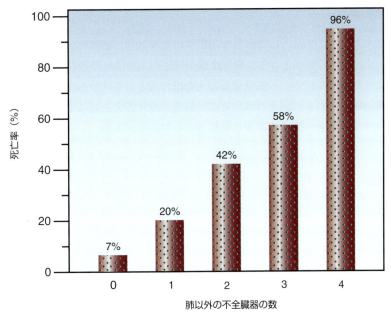

図 23.5　ARDS における肺以外の不全臓器数と死亡率の関係
〔データは文献 5 の電子補足資料より〕

のグラフは死亡率が全身性炎症反応の進行による全身状態の悪化と相関することを示している。図 23.5 と図 14.2（☞ 218 ページ）が似ていることは，全身性の炎症の進行と ARDS による死亡率の関連性を裏づけている。もしそうであるならば，ARDS に対して肺にのみ注目した治療を行うことは間違っていることになる。

難治性低酸素血症

ARDS 患者の一部（10～15％）は，酸素療法や人工呼吸管理を行っても難治性の顕著な低酸素血症を呈する[32]。この病態はただちに生命にかかわるため，次に述べる "rescue therapy" で動脈血酸素分圧をすぐに改善することができる。しかし残念なことに生存率の改善は少ないか認められない。

■高頻度振動換気法

高頻度振動換気法（high frequency oscillatory ventilation：HFOV）は，速い圧力振動（5 Hz）を使って少ない 1 回換気量（1～2 mL/kg）を送る方法である。1 回換気量が少ないので容量損傷のリスクが低く，速い圧力振動は平均気道内圧を上げ，末梢気道の虚脱を予防して無気肺損傷のリスクを少なくする。重症 ARDS 患者に使用すると HFOV は動脈血酸素分圧を改善するが，生存率を明らかに改善したという報告はない[33]。HFOV は特殊な人工呼吸器（SensorMedics 3100B, Viasys Healthcare 社, Yorba Linda, CA）が必要で，すべての医療施設で使えるわけではない。この換気モードについては第 27 章（☞ 422 ページ）で詳しく述べる。

■一酸化窒素吸入

一酸化窒素吸入（5〜10 ppm）は肺血管を選択的に拡張させ，死腔への血流を増やすことで動脈血酸素分圧を改善する[34]。しかし，動脈血酸素分圧の上昇は一時的なもの（1〜4 日）で，生存率の改善には寄与しない[35]。一酸化窒素吸入の副作用としてメトヘモグロビン血症（多くは軽症）や腎機能障害がある[35]。それに加えて，細胞の酸化傷害を起こす強力な細胞毒であるペルオキシナイトライトが一酸化窒素から形成される可能性がある。

■腹臥位療法

仰臥位から腹臥位への体位変換は，背側の含気の少ない肺から胸郭前方の含気の多い肺へ血流を移動させることで，肺のガス交換を改善することができる（図 23.4 参照）。腹臥位は ARDS による死亡率をわずかしか改善しないが，肺保護換気と腹臥位を組み合わせた最近の研究では，重症 ARDS（PaO_2/FIO_2 <100 mmHg）患者の死亡率が予測死亡率よりも低かったと報告されている[36]。腹臥位療法は労力が必要で看護上の問題（気道や皮膚のケアなど）を生じるが，他の治療ができない医療施設では難治性低酸素血症に対してとることが可能な唯一の方法となりうる。

■ECMO

体外式膜型人工肺（extracorporeal membrane oxygenation：ECMO）は，難治性低酸素血症の患者においてさまざまな報告があるが，ECMO に精通した医療施設で，かつ他の治療が奏効しない場合にのみ考慮される[37]。

おわりに

■炎症の害悪

本書の重要なメッセージの 1 つは，重症患者における臓器障害と多臓器不全の原因として炎症が果たす重要な役割と，この破壊的効果に対する有効な治療法がないことである。このメッセージは炎症性ショックと多臓器不全について述べた第 14 章（☞ 214 ページ）にも出てきたが，本章で再び取り上げた。ARDS において肺保護換気による生存率の改善が認められているが，これは ARDS の治療ではなく，むしろ人工呼吸管理による肺傷害を減らす目的がある。炎症の破壊的効果に対する治療が可能になるまで，ARDS のような病態は ICU での合併症発生や死亡の主要な原因であり続けるであろう。

■文献

総説
1. Matthay MA, Ware LB, Zimmerman GA. The acute respiratory distress syndrome. J Clin Invest 2012; 122:2731–2740.

病理
2. Ashbaugh DG, Bigelow DB, Petty TL, Levine BE. Acute respiratory distress in adults. Lancet 1967; 2:319–

323.
3. Abraham E. Neutrophils and acute lung injury. Crit Care Med 2003; 31(Suppl): S195–S199.
4. Idell S. Coagulation, fibrinolysis, and fibrin deposition in acute lung injury. Crit Care Med 2003; 31(Suppl):S213–S220.
5. Villar J, Blanco J, Anon JM, et al. The ALIEN study: incidence and outcome of acute respiratory distress syndrome in the era of lung protective ventilation. Intensive Care Med 2011; 37:1932–1941.

臨床所見

6. Bernard GR, Artigas A, Brigham KL, et al. The American–European Consensus Conference on ARDS: definitions, mechanisms, relevant outcomes, and clinical trial coordination. Am Rev Respir Crit Care Med 1994; 149:818–824.
7. The ARDS Definition Task Force. Acute respiratory distress syndrome. The Berlin definition. JAMA 2012; 307:2526–2533.
8. de Hemptinne Q, Remmelink M, Brimioulle S, et al. ARDS: A clinicopathological confrontation. Chest 2009; 135:944–949.
9. Rubenfeld GD, Caldwell E, Granton J, et al. Interobserver variability in applying a radiographic definition for ARDS. Chest 1999; 116:1347–1353.
10. Idell S, Cohen AB. Bronchoalveolar lavage in patients with the adult respiratory distress syndrome. Clin Chest Med 1985; 6:459–471.
11. Sprung CL, Long WM, Marcial EH, et al. Distribution of proteins in pulmonary edema. The value of fractional concentrations. Am Rev Respir Dis 1987; 136:957–963.

ARDSの人工呼吸管理

12. Brower RG, Rubenfeld GD. Lung-protective ventilation strategies in acute lung injury. Crit Care Med 2003; 31(Suppl):S312–S316.
13. Pontoppidan H, Geffen B, Lowenstein E. Acute respiratory failure in the adult. N Engl J Med 1972; 287:799–806.
14. Rouby J-J, Puybasset L, Nieszkowska A, Lu Q. Acute respiratory distress syndrome: Lessons from computed tomography of the whole lung. Crit Care Med 2003; 31(Suppl):S285–S295.
15. Dreyfuss D, Saumon G. Ventilator-induced lung injury. Am J Respir Crit Care Med 1998; 157:294–323.
16. Gattinoni L, Protti A, Caironi P, Carlesso E. Ventilator-induced lung injury: the anatomical and physiological framework. Crit Care Med 2010; 38(Suppl):S539–S548.
17. Ranieri VM, Suter PM Tortorella C, et al. Effect of mechanical ventilation on inflammatory mediators in patients with acute respiratory distress syndrome: A randomized controlled trial. JAMA 1999; 282:54–61.
18. Ranieri VM, Giunta F, Suter P, Slutsky AS. Mechanical ventilation as a mediator of multisystem organ failure in acute respiratory distress syndrome. JAMA 2000; 284:43–44.
19. Muscedere JG, Mullen JBM, Gan K, et al. Tidal ventilation at low airway pressures can augment lung injury. Am J Respir Crit Care Med 1994; 149:1327–1334.
20. The Acute Respiratory Distress Syndrome Network. Ventilation with lower tidal volumes as compared with traditional tidal volumes for acute lung injury and the acute respiratory distress syndrome. New Engl J Med 2000; 342:1301–1308.
21. Briel M, Meade M, Mercat A, et al. Higher vs. lower positive end-expiratory pressure in patients with acute lung injury and acute respiratory distress syndrome. JAMA 2010; 303:865–873.
22. Bidani A, Tzouanakis AE, Cardenas VJ, Zwischenberger JB. Permissive hypercapnia in acute respiratory failure. JAMA 1994; 272:957–962.
23. Hickling KG, Walsh J, Henderson S, et al. Low mortality rate in adult respiratory distress syndrome using low-volume, pressure-limited ventilation with permissive hypercapnia: A prospective study. Crit Care Med 1994; 22:1568–1578.
24. Fan E, Needham DM, Stewart TE. Ventilator management of acute lung injury and acute respiratory distress syndrome. JAMA 2005; 294:2889–2896.
25. Phua J, Badia JR, Adhikari NKJ, et al. Has mortality from acute respiratory distress syndrome decreased over time? Am J Respir Crit Care Med 2009; 179:220–227.

人工呼吸以外の管理

26. Calfee CS, Matthay MA. Nonventilatory treatment for acute lung injury and ARDS. Chest 2007; 131:913–920.
27. The Acute Respiratory Distress Syndrome Network. Comparison of two fluid management strategies in acute lung injury. N Engl J Med 2006; 354:2564–2575.
28. Murphy CV, Schramm GE, Doherty JA, et al. The importance of fluid management in acute lung injury secondary to septic shock. Chest 2009; 136:102–109.
29. Marik PE, Meduri GU, Rocco PRM, Annane D. Glucocorticoid treatment in acute lung injury and acute respiratory distress syndrome. Crit Care Clin 2011; 27:589–607.
30. Meduri GU, Chinn A. Fibrinoproliferation in late adult respiratory distress syndrome. Chest 1994; 105(Suppl):127S–129S.

31. Estenssoro E, Dubin A, Laffaire E, et al. Incidence, clinical course, and outcome in 217 patients with acute respiratory distress syndrome. Crit Care Med 2002; 30:2450–2456.

難治性低酸素血症

32. Pipeling MR, Fan E. Therapies for refractory hypoxemia in acute respiratory distress syndrome. JAMA 2010; 304:2521–2527.
33. Stawicki SP, Goyal M, Sarani B. High-frequency oscillatory ventilation (HFOV) and airway pressure release ventilation (APRV): A practical guide. J Intensive Care Med 2009; 24:215–229.
34. Griffiths MJ, Evans TW. Inhaled nitric oxide therapy in adults. N Engl J Med 2005; 353:2683–2695.
35. Adhikari NK, Burns KE, Friedrich JO, et al. Effect of nitric oxide on oxygenation and mortality in acute lung injury: systematic review and meta-analysis. British Med J 2007; 334(7597):779–787.
36. Charron C, Bouferrache K, Caille V, et al. Routine prone positioning in patients with severe ARDS: feasibility and impact on prognosis. Intensive Care Med 2011; 37:785–790.
37. Raoof S, Goulet K, Esan A, et al. Severe hypoxemic respiratory failure: Part 2 – Nonventilatory strategies. Chest 2010; 137:1437–1448.

Chapter 24

ICUにおける喘息とCOPD

> 喘息発作の治療では，交感神経系を刺激し，気管支を拡張させる必要がある。
> Lawrason Brown, MD "The Practical Medicine Series"（1931年）

本章では，喘息と慢性閉塞性肺疾患（COPD）が重度に増悪した場合の治療について，その人工呼吸療法の戦略も含めて述べていく。これらの病態に対する人工呼吸以外の管理法は，近年でもほとんど変わりがない。実際，引用したブラウン（Brown）博士のコメントは80年前のものであるが，交感神経系刺激性の気管支拡張薬が現在でも「喘息発作」の治療で重要視されているのときわめて似ている。

基礎的知識

■気道閉塞の検査

閉塞性気道病変の治療は，気道閉塞の重症度にしたがって方針が決められる[1,2]。急性増悪時に，検査所見で気道閉塞の重症度を判定するのはあてにならないことも多い[3,4]。結果として，ここで述べるさらに客観的な気道閉塞の検査法が，気管支喘息やCOPDのような閉塞性気道病変の管理方針を決めるのに推奨されている[1,2]。

強制呼気検査

自発呼吸を行っている患者に対して，気道閉塞の検査として推奨されているのは1秒間の強制呼気量（FEV_1）と最大呼気流量（peak expiratory flow rate：PEFR）である[1]。両者を容易に測定できる携帯型の装置がある。FEV_1とPEFRは，年齢，性別，身長によって異なり[5]，測定値は通常「％予測値」（測定値/予測値 × 100）として表され，その予測値は標準参照式から得られる。PEFRも個々の患者で最も高いPEFR値（すなわち「自己ベスト」のREFR値）を基準に評価する。％予測FEV_1およびPEFRと，気道閉塞の重症度との関連を以下に示す[1]。

1秒量またはPEFR	閉塞の重症度
≧ 70%	軽度
40〜69%	中等度
< 40%	重度

　どちらの測定も換気量と呼気努力に影響されるので，信頼できる値を得るには患者の最大限の努力を必要とする。FEV_1は変動が少なく，より細い気道の狭窄を検出しやすいため，好んで用いられる検査値である[1,5]。急性期治療における両者の比較では，PEFRは気道狭窄の重症度を過小評価することが示されている[4]。

重度の増悪症例：FEV_1とPEFRの測定には，（全肺気量レベルまでの）最大吸気努力に続く

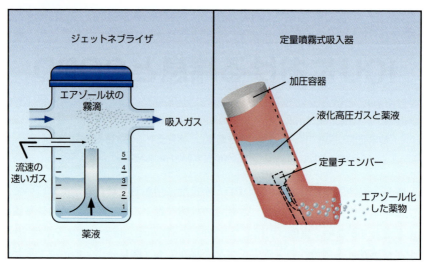

図 24.1　エアゾール療法で使用される装置
詳細は本文を参照のこと。

（残気量レベルまでの）最大呼気努力が必要であり，適正な結果を得るために 3 回連続で測定することが推奨されている。しかし，喘息や COPD の重度の増悪では，このような検査は呼吸苦のためにしばしば施行困難である。したがって，FEV_1 や $PEFR$，は喘息や COPD（ICU に入院する多くの患者を含む）の重度の増悪患者の管理では，その役割が限られたものとなる。

内因性 PEEP

人工呼吸を受けている喘息や COPD の患者の気道閉塞の重症度は，**内因性 PEEP** と呼ばれる圧を測定することで評価できる。その圧については，本章の最後の項で述べる。

■吸入薬療法

薬液のエアゾールは，閉塞性気道病変の治療で中心的な役割を果たす。臨床で用いられるエアゾールを発生させる装置として基本的に 2 つの種類があり，1 つはジェットネブライザ，もう 1 つは定量噴霧式吸入器が採用されている。これらの装置でのエアゾールの発生機序を図 24.1 に示す。

ジェットネブライザ

空気噴霧式またはジェットネブライザは，図 22.5（☞ 354 ページ）にあるベンチュリ装置と同じ原理を用いている。高圧ガス駆動源（壁配管からの 50 psi の圧力）からのガスをネブライザの狭い開口部に通過させると，このときに生じる高速（ジェット）ガス流が薬液に浸っている細い管の開口部の上を吹き抜ける。ガス流は（粘性抵抗によって）細い管からの薬液を吸い上げ，薬液を粉砕してエアゾールスプレーを生じ，患者に吸入させることができる。標準的なジェットネブライザは 3～6 mL の容量があり，これは 10 分以内で薬液をエアゾール化できる容量である[6]。持続エアゾール療法に使用できる，より大きいサイズ（200 mL を超える容量）のタイプもある（後述）。

表 24.1　各供給装置によるサルブタモールの分布

到達部位	ネブライザ (2.5 mg)	MDI (180 μg)	MDI＋スペーサ (180 μg)
呼気	20%	1%	1%
装置	66%	10%	78%
口咽頭	2%	80%	1%
肺	12%	9%	20%

〔文献 7 より〕MDI：定量噴霧式吸入器。
MDI 用量 180 μg は 2 パフに相当する。

肺への到達：小容量のネブライザでも完全に薬物の溶液をエアゾール化できるが，肺に到達するのはごく一部のエアゾールである。異なるエアゾール発生器を用いてエアゾール化したサルブタモール（アルブテロール）の分布を示したのが表 24.1 である[7]。ネブライザ使用中，大部分のエアゾールは供給装置に接触するか，呼出されてしまい，期待して投与している用量の 12％しか肺に到達しない。薬物の到達が不十分となることがエアゾール薬物治療の特徴であるが，これはジェットネブライザに限ったことではない。

定量噴霧式吸入器

定量噴霧式吸入器（metered-dose inhaler：MDI）は，ヘアスプレーの容器と同じ方式で作動する。MDI には沸点が室温以下である薬液を詰めた加圧容器が備わっている。親指と他の指で挟むようにして容器を握るとバルブが開き，一定量の薬液が放出される。容器から出た薬液はすぐに気化し，薬液中の液化高圧ガスにより，高速スプレーとなる。

肺への到達：容器から出たスプレーの速度は秒速 30 m（時速 100 km）以上もあり[8]，もしこのような速度で口腔内に噴霧されれば，大部分のエアゾールは口咽頭後壁に衝突し，吸入されない。この慣性衝突（inertial impaction）は，スペーサ（あるいはホールディングチェンバーともいう）を使用してエアゾールの供給速度を下げることで，減少させることができる。スペーサの薬物供給に与える影響については表 24.1 に示してある。MDI を単独で使用すると，80％のエアゾールが口咽頭に落下し，スペーサを併用すると口腔内への落下はほとんど完全にみられなくなり，肺への到達量は 2 倍に達する。以上のことから，MDI を用いた気管支拡張療法には必ずスペーサの併用が推奨される[6]。

ネブライザと MDI の比較

吸入薬療法の際立った特徴の 1 つに，大きく異なる用量にもかかわらずネブライザと MDI による気管支拡張作用が同等であることが挙げられる。図 24.2 は喘息発作の患者に対してサルブタモールをネブライザまたは MDI（スペーサ併用）で投与した際の気管支拡張反応の比較を示したものである[9]。3 回の投与に反応の違いは認められない。表 24.1 の分布パターンに基づくと，図 24.2 でのサルブタモールの肺内到達量は，ネブライザでは 2.5 mg の 12％または 250 μg，スペーサ付きの MDI では 360 μg の 20％または 72 μg となる。したがって，気道における薬物用量に 3.5 倍の開きがあるにもかかわらず，気管支拡張作用は同等である。

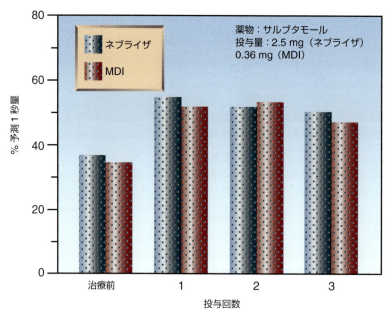

図 24.2 気管支拡張薬（サルブタモール）のネブライザとスペーサ付き定量噴霧式吸入器（MDI）の比較
両者とも喘息発作患者において同等の反応を示している。治療は 30 分おきにグラフの右上にある用量（MDI の 4 パフが 0.36 mg に相当）で実施された。
〔文献 9 より〕

人工呼吸

図 24.2 にみられるのと同じ反応が，人工呼吸器依存患者にも観察される[10, 11]。人工呼吸中の肺への到達は，気管チューブや呼吸回路への凝集によりさらに減少する[11]。しかし，この喪失が気管支拡張反応に与える影響については明らかにされていない[12]。MDI の効果はスペーサを用いれば適切に得られる[11]。すなわち，呼吸回路の吸気側にスペーサを組み込み，5〜8 パフを MDI からスペーサに噴霧して肺を拡張させるタイミングを見計らって吸入させる。エアゾール装置の種類にかかわらず，薬物の気道への到達効率は吸気流量を下げるか吸気時間を延長することで高めることができる[13]。

まとめ

吸入薬療法で 1 つ明らかなことは，エアゾール発生装置のタイプにかかわらず薬物投与効率が悪いことである。効率が悪いにもかかわらず，次項で述べるように，COPD や喘息の急性増悪の際の気管支拡張薬投与法としてはエアゾールが好まれている。

喘息の急性増悪

成人での喘息の急性増悪時における初期治療のフローチャートを図 24.3 に示す[1]。このプロトコールは気道閉塞の客観的指標（すなわち，FEV_1 と最大呼気流量）に基づいて実施されるが，疾患の重症度を表す臨床徴候（例えば，呼吸数，呼吸補助筋の使用）を指標にするのも適切である[14, 15]。喘息急性期に推奨される薬物と用量を表 24.2 に示す。

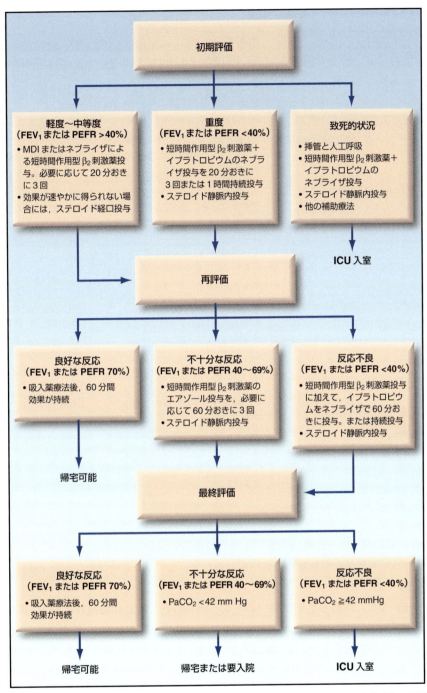

図 24.3 National Asthma Education Program[1]で推奨されている気管支喘息発作の初期治療のプロトコール

FEV_1：1 秒量（％予測 1 秒量），PEFR：最大呼気流量

■ β_2 刺激薬

気管支拡張薬として好んで用いられているのは，気管支平滑筋の β アドレナリン受容体（β_2 サブタイプ）を刺激する薬物である。これらの β_2 刺激薬（β_2-agonist）の吸入投与が好んで用い

表 24.2　喘息の急性増悪に対する薬物投与計画

薬物		用量	備考
サルブタモール	ネブライザ液	20 分おきに 2.5〜5 mg を 3 回。その後は必要に応じてネブライザで 2.5〜10 mg を 1〜4 時間おきに投与するか，10〜15 mg/h で溶液を持続的に静脈内投与する。	ネブライザ薬は重度の増悪でよく用いられる。持続投与は間欠投与よりも効果的である。
	MDI（90 µg/パフ）	20 分おきに 4〜8 パフを最大 4 時間投与し，1〜4 時間おきに必要に応じて同量を投与する。	スペーサ付き MDI はネブライザと同等の効果がある。
レバルブテロール	ネブライザ液	20 分おきに 1.25〜2.5 mg を 3 回。その後は必要に応じてネブライザで 1.25〜5 mg を 1〜4 時間おきに投与する。	サルブタモールの半量と同等の効果があるが，臨床上サルブタモールを上回る効果は示されていない。
	MDI（45 µg/パフ）	20 分おきに 4〜8 パフを最大 4 時間投与し，1〜4 時間おきに必要に応じて同量を投与する。	スペーサ付き MDI はネブライザと同等の効果がある。
イプラトロピウム	ネブライザ液	20 分おきに 0.5 mg を 3 回投与。その後は必要に応じてネブライザを使用する。	喘息の重度の増悪では，短時間作用型 β_2 刺激薬と併用する場合にのみ使用してよい。発作の治療から数時間経過してからの使用はすすめられない。
	MDI（18 µg/パフ）	20 分おきに 8 パフを最大 3 時間投与する。	重症発作にはネブライザが好ましい。
コルチコステロイド		プレドニゾン（経口）40〜80 mg またはメチルプレドニゾロン（静脈内投与）を単回または 2 分割投与で 7〜10 日間施行する。	経口投与は静脈内投与と同等の効果がある。

〔文献 1 より〕

られるのは，経口投与[16]や静脈内投与[17]よりも効果的で，かつ副作用も少ないためである。短時間作用型の β_2 刺激薬が喘息急性期の治療に適しているのは，蓄積が少なく急速連続投与が可能であるためである[1]。

　サルブタモールは，喘息急性期治療で最も広く用いられている短時間作用型 β_2 刺激薬である[1,14,15]。エアゾール化されたサルブタモールは効果発現がすみやかで（5 分以内），気管支拡張効果が 2〜5 時間持続する[18]。**レバルブテロール**は，サルブタモールの R–異性体（より活性が高い型）であり，半量で同等の効果がある。しかし，レバルブテロールがサルブタモールを上回る有用性は臨床的には証明されていない[1,14]。

吸入薬療法

喘息の急性増悪に対して推奨されるサルブタモールの吸入療法は，次のとおりである[1,14,15]。

1. 初期治療は 2.5〜5 mg のサルブタモールをネブライザまたはスペーサ付き MDI で 4〜8 パフ（1 パフあたり 90 µg のサルブタモール）を 20 分かけて 3 回投与する。重度の気道閉塞がある患者ではネブライザを用いた投与が好まれるが[1]，喘息急性期では MDI よりもネブ

ライザが良好な気管支拡張効果をもたらすという証拠はない[19]。
2. さらに治療が必要である場合には，サルブタモールは1時間おきに最大3時間まで投与するか，ネブライザを用いて5〜15 mg/hにて持続吸入させてもよい。持続的吸入療法は一般的に行われており，重度の気道閉塞がある患者では間欠的吸入療法よりも効果的である場合がある[20]。
3. 入院患者には，サルブタモール（2.5〜5 mgをネブライザかMDIで4〜8パフ）を4〜6時間おきに投与する。

非経口的治療

気管支拡張薬が適さないまれな喘息患者（過剰な咳反射が多い）では，非経口的治療としてアドレナリンの皮下注（0.3〜0.5 mgを20分おきに3回）かテルブタリンの皮下注（0.25 mgを20分おきに3回）で代用することもできる[1]。しかし，β_2刺激薬の非経口投与は吸入療法ほど効果的ではなく，望ましくない副作用をもたらしやすいことは銘記しておく[21]。

副作用

β_2刺激薬を用いた高用量吸入療法は，頻脈，振戦，高血糖，血清中のカリウム・マグネシウム・リンの低下など，数多くの副作用をもたらす[22,23]。心筋虚血も報告されているが，これはまれである[22]。血清カリウム値の低下はβ受容体を介するカリウムの細胞内へのシフトによる。この作用は，β_2刺激薬の大量吸入（例：20 mgのサルブタモール）が，高カリウム血症の急性期治療に用いられることもあるくらい，よく知られたものである[24]。（注意：高用量のβ_2刺激薬には副作用があり，高カリウム血症の治療としては不適切である。）

■抗コリン作動薬

抗コリン作動薬が喘息の急性期管理でもたらす恩恵はわずかである。その適応は，重度の増悪で，短時間作用型のβ_2刺激薬を併用する場合で，しかも治療開始後のわずか3〜4時間に限られている[1,25]。米国で唯一承認されている抗コリン作動薬は臭化イプラトロピウムであり，気道のムスカリン受容体を遮断するアトロピンの誘導体である。喘息急性期の用量は0.5 mg（サルブタモールのネブライザ液と混合してもよい）で，20分おきに3回まで投与し，必要に応じてMDIで8パフ（1パフあたり18 µg）を20分おきに最大3時間まで投与する[1]。全身性に吸収される量は少なく，抗コリン作動性の副作用（例：頻脈，口渇，霧視，尿閉）は少ない。イプラトロピウムは治療開始から2〜3時間が経過すると効果がなくなるので，入院して継続治療が必要になった患者では中止すべきである[1]。

■コルチコステロイド

コルチコステロイド（副腎皮質ステロイド）は喘息急性期および慢性期の治療の根幹とみなされている。急性期にはコルチコステロイドが発作の緩解を促し再発リスクの軽減をもたらすという数多くの証拠があるが[26]，必ずしもコルチコステロイドの恩恵を受けているという報告ばかりではない[27,28]。次に挙げるステロイド治療の特徴は言及に値する。

表 24.3　治療に用いられるコルチコステロイドの比較

コルチコステロイド	同力価量（mg）	相対的抗炎症活性	相対的ナトリウム保持作用
ヒドロコルチゾン	20	1	20
プレドニゾン	5	3.5	1
メチルプレドニゾロン	4	6	0.5
デキサメタゾン	0.75	30〜40	0

〔Zeiss CR. Intense pharmacotherapy. Chest 1992; 101(Suppl):407S より〕

1. 経口投与と静脈内投与の間に効果の差は認めない[26,29]。
2. ステロイドは，治療開始から 12 時間はその効果が表れないことが多いため[29]，救急部門での喘息の臨床経過に影響を及ぼすことはないと考えられる。
3. ステロイドの用量−反応曲線は明らかでなく[29]，プレドニゾン（あるいは他のステロイド）100 mg/日を超える用量が喘息急性期治療にさらなる有効性を発揮するという証拠はない[26]。
4. 10 日間のステロイド投与ならば，漸減することなく突然中止することが可能である[26,30]。

喘息の急性期管理

National Asthma Education and Prevention Program では，喘息の急性増悪時のコルチコステロイド治療に対して次のような推奨事項が含まれている[1]。

1. ステロイドは，1〜2 種類の気管支拡張薬で満足のいく反応を得られない場合，すべての患者に推奨される。
2. 内服できる患者では経口ステロイド薬が推奨される。
3. 推奨用量はプレドニゾン（経口投与）か**メチルプレドニゾロン**（静脈内投与）で 1 日 40〜80 mg を単回または 2 分割投与し，十分な緩解が得られたと確証できるまで継続する。
4. 治療期間が 10 日以内であれば，ステロイドの漸減を行う必要はない。
5. 喘息の急性増悪時の治療の経過中，吸入ステロイド療法はいつ開始しても差し支えなく，ステロイドの全身投与を中止したのちに，再発の危険性を軽減するために継続することができる。

作用機序は？

喘息発作の急性期は気管支収縮というよりも炎症の要素が多分にあり，ステロイドの好ましい効果はその抗炎症作用による。しかし，表 24.3 に示すように，デキサメタゾンは最も抗炎症作用が強いコルチコステロイドにもかかわらず，喘息の治療には推奨されていない。これは何か見落としか，そうでなければ喘息に対するステロイドの作用機序に疑問を投げかけることになる。

ステロイドミオパチー

高用量のステロイドと筋弛緩薬を投与された人工呼吸中の喘息患者において，急性ミオパチーが報告されている[31]。近位筋の筋力低下が特徴的である通常のステロイドミオパチーと異なり，この病態では近位筋と遠位筋の両方が侵され，横紋筋融解もしばしば伴う。筋力低下は遷延し

(通常回復するが），人工呼吸からのウィーニングを妨げることがある。このようなミオパチーのリスクのため，人工呼吸を要する喘息患者でステロイド治療を受けている場合には，可能ならば常に筋弛緩薬の使用を避けるのがよい。

■その他に考慮しておくこと

喘息の急性期治療でその他に考慮しておくべき事項を次に示す。

1. 喘息の急性増悪はウイルス感染をきっかけに引き起こされることが多いので，治療可能な感染症も存在しないのに経験的な抗菌薬治療を行うのは推奨されない[1]。
2. **マグネシウム**の静脈内投与（2gを20分で）は軽い気管支拡張作用をもたらし（おそらくカルシウムチャネル遮断の結果），喘息の重度増悪に対する補助的処置として用いられることがある[1]。しかし，マグネシウム投与は喘息急性期の臨床経過には何の影響ももたらさない[32]。
3. 救急部門で気管支拡張療法が奏効しない患者には，血液ガス分析を施行するべきである。喘息の急性期で Pco_2 が正常であれば，重度の気道閉塞が存在することを示唆しており，ICUへの入院が妥当となる。
4. 気管挿管と人工呼吸は，喘息の急性増悪時にはいろいろな問題を引き起こしうる。本章の最後の項で，この点からの治療の注意点を述べる。

COPDの急性増悪

慢性閉塞性肺疾患（chronic obstructive pulmonary disease：COPD）は米国における死因の第4位であり[33]，成人における喫煙率の著しい低下にもかかわらず，COPD急性増悪で入院した患者は最近10年にわたって60％増加している[34]。その入院患者のうち約半数はICUでの管理が必要になっている[35]。

COPDの急性増悪は「平常時の日内変動の範囲を超えて，呼吸困難，咳，喀痰産生のベースラインが悪化した状態」と定義されている[2]。増悪の原因の多くは感染（通常は気道に限定）であるが，4～5例に1例は**急性肺塞栓症**の結果によるものがある[36]。約1/3ではきっかけとなった要因が見当たらない[2]。

■気管支拡張薬

COPDの際立った特徴として，気管支拡張薬に対する反応がない（喘息と比較して）ことが挙げられるが，気管支拡張薬はCOPD患者でルーチンに行われている[2]。喘息の急性増悪で用いられるのと同じ気管支拡張薬がCOPDの急性増悪で推奨されているが，用量は表24.4のように異なる。イプラトロピウムは短時間作動型 β_2 刺激薬に対する反応が十分でない場合に併用されるが，少なくとも3つの臨床研究ではこれを支持する結果が得られていない[37]。

表 24.4　COPD の急性増悪に対する薬物投与計画

薬物	用量	備考
サルブタモール	ネブライザで 2.5〜5 mg または MDI で 2〜8 パフ（90 μg/パフ）を 4〜6 時間おきに投与する。	ネブライザでもスペーサ付き MDI でも同等の効果が得られる第一選択の気管支拡張薬（同じように効果が得られないこともある）。
レバルブテロール	ネブライザで 1.25〜2.5 mg または MDI で 2〜8 パフ（45 μg/パフ）を 4〜6 時間おきに投与する。	サルブタモールよりも力価が高いが，臨床上サルブタモールを上回る効果は示されていない。
イプラトロピウム	ネブライザで 0.5 mg または MDI で 2〜8 パフ（18 μg/パフ）を 4〜6 時間おきに投与する。	短時間作用型 β_2 刺激薬で反応が乏しい時の併用療法として用いる。
コルチコステロイド	プレドニゾン 30〜40 mg（経口）またはメチルプレドニゾロン（静脈内投与）単回または 2 分割投与を 7〜10 日間行う。	経口投与は静脈内投与と同等の効果がある。

〔文献 2 より〕

■コルチコステロイド

COPD の急性増悪では，短期間（7〜10 日間）のコルチコステロイド投与に対する治療不応は少なく，人工呼吸期間を短縮する[38,39]。しかし，1 例の治療奏効例を得るのに，少なくとも 10 例の患者をコルチコステロイドで治療しなければならず[38]，ステロイド治療の効果は限定的である。COPD の急性増悪に対して推奨されているステロイドの用法を表 24.4 に示す[2]。用量は喘息の急性期治療に比べるとやや少ない。COPD の急性増悪では，ステロイド静脈内投与は経口投与よりも優れている点がないのは[40]，喘息の急性期治療と同様である[26,29]。

■抗菌薬

（ウイルスや細菌による）気道感染は，COPD 急性増悪の発症要因の少なくとも 50％以上を占めるが[2]，その大部分は治療法のないウイルス感染であるため，抗菌薬治療の効果には限界がある。

適応

臨床的な安定期と急性増悪時に検出される起炎菌は一致することが多いため，COPD の急性増悪時の抗菌薬療法は喀痰培養検査に基づいて決めることはない[41]。その代わりに，臨床的重症度が抗菌薬の適用を決めるのに用いられる。入院が必要な重度の COPD 増悪患者では，抗菌薬療法が臨床的予後を最も改善させることが臨床研究で示されており[34,42]，人工呼吸が必要な患者では特にそれが当てはまる[2,43]。したがって，COPD 急性増悪で ICU に入室するような患者はすべて，抗菌薬療法の適応であるということができる。

抗菌薬の用法

COPD 急性増悪時に最も高頻度に下気道から検出されるのは，インフルエンザ菌と肺炎球菌である[2,41]。病変の進行した COPD や人工呼吸中の患者では，緑膿菌の検出も際立つ[44]。これら

すべての病原体に効果のある抗菌薬が，ICU における COPD 急性増悪患者に推奨されている。そのような抗菌薬として，レボフロキサシン，ピペラシリン・タゾバクタム，イミペネム，メロペネウムなどが挙げられる。抗菌薬の使用期間は通常 5～7 日間である。

■酸素療法

慢性の高二酸化炭素症に陥っている重度の COPD では，吸入酸素濃度を高くするとさらに動脈血二酸化炭素分圧（$PaCO_2$）を上昇させることがある。これは，低酸素による換気ドライブの喪失によるものと以前は考えられていたが[45]，最近の研究では，酸素投与による $PaCO_2$ の上昇には，換気ドライブの抑制を伴っていないことが示されている[46]。これには，酸素によるヘモグロビンからの二酸化炭素遊離が何らかの役割を果たしていると考えられている。その機序がどのように絡んでいようと，慢性的に二酸化炭素が貯留している患者に対して，吸入酸素濃度の上昇を避けることは重要である。

慢性的に二酸化炭素が貯留している患者に対し，酸素療法で実施できる最善の策は，FIO_2（吸入気の酸素濃度）をできるだけ低く保ち，かつ一定の FIO_2 を維持できるようベンチュリーマスク（☞ 353 ページ）を併用することである。十分な動脈血酸素化を得るのに高い FIO_2 が必要であるならば，患者の精神状態を綿密に監視する必要があり（CO_2 ナルコーシスの徴候に対して），定期的に $PaCO_2$ や pH をチェックするべきである。$PaCO_2$ がこのような場面ではからずも上昇してしまう場合には，人工呼吸補助の適応である（非侵襲的人工呼吸または通常の機械式換気）。

人工呼吸

喘息や COPD で ICU に入院となった患者の 50% 以上で人工呼吸を受けているが[47,48]，これらの患者で陽圧呼吸に関連して生じる大きな問題点をいくつか挙げる。

■動的肺過膨張

健常人の自発呼吸では吸気ガスは呼気終了までに完全に呼出される。このような場面では呼気終了時に呼気のフローはなくなっており，末梢気道における圧は大気圧と等しくなっている（大気圧をゼロ点とする）。この現象を図 24.4 の圧量曲線の下部に示す。喘息や COPD で末梢気道閉塞をきたしている患者では呼気が延長し，気道閉塞が著しい場合には次の吸気の開始までに呼気が完了してない。これが**動的肺過膨張**（dynamic hyperinflation）と呼ばれる過膨張をきたし，末梢気道でとらえられたガスが呼気終末陽圧（PEEP）をもたらす。この陽圧を**内因性 PEEP** あるいは **auto-PEEP** と称する[49]。この状態は図 24.4 における上部のヒステリシスループで示されている。過膨張や内因性 PEEP の存在下では，呼吸は圧量曲線の平坦になった部位で行われており，呼吸筋は通常の換気量を肺内に取り込むために，より高い経肺圧を発生させなければならないことを示している。このため，重度の気道閉塞患者では呼吸仕事量が増加することになる。

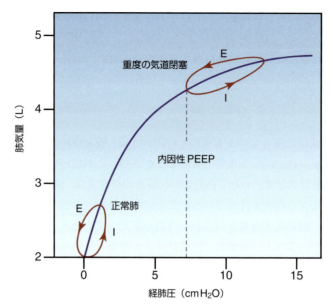

図 24.4　重度の気道閉塞が肺気量と経肺圧に及ぼす影響を示す圧量曲線
ヒステリシスループが一呼吸の吸気時（I）と呼気時（E）における圧と量の変化を表している。より詳しい説明は本文を参照のこと。

■陽圧呼吸

動的肺過膨張によって呼吸の圧量曲線が移動する。これは，陽圧人工呼吸が動的肺過膨張に陥っている患者に平常時より高い胸腔内陽圧を生じさせるためである。さらに，人工呼吸自体が（例えば，高容量をもたらすことにより）過膨張に拍車をかける[50]。動的肺過膨張は 2 つの有害事象をもたらす。すなわち，①肺胞の過膨張による人工呼吸器関連肺傷害と②胸腔内圧の上昇による心臓への静脈還流量の減少である。これらの有害事象の危険性を減らすには，次の測定が役立つ。

モニタリング

動的肺過膨張は，人工呼吸器に表示されるフロー曲線をモニタリングすることで検出可能である。その例を図 24.5 に示す。上段の正常のフロー曲線は呼気フローが次の吸気開始前には終了しており，下段のフロー曲線は次の吸気開始時にも呼気フローが残存している。**呼気相終末の呼気フローの残存は動的肺過膨張を示唆する。**

内因性 PEEP：動的肺過膨張の存在がフロー曲線から示唆される場合，その重症度は内因性 PEEP レベルをモニタリングすれば評価できる〔内因性 PEEP の測定法は，第 25 章（☞ 395 ページ）と第 27 章（☞ 422 ページ）で述べる〕。内因性 PEEP は，人工呼吸を要する喘息や COPD 患者では気道閉塞の重症度の指標になる。

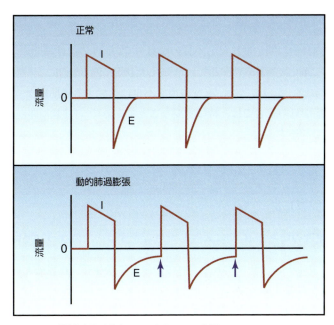

図 24.5　機械式陽圧換気におけるフロー曲線
下段の波形では呼気終末時における呼気フローの残存（矢印）を認め，動的肺過膨張の存在を示唆する。I：吸気相，E：呼気相

■人工呼吸での戦略

動的肺過膨張を軽減するために，次のような手段が講じられる。

1. 低1回換気量（6 mL/kg）を用い，表23.4（☞ 370ページ）にあるような**肺保護換気**プロトコールで換気を行う。
2. 呼気時間を最大限にする。方法として，①呼吸数を急速に上げるのを避ける（可能であれば鎮静をして，必要に応じて筋弛緩を得る），②吸気呼気比（I：E）を1：2かそれ以上に維持する。

■非侵襲的換気

陽圧換気は気管チューブの代わりに密着させたフェイスマスクを通じても行える。このような**非侵襲的換気**（noninvasive mechanical ventilation）は気管挿管による悪影響（例：患者不快感，院内肺炎のリスク増加）を防止できるが，必ずしもすべての患者に適するとは限らない。例えば，患者に反応がみられない，顔面に損傷がある，著しい循環不全がある，心停止あるいは呼吸停止の危険性がある，気道からの粘稠な分泌物が多くて効果的に排泄できない，などの場合には，非侵襲的換気の適応にはならない。

　非侵襲的換気が最も奏効するのは，進行する高二酸化炭素症に陥った**COPDの急性増悪**患者である[51]。喘息の急性期治療に関する症例はさらに少なく，数少ない研究報告のなかに，非侵襲的換気が急性発作からの回復を早め，挿管を要する患者の数を減少させることを示したものがある[52]。

早期の適用

非侵襲的換気は，内科的初期治療に反応不良の喘息やCOPDの急性増悪患者で考慮すべきで，生命に危機を及ぼす二酸化炭素蓄積や呼吸停止が切迫した状況に陥る以前に，早期に適用すれば，より有効であるかもしれない。このことは，重度の換気不全に進展する晩期になって初めて高二酸化炭素症を呈する重症喘息の患者では，特に重要なことである[52]（注意：非侵襲的換気は，第27章（☞422ページ）で詳述する）。

おわりに

■治療は常にシンプルに

喘息やCOPDの重度の増悪でICUに入院した患者管理は，次の2つに要約できる。

1. 気管支拡張薬とコルチコステロイドをすべての患者に投与し，重度のCOPD患者に対しては加えて抗菌薬を投与する。
2. 上記の治療にもかかわらず症状が進行する場合には，可能ならば非侵襲的換気を，必要に応じて通常の機械式換気を適用する。

以上！

■文献

臨床診療ガイドライン

1. National Asthma Education and Prevention Program Expert Panel Report 3: Guidelines for the diagnosis and management of asthma. Full Report 2007. NIH Publication No. 07-4051; August, 2007. (Available at www.nhlbi.nih.gov/guidelines/asthma)
2. Rabe KF, Hurd S, Anzueto A, et al. Global strategy for the diagnosis, management, and prevention of chronic obstructive pulmonary disease. The GOLD executive summary. Am J Respir Crit Care Med 2007; 176:532-555.

気道閉塞の検査

3. Shim CS, Williams MH. Evaluation of the severity of asthma: patients versus physicians. Am J Med 1980; 68:11-13.
4. Langhan ML, Spiro DM. Portable spirometry during acute exacerbations of asthma in children. J Asthma 2009; 46:122-125.
5. Pellegrino R, Viegl G, Brusasco V, et al. Interpretive strategies for lung function tests. Eur Respir J 2005; 26:948-968.

吸入薬療法

6. Fink J. Aerosol drug therapy. In Wilkins RL, Stoller JK, Kacmarek RM, eds. Egan's Fundamentals of Respiratory Care. St. Louis, MO: Mosby, Inc. 2009; 801-839.
7. Fink JB. Metered-dose inhalers, dry powder inhalers, and transitions. Respir Care 2000; 45:623-635.
8. Clarke SW, Newman SP. Differences between pressurized aerosol and stable dust particles. Chest 1981; 80(Suppl):907-908.
9. Idris AH, McDermott MF, Raucci JC, et al. Emergency department treatment of severe asthma. Metered-dose inhaler plus holding chamber is equivalent in effectiveness to nebulizer. Chest 1993; 103:665-672.
10. Dhand R, Tobin MJ. Pulmonary perspective: Inhaled bronchodilator therapy in mechanically ventilated patients. Am J Respir Crit Care Med 1997; 156:3-10.
11. AARC Clinical Practice Guideline. Selection of device, administration of bronchodilator, and evaluation of response to therapy in mechanically ventilated patients. Respir Care 1999; 44:105-113.
12. Smalldone GC. Aerosolized bronchodilators in the intensive care unit. Much ado about nothing? Am Rev Respir Crit Care Med 1999; 159:1029-1030.
13. Mantous CA, Hall JB. Update on using therapeutic aerosols in mechanically ventilated patients. J Crit

Illness 1996; 11:457–468.

喘息の急性増悪

14. Lazarus SC. Emergency treatment of asthma. N Engl J Med 2010; 363:755–764.
15. Mannam P, Seigel MD. Management of life-threatening asthma in adults. J Intensive Care Med 2010; 25:3–15.
16. Shim C, Williams MH. Bronchial response to oral versus aerosol metaproterenol in asthma. Ann Intern Med 1980; 93:428–431.
17. Salmeron S, Brochard L. Mal H, et al. Nebulized versus intravenous albuterol in hypercapnic acute asthma. Am J Respir Crit Care Med 1994; 149:1466–1470.
18. Dutta EJ, Li JTC. β-agonists. Med Clin N Am 2002; 86:991–1008.
19. Dhuper S, Chandra A, Ahmed A, et al. Efficacy and cost comparisons of bronchodilator administration between metered dose inhalers with disposable spacers and nebulizers for acute asthma treatment. J Emerg Med 2011; 40:247–255.
20. Peters SG. Continuous bronchodilator therapy. Chest 2007; 131:286–289.
21. Travers AH, Rowe BH, Barker S, et al. The effectiveness of IV beta-agonists in treating patients with acute asthma in the emergency department: A metaanalysis. Chest 2002; 122:1200–1207.
22. Truwit JD. Toxic effect of bronchodilators. Crit Care Clin 1991; 7:639–657.
23. Bodenhamer J, Bergstrom R, Brown D, et al. Frequently nebulized beta-agonists for asthma: effects on serum electrolytes. Ann Emerg Med 1992; 21:1337–1342.
24. Allon M, Dunlay R, Copkney C. Nebulized albuterol for acute hyperkalemia in patients on hemodialysis. Ann Intern Med 1989; 110:426–429.
25. Rodrigo G, Rodrigo C. The role of anticholinergics in acute asthma treatment. An evidence-based evaluation. Chest 2002; 121:1977–1987.
26. Krishnan JA, Davis SQ, Naureckas ET, et al. An umbrella review: corticosteroid therapy for adults with acute asthma. Am J Med 2009; 122:977–991.
27. Stein LM, Cole RP. Early administration of corticosteroids in emergency room treatment of asthma. Ann Intern Med 1990; 112:822–827.
28. Morrell F, Orriols R, de Gracia J, et al. Controlled trial of intravenous corticosteroids in severe acute asthma. Thorax 1992; 47:588–591.
29. Rodrigo G, Rodrigo C. Corticosteroids in the emergency department therapy of acute adult asthma. An evidence-based evaluation. Chest 1999; 116:285–295.
30. Cydulka RK, Emerman CL. A pilot study of steroid therapy after emergency department treatment of acute asthma: Is a taper needed? J Emerg Med 1998; 16:15–19.
31. Griffin D, Fairman N, Coursin D, et al. Acute myopathy during treatment of status asthmaticus with corticosteroids and steroidal muscle relaxants. Chest 1992; 102:510–514.
32. Rowe BH, Bretzlaff JA, Bourdon C, et al. Intravenous magnesium for treatment of acute asthma in the emergency department: a systematic review of the literature. Ann Emerg Med 2000; 36:181–190.

COPDの急性増悪

33. National Center for Health Statistics. Health, United States, 2011: with Special Feature on Socioeconomic Status and Health. Hyattville, MD, 2012.
34. Quon BS, Gan WQ, Sin DD. Contemporary management of acute exacerbations of COPD. Chest 2008; 133:756–766.
35. Stoller JK. Acute exacerbations of chronic obstructive pulmonary disease. N Engl J Med 2002; 346:988–994.
36. Rizkallah J, Man P, Sin DD. Prevalence of pulmonary embolism in acute exacerbations of COPD. Chest 2009; 135:786–793.
37. McCrory DC, Brown C, Gelfand SE, Bach PB. Management of acute exacerbations of COPD. A summary and appraisal of published evidence. Chest 2001; 119:1190–1209.
38. Walters JAE, Gibson PG, Wood-Baker R, et al. Systemic corticosteroids for acute exacerbations of chronic obstructive pulmonary disease. Cochrane Database of Systematic Reviews, 2009; 1:CD001288.
39. Immaculada A, de la Cal MA, Esteban A, et al. Efficacy of corticosteroid therapy in patients with an acute exacerbation of chronic obstructive pulmonary disease receiving ventilatory support. Arch Intern Med 2011; 171:1939–1946.
40. Lindenauer PK, Pekow PS, Lahiti MC, et al. Association of corticosteroid dose and route of administration with risk of treatment failure in acute exacerbation of chronic obstructive pulmonary disease. JAMA 2010; 303: 2359–2367.
41. Monso E, Ruiz J, Rosell J, et al. Bacterial infection in chronic obstructive pulmonary disease. Am J Respir Crit Care Med 1995; 152:1316–1320.
42. Rothberg MR, Pekow PS, Lahti M, et al. Antibiotic therapy and treatment failure in patients hospitalized for acute exacerbations of chronic obstructive pulmonary disease. JAMA 2010; 303:2035–2042.
43. Nouira S, Marghli S, Belghith M, et al. Once daily ofloxacin in chronic obstructive pulmonary disease exacerbation requiring mechanical ventilation: a randomized, placebo-controlled trial. Lancet 2001; 358:2020–2025.
44. Murphy TF. Pseudomonas aeruginosa in adults with chronic obstructive pulmonary disease. Curr Opin

Pulm Med 2009; 15:138–142.
45. Campbell EJM. The J. Burns Amberson Lecture. The management of acute respiratory failure in chronic bronchitis and emphysema. Am Rev Respir Crit Care Med 1967; 96:626–639.
46. Aubier M, Murciano D, Fournier M, et al. Central respiratory drive in acute respiratory failure or patients with chronic obstructive pulmonary disease. Am Rev Respir Crit Care Med 1980; 122:191–199.

人工呼吸

47. Peters JI, Stupka JE, Singh H, et al. Status asthmaticus in the medical intensive care unit: a 30-year experience. Respir Med 2012; 106:344–348.
48. Soo Hoo GW, Hakimian N, Santiago SM. Hypercapnic respiratory failure in COPD patients" response to therapy. Chest 2000; 117:169–177.
49. Blanch L, Bernabe F, Lucangelo U. Measurement of air trapping, intrinsic positive end-expiratory pressure, and dynamic hyperinflation in mechanically ventilated patients. Respir Care 2005; 50:110–123.
50. Pepe P, Marini JJ. Occult positive end-expiratory pressure in mechanically ventilated patients with airflow obstruction. The auto-PEEP effect. Am Rev Respir Dis 1982; 126:166–170.
51. Boldrini R, Fasano L, Nava S. Noninvasive mechanical ventilation. Curr Opin Crit Care 2012; 18:48–53.
52. Scala R. Noninvasive ventilation in severe acute asthma? Still far from the truth. Respir Care 2010; 55:630–637.

Section VIII

人工呼吸

この薬を飲む者は誰もが回復するだろう……薬が効かずに死んでいく者を除いては。この薬が効かないのは不治の病だけである。

Galen（ガレノス）

Chapter 25

陽圧換気

「…まず，葦か藤の茎を気管に挿入して気道の開通を試みなければならない。
それから，そこへ息を吹き込めば，肺は再び膨らむ…そして心臓も強く打ち始める…」
Andreas Vesalius（1555 年）

ヴェサリウス（Vesalius）は陽圧換気を初めて記述した功績があるが，彼の概念が患者管理に応用されるには 400 年を要した。きっかけとなったのは 1955 年のポリオの大流行で，呼吸補助の必要な患者の数が，鉄の肺（iron lung）として知られる陰圧タンク式の人工呼吸装置の数をはるかに上回った。デンマークでは，すべての医学校が閉鎖され，医学生は 8 時間交代制で人間人工呼吸器として働き，苦しむ患者の肺を用手換気で膨らませた。そしてボストンでは，Emerson 社が陽圧で肺を膨らませる装置の原型を製作し，マサチューセッツ総合病院で使用が開始されて，すぐに成功をおさめた。このようにして，陽圧人工呼吸の時代（そして集中治療の時代）が始まった。

基本原理

陽圧換気の基本動作は，一定量のガスを肺に送る圧をつくることである。一般的に 2 種類の陽圧換気法がある。以下にその要約を述べ，図 25.1 に図示する。

1. **量制御換気**（volume-controlled ventilation）では，吸気量（1 回換気量）を前もって設定し，人工呼吸器は設定した量を送るために吸気圧を自動的に調節する。肺への吸気流速は，図 25.1 に示すように一定，あるいは漸減にすることもできる。
2. **圧制御換気**（pressure-controlled ventilation）では，吸気圧を前もって設定し，望む 1 回換気量を送るために操作者が吸気時間を設定する。肺への吸気流速は吸気開始時には早く（設定した吸気圧に到達するため），その後，急速に減少する（一定の吸気圧を保つため）。

これらの換気様式の使用法，利点，欠点は，次章で解説する。本項では，それぞれの換気法による肺および胸郭の力学的特性（すなわち，気流抵抗と拡張性）の評価に使用する測定値について解説する。

陽圧換気中，胸腔内圧は気管チューブまたは人工呼吸器のレベルでモニタリングされる。これらの**近位気道内圧**（proximal airway pressure）は，肺胞レベルの圧とは異なる（以下に解説する）。

■吸気終末圧

吸気終末の近位気道内圧は，量制御換気と圧制御換気では異なる解釈が必要である。

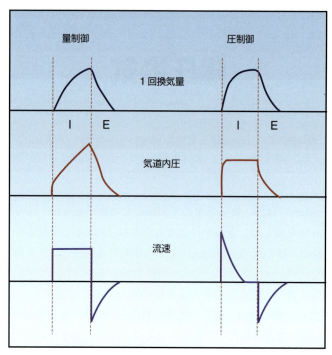

図 25.1 量制御換気と圧制御換気における吸気（1 回）換気量，気道内圧，流速の波形
説明は本文を参照のこと。

量制御換気

量制御換気中，設定した換気量になるまで気道内圧は一定速度で上昇する。1 回ごとの吸気終了時の気道内圧（P_{aw}），すなわち**最高気道内圧**（peak airway pressure：P_{peak}）は，肺胸郭の抵抗および弾性力の両方に打ち勝つのに必要な圧（それぞれ P_{res} および P_{el}）である。

$$P_{peak} = P_{res} + P_{el} \tag{25.1}$$

P_{res} は，気道の流速に対する抵抗（R）と吸気流速の関数である（$P_{res} = R \times \dot{V}_{(insp)}$）。一方，$P_{el}$ は，肺胸郭弾性収縮力（エラスタンス）と肺容量の関数である（$P_{el} = $ エラスタンス $\times$ V）。最高気道内圧における抵抗成分は気流をなくすことで除外できる。これは，肺への送気終了直後に呼気回路を閉鎖することによって患者の呼気を遮断することで達成できる。この「吸気ホールド」と呼ばれる手技の間（通常 1 秒間）に，気道内圧は最初低下したあと一定になり，閉鎖が解かれると呼出可能となる。これを図 25.2 に示す。一定の閉鎖圧は，**プラトー圧**（plateau pressure：$P_{plateau}$）と呼ばれ，吸気終末における肺胞の最高圧（$P_{alv(peak)}$）である。

$$P_{plateau} = P_{alv(peak)} \tag{25.2}$$

プラトー圧と呼気終末陽圧（PEEP）レベルの差は，肺胸郭弾性収縮力（P_{el}）に打ち勝つために必要な圧である。

$$P_{plateau} - PEEP = P_{el} \tag{25.3}$$

第 25 章 陽圧換気

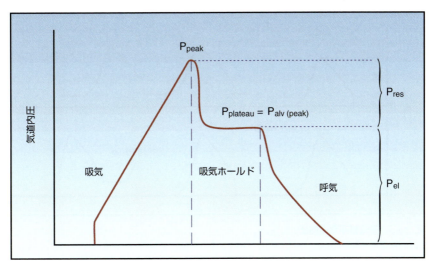

図 25.2 定常流の量制御換気で短時間の吸気終末閉鎖（吸気ホールド）を伴う場合の気道内圧波形

P_{peak}：最高気道内圧，$P_{plateau}$：吸気終末閉鎖圧，$P_{alv(peak)}$：吸気終末最高肺胞内圧，P_{res}：圧のうち気道抵抗に起因する圧，P_{el}：肺胸郭弾性収縮力に起因する圧。
説明は本文を参照のこと。

最高気道内圧とプラトー圧の差は，ある流速の気流に対する抵抗に打ち勝つために必要な圧に相当する。

$$P_{peak} - P_{plateau} = P_{res} \tag{25.4}$$

圧制御換気

圧制御換気中，吸気終末に気流は停止しているはずであり，吸気終末気道内圧（$P_{aw(end-insp)}$）は吸気終末最高肺胞内圧と等しいであろう。

$$P_{aw(end-insp)} = P_{alv(peak)} \tag{25.5}$$

肺胸郭弾性力に起因する圧変化は，吸気終末気道内圧と PEEP の圧差である。

$$P_{aw(end-insp)} - PEEP = P_{el} \tag{25.6}$$

（注意：この関係は吸気終末に気流が停止しているときのみ当てはまる。吸気の気流は，患者の呼吸が速いとき吸気終末でゼロにならないかもしれない。この場合，吸気終末気道内圧は肺胞内圧より高いであろう。）

圧制御換気中，吸気流速は一定ではないので，吸気中に気道抵抗を評価することはできない。呼気流に対する抵抗（後述）が，圧制御換気中の気道抵抗の評価に使用できる。

■呼気終末圧

換気サイクル中，呼気終末圧は肺（気道ではない）における最小圧である。図 25.3 に呼気終末圧の異なった形を示す。

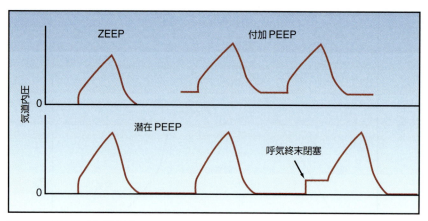

図 25.3　呼気終末気道内圧
説明は本文を参照のこと。

ZEEP

正常肺の適切な換気中，呼気終末に気流は停止しており，肺胞内圧は大気圧に等しい。大気圧は呼吸のためのゼロ点であるので，この状態を**呼気終末ゼロ圧**（zero end-expiratory pressure：ZEEP）と呼ぶ。

付加 PEEP

呼気終末陽圧（PEEP）は，気道内圧が前もって設定した PEEP レベルに下がったとき呼気が停止するように人工呼吸回路に付加できる（回路の呼気脚の圧感受性バルブによる）。付加 PEEP は，呼気終末の末梢気道虚脱を防止し，あるいは虚脱肺胞を開く（リクルートメント）ために人工呼吸中日常的に使用される。これは次章で述べる。

潜在 PEEP

呼気終末に気流が持続していると，肺から完全に呼気が出しきっておらず，近位気道内圧が大気圧（ゼロ）に低下していても肺胞内圧は陽圧のままである。この圧を**内因性 PEEP**（intrinsic PEEP）あるいは auto-PEEP と呼ぶこともあるが，**潜在 PEEP**（occult PEEP）と呼ぶのがより適切に思える。というのは，この PEEP は近位気道内圧の記録では明らかにならないからである[2]。潜在 PEEP は第 24 章でも述べたように（☞ 380 ページ），喘息や COPD 患者における動的過膨張（dynamic hyperinflation）の結果であり，また呼気終末気流を発生させるような人工呼吸器設定（例：高吸気量，短い呼気時間）の結果ということも考えられる。

　潜在 PEEP は図 24.5（☞ 389 ページ）で示したように，流量曲線上の呼気終末気流の存在によって検出可能である。潜在 PEEP が存在すれば，呼気終末に呼気回路を閉塞することによって定量可能である。呼気終末閉塞中，肺胞内圧が近位気道内圧と平衡に達し，図 25.3 に示すように，気道内圧が突然上昇することで潜在 PEEP が明らかとなる。潜在 PEEP は，第 28 章（☞ 434 ページ）で詳述する。

■平均気道内圧

平均気道内圧は換気サイクル中の気道内の平均圧であり，いくつかの変数に影響される。これらには，最高気道内圧，圧曲線の形，PEEP レベル，呼吸数，総換気サイクル時間に対する吸気時間の割合（T_I/T_{tot}）が含まれる。人工呼吸器に表示される平均気道内圧は気道内圧曲線下面積の積分によって得られる。

平均気道内圧は陽圧換気の血行動態への影響と関係してくる（胸腔内圧は心機能に対して重要な影響を及ぼすが，その圧は食道内圧バルーンによって計測され，日常的にはモニタリングされない）。陽圧換気中の平均気道内圧の典型的な値は，正常肺では 5～10 cmH$_2$O，気道閉塞状態では 10～20 cmH$_2$O，低コンプライアンス（硬い）肺では 20～30 cmH$_2$O である[3]。

■胸郭コンプライアンス

コンプライアンス（Δ volume/Δ pressure）はエラスタンスの逆数であり，（心臓や肺のような）部屋状構造物の弾性を表現するために使用される昔からある用語である。コンプライアンスは伸縮性（distensibility）を示す。すなわち，加えた拡張圧に対する部屋の容量の増加量を示す。人工呼吸中に測定されるコンプライアンスは**胸郭コンプライアンス**（thoracic compliance）であり，肺と胸壁の両方を含む。

量制御換気

量制御換気中の胸郭の静的コンプライアンス（C_{stat}）は，設定した 1 回換気量（V_T）をプラトー圧と総 PEEP レベル（付加 PEEP+潜在 PEEP）の差で割った値である。

$$C_{stat} = \frac{V_T}{P_{plateau} - PEEP_{(tot)}} \quad (25.7)$$

関連する圧は気流停止時に測定されるので，これは「静的」コンプライアンスと呼ばれる。正常肺の患者では，C_{stat} は 50～80 mL/cmH$_2$O であり[4]，浸潤性肺病変患者（例：肺水腫，急性呼吸促迫症候群）では，C_{stat} は < 25 mL/cmH$_2$O が典型的である[1]。

圧制御換気

圧制御換気中のコンプライアンス測定は困難である。理由として，①吸気終末に気流停止の必要がある（必ずしもそうならない），②圧制御換気では気道抵抗や胸郭コンプライアンスの変化によって 1 回換気量が変化する。理想的状態（すなわち，吸気終末の気流停止と肺メカニクスの安定）では，C_{stat} は呼気 1 回換気量（V_T）を吸気終末気道内圧と総 PEEP レベルの差で割った値に等しい。

$$C_{stat} = \frac{呼気\ V_T}{P_{aw(end-insp)} - PEEP_{(tot)}} \quad (25.8)$$

誤差の原因

1. 受動的換気中，胸壁は総胸郭コンプライアンスの 35％を占め[5,6]，この割合は胸壁筋の収縮によって増加する。そのため，呼吸筋収縮の影響を避けるために，**静的コンプライアンス測定**

は，能動的呼吸をしていない患者のみに行われるべきである。
2. 胸郭コンプライアンスは容量依存性である。すなわち，肺容量が増加すると胸郭コンプライアンスは減少する。絶対的肺容量は人工呼吸中は測定できない。しかし，**一連の C_{stat} 測定は同じ 1 回換気量で測定すべきである。**
3. コンプライアンス測定時の **1 回換気量は呼吸回路のチューブのコンプライアンスで補正すべきである**（典型的には，$3\,mL/cmH_2O$）[1]。例えば，量制御換気中の 1 回換気量設定値が $500\,mL$ で最高気道内圧が $40\,cmH_2O$ のとき，$3 \times 40 = 120\,mL$ の送気量が呼吸回路の膨張によって失われるので，患者に送られる実際の 1 回換気量は $500 - 120 = 380\,mL$ となる。呼気 1 回換気量を使用する場合，吸気終末の最高肺胞内圧を量補正のために使用すべきである。

■気道抵抗

気道抵抗は吸気あるいは呼気中に測定できる。そして呼気気道抵抗は，細気道の流量抵抗に関してより多くの情報を与えてくれる。

吸気抵抗

吸気中の気流抵抗は吸気流速が一定のときのみ測定可能である（例：量制御換気中）。この場合，吸気抵抗（R_{insp}）は，肺と胸壁内の抵抗に打ち勝つために必要な圧の差（$P_{peak} - P_{plateau}$）を吸気流速（$\dot{V}_{(insp)}$）で割った値である。

$$R_{insp} = \frac{P_{peak} - P_{plateau}}{\dot{V}_{(insp)}} \tag{25.9}$$

正常肺患者の R_{insp} の計算例は次のようになる。$P_{peak}\ 15\,cmH_2O$，$P_{plateau}\ 10\,cmH_2O$，$\dot{V}_{(insp)}\ 60\,L/min(1\,L/s)$ であれば，$R_{insp} = (15 - 10)/1 = 5\,cmH_2O/L/s$。太い気管チューブの最小流量抵抗は $3\sim7\,cmH_2O/L/s$ であるので[6]，正常患者の吸気抵抗はほとんどが気管チューブの流量抵抗に等しい。気管チューブのような肺外抵抗要因が気道抵抗測定の欠点の 1 つである。

呼気抵抗

呼気流に対する抵抗は，人工呼吸中の細気道の閉塞傾向をよりよく検出することができる。呼気抵抗（R_{exp}）は，呼気流の駆動圧（吸気終末の最高肺胞内圧 − 総 PEEP レベル）と最高呼気流速（PEFR）から求めることができる。すなわち，

$$R_{exp} = \frac{P_{alv(peak)} - PEEP_{(tot)}}{PEFR} \tag{25.10}$$

R_{exp} は通常 R_{insp} より高く，呼気中の肺容量減少に伴って気道が細くなる傾向を反映している。しかし，R_{insp} のように R_{exp} も肺外抵抗因子（例：気管チューブと呼気弁）によって有意に影響される。

肺損傷

正常呼吸は空気を肺内に引き込むことで達成される。そして、5Lもの空気を1回の呼吸で（残気量から総肺気量まで）、明らかな肺傷害なしに引き込むことができる。一方、陽圧換気は肺に空気を押し込む。そしてこの押し込みは、異常な圧力と張力を発生させ、肺構造を損傷する可能性がある。特に病的肺では500 mL未満の1回の呼吸で起こりうる[7,8]。人工呼吸による構造の損傷例を図25.4に示す[9]。

人工呼吸器関連肺傷害（ventilator-induced lung injury：VILI）には、本項で述べるように、いくつかのタイプがある。VILIは、当初、急性呼吸促迫症候群（ARDS）患者で研究されてきたので、ARDSの章にもVILIの記述が若干含まれている（☞368ページ）。

■容量損傷

陽圧換気の初期には、無気肺を防ぐために高1回換気量が採用された[10]。自発呼吸中の正常1回換気量5〜7 mL/kgと比較して、1回換気量10〜15 mL/kg（理想体重）が人工呼吸中の標準となった。当初から、人工呼吸が肺胞を破裂させ空気のリークを生じる（圧損傷）ことは明らかであったが、1970年代に高い吸気圧が肺水腫に似た広汎な肺浸潤を発生させる研究が発表された[11]。この研究を引き継いで1980年代には、高吸気圧よりもむしろ高吸気量が人工呼吸による肺損傷の原因であるという画期的な研究が発表された[12]。この研究結果を図25.5に示す。肺血管外水分量の著明な増加が、吸気圧に関係なく吸気量が高いときのみに発生しているのがわかる。この研究結果から、**容量損傷**（volutrauma）という用語が、人工呼吸による肺浸潤の根底にあるメカニズムを説明するために採用された。

VILIにおける肺損傷は、水分の多い肺水腫ではなく、肺胞の過膨張と肺胞-毛細管界面の破壊の結果であり、**肺の炎症性浸潤とARDSに似た臨床状態を引き起こす**[13]。

浸潤性肺疾患

高吸気量の影響が肺炎やARDSのような浸潤性肺疾患においてより顕著となるのは、吸気量が正常肺機能領域に優先的に分布するからである。この状態では、有効な肺容量が減少した肺に対して高吸気量が送られていることになり〔図23.4（☞369ページ）〕、正常肺領域の肺胞の過膨張による容量損傷をきたしやすくしている。

低容量換気

従来の高容量換気中に生じる肺損傷への懸念から、人工呼吸中の低1回換気量を評価する臨床研究が、主にARDS患者で積極的に実施された。現在最も大規模な研究[14]では、ARDS患者800人以上を対象とし、**予測体重**（predicted body weight；肺容量が正常なときの体重）に基づく1回換気量6 mL/kgと12 mL/kgでの換気を比較した。低1回換気量のほうが、人工呼吸期間の短縮と死亡率の9%（絶対値）の低下がみられた。この研究結果（および他の傍証研究）から、**肺保護換気**として知られる低容量換気プロトコールが、現在すべてのARDS患者に推奨されている。このプロトコールは本項の後半で紹介する。

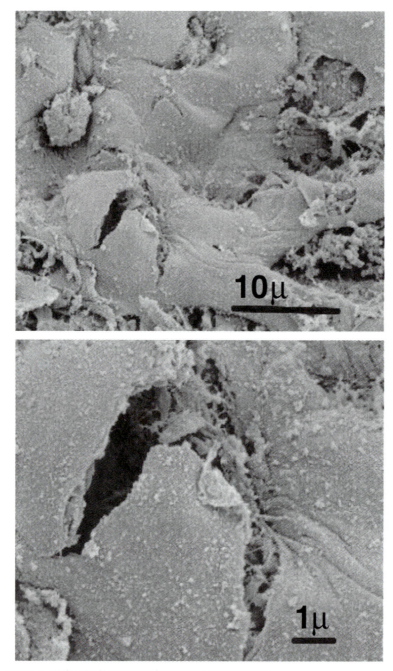

図 25.4 肺胞-毛細管界面での裂け目を示す電子顕微鏡像
裂け目は人工呼吸中の肺胞過膨張に起因する。ARDS 患者の剖検標本で，右下にそれぞれの画像のスケールを示す。〔画像は文献 7 より〕（画像にはデジタル処理による補正を加えてある）

■無気肺損傷

人工呼吸中，細気道は呼気終末に虚脱しがちで，肺コンプライアンス低下を合併した状態（例：肺水腫，ARDS）では特にそうなる。陽圧換気中に細気道が開通と虚脱を繰り返し起こすと，おそらく過度の剪断力発生によって気道上皮の損傷を起こす可能性がある[15]。この種の肺損傷は

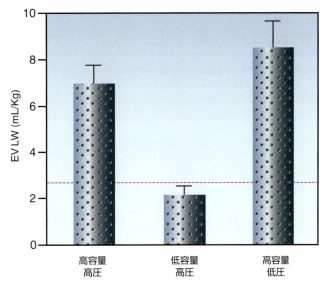

図 25.5　陽圧換気中の肺血管外水分量（EVLW）に対する高圧と高容量の影響

棒の高さは平均値を示し，バーは平均の標準偏差を示す。点線は正常圧および容量で換気中の EVLW 測定値の 95％上限値を示す。
〔データは文献 12 より〕

無気肺損傷（atelectrauma）と呼ばれ[8]，呼気終末陽圧（PEEP）の使用によって減少させることができる。これは PEEP が加圧された「ステント」として働き，細気道を呼気中に開存させる作用による。

■生物学的損傷

VILI で最も興味深い病態は，陽圧換気によって肺から炎症性サイトカインの遊離が促進されるものであり，肺に構造的損傷を起こさない吸気量で生じる[16]。これは**生物学的損傷**（biotrauma）と呼ばれ，全身性炎症反応症候群の引き金となり，肺ばかりでなく他の臓器にも炎症性傷害を引き起こす可能性がある。これは人工呼吸が炎症由来の多臓器不全の原因となりうることを意味しており[17]，重症の敗血症や敗血症性ショック時にみられるものと同じである。これはよくない状態である。

■圧損傷

陽圧換気は気道や肺胞の破裂によってエアリークも生じうる。リークした空気は胸腔に入ったり〔**気胸**（pneumothorax）〕，気管支血管束に沿って縦隔に入る〔**気縦隔**（pneumomediastinum）〕こともあり，皮下組織に上がる〔**皮下気腫**（subcutaneous emphysema）〕こともあり，縦隔から押し出されて腹腔に入る〔**気腹**（pneumoperitoneum）〕こともある。この種の VILI は，傷害の原因が肺胞の高容量によるもの（すなわち，容量損傷）であるが，**圧損傷**（barotrauma）と呼ばれる。

表 25.1　ARDS における肺保護換気のプロトコル

I. 1 回換気量の目標：$V_T = 6\,mL/kg$（予測体重）
1. 予測体重（PBW）を計算する。
   男性 PBW = 50 + 0.91 × ［身長（cm）− 152.4］
   女性 PBW = 45.5 + 0.91 × ［身長（cm）− 152.4］
2. 開始時：量制御換気，$V_T = 8\,mL/kg$（PBW）
3. 呼吸数（RR）を基準の分時換気量に合うように，しかし 35 回/min 未満に設定する。
4. PEEP を $5\,cmH_2O$ に設定する。
5. V_T を $6\,mL/kg$（PBW）になるまで $1\,mL/kg$ ずつ減少させる（1〜2 時間ごと）。
6. SpO_2 を 88〜95% に保つように PEEP と F_{IO_2} を調節する。

II. プラトー圧の目標：$P_{pl} \leqq 30\,cmH_2O$
1. $V_T = 6\,mL/kg$ で $P_{pl} > 30\,cmH_2O$ ならば，$1\,mL/kg$ ずつ V_T を減らす（$P_{pl} \leqq 30\,cmH_2O$ になるか，$V_T = 4\,mL/kg$ になるまで）。

III. pH の目標：pH = 7.30〜7.45
1. pH = 7.15〜7.30 ならば，pH >7.30，$PaCO_2$ <25 mmHg になるまで RR を増やす（RR = 35 回/min まで）。
2. pH <7.15 ならば，RR を 35 回/min まで増やす。それでも pH <7.15 ならば，pH >7.15 となるまで V_T を $1\,mL/kg$ ずつ増やす（P_{pl} が $30\,cmH_2O$ を超えることもある）。
3. pH >7.45 ならば，RR を可能であれば減らす。

ARDS Clinical Network によるプロトコールより引用。www.ardsnet.org で利用可能。

■肺保護換気

表 25.1 に示したプロトコールは**肺保護換気**（lung protective ventilation）として知られており，あらゆる型の VILI のリスクを避けるために作成された。このプロトコールの重要な項目は以下のとおりである。

1. 換気は予測体重（実体重でも理想体重でもない）に基づいて $8\,mL/kg$ の 1 回換気量から開始し，徐々に $6\,mL/kg$ に減少させる。
2. プラトー圧は $30\,cmH_2O$ を超えることを許容しない（プラトー圧は最高肺胞内圧に等しいので $30\,cmH_2O$ を超えるプラトー圧は過度の肺胞内圧を反映している）。
3. 最低限の PEEP レベル $5\,cmH_2O$ を使用して，細気道が呼気終末に虚脱するのを防止する（無気肺損傷の予防）。
4. 動脈血 PCO_2 の上昇は動脈血 pH が 7.30 未満になるまでは低容量換気を許容する。この戦略は**高二酸化炭素許容**（permissive hypercapnia）として知られている[18]。

　現在，肺保護換気は，人工呼吸が必要なすべての ARDS 患者に推奨されている。プロトコール全体は ARDS Clinical Network のウェブサイト（www.ardsnet.org）で利用できる。

プラトー圧：第 23 章（☞ 363 ページ）で述べたように，ARDS における肺保護換気は臨床研究によって常に生存率向上が示されているわけではない。この違いはプラトー圧に関連しているようだ。すなわち，低容量の肺保護換気は，従来の高容量（10〜15 mL/kg）換気中のプラトー圧が $30\,cmH_2O$ を超えたものと比較したときにのみ，生存率向上が証明されている[19]。それゆえにプラトー圧を $30\,cmH_2O$ 以下にすることは，VILI から肺を保護するために，低容量よりも重要そうである。

標準的な処置となるか：肺保護換気は ARDS 患者のみに推奨されているが，VILI は ARDS でない患者の従来型換気によっても発生するとの報告[20]があり，肺保護換気は非 ARDS 患者でも予後の改善がみられる[21]。これらの研究，および肺保護換気の強力な生理学的裏づけは，人工呼吸を受けるすべての患者に肺保護換気を採用する方向性を示している。

心機能

心機能に対する陽圧換気の影響は複雑であり，左右両心室に対する前負荷と後負荷の変化が関係してくる[22]。これらの負荷については，第 9 章（☞ 125 ページ）で述べてある。

■前負荷

陽圧換気は心室充満（前負荷）をいくつかの原因で減少させる。これを図 25.6 に示す。第 1 の，かつ最も大きな原因として，胸腔内陽圧は，静脈血を胸腔へ流入させる圧較差を減少させる（陽圧換気は腹腔内圧も上昇させ，こちらは逆に胸腔への静脈血流入を維持する圧較差として働く）。第 2 に，心臓の外表面にかかる陽圧によって心臓の拡張性が低下し，拡張期の心室充満が減少する可能性がある。最後に，陽圧換気によって肺血管抵抗が上昇し，右室の拍出と左室充満を障害する。この状態では，右室が拡張して心室中隔を左室方向に圧排し，左室の容積と心室充満が減少する。この現象は**心室相互依存**（ventricular interdependence）として知られ，右心不全が左心機能を障害する機序の 1 つである〔図 13.4（☞ 201 ページ）参照〕。

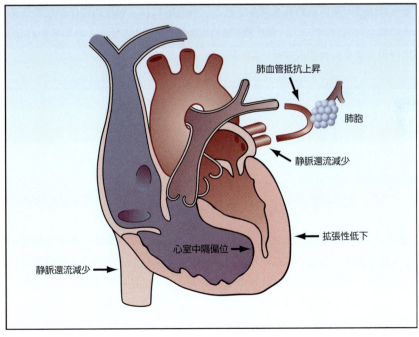

図 25.6　陽圧換気中に心室充満（前負荷）が減少する機序

第VIII部 人工呼吸

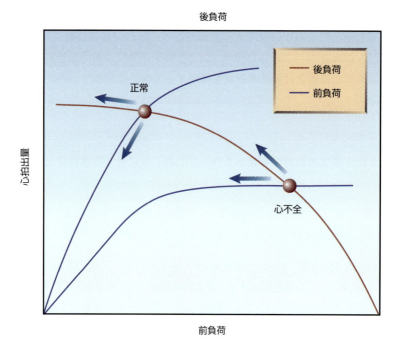

図25.7 正常心および不全心における前負荷・後負荷と心拍出量の関係を重ね合わせた曲線
矢印は陽圧換気の影響を示す。

■後負荷

左室後負荷は，収縮期最高心室経壁圧の関数であり〔図9.7（☞133ページ）参照〕，この圧は心室収縮が1回拍出するために打ち勝たなければならない圧である。胸腔内陽圧はこの経壁圧を減少させ，それによって左室後負荷を減少させる（概念的には，胸腔内陽圧が収縮期に心室を絞る手のように働く）。したがって，**陽圧換気は心室後負荷を減少させ**，この効果がある場合には，心拍出量を増加させることができる（次項参照）。

■心拍出量

心拍出量に対する陽圧換気の総合的影響は，陽圧換気による前負荷の減少（心拍出量減少に働く）と後負荷の減少（心拍出量増加に働く）のバランスによって決定される。このバランスは，心機能，循環血液量，胸腔内圧によって決定される。

心機能

図25.7の曲線は，正常心あるいは不全心の心拍出量に与える前負荷と後負荷の影響を重ね合わせて示したものである。正常心臓は前負荷曲線の急勾配部分および後負荷曲線の平坦部分で働く。この状況では，前負荷の減少は後負荷の減少より心拍出量に対する影響が大きく（矢印で示す），結果として心拍出量は陽圧換気によって減少することが予想される。しかし前述したように，陽圧換気は同時に腹腔内圧を上昇させ（横隔膜を腹部に押し下げるため），これが静脈還流を胸腔方向に維持する働きをする。結果として，静脈還流（前負荷）の減少は陽圧換気中最

小限となり，心拍出量は少し減少するか，変化しないか，あるいは（後負荷減少効果によって）少し増加する可能性さえある。

対照的に，不全心は前負荷曲線の平坦部分と後負荷曲線の急勾配部分で働く。この状況では，陽圧換気による後負荷の減少が前負荷の減少より心拍出量に大きな影響を与えるため，陽圧換気によって心拍出量は増加するだろう。これは進行した心不全患者に「心室補助」手技として陽圧呼吸を使用する基盤となっている[23, 24]。

循環血液量の減少

循環血液量が減少したとき，陽圧換気による前負荷減少効果が正常心でも不全心でも優勢となり，心拍出量は減少する[22]。これは，特に人工呼吸中の胸腔内圧が高い場合に顕著となる。正常あるいは適切な循環血液量を保つことは，陽圧換気中の心拍出量に対する重大な欠点を避けるために必須である。

おわりに

■少量ほど最善

陽圧換気導入後の最初の30年間は高吸気量と高圧が優勢だったが，肺に空気を押し込むことによって肺損傷を起こす圧力と張力が生じ，さらに他の臓器さえも傷害しうるという発見によって，この状態は変わった。現在強調されているのは，吸気容量の制限と肺胞の過膨張の防止である。この「少量に徹する (less is best)」戦略は，現在はARDS患者のみに推奨されているが，陽圧換気を必要とするすべての患者に採用されるようになる（されるべきである）と思われる。

■文献

参考図書

Papadakos PJ, Lachmann B, eds. Mechanical ventilation: clinical applications and pathophysiology. Philadelphia: Saunders, Elsevier, 2008.

基本原理

1. Bekos V, Marini JJ. Monitoring the mechanically ventilated patient. Crit Care Clin 2007; 23:575–611.
2. Pepe P, Marini JJ. Occult positive end-expiratory pressure in mechanically ventilated patients with airflow obstruction. The auto-PEEP effect. Am Rev Respir Dis 1982; 126:166–170.
3. Hess DR, Kacmarek RM. Basic pulmonary mechanics during mechanical ventilation. In: Essentials of Mechanical Ventilation. New York, McGraw-Hill, 1996:171–176.
4. Tobin MJ. Respiratory monitoring. JAMA 1990; 264:244–251.
5. Marini JJ. Lung mechanics determinations at the bedside: instrumentation and clinical application. Respir Care 1990; 35:669–696.
6. Katz JA, Zinn SE, Ozanne GM, Fairley BB. Pulmonary, chest wall, and lung–thorax elastances in acute respiratory failure. Chest 1981; 80:304–311.

肺損傷

7. Dreyfuss D, Saumon G. Ventilator-induced lung injury. Am Rev Respir Crit Care Med 1998; 157:294–323.
8. Gattinoni L, Protti A, Caironi P, Carlesso E. Ventilator-induced lung injury: the anatomical and physiological framework. Crit Care Med 2010; 38(Suppl):S539–S548.
9. Hotchkiss JR, Simonson DA, Marek DJ, et al. Pulmonary microvascular fracture in a patient with acute respiratory distress syndrome. Crit Care Med 2002; 30:2368–2370.
10. Bendixen HH, Egbert LD, Hedley-White J, et al. Respiratory care. St. Louis: Mosby, 1965; 137–153.
11. Webb HH, Tierney DE. Experimental pulmonary edema due to intermittent positive pressure ventilation with high inflation pressures: protection by positive end-expiratory pressure. Am Rev Respir Dis 1974; 110:556–565.

12. Dreyfuss D, Soler P, Basset G, et al. High inflation pressure pulmonary edema: Respective effects of high airway pressure, high tidal volume, and positive end-expiratory pressure. Am Rev Respir Dis 1988; 137:1159–1164.
13. Timby J, Reed C, Zeilander S, Glauser F. "Mechanical" causes of pulmonary edema. Chest 1990; 98:973–979.
14. The Acute Respiratory Distress Syndrome Network. Ventilation with lower tidal volumes as compared with traditional tidal volumes for acute lung injury and the acute respiratory distress syndrome. N Engl J Med 2000; 342(18):1301–1308.
15. Muscedere JG, Mullen JBM, Gan K, Slutsky AS. Tidal ventilation at low airway pressures can augment lung injury. Am J Respir Crit Care Med 1994; 149:1327–1334.
16. Ranieri VM, Suter PM Tortorella C, et al. Effect of mechanical ventilation on inflammatory mediators in patients with acute respiratory distress syndrome: A randomized controlled trial. JAMA 1999; 282:54–61.
17. Ranieri VM, Giunta F, Suter P, Slutsky AS. Mechanical ventilation as a mediator of multisystem organ failure in acute respiratory distress syndrome. JAMA 2000; 284:43–44.
18. O'Croinin D, Ni Chonghaile M, Higgins B, Laffey JG. Bench-to-Bedside review: Permissive hypercapnia. Crit Care 2005; 9(1):51–59.
19. Petrucci N, Iacovelli W. Ventilation with lower tidal volumes versus traditional tidal volumes for acute lung injury and acute respiratory distress syndrome. Cochrane Database Syst Rev 2004; (2):CD003844.
20. Gajic O, Dara SI, Mendez JL, et al. Ventilator-associated lung injury in patients without acute lung injury at the onset of mechanical ventilation. Crit Care Med 2004; 32:1817–1824.
21. Serpa Neto A, Cardoso SO, Manetta JA, et al. Association between the use of lung-protective ventilation with lower tidal volumes and clinical outcomes among patients without acute respiratory distress syndrome: a meta-analysis. JAMA 2012; 308:1651–1659.

心機能

22. Singh I, Pinsky MR. Heart-lung interactions. In Papadakos PJ, Lachmann B, eds. Mechanical ventilation: clinical applications and pathophysiology. Philadelphia: Saunders Elsevier, 2008:173–184.
23. Yan AT, Bradley TD, Liu PP. The role of continuous positive airway pressure in the treatment of congestive heart failure. Chest 2001; 120:1675–1685.
24. Boehmer JP, Popjes E. Cardiac failure: Mechanical support strategies. Crit Care Med 2006; 34(Suppl):S268–S277.

Chapter 26

標準的な換気様式

> 医学の大半の分野は，しっかりした科学的原則に則って発達したようにみえる。
> しかし，例外もある。機械的な換気補助の発達はその1つである。
> 　　　　　　　　　　　　　　　　　　　　　　　　J. Räsänen, MD

最近出版された呼吸療法用装置に関するテキストには，174種の陽圧換気法が示されている[1]。陽圧換気が導入されて50年以上経過してもなお，臨床予後を改善した方法はたった1つであり[2]，胸腔内陽圧による肺損傷を減少させるのがその理由というだけである。これが意味することは，陽圧換気を必要以上にずっと複雑にしているということである[3]。

本章では，陽圧換気の6つの基本的方法について述べる（量制御換気，圧制御換気，補助調節換気，プレッシャーサポート換気，間欠的強制換気，呼気終末陽圧）。利用可能とされている膨大な数よりはるかに少ないが，この6つの方法は多くの患者に効果的な換気補助を提供するのに必要なすべてのはずである。

人工呼吸器による呼吸

前章で紹介したように，陽圧による肺の吸気には2つの基本的方法がある。①**量制御**は吸気量が一定であり，②**圧制御**では吸気圧が一定である[1]。それぞれの様式の人工呼吸で発生する圧と流量の変化を図26.1に示す。

■量制御

量制御換気（volume control ventilation：VCV）では，（1回）吸気量は前もって設定され，肺に目的の容量が送られるまで一定流量で吸気される。吸気の最後に気流があるので近位気道の最高圧（peak P_{aw}）は肺胞の最高圧（$P_{alv(peak)}$）より大きい。この差（peak P_{aw} − $P_{alv(peak)}$）は気道の流量抵抗によって消費される圧である。最高肺胞内圧は肺の吸気の終わりの肺胞容量を反映する。

利点

定量1回換気量：VCVの大きな利点は，一定量の1回換気量を肺の力学的性質の変化にかかわらず供給ができる点である。気道抵抗が増加したとき，あるいは肺コンプライアンスが低下したとき，人工呼吸器はより高い圧であらかじめ設定した容量を送る。これによって，気道抵抗や肺コンプライアンスが突然の変化，あるいは検出できないような変化に直面しても，目標とする分時換気量を送ることができる。

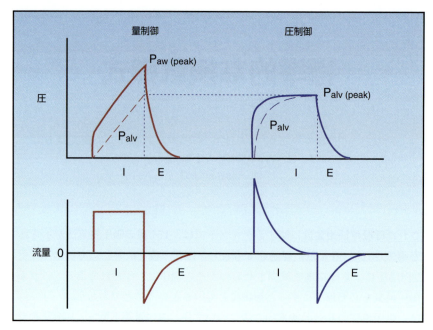

図 26.1 量制御換気と圧制御換気による同じ（1回）吸気量における人工呼吸中の圧と流量の変化

気道内圧（P_{aw}）の変化を太線で示し，肺胞内圧（P_{alv}）の変化を点線で示す。I：吸気，E：呼気

欠点

気道内圧：どのような1回換気量でも，吸気終末気道内圧はVCVのほうが圧制御換気（PCV）より高い。図26.1でも示したが，これが，人工呼吸器関連肺傷害（ventilator-induced lung injury：VILI）のリスク増加になると誤って認識させてしまう。しかし，VILIのリスクは最高肺胞内圧と関連があり[2,4]，この圧は（同じ1回換気量のとき）VCVとPCVで同じである。それゆえ，VCVによるより高い最高気道内圧が，肺胞の過膨張とVILIのリスクを増加させることはない。

吸気流量：VCVによる一定吸気流量に関連する欠点がある。第1に，吸気時間が比較的短く，不均等な肺胞充満をもたらす。加えて，最高吸気流量は流量が一定なので制限があり，高流量を必要とする患者には吸気流量が不足する可能性があり，患者のストレスとなる。流量漸減パターンがVCVでも使用可能であり，患者の快適性を改善するVCVが示されている[5]。

■圧制御

圧制御換気（pressure control ventilation：PCV）では，目標とする吸気圧を設定すると，その吸気圧に素早く到達するために吸気開始時には高流量が送られ，吸気流量は漸減する。吸気時間は，吸気終了時に吸気流量がゼロになるので，必要な時間を調節する。吸気終了時に気流はゼロなので，吸気終末気道内圧と最高肺胞内圧は等しい（図26.1参照）。

利点

肺胞内圧：PCV の大きな利点は，肺胞の過膨張と VILI のリスクに最も密接な関係がある最高肺胞内圧を制御できる点である。臨床研究によって，**VILI のリスクは最高肺胞内圧が 30 cmH$_2$O 以下ならば無視できる**ことが示されている[2, 4]〔注意：最高肺胞内圧を 30 cmH$_2$O 以下に維持することは，吸気終末閉鎖圧あるいは「プラトー圧」をモニタリングすることで VCV 中でも可能である（☞ 396 ページ）〕。

患者の快適性：PCV は VCV よりも患者の快適性が増加するように思われる[6]。これは PCV における初期高流量と長い吸気時間による。

欠点

肺胞容量：PCV の大きな欠点は肺胞容量の減少であり，気道抵抗の上昇時や肺コンプライアンスの減少時に起こる。これは，気道抵抗と肺コンプライアンスが定常状態となることがあまりない急性呼吸不全では特に懸念事項となる。

■圧調節，量制御

圧調節型の量制御換気（pressure regulated, volume control ventilation：PRVC）はハイブリッド型の換気様式であり，〔量制御換気（VCV）のように〕一定の1回換気量を供給し，かつ〔圧制御換気（PCV）のように〕吸気終末気道内圧を制限する。PRVC は VCV のインテリジェント型として働く。すなわち，人工呼吸器が肺コンプライアンスをモニタリングし，目標とする換気量を送るのに必要な最小の圧を選ぶために，この測定値を使用する。従来の換気様式と比較して臨床的利点は証明されていないが，PRVC のようなハイブリッド様式は人気を集めている。

補助調節換気

補助調節換気（assist-control ventilation：ACV）では，患者自身が人工呼吸を開始する（トリガー）ことができる（補助換気または患者トリガー換気）が，これができない場合には，人工呼吸器による換気があらかじめ設定した呼吸数で送られる（調節換気または時間トリガー換気）。ACV 中の人工呼吸は，VCV または PCV を使用できる。

■トリガー換気

ACV には2つのタイプの人工換気があり，図 26.2 の上段に図示した。左の圧曲線は，陰圧への偏位が先行している。これは患者の自発呼吸努力を示している。これは**患者トリガー**（patient-triggered）換気である。右の圧曲線は，陰圧への偏位がなく，自発呼吸努力の欠如を示している。この場合，患者と人工呼吸器には相互作用はなく，人工換気はあらかじめ設定された回数で送られる。これは**時間トリガー**（time-triggered）換気である。

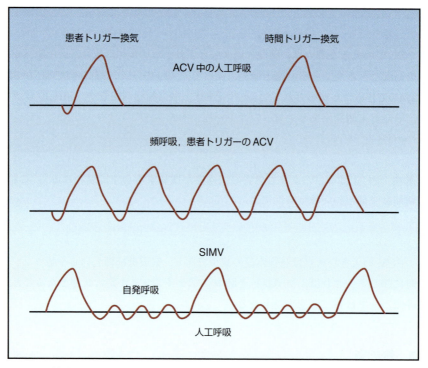

図 26.2　補助調節換気（ACV）と同期式間欠的強制換気（SIMV）における気道内圧パターン
詳細は本文を参照のこと。

患者関連のトリガー

患者によるトリガーには 2 つのタイプの信号がある。それは陰圧と吸気流量である。

陰圧：患者は 2〜3 cmH$_2$O の気道内陰圧をつくることで人工換気をトリガーできる。これによって，人工呼吸器の圧感受性弁が開く。この圧は安静呼吸時につくられる気道内陰圧の倍である[7]。陰圧をトリガー信号としたときに吸気努力の 3 分の 1 がトリガーに失敗する理由はここにある[8]。

吸気流量：流量トリガーは圧と容量の変化がほとんどないか皆無である。したがって，圧トリガーと比較して，物理的仕事量がより少なくてすむ[9]。このため，標準的なトリガー方法として，流量トリガーは圧トリガーに取って代わった。人工換気をトリガーするのに必要な流量は人工呼吸器の種類ごとに異なる。しかし，1〜10 L/min が通常では必要となる。回路のリーク（これにより流量の変化を生じる）による自動トリガーは，流量トリガーの大きな問題点である。

■呼吸サイクル

人工呼吸の大雑把な方法として，呼気時間には吸気時間の少なくとも 2 倍が与えられる。これは最低 1：2 の呼気に対する吸気時間の比（I：E 比）に等しい。この目的は，十分な呼気時間をとって完全に呼気が行われ，動的過膨張（dynamic hyperinflation），または内因性 PEEP あ

るいは潜在 PEEP（☞ 398 ページ）を防ぐことにある。呼気時間が短すぎる場合は，①吸気流量の増加，②1 回換気量の減少，③吸気時間の減少（圧制御の場合）によって I：E 比を増加させることができる。

頻呼吸

呼吸が患者トリガー換気のとき，図 26.2 中段に示すような頻呼吸は，呼気時間を極度に短縮し，肺胞からの不完全な呼出と内因性 PEEP のリスクを増加させる可能性がある。頻呼吸の原因が不快感や不安でない場合，鎮静や吸気流量の調節によって頻呼吸を減少させようとしても不成功に終わることが多い。この場合の適切な換気様式を次に述べる。

間欠的強制換気

■方法

新生児の呼吸促迫症候群では，呼吸数が 40 回/min を超えることが多く，その頻呼吸による ACV の難しさは，**間欠的強制換気**（intermittent mandatory ventilation：IMV）の導入につながった。IMV は人工呼吸と人工呼吸の間に自発呼吸が入ることを許容するように設計されている（自発呼吸とは患者が各吸気の開始から終了まで行う状態である）。これは，人工呼吸回路と並行に自発呼吸回路を置き，人工呼吸が送られていないときは自発呼吸回路が開く一方向弁を付けることによって達成された。IMV の換気パターンを図 26.2 の下段に図示した。人工呼吸は自発呼吸と同期して送られているのがわかる。これは**同期式 IMV**（synchronized IMV：SIMV）と呼ばれる。

SIMV による人工呼吸は，量制御か圧制御が可能である。人工呼吸回数は総分時換気量（自発呼吸と補助換気）が患者の基礎レベルに見合うように必要に応じて調節する。

■副作用

IMV の主な副作用は，①呼吸仕事量の増加，②主に左室機能不全患者の心拍出量の減少である。これらの作用は自発呼吸による結果である。

呼吸仕事量

IMV 中の自発呼吸による呼吸仕事量の増加は，人工呼吸器の回路抵抗によるものであり，頻呼吸のとき（通常，IMV の使用が必要な状態）には，さらに呼吸仕事量増加に影響する。プレッシャーサポート換気（次項参照）は，人工呼吸回路によって増加した抵抗に打ち勝って，呼吸仕事量を減少させる[10]。結果として，今ではプレッシャーサポート換気が（10 cmH$_2$O で），IMV 中の自発呼吸期に日常的に使用されている。

心拍出量

前章の最後に述べたように，陽圧換気は主として左室機能不全の患者において左室後負荷を減少させ，心拍出量を増加させる〔図 25.7（☞ 406 ページ）参照〕[11]。IMV には逆の作用があり，左室後負荷を増加させ（自発呼吸期に），**左室機能不全の患者で心拍出量を減少させる結果となる**[12]。

■まとめ

IMVの主な適応は，ACV中の不完全な呼出を伴う頻呼吸である。IMV中の自発呼吸期は，肺胞からの呼出を促進しエアトラッピングと内因性PEEPのリスクを減少させる。IMVは呼吸仕事量を増加させ，左室機能不全患者の心拍出量を減少させる可能性がある。結果として，IMVは呼吸筋力が減弱している患者や左心不全患者には推奨されない。

プレッシャーサポート換気

プレッシャーサポート換気（pressure support ventilation：PSV）は，圧を付加した自発呼吸である[13]。患者トリガーPCVでは呼吸器が吸気を終わらせるのに対して，PSVでは吸気を患者が終わらせることができる点が異なる。このように，PSVでは患者が吸気時間と1回換気量を調節できるので，PSVはPCVよりも患者と相互作用し合う換気様式といえる。

■プレッシャーサポートによる呼吸

PSVによる吸気中の圧と流量の変化を図26.3に示す。PSVでは漸減する吸気流量が使用されており，設定した圧レベルを達成するために吸気の初期に高流量を流す。圧添加した呼吸は，吸気流量が最高流量の25％に低下したときに終了する。これによって，患者は吸気時間と1回換気量を自分で決定することができる。

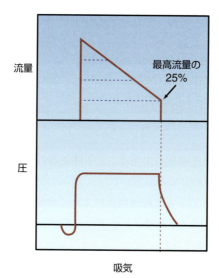

図26.3　プレッシャーサポート換気による1回の吸気中の圧と流量の変化
吸気は吸気流量が最高流量の25％まで低下したとき終了する。これによって患者は吸気時間と1回換気量を決定できる。

■ 臨床使用

低いPSVレベル（5～10 cmH$_2$O）は人工呼吸からの離脱時に使用できる。これは，人工的な気道と呼吸回路による流量抵抗に打ち勝つためである。この状態におけるPSVの目的は，1回換気量を増加させることなく呼吸仕事量を減らすことにある[14]。より高いレベルのPSVは（15～30 cmH$_2$O），1回換気量を増加させるために使用可能である。この場合，PSVは非侵襲的換気（次章参照）として使用される[15]。

呼気終末陽圧

■ 理論的根拠

呼気中には気道狭小化が進行して，呼気終末において遠位気道（細気道と肺胞）の虚脱をもたらす可能性がある。これは正常でも下側肺領域に発生する。下側肺領域は経肺圧の陽圧が大きい（重力効果）。遠位気道が虚脱し始める経肺圧は，**閉鎖圧**（closing pressure）と呼ばれており，正常では約3 cmH$_2$Oである[16]。閉鎖圧は細気道の虚脱（例：COPD）あるいは肺コンプライアンスの低下（例：ARDS）があると，より高くなる。この結果，呼気終末に気道虚脱が広汎に発生する。これには2つの副作用がある。①無気肺によるガス交換の障害と，②遠位気道の虚脱と開放の繰り返しによる**無気肺損傷**（atelectrauma）である[17, 18]。

呼気終末の肺胞虚脱のリスクは，呼気終末の気道内圧が閉鎖圧以下に下がることを防止することで回避できる。これは呼気終末に，閉鎖圧と等しい陽圧を気道内につくることで達成される。これが**呼気終末陽圧**（positive end-expiratory pressure：PEEP）であり，人工呼吸回路の呼気脚にある圧開放弁でつくられる。この弁はあらかじめ設定した圧レベルに下がるまで呼気を行わせたのち，この圧を呼気中ずっと保つ。臨床状況では閉鎖圧を同定することはできないので，5～7 cmH$_2$OのPEEPレベルが肺胞虚脱を防ぐためにすべての患者で使用される。

■ 吸気圧

吸気圧に対するPEEPの影響を図26.4に示す。PEEPを加えることで，吸気圧曲線が上方に移動し，結果としてより高い最高肺胞内圧と平均気道内圧になっていることに注目すべきであ

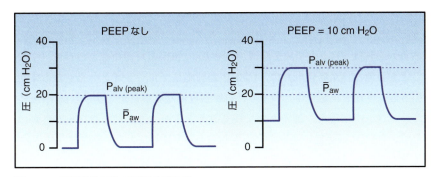

図 26.4　圧制御換気中の気道内圧曲線
呼気終末陽圧（PEEP）による最高肺胞内圧〔P$_{alv\ (peak)}$〕と平均気道内圧（$\bar{P}_{aw}$）への影響。

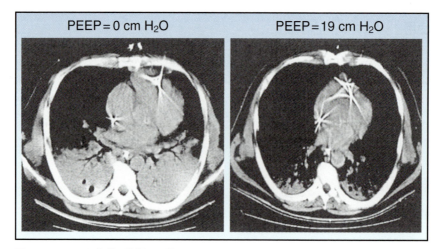

図 26.5　ARDS 患者の胸部 CT 像
PEEP の肺含気量（肺胞リクルートメント）への影響を示す。〔画像は文献 19 より〕

る。この点に関して，以下に説明する。

1. PEEP の効果は PEEP レベルによるのではなく，PEEP による最高肺胞内圧と平均気道内圧への影響によって決まる。
2. 最高肺胞内圧の変化は肺胞換気に対する PEEP の影響（つまり，動脈血酸素化）を決定する。また肺胞の過膨張と**容量損傷**（☞ 401 ページ）のリスクを決定する。
3. 平均気道内圧の変化は心拍出量に対する PEEP の影響を決定する。

■肺胞リクルートメント

低レベルの PEEP（5〜10 cmH$_2$O）は遠位気道の虚脱を防ぐ作用を示し，高レベル（20〜30 cmH$_2$O）の PEEP には持続的に虚脱していた遠位気道を再開通させる作用がある。この効果を図 26.5 に示す[19]。左の胸部 CT 像は両肺の背側領域（下側肺）に硬化像を認めるが，PEEP 付加後（19 cmH$_2$O）に消失している。この効果は**肺胞リクルートメント**（alveolar recruitment）として知られており，ガス交換に有効な肺の面積増加をもたらす[19, 20]。

再膨張可能な肺容量

PEEP 付加が肺胞リクルートメントを引き起こさず，正常肺領域の肺胞の過膨張を引き起こす可能性がある。これは VILI のリスクを増加させる。「再膨張可能な肺」の容量（すなわち，空気を通すことが可能な無気肺領域）は，PEEP が肺胞リクルートメントをもたらすか，肺胞の過膨張を引き起こすかを決定する。つまり，再膨張可能な肺容量が大きければ PEEP によって肺胞リクルートメントが進み，肺のガス交換を改善するが，再膨張可能な肺容量がほんの少ししかなければ，PEEP は肺胞の過膨張を引き起こし，VILI のリスクを増加させる。

　再膨張可能な肺容量は個々の患者で大きく異なる（全肺容量の 2〜25% まで）[20]。再膨張可能な肺容量を正確に測定することはできないが，次に述べる方法によって PEEP が肺胞リクルートメントを促進しているか（望ましい効果），肺胞過膨張をきたしているか（望ましくない効果）

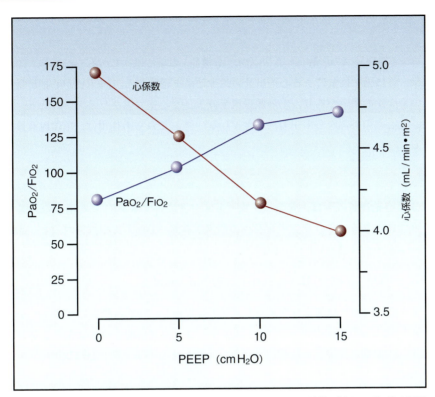

図 26.6　ARDS 患者における動脈血酸素化（PaO_2/FIO_2）と心係数に対する呼気終末陽圧（PEEP）の相反する影響
〔データ文献 23 より〕

を決定することができる。

肺コンプライアンス：PEEP が肺胞リクルートメントを促進している場合には，肺コンプライアンス（肺の膨張性）は増加するが，正常肺領域の肺胞を過膨張させている場合には，肺コンプライアンスは低下する。人工呼吸中の肺コンプライアンス測定については，第 25 章で述べてある（☞ 399 ページ）。

動脈血酸素分圧/吸入酸素濃度比（PaO_2/FIO_2）：PaO_2 と吸気酸素分画の関係は PaO_2/FIO_2 として表され，肺におけるガス交換効率の指標となる。PEEP が肺胞リクルートメントを促進していれば PaO_2/FIO_2 は上昇するが，促進していなければ PaO_2/FIO_2 は不変か低下する。PaO_2/FIO_2 への有益な反応例（肺胞リクルートメントを意味する）を図 26.6 に示す。

■全身の酸素運搬

PEEP の動脈血酸素化への有益な効果は，全身の酸素運搬に同様の有益な効果を伴わないかもしれない。以下に説明する。

心拍出量

心機能に対する陽圧換気の影響は，第 25 章の「心機能」の項に述べてある（☞ 406 ページ）。PEEP はこの効果，特に陽圧換気による心拍出量の減少効果を増幅する。PEEP が心拍出量を減少させるにはいくつかの機序があり，①静脈還流量減少，②心室コンプライアンス低下，③右室後負荷増加，④心室の外部からの圧迫，が含まれる[21, 22]。これらの作用は，循環血液量減少時に著明となる。

酸素運搬

PEEP による心拍出量減少は，肺胞リクルートメントに対する PEEP の有益な効果を相殺してしまう可能性がある。これを次の全身への酸素供給量（Do_2）の式で示す〔この式を導くには式 (10.8)（☞ 146 ページ）参照〕。

$$Do_2 = CO \times (1.34 \times [Hb] \times SaO_2) \times 10 \text{ (mL/min)} \tag{26.1}$$

以上のように，PEEP は肺胞リクルートメントを促進し，動脈血酸素化（SaO_2）を増加させるが，PEEP によって心拍出量（CO）が減少すれば，全身の酸素運搬は改善しないかもしれない。PEEP の動脈血酸素化と心拍出量に対する相反する効果を図 26.6 に示す[23]。

至適 PEEP：PEEP による最善の効果は，動脈血酸素化の改善が全身の酸素運搬増加を伴うときに現れる。したがって，個々の患者における最適あるいは**至適 PEEP**（best PEEP）は，全身の酸素運搬が最もよくなる PEEP レベルである[24]。至適 PEEP は，PEEP レベルを増加させたときの全身の酸素運搬量を測定することによって決定できる。残念ながら，肺動脈カテーテル（心拍出量を最も正確に測定可能）の一般的使用頻度の低下によって，至適 PEEP 決定も行われなくなっている。

人工呼吸器設定

人工呼吸開始時には，呼吸療法士が次のパラメータを質問するであろう。①換気様式，②1 回換気量，③呼吸数，④PEEP レベル，⑤吸入酸素濃度である。人工呼吸器設定の指示リストを以下に示す。

■補助調節換気（ACV）

1. 初期換気様式として ACV を選択する。
2. ACV であまりに頻呼吸の場合には，同期式間欠的強制換気（SIMV）へ変更する必要性がある（後述）。

■量制御と圧制御による換気

1. 量制御換気か圧制御換気にするかは個人の好みによるところが大きいが，圧制御換気のほう

が快適な患者も存在する。
2. 適切な解決策は，圧調節型の量制御換気（PRVC）である。これは，1回換気量の調節と気道内圧の制限が可能である。

■1回換気量

肺保護換気のプロトコールによる推奨は，以下のとおりであり，表25.1（☞404ページ）に要約してある。

1. 1回換気量の初期設定は，**予測体重の8 mL/kg** にする（予測体重の計算式は表25.1に示してある）。
2. 可能ならば次の2時間で，1回換気量を6 mL/kgに減少させる。
3. 最高肺胞内圧をモニタリングし30 cmH$_2$O以下に保つ（容量損傷のリスク低下のため）。
   a. 量制御換気では，最高肺胞内圧は吸気終末閉鎖圧であり，あるいは**プラトー圧**（☞396ページ）とも呼ばれる。
   b. 圧制御換気では，最高肺胞内圧は吸気終末気道内圧である（吸気終末に気流が停止していることが条件）。

■吸気流量

1. 患者が安静に呼吸しているか自発呼吸がなければ，吸気流量を60 L/minに設定する。
2. 呼吸促迫の患者または分時換気量が多い（10 L/min以上）患者では，より高い吸気流量（例えば，80 L/min以上）を使用する。

■I：E比

1. I：E比は1：2以上が望ましい。
2. I：E比が1：2未満の場合，I：E比を増やすには次の方法によって可能である。①吸気流量を増加させる。②1回換気量を減らす。③呼吸数を減らす（可能な場合）。

■呼吸数

1. 患者に自発呼吸がなければ，挿管直前の患者の予測分時換気量を得るために必要な呼吸数に設定するが，35回/minを超えてはならない。
2. 患者が人工換気をすべてトリガーしている場合，人工呼吸器の呼吸数を患者の自発呼吸数のほんの少し下に設定する。
3. 30分後，PaCO$_2$を測定し，目標とするPaCO$_2$を達成するために必要に応じて呼吸数を調節する。
4. 頻呼吸の患者で急性呼吸性アルカローシスがあるか潜在PEEPがある場合には，換気様式をSIMVに変更することを考慮する。

■PEEP

1. 呼気終末の遠位気道の虚脱を防止するため，初期 PEEP を 5 cmH₂O に設定する。
2. 次のいずれかの状態があれば，PEEP のさらなる増加が必要となる可能性がある。①適切な酸素化（$SaO_2 \geqq 90\%$）を保つために中毒レベル以上の吸入酸素濃度（$> 60\%$）を必要とするとき，あるいは②低酸素血症が酸素療法に対して改善しないとき。

■潜在 PEEP

1. 内因性あるいは潜在 PEEP を検出するために呼気終末流量を調べる〔図 24.5（☞ 389 ページ）参照〕。
2. 呼気終末に呼気流量がゼロになっていないとき（潜在 PEEP の存在を示す）には，前述した方法によりⅠ：E 比を増加させ，呼気時間の延長を試みる。
3. Ⅰ：E 比増加が不可能な場合，あるいは不成功の場合には，吸気終末閉鎖法によって潜在 PEEP を測定し，潜在 PEEP のほんの少し下のレベルの外因性 PEEP を付加する〔この方法の根拠については，第 28 章（☞ 434 ページ）で述べる〕。

おわりに

■焦点の喪失

情報を蓄積し加工するヒトの能力が 4 つの変数に限られる[25]ことを考えると，最初に述べた 174 種もの換気補助様式は理解不可能な情報負荷の象徴といえる。テクノロジーの迷路で見失ったものは，機械換気が急性呼吸不全に対する一時的な補助手段であり，肺疾患の治療法ではないという単純な事実である。したがって，人工呼吸器依存患者の予後改善を望むなら，人工呼吸器のつまみに注意を払うよりも，人工呼吸器に依存させている疾患により多くの注意を払うべきである。

■文献

はじめに

1. Cairo JM, Pilbean SP. Mosby's Respiratory Care Equipment. 8th ed. St. Louis: Mosby Elsevier; 2010.
2. The Acute Respiratory Distress Syndrome Network. Ventilation with lower tidal volumes as compared with traditional tidal volumes for acute lung injury and the acute respiratory distress syndrome. N Engl J Med 2000; 342(18):1301–1308.
3. Mireles-Cabodevila E, Hatipoglu U, Chatburn RL. A rational framework for selecting modes of ventilation. Respir Care 2013; 58:348–366.

人工呼吸器による呼吸

4. Petrucci N, Iacovelli W. Ventilation with lower tidal volumes versus traditional tidal volumes for acute lung injury and acute respiratory distress syndrome. Cochrane Database Syst Rev 2004; (2):CD003844.
5. Yang SC, Yang SP. Effects of inspiratory flow waveforms on lung mechanics, gas exchange, and respiratory metabolism in COPD patients during mechanical ventilation. Chest 2002; 122:2096–2104.
6. Kallet RH, Campbell AR, Alonzo JA, et al. The effects of pressure control versus volume control on patient work of breathing in acute lung injury and acute respiratory distress syndrome. Respir Care 2000; 45:1085–1096.

補助調節換気

7. Hess DR, Kacmarek RM. Physiologic effects of mechanical ventilation. In: Essentials of Mechanical Ventilation. New York, McGraw-Hill, 1996:1–10.
8. Leung P, Jubran A, Tobin MJ. Comparison of assisted ventilator modes on triggering, patients' effort, and dyspnea. Am J Respir Crit Care Med 1997; 155:1940–1948.
9. Laureen H, Pearl R. Flow triggering, pressure triggering, and autotriggering during mechanical ventilation. Crit Care Med 2000; 28:579–581.

間欠的強制換気

10. Shelledy DC, Rau JL, Thomas-Goodfellow L. A comparison of the effects of assist-control, SIMV, and SIMV with pressure-support on ventilation, oxygen consumption, and ventilatory equivalent. Heart Lung 1995; 24:67–75.
11. Singh I, Pinsky MR. Heart-lung interactions. In Papadakos PJ, Lachmann B, eds. Mechanical ventilation: clinical applications and pathophysiology. Philadelphia: Saunders Elsevier, 2008:173–184.
12. Mathru M et al. Hemodynamic responses to changes in ventilatory patterns in patients with normal and poor left ventricular reserve. Crit Care Med 1982; 10:423–426.

プレッシャーサポート換気

13. Hess DR. Ventilator waveforms and the physiology of pressure support ventilation. Respir Care 2005; 50:166–186.
14. Jubran A, Grant BJ, Duffner LA, et al. Effect of pressure support vs. unassisted breathing through a tracheostomy collar on weaning duration in patients requiring prolonged mechanical ventilation: a randomized trial. JAMA 2013; 309:671–677.
15. Caples SM, Gay PC. Noninvasive positive pressure ventilation in the intensive care unit: a concise review Crit Care Med 2005; 33:2651–2658.

呼気終末陽圧

16. Hedenstierna G, Bindslev L, Santesson J. Pressure-volume and airway closure relationships in each lung of anesthetized man. Clin Physiol 1981; 1:479–493.
17. Muscedere JG, Mullen JBM, Gan K, Slutsky AS. Tidal ventilation at low airway pressures can augment lung injury. Am J Respir Crit Care Med 1994; 149:1327–1334.
18. Gattinoni L, Protti A, Caironi P, Carlesso E. Ventilator-induced lung injury: the anatomical and physiological framework. Crit Care Med 2010; 38(Suppl):S539–S548.
19. Barbas CSV. Lung recruitment maneuvers in acute respiratory distress syndrome and facilitating resolution. Crit care Med 2003; 31(Suppl):S265–S271.
20. Gattinoni L, Cairon M, Cressoni M, et al. Lung recruitment in patients with the acute respiratory distress syndrome. N Engl J Med 2006; 354:1775–1786.
21. Schmitt J-M, Viellard-Baron A, Augarde R, et al. Positive end-expiratory pressure titration in acute respiratory distress syndrome patients: Impact on right ventricular outflow impedance evaluated by pulmonary artery Doppler flow velocity measurements. Crit Care Med 2001; 29:1154–1158.
22. Takata M, Robotham JL. Ventricular external constraint by the lung and pericardium during positive end-expiratory pressure. Am Rev Respir Dis 1991; 43:872–875.
23. Gainnier M, Michelet P, Thirion X, et al. Prone position and positive end-expiratory pressure in acute respiratory distress syndrome. Crit Care Med 2003; 31:2719–2726.
24. Punt CD, Schreuder JJ, Jansen JR, et al. Tracing best PEEP by applying PEEP as a RAMP. Intensive Care Med 1998; 24:821–828.

おわりに

25. Cowan N. The magical number 4 in short-term memory: a reconsideration of mental storage capacity. Behav Brain Sci 2001; 24:87–114.

Chapter 27

その他の換気様式

> 分別がある者は，自分を世界に合わせようとする。
> 分別がない者は，世界を自分に合わせようと躍起になっている。
> ゆえに，分別がない者がいなければ，進歩はありえない。
> George Bernard Shaw（1903 年）

大多数の急性呼吸不全患者では，前章で述べた従来の換気モードを用いればよい。しかし症例によって通常の換気モードが肺ガス交換の補助にならないか，あるいは換気補助手段として必要ないかどちらかの場合がある。本章では，急性呼吸不全患者において通常の換気モードが不十分か，必要ない場合に利用可能なその他の換気モードを扱う。特に**レスキュー（救済）モード**（rescue mode）として高頻度振動換気（high frequency oscillatory ventilation）および気道圧開放換気（airway pressure release ventilation）を，**非侵襲的換気モード**として持続気道陽圧（continuous positive airway pressure），双圧式気道陽圧（bilevel positive airway pressure），プレッシャーサポート換気（pressure support ventilation）を扱う。

レスキューモード

急性呼吸促迫症候群（acute respiratory distress syndrome：ARDS）の一部（10～15%）の患者では，酸素療法や通常の換気モードに不応性の低酸素血症を示す[1]。このような状況でふさわしい換気補助戦略は，以下に述べるような概念で表される。

■オープンラングという概念

ARDS における肺胞虚脱（無気肺）は肺胞換気を障害するだけでなく，人工呼吸器関連肺傷害（ventilator-induced lung injury）を起こす。無気肺によってもたらされる肺傷害には 2 つのメカニズムが関与している。第 1 のメカニズムは，図 23.4（☞ 369 ページ）のように，肺胞が広範囲に虚脱している場合に，人工呼吸器によって与えられる 1 回換気量が傷害を受けていない（正常な）肺領域に分布して正常肺胞が過伸展して生じる**容量損傷**（volutrauma）である。第 2 のメカニズムは，肺胞虚脱が呼気終末のみに起こる場合に，肺胞の開放と虚脱が繰り返され，過剰な剪断力（shear forces）が肺胞上皮を傷害する**無気肺損傷**（atelectrauma）である（人工呼吸器関連肺傷害に関する詳細は，401 ページ参照）。

このような肺胞虚脱の有害作用は，肺胞虚脱の予防と虚脱肺胞の再開通の両方を達成する換気モードによって軽減することができる。これが，人工呼吸における**オープンラング**（open lung）という概念であり，その最終的な目標は「肺を再開通し開いた状態を維持する」ことである[2]。以下に述べる換気モードはこの目標を達成するために設計された。

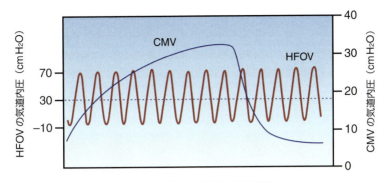

図27.1 高頻度振動換気（HFOV）中の気道内圧の振動
通常の換気モード（CMV）中の吸気相と重ね合わせて表示した。破線は平均気道内圧。
〔文献3より〕

表27.1 高頻度振動換気（HFOV）および気道圧開放換気（APRV）の初期設定の一例

高頻度振動換気（HPOV）	気道圧開放換気（APRV）
● 振動数： 　4 Hz: (pH <7.1) 　5〜6 Hz: (pH 7.1〜7.35) 　7 Hz: (pH >7.35) ● 振幅：70〜90 cmH$_2$O ● 平均気道内圧：CMVのプラトー圧＋5 cmH$_2$O（最大30 cmH$_2$Oまで） ● バイアスフロー：40 L/min ● 吸気時間：33% ● FIO_2：100%	● 圧： 　高圧相：CMVのプラトー圧と同じ（最大30 cmH$_2$Oまで） 　低圧相：大気圧（＝0 cmH$_2$O） ● 時間： 　高圧相：4〜6 sec 　低圧相：0.6〜0.8 sec ● FIO_2：100%

CMV：通常の換気モード。〔文献3より〕

■高頻度振動換気

高頻度振動換気（high frequency oscillatory ventilation：HFOV）は，図27.1に示すような高頻度，低容量の振動を使用する。このような振動により高い平均気道内圧が得られ，虚脱肺胞が再開通〔肺胞リクルートメント（動員）〕し，さらなる肺胞虚脱が予防されることで，肺のガス交換が改善される。非常に少ない（典型的には1〜2 mL/kgの）1回換気量によって肺胞の過伸展と容量損傷のリスクが減少する。最適の結果を得るためには，通常の換気モード（conventional mechanical ventilation：CMV）からHFOVに変更する直前に〔図26.5（☞416ページ）に示すような高いPEEPにより〕肺胞リクルートメント手技（recruitment maneuver）を行うのが望ましい[3]。

換気設定

HFOVは特殊な人工呼吸器（Sensormedics 3100B, Viasys Healthcare社, Yorba Linda, CA）を用いて，①振動数と振幅，②平均気道内圧，③バイアスフロー（吸気流速と同等），④吸気時間（バイアスフロー時間）の調節を行うことができる。推奨される設定を表27.1に示した。

振動：振動数の範囲は4〜7 Hz（1 Hzは1秒に1回，すなわち1分間に60回の振動数。4〜

7 Hz は 240〜420 回/min) で，（CO_2 の負荷を表す）動脈血 pH をみて振動数を選択する．振幅（1 回換気量）によって CO_2 の除去効率が決まり，振幅は振動数に反比例する．すなわち，振動数が小さければより大きな 1 回換気量が得られ，効率よく CO_2 が除去される．初期の振幅は 70〜90 cmH$_2$O に設定する．

平均気道内圧：CMV から HFOV に変更する直前の吸気終末圧（例：容量調節換気におけるプラトー圧）を記録しておく．この圧は，①換気可能な肺胞容量，②肺胞の過伸展および容量損傷のリスクが反映されたものである〔第 25 章（☞ 395 ページ）参照〕．平均気道内圧は，通常 CMV 中に記録された吸気終末圧より 5 cmH$_2$O 高く設定するが[3]，（容量損傷を防ぐため）30 cmH$_2$O を超えないようにする．

利点

HFOV と CMV を比較した臨床試験は主として ARDS 患者を対象に行われ，HFOV により動脈血酸素分圧/吸入酸素濃度比（PaO_2/FiO_2）が 16〜24% 程度改善した[4]．HFOV に関する初期の研究では死亡率に対する効果は示されなかったが[3]，対象となった研究すべてを含めて行った最近のメタ解析では，HFOV による生存率の改善が示された[4]．しかし，HFOV が（生存率の改善を示した）肺保護換気と比較されたことはなく，ARDS 患者において HFOV が肺保護換気よりも進化した形であるかどうかは依然として不明である[*1]．

欠点

HFOV の欠点を以下に示す[3, 4]．

1. 専用の人工呼吸器およびその操作に習熟した医療者が必要である．
2. 平均気道内圧が高いので，HFOV 中はしばしば心拍出量が減少する．血管内容量を十分に補う必要が生じる．
3. エアロゾル気管支拡張薬が無効になる．

■気道圧開放換気

気道圧開放換気（airway pressure release ventilation：APRV）は，高い呼気終末圧で自発呼吸を許す長い高圧相と，それを中断するように大気圧へと圧が開放される短い低圧相からなる．APRV は，自発呼吸に陽圧の呼気終末圧を加える持続気道陽圧（continuous positive airway pressure：CPAP）の一種である．図 27.2 を見れば，APRV と CPAP が似ているのがよくわかるだろう．上段は CPAP の圧波形を表し，ここでは 5 cmH$_2$O の呼気終末圧を基線として自発吸気と呼気による圧変化の曲線が描かれている．APRV の圧波形（中段）は，はるかに高い呼気終末圧（30 cmH$_2$O）を示し，途中に短時間気道内圧がゼロに低下する（圧開放）．APRV では，高い CPAP レベルによって虚脱した肺胞が開き（肺胞リクルートメント），それ以上の

[*1] 訳注：2013 年に公表された 2 つの多施設無作為化対照試験では，ARDS 患者における HFOV は肺保護換気と比較して優位な点は認められないか，むしろ死亡率を増加させることが示された．Young D, et al. N Engl J Med 2013; 368:806–813, Ferguson ND, et al. N Engl J Med 2013; 368:795–805

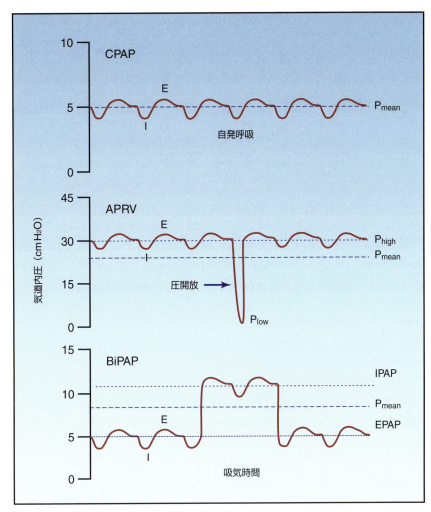

図 27.2　圧制御自発換気関連モード
CPAP：持続気道陽圧，APRV：気道圧開放換気，BiPAP：双圧式気道陽圧，IPAP：吸気気道陽圧，EPAP：呼気気道陽圧，P_{mean}：平均気道内圧，I：吸気，E：呼気。説明は本文参照。

肺胞虚脱を防ぐことで（HFOV における高い平均気道内圧の効果に似ている），動脈血酸素化が改善する。圧開放相は二酸化炭素を呼出させるために存在する[5]。

換気設定

APRV は，現代の ICU で用いられている多くの人工呼吸器で使用可能であり，APRV を開始するにあたって設定すべき項目は，高圧相，低圧相それぞれの圧と時間（長さ）である。表 27.1 に初期設定の一例を示した。

高圧相：HFOV で述べたように，CMV から APRV に変更する直前の吸気終末肺胞圧（例：容量調節換気におけるプラトー圧）を記録しておく（HFOV で述べたように，この圧は換気可能な肺胞容量，および肺胞の過伸展や容量損傷のリスクを反映している）。高圧相の圧設定は，吸気終末圧（プラトー圧）と同一にすべきであるが，（容量損傷を防ぐため）30 cmH_2O を超えな

いようにする。

低圧相：低圧相の圧は，駆動圧を最大化して急速な圧開放を促すためにゼロ（大気圧）に設定する。しかし低圧相は短時間であり，圧が開放されても陽圧が残存して肺胞虚脱が妨げられるので，実質的にゼロになることはない。

時間：高圧相の時間は，通常 1 つのサイクル（高圧相と低圧相を合わせた時間）の 85〜90％に設定する。推奨される時間は，高圧相で 4〜6 秒，低圧相で 0.6〜0.8 秒である。

利点

APRV により長い時間高い気道内圧が維持され，虚脱した肺胞がほぼ完全にリクルートされる。その結果，動脈血酸素化が改善するだけでなく，肺コンプライアンスも改善する。肺コンプライアンス改善の結果，（同等の 1 回換気量を得るための）最高気道内圧は CMV よりも APRV のほうが低くなる[3]。APRV による酸素化の改善は 24 時間かけて緩徐に起こる[6]。

欠点

自発呼吸がないと APRV の利点が失われる。その他の APRV の欠点を以下に示す。

1. 重症の喘息や慢性閉塞性肺疾患（chronic obstructive pulmonary disease：COPD）では，圧開放相で素早い呼出ができないため，相対的禁忌と考えられる[3]。
2. 平均気道内圧が高いので心拍出量は通常減少するが，HFOV における循環抑制に比べると軽度である[3]。

非侵襲的換気

非侵襲的換気（noninvasive ventilation：NIV）は，急性呼吸不全で換気を補助したほうがよいが，（気管挿管を必要とする）通常の人工呼吸はおそらく必要ないと考えられる患者に適応となる。NIV は顔に密着するフェイスマスクを介して行われ，これによって気管挿管（およびその合併症）を回避できる。NIV は在宅でも院内でも用いられるものの，ここでは急性呼吸不全を対象とした NIV[7,8]に限定して述べていきたい。

■換気モード

NIV で使用されるモードは，①持続気道陽圧（CPAP），②双圧式気道陽圧（bilevel positive airway pressure：BiPAP），③プレッシャーサポート換気（pressure support ventilation：PSV）の 3 つである。BiPAP と PSV は，**非侵襲的陽圧換気**（noninvasive positive pressure ventilation：NPPV）とも呼ばれる。

持続気道陽圧

CPAP は，図 27.2 上段にあるように，任意の PEEP における自発呼吸を指す。CPAP は，簡単

な装置，すなわち酸素供給源と PEEP をかけるための呼気弁付きのマスク（すなわち，CPAP マスク）があれば実施可能である。CPAP の主な効果は，機能的残気量（すなわち，呼気終末の肺容量）を増加させることである。通常 5～10 cmH$_2$O の PEEP をかける。

限界：CPAP では 1 回換気量の増量効果を期待できないので換気補助モードとしては限界があり，急性呼吸不全における役割も限定的である。急性呼吸不全における CPAP の主な適応は心原性肺水腫で，この病態で CPAP が有用なのは，呼吸補助よりも循環補助によるものと考えられる（後述）。

双圧式気道陽圧

双圧式気道陽圧（BiPAP）[*2]は，2 つのレベルの陽圧の間を交互に行き来する CPAP モードの一種である。図 27.2 の下段を見てほしい。BiPAP は APRV（図 27.2 の中段）の変型とも考えられ，両者の違いは高圧相と低圧相の時間配分の差である。すなわち，APRV ではほとんどの時間が高圧相に費やされるが，BiPAP では多くの時間が低圧相に費やされる。BiPAP における高圧は**吸気気道陽圧**（inspiratory positive airway pressure：IPAP），低圧は**呼気気道陽圧**（expiratory positive airway pressure：EPAP）と呼ばれる。

BiPAP は CPAP に比べ平均気道内圧が上昇し，肺胞リクルートメントが促進される。BiPAP による直接の効果で 1 回換気量が増加するわけではないが，BiPAP による肺胞リクルートメント効果により肺コンプライアンス（肺の拡張しやすさ）が改善し，胸腔内圧の変化あたりの 1 回換気量が増大するであろう。したがって，BiPAP には間接的に 1 回換気量を増大させる効果があるといえる。

換気設定：BiPAP は（専用の人工呼吸器を用いて）以下の設定で開始できる。すなわち，IPAP = 10 cmH$_2$O，EPAP = 5 cmH$_2$O，吸気時間（IPAP 時間）= 3 秒に設定する[*3]（EPAP に IPAP を加えたものがピーク圧になる。例えば，IPAP が 10 cmH$_2$O，EPAP が 5 cmH$_2$O であれば，ピーク圧は 15 cmH$_2$O となる）[*4]。ガス交換（すなわち，PaO$_2$/FIO$_2$，PaCO$_2$）と呼吸促迫の徴候（例：呼吸数）の改善度をみて，圧を調節する。20 cmH$_2$O を超えるピーク圧は患者忍容性がなくリークも増加するので，通常すすめられない。

[*2] 訳注：本来 BiPAP（i が小文字であることに注意）は一部の NPPV 専用人工呼吸器（フィリップス Vision®や V60®）に装備されている PSV 相似のモードを指す。現在この BiPAP という用語が日常的に使用されているが，元来 BiPAP は商標登録された商品名である。さらに，ここで著者は BiPAP（i は小文字）という用語を用いて，本来 APRV と兄弟関係にある二相式気道陽圧（biphasic positive airway pressure：BIPAP）と呼ばれるモード（I が大文字）に関しても解説している（図 27.2，およびこの段落の始まりから「多くの時間が低圧相に費やされる」まで。また次の段落全体）。Crit Care 2001; 5:174～177. http://www.nanbyou.or.jp/pdf/2008als.pdf。

[*3] 訳注：フィリップス Vision®や V60®の BiPAP（i が小文字）では，デフォルトで吸気時間が 1.0～1.2 秒に設定されることが多い。著者が記載している 3 秒は BIPAP（I が大文字）では適切であるが，BiPAP（i が小文字）の場合には 1 回の自発吸気が IPAP に，呼気が EPAP に一致するので，明らかに長く不適切である。

[*4] 訳注：この記述は不適切。フィリップス Vision®や V60®の BiPAP では，IPAP は吸気相における設定圧，すなわち EPAP に PS 圧を加えたものである。例えば EPAP が 5 cmH$_2$O で，IPAP が 10 cmH$_2$O であれば，その差の PS 圧が 5 cmH$_2$O ということになる。

表 27.2　非侵襲的換気（NIV）のためのチェックリスト

A. 患者に以下の 1, 2 の所見があるか。	ある	ない
1. 呼吸促迫の徴候	☑	☐
2. PaO_2/FIO_2 <200 mmHg かつ/または $PaCO_2$ >45 mmHg	☑	☐

B. もし上記 1, 2 の両方を満たせば，以下の質問に答えること。

C. 患者に以下の所見があるか。	ある	ない
1. 致死的な呼吸不全	☐	☑
2. 致死的な循環不全（例：ショック）	☐	☑
3. 昏睡，重度の不穏，難治性の痙攣	☐	☑
4. 気道反射の減弱	☐	☑
5. 吐血あるいは繰り返される嘔吐	☐	☑
6. 咽頭浮腫，顔面外傷，頭頸部手術後	☐	☑

D. C のすべての質問に対する答が「ない」の場合，NIV の適応となる。

プレッシャーサポート換気

プレッシャーサポート換気（PSV）は，前章（☞ 414 ページ）で述べた。PSV は患者の吸気をトリガーして吸気を補助すべく圧を加えるものである。PSV の吸気フロー波形は漸減パターンを示し，吸気フローがピークフローの 25％に至ると圧支持が終了する〔図 26.3（☞ 414 ページ）参照〕。CPAP は通常 PSV とともに用いられ機能的残気量を増加させる。NIV として CPAP と PSV の併用[*5]が好まれるのは，それによって 1 回換気量と安静時肺容量の両方が増加するからである（少数の例外については後述）。

換気設定：PSV は，通常吸気圧（PS 圧）10 cm H_2O および CPAP 5 cm H_2O で開始する（吸気圧は CPAP に上乗せして加える圧であり，5 cm H_2O の CPAP に 10 cm H_2O の吸気圧が加わるとピーク圧は 15 cm H_2O になる）。BiPAP のところで述べたように，さらなる圧の調節は，ガス交換や呼吸促迫の徴候の変化を見て行うが，通常 20 cm H_2O を超えるピーク圧設定は患者忍容性が小さく，リークも増加するので，すすめられない。

■患者選択

患者の選択は，NIV の成功・不成功を決める最も重要な因子である[7, 8]。表 27.2 に NIV の患者選択基準をチェックリスト形式で示した。

1. 最初のステップは呼吸補助が必要な患者を見分けることである。呼吸促迫の徴候（例：頻呼吸，副呼吸筋の使用，奇異性腹筋の使用）があり，かつ，重症の低酸素血症（PaO_2/FIO_2 < 200 mmHg）または高二酸化炭素症（$PaCO_2$ > 45 mmHg）を呈する患者が適応となる。
2. 次のステップは NIV の適応となる患者を見分けることである。急性呼吸不全の原因病態のなかには特に NIV が適した病態があるが（後述），以下の 7 項目にすべて当てはまるならば NIV を考慮すべきである。

[*5] 訳注：「CPAP と PSV の併用」という表現にも多くの読者が違和感を感じるかもしれない。PSV モードでは，通常 5 cm H_2O 程度以上の PS 圧とともに 5 cm H_2O 程度以上の PEEP を使用するので，ここは「CPAP と PSV の併用」ではなく「PSV」と述べればよいはずである。

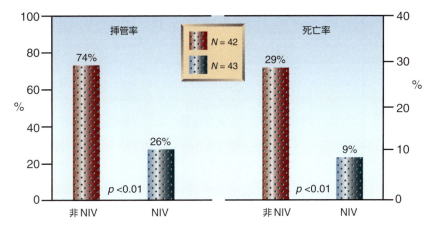

図 27.3 非侵襲換気（NIV）が COPD 急性増悪患者（高二酸化炭素性の呼吸不全を伴う）への気管挿管率と院内死亡率に与える影響
NIV に割り付けられた患者には，挿管あるいは NIV が不要になるまで少なくとも 1 日 6 時間のプレッシャーサポート換気（PSV）が行われた．N：各群の患者数．〔データは文献 9 より〕

①急性呼吸不全があるが生命を脅かすような状態ではない．
②ショックのような致死的な循環不全がない．
③覚醒しているか，容易に覚醒し協力が得られる．
④気道反射（例：咽頭反射や咳反射）が正常である．
⑤吐血や繰り返す嘔吐がない．
⑥マスクフィットを妨げるような顔面の異常（例：最近の顔面外傷）がない．
⑦換気を妨げるような気道閉塞（例：喉頭浮腫）がない．
3. 進行性の呼吸不全患者では NIV の成功率も低いので[7,8]，適切な患者に対して早期に NIV を開始することが肝要である．

■ 有効性

気管挿管を回避し NIV を成功させる確率は病態によって異なるが，高二酸化炭素性の病態と低酸素性の病態の 2 つに大きく分けることができる．

高二酸化炭素性呼吸不全

COPD 急性増悪：急性呼吸不全の中で NIV による恩恵が最も大きいと考えられる患者は，COPD の急性増悪とそれによる CO_2 の蓄積を示す患者である[9,10]．これは図 27.3 を見ると明らかで[9]，NIV は気管挿管率および死亡率の低下と相関があった．その他の 14 件の研究においてもこの研究結果と同様の結果が得られ[10]，現在 COPD 急性増悪に伴う高二酸化炭素症には，**NIV が第一選択の治療法として考えられている**[7,8]．COPD では，CPAP とともに PSV を用いるのが一般的である．

肥満低換気症候群：NIV により在宅の肥満低換気症候群患者における高二酸化炭素症の重症度が低下する[11]．また，ICU 患者を対象とした研究はほとんどないが，NIV は，急性呼吸不全

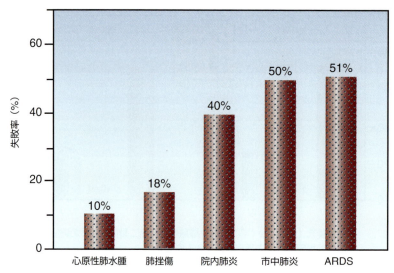

図 27.4 原因病態別に見た低酸素性呼吸不全における非侵襲的換気の失敗率（気管挿管に至った率）
ARDS：急性呼吸促迫症候群。〔データは文献 14 より〕

で入室した肥満低換気症候群の患者に第 1 に考慮する換気法として推奨される[12]。CPAP でも BiPAP でもよい。

喘息：喘息重積発作に対する NIV に関して，適切な評価がなされ確立された見解があるとはいえないが，NIV により重積状態からの回復が早くなり，ICU 滞在日数および在院日数が減少したとする無作為化対照試験がある[13]。

低酸素性呼吸不全

図 27.4 に，低酸素性呼吸不全により気管挿管を回避できずに挿管に至った率，すなわち，NIV 失敗率をその原因別に表した[14]。失敗率が最も低いのは心原性肺水腫で，最も高いのは市中肺炎と ARDS である。

心原性肺水腫：大多数の心原性肺水腫患者で，NIV により気管挿管の必要度や死亡率が低下する[15,16]。心原性肺水腫にはもっぱら（10 cmH$_2$O の）CPAP が使用されてきたが，BiPAP でも効果は同等である[17]。NIV により収縮不全患者の心拍出量が増加するので，患者アウトカムの改善は心パフォーマンスの改善によるものかもしれない[17]。このような心拍出量増加には，胸腔内圧の上昇による後負荷軽減が大きくかかわると考えられている（☞ 406 ページ）。

ARDS：ARDS における NIV の役割は限定的である。CPAP 単独[18]よりも PSV と CPAP の併用[17]で成功率が高い。また，NIV の成功率は肺外性の原因による ARDS（例：敗血症性 ARDS）で高い[14]。もし ARDS 患者に NIV を試みたとしても，CPAP に PSV を併用するのがよく，CPAP 単独は避けるべきである[8]。

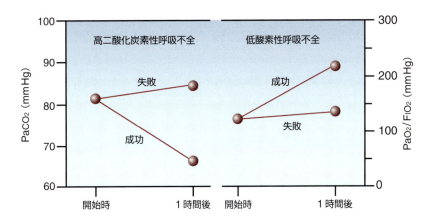

図27.5　非侵襲換気（NIV）を開始した1時間後の反応による成功か失敗かの予測
高二酸化炭素性呼吸不全と低酸素性呼吸不全に分けてある。〔文献14, 19より〕

■モニタリング

NIVの成功・失敗は，呼吸不全の原因によって事前に決めるものではなく，開始後1時間の個々の患者の反応をみて決めるべきである。このことは，図27.5の中で高二酸化炭素性および低酸素性呼吸不全の患者それぞれに分けて示した[14, 19]。NIV開始1時間後に有意なガス交換の改善が認められない場合，NIVの失敗率が高いと考えられ，この時点ですぐに気管挿管を行うべきである。挿管の遅れは事態の悪化をもたらす〔「おわりに」（☞432ページ）を参照〕。

■有害作用

NIV中の有害作用には，胃の膨満，マスクによる鼻梁の圧迫損傷・潰瘍，院内肺炎がある。

胃への送気

NIV中の第1の懸念事項が送気による胃の膨満である。しかし，これは日常的に頻繁に見られる合併症ではなく，上部食道の開放圧を測定した研究では，30 cmH$_2$O以下の圧であれば胃への送気は起こらないことが示された[20]。NIV中にしばしば経鼻胃管を留置して胃内圧の軽減がはかられるが，NIV中に腹部膨満をきたさない患者では，経鼻胃管を留置しなくても安全に管理できることが示されている[21]。

■院内肺炎

NIVにより気道に陽圧を加えると，線毛運動が障害されて肺炎を起こす可能性が考えられる。しかし，NIVと気管挿管を比較した研究によれば，NIV患者の肺炎の発生率は8〜10％であり，気管挿管患者における発生率（19〜22％）の半分以下であることが示されている[22, 23]。

おわりに

■挿管を忘れるな

NIV の使用場面が増えた結果，気管挿管の価値が見えにくくなった。気管挿管に関する以下の簡単なルールは言及しておく必要があるだろう。

ルール 1：躊躇は危険な事態を招く。挿管を避けたいばかりに NIV を過信し，できるだけ気管挿管を遅らせる傾向がある。しかし，気管挿管の遅れから状態が悪化したのちの緊急挿管は危険であり，技術的にも困難を伴うので，患者に不必要な危険を担わせることになる。

ルール 2：気管挿管は「死への接吻」ではない。「ひとたび人工呼吸が開始されるとそのまま人工呼吸器に乗ったままになる」という単なる認識は誤った思い込みであり，それによって最大限の換気補助が必要な患者への気管挿管を躊躇することがあってはならない。人工呼吸器を使用していることが人工呼吸器依存をもたらすわけではなく，重症の心肺疾患や神経筋疾患がもたらすのである。

■文献

レスキューモード

1. Pipeling MR, Fan E. Therapies for refractory hypoxemia in acute respiratory distress syndrome. JAMA 2010; 304:2521–2527.
2. Lachmann B. Open up the lung and keep the lung open. Intensive Care Med 1992; 18:319–321.
3. Stawicki SP, Goyal M, Sarini B. High-frequency oscillatory ventilation (HFOV) and airway pressure release ventilation (APRV): a practical guide. J Intens Care Med 2009; 24:215–229.
4. Sud S, Sud M, Freiedrich JO, et al. High frequency ventilation versus conventional ventilation for treatment of acute lung injury and acute respiratory distress syndrome. Cochrane Database Syst Rev 2013; Feb 28:CD004085.
5. Kallet RH. Patient-ventilator interaction during acute lung injury, and the role of spontaneous breathing: Part 2: airway pressure release ventilation. Respir Care 2011; 56:190–206.
6. Sydow M, Burchardi H, Ephraim E, et al. Long-term effects of two different ventilatory modes on oxygenation in acute lung injury. Comparison of airway pressure release ventilation and volume-controlled inverse ratio ventilation. Crit Care Med 1994; 149:1550–1556.

非侵襲的換気

7. Hill NS, Brennan J, Garpestad E, Nava S. Noninvasive ventilation in acute respiratory failure. Crit Care Med 2007; 35:2402–2407.
8. Keenan SP, Sinuff T, Burns KEA, et al, as the Canadian Critical Care Trials Group/Canadian Critical Care Society Noninvasive Ventilation Guidelines Group. Clinical practice guidelines for the use of noninvasive positive-pressure ventilation and noninvasive continuous positive airway pressure in the acute care setting. Canad Med Assoc J 2011; 183:E195–E214.
9. Brochard L, Mancero J, Wysocki M, et al. Noninvasive ventilation for acute exacerbations of chronic obstructive pulmonary disease. N Engl J Med 1995; 333:817–822.
10. Ram FSF, Picot J, Lightowler J, Wedzicha JA. Non-invasive positive pressure ventilation for treatment of respiratory failure due to exacerbations of COPD. Cochrane Database Syst Rev 2009; July 8:CD004104.
11. Piper AJ, Wang D, Yee BJ, et al. Randomised trial of CPAP vs. bilevel support in the treatment of obesity hypoventilation syndrome without severe nocturnal desaturation. Thorax 2008; 63:395–401.
12. BaHamman A. Acute ventilatory failure complicating obesity hypoventilation: update on a 'critical care syndrome'. Curr Opin Pulm Med 2011; 16:543–551.
13. Gupta D, Nath A, Agarwal R, Behera D. A prospective randomised controlled trial on the efficacy of non-invasive ventilation in severe acute asthma. Respir Care 2010; 55:536–543.
14. Antonelli M, Conti G, Moro ML, et al. Predictors of failure of noninvasive positive pressure ventilation in patients with acute hypoxemic respiratory failure: a multi-center study. Intensive Care Med 2001; 27:1718–1728.

15. Masip J, Roque M, Sanchez B, et al. Noninvasive ventilation in cardiogenic pulmonary edema: systematic review and meta-analysis. JAMA 2005; 294:3124–3130.
16. Vital FM, Saconato H, Ladeira MT, et al. Non-invasive positive pressure ventilation (CPAP or bilevel NPPV) for cardiogenic pulmonary edema. Cochrane Database Syst Rev 2008; July 16:CD005351.
17. Acosta B, DiBenedetto R, Rahimi A, et al. Hemodynamic effects of noninvasive bilevel positive airway pressure on patients with chronic congestive heart failure with systolic dysfunction. Chest 2000; 118:1004–1009.
18. Delclaux C, L'Her E, Alberti C, et al. Treatment of acute hypoxemic nonhypercapnic respiratory insufficiency with continuous positive airway pressure delivered by a face mask. JAMA 2000; 284:2352–2360.
19. Anton A, Guell R, Gomez J, et al. Predicting the result of noninvasive ventilation in severe acute exacerbations of patients with chronic airflow limitation. Chest 2000; 117:828–833.
20. Wenans CS. The pharyngoesophageal closure mechanism: a manometric study. Gastroenterology 1972; 63:769–777.
21. Meduri GU, Fox RC, Abou-shala N, et al. Noninvasive mechanical ventilation via face mask in patients with acute respiratory failure who refused endotracheal intubation. Crit Care Med 1994; 22:1584–1590.
22. Girou E, Schotgen F, Delclaux C, et al. Association of noninvasive ventilation with nosocomial infections and survival in critically ill patients. JAMA 200; 284:2361–2367.
23. Carlucci A, Richard J-C, Wysocki M, et al. Noninvasive versus conventional mechanical ventilation: an epidemiological study. Am J Respir Crit Care Med 2001; 163:874–880.

Chapter 28

人工呼吸器依存患者

> 目と耳は，その意を解せぬ魂をもつ人々にとっては悪しき証言者である。
> Heraclitus（紀元前 6 世紀）

本章では人工呼吸器依存患者のケアの実際とよくある問題について述べる。人工気道（気管チューブや気管切開チューブ）と陽圧換気による機械的合併症（例：気胸）に焦点を当てた。人工呼吸の感染性合併症（すなわち，気管気管支炎や肺炎）については次章で述べる。

人工気道

陽圧換気は，声帯を通過させて気管に留置するチューブ（気管チューブ）や直接気管に挿入するチューブ（気管切開チューブ）など，さまざまなプラスチック製チューブを介して行われる。これらのチューブの遠位端にはカフと呼ばれる膨張可能なバルーンが付いており，これが気管を密閉し，吸気が喉頭から漏れるのを防いでいる。

■気管チューブ

気管チューブの長さは 25～35 cm で，サイズは内径（5～10 mm）によって定められている（例えば，内径 7 mm の気管チューブは「サイズ 7」と呼ばれる）。成人では，気管チューブの内径は少なくとも 7 mm は必要で，8 mm が好ましい。細い気管チューブでは，分泌物の排泄が容易でなく，人工呼吸からの離脱時に気道抵抗が大きくなる[1]。

気管チューブの適正な位置

気管挿管後に気管チューブの位置を評価することは必須である。図 28.1 のポータブル胸部 X 線写真は気管チューブの適正な位置を示す。頭部が中立位にあるとき，気管チューブの先端は気管分岐部の 3～5 cm 上方，あるいは気管分岐部と声帯の中間に位置すべきである〔もし見えなければ，気管分岐部はポータブル胸部 X 線写真上で通常，第 4 胸椎と第 5 胸椎の間（T4–T5）にある〕。下顎骨の下縁が下部頸椎〔第 5 頸椎と第 6 頸椎（C5–C6）〕上に投影されていれば，頭部は中立位にある。頭頸部の屈曲または伸展によって，気管チューブ先端は 2 cm 移動する[2]。

気管チューブの移動

気管チューブは末梢へ深く移動し，右主気管支（気管から直線的に分岐している）に入ることがある。その結果，図 28.2 に示すように，一側肺換気によって非換気側肺で進行性の無気肺が発生する。

　気管チューブの移動を減らすためには 2 つの方法がある。第 1 に，経口挿管では気管チュー

第 28 章 人工呼吸器依存患者

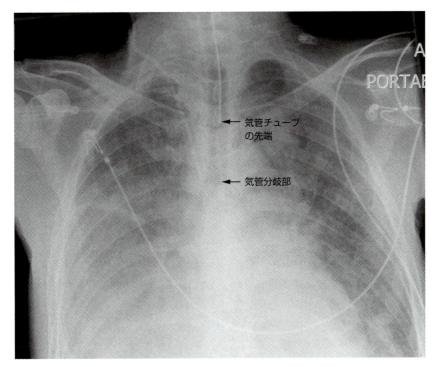

図 28.1 チューブ先端が胸郭入口部と気管分岐部の中間に位置し，適正な気管チューブの位置を示すポータブル胸部 X 線写真

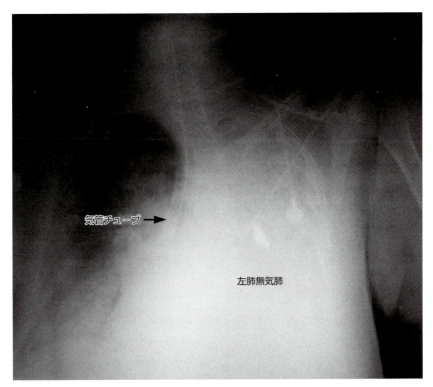

図 28.2 気管チューブの先端が右主気管支にあることを示しているポータブル胸部 X 線写真
左胸腔の白い影は無気肺を示している。

ブを，女性で歯から 21 cm，男性で 23 cm よりも深く進めないようにすることである[3]。第 2 に，定期的に胸部 X 線写真を撮影してチューブ位置を確認し，チューブ先端が気管分岐部から少なくとも 3 cm 上方に位置するようにすることである。

喉頭損傷

気管チューブによる喉頭損傷のリスクは重要な問題であり，挿管期間が長期に及ぶと予想されるときに気管切開が行われる理由の 1 つである。喉頭損傷には，潰瘍，肉芽腫，声帯不全麻痺，喉頭浮腫がある。そのいくつかは通常，経喉頭挿管の 72 時間後以降に明らかとなり[4]，喉頭浮腫は 5％の症例で報告されている。幸いにも，喉頭損傷の大部分は明らかな気道閉塞や永久的損傷には至らず，抜管後数週間以内に治癒する[5]。気管チューブ抜去後の喉頭浮腫の問題については，第 30 章（☞ 462 ページ）で述べる。

声門下ドレナージチューブ

口腔内分泌物の誤嚥が人工呼吸器関連肺炎の主な病因となることから，カフ上に貯留した口腔内分泌物をドレナージすることが可能な気管チューブが開発され，導入されている。これらのチューブの使用によって，人工呼吸器関連肺炎の発症頻度が低下する[6]。詳細は次章で解説する。

■気管切開

気管切開は人工呼吸が長期（2 週間を超える）にわたって必要となる患者で行われる。気管切開の利点として，患者が楽であること，気道へのアクセスが容易であること，喉頭損傷のリスクが少ないことなどがある。

気管切開を行う時期

気管切開を行う望ましい時期については何年も議論されてきた。早期気管切開（気管挿管後 1 週間）と晩期気管切開（気管挿管後 2 週間）を比較した最近の研究結果は，次のとおりである。

1. 早期気管切開は人工呼吸器関連肺炎の頻度や死亡率を低下させない[7,8]。
2. 早期気管切開は，鎮静薬の必要量を減少させ，早期離床を促進する[8]。

肺炎の発症頻度や死亡率に関するデータに基づくと，気管切開は気管挿管 2 週間後に推奨されている[9]。患者の快適さを考慮するならば，また次週に気管チューブ抜去の可能性が低いのであれば，**気管挿管後 7〜10 日に気管切開を考慮することは不合理ではない**。

方法

元来の外科的手術による気管切開は，**経皮的拡張気管切開術**（percutaneous dilatational tracheostomy）に取って代わられつつある。これは，針で気管前壁を穿刺し，針を通してガイドワイヤを気管に挿入し，このガイドワイヤを用いて気管切開チューブを気管内に進める方法である[10]〔図 1.5（☞ 10 ページ）に示した中心静脈カテーテル挿入で用いられるセルディンガー（Seldinger）法と同様である〕。この方法はベッドサイドで行うことができ，外科的気管切開より出血や局部感染が少ない[9,11]。

輪状甲状間膜切開術（cricothyroidotomy）として知られている方法は，緊急の気道確保時にのみ用いられる。喉頭直下の輪状甲状間膜を通して気管に達するため，喉頭損傷や声門下狭窄の発生頻度が高い。輪状甲状間膜切開後に生存した患者では，状態が安定していれば，できるだけ早期に通常の気管切開（手術または経皮的）を施行すべきである[12]。

合併症

近年，気管切開による合併症や死亡率は低下してきている。手術による気管切開と経皮的気管切開を合算しても，死亡率は1%未満であり，急性期合併症（例：出血と感染）の発生頻度は5%未満である[11, 12]。

気管切開チューブの事故抜去：留意すべき急性期合併症の1つは気管切開チューブの事故抜去である。気管切開経路が成熟する（通常，約1週間を要する）前に事故抜去が起こると，気管切開経路は素早く閉鎖してしまう。盲目的な気管切開チューブの再挿入を試みると，別の経路に入ってしまうことがある。事故抜去が気管切開チューブ留置の数日以内にあった場合，気管切開チューブの再挿入前に気管挿管を行うべきである。

気管狭窄：気管切開の最も恐れられている合併症であり，気管切開チューブを抜去して6か月以内に起こる遅発性合併症である。気管狭窄は，気管切開経路閉鎖後に気管切開経路の位置で発生することが多い。気管狭窄の発生頻度は0〜15%と報告によって幅があり[12]，多くの例では無症状である。気管狭窄のリスクは外科的気管切開と経皮的気管切開で同等である[9]。

■カフの管理

陽圧換気では，喉頭からガスが漏れるのを防ぐため，気管を密閉する必要がある。気管チューブ遠位端にカフと呼ばれるバルーンを膨張させることによって密閉することができる。カフ付き気管切開チューブを図28.3に示す。カフは一方向弁付きパイロットバルーンに接続している。パイロットバルーンにシリンジを接続し，カフ周囲からの漏れが聴取できなくなるまで空気を注入する（カフが膨らむとともにパイロットバルーンも膨らむ）。

　カフ圧（パイロットバルーンに接続した圧力計で測定する）は25 mmHgを超えないようにすべきである[13]。このカフ圧の上限は気管壁の毛細血管内圧が25 mmHgであることに基づいており，カフ圧が25 mmHgを超えると毛細血管が圧迫されて，虚血性傷害と気管壊死を起こしうる。幸い，カフは圧が分散するように細長くつくられており，比較的低いカフ圧でも気管を密閉できるようになっている。

カフ漏れ

カフ漏れは通常，肺の膨張時に発生する音（ガス流が声帯を通ることで生じる）でわかる。カフ自体の破裂による漏れはまれであり[14]，通常はカフと気管壁がしっかりと密着していないとか，パイロットバルーンの弁の故障によって起こる。

トラブルシューティング：カフ漏れ音が聴取された場合，患者をいったん人工呼吸器から外し，

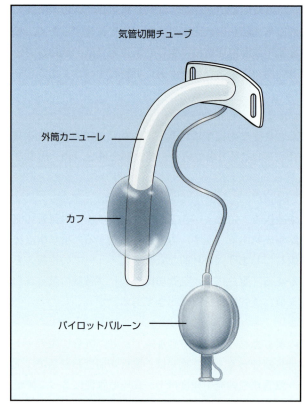

図 28.3　カフ付き気管切開チューブ

バッグバルブマスクで用手的に肺を膨らませる。気管チューブのカフ漏れでは、チューブが気管から抜けかかっていないか、気管チューブの位置を確認する。この可能性があるなら、カフをしぼませてからチューブを奥に進める。これがうまくできなかった場合はチューブを交換する（もしくは、気管支鏡を気管チューブに挿入し、チューブが気管内にあることを確認する）。気管チューブが気管から抜け出たり、カフがさらに膨張して声帯を損傷することがあるため、カフに空気を盲目的に追加してはならない。気管切開チューブのカフ漏れでは、密閉できるまでカフに空気を追加する。カフ漏れがなくなったらカフ圧を測定し、25 mmHg 以下に調節する。カフ圧が 25 mmHg を超えたり、あるいは空気追加後も漏れが持続するときは、気管切開チューブを（可能なら内径の大きいものに）交換する。

気道のケア

■吸引

ルーチンの吸引による気道分泌物の除去は、人工呼吸器依存患者のケアにおける標準的業務である。しかし、人工気道の内面には病原性微生物を含有したバイオフィルムによってコロニーが形成され（図 28.4 参照）、吸引カテーテルのチューブ通過によって、これらのバイオフィルムが剥離し、病原性微生物を肺に植え付けることになりうる[15, 16]。このため、**ルーチンの気管内吸引は推奨されなくなっており、気道分泌物があるときに限り行うべきである**[17]。

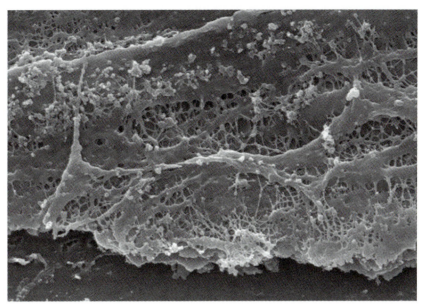

図 28.4　気管チューブ内面のバイオフィルムを示す電子顕微鏡写真
〔画像は文献 16 より〕

■生理食塩液の注入

分泌物の除去促進のために生理食塩液を気管内に注入することがあるが，この方法は 2 つの理由から日常的手技としては推奨されていない[17]。①生理食塩液で気道分泌物を液化し粘稠度を低下させることはできないし（後述），②生理食塩液の注入によって気管チューブ内面に形成された病原性微生物を剥離してしまう可能性がある。ある研究によれば，生理食塩液 5 mL の注入によって 30 万もの細菌コロニーが気管チューブの内面から剥離することが示されている[18]。

気道分泌物の粘性

気道粘膜表面を覆う気道分泌物は親水性の層と疎水性の層からなる。親水性の層は内側に面し，粘膜表面の湿潤を保つ。外側に面する疎水層は気道内腔に接している。この外層ではムコタンパク鎖（粘液糸と呼ばれる）がジスルフィド架橋によって網目を形成している。この網目が気道中の粒子や異物を捕捉し，気道分泌物の粘弾性はムコタンパク鎖と捕捉された異物の両者によって影響を受ける。気道分泌物の粘性に関係している層は親水性ではないため，生理食塩液は気道分泌物の粘性を低下させない（粘稠な気道分泌物に生理食塩液を加えることは，グリースに水を注ぐようなものである）。

　粘稠な分泌物の蓄積は図 28.5 に示すような状態をきたし，粘り強い「栓」によって気道が完全に塞がれてしまう。この場合，N-アセチルシステインのような粘液溶解薬が，粘液栓を溶解して気道閉塞を解消するのに有用である。N-アセチルシステインは分子内にスルフヒドリル基をもつアミノ酸の一種で，アセトアミノフェン過量投与時の解毒薬としてよく知られているが，元来は喀痰中のムコタンパク鎖間のジスルフィド架橋を切断する粘液溶解薬である[19]。液状の製剤（10～20％溶液）が市販されており，エアゾールとして投与するか直接気道へ注入する（表 28.1）。N-アセチルシステインのエアゾールには気道刺激性があり，咳嗽や気管支痙攣

第VIII部 人工呼吸

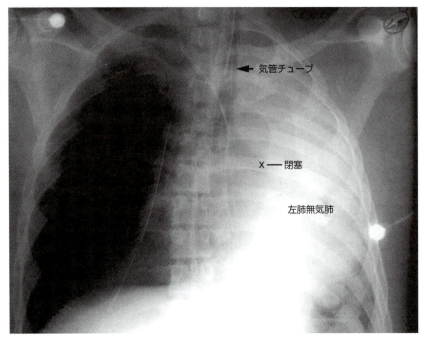

図 28.5　気管挿管された患者の左肺無気肺を示すポータブル胸部 X 線写真
左肺無気肺の原因は通常，左主気管支の粘液栓子による閉塞である。

表 28.1　*N*–アセチルシステイン（NAC）による粘液溶解療法

エアゾール療法	・10% NAC 溶液を使用する。 ・NAC 2.5 mL と生理食塩液 2.5 mL を混合し，小容量のネブライザに入れる。 ・警告：この方法は気管支痙攣を誘発する可能性があり，気管支喘息患者には推奨できない。
気管内注入	・20% NAC 溶液を使用する。 ・NAC 2 mL と生理食塩液 2 mL を混合し，溶液 2 mL を気管内へ注入する。 ・警告：過量注入は気管支漏を起こすことがある。

を誘発することがあるので（特に気管支喘息患者），可能ならば避ける。気道閉塞があるときには特に，気管チューブ内へ直接注入する方法がよい。

　N–アセチルシステイン溶液の気管内注入によって閉塞が解消されなかった場合，気管支鏡検査を施行すべきである（*N*–アセチルシステイン溶液を粘液栓子に直接塗布する）。気道閉塞が解消したら，2～3 日間は *N*–アセチルシステイン溶液を 1 日 2～3 回注入する。*N*–アセチルシステイン溶液は（生理食塩液で希釈しても）高張で，気管支漏を起こすことがあるため，連日の使用はすすめられない。

肺胞破裂

　人工呼吸器関連肺傷害（VILI）の徴候の 1 つは肺胞伸展と容量損傷であり，容量損傷の臨床的結果として肺胞破裂となり，末梢気腔からガスが逸脱する。この損傷は誤って**肺圧損傷**（pulmonary barotrauma）と呼ばれているが，その発生率は人工呼吸を受けている患者の 25％にも及ぶ[20]。

■ 臨床所見

肺胞からガスが漏れることで，多彩な臨床症状を呈する。肺胞ガスは組織面に沿って解離を生じさせて間質性肺気腫を起こし，縦隔に進むと縦隔気腫をきたす。縦隔のガスは頸部へ進入して皮下気腫を形成したり，横隔膜下へ進入して気腹を起こしたりする。最終的に臓側胸膜をも破ると，ガスは胸膜腔に集まり気胸となる。これらは単独もしくはいくつかが同時に起こる[20,21]。

■ 気胸

胸部X線写真上，人工呼吸器依存患者の5～15%に気胸が発生する[20,21]。

臨床所見

臨床徴候はないかわずかなこともあり，あっても非特異的である。最も有用な臨床所見は，頸部や上胸部にみられる皮下気腫であり，肺胞破裂に特徴的である。呼吸音は，人工呼吸器依存患者では人工呼吸器回路から伝わる音が気道の音とまぎらわしいため，気胸の発見には信頼性が低い。

画像診断

仰臥位では胸膜腔内の空気は肺尖部に集まらないため，仰臥位で撮影された胸部X線写真で胸膜腔内の空気を発見するのは困難である[22]。図28.6に，この困難さを示している。外傷性気胸の症例の場合，胸部X線写真では明らかではないが，CT画像では左側前方の気胸が描出されている。胸膜腔内の空気は片側胸腔の最高部に集積し，これは仰臥位では両側肺底部に相当する。したがって，肺底部や肺下部への空気の集積が仰臥位での気胸の特徴である[22]。

皮膚の皺：ポータブル胸部X線写真撮影に使用されるフィルムカートリッジは患者の下に置かれるため，背中の皮膚がその上で折り重なり，その辺縁が気胸と間違えやすい陰影を呈することがある。このような皮膚の皺のX線所見を図28.7に示す。徐々に陰影が濃くなり，波打った線になっていることに注意してほしい。陰影の増強は背中の皮膚の皺によるものである。気胸は片側に暗い陰影（空気）を伴った明瞭な白い線として現れる。

■ 胸腔ドレーン

胸膜腔内の空気の排出は，中腋窩線上の第4または第5肋間より胸腔ドレーンを挿入して行う。ドレーンチューブは前上方（仰臥位で胸膜腔内の空気が集まる部位）へ向けて進める。図28.8に示すような3つのチェンバーからなるシステムを使用し，胸膜腔内の液体や空気を吸引する[23]。

液体貯留チェンバー

1番目のチェンバーには胸膜腔からの液体がたまり，空気は2番目のチェンバーへ通過する。1番目のチェンバーの入口部は直接液体と接していないため，たまった液体が胸膜腔へ逆流することはない。

第VIII部　人工呼吸

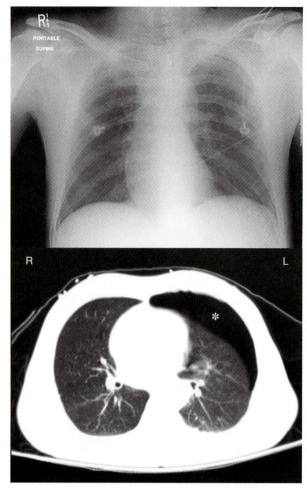

図 28.6　胸部鈍傷を受けた若年男性患者のポータブル胸部 X 線写真と CT 画像
前方にある気胸は CT 画像で一目瞭然であるが（＊で示した），ポータブル胸部 X 線写真では明らかでない。

水封チェンバー

2番目のチェンバーは，胸膜腔から空気を脱出させるが，大気を胸膜腔へ入れることはない一方向弁として働く。これは入口チューブを水面下に入れることで一方向弁となっている。水面下にある入口チューブの長さと等しいだけの圧が胸膜腔にかかる。胸膜腔は陽圧に保たれるため，大気（圧はゼロ）が胸膜腔へ入ることはない。このように，胸膜腔は水によって周囲大気から「シール」されている。通常，この水封の圧は 2 cmH_2O である。

　胸膜腔から吸引された空気は，水封チェンバーの水中に入り気泡を作る。水封チェンバーの気泡の存在は，気管支胸腔瘻からの空気漏れの証拠である。

吸引調節チェンバー

3番目のチェンバーは，胸膜腔にかかる陰圧の上限を設定する。最大陰圧は大気流入口チューブの水柱の高さで決まる。壁吸引器からの陰圧が大気流入口チューブの水を下へ引き込み，陰

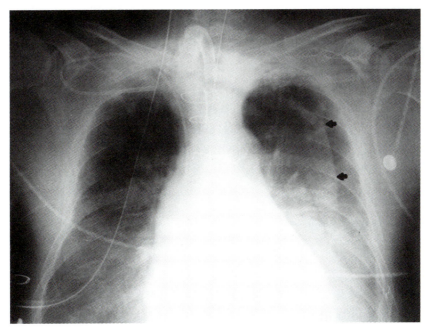

図 28.7　左胸郭の波状線を示すポータブル胸部 X 線写真
この線（黒矢印）は皮膚の皺の辺縁であり，肺の辺縁ではない。

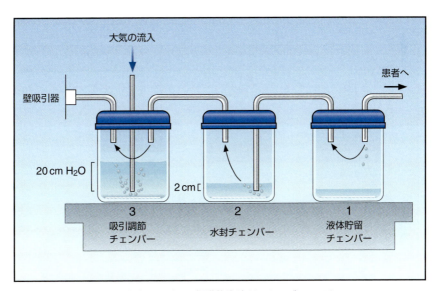

図 28.8　胸膜腔から気体と液体を吸引する標準的胸腔ドレナージシステム

圧が水柱の高さを超えると大気から空気が流入する。したがって，チェンバー内の陰圧は大気流入口チューブの水柱の高さ以上にはならない。

　吸引調節チェンバーに水位が 20 cm となるまで水を入れる。それから壁吸引器を作動させ，水中に気泡が現れるまでゆっくりと吸引圧を高くする。この気泡は大気から空気が流入していることを示し，こうして最大陰圧が設定される。気泡が発生することで水が蒸発するため，チェンバーの水位は定期的に確認し，必要ならば水を足す。

なぜ吸引をするのか

吸引を行って胸膜腔内の空気を排出することは，不必要であり，有害でもある。吸引が肺の再膨張を助けると考えられがちであるが，肺は吸引を使わなくても再膨張する。さらに，胸膜腔内を陰圧にすることは肺内外圧較差（肺胞と胸膜腔の圧較差）を増加させ，その結果，気管支胸腔瘻を通る気流を増加させる。したがって，胸膜腔の吸引は気管支胸腔瘻からの空気漏れを増加させ，気管支胸腔瘻の開存を持続させることになる。胸膜腔を吸引して空気漏れが持続しているならば，吸引は止めるべきである。吸引をしなくても，胸膜腔内の空気は胸腔内圧が水封圧より陽圧になれば排出される。

内因性（潜在）PEEP

内因性（潜在）PEEP（auto-PEEP とも呼ばれる）は，第 24 章（☞ 387 ページ）と第 25 章（☞ 398 ページ）で述べた。この内因性 PEEP の特徴を図 28.9 にイラストで示した。この圧は不十分な呼気の結果生じるもので，重篤な気道閉塞患者や人工呼吸中の呼吸数過多による呼気障害時に発生する[24]。内因性 PEEP は，従来の人工呼吸中の重篤な気管支喘息や慢性閉塞性肺疾患（COPD）患者ではおそらく普遍的に[25,26]，また大部分の急性呼吸促迫症候群（ARDS）患者でも低い値ではあるが（3 cmH_2O 未満）認められる[27]。重要な強調すべき点は，内因性 PEEP は気道内圧のモニタリングでは明らかにならないことである（「潜在 PEEP」の用語がある所以

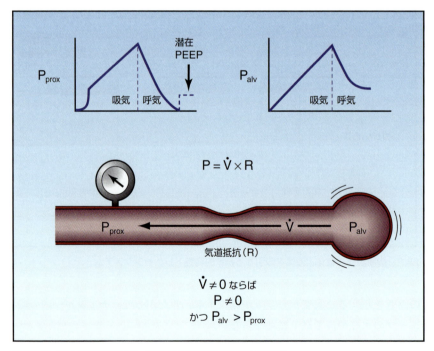

図 28.9　不十分な呼気によって生じる内因性 PEEP の特徴
呼気終末の気流（$\dot{V}$）の存在は，肺胞内圧（P_{alv}）と近位気道内圧（P_{prox}）の間に圧較差があることを示している。上段のグラフに示したように，呼気終末で P_{prox} は 0 に戻るのに P_{alv} は陽圧のままである。そのため，**潜在 PEEP** とも呼ばれる。上段左のグラフは，内因性（潜在）PEEP を測定するための呼気終末閉塞法を示している。

である)。

■悪影響

内因性 PEEP が及ぼすいくつかの悪影響を，以下にまとめた[24]。外的に PEEP を付加した場合と同様に，悪影響の多くは PEEP 自体の作用より，むしろ吸気終末肺胞内圧や平均胸腔内圧に及ぼす PEEP の作用に起因するものである。

1. 内因性 PEEP は平均胸腔内圧を上昇させ，静脈還流を阻害し，心拍出量を減少させる。
2. 重篤な気道閉塞を有する患者において，内因性 PEEP を発生させる肺の過膨張は，肺の圧-容量曲線上の上部平坦な領域で呼吸が行われるため，呼吸仕事量を増加させる〔図 24.4（☞ 388 ページ）参照〕（この効果を確かめるため，深く息を吸ってから，さらに息を吸ってみる）。
3. 内因性 PEEP は吸気終末肺胞内圧を上昇させ，容量損傷や肺胞破裂のリスクを増す。
4. 内因性 PEEP が検出されないとき，吸気終末肺胞内圧（プラトー圧）の上昇は肺と胸壁のコンプライアンス低下と誤って解釈される。胸郭コンプライアンスを計算するとき（☞ 399 ページ），PEEP 値の合計（外因性 PEEP と内因性 PEEP の和）は吸気終末肺胞内圧（プラトー圧）から差し引かねばならない。
5. 内因性 PEEP は上大静脈に伝達され，拡張終期（貫壁）圧が上昇したと，誤った印象をもたらす。

■内因性 PEEP のモニタリング

内因性 PEEP を検出することは容易だが，定量化することは難しい。呼気終末時の気流の存在を呼気流量波形から検出するのが最も容易である〔図 24.5（☞ 389 ページ）参照〕。呼気流量波形で内因性 PEEP が検出されたら，内因性 PEEP 値は呼気終末閉塞法で測定できる。

呼気終末閉塞法

図 28.9 に示したように，呼気終末に呼気回路を閉塞することによって，内因性 PEEP を「明らかにする」ことができる。正確に測定するためには，まさに呼気終末に閉塞しなければならず，自発呼吸下の患者ではうまくタイミングがとれない。したがって，**呼気終末閉塞法はトリガーされていない（自発呼吸がない）人工呼吸中の患者のみに施行できる**。

■管理

過膨張や内因性 PEEP の防止や軽減のためにとられている方法は，すべて呼気中の肺胞からの排気を促進させるものである。これらの方法として，可能であれば，1 回換気量の減少，吸気流量の増加，圧制御換気では吸気時間の短縮，呼吸数の減少などがある。これらの方法は，分時換気量を減少させることもあるので，好ましくないこともある。

外因性 PEEP

外因性 PEEP の付加によって，呼気終末の細気道を開存させ，肺の過膨張（と内因性 PEEP）を軽減できる。外因性 PEEP のレベルは，細気道を虚脱させる圧（閉塞圧）に十分に拮抗できる大きさでなければならないが，（呼気流を障害しないよう）内因性 PEEP のレベルを超えないようにしなければならない[28]。このためには，外因性 PEEP を内因性 PEEP の値に合わせるのがよい。自発呼吸患者では内因性 PEEP の定量は困難なため，別の方法として，外因性 PEEP を付加し呼気終末の気流変化をみることがある。すなわち，外因性 PEEP の付加で呼気終末気流が減少あるいは消失すれば，外因性 PEEP が内因性 PEEP を低下させたことになる。最終的に PEEP（内因性ではなく外因性）が依然として残存することになるが，外因性 PEEP の付加による呼気終末での細気道の開存と閉塞の繰り返しによって，無気肺損傷のリスクは減少する。

おわりに

人工呼吸開始後，最初の数日間における患者の臨床経過から，最終的な転帰をかなり正確に予測することができる。患者が回復しなければ，安全のためできるだけ早く気管切開をすべきである。人工呼吸器依存患者における日々の管理の大部分は，合併症（例：気胸）を防止するための監視である。患者の疾患の経過を制御することなどほとんどの場合できない，ということを読者も学ぶだろう。

■ 文献

気管チューブ

1. Gray AW. Endotracheal tubes. Crit Care Clin 2003; 24:379–387.
2. Goodman LR. Pulmonary support and monitoring apparatus. In: Goodman LR, Putman CE, eds. Critical care imaging. 3rd ed. Philadelphia: WB Saunders, 1992; 35–59.
3. Owen RL, Cheney FW. Endotracheal intubation: a preventable complication. Anesthesiology 1987; 67:255–257.
4. Gallagher TJ. Endotracheal intubation. Crit Care Clin 1992; 8:665–676.
5. Colice GL. Resolution of laryngeal injury following translaryngeal intubation. Am Rev Respir Dis 1992; 145:361–364.
6. Muscedere J, Rewa O, Mckechnie K, et al. Subglottic secretion drainage for the prevention of ventilator-associated pneumonia: a systematic review and meta-analysis. Crit Care Med 2011; 39:1985–1991.

気管切開

7. Terragni PP, Antonelli M, Fumagalli R, et al. Early vs. late tracheotomy for prevention of pneumonia in mechanically ventilated adult ICU patients. JAMA 2010; 303:1483–1489.
8. Trouillet JL, Luyt CE, Guiguet M, et al. Early percutaneous tracheotomy versus prolonged intubation of mechanically ventilated patients after cardiac surgery: A randomized trial. Ann Intern Med 2011; 154:373–383.
9. Freeman BD, Morris PE. Tracheostomy practice in adults with acute respiratory failure. Crit Care Med 2012; 40:2890–2896.
10. Ciagla P. Technique, complications, and improvements in percutaneous dilatational tracheostomy. Chest 1999; 115:1229–1230.
11. Freeman BD, Isabella K, Lin N, Buchman TG. A meta-analysis of prospective trials comparing percutaneous and surgical tracheostomy in critically ill patients. Chest 2000; 118:1412–1418.
12. Tracheotomy: application and timing. Clin Chest Med 2003; 24:389–398.
13. Heffner JE, Hess D. Tracheostomy management in the chronically ventilated patient. Clin Chest Med 2001; 22:5; 10:561–568.

14. Kearl RA, Hooper RG. Massive airway leaks: an analysis of the role of endotracheal tubes. Crit Care Med 1993; 21:518–521.

気道のケア
15. Adair CC, Gorman SP, Feron BM, et al. Implications of endotracheal tube biofilm for ventilator-associated pneumonia. Intensive Care Med 1999; 25:1072–1076.
16. Gil-Perontin S, Ramirez P, Marti V, et al. Implications of endotracheal tube biofilm in ventilator associated pneumonia response: a state of concept. Crit Care 2012; 16:R93
(available at ccforum.com/content/16/3/R93).
17. AARC Clinical Practice Guideline. Endotracheal suctioning of mechanically ventilated patients with artificial airways 2010. Respir Care 2010; 55:758–764.
18. Hagler DA, Traver GA. Endotracheal saline and suction catheters: sources of lower airways contamination. Am J Crit Care 1994; 3:444–447.
19. Holdiness MR. Clinical pharmacokinetics of N-acetylcysteine. Clin Pharmacokinet 1991; 20:123–134.

肺胞破裂
20. Gammon RB, Shin MS, Buchalter SE. Pulmonary barotrauma in mechanical ventilation. Chest 1992; 102:568–572.
21. Marcy TW. Barotrauma: detection, recognition, and management. Chest 1993; 104:578–584.
22. Tocino IM, Miller MH, Fairfax WR. Distribution of pneumothorax in the supine and semirecumbent critically ill adult. Am J Radiol 1985; 144:901–905.
23. Kam AC, O'Brien M, Kam PCA. Pleural drainage systems. Anesthesia 1993; 48:154–161.

内因性（潜在）PEEP
24. Marini JJ. Dynamic hyperinflation and auto-positive end expiratory pressure. Am J Respir Crit Care Med 2011; 184:756–762.
25. Blanch L, Bernabe F, Lucangelo U. Measurement of air trapping, intrinsic positive end-expiratory pressure, and dynamic hyperinflation in mechanically ventilated patients. Respir Care 2005; 50:110–123.
26. Shapiro JM. Management of respiratory failure in status asthmaticus. Am J Respir Med 2002; 1:409–416.
27. Hough CL, Kallet RH, Ranieri M, et al. Intrinsic positive end-expiratory pressure in Acute Respiratory Distress Syndrome (ARDS) Network subjects. Crit Care Med 2005; 33:527–532.
28. Tobin MJ, Lodato RF. PEEP, autoPEEP, and waterfalls. Chest 1989; 96:449–451.

Chapter 29

人工呼吸器関連肺炎

すべては物的証拠によって決まる。
Carl Sagan

人工呼吸管理中に発生する肺炎へのアプローチは,ただ一言「問題が多い」というほかない。その問題とは,まず人工呼吸器依存患者の肺実質感染症を同定する方法に「ゴールドスタンダードが存在しない」ことが挙げられる。また,気道分泌物を採取して培養する方法が標準化されていないことも問題である。さらには,人工呼吸器関連肺炎の病原性微生物として広くみられるようになってきている多剤耐性菌を除菌することの難しさがある。

本章では人工呼吸器関連肺炎に関する現在の知見について述べる。最新の臨床診療ガイドラインならびに総説に基づく推奨についても紹介する[1〜4]。

概要

人工呼吸器関連肺炎(ventilator-associated pneumonia:VAP)の基本的な特徴を以下に挙げる。

1. 肺の感染症はICU患者の院内感染症では最もよくみられるもので,全体の65%を占めると報告されている[5]。しかし,この数字は過大に見積もられている。なぜなら,ICU発症の肺炎と疑われた症例で,剖検によって診断が確認される例は少ないからである(後述)。
2. ICUで新たに発症する肺炎の90%以上は人工呼吸管理中に起こる。VAPの50%は挿管後4日以内に発生している[2]。
3. 市中肺炎は肺炎球菌,非定型病原体,ウイルスによるものが多いが,VAPの分離菌の4分の3はグラム陰性好気性桿菌(緑膿菌の頻度が最も高い)および黄色ブドウ球菌である(表29.1参照)。
4. VAP関連粗死亡率は5〜65%である[3]。しかし,VAPと死亡の直接の関連を示す強いエビデンスは少ない[4,6〜9]。VAPは生命を脅かすような病態ではないが,人工呼吸期間,ICU滞在期間,入院期間を延長させる,という見解が支配的である。

予防策

VAPの大部分は,口腔咽頭に定着した病原性微生物の誤嚥が原因で発生すると考えられている[10]。ICU患者の口腔咽頭にコロニーを形成する病原性微生物として最も多いのはグラム陰性好気性桿菌であり〔図5.5(☞75ページ)参照〕,これらがVAPの起因菌として優勢であるのも理解しやすい。挿管後4日以内に発生するVAPは,おそらく挿管施行時に気道に侵入した病原性微生物が原因であろう。

表 29.1 人工呼吸器関連肺炎（VAP）の起因菌

起因菌	頻度（%）
グラム陰性桿菌	56.5
●緑膿菌	18.9
●大腸菌	9.2
●*Haemophilus* spp.	7.1
●*Enterobacter* spp.	3.8
●*Proteus*	3.8
●肺炎桿菌	3.2
●その他	10.5
グラム陽性球菌	42.1
●黄色ブドウ球菌	18.9
●肺炎球菌	13.2
●腸球菌	1.4
●その他	8.6
真菌	1.3

〔Chastre J, et al. JAMA 2003; 290:2558 より〕

■口腔除菌

口腔咽頭に定着した病原性微生物によって VAP が引き起こされることが明らかとなったことから，VAP の予防策として口腔咽頭の除菌が行われるようになった。口腔除菌（消毒薬や非吸収性抗菌薬が用いられる）の方法については，第 5 章（☞ 74 ページ）で述べた。口腔除菌が病原性微生物の気管への定着を防ぎ，VAP の発生率を低下させる効果については図 5.6（☞ 76 ページ）に示した。口腔除菌（通常，消毒薬のクロルヘキシジンが用いられる）は，現在ではすべての人工呼吸器依存患者に行われる標準的な処置となっている。

■ルーチンの気道ケア

（このテーマについての詳細は，前章の 438 ページ参照。）
気管チューブは病原性微生物の定着とバイオフィルム形成の温床となる。形成されたバイオフィルムは定着した病原性微生物を保護し，その増殖を助ける〔図 28.4（☞ 439 ページ）参照〕。気管吸引はバイオフィルムを破壊し，気管チューブの内面に定着していた微生物が剥がされ，下気道に運ばれる。このため，**気管吸引をルーチンに行うことは推奨されず**[11]，気道分泌物を除去する必要があるときのみにとどめるべきである。

■声門下分泌物の除去

一般に信じられているのとは異なり，**気管チューブのカフを膨らませて気道をシールしても，口腔分泌物の下気道への侵入を防ぐことはできない**。気管切開を行った人工呼吸器依存患者の 50％以上に唾液や経管栄養剤の誤嚥の発生が報告されているが，その 4 分の 3 以上は無症候性である[12]。

　膨らませたカフの周囲からも誤嚥が起こる可能性があることが明らかにされ，カフ上部に吸引ポートを設けた特殊な気管チューブが 1992 年に考案された（例：Mallinckrodt™TaperGuard

第VIII部 人工呼吸

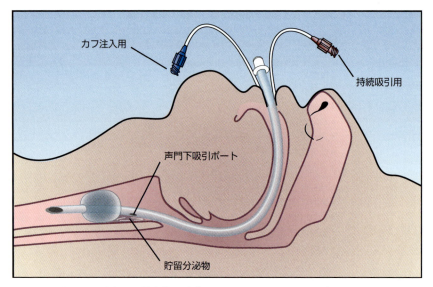

図 29.1 声門下に貯留する分泌物を除去するためにカフ上部に吸引ポートを設けた気管チューブ

Evac™ 気管チューブ，Covidien 社，Boulder, CO)。図 29.1 に示したように，吸引ポートを持続吸引器に接続し（通常は $-20\,\mathrm{cmH_2O}$ 未満の陰圧で吸引し），声門下に貯留する分泌物を除去する。

このような特殊な気管チューブを用いて声門下分泌物を除去すると，VAP の発生率が有意に低下することが臨床試験で示されている[13]。そのため，声門下分泌物の吸引除去は VAP の予防策として推奨されている[3]。しかしこの推奨にもかかわらず，声門下分泌物吸引除去の普及は十分ではない。

臨床像

■ 診断精度

VAP 診断に必要な臨床所見として，伝統的に①発熱または低体温，②白血球増加または白血球減少，③気道分泌物の増加または性状の変化，④胸部 X 線写真上の新しい，あるいは増悪する浸潤影が使われてきた[4]。残念なことに，これらの臨床所見に基づいて VAP の疑いありとされた患者において，剖検で証明された実際の肺炎発生率は 30〜40％にすぎない[14]。これらの臨床所見に基づいた VAP の診断精度を表 29.2 に示す。ここには，臨床所見に基づいて下された VAP の診断を，剖検によって確認した 2 つの研究の結果が示されている[15, 16]。いずれの研究でも，VAP の根拠とされた臨床所見は，肺炎のなかった患者でも実際に肺炎のあった患者と同程度に認められた。これらの研究は，臨床所見のみから VAP と診断することはできないことを示している。

胸部 X 線写真の特異度

VAP の診断精度の低さは，主として肺浸潤影が非特異的な所見であることによる。ICU 患者にみられる肺浸潤影のうち，肺炎を原因とするものは全体の 3 分の 1 にすぎない[17, 18]。つまり，ICU 患者にみられる肺浸潤影は，肺炎よりもその他の病態が原因であることのほうが多い。ICU 患

表 29.2　人工呼吸器関連肺炎における臨床所見の診断性能

研究	臨床所見	「剖検時肺炎」の尤度比[a]
Fagon et al.[15]	胸部 X 線写真上の浸潤影＋膿性気道分泌物＋発熱または白血球増加	1.03
Timsit et al.[16]	胸部 X 線写真上の浸潤影＋次のうち 2 項目：発熱，白血球増加，膿性気道分泌物	0.96

[a] 文献 14 による．尤度比とは，肺炎患者が上記の臨床所見を呈していた割合の，肺炎のない患者が同じ臨床所見を呈していた割合に対する比である．尤度比が 1 であるということは，臨床所見が実際の肺炎の有無とは関係なく同じ頻度で認められるということを意味する．

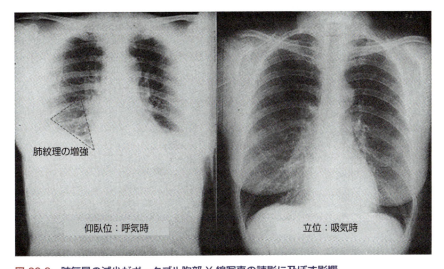

図 29.2　肺気量の減少がポータブル胸部 X 線写真の読影に及ぼす影響
いずれの画像も同じ患者のもので，数分以内の間隔で撮影されている．発熱患者では，破線の三角形で示した肺紋理の増強した領域を肺底部肺炎と見誤る可能性がある．左の画像はデジタル処理により強調されている．

者では，非感染性の肺浸潤影の原因として，肺水腫，急性呼吸促迫症候群（acute respiratory distress syndrome：ARDS），無気肺などがある．一例として，肺気量の減少がポータブル胸部 X 線写真の読影に及ぼす影響を図 29.2 に示す．左右の写真は同じ患者のもので，数分以内の間隔で撮影された．左の写真は，（ICU 患者の一般的な体位である）仰臥位で呼気時に撮影されたもので，肺気量の著明な減少を示している．また，肺紋理の増強した領域（破線の三角形）が右肺底部に認められる．発熱患者ではこの胸部 X 線写真を肺底部肺炎と見誤る可能性がある．

ARDS：ICU において，非感染性の肺浸潤影の原因として最も多いのは ARDS である[18]．第 23 章で述べたように，ARDS では肺の炎症が進み，胸部 X 線写真上，両側性の浸潤影を呈する〔図 23.2（☞ 366 ページ）参照〕．ARDS はしばしば発熱を伴うため，多葉性肺炎と鑑別しにくいことがある．

胸部 X 線写真の感度

胸部 X 線写真のもう 1 つの限界は浸潤影の検出感度が低いことである．このことを図 29.3 に

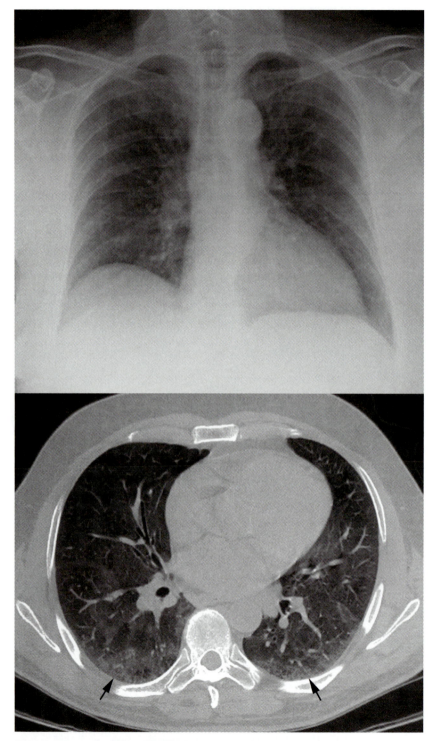

図29.3 ポータブル胸部X線写真の肺浸潤影検出感度の低さを示す一例
発熱患者のポータブル胸部X線写真（上段）では，明らかな肺浸潤影は認められない。しかし同じ患者のCT画像（下段）では，両側肺野背側に浸潤パターン（矢印）が認められる。

示した。図の上段は咳と発熱のある患者のポータブル胸部 X 線写真で，明らかな浸潤影は認められない。しかし下段に示した同じ患者の CT 画像では，両側肺野背側に微細な浸潤パターンを認める。肺炎が疑われたが胸部 X 線所見では診断が確定しない患者に CT 検査がルーチンに行われることはないので，図 29.3 のような例がどれだけの頻度で発生しているのかはわからない。本例は，ポータブル胸部 X 線写真による肺炎の否定は不可能であることを明確に示している。

■新しい診断アルゴリズムは？

近年，全米医療安全ネットワーク（National Healthcare Safety Network：NHSN）から胸部 X 線所見に頼らない VAP の診断アルゴリズムが発表された[1]。図 29.4 に示したこのアルゴリズムでは，動脈血酸素化の悪化（人工呼吸器関連状態）ならびに体温または白血球数の異常（感染関連人工呼吸器関連合併症）の両方の存在をもって，臨床的に VAP の疑いありと判定する。このアルゴリズムの妥当性の検証は十分ではないが，VAP の診断における胸部 X 線写真の限界が考慮されたものといえる。

微生物学的評価

VAP の診断において起因菌の同定は重要である。しかし，気道分泌物の採取とその培養法に関してコンセンサスは得られていない。VAP の診断において血液培養の有用性は乏しいが，これは VAP 疑いの患者の血液から分離される微生物は，しばしば肺以外の部位に由来するからである[14]。図 29.4 に示した NHSN アルゴリズムでは，VAP の診断に気道分泌物または肺組織の定量培養を採用している。しかし，定量培養は VAP 疑いの患者の診断的評価において標準的な手法とはいえない。以下に，VAP 診断のために気道分泌物を採取し培養する方法について，簡単にまとめておく。

■気道吸引液

VAP を疑った場合，通常，気管チューブや気管切開チューブから気道分泌物を吸引する。しかし，得られた検体は口腔分泌物で汚染されている可能性がある。検体が汚染されているかどうかを判定するためのスクリーニング法を次に述べる（この方法は検査室ではルーチンに行われるべきである）。

検体の鏡検

気管チューブから吸引した分泌物が口腔分泌物で汚染されているかどうか，また感染しているかどうかは，図 29.5 に示すように，鏡検して細胞を観察すれば推測可能である。各種の細胞を，以下のように同定し解釈する。

1. 口腔を覆う扁平上皮細胞は，細胞質に富み小さな核をもつ大型で扁平な細胞である。**低倍率（×100）の 1 視野あたり 10 個以上の扁平上皮細胞が観察される場合，検体は口腔分泌物で汚染されており，培養に適切な検体とはいえない**[1]。

I. 人工呼吸器関連状態（VAC）
安定した，もしくは改善傾向にある 2 日間以上の人工呼吸管理後，以下の 2 項目のうち少なくとも 1 項目の酸素化悪化の徴候を示す。
1. 1 日の最小吸入酸素濃度（FIO_2）がベースライン値より 20％以上増加した日が 2 日以上続く。
2. 1 日の最小呼気終末陽圧（PEEP）がベースライン値より 3 cmH₂O 以上増加した日が 2 日以上続く。

II. 感染関連人工呼吸器関連合併症（IVAC）
人工呼吸管理の開始から 3 日目以降，かつ酸素化悪化の発症 2 日前から 2 日後までの間に，以下のうち 1 項目を満たす。
1. 体温が ＞38℃ または ＜36℃
2. 白血球数が ≧12,000/mm³ または ≦4,000/mm³

III. 人工呼吸器関連肺炎推定例
人工呼吸管理の開始から 3 日目以降，かつ酸素化悪化の発症 2 日前から 2 日後までの間に，以下のうち 1 項目を満たす。
1. 膿性気道分泌物（低倍率の 1 視野あたり 25 個以上の好中球と 10 個以下の扁平上皮細胞）に加え，以下のうち 1 項目。
   a. 10^5 CFU/mL の閾値で，気道吸引液の培養陽性[a]。
   b. 10^4 CFU/mL の閾値で，気管支肺胞洗浄液の培養陽性[a]。
   c. 10^4 CFU/g の閾値で，肺組織の培養陽性。
   d. 10^3 CFU/mL の閾値で，検体保護ブラシで採取した検体の培養陽性[a]。
2. 以下のうち 1 項目（膿性気道分泌物の有無は問わない）。
   a. 胸水の培養陽性。
   b. 肺の組織病理診断陽性。
   c. *Legionella* spp. の診断試験陽性。
   d. 気道分泌物を用いたインフルエンザウイルス，アデノウイルス，RS ウイルス，ライノウイルス，ヒトメタニューモウイルス，コロナウイルスの診断試験陽性。

[a] 以下のものは除外する。①正常な呼吸器系細菌叢を構成する細菌，②*Candida* spp. およびその他の酵母様真菌，③コアグラーゼ陰性黄色ブドウ球菌，④腸球菌。

図 29.4　全米医療安全ネットワーク（NHSN）による人工呼吸器関連肺炎（VAP）の診断アルゴリズム〔文献 1 より〕

2. 肺胞マクロファージは，顆粒状の細胞質と偏心性の小さな核をもつ大型で卵型の細胞である。マクロファージの核の大きさは好中球の大きさとほぼ等しい。マクロファージは気道にもみられるが[20]，多くは末梢肺胞に存在する。したがって，**マクロファージが観察されれば，その数に関係なく，検体が下気道由来であることを意味している。**
3. 気道分泌物中に好中球が存在すること自体は感染の証拠とはならない。口をすすいだ洗浄液中に含まれる細胞の 20％が好中球であるとされているからである[20]。多数の好中球が観察される場合にのみ，感染の証拠とすることができる。すなわち，**低倍率（×100）の 1 視野あ**

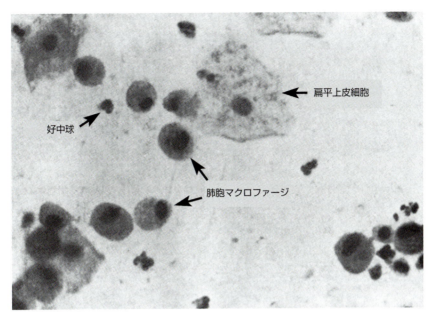

図 29.5　人工呼吸器依存患者の気管支擦過細胞診で得られた検体の鏡検所見（× 400）
扁平上皮細胞の数が少ないことと肺胞マクロファージの存在から，この検体は遠位気道から得られたものであることが確認できる（これは VAP を疑う場合に培養検体として適切であることを意味する）。

たり 25 個以上の好中球が観察される場合，これを感染の証拠とすることができる[21]。

定性培養法

標準的な手法は気道吸引液の定性培養である（微生物の増殖の有無のみが報告され，その増殖密度は評価しない）。VAP の診断におけるこの方法の感度は高い（通常は 90％以上）が，特異度は非常に低い（15〜40％）[22]。したがって，気道吸引液の定性培養が陰性であることをもって VAP を除外診断することはできるが，培養が陽性であるからといって VAP の存在を証明したことにはならない。気道吸引液の培養が陽性であっても診断的な有用性に乏しいのは，口腔や上気道からの分泌物による汚染のせいである。

定量培養法

気道吸引液の（培地上の増殖密度で評価する）定量培養による VAP の診断では，培養陽性と判定するための増殖閾値として 10^5 CFU/mL が用いられる（CFU/mL は 1 mL あたりのコロニー形成数）。この閾値を採用した場合，VAP の診断における感度は 76％，特異度は 75％である（表 29.3 参照）[2,22]。定性培養の感度（90％以上）ならびに特異度（40％以下）と比較すると，気道吸引液の定量培養は定性培養に比べ，感度の点では劣るが特異度は高いことがわかる。

■気管支肺胞洗浄

気管支肺胞洗浄（bronchoalveolar lavage：BAL）では，気管支鏡を遠位気道まで進め楔入させ，無菌の生理食塩液を用いて洗浄する。洗浄する肺区域から適切な検体を採取するためには，

表 29.3 定量培養法による人工呼吸器依存患者の肺炎の診断

	気道吸引液	検体保護ブラシ	気管支肺胞洗浄液
診断閾値（CFU/mL）	10^5	10^3	10^4
感度（平均）	76%	66%	73%
特異度（平均）	75%	90%	82%
診断能の比較	最も感度が高い	最も特異度が高い	総合的に最も正確

〔文献 2, 22, 24 より〕

最低でも 120 mL の洗浄液を使用することが推奨されており[23]，20 mL ずつの洗浄液で 6 回の洗浄を行う。洗浄液の注入と検体の吸引は同じシリンジで行われる（回収されるのは注入量の 25% 以下である）。通常，初回の洗浄液は廃棄し，残りの洗浄液を集めて細菌検査室に提出し，定量培養を行う。

定量培養法

BAL 液培養を陽性と判定するための閾値として 10^4 CFU/mL が用いられる[1]。BAL 液培養の感度と特異度を表 29.3 に示した[2, 24]。表に示したその他の診断手法と比較した場合，BAL 液培養は感度も特異度も最も高いわけではない。しかし感度と特異度を同時に考慮すれば，総合的に BAL 液培養が肺炎の診断の最も正確な手法である。

細胞内寄生菌

BAL で得られた検体で細胞内寄生菌の有無を検査すると，培養結果が確定するまでの初期抗菌薬治療選択に有用な場合がある。BAL 液に含まれる細胞の 3% 以上に細胞内寄生菌がみられれば，肺炎の確率は 90% 以上である[25]。この検査は通常のグラム染色では行えず，特殊な処理と染色を要するため，検査室に具体的なオーダーを出す必要がある。

気管支鏡を使用しない気管支肺胞洗浄

BAL は気管支鏡を使用せずに行うこともできる。この方法では図 29.6 に示したようなイントロデューサ付きカテーテル（COMBICATH™, KOL Bio-Medical Instruments 社, Chantilly, VA）を気管チューブから挿入し，盲目的に下気道で楔入するまで進める。カテーテルの先端は水溶性のポリエチレングリコール製の栓で塞がれており，進める間にカテーテル内が汚染されるのを防ぐ。カテーテルが楔入したら内筒をさらに進め，20 mL の無菌生理食塩液を用いて BAL を施行する。1 mL の洗浄液を回収できれば培養と鏡検に十分である。

このような気管支鏡を使用しない BAL（使用する洗浄液が少ないため「ミニ BAL」とも呼ばれる）は安全な手技であり，呼吸療法認定士が施行することもできる[26]。感染が疑われる領域にカテーテル先端が位置しているかどうかは確実でないにもかかわらず，気管支鏡を使用しない BAL の定量培養の診断精度は気管支鏡を使用する BAL と同等である[2, 27]。

■検体保護ブラシ

気管支鏡を使用して気道分泌物を採取した場合，気管支鏡が気管チューブや上気道を通る際に汚

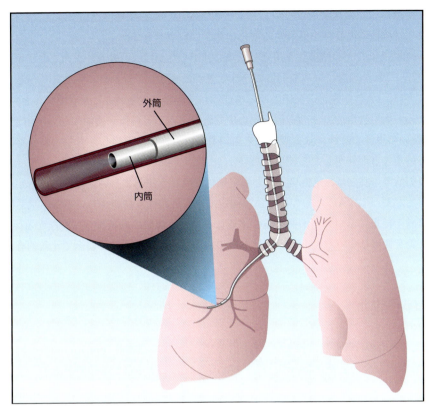

図 29.6　気管支鏡を使用しない気管支肺胞洗浄に用いるイントロデューサ付きカテーテル
説明は本文を参照のこと。

染されるため，偽陽性が多くなる[23]。この問題を回避し，気管支鏡を使用して遠位気道から汚染されていない分泌物を採取する目的で，**検体保護ブラシ**（protected specimen brush：PSB）と呼ばれる特殊なブラシが考案された。PSB のためのカテーテルは図 29.6 に示したものと似た構造をしており，内筒にブラシ部分を収めた状態で遠位気道まで進め，そこでブラシを出して検体を採取する。

定量培養法

PSB 検体の培養では，VAP 診断の閾値として 10^3 CFU/mL が用いられる[1,2]。診断精度を表 29.3 に示した[2]。培養が陽性の場合，VAP の診断における感度は低い（66％）が，特異度は高い（90％）。したがって，PSB 検体の培養が陰性であるからといって VAP を除外することはできないが，PSB 検体の培養が陽性であれば VAP が存在すると考えることができる。

■ どの方法が好ましいのか

臨床診療ガイドライン上の推奨があるにもかかわらず，VAP の診断にどの方法を用いるべきかについてコンセンサスは得られておらず，依然として気道吸引液の定性培養が一般的である。この問題に関係して下記の推奨が役に立つだろう。

1. 抗菌薬治療がすでに開始されていると，どの培養法でも診断精度が低下する[2]。それゆえ，可能ならば抗菌薬の投与を開始する前に検体を採取すべきである。
2. VAPの死亡率は，どの培養法を用いて感染を証明したかには影響されないことを示す研究が多く[2,28]，これを理由に気道吸引液の定性培養が依然として行われている。しかしすでに述べたように，VAPが直接の死因となる可能性がきわめて少ないことを考慮すると，VAP診断のための微生物学的方法の選択を死亡率で議論すること自体が適切でない可能性がある。
3. VAP疑いの患者の評価に気道吸引液を用いる場合，検体は鏡検し，もし口腔分泌物で汚染されていることが判明したら使用しない。
4. 気道吸引液の培養法は，定性培養よりも定量培養のほうが望ましい。後者のほうが特異度が高く，したがってVAPとその起因菌を同定できる可能性も高いからである。気道吸引液の定性培養の結果に基づいて治療を選択することは，抗菌薬の過剰投与につながる。
5. 気管支鏡を使用しないBALは，VAPとその起因菌の同定において安全で比較的有効な手技である。

肺炎に伴う胸水

細菌性肺炎の患者のほぼ半数に胸水が認められる[29]。肺炎に伴う胸水（parapneumonic effusion）は一般には特別な介入を要さないが，以下のような状況では考慮する必要がある。

■胸腔穿刺の適応

肺炎に伴う胸水が精査の適応となるのは，主に次のような場合である。

1. 多量の胸水が認められるか，その量が増加している場合。
2. 胸水にニボー像（鏡面像）を認めるか，水気胸（hydropneumothorax）の場合（気管支胸腔瘻の存在と膿胸の可能性を示す）。
3. 重症敗血症または敗血症性ショックを起こしている場合。
4. 抗菌薬治療で改善が認められない場合。

胸水の検体は細胞数，ブドウ糖濃度，pHを測定し，適切な染色と培養を行う。漏出液か滲出液かの判定は感染同定の役には立たないので，必ずしも必要ない。

■ドレナージの適応

肺炎に伴う胸水が迅速なドレナージの適応となるのは，次のような場合である。

1. 気管支胸腔間のエアリークがみられる場合（水気胸）。
2. 膿性胸水が認められた場合。
3. 胸水のpHが7.0未満の場合。
4. 胸水のブドウ糖濃度が40 mg/dL（2.4 μmol/L）未満の場合。

肺炎に伴う胸水があり，膿性ではないが培養が陽性の場合，抗菌薬治療を行っても患者の状

態が改善しないか悪化するのでない限り，ドレナージは必ずしも必要ない。

抗菌薬治療

ICUで使用される抗菌薬の半分は肺炎の治療に使われており，そのうちの60％は培養による診断の確定なしに投与されている[30]。適切な抗菌薬治療の開始が遅れるとVAPによる死亡率が上昇することを示した研究[31]により，VAP疑いの症例に対する抗菌薬の積極的な使用がさらに助長されている。しかし，VAPと死亡の直接の因果関係を示す強いエビデンスは少なく[4,6〜9]，VAPと死亡率との間に直接の関連はないとする研究もある[7〜9]（これに関しては本章の最後の項を参照）。

■経験的抗菌薬治療

VAPに対する経験的な抗菌薬治療として，喀痰やBAL検体のグラム染色で特定の起因菌が同定されなければ，（表29.1に示したVAPの主要な起因菌である）グラム陰性好気性桿菌と黄色ブドウ球菌をカバーする。一般的な処方は，ピペラシリン/タゾバクタム，またはカルバペネム系薬（イミペネムまたはメロペネム），または抗緑膿菌セファロスポリン系薬（セフタジジムまたはセフェピム），それに加えてバンコマイシンまたはリネゾリドである[2]〔これらの抗菌薬の推奨処方については第52章（☞753ページ）参照〕。

患者が改善傾向を示すと，培養結果が陰性にもかかわらず抗菌薬の経験的投与が継続されることが多い。しかし，（喀痰のグラム染色で多数の病原菌が見つかった場合などの）治療可能な感染症が存在する何か別の証拠がない限り，投与継続は適切ではない[32]。

■起因菌が同定された肺炎の治療

起因菌が同定されたVAPに対する抗菌薬治療は，その起因菌と個々の医療施設での抗菌薬感受性（アンチバイオグラム）を考慮して決定される。

抗菌薬治療の継続期間

VAPに対する抗菌薬治療の継続期間は一般的には14〜21日間とされてきた[2]。しかし，8日間と15日間とで有効性に差はなかったという報告もあり[33]，現在ではVAPに対する抗菌薬治療はほとんどの場合1週間が適切であると考えられている。

おわりに

VAPと死亡率との間の直接の関連を示すエビデンスは少ないが[4,6〜9]，その理由として以下のような3つの説明が可能である。

1. われわれはVAPを非常にうまく治療している。
2. VAPは生命を脅かすような感染症ではない。

3. VAPの発生率は過大に見積もられており，微生物のコロニー形成や気管気管支炎の症例が多数含まれている。

第1の説明が真である可能性は低いだろう。第2の説明は受け入れられるものであるが，表29.2に示した剖検研究の結果をふまえれば，おそらく第3の説明が最も正しいのであろう。

■文献

臨床診療ガイドライン

1. Centers for Disease Control, National Healthcare Safety Network. Device-associated Module: Ventilator-Associated Event Protocol. January 2013. Available on the National Healthcare Safety Network website (www.cdc.gov/nhsn).
2. American Thoracic Society and Infectious Disease Society of America. Guidelines for the management of adults with hospital-acquired, ventilator-associated, and healthcare-associated pneumonia. Am J Respir Crit Care Med 2005; 171:388–416.
3. Muscedere J, Dodek P, Keenan S, et al. for the VAP Guidelines Committee and the Canadian Critical Care Trials Group. Comprehensive evidence-based clinical practice guidelines for ventilator-associated pneumonia: Prevention. J Crit Care 2008; 23:126–137.

概要

4. Kollef MH. Ventilator-associated complications, including infection-related complications: The way forward. Crit Care Clin 2013; 29:33–50.
5. Vincent J-L, Rello J, Marshall J, et al. International study of the prevalence and outcomes of infection in intensive care units. JAMA 2009; 302:2323–2329.
6. Nguile-Makao M, Zahar JR, Francais A, et al. Attributable mortality of ventilator-associated pneumonia: respective impact of main characteristics at ICU admission and VAP onset using conditional logistic regression and multi-state models. Intensive Care Med 2010; 36:781–789.
7. Rello J, Quintana E, Ausina A, et al. Incidence, etiology, and outcome of nosocomial pneumonia in mechanically ventilated patients. Chest 1991; 100:439–444.
8. Papazian L, Bregeon F, Thirion X, et al. Effect of ventilator-associated pneumonia on mortality and morbidity. Am J Respir Crit Care 1996; 154:91–97.
9. Bregeon F, Cias V, Carret V, et al. Is ventilator-associated pneumonia an independent risk factor for death? Anesthesiology 2001; 94:554–560.

予防策

10. Estes RJ, Meduri GU. The pathogenesis of ventilator-associated pneumonia: I. Mechanisms of bacterial transcolonization and airway inoculation. Intensive Care Med 1995; 21:365–383.
11. AARC Clinical Practice Guideline. Endotracheal suctioning of mechanically ventilated patients with artificial airways 2010. Respir Care 2010; 55:758–764.
12. Elpern EH, Scott MG, Petro L, Ries MH. Pulmonary aspiration in mechanically ventilated patients with tracheostomies. Chest 1994; 105:563–566.
13. Muscedere J, Rewa O, Mckechnie K, et al. Subglottic secretion drainage for the prevention of ventilator-associated pneumonia: a systematic review and meta-analysis. Crit Care Med 2011; 39:1985–1991.

臨床像

14. Wunderink RG. Clinical criteria in the diagnosis of ventilator-associated pneumonia. Chest 2000; 117:191S–194S.
15. Fagon JY, Chastre J, Hance AJ, et al. Detection of nosocomial lung infection in ventilated patients: use of a protected specimen brush and quantitative culture techniques in 147 patients. Am Rev Respir Dis 1988; 138:110–116.
16. Timsit JF. Misset B, Goldstein FW, et al. Reappraisal of distal diagnostic testing in the diagnosis of ICU-acquired pneumonia. Chest 1995; 108:1632–1639.
17. Louthan FB, Meduri GU. Differential diagnosis of fever and pulmonary densities in mechanically ventilated patients. Semin Resp Infect 1996; 11:77–95.
18. Singh N, Falestiny MN, Rogers P, et al. Pulmonary infiltrates in the surgical ICU. Chest 1998; 114:1129–1136.

微生物学的評価

19. Luna CM, Videla A, Mattera J, et al. Blood cultures have limited value in predicting severity of illness and as a diagnostic tool in ventilator-associated pneumonia. Chest 1999; 116:1075–1084.
20. Rankin JA, Marcy T, Rochester CL, et al. Human airway macrophages. Am Rev Respir Dis 1992; 145:928–

933.
21. Wong LK, Barry AL, Horgan S. Comparison of six different criteria for judging the acceptability of sputum specimens. J Clin Microbiol 1982; 16:627–631.
22. Cook D, Mandell L. Endotracheal aspiration in the diagnosis of ventilator-associated pneumonia. Chest 2000; 117:195S–197S.
23. Meduri GU, Chastre J. The standardization of bronchoscopic techniques for ventilator-associated pneumonia. Chest 1992; 102:557S–564S.
24. Torres A, El-Ebiary M. Bronchoscopic BAL in the diagnosis of ventilator-associated pneumonia. Chest 2000; 117:198S–202S.
25. Veber B, Souweine B, Gachot B, et al. Comparison of direct examination of three types of bronchoscopy specimens used to diagnose nosocomial pneumonia. Crit Care Med 2000; 28:962–968.
26. Kollef MH, Bock KR, Richards RD, Hearns ML. The safety and diagnostic accuracy of minibronchoalveolar lavage in patients with suspected ventilator-associated pneumonia. Ann Intern Med 1995; 122:743–748.
27. Campbell CD, Jr. Blinded invasive diagnostic procedures in ventilator-associated pneumonia. Chest 2000; 117:207S–211S.
28. Shorr AF, Sherner JH, Jackson WL, Kollef MH. Invasive approaches to the diagnosis of ventilator-associated pneumonia: a meta-analysis. Crit Care Med 2005; 33:46–53.
29. Light RW, Meyer RD, Sahn SA, et al. Parapneumonic effusions and empyema. Clin Chest Med 1985; 6:55–62.

抗菌薬治療

30. Bergmanns DCJJ, Bonten MJM, Gaillard CA, et al. Indications for antibiotic use in ICU patients: a one-year prospective surveillance. J Antimicrob Chemother 1997; 111:676–685.
31. Iregui M, Ward S, Sherman G, et al. Clinical importance of delays in the initiation of appropriate antibiotic treatment for ventilator-associated pneumonia. Chest 2002; 122:262–268.
32. Singh N, Rogers P, Atwood CW, et al. Short-course empiric antibiotic therapy for patients with pulmonary infiltrates in the intensive care unit. Am J Respir Crit Care Med 2000; 162:505–511.
33. Chastre J, Wolff M, Fagon J-Y, et al. Comparison of 8 vs. 15 days of antibiotic therapy for ventilator-associated pneumonia in adults. JAMA 2003; 290:2588–2598.

Chapter 30

人工呼吸からのウィーニング

> 観察して，それから推論し，鑑別し，治療しなさい。だが，まずはじめに観察すること。
> Sir William Osler

人工呼吸の中止（人工呼吸からの**ウィーニング**としても知られている）は，大部分の患者では迅速に何事もなくいくが，患者の4～5人に1人は自発呼吸への移行に時間がかかり，人工呼吸期間の半分近くに及ぶこともある。本章では，人工呼吸からのウィーニング過程，および自発呼吸への移行が困難となる主な原因について述べる[1～4]。

ウィーニングの準備

■呼吸補助での戦略

人工呼吸の期間は，主に呼吸補助を必要とする心肺疾患の重症度によって決まる。本項で述べる方法によって，適切な時期に人工呼吸器からのウィーニングを促進し人工呼吸の期間を短縮できる。

患者トリガー換気

横隔膜は肺膨張のたびに自動的に収縮する不随意筋であるが，人工呼吸は横隔膜の「負荷を軽減」し，横隔膜の筋力低下を招く[5]。この**人工呼吸器関連横隔膜機能障害**（ventilator-induced diaphragm dysfunction）は，横隔膜の収縮が抑制されている状況（例えば，調節換気中）で特に著しく，横隔膜が収縮し人工呼吸器の換気を惹起する状況（すなわち，患者トリガー換気中）では軽減する。このことは，図30.1に示すように，横隔膜の収縮力は調節換気で有意に低下（約40％）するのに対して，補助換気（横隔膜が人工呼吸の換気を惹起する）での低下は少なく（約20％），有意ではなくなる[6]。

例えば，調節換気と筋弛緩を回避することによって，患者トリガー換気を行うと，横隔膜の筋力は温存され，補助換気から自発呼吸への移行が促進されるなど，図30.1と同様な現象が観察される（人工呼吸器からのウィーニングにおける横隔膜の役割については後述する）。

身体のリハビリテーション

人工呼吸中の長期臥床や身体活動停止は失調と全身的な筋力低下を招くことがあり，人工呼吸器依存患者において自発呼吸への移行を妨げる要因と考えられている。この考え方は，早期の歩行も含む身体リハビリテーションによって，人工呼吸期間が短縮されるとの研究結果[7]からも支持されている。したがって，特定の患者における早期かつ定期的な身体リハビリテーション（清明な意識があり，血行動態が安定している患者では歩行も含む）は，自発呼吸への移行を促進するために推奨されている。

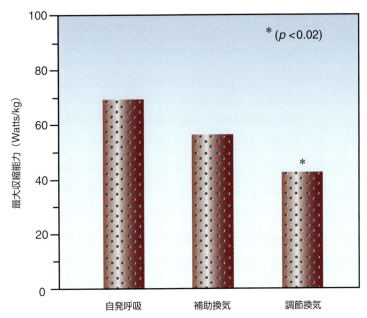

図 30.1 自発呼吸中，補助換気（患者トリガー換気）あるいは調節換気 3 日後の横隔膜収縮能力（収縮力と収縮速度の積）
有意な横隔膜収縮能力の低下は調節換気で認められるが，補助換気では認められない。
〔データは文献 5 より〕

鎮静療法

患者が覚醒しないような深い鎮静，ならびにベンゾジアゼピン系（ミダゾラムとロラゼパム）の長期投与によって，人工呼吸からのウィーニングは遅延するという研究報告もある[8]。これらの研究結果から，人工呼吸器依存患者での鎮静に関する最新のガイドラインでは，次のような推奨事項がある。

1. 患者が容易に覚醒するような浅い鎮静レベルを維持する。
2. 鎮静目的ではベンゾジアゼピン系薬物を使用しないか，その使用を最小限にとどめる。第 51 章（☞ 735 ページ）でも述べるが，非ベンゾジアゼピン系薬物として，プロポフォールとデクスメデトミジンが推奨されている。

■ウィーニング条件

人工呼吸器依存患者の管理にあたっては，呼吸補助がこれ以上は不要であることを示す徴候を常に監視する必要がある。これらの徴候のリストを表 30.1 に示した。非毒性レベルの酸素吸入（$F_{IO_2} \leqq 50\%$）と低い PEEP 値（$\leqq 8\,cmH_2O$）で，肺での十分なガス交換（すなわち，$PaO_2/F_{IO_2} > 150 \sim 200\,mmHg$，かつ $PaCO_2$ が正常または人工呼吸前値）が，人工呼吸からのウィーニング可能な患者の条件である。加えて，心筋虚血，重篤な頻脈（>140 回/min），循環ショック，進行性敗血症（例：発熱）がないことである。

表 30.1 の判定基準を満たした患者は，人工呼吸器から短時間外して表 30.2 に示す測定値を得る。これらの測定値（「ウィーニングパラメータ」と呼ばれる）によって，患者が自発呼吸の

表 30.1　自発呼吸の試行が可能な患者の判定基準

呼吸器系判定基準	● $FIO_2 \leq 50\%$ かつ $PEEP \leq 8\,cmH_2O$ で，$PaO_2/FIO_2 > 150\sim200\,mmHg$ ● $PaCO_2$ が正常または人工呼吸前値 ● 吸気努力ができる。
心血管系判定基準	● 心筋虚血の徴候なし ● 心拍数 ≦140 回/min ● 昇圧薬の投与なし，あるいは低用量投与で十分な血圧
十分な意識状態	● 覚醒しているか，グラスゴー昏睡スコア ≧13
治療可能な併発症がない	● 発熱なし。 ● 電解質異常がない。

〔文献 1 および 2 より〕

表 30.2　自発呼吸の試行の成功を予測するための各測定値

測定項目[a]	成功の閾値	尤度比の幅[b]
1 回換気量（V_T）	4〜6 mL/kg	0.7〜3.8
呼吸数（RR）	30〜38 回/min	1.0〜3.8
RR/V_T 比	60〜105 回/min/L	0.8〜4.7
最大吸気圧（PI_{max}）	−15〜−30 cmH₂O	1.0〜3.0

[a] すべての測定は自発呼吸開始直後から 1〜2 分に行う。
[b] 尤度比は成功予測値を失敗予測値で除した値である。〔文献 2 より〕

試行でウィーニング成功か失敗かを予測できる。しかし，尤度比の幅が示しているように，これらの測定値はいずれも単独では患者が自発呼吸に戻れるかどうか確信をもって予測できない（ところが，自発呼吸試行中に時間的変化を監視した測定値は，補助換気のウィーニング直後の測定値よりも可能性の高い予測値である）[9]。表 30.2 におけるウィーニングパラメータの予測値はさまざまであるため，新たな合意事項としては，表 30.1 でのウィーニング条件が満たされたら自発呼吸の試行を開始することである。

自発呼吸の試行

従来の人工呼吸からのウィーニング方法は，徐々に（何時間から何日もかけて）呼吸補助を減らすことであったが，自発呼吸が十分な患者では呼吸補助からウィーニングするまでに不要に時間を費やしていた（患者を夜間「休ませる」ため，再び人工呼吸に戻していた管理法をみても，この方法での遅滞は明らかである）。一方，自発呼吸の試行は呼吸補助のない状態で実施し，補助のない呼吸で可能な患者を迅速に判別できる。自発呼吸の試行の実施には，次に述べる 2 つの方法がある。

■人工呼吸器を付けたままの自発呼吸

自発呼吸の試行は，患者が人工呼吸器に接続されている状態で行われることが多い。この方法の利点は自発呼吸中の 1 回換気量（V_T）と呼吸数（RR）をモニタリングできることであり，

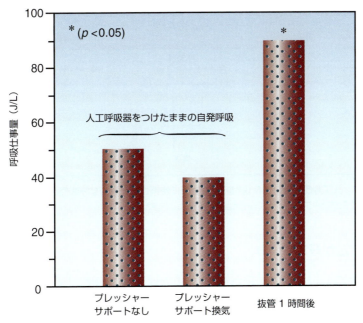

図30.2　5 cmH$_2$O のプレッシャーサポート換気の有無による自発呼吸の試行中および抜管1時間後における呼吸仕事量

*は他の状態との有意差を示す（$p < 0.05$）。〔データは文献10より〕

自発呼吸の継続が困難な患者では通常，速く浅い呼吸〔呼吸数と1回換気量比（RR/V_T）の上昇で示される〕パターンがみられる[9]。この方法の欠点は，人工呼吸器回路の呼吸抵抗によって呼吸仕事量が増加することである（特に頻呼吸の患者において）。

プレッシャーサポート換気

自発呼吸の試行が人工呼吸器に接続されている状態で行われるとき，人工呼吸器回路の呼吸抵抗を軽減するために，低いレベルのプレッシャーサポート換気（5 cmH$_2$O）が常に使用される（☞414ページ）。しかし，図30.2に示したように，プレッシャーサポート換気による呼吸仕事量の軽減はごくわずかで，有意な減少は認められていない[10]。これらの結果から，低レベルのプレッシャーサポート換気の利点は限定的で，臨床的意義はあまりない。

■人工呼吸器を外した場合の自発呼吸

自発呼吸の試行は，図30.3に示すような簡単な回路を用いて，患者を人工呼吸器から外した状態でも行える。酸素ガス（通常，壁のアウトレットから）を高流量（患者の吸気流量以上）で患者に投与することによって，酸素吸入を促すばかりでなく，装置から呼気二酸化炭素ガスを大気中に放出し，二酸化炭素ガスの再呼吸を防止するためである。この呼吸回路はT型アダプタを使用しているため，Tピース回路としてよく知られている。

　人工呼吸器を付けたままの自発呼吸と比較して，Tピース回路を介した自発呼吸の呼吸仕事量は少ないと考えられている（証明はされていないが）。Tピース回路の大きな欠点は，自発呼吸中の呼吸数と1回換気量をモニタリングできないことである。

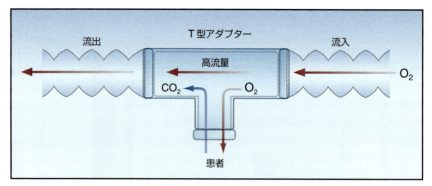

図 30.3　人工呼吸器を外した自発呼吸の試行に使用される単純な呼吸回路
回路内の T 型アダプタが，よく使う用語 T ピースの語源となっている。

■ どちらの方法が好まれるか

自発呼吸の試行では，どちらの方法が有利であるか臨床的に証明できるものはない[3]。しかし，T ピース法には理論的利点として，①換気需要が増加している患者ではより適しており（これは自発呼吸の試行が困難になる共通した原因である），②低レベルのプレッシャーサポートを付加した人工呼吸器回路による呼吸よりも，呼吸としては正常状態により近いなどがある。

■ 成功か失敗か

自発呼吸の試行の成功あるいは失敗は，次の 1 つ以上のパラメータで判断する。

1. 呼吸促迫の徴候（例：不穏，発汗，頻呼吸，補助呼吸筋の使用）
2. 呼吸筋力低下の徴候（例：吸気時に腹壁がへこむ）
3. 肺でのガス交換（例：動脈血酸素飽和度，PaO_2/FIO_2 比，$PaCO_2$，呼気終末二酸化炭素分圧と $PaCO_2$ の較差）
4. 全身の酸素化（例：中心静脈血酸素飽和度）

　2 時間の自発呼吸試行に耐えられる患者の大部分（約 80％）は，その後も人工呼吸からウィーニングできる[1,2]。長期の人工呼吸器依存患者（例：3 週間以上）では，ウィーニングにはより長時間の自発呼吸の試行が必要かもしれない。初回の自発呼吸試行に失敗した患者においては，自発呼吸試行を連日行って，人工呼吸からのウィーニングをいつでも行えるようにしておくとよい。

■ 頻呼吸

自発呼吸の試行中にみられる頻呼吸は，呼吸不全よりも不安からの呼吸困難感であることがある[12]。1 回換気量のモニタリングによって，呼吸不全であるか，単なる不安であるのかを鑑別することができる。すなわち，不安では過換気を伴い，呼吸数と 1 回換気量は増加する。一方，呼吸不全では通常，速く浅い呼吸を伴い，呼吸数は増加するが，1 回換気量は減少する。したがって，自発呼吸試行中に頻呼吸の患者では，1 回換気量の増加は不安が，減少は呼吸不全が頻呼吸

の原因として示唆される。ガス交換の悪化は，次に述べる理由で，不安と呼吸不全を鑑別できないかもしれない。

悪影響

原因にかかわらず，自発呼吸試行中の頻呼吸は，以下にまとめた理由で有害である。

1. 気管支喘息や慢性閉塞性肺疾患（COPD）患者では，頻呼吸によって，肺の過膨張や内因性PEEPを惹起し，これらは①心拍出量の減少，②死腔換気の増加，③肺コンプライアンスの低下，④横隔膜の平坦化と機能障害などをきたす。
2. 浸潤性肺疾患患者〔例：急性呼吸促迫症候群（ARDS）〕では，頻呼吸によって，病変部位（肺胞換気の時定数が延長）の換気が減少し，その結果，肺胞虚脱や低酸素血症が悪化する。
3. 急性呼吸不全患者では，頻呼吸によって全身の酸素消費量が増加し，酸素運搬の負荷が増大する。

管理

呼吸不全が頻呼吸の原因であると推測されたならば，患者を人工呼吸管理下に置くべきである。不安が原因であると推定されたならば，鎮静薬の投与を考慮すべきである。オピエートは呼吸困難感を抑制する目的で特に有効であるため，これらの状況では好んで使用される[13]。COPD患者でのオピエートの使用は危惧されているが，重篤であったり終末期にあるCOPD患者では呼吸困難を軽減する目的で安全に使用されている[13]。

　自発呼吸試行の失敗は，通常，換気補助を要する病的状態がさらなる改善を必要としている徴候である。しかし，人工呼吸のウィーニングを困難にしている他の病態もあり，主なものを次に述べる。

■心機能障害

心機能障害は自発呼吸試行中に起こることがあり，人工呼吸からのウィーニングに失敗した症例の40％に認められる[14]。心機能障害の考えられる原因として，①胸腔内圧の陰圧〔左室後負荷を増加させる（☞ 132ページ）〕，②肺の過膨張と内因性PEEP（静脈還流を阻害し心室の拡張を制限する），③無痛性心筋虚血[15]などがある。心機能障害は，肺うっ血や横隔膜の収縮力を低下させるなどの悪影響を及ぼす[16]。後者の影響については，正常状態の横隔膜では心筋のように最大限まで酸素を摂取するため，その酸素供給が心拍出量に大きく依存していることから説明できる。

モニタリング

人工呼吸からのウィーニングが繰り返し不成功に終わった患者では，心機能障害を検出するために次の検査を行う。

超音波検査：自発呼吸試行が失敗した症例において，超音波検査は心収縮および拡張機能変化を検出する最も有用な方法である。実際，心臓の超音波検査を行うことによって，心臓の拡張障

第VIII部　人工呼吸

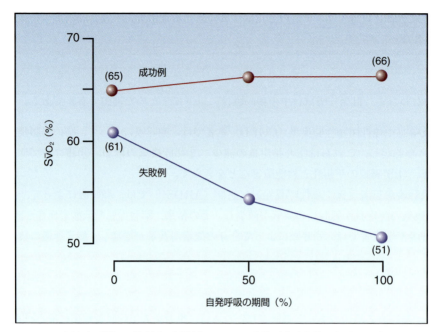

図 30.4　自発呼吸試行の成功例と失敗例における混合静脈血酸素飽和度（$S\bar{v}O_2$）
〔データは文献 17 より〕

害が人工呼吸からのウィーニング失敗の主な決定因子であることが最近になって明らかになった[17]。

中心静脈血酸素飽和度：心拍出量が減少すると，代償的に末梢での酸素摂取が増加し，結果として静脈血酸素飽和度は低下する（静脈血酸素飽和度に影響する因子については，150ページ参照）。したがって，自発呼吸試行失敗症例において中心静脈血酸素飽和度（$ScvO_2$）の低下は心機能障害を示唆するものである。自発呼吸試行に成功および失敗した際の混合静脈血酸素飽和度（$S\bar{v}O_2$）の変化を図 30.4 に示した[18]。試行の失敗例では低下し成功例では低下しない $S\bar{v}O_2$ は，心機能障害が自発呼吸維持を困難にしている可能性を示唆している。$ScvO_2$ は，$S\bar{v}O_2$ と近似しており，容易に測定できる（☞ 150ページ）。

B型ナトリウム利尿ペプチド：自発呼吸試行中に心機能障害が発症したとき，B型ナトリウム利尿ペプチドの血漿濃度は有意に上昇していることが臨床研究で示されている[14,19]。したがって，簡易で非侵襲的な方法であるB型ナトリウム利尿ペプチドの経時的測定によって，自発呼吸の試行失敗における心機能障害の検出が可能となる（B型ナトリウム利尿ペプチドの心不全のバイオマーカーとしての詳細については，203ページ参照）。

管理

自発呼吸試行中に発生した心機能障害の治療方法に関する情報は驚くほど少ない。**持続気道陽圧**（continuous positive airway pressure：CPAP）は，胸腔内陰圧による後負荷の増加を防止し心拍出量を増加させるため，心収縮機能障害患者では有用である[20,21]。CPAP は非侵襲的に施行できるので，抜管を含め人工呼吸からのウィーニングを妨げることはない。

■呼吸筋疲労

呼吸筋疲労は，人工呼吸からのウィーニングが困難になる原因として常にトップ近くに位置している。しかし，人工呼吸からのウィーニング失敗での呼吸筋疲労による影響については明らかではない。次に，人工呼吸器依存患者での呼吸筋疲労で考えられる原因について述べる。

可能性のある原因

人工呼吸：前述したように（図30.1でも示した），人工呼吸は横隔膜疲労の原因[5]として，主に調節換気の患者で認められている[6]。しかし，自発呼吸が失敗した症例では横隔膜の筋力が実際には**増加している**との臨床研究結果[22]もあり，人工呼吸に伴う横隔膜疲労が自発呼吸試行の失敗の原因とは言いきれない。さらに，麻痺または外傷で横隔膜機能を喪失した患者でも**換気不十分な根拠はなく**，血中酸素と二酸化炭素レベルが正常である[23]ことから，横隔膜疲労が換気不十分の原因とはならない。これらの知見から，横隔膜疲労は長期にわたる人工呼吸器依存患者におけるウィーニング失敗の重要な要因とはならないことが明らかである。

重症疾患神経筋障害：重症疾患多発神経障害（critical illness polyneuropathy）と筋障害（myopathy）として知られているが，典型的には重症敗血症や多臓器不全患者でみられる末梢神経と骨格筋の炎症性病態であり，人工呼吸からのウィーニング失敗患者のみに認められる[24]。これらの病態に対する特異的治療法はなく，筋力低下は何か月も持続する。この病態についての詳細は第45章（☞668ページ）で述べる。

電解質異常：マグネシウムやリンの欠乏は呼吸筋力を障害する[24,25]が，臨床的には実証されていない。しかし，ウィーニングの失敗を繰り返している患者では，これら電解質の欠乏は是正すべきである。

モニタリング

人工呼吸からのウィーニング失敗で呼吸筋疲労による影響が不確かなのは，信頼かつ容易に可能な呼吸筋筋力測定法が場合によってはないことによる。

最大吸気圧：呼吸筋力の標準的な臨床検査として**最大吸気圧**（maximum inspiratory pressure：PI_{max}）があり，閉鎖気道に対して可能なかぎり強く吸気させることで発生する陰圧である[27,28]。PI_{max}の正常域は広く，成人男性と女性での平均値はおのおの $-120\,cmH_2O$ と $-84\,cmH_2O$ である[28]。自発呼吸試行が成功するとされる閾値の $-15\sim-30\,cmH_2O$ まで PI_{max} が低下すると，十分な安静時換気が得られなくなる（表30.2参照）。残念ながら，急性呼吸不全患者では PI_{max} 測定を施行することは困難である。そのため，人工呼吸患者では PI_{max} 測定を定期的に行うことはない。

超音波検査：超音波検査は横隔膜機能を評価できる有力な検査法として台頭してきた。横隔膜機能の超音波検査では，横隔膜の厚みと吸気時における横隔膜の移動距離が測定できる[29]。人工呼吸からウィーニングした患者の横隔膜筋力を超音波検査で評価した予備研究では，自発呼

吸試行の失敗と超音波検査で明らかとなった横隔膜機能低下との間に有意な関連が認められている[29]。

横隔膜機能低下の判定基準は任意であり，いまだその妥当性が確認されてないことから，現在のところ，横隔膜機能低下を検出する超音波検査の信頼性は不確かである（正常値の範囲を決めるためには，多数の正常患者での超音波検査が必要である）。

管理

呼吸筋筋力低下が強く疑われる時，自発呼吸の試行は継続すべきであるが，呼吸促迫の徴候出現前には終了すべきである（筋力低下を増悪させないため）。患者トリガー換気や身体のリハビリテーション（前述）など，筋力増強を目的とする手法の実施は，すでに筋力が低下した患者では特に重要である。

気管チューブの抜去

患者がもはや人工呼吸補助を必要としなくなったら，次のステップは気管チューブの抜去である。いくつかの原則は気管切開チューブの抜去にも当てはまるが，この節では主に気管チューブの抜去について述べる（気管切開チューブの抜去はもっとゆっくりとした過程であり，時に患者のICU退室後に行われる）。

図30.2に示したように，呼吸仕事量は実際，抜管後に増加するため，気管チューブの抜去は呼吸仕事量を減らす目的で行ってはならない（呼吸仕事量の増加は，呼吸数の増加あるいは狭窄した声門通過による呼吸のためであるが，これは抜管可能な患者でも起こることであるため，いつも考慮に入れておく理由というわけではない）。抜管前に考慮すべき事項は，①気道分泌物を排泄する患者の能力，②抜管後の症候性喉頭浮腫のリスクである。

■気道保護反射

誤嚥した分泌物から気道を保護する能力は咽頭反射や咳反射の強さで決まる。咳嗽力は，気管チューブ近位端から1〜2cm離れたところに紙をあて，患者に咳をさせる。紙が濡れれば咳嗽力は十分であると考えられる[30]。咳反射や咽頭反射が減弱あるいは消失していても，気管チューブの抜去は可能であるが，抜去した場合は誤嚥を防止するために特別綿密な監視が必要となる。

■喉頭浮腫

喉頭浮腫による上気道閉塞は，抜管失敗の主な原因であり，36時間以上にわたって気管挿管されていた患者の5〜22％に報告されている[3,31,32]。リスク因子として，挿管困難，長期挿管，気管チューブの太さ，自己抜管などがある。

カフ漏れ検査

カフ漏れ検査では，気管チューブのカフを虚脱させ，喉頭から漏れ出た吸気ガス量を測定する。この検査は，喉頭浮腫による症候性上気道閉塞のリスクを抜管前に検知するために考案された

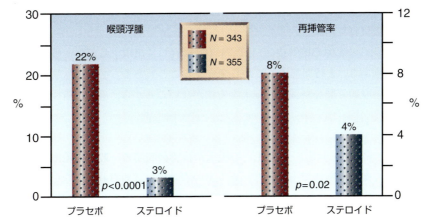

図 30.5　副腎皮質ステロイド（抜管 12 時間前にメチルプレドニゾロン 20 mg を 4 時間ごとに静注）の前処置が抜管後喉頭浮腫と再挿管率に及ぼす効果を示した大規模多施設研究の結果

〔データは文献 31 より〕

ものである。カフ漏れ検査の最近の分析[33]）によれば，ガス漏れがないときには抜管後の上気道閉塞のリスクが高いが，一方で，ガス漏れがあったとしてもその漏れの量にかかわらず，抜管後の上気道閉塞のリスクが低くなるわけでもない。

　カフ漏れ検査の有用性については何年も議論されてきており，この検査は世界中で受け入れられているわけではない。カフ漏れ検査の結果が，抜管の決定を含め患者管理に変更を及ぼすことはないため，検査の臨床的妥当性についてはいまだ実証されていない。

ステロイドの前処置は必要か

ある 2 つの臨床研究によれば，抜管 12〜24 時間前の副腎皮質ステロイド（4〜6 時間ごと，メチルプレドニゾロン 20〜40 mg）の静脈内投与によって，抜管後の喉頭浮腫や上気道閉塞，再挿管の症例が減少したことが報告されている[31,34]）。このうち，1 つの研究結果を図 30.5 に示した。この研究では，メチルプレドニゾロンの投与は 4 時間ごとに 20 mg を 3 回静脈内投与，初回投与は抜管予定の 12 時間前とした。注目すべきは，この前処置によって抜管後の症候性喉頭浮腫の発生率が 1/7 となり，再挿管率は半分になったことである。

　「腫脹には必ず」副腎皮質ステロイドを使用することには疑問であるが[35]），特に抜管後喉頭浮腫のリスクが高い患者（例：自己抜管の既往がある）において，抜管前に短期間（12〜24 時間）の副腎皮質ステロイド療法を考慮することは，図 30.5 の結果からも注目に値する。一方，メチルプレドニゾロンを抜管 1 時間前に単回投与（40 mg 静注）しても，抜管後喉頭浮腫の発生率に低下はみられず[36]），抜管時のみのステロイド投与には合理的な理由がないという研究もある。

■抜管後喘鳴

喘鳴を伴った呼吸（stridorous breathing）（騒々しい呼吸）または吸気性喘息（stridor）の発症は，喉頭閉塞の初期徴候である。喘鳴音は，高音でゼーゼーいう，または低音で粗い音質で，聴診器がなくても聴こえ，吸気時には常時聴取できる。吸気時に著明なのは，吸気中の胸腔内陰

圧が胸腔外上気道に伝達され吸気時に胸腔外上気道狭窄をきたすためである。したがって，胸腔外閉塞は常に吸気時に増強される。

抜管後喘鳴は多くの症例で抜管後 30 分以内（約 80％）に出現するが[30]，個人的な経験からは遅発性のものもあり，2 時間経過してから発症することもある。必ずしも再挿管は必要ではないが，抜管後の喉頭浮腫を軽減する確実な方法がないことから，厳重な監視が必要である。

吸入アドレナリン

アドレナリン（1％アドレナリン 2.5 mL）の吸入が抜管後喘鳴の一般的な治療である。小児では抜管後喘鳴の有効な治療法であるが[36]，成人での有効性は認められていない。アドレナリンのラセミ体製剤（等量の l 体と d 体を含む）の吸入が抜管後喘鳴では一般に使用されているが，小児の研究では標準的な（l 体）アドレナリン製剤を超える効果は示されていない[37]。

非侵襲的換気

非侵襲的換気（☞ 426 ページ）は，喉頭浮腫のリスクが高い患者で抜管直後に施行すれば，再挿管率を低下させる有効な方法となるが[38]，抜管後の呼吸不全患者ではその有効性は証明されていない[39]。このため，非侵襲的換気の有効性は抜管早期に予防的手段として使用したときに認められる。

おわりに

■油断は禁物

人工呼吸の最終目標は，それを必要としなくなることであり，冒頭でオスラー卿（Sir William Osler）の言葉を引用したのは，この目標の到達を**適切な時期**に見極めるのに，絶え間ない監視が必要であることを強調するためである。この監視には，自発呼吸が試行できる患者を早期に鑑別すること（表 30.1 の判定基準を用いて連日評価する），また自発呼吸を継続できる患者を早期に鑑別すること（自発呼吸の試行）が含まれている。この手順によって，患者を人工呼吸から円滑に解放し，機械につながれている不運に終止符を打つことができる。

■文献

臨床診療ガイドライン

1. MacIntyre NR, Cook DJ, Ely EW Jr, et al. Evidence-based guidelines for weaning and discontinuing ventilatory support: a collective task force facilitated by the American College of Chest Physicians, the American Association for Respiratory Care, and the American College of Critical Care Medicine. Chest 2001; 120(Suppl):375S–395S.

総説

2. MacIntyre NR. Evidence-based assessments in the ventilator discontinuation process. Respir Care 2012; 57:1611–1618.
3. McConville JF, Kress JP. Weaning patients from the ventilator. New Engl J Med 2012; 367:2233–2239.
4. Thille AW, Cortes-Puch I, Esteban A. Weaning from the ventilator and extubation in ICU. Curr Opin Crit Care 2013; 19:57–64.

ウィーニングの準備

5. Petrof BJ, Jaber S, Matecki S. Ventilator-induced diaphragm dysfunction. Curr Opin Crit Care 2010; 16:19–25.

6. Sassoon CSH, Zhu E, Caiozzo VJ. Assist-control mechanical ventilation attenuates ventilator-induced diaphragm dysfunction. Am J Respir Crit Care Med 2004; 170:626–632.
7. Mendez-Tellez PA, Needham DM. Early physical rehabilitation in the ICU and ventilator liberation. Respir Care 2012; 57:1663–1669.
8. Barr J, Fraser GL, Puntillo K, et al. Clinical practice guidelines for the management of pain, agitatiom, and delirium in adult patients in the intensive care unit. Crit Care Med 2013; 41:263–306.
9. Kreiger BP, Isber J, Breitenbucher A, et al. Serial measurements of the rapidshallow breathing index as a predictor of weaning outcome in elderly medica l patients. Chest 1997; 112:1029–1034.

自発呼吸の試行

10. Mehta S, Nelson DL, Klinger JR, et al. Prediction of post-extubation work of breathing. Crit Care Med 2000; 28:1341–1346.
11. Ely W, Baker AM, Dunagen DP, et al. Effect of duration of mechanical ventilation of identifying patients capable of breathing spontaneously. N Engl J Med 1996; 335:1864–1869.
12. Bouley GH, Froman R, Shah H. The experience of dyspnea during weaning. Heart Lung 1992; 21:471–476.
13. Raghavan N, Webb K, Amornputtisathaporn N, O'Donnell DE. Recent advances in pharmacotherapy for dyspnea in COPD. Curr Opin Pharmacol 2011; 11:204–210.

自発呼吸試行の失敗

14. Grasso S, Leone A, De Michele M, et al. Use of N-terminal pro-brain natriuretic peptide to detect acute cardiac dysfunction during weaning failure in difficult-to-wean patients with chronic obstructive pulmonary disease. Crit Care Med 2007; 35:96–105.
15. Srivastava S, Chatila W, Amoateng-Adjepong Y, et al. Myocardial ischemia and weaning failure in patients with coronary artery disease: an update. Crit Care Med 1999; 27:2109–2112.
16. Nishimura Y, Maeda H, Tanaka K, et al. Respiratory muscle strength and hemodynamics in heart failure. Chest 1994; 105:355–359.
17. Papanickolaou J, Makris D, Saranteas T, et al. New insights into weaning from mechanical ventilation: left ventricular diastolic dysfunction is a key player. Intensive Care Med 2011; 37:1976–1985.
18. Jubran A, Mathru M, Dries D, Tobin MJ. Continuous recordings of mixed venous oxygen saturation during weaning from mechanical ventilation and the ramifications thereof. Am Rev respir Crit Care Med 1998; 158:1763–1769.
19. Zapata L, Vera P, Roglan A, et al. B-type natriuretic peptides for prediction and diagnosis of weaning failure from cardiac origin. Intensive Care Med 2011; 37:477–485.
20. Naughton MT, Raman MK, Hara K, et al. Effect of continuous positive airway pressure on intrathoracic and left ventricular transmural pressures in patients with congestive heart failure. Circulation 1995; 91:1725–1731.
21. Bradley TD, Holloway BM, McLaughlin PR, et al. Cardiac output response to continuous positive airway pressure in congestive heart failure. Am Rev Respir Crit Care Med 1992; 145:377–382.
22. Swartz MA, Marino PL. Diaphragm strength during weaning from mechanical ventilation. Chest 1985; 88:736–739.
23. LaRoche CM, Carroll N, Moxham J, Green M. Clinical significance of severe isolated diaphragm weakness. Am Rev Respir Dis 1988; 138:862–866.
24. Hudson LD, Lee CM. Neuromuscular sequelae of critical illness. N Engl J Med 2003; 348:745–747.
25. Benotti PN, Bistrian B. Metabolic and nutritional aspects of weaning from mechanical ventilation. Crit Care Med 1989; 17:181–185.
26. Malloy DW, Dhingra S, Solren F, et al. Hypomagnesemia and respiratory muscle power. Am Rev Respir Dis 1984; 129:427–431.
27. Mier-Jedrzejowicz A, Brophy C, Moxham J, Geen M. Assessment of diaphragm weakness. Am Rev Respir Dis 1988; 137:877–883.
28. Bruschi C, Cerveri I, Zoia MC. et al. Reference values for maximum respiratory mouth pressures: A population-based study. Am Rev respir Dis 1992; 146:790–793.
29. Kim WY, Suh HJ, Hong S-S, et al. Diaphragm dysfunction assessed by ultrasonography: Influence on weaning from mechanical ventilation. Crit Care Med 2011; 39:2627–2630.

気管チューブの抜去

30. Khamiees M, Raju P, DeGirolamo A, et al. Predictors of extubation outcome in patients who have successfully completed a spontaneous breathing trial. Chest 2001; 120:1262–1270.
31. François B, Bellisant E, Gissot V, et al., for the Association des Ranimateurs du Centre-Quest (ARCO). 12-h pretreatment with methylprednisolone versus placebo for prevention of postextubation laryngeal oedema: a randomized double-blind trial. Lancet 2007; 369:1083–1089.
32. Jaber S, Chanques G, Matecki S, et al. Post-extubation stridor in intensive care unit patients. Risk factors evaluation and importance of the cuff test. Intensive Care Med 2003; 29:63–74.
33. Ochoa ME, del Carmen Marn M, Frutos-Vivar F, et al. Cuff-leak test for the diagnosis of upper airway obstruction in adults: a systematic review and meta-analysis. Intensive Care Med 2009; 35:1171–1179.

34. Cheng K-C, Hou C-C, Huang H-C, et al. Intravenous injection of methylprednisolone reduces the incidence of post-extubation stridor in intensive care unit patients. Crit Care Med 2006; 34:1345–1350.
35. Shemie, S. Steroids for anything that swells: Dexamethasone and postextubation airway obstruction. Crit Care Med: 1996; 24:1613–1614.
36. Gaussorgues P, Boyer F, Piperno D, et al. Do corticosteroids prevent postintubation laryngeal edema? A prospective study of 276 adults. Crit Care Med 1988; 16:649–652.
37. Nutman J, Brooks LJ, Deakins K, et al. Racemic versus l-epinephrine aerosol in the treatment of postextubation laryngeal edema: results from a prospective, randomized, doubleblind study. Crit Care Med 1994; 22:1591–1594.
38. Nava S, Gregoretti C, Fanfulla F, et al. Noninvasive ventilation to prevent respiratory failure after extubation in high-risk patients. Crit Care Med 2005; 33:2465–2470.
39. Hess D. The role of noninvasive ventilation in the ventilator discontinuation process. Respir Care 2012; 57:1619–1625.

Section IX

酸塩基平衡障害

人生とは，罪業との闘いではなく，金の力との闘いでもなく……水素イオンとの闘いである。

H.L. Mencken

Chapter 31

酸塩基平衡の分析

> 単純さを求め，それを疑え。
> Alfred North Whitehead

酸塩基平衡の障害に関する実用的な知識をもたずにICUで患者の治療にあたることは，両手が塞がっているときに拍手をしようとすることと同様，およそ不可能である。本章では，pH，$PaCO_2$，血中重炭酸濃度（$[HCO_3^-]$）の関係に関する従来の考え方に基づき，酸塩基平衡障害の同定に関する系統的なアプローチを紹介する。さらに，アニオンギャップと「ギャップ-ギャップ」として知られる測定値を用いた代謝性アシドーシスの評価について述べる。「スチュワート（Stewart）法」など他の酸塩基平衡分析法は，現時点では従来の分析法に取って代わる見込みがないので，ここでは扱わない[1~6]。

基本概念

■水素イオン濃度とpH

水溶液中の水素イオン濃度（$[H^+]$）は伝統的にpHで表される。pHは**水素イオン濃度指数**を表し，$[H^+]$の対数関数で計算される。

$$pH = \log\left(\frac{1}{[H^+]}\right) = -\log[H^+] \tag{31.1}$$

pHの生理的範囲とそれに対応する$[H^+]$を表31.1に示す。血液pHの正常値は7.40であり，それに対応する$[H^+]$は40 nEq/Lである。

pHの特徴

表31.1に示したように，pHには注意すべき点が3つある。① pHは単位のない数値であり，化学的あるいは生理的事象と直接の関連があるわけではない，② pHは$[H^+]$とは逆向きに変化する，③ pHの変化は$[H^+]$の変化と比例しない。pHが低下するにつれて，一定のpH変化に対する$[H^+]$の変化が次第に大きくなることに注意する。つまり，pHの変動がどのレベルで

表31.1 pHと水素イオン濃度の関係

pH	$[H^+]$ (nEq/L)	pH	$[H^+]$ (nEq/L)
6.9	126	7.4	40
7.0	100	7.5	32
7.1	80	7.6	25
7.2	64	7.7	20
7.3	50	7.8	16

起こるかに応じて，それが示す酸塩基平衡変化の大きさが異なる．今後も pH の使用は続くだろうが，生体の酸塩基平衡状態の尺度として，それが最適というわけではない．

微量元素としての水素イオン

さらに表 31.1 から，[H^+] は 1 リットルあたりナノ当量（nEq）で表されることがわかる．1 ナノ当量は 1 ミリ当量の **100 万分の 1**（$1\,\text{nEq} = 1 \times 10^{-6}\,\text{mEq}$）である．細胞外液中の主要イオン（ナトリウムと塩素）濃度の単位は mEq であり，水素イオン濃度はその 100 万分の 1 程度となる．つまり，水素イオンは微量元素と考えられる．ではいったい，アシドーシスやアルカローシスで認められる効果はすべて，そのような微量元素により発揮されるのだろうか．確かに，いくつかの微量元素は生物学的に重要な効果をもつ．しかし，[H^+] の変化は細胞外液中で起こるさまざまな生理化学的変化の 1 つにすぎない可能性もある．こう考えると，同程度のアシドーシスでも，乳酸アシドーシスはケトアシドーシスに比べて重篤である（これに関しては次章で述べる）ことの説明がつく．すなわち，アシドーシスそれ自体が問題というわけではない．

■ 酸塩基平衡障害の分類

従来からの酸塩基平衡生理学によれば，細胞外液中の [H^+] は動脈血二酸化炭素分圧（$PaCO_2$）と [HCO_3^-] のバランスによって決まり，この関係は以下の式で示される[1]．

$$[H^+] = 24 \times \frac{PaCO_2}{[HCO_3^-]} \tag{31.2}$$

$PaCO_2$/[HCO_3^-] 比から，表 31.2 に示すように一次性酸塩基平衡障害とそれに対する二次性反応が同定される．

一次性酸塩基平衡障害

式 (31.2) によれば，$PaCO_2$ あるいは [HCO_3^-] のいずれが変化しても，細胞外液の pH が変化する．$PaCO_2$ の変化が原因で [H^+] が変化する場合，この病態を**呼吸性酸塩基平衡障害**と呼ぶ．つまり，$PaCO_2$ の上昇は**呼吸性アシドーシス**（respiratory acidosis）であり，$PaCO_2$ の低下は**呼吸性アルカローシス**（respiratory alkalosis）である．[HCO_3^-] の変化が原因で [H^+] が変化する場合，この病態を**代謝性酸塩基平衡障害**と呼ぶ．つまり，[HCO_3^-] の減少は**代謝性アシドーシス**（metabolic acidosis）であり，[HCO_3^-] の増加は**代謝性アルカローシス**（metabolic alkalosis）である．

表 31.2　一次性酸塩基平衡障害と二次性反応

	$\Delta[H^+] = \Delta PaCO_2 / \Delta[HCO_3^-]$	
一次性障害	一次性変化	二次性反応[a]
呼吸性アシドーシス	↑$PaCO_2$	↑[HCO_3^-]
呼吸性アルカローシス	↓$PaCO_2$	↓[HCO_3^-]
代謝性アシドーシス	↓[HCO_3^-]	↓$PaCO_2$
代謝性アルカローシス	↑[HCO_3^-]	↑$PaCO_2$

[a] 二次性反応は常に一次性変化と同じ向きに起こる．

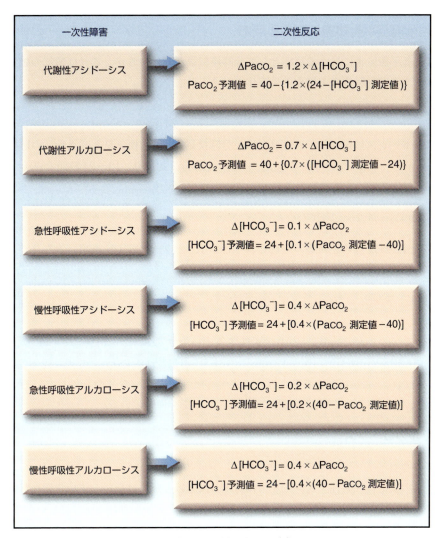

図 31.1　一次性酸塩基平衡障害に対する二次性反応の予測式
〔関係式はすべて文献 2 より〕

二次性反応

二次性反応は一次性酸塩基平衡障害による [H$^+$] 変化を緩和する反応であるが，これは $PaCO_2$/[HCO$_3^-$] のもう一方を同じ向きに変化させることによって達成される．例えば，一次性酸塩基平衡障害が $PaCO_2$ 上昇（呼吸性アシドーシス）の場合，二次性反応により [HCO$_3^-$] が上昇し，これにより $PaCO_2$ 上昇による [H$^+$] 変化が緩和される．**一次性酸塩基平衡障害による [H$^+$] 変化は二次性反応により完全に是正されるわけではないので，二次性反応を「代償反応」と呼ぶのは間違いである**[2]．次項では二次性反応の特徴を解説する．そこで述べる関係式を図 31.1 にまとめて示す．

■代謝性酸塩基平衡障害に対する反応

代謝性酸塩基平衡障害に対する反応として分時換気量が変化するが，これは頸部の総頸動脈分岐部に位置する頸動脈体の末梢化学受容体を介する反応である。

代謝性アシドーシス

代謝性アシドーシスに対する二次性反応は，分時換気量（1回換気量と呼吸数）の増加と，それによる $PaCO_2$ の低下である。この反応は 30～120 分で起こり，12～24 時間で達成される[2]。反応の程度は次の式から求められる[2]。

$$\Delta PaCO_2 = 1.2 \times \Delta[HCO_3^-] \tag{31.3}$$

$PaCO_2$ と $[HCO_3^-]$ の正常値（それぞれ 40 mmHg と 24 mEq/L）を用いることで，この式は次のように書き換えることができる。

$$PaCO_2 \text{ 予測値} = 40 - \{1.2 \times (24 - [HCO_3^-] \text{ 測定値})\} \tag{31.4}$$

例：血清 $[HCO_3^-]$ が 14 mEq/L の代謝性アシドーシスの場合，$\Delta[HCO_3^-]$ は $24 - 14 = 10$ mEq/L，$\Delta PaCO_2$ は $1.2 \times 10 = 12$ mmHg であり，予想される $PaCO_2$ は $40 - 12 = 28$ mmHg となる。$PaCO_2 > 28$ mmHg であれば，二次性呼吸性アシドーシスを合併している。$PaCO_2 < 28$ mmHg であれば，二次性呼吸性アルカローシスを合併している。

代謝性アルカローシス

代謝性アルカローシスに対する二次性反応は，分時換気量の減少とそれによる $PaCO_2$ の上昇である。この反応は代謝性アシドーシスに対する反応ほど強くはない。末梢化学受容体は正常状態における活性がそれほど高くないため，刺激はされやすいが抑制を受けにくいからである。反応の程度は次の式から求められる[2]。

$$\Delta PaCO_2 = 0.7 \times \Delta[HCO_3^-] \tag{31.5}$$

$PaCO_2$ と $[HCO_3^-]$ の正常値（それぞれ 40 mmHg と 24 mEq/L）を用いることで，この式は次のように書き換えることができる。

$$PaCO_2 \text{ 予測値} = 40 + \{0.7 \times ([HCO_3^-] \text{ 測定値} - 24)\} \tag{31.6}$$

例：血清 $[HCO_3^-]$ が 40 mEq/L の代謝性アルカローシスの場合，$\Delta[HCO_3^-]$ は $40 - 24 = 16$ mEq/L，$\Delta PaCO_2$ は $0.7 \times 16 = 11$ mmHg であり，予想される $PaCO_2$ は $40 + 11 = 51$ mmHg となる。このように $PaCO_2$ の上昇は軽微であり，代謝性アルカローシスに対する反応は相対的に弱いことがわかる。

■呼吸性酸塩基平衡障害に対する反応

$PaCO_2$ の変化に対する二次性反応には腎臓が関与し，近位尿細管における $[HCO_3^-]$ 吸収が変

化して血清 $[HCO_3^-]$ が適切に調節される。こうした反応は比較的緩徐に起こり，2〜3日かけて達成される。二次性反応が遅いため，呼吸性酸塩基平衡障害は急性と慢性に分類される。

急性呼吸性酸塩基平衡障害

$PaCO_2$ の急速な変化が血清 $[HCO_3^-]$ に及ぼす影響はわずかであり，その程度は次の2つの式から求められる[2]。

急性呼吸性アシドーシスの場合。

$$\Delta[HCO_3^-] = 0.1 \times \Delta PaCO_2 \tag{31.7}$$

急性呼吸性アルカローシスの場合。

$$\Delta[HCO_3^-] = 0.2 \times \Delta PaCO_2 \tag{31.8}$$

例：$PaCO_2$ が 60 mmHg まで急速に上昇した場合，急性呼吸性アシドーシスに対する $\Delta[HCO_3^-]$ は $0.1 \times 20 = 2$ mEq/L であり，これは大きな変動とはいえない。同様に $PaCO_2$ が 20 mmHg へ急速に低下した場合の急性呼吸性アルカローシスに対する $\Delta[HCO_3^-]$ は $0.2 \times 20 = 4$ mEq/L であり，これも大きな変動とはいえない。

慢性呼吸性酸塩基平衡障害

$PaCO_2$ 上昇に対する腎臓の反応は近位尿細管での $[HCO_3^-]$ 再吸収の増加で，それにより血清 $[HCO_3^-]$ が上昇する。$PaCO_2$ 低下に対する反応は $[HCO_3^-]$ 再吸収の減少であり，それにより血清 $[HCO_3^-]$ が低下する。$PaCO_2$ の上昇や低下にかかわらず腎臓の反応は同程度であるため，次の関係式は慢性呼吸性のアシドーシスとアルカローシスの両者に当てはまる。

$$\Delta[HCO_3^-] = 0.4 \times \Delta PaCO_2 \tag{31.9}$$

$PaCO_2$ と $[HCO_3^-]$ の正常値（それぞれ 40 mmHg と 24 mEq/L）を用いることで，この式は次のように書き換えることができる。

慢性呼吸性アシドーシスの場合。

$$[HCO_3^-] \text{ 予測値} = 24 + [0.4 \times (PaCO_2 \text{ 測定値} - 40)] \tag{31.10}$$

慢性呼吸性アルカローシスの場合。

$$[HCO_3^-] \text{ 予測値} = 24 - [0.4 \times (40 - PaCO_2 \text{ 測定値})] \tag{31.11}$$

例：$PaCO_2 = 60$ mmHg が数日以上続いた場合，$\Delta PaCO_2$ は $60 - 40 = 20$ mmHg，$\Delta[HCO_3^-]$ は $0.4 \times 20 = 8$ mEq/L であり，$[HCO_3^-]$ 予測値は $24 + 8 = 32$ mEq/L となる。

酸塩基平衡の解釈に関する段階的アプローチ

これまでに解説した $[H^+]$，$PaCO_2$ と $[HCO_3^-]$ の関係を用いて，一次性，二次性，混合性酸塩基平衡障害の診断を行うための法則に基づいた系統的アプローチを以下に示す。あわせて，理

解を助けるための例もいくつか示す。動脈血 pH，$PaCO_2$，$[HCO_3^-]$ の基準範囲は以下のとおりである。

pH = 7.36〜7.44
$PaCO_2$ = 36〜44 mmHg
$[HCO_3^-]$ = 22〜26 mEq/L

■第1段階：一次性酸塩基平衡障害の同定

第1段階では，$PaCO_2$ と pH を用いて一次性酸塩基平衡障害を同定する。

法則1：$PaCO_2$ か pH が基準範囲を逸脱した場合，酸塩基平衡障害が存在する。
法則2：pH と $PaCO_2$ が共に異常値である場合，変化の方向を比べる。
法則2a：pH と $PaCO_2$ の変化が同じ向きの場合，一次性代謝性酸塩基平衡障害である。
法則2b：pH と $PaCO_2$ の変化が逆向きである場合，一次性呼吸性酸塩基平衡障害である。

例：動脈血 pH が 7.23，$PaCO_2$ が 23 mmHg の患者について考えてみる。pH と $PaCO_2$ がともに低下しており（一次性代謝性障害を示す），pH が低いので（アシドーシスを示す），一次性代謝性アシドーシスと診断される。

法則3：pH か $PaCO_2$ のどちらかが異常の場合，代謝性障害と呼吸性障害（すなわち，同程度で反対向きの障害）が混在する。
法則3a：$PaCO_2$ が異常の場合，$PaCO_2$ 変化の方向により呼吸性障害（例：$PaCO_2$ 上昇は呼吸性アシドーシスを示す）と反対向きの代謝性障害が同定される。
法則3b：pH が異常の場合，pH 変化の方向により代謝性障害（例：pH 低下は代謝性アシドーシスを示す）と反対向きの呼吸性障害が同定される。

例：動脈血 pH が 7.38，$PaCO_2$ が 55 mmHg の患者について考えてみる。$PaCO_2$ のみが異常であるので，代謝性障害と呼吸性障害が混在する。$PaCO_2$ 上昇は呼吸性アシドーシスを示し，代謝性障害は代謝性アルカローシスのはずである。それゆえ，この病態は呼吸性アシドーシスと代謝性アルカローシスの混合性障害である。pH が正常であるので，呼吸性アシドーシスと代謝性アルカローシスの重症度は同程度である。

■第2段階：二次性反応の評価

第2段階は，第1段階で一次性酸塩基平衡障害が同定された場合のアプローチである（第1段階で混合性酸塩基平衡障害と同定された場合は，直接第3段階へ進む）。第2段階の目的は，さらなる酸塩基平衡異常が起こっていないかどうかを確認することである。

法則4：一次性代謝性障害の場合，$PaCO_2$ 測定値が予測値より高ければ，呼吸性アシドーシスを合併している。$PaCO_2$ 測定値が予測値より低ければ，呼吸性アルカローシスを合併している。

例：$PaCO_2$ が 23 mmHg，pH が 7.32，$[HCO_3^-]$ が 16 mEq/L の患者について考えてみる。pH と $PaCO_2$ が同方向に変化しているので一次性代謝性障害と考えられ，pH が酸性側であ

るので一次性代謝性アシドーシスである。関係式 (31.3) と (31.4) を用いると，ΔPaCO$_2$ は $1.2 \times (24 - 16) = 10$ mmHg（四捨五入値）であり，PaCO$_2$ 予測値は $40 - 10 = 30$ mmHg である。PaCO$_2$ 測定値（23 mmHg）は予測値より低いため，呼吸性アルカローシスを合併している。したがって，この病態は二次性呼吸性アルカローシスを伴う一次性代謝性アシドーシスである。

法則 5：一次性呼吸性障害の場合，[HCO$_3^-$] が正常，あるいは，それに近ければ急性障害である。

法則 6：[HCO$_3^-$] が異常を示す一次性呼吸性障害の場合，慢性呼吸性障害の [HCO$_3^-$] 予測値を算出する。

法則 6a：慢性呼吸性アシドーシスの場合，[HCO$_3^-$] 測定値が予測値より低ければ，腎臓による代償は部分的である。[HCO$_3^-$] 測定値が予測値より高ければ，二次性代謝性アルカローシスを合併している。

法則 6b：慢性呼吸性アルカローシスの場合，[HCO$_3^-$] 測定値が予測値より高ければ，腎臓による代償は部分的である。[HCO$_3^-$] 測定値が予測値より低ければ，二次性代謝性アシドーシスを合併している。

例：PaCO$_2$ が 23 mmHg，pH が 7.54，[HCO$_3^-$] が 17 mEq/L の患者について考えてみる。PaCO$_2$ と pH が逆向きに変化しているので，一次性障害は呼吸性である。また，pH がアルカリ側であるので，この病態は一次性呼吸性アルカローシスである。[HCO$_3^-$] が異常であり，この病態は急性呼吸性アルカローシスではない。慢性呼吸性アルカローシスの関係式 (31.9) と (31.11) を用いると，ΔPaCO$_2$ は $40 - 23 = 17$ mmHg，Δ[HCO$_3^-$] は $0.4 \times 17 = 7$ mEq/L であり，[HCO$_3^-$] 予測値は $24 - 7 = 17$ mEq/L である。HCO$_3$ 測定値は慢性呼吸性アルカローシスの予測値と一致するので，この病態は腎臓における代償反応が適切に起きた慢性呼吸性アルカローシスである。[HCO$_3^-$] 測定値が 17 mEq/L より高ければ（ただし < 21），この病態は腎臓の反応が未完の**慢性呼吸性アルカローシス**である。[HCO$_3^-$] 測定値が 17 mEq/L より低ければ，二次性代謝性アシドーシスを合併している。

■第 3 段階：「ギャップ」を用いて代謝性アシドーシスを評価する

このアプローチの最後の段階は，代謝性アシドーシスの患者に関するものである。ここでは，ギャップと呼ばれる測定値の使用がアシドーシスの原因解明に役立つ。これに関しては次項で述べる。

ギャップ

重症患者には代謝性アシドーシスをきたしうる要因が多数認められるが，本項ではその原因検索に役立つよう考案された方法について述べる。

■アニオンギャップ

アニオンギャップは測定されない陰イオンの相対的過剰量に関する大まかな指標であり，代謝性アシドーシスが不揮発性酸（例：乳酸）の蓄積によるものか，あるいは重炭酸の一次的喪失

(例：下痢) によるものかを鑑別するのに用いられる[6,7]。

測定

電気化学的平衡を保つには，マイナスに荷電した陰イオン（anion）濃度とプラスに荷電した陽イオン（cation）濃度が等しい必要がある。この電気化学的平衡は，ナトリウムイオン（Na^+），塩素イオン（Cl^-），重炭酸イオン（HCO_3^-）など一般的に測定されるイオンと，一般的には測定されない陽イオン（unmeasured cation：UC）および陰イオン（unmeasured anion：UA）を用いて，次の関係式で示される。

$$[Na^+] + [UC] = ([Cl^-] + [HCO_3^-]) + [UA] \tag{31.12}$$

この式の各項を並べ替えると，次の関係式が導かれる。

$$[Na^+] - ([Cl^-] + [HCO_3^-]) = [UA] - [UC] \tag{31.13}$$

([UA] − [UC])は測定されない陰イオンの相対的過剰量を示し，**アニオンギャップ**（anion gap：AG）と呼ばれる。

$$AG = [Na^+] - ([Cl^-] + [HCO_3^-]) \tag{31.14}$$

基準範囲：AG の基準範囲は当初 $12 \pm 4 \, mEq/L$（$8 \sim 16 \, mEq/L$ の範囲）とされていた[7]。血清電解質の自動測定装置の改良に伴い，**AG の基準範囲は $7 \pm 4 \, mEq/L$（$3 \sim 11 \, mEq/L$ の範囲）に減少した**[8]。

アルブミンの影響

AG を通常構成する測定されない陰イオンと陽イオンを**表 31.3** に示す。アルブミンは測定されない陰イオンの主要部分を占め，AG は主にアルブミンで決まることに注意する。アルブミンは弱酸であり（わずかに電離する），（正常 pH では）血漿アルブミンによる AG は 1 g/dL あたり約 3 mEq/L である[3]。血漿アルブミン濃度の低下は AG を減少させるが，これにより代謝性アシドーシスの原因である測定されない陰イオン（例：乳酸）の存在が覆い隠されることがある。低アルブミン血症を認める症例は ICU 患者の 90％ にのぼる[9]ため，アルブミンを考慮した「AG 補正値」（corrected AG：AGc）を計算する次の式が提唱されている（4.5 は血漿アルブミン濃度の正常値である）。

$$AGc = AG + 2.5 \times [4.5 - アルブミン濃度 (g/dL)] \tag{31.15}$$

表 31.3　アニオンギャップの決定要因

測定されない陰イオン（UA）	測定されない陽イオン（UC）
アルブミン（15 mEq/L）	カルシウム（5 mEq/L）
有機酸（5 mEq/L）	カリウム（4.5 mEq/L）
リン酸イオン（2 mEq/L）	マグネシウム（1.5 mEq/L）
硫酸イオン（1 mEq/L）	総 UC（11 mEq/L）
総 UA（23 mEq/L）	
アニオンギャップ = UA − UC = 12 mEq/L	

表 31.4　アニオンギャップ（AG）に基づく代謝性アシドーシスの分類

高 AG	正常 AG
●乳酸アシドーシス	●下痢
●ケトアシドーシス	●生理食塩液輸液
●末期腎不全	●早期腎不全
●メタノール摂取	●腎尿細管性アシドーシス
●エチレングリコール摂取	●アセタゾラミド
●サリチル酸塩中毒	●尿管小腸吻合術

AG が 10 mEq/L で血漿アルブミンが 2 g/dL の患者では，AGc は 10+(2.5×2.5) = 16 mEq/L となり，これは AG が 60％高いことを意味する。

アニオンギャップの有用性

AG を用いると代謝性アシドーシスの機序が解明できるが，これは代謝性アシドーシスを引き起こした病態の同定に役立つ。固定酸や不揮発性酸（例：乳酸）が蓄積すると，AG が上昇する。重炭酸の一次的喪失（例：下痢）では，AG は正常のままである[7]。AG に基づいて分類した代謝性アシドーシスの原因を表 31.4 に示す。

高 AG：高 AG 性代謝性アシドーシスの通常の原因は，乳酸アシドーシス，糖尿病性ケトアシドーシス，末期腎不全（遠位尿細管での水素イオン分泌障害）である。メタノール（ギ酸生成），エチレングリコール（シュウ酸生成），サリチル酸塩（サリチル酸生成）などの毒物摂取も原因となる[10]。

正常 AG：正常 AG 性代謝性アシドーシスの通常の原因は，下痢，生理食塩液輸液〔図12.3 ☞ 181 ページ〕参照〕，早期腎不全（近位尿細管での重炭酸再吸収障害）である。電気的中性を保つため，HCO_3^- の減少は Cl^- の増加により補われる。このため，正常 AG 性代謝性アシドーシスは高塩素性代謝性アシドーシスと呼ばれる（高 AG 性代謝性アシドーシスの場合は，HCO_3^- の減少は酸の電離によって生じる陰イオンで補われるので，高塩素血症は起こらない）。

信頼性：AG による不揮発性酸検出には限界があることが示されており，AG が正常値を示した乳酸アシドーシス患者に関する報告がいくつかある[11,12]。AG に関する初期の研究ではアルブミンの影響が考慮されておらず，AG が役に立たなかったのはそれによると考えられる。最近の研究[13]では，アルブミン補正 AG（AGc）を用いると，AG に比べて代謝性アシドーシスをより正確に評価ができることが示されている。

■ギャップ–ギャップ

高 AG 性代謝性アシドーシスの場合，AG 過剰（AG の測定値と正常値の差）と HCO_3^- 不足（血清 $[HCO_3^-]$ の測定値と正常値の差）を比べることにより，もう 1 つ別の代謝性酸塩基平衡障害（正常 AG 性代謝性アシドーシスまたは代謝性アルカローシス）が見つかる可能性がある。

これには，AG と血清 [HCO_3^-] の正常値（それぞれ 12 mEq/L と 24 mEq/L）を用いることで次のように表せる．

$$\text{AG 過剰}/HCO_3^- \text{不足} = (AG - 12)/(24 - [HCO_3^-]) \tag{31.16}$$

この比には2つのギャップ（AG 過剰と HCO_3^- 不足）が関係するため，ギャップ–ギャップと呼ばれることがある．ギャップ–ギャップの応用例を次に述べる．

混合性代謝性アシドーシス

不揮発性酸による代謝性アシドーシス（高 AG 性代謝性アシドーシス）では，血清 HCO_3^- の減少は AG の増加と等しく，ギャップ–ギャップ（AG 過剰/HCO_3^- 不足）は 1 である．しかし，別の正常 AG 性アシドーシスが合併する場合は，HCO_3^- の減少が AG の増加よりも大きくなり，ギャップ–ギャップは 1 未満となる．つまり，高 AG 性代謝性アシドーシスでギャップ–ギャップが 1 未満であることは，正常 AG 性（高塩素性）代謝性アシドーシスの合併を示す[6,14]．

糖尿病性ケトアシドーシス：糖尿病性ケトアシドーシス（diabetic ketoacidosis：DKA）の症例では治療により血糖値と臨床症状の改善は得られるが，遷延するアシドーシスに対してどのような処置（インスリン増量，輸液負荷など）を行うべきかという設問が，内科専門医試験でよく出題される．その答えは，ギャップ–ギャップから得られる．すなわち，DKA は高 AG 性代謝性アシドーシスをきたすが，初期治療として大量の生理食塩液が投与されると高塩素性（正常 AG 性）代謝性アシドーシスが惹起され，ケト酸が消失するにつれて高 AG 性アシドーシスは後者へと置き換わる．こうした病態では，血清 [HCO_3^-] は低いままで，高 AG 性アシドーシスから正常 AG 性アシドーシスへの移行につれてギャップ–ギャップが 1 未満へと低下する[15]．そのため，[HCO_3^-] のみを監視しているだけだと，DKA は改善されていないという誤った印象をもつ．一方，ギャップ–ギャップを用いると，患者の酸塩基平衡異常を正確に評価できる．

代謝性アシドーシスと代謝性アルカローシスの合併

高 AG 性アシドーシスにアルカリ剤を投与すると，血清 HCO_3^- の減少は AG の増加に比べて小さくなり，ギャップ–ギャップは 1 より大きくなる．したがって，高 AG 性代謝性アシドーシスでギャップ–ギャップが 1 を超えることは，代謝性アルカローシスの合併を示す．代謝性アルカローシスは，ICU ではよくみられる（経鼻胃管による吸引や利尿薬などの頻用による）ため，この問題に注意を払うことが重要である．

おわりに

酸塩基平衡の評価は，100 年以上にわたって 1 つの反応式（次に示す）と血液 pH（$PaCO_2$/[HCO_3^-] 比）という単一の指標に基づいて行われてきた．

$$CO_2 + H_2O \Leftrightarrow H_2CO_3 \Leftrightarrow H^+ + HCO_3^-$$

単純さがこの方法のよいところであるが，冒頭に引用したホワイトヘッド（Whitehead）の言葉にもあるように，方法の単純さは「信頼できない」理由にもなる．以下に，従来の酸塩基

平衡評価が信頼できない理由をいくつか挙げる。

1. 酸塩基平衡障害の同定に $PaCO_2/[HCO_3^-]$ 比の関係を用いる方法には2つの欠陥がある。
   a. $PaCO_2$ と $[HCO_3^-]$ は相互依存性の変数であるため，これらの変数とは独立して変動する酸塩基平衡状態を把握することは不可能である。
   b. 血漿中の CO_2 は主に HCO_3^- として存在するため，HCO_3^- を独立した要素と考えるのは難しい。
2. pHの生理的な範囲では，（次章に述べるように）重炭酸による緩衝は起こらない。血清 $[H^+]$ は（血漿中で緩衝効果を発揮する）血漿タンパク質の陰性荷電当量に応じて変化し，血清 $[HCO_3^-]$ とは直接関連しない[16]。

　酸塩基平衡に関して，従来の概念を覆す新しい考え方が，Peter Stewart（カナダの生理学者でBrown大学教授）によって約30年前に提唱された。これに関するStewartの教科書[16]と論文[17]を章末の文献一覧に掲載したので，興味のある方は参照されたい。

■文献

教科書

Rose BD, Post T, Stokes J. Clinical Physiology of Acid-Base and Electrolyte Disorders. 6th ed. New York: McGraw-Hill, 2013.

Kellum JA, Elbers WG, ed. Stewart's Textbook of Acid-Base. 2nd ed. Amsterdam: AcidBase.org, 2009.

Gennari FJ, Adrogue HJ, Galla JH, Maddias N, eds. Acid-Base Disorders and Their Treatment. Boca Raton: CRC Press, 2005.

総説

1. Adrogue HJ, Gennari J, Gala JH, Madias NE. Assessing acid-base disorders. Kidney Int 2009; 76:1239–1247.
2. Adrogue HJ, Madias NE. Secondary responses to altered acid-base status: The rules of engagement. J Am Soc Nephrol 2010; 21:920–923.
3. Kellum JA. Disorders of acid-base balance. Crit Care Med 2007; 35:2630–2636.
4. Whittier WL, Rutecki GW. Primer on clinical acid-base problem solving. Dis Mon 2004; 50:117–162.
5. Fencl V, Leith DE. Stewart's quantitative acid-base chemistry: applications in biology and medicine. Respir Physiol 1993; 91:1–16.
6. Narins RG, Emmett M. Simple and mixed acid-base disorders: a practical approach. Medicine 1980; 59:161–187.

主要文献

7. Emmet M, Narins RG. Clinical use of the anion gap. Medicine 1977; 56:38–54.
8. Winter SD, Pearson JR, Gabow PA, et al. The fall of the serum anion gap. Arch Intern Med 1990; 150:311–313.
9. Figge J, Jabor A, Kazda A, Fencl V. Anion gap and hypoalbuminemia. Crit Care Med 1998; 26:1807–1810.
10. Judge BS. Metabolic acidosis: differentiating the causes in the poisoned patient. Med Clin N Am 2005; 89:1107–1124.
11. Iberti TS, Liebowitz AB, Papadakos PJ, et al. Low sensitivity of the anion gap as a screen to detect hyperlactatemia in critically ill patients. Crit Care Med 1990; 18:275–277.
12. Schwartz-Goldstein B, Malik AR, Sarwar A, Brandtsetter RD. Lactic acidosis associated with a normal anion gap. Heart Lung 1996; 25:79–80.
13. Mallat J, Barrailler S, Lemyze M, et al. Use of sodium chloride difference and corrected anion gap as surrogates of Stewart variables in critically ill patients. PLoS ONE 2013; 8:e56635. (Open access jounal, accessed at www.plosone.org on 4/11/2013.)
14. Haber RJ. A practical approach to acid-base disorders. West J Med 1991; 155:146–151.
15. Paulson WD. Anion gap-bicarbonate relationship in diabetic ketoacidosis. Am J Med 1986; 81:995–1000.
16. Stewart PA. Whole-body acid-base balance. In :Kellum JA, Elbers PWG, eds. Stewart's Textbook of Acid Base. 2nd ed. Amsterdam: AcidBase.org, 2009:181–197.
17. Stewart PA. Modern quantitative acid-base chemistry. Can J Physiol Pharmacol 1983; 61:1444–1461.

Chapter 32

有機酸アシドーシス

医師はふつうの人間以上に，進行中の出来事を結論と間違えやすいのではないか。
Samuel Johnson

本章では，乳酸あるいはケト酸（糖尿病性・アルコール性ケトアシドーシス）といった有機酸の蓄積が生じる病態について論じる。また，代謝性アシドーシスに対するアルカリ化療法に関してしても述べる。本章の狙いは，代謝性アシドーシスにかかわる問題だけではなく，代謝性アシドーシスが生じる原因となっている代謝障害についても示すことである。

乳酸アシドーシス

■乳酸代謝

乳酸は細胞質におけるブドウ糖解糖の最終産物であり，乳酸デヒドロゲナーゼ（lactate dehydrogenase：LDH）による脱水素によりピルビン酸から産生される（図32.1参照）。好気的環境では約1,500 mmolもの乳酸が1日で産生され[1,2]，その大部分は，骨格筋（25％），皮膚（25％），赤血球（20％），脳（20％），腸管（10％）で生じる。急性呼吸促迫症候群（ARDS）といった炎症の強い状態では，活性化した好中球も乳酸産生の場となりうる[3,4]。血清乳酸濃度は一般に2 mmol/L以下であり，乳酸：ピルビン酸比は10：1である[1,2]。血清乳酸は，肝臓（60％），腎臓（30％），心臓（10％）に取り込まれる。

乳酸はエネルギー源

図32.1が示すように，ブドウ糖代謝と乳酸代謝からエネルギーが産生される。嫌気性解糖によって1 molのブドウ糖につき32 kcalのエネルギーが産生されるが，これは好気性ブドウ糖代謝（673 kcal/mol）の5％にしかすぎない[3]。この嫌気性ブドウ糖代謝によるエネルギー産生量の不足分は，1 molの乳酸の好気性代謝により326 kcalのエネルギーが産生される[5]ことで補填される〔1 molのブドウ糖から2 molの乳酸が産生されるため1 molのブドウ糖の好気性代謝によって生じた乳酸から652 kcal（2×326）が産生される〕。事実，乳酸は有機的エネルギー源に分類され，そのエネルギー密度（3.62 kcal/g）はブドウ糖（3.74 kcal/g）と同等である[5]。

乳酸シャトル：乳酸が運動時のエネルギー源として使用されている同様のメカニズムは，重症患者でも生じていると考えられる〔乳酸シャトル（lactate shuttle）[6]〕[7]。実際，敗血症患者では，心筋への乳酸の取り込みが増加していることが報告されている[8]。このように乳酸シャトルが重症患者でも働いているということは，重症患者における乳酸産生の亢進は心臓などの重要臓器に対するエネルギー供給を維持するための適応反応である可能性を示唆している。このような考え方は，乳酸そのものが重症患者において有害な物質であるというかつての見解と大

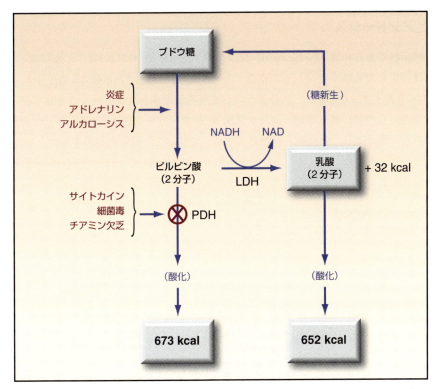

図 32.1　好気性ブドウ糖代謝と乳酸代謝によるエネルギー産生と乳酸アシドーシスを引き起こす因子
PDH：ピルビン酸デヒドロゲナーゼ，LDH：乳酸デヒドロゲナーゼ

きく異なる。

■バイオマーカーとしての乳酸

バイオマーカーとしての乳酸の働きについては，第 10 章（☞ 152 ページ）で述べたが，以下のようにまとめることができる。

1. ショック状態において，血中乳酸値の上昇の程度は死亡率上昇と有意な関連が存在し，重症化初期の乳酸値が 4 mmol/L 以上であることは，72 時間後の死亡率上昇に関連する〔図 10.6（☞ 153 ページ）参照〕。
2. 乳酸値が正常化するのに要する時間（乳酸クリアランス）は初期乳酸値よりも感度の高い予後予測因子である。24 時間以内に乳酸値が正常値範囲に戻れば，死亡率は低下する〔図 10.6（☞ 153 ページ）参照〕。
3. 重症敗血症あるいは敗血症性ショックの患者における乳酸値上昇は，ピルビン酸産生の増加[9]とミトコンドリアでの酸素利用障害〔細胞障害性低酸素症（cytopathic hypoxia）〕の両者によって生じる[10]。ミトコンドリアにおける酸素利用障害はピルビン酸デヒドロゲナーゼやピルビン酸のミトコンドリアへの取り込みを担う酵素がサイトカインや細菌毒によって障害されることで生じている可能性がある[11, 12]（図 32.1）。よって，重症敗血症あるいは敗血症性ショックの患者では，組織の酸素化は障害されていない〔図 14.3（☞ 219 ページ）参照〕。

■乳酸とアシドーシス

解糖の最終産物である乳酸（lactic acid）は，生理学的pH範囲では（H^+と強電離し）強酸のように陰性荷電した乳酸イオンとして存在する[1]。細胞から放出される際の乳酸成分は，乳酸そのものではなく乳酸イオンであるが，どのようにして高乳酸血症がアシドーシスを生じさせているのであろうか。この問に答える際，ブレンステッド–ローリー（Brønsted-Lowry）の酸塩基理論（すなわち，酸とはH^+を供給する物質である）では，この現象を説明することはできない。このことを説明するためには，スチュワート（Peter Stewart）の"strong ion difference"の概念を利用するとよい[13~15]。

Strong Ion Difference

strong ion difference（SID）は，細胞外液中で強電離した陽イオン濃度と陰イオン濃度の総和の差である[13, 14]。細胞外液中の強イオンは，ナトリウムイオン（Na^+），塩素イオン（Cl^-），カリウムイオン（K^+），マグネシウムイオン（Mg^{2+}），カルシウムイオン（Ca^{2+}），乳酸イオンであり，SIDは以下の計算式で求めることができる[15]。

$$\text{SID} = ([Na^+] + [K^+] + [Mg^{2+}] + [Ca^{2+}]) - ([Cl^-] + [乳酸イオン]) \tag{32.1}$$

電気的中性の原則に従えば，SIDと水から電離するH^+とOH^-には以下の関係が存在する。

$$\text{SID} + [H^+] + [OH^-] = 0 \tag{32.2}$$

$[OH^-]$は，生理学的なpHの範囲では$[H^+]$によって規定されるため，式（32.2）は以下のように単純化できる。

$$\text{SID} + [H^+] = 0 \quad \text{または} \quad \text{SID} = -[H^+] \tag{32.3}$$

この関係式に従えば，SIDの変化は$[H^+]$の変化を伴う（SIDが増えると$[H^+]$が減り，SIDが減ると$[H^+]$が増える）。もし$[H^+]$の代わりにpHを使用すれば，**SIDの増加はpHの上昇**をきたし，**SIDの低下はpHの低下**をきたすこととなる〔図12.4（☞182ページ）参照〕。

式（32.1）～（32.3）をまとめると，血清乳酸濃度の上昇は，SIDの低下をきたし，pHの低下を伴うこととなる。血清SIDの正常値はおおよそ40 mmol/Lである[14]。

■高乳酸血症の原因

ショック

最も注意が必要な高乳酸血症の原因はショック（すなわち，循環血液量減少性ショック，心原性ショック，敗血症性ショック）である[16]。高乳酸血症が生じるメカニズムはそれぞれ異なるが，前述のように，これらのショック状態では血中乳酸濃度は予後の予測因子となる。

全身性炎症反応症候群

全身性の炎症（発熱，白血球増加など）には，乳酸値の軽度上昇（2～5 mEq/L）が生じうる。こ

のときの乳酸：ピルビン酸比と血液 pH は正常である。この状態を**ストレス性高乳酸血症**（stress hyperlactatemia）といい，組織への酸素供給や酸素利用は正常で，ピルビン酸の産生が増加することで生じる[10]。重症敗血症や敗血症性ショックにおける乳酸値の上昇は，乳酸：ピルビン酸比の上昇と血液 pH の低下を伴う。

チアミン欠乏

チアミン欠乏の症状には，高拍出量性心不全（湿性脚気），ウェルニッケ（Wernicke）脳症，末梢神経障害（乾性脚気），乳酸アシドーシスがある。チアミン欠乏はピルビン酸デヒドロゲナーゼの補酵素であるチアミンピロリン酸の欠乏を招くため（図 32.1 参照），乳酸アシドーシスは重篤化することもある[17]。重症患者ではチアミン欠乏は予想以上に多く，ICU においては原因不明の高乳酸血症を認めた場合には，チアミン欠乏を疑うべきである〔チアミン欠乏に関する詳細は，第 47 章（☞ 691 ページ）を参照〕。

薬物

メトホルミン，抗レトロウイルス薬，アドレナリン，ニトロプルシド，リネゾリドを含むさまざまな薬物によって高乳酸血症が生じる。アドレナリンを除いて，薬物による多くの高乳酸血症は酸素利用障害によって生じており，その存在に気づかずに放置していると危険である。アドレナリンによって生じる高乳酸血症は，ピルビン酸の産生増加によって生じるものであり，組織の好気性代謝は障害されていない。

メトホルミン：メトホルミンは経口糖尿病薬であり，治療濃度内でも乳酸アシドーシスを生じうる。メトホルミンによって乳酸アシドーシスが生じるメカニズムはよくわかっていないが，多くの場合，腎不全を伴う患者に生じる。乳酸アシドーシスが生じた際の死亡率は 45％を超えるとされる[18,19]。血清メトホルミン濃度は，診療では測定できないことが多いので，その診断は他の乳酸アシドーシスの原因を除外していくことで行う。治療は，メトホルミンと乳酸の除去を目的に血液透析を行う[18,19]。

抗レトロウイルス薬：HIV 感染に対し抗レトロウイルス薬を投与している患者の 8〜18％に高乳酸血症が生じるという報告がある[20]。原因薬物は，ヌクレオシドアナログ（例：ジダノシン，サニルブジン）であり，ミトコンドリアの DNA ポリメラーゼの抑制によって生じているのではないかと考えられている[21]。多くの場合，高乳酸血症は軽度で pH の低下を伴わない。しかし，乳酸値が 10 mmol/L を超えた場合の死亡率は 33〜57％と報告されている[21]。

リネゾリド：リネゾリド治療中にも乳酸アシドーシスは生じうる[22,23]。軽度であることが多いが，10 mmol/L を超える場合もある[23]。リネゾリドによって高乳酸血症が生じるメカニズムは不明であるが，薬物中止に伴い乳酸値は正常化する。

非薬物による中毒

乳酸アシドーシスは，シアン化合物，一酸化炭素，プロピレングリコールの中毒によっても生じる。プロピレングリコールは，静注製剤の溶剤として使用されており，乳酸アシドーシス

の原因としては見落としやすい。

プロピレングリコール：プロピレングリコールは，ロラゼパム，ジアゼパム，エスモロール，ニトログリセリン，フェニトインなどの静注製剤の溶剤として使用されている。プロピレングリコールの約55～75％は肝臓で代謝され，その多くは乳酸とピルビン酸に代謝される[24]。プロピレングリコール中毒の徴候（すなわち，不穏，昏睡，痙攣，低血圧，乳酸アシドーシス）が，高用量のロラゼパム静脈内投与を2日以上受けた患者の19～66％でみられるという報告がある[24,25]。プロピレングリコール中毒が疑われた場合には，薬物投与を中止し，その他の鎮静薬（ミダゾラム，プロポフォールなど，プロピレングリコールを溶剤として使用していない製剤）を選択する。血中プロピレングリコールの測定は可能であるが，その許容濃度はわかっていない。

乳酸アルカローシス

呼吸性あるいは代謝性の重度のアルカローシスでは，解糖系におけるpH依存性酵素の活性化により，血中乳酸濃度が上昇することがある[26]。肝機能が正常の場合は，アルカローシスの際に産生される過剰な乳酸は肝臓で除去される。そのため，**乳酸アルカローシス**（lactic alkalosis）はpH 7.6以上となったときのみ明らかとなる。しかし，肝機能障害がある患者では，より軽度のアルカローシスでも高乳酸血症が起こりうる。

その他の原因

ICU患者にみられる高乳酸血症のその他の原因としては，**全身痙攣**（代謝亢進）[27]，**肝機能障害**（乳酸クリアランス低下）[28]，**喘息発作**（呼吸筋での乳酸産生増加）[29]，**血液学的悪性腫瘍**（まれ）[30]がある。肝機能障害による高乳酸血症は，軽度であることが多い[28]。全身痙攣に伴う高乳酸血症は重症となりうるが（乳酸値 >15 mmol/L程度），一過性である[27]。

■診断

乳酸濃度の正常値は2 mmol/Lであるが，それより上昇しても予後との関係は薄く[1]，4 mmol/Lを超えるような場合を「臨床的に重要な」高乳酸血症と定義する。乳酸値は静脈でも動脈からの採血でも測定は可能である。採血後にすぐに測定できない場合には，赤血球からの乳酸産生を防ぐために氷水の中で検体を保存する。

アニオンギャップ（☞ 483ページ）は，乳酸値上昇に伴い増加するはずであるが，乳酸アシドーシスを呈する患者でアニオンギャップが正常であるとの報告が多くある[31]。したがって，アニオンギャップを乳酸アシドーシスのスクリーニング検査に使用すべきではない。

D-乳酸アシドーシス

哺乳類の組織で産生される乳酸は右旋性異性体（L-乳酸）であるが，ある種の腸内細菌は左旋性異性体（D-乳酸）を産生する[32]。腸内の細菌発酵によって産生されたD-乳酸は全身循環に流入して代謝性アシドーシスを引き起こすことがあり，その際には代謝性脳症を伴うことが多い[33]。D-乳酸アシドーシスは，広範囲小腸切除後患者，あるいは病的肥満に対する空腸回腸吻合術後患者における報告がほとんどである[32～34]。

診断：D-乳酸アシドーシスではアニオンギャップが高値となりうるが，標準的な血中乳酸値測定法ではL-乳酸しか測定できない。D-乳酸アシドーシスを疑う場合には，検査室にD-乳酸の測定を依頼しなければならない。

乳酸アシドーシスに対するアルカリ療法

乳酸アシドーシスを治療する際の主な目標は，原因となった代謝異常を是正することである。pHの補正を目的としたアルカリ療法の意義は不明である[35]。乳酸アシドーシスに対するアルカリ療法に関して以下に簡単にまとめる。

■アシドーシスは有害ではない

アシドーシスが恐れられる要因は，心筋収縮障害である[36]。しかし，健常心機能では，酸血症はしばしば心拍出量増加を伴う[37]。これは，アシドーシスが副腎からのカテコールアミン分泌を促進し，血管拡張を引き起こすことで説明される。したがって正常心機能では，アシドーシスによる心収縮障害はさほど問題にならない。さらに，ショック状態では，アシドーシスが生体保護的に作用する可能性がある。例えば，細胞外液のアシドーシスは，エネルギーの欠乏した細胞を細胞死から守ることが示されている[38]。

■炭酸水素ナトリウムは効果的な緩衝剤ではない

炭酸水素ナトリウムは乳酸アシドーシスに対して一般に使用される緩衝剤であるが，血清のpH上昇効果には限界がある[39]。このことは図32.2に示す炭酸-重炭酸緩衝系の滴定曲線から説明できる。緩衝剤である重炭酸イオン（HCO_3^-）は，炭酸（H_2CO_3）の解離により生成される。

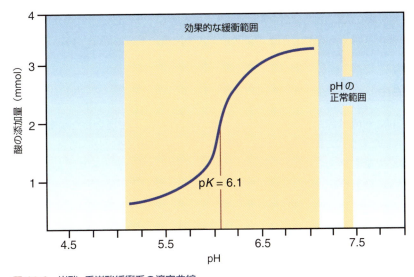

図32.2 炭酸-重炭酸緩衝系の滴定曲線
橙色の部分は炭酸-重炭酸緩衝系が効果的なpHの範囲を示しており，これは細胞外液のpHの正常範囲とは一致しない。〔文献40より引用〕

表 32.1　重炭酸を含む緩衝溶液

	7.5% NaHCO$_3$	Carbicarb®
ナトリウム	0.9 mEq/mL	0.9 mEq/mL
重炭酸塩	0.9 mEq/mL	0.3 mEq/mL
炭酸塩	–	0.3 mEq/mL
Pco$_2$	>200 mmHg	3 mmHg
浸透圧	1,461 mOsm/kg	1,667 mOsm/kg
pH (25°C)	8.0	9.6

$$CO_2 + H_2O \Leftrightarrow H_2CO_3 \Leftrightarrow H^+ + HCO_3^- \tag{32.4}$$

炭酸の解離定数（pK）（すなわち，酸が50%解離しているときのpH）は，滴定曲線からわかるように6.1である．緩衝作用はpHがpK値の両側1以内の範囲で最も効果的であるため[40]，炭酸-重炭酸緩衝系の有効範囲は細胞外液のpHが5.1～7.1の間である（滴定曲線上の橙色の部分）．したがって，**通常の細胞外液pHでは重炭酸は有効な緩衝剤とは考えられない**．実際のところ，重炭酸は（少なくとも生理的なpHの範囲内では）緩衝剤というよりも血中の二酸化炭素運搬形態である．

■炭酸水素ナトリウム投与は有害となりうる

炭酸水素ナトリウムによる治療には，いくつもの望ましくない効果が伴う．二酸化炭素（CO$_2$）の産生はその1つであり，実際に細胞内pHと脳脊髄液pHを低下させる[41,42]．事実，**一般的な炭酸水素ナトリウム液中の二酸化炭素分圧（Pco$_2$）が200 mmHgであることを考えると**（表32.1参照），重炭酸の投与はCO$_2$負荷（つまり酸の負荷！）であり，このCO$_2$は肺から排泄されなければならない．

最後に，**重炭酸の静脈内投与は血中乳酸濃度を上昇させる**[42]．これは，アルカローシスによる乳酸産生の促進が原因であるが，乳酸アシドーシスの治療にとって好ましいことではない．

■Carbicarb®

Carbicarb®は，炭酸水素ナトリウムと炭酸ナトリウムを1：1で混合した緩衝溶液製剤である．表32.1に示したように，標準的な7.5%炭酸水素ナトリウム溶液に比べると，Carbicarb®は重炭酸含有量が少なくPco$_2$もはるかに低い．その結果，炭酸水素ナトリウムの静脈内投与時にみられるPco$_2$の上昇は，Carbicarb®投与では起こらない[41]．

■推奨

アルカリ療法は，代謝性アシドーシスの管理において一般に行う治療法ではない．しかし，重篤なアシドーシス（pH < 7.0）の状況で患者の状態が急速に悪化している状態においては，必死の治療の1つとして，HCO$_3^-$の予想欠乏分の半分の重炭酸を投与してもよい[42]．

$$\text{HCO}_3^- \text{欠乏分 (mEq)} = 0.6 \times \text{体重 (kg)} \times (15 - \text{測定された } [\text{HCO}_3^-]) \quad (32.5)$$

（期待する $[\text{HCO}_3^-]$ を 15 mEq/L とした場合）

　重炭酸投与により循環系の改善がみられたら，$[\text{HCO}_3^-]$ 15 mEq/L を目標に重炭酸投与を続けてもよい．改善がみられないか，かえって悪化する場合には，重炭酸をそれ以上投与しない．

ケト酸

■ケトン体産生

代謝エネルギー産生に必要な炭水化物が不足している状態では，脂肪組織でトリグリセリドが分解され（脂肪分解），遊離脂肪酸が放出される．遊離脂肪酸は肝臓に取り込まれ，代謝されて3つのケトン体（すなわち，アセト酢酸，β-ヒドロキシ酪酸，アセトン）となる．この代謝経路を図32.3に示す．これらのケトン体は肝臓から放出され，心臓や中枢神経系などの重要臓器で酸化エネルギー源として使われる．ケトン体の好気性代謝により4 kcal/g の熱量が産生されるが，これはブドウ糖の代謝によって発生する3.7 kcal/g と比較して少し大きい．

■血中ケト酸濃度

血中ケトン体濃度の正常値はきわめて低いが（0.1 mmol/L 未満），3日間の絶食により血中ケトン体濃度は10倍（1 mmol/L）に上昇する．アセトンはケト酸ではないが，ケトアシドーシス患者の「フルーティ」な口臭の原因である．アセト酢酸（AcAc）と β-ヒドロキシ酪酸（β-OHB）は強電離した強酸であり，血中濃度が3 mmol/L を超えると血清 pH が低下する[43]．AcAc と

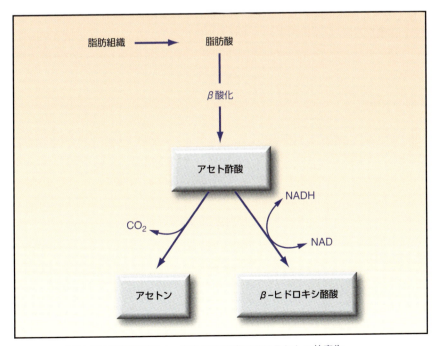

図32.3　ブドウ糖の利用障害によって生じる肝臓におけるケトン体産生
アセトンはケトン体であるが，ケト酸ではない．

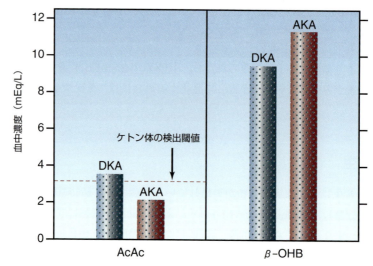

図 32.4 糖尿病性ケトアシドーシス（DKA）とアルコール性ケトアシドーシス（AKA）におけるアセト酢酸（AcAc）と β-ヒドロキシ酪酸（β-OHB）の血中濃度

破線は，ニトロプルシド反応が陽性となるために必要なアセト酢酸の最小血中濃度を示す。

β-OHB の血中濃度は，次の酸化還元反応によって決まる（図 32.3 参照）。

$$\text{AcAc} + \text{NADH} \Leftrightarrow \beta\text{-OHB} + \text{NAD} \tag{32.6}$$

この反応の平衡は β-OHB 生成の方向へ傾いている。ケトン体産生が亢進した状態での β-OHB：AcAc 比は，糖尿病性ケトアシドーシスの 3：1 からアルコール性ケトアシドーシスの 8：1 まで幅がある。糖尿病性ケトアシドーシスならびにアルコール性ケトアシドーシスにおける血中ケトン体濃度を図 32.4 に示す。いずれの病態においても β-OHB のほうが優位であることに注意してほしい。したがって，ケトアシドーシスは **β-OHB アシドーシス**と呼ぶほうが，より正確である。

ニトロプルシド反応

ニトロプルシド反応は，血中と尿中の AcAc やアセトンを検出する比色検査法である。検査は錠剤（Acetest®）や試験紙（Ketostix®，Labstix®，Multistix®）を用いて行うことができる。AcAc の検出下限濃度は 3 mmol/L である。**本検出法は優位なケト酸である β-OHB は検出できないため**[43]，ケトアシドーシスの重症度判定法としては感度が低い。この事実を図 32.4 に示した。例えば，アルコール性ケトアシドーシスでは血液中の総ケト酸濃度は 13 mmol/L であり，これはケトン体の正常血中濃度に比べて 100 倍以上の上昇である。しかし AcAc 濃度は 3 mmol/L 未満であるため，ニトロプルシド反応は陰性となる。

β-ヒドロキシ酪酸テスト

ポータブルな「ケトン体測定器」は，指からの採血で 10 秒以内に β-OHB 濃度を測定できる[44]〔Precision Xtra® meter（Abbot Laboratories 社），Nova Max® PLUS™（Nova Biomedical 社）など〕。米国糖尿病学会は，糖尿病性ケトアシドーシス患者のモニタリングのために，これらのデ

バイスを用いて，血清 β-OHB 濃度を測定することを推奨している[45]。

糖尿病性ケトアシドーシス

糖尿病性ケトアシドーシス（diabetic ketoacidosis：DKA）は1型糖尿病（インスリン依存型）患者に起こるのが一般的であるが，27～37％の患者では発症時に糖尿病の既往を認めない[46]。インスリンの投与量不足と感染症などの合併疾患が，DKA 発症の主たる原因である。DKA の死亡率は1～5％である[46]。

■臨床像

米国糖尿病学会が提唱する DKA の定義は，250 mg/dL 以上の高血糖，血清 [HCO_3^-] 18 mEq/L 未満，血液 pH 7.3 以下，アニオンギャップ高値，血中あるいは尿中ケトン体の存在である[45]。しかし，以下のように，いくつかの例外もある。

1. 約20％の症例では，血糖値は軽度増加する程度である（250 mg/dL 未満）[47]。
2. アニオンギャップは DKA では正常であることもある[48]。腎臓からのケトン体排泄は腎尿細管での塩素の再吸収増加を伴い，高塩素血症が生じ，アニオンギャップの増加を抑制する。

DKA に伴うその他の臨床的特徴を以下に示す。

1. ケトン体血中濃度増加に伴い白血球が増加するため，DKA 患者における白血球増加は感染の信頼できる指標とはなりえない[45]。しかし，幼若白血球の増加は，DKA 患者における感染の指標となりうる[49]。
2. DKA 患者の27％では，急性冠症候群が存在しなくてもトロポニン I 濃度が上昇している[50]。
3. ほぼすべての DKA 患者において脱水が存在するが，DKA 患者における血清ナトリウム濃度は脱水を反映していない。高血糖にはナトリウム利尿作用が存在し，血糖値が 100 mg/dL 増加するごとに，血清ナトリウム濃度は 1.6～2 mEq/L 低下する[51,52]。

■治療

DKA の治療法を表 32.2 にまとめた。以下に，その一部について詳述する。

輸液

体液の不足量は，平均して 50～100 mL/kg（体重 80 kg の成人で 4～8 L）である[45]。輸液療法は生理食塩液（0.9％塩化ナトリウム溶液）で 1 L/h（あるいは 15～20 mL/kg/h）で開始する[45]。血圧が正常値に回復するなど循環が安定化したあとは，輸液速度を 250～500 mL/h（4～14 mL/kg/h）に低下させてもよい。血糖値が 250 mg/dL まで低下すれば，輸液を 5％ブドウ糖添加 0.45％食塩液に変え，輸液速度を 150～250 mL/h まで下げてもよい。

表 32.2 糖尿病性ケトアシドーシス（DKA）の治療

I. 輸液
1. 生理食塩液の輸液を 1 L/h（あるいは 15～20 mL/kg/h）で開始する。血圧が正常値に復帰したのちは，輸液速度を 250～500 mL/h にする。
2. 血糖値が 250 mg/dL まで低下すれば，5%ブドウ糖添加 0.45%食塩液を 150～250 mL/h で投与する。
3. DKA 患者における水分不足量は 50～100 mL/kg（体重 80 kg の成人で 4～8 L）である。

II. インスリン
1. レギュラーインスリンを 0.15 U/kg の単回静脈内投与で開始し，続いて 0.1 U/kg/h で持続静注を行う。
2. 血糖値が 50～70 mg/dL/h の速度で低下するようにインスリン投与量を調整する。
3. 血糖値が 200 mg/dL になった時点で，インスリンの持続静注量を 0.05～0.1 U/kg/h とし，血糖値 150～200 mg/dL を維持する。
4. DKA が改善し（pH 7.3），経口飲水が可能となった時点でインスリン皮下注を開始する。インスリン皮下注を開始した数時間はインスリンの持続静脈投与を継続する。

III. カリウム
1. カリウム濃度が低い場合（<3.3 mEq/L），血清カリウムが正常化するまで，インスリン投与を待機し，40 mEq/h のカリウムをカリウム濃度が ≧3.3 mEq/L となるまで投与する。
2. カリウム濃度が正常（3.3～4.9 mEq/L）である場合，20～30 mEq の KCl を輸液 1 L ごとに加えて投与し，血清カリウム濃度を 4～5 mEq/L に維持する。
3. カリウム濃度が高い場合（≧5 mEq/L），カリウム投与は初期には行わない。2 時間ごとにカリウム濃度を測定する。
4. DKA 患者における平均カリウム欠乏量は 3～5 mEq/kg である。

〔文献 45 の米国糖尿病学会ガイドラインより〕

インスリン

インスリン療法はレギュラーインスリンを 0.15 U/kg の単回静脈投与したのち，0.1 U/kg/h で持続静注を開始する。インスリンは点滴ラインに吸着されるので，はじめに点滴ライン内にインスリン溶解液 50 mL を流してから持続静注を開始する。血糖値は 50～70 mg/dL/h の速度で低下させることを目標とし[46]，インスリン投与量はこの目標を目安に調整する。血糖値が 200 mg/dL 以下になった時点で，インスリンの持続静注量を 0.05～0.1 U/kg/h とし，ブドウ糖注入を開始する。その後，血糖値は 150～200 mg/dL の間に維持する[45,46]。低血糖の危険性があるため，正常血糖値を目標にしない。

DKA の改善後：DKA が改善し（すなわち，血糖値 <200 mg/dL，血清 $[HCO_3^-]$ >18 mEq/L，血液 pH >7.3），経口飲水が可能となった時点でインスリン皮下注を開始してもよい。元来インスリンに依存していた患者では，普段使用していたインスリンプロトコールに戻してもよい。インスリンを初めて使用した患者では，0.5～0.8 U/kg/日を分割投与するべきである[46]。

カリウム

カリウム欠乏は DKA 患者にほぼ例外なく起こり，不足量は平均 3～5 mEq/kg である[47]。しかし，発症当初の血清カリウム濃度は，しばしば正常か（74%の患者），高値である（22%の患者）[47]。血清カリウム濃度は，細胞内への移動が生じるためインスリン治療中に急激に低下する。したがって，治療開始時に血清カリウム濃度が低い場合（<3.3 mEq/L），KCl を 40 mEq/h で持続投与することで，血清カリウムが正常化するまでインスリン投与は控える。血清カリウムが高値の場合（≧5 mEq/L），カリウムの初期投与は行わない。血清カリウムが正常である場

合，20～30 mEq の KCl を輸液 1 L ごとに加えて投与する[45]。初期カリウム値にかかわらず，治療開始時の 4～6 時間は血清カリウムを 1～2 時間ごとに測定する。

リン酸

DKA 患者ではリンの欠乏も一般的であり，不足量は 1～1.5 mmol/kg が一般的である[47]。しかし，DKA 患者において，リン酸補充にメリットがあるかどうかは不明であり，低リン酸血症が重篤でない限りリン酸補充は推奨されていない[45～47]。血清 PO_4 が 1 mg/dL 未満である場合，20～30 mEq のリン酸カリウムを輸液 1 L ごとに加えて投与する[45]。

重炭酸

重炭酸治療は DKA 患者の予後を改善せず，一般的治療として推奨されていない[45～47]。しかし，pH <7.0 で危篤状態の患者では，必死の治療の 1 つとして，重炭酸を投与してもよい。

■酸塩基状態のモニタリング

DKA における酸塩基状態の変化を検討するうえで，血清重炭酸濃度は必ずしも信頼できる指標ではない。生理食塩液による輸液療法はしばしば高塩素性アシドーシスを引き起こし，ケトアシドーシスが寛解したにもかかわらず，重炭酸が増加しないことがある。このような病態では，ギャップ-ギャップ，つまりアニオンギャップ過剰/重炭酸不足比をモニタリングするとよい。ギャップ-ギャップ比に関しては，前章の最後で述べた（☞ 485 ページ）。この比は，純粋なケトアシドーシスでは 1 である。ケトアシドーシスが改善して高塩素性アシドーシスに変化するにつれて，この比は 0 へ向けて減少する。血中からケトン体がなくなれば，この比は 0 に近づく。

アルコール性ケトアシドーシス

アルコール性ケトアシドーシス（alcoholic ketoacidosis：AKA）は，慢性アルコール依存症患者にみられる複雑な酸塩基平衡障害であり，通常 1～3 日間の度を越した大量飲酒ののちに起こる[53,54]。アルコール性ケトアシドーシスの発生には，栄養摂取減少（ケトン体産生増加を引き起こす），肝臓でのエタノール酸化（NADH が産生されて β-ヒドロキシ酪酸の合成を促進する），脱水（尿へのケトン体排泄を障害する）など，いくつかの機序が関与すると考えられる。

■臨床像

AKA 患者は慢性的に病的状態であり，いくつかの合併症を有している。AKA の症状は通常，悪心，嘔吐，腹痛などである[53]。電解質異常はほとんどの患者に存在し，特に血中濃度低下（例：低ナトリウム血症，低カリウム血症，低リン酸血症，低マグネシウム血症，低血糖）が起こる。AKA では混合性酸塩基平衡障害も頻繁に生じる。半数以上の患者で AKA 以外の原因による乳酸アシドーシスが起こり，嘔吐が長引く患者は代謝性アルカローシスとなる。

■診断

AKAの診断は，度を越した飲酒の有無，アニオンギャップの増大，血中や尿中のケトン体陽性などで確定する。しかしAKAでは，ケトン体を検出に用いるニトロプルシド反応は陰性となることがある。このことを図32.4に示した。肝臓におけるエタノールの酸化はNADHを産生し，これがアセト酢酸のβ-ヒドロキシ酪酸への変換を促進して，アセト酢酸の血中濃度と尿中濃度が低下する。ほとんどのAKA症例ではケトン体のニトロプルシド反応は陽性であるが[53]，ケトアシドーシスの重症度は大幅に過小評価される。

■治療

AKAの治療は非常に単純で，ブドウ糖を加えた生理食塩液を投与するだけでよい。ブドウ糖投与は肝臓のケトン体産生を抑える一方，輸液は腎臓によるケトン体の除去を促進する。ケトアシドーシスは通常，24時間以内に改善する。その他の電解質不足は必要に応じて補正する。ブドウ糖投与は貯蔵チアミンを枯渇させる可能性があるので，チアミン補充が推奨されている。

おわりに

■アシドーシスそのものが問題ではない

本章で伝えておきたい重要な事項は，乳酸アシドーシスや糖尿病性ケトアシドーシスにおける問題はアシドーシスそのものではなく，アシドーシスを引き起こしている基礎的病態であるということである。同じ程度のアシドーシスが糖尿病性ケトアシドーシスと乳酸アシドーシスによって生じても，ケトアシドーシスによるもののほうが生存率は高い。これは，ケトアシドーシスが細胞内のブドウ糖枯渇による過剰な適応反応であるのに対し，乳酸アシドーシスは細胞内のエネルギー代謝障害により生じることで説明がつく。

　加えて強調すべき点は，生理的なpH範囲内では，重炭酸はさほど大きな緩衝作用をもたないことである。事実，重炭酸は生体内の揮発酸である二酸化炭素が蓄積したものとしてみることもできる。

■文献

乳酸アシドーシス──総説

1. Okorie ON, Dellinger P. Lactate: biomarker and potential therapeutic target. Crit Care Clin 2011; 27:299–326.
2. Vernon C, LeTourneau JL. Lactic acidosis: Recognition, kinetics, and associated prognosis. Crit Care Clin 2010; 26:255–283.

乳酸代謝

3. Borregaard N, Herlin T. Energy metabolism of human neutrophils during phagocytosis. J Clin Invest 1982; 70:550–557.
4. De Backer D, Creteur J, Zhang H, et al. Lactate production by the lungs in acute lung injury. Am J Respir Crit Care Med 1997; 156:1099–1104.
5. Lehninger AL. Bioenergetics. New York: WA Benjamin, 1965; 16.
6. Brooks GA. Lactate production under fully aerobic conditions: the lactate shuttle during rest and exercise. Fed Proc 1986; 45:2924–2929.
7. Gladden LB. Lactate metabolism: a new paradigm for the third millennium. J Physiol 2004; 558.1:5–30.

8. Dhainaut J-F, Huyghebaert M-F, Monsallier JF, et al. Coronary hemodynamics and myocardial metabolism of lactate, free fatty acids, glucose, and ketones in patients with septic shock. Circulation 1987; 75:533–541.

バイオマーカーとしての乳酸

9. Gore DC, Jahoor F, Hibbert JM, DeMaria EJ. Lactic acidosis during sepsis is related to increased pyruvate production, not deficits in tissue oxygen availability. Ann Surg 1996; 224:97–102.
10. Fink MP. Cytopathic hypoxia. Crit Care Clin 2001; 17:219–238.
11. Vary TC, O'Neill P, Cooney RN, et al. Chronic infusion of interleukin-1 induces hyperlactatemia and altered regulation of lactate metabolism in skeletal muscle. J Parenter Ent Nutr 1999; 23:213–217.
12. Thomas GW, Mains CW, Slone DS, et al. Potential dysregulation of the pyruvate dehydrogenase complex by bacterial toxins and insulin. J Trauma 2009; 67:628–633.
13. Stewart PA. Modern quantitative acid-base chemistry. Can J Physiol Pharmacol 1983; 61:1444–1461.
14. Stewart PA. Strong ions and the strong ion difference. In Kellum JA, Elbers PWG, eds. Stewart's Textbook of Acid Base 2009: Amsterdam; Acidbase.org:55–70.
15. Adrogue HJ, Gennari J, Gala JH, Madias NE. Assessing acid-base disorders. Kidney Int 2009; 76:1239–1247.

高乳酸血症の原因

16. Mizock BA. Metabolic derangements in sepsis and septic shock. Crit Care Clin 2000; 16:319–336.
17. Campbell CH. The severe lactic acidosis of thiamine deficiency: acute, pernicious or fulminating beriberi. Lancet 1984; 1:446–449.
18. Seidowsky A, Nseir S, Houdret N, Fourrier F. Metformin-associated lactic acidosis: a prognostic and therapeutic study. Crit Care Med 2009; 37:2191–2196.
19. Perrone J, Phillips C, Gaieski D. Occult metformin toxicity in three patients with profound lactic acidosis. J Emerg Med 2011; 40:271–275.
20. Ogedegbe AO, Thomas DL, Diehl AM. Hyperlactatemia syndromes associated with HIV therapy. Lancet Infect Dis 2003; 3:329–337.
21. Falco V, Rodriguez D, Ribera E, et al. Severe nucleoside-associated lactic acidosis in human immunodeficiency virus-infected patients: report of 12 cases and review of the literature. Clin Infect Dis 2002; 34:838–846.
22. Gould FK. Linezolid: safety and efficacy in special populations. J Antimicrob Chemoth 2011; 66(Suppl 4):iv3–iv6.
23. Apodaca AA, Rakita RM. Linezolid-induced lactic acidosis. New Engl J Med 2003; 348:86–87.
24. Wilson KC, Reardon C, Theodore AC, Farber HW. Propylene glycol toxicity: a severe iatrogenic illness in ICU patients receiving IV benzodiazepines. Chest 2005; 128:1674–1681.
25. Arroglia A, Shehab N, McCarthy K, Gonzales JP. Relationship of continuous infusion lorazepam to serum propylene glycol concentration in critically ill adults. Crit Care Med 2004; 32:1709–1714.
26. Bersin RM, Arieff AI. Primary lactic alkalosis. Am J Med 1988; 85:867–871.
27. Orringer CE, Eusace JC, Wunsch CD, Gardner LB. Natural history of lactic acidosis after grand-mal seizures. A model for the study of anion-gap acidoses not associated with hyperkalemia. N Engl J Med 1977; 297:796–781.
28. Kruse JA, Zaidi SAJ, Carlson RW. Significance of blood lactate levels in critically ill patients with liver disease. Am J Med 1987; 83:77–82.
29. Mountain RD, Heffner JE, Brackett NC, Sahn SA. Acid-base disturbances in acute asthma. Chest 1990; 98:651–655.
30. Friedenberg AS, Brnadoff DE, Schiffman FJ. Type B lactic acidosis as a severe metabolic complication of lymphoma and leukemia: a case series from a single institution and literature review. Medicine (Baltimore) 2007; 86:225–232.

乳酸アシドーシスの診断

31. Iberti TS, Liebowitz AB, Papadakos PJ, et al. Low sensitivity of the anion gap as a screen to detect hyperlactatemia in critically ill patients. Crit Care Med 1990; 18:275–277.
32. Anonymous. The colon, the rumen, and d-lactic acidosis. Lancet 1990; 336:599–600 (editorial).
33. Thurn JR, Pierpoint GL, Ludvigsen CW, Eckfeldt JH. D-lactate encephalopathy. Am J Med 1985; 79:717–720.
34. Bustos D, Ponse S, Pernas JC et al. Fecal lactate and the short bowel syndrome. Dig Dis Sci 1994; 39:2315–2319.

アルカリ療法

35. Forsythe SM, Schmidt GA. Sodium bicarbonate for the treatment of lactic acidosis. Chest 2000; 117:260–267.
36. Sonnett J, Pagani FD, Baker LS, et al. Correction of intramyocardial hypercarbic acidosis with sodium bicarbonate. Circ Shock 1994; 42:163–173.
37. Mehta PM, Kloner RA. Effects of acid-base disturbance, septic shock, and calcium and phosphorous abnormalities on cardiovascular function. Crit Care Clin 1987; 3:747–758.
38. Gores GJ, Nieminen AL, Fleischman KE, et al. Extracellular acidosis delays onset of cell death in ATP-

depleted hepatocytes. Am J Physiol 1988; 255:C315–C322.
39. Graf H, Arieff AI. The use of sodium bicarbonate in the therapy of organic acidoses. Intensive Care Med 1986; 12:286–288.
40. Comroe JH. Physiology of respiration. Chicago: Yearbook Medical Publishers, 1974; 203.
41. Rhee KY, Toro LO, McDonald GG, et al. Carbicarb, sodium bicarbonate, and sodium chloride in hypoxic lactic acidosis. Chest 1993; 104:913–918.
42. Rose BD. Clinical physiology of acid-base and electrolyte disorders. 4th ed. New York: McGraw-Hill, 1994; 590.

ケト酸
43. Cartwright MM, Hajja W, Al-Khatib S, et al. Toxigenic and metabolic causes of ketosis and ketoacidotic syndromes. Crit Care Clin 2012; 601–631.
44. Plüdderman A, Hemeghan C, Price C, et al. Point-of-care blood test for ketones in patients with diabetes: primary care diagnostic technology update. Br J Clin Pract 2011; 61:530–531.
45. American Diabetes Association. Hyperglycemic crisis in diabetes. Diabetes Care 2004; 27(Suppl):S94–S102.

糖尿病性ケトアシドーシス
46. Westerberg DP. Diabetic ketoacidosis: evaluation and treatment. Am Fam Physician 2013; 87:337–346.
47. Charfen MA, Fernandez-Frackelton M. Diabetic ketoacidosis. Emerg Med Clin N Am 2005; 23:609–628.
48. Gamblin GT, Ashburn RW, Kemp DG, Beuttel SC. Diabetic ketoacidosis presenting with a normal anion gap. Am J Med 1986; 80:758–760.
49. Slovis CM, Mork VG, Slovis RJ, Brain RP. Diabetic ketoacidosis and infection: leukocyte count and differential as early predictors of serious infection. Am J Emerg Med 1987; 5:1–5.
50. AlMallah M, Zuberi O, Arida M, Kim HE. Positive troponin in diabetic ketoacidosis without evident acute coronary syndrome predicts adverse cardiac events. Clin Cardiol 2008; 31:67–71.
51. Rose BD, Post TW. Hyperosmolal states: hyperglycemia. In: Clinical physiology of acid-base and electrolyte disorders. 5th ed. New York, NY: McGraw-Hill, 2001; 794–821.
52. Moran SM, Jamison RL. The variable hyponatremic response to hyperglycemia. West J Med 1985; 142:49–53.

アルコール性ケトアシドーシス
53. Wrenn KD, Slovis CM, Minion GE, Rutkowsli R. The syndrome of alcoholic ketoacidosis. Am J Med 1991; 91:119–128.
54. McGuire LC, Cruickshank AM, Munro PT. Alcoholic ketoacidosis. Emerg Med J 2006; 23:417–420.

Chapter 33

代謝性アルカローシス

> めったにやらないことに労力をかけるよりも，いつもしていることを
> 完璧にこなすよう努力するほうがずっと価値がある。
> Harriet Beecher Stowe（1864 年）

一般的に問題視されるのは代謝性アシドーシスであるが，入院患者に最もよくみられる酸塩基平衡障害は**代謝性アルカローシス**である[1~3]。代謝性アルカローシスが頻発する原因は，次の3つの要素に起因すると考えられる。①一般的な誘因となる病態（例：利尿薬治療），②アルカローシスがアルカローシスを継続する能力をもつこと（塩素のおかげで），③アルカローシスは病態の進行が気づかれず，治療されない傾向にあること。後者の要素は，代謝性アルカローシスは単なるありふれた病態であるだけでなく，しばしば治療されない病態であることを意味している。

病因

代謝性アルカローシスは，高二酸化炭素症への適応反応ではなく，細胞外液の重炭酸イオン濃度（$[HCO_3^-]$）が増加した状態（$>26\,mEq/L$）と定義される。この状態は，次のいずれの結果によっても起こりうる。①細胞外液からの水素イオン（H^+）の喪失，②細胞外液中の HCO_3^- の増加，③細胞外液量の減少である。いったん代謝性アルカローシスが発生すると，遠位ネフロンでの HCO_3^- の再吸収増加と分泌抑制が起こり，尿中への HCO_3^- の排泄が減少することで代謝性アルカローシスが継続される。これらの腎性調節については次項で述べるが，塩素の欠乏，低カリウム血症やアルドステロンにより促進される。

■腎臓による調整機序

先ほど触れたように，腎臓は尿への HCO_3^- 排泄を減少させることにより，代謝性アルカローシスの維持に重要な役割を果たしている。以下に関連する機序について解説する。

重炭酸の再吸収

HCO_3^- は糸球体で容易に濾過されるが，そのほとんどは腎尿細管で再吸収される。濾過された HCO_3^- の大部分（90%）は近位尿細管で再吸収され，その残りは集合管における特殊な細胞[*1]により再吸収される。その遠位部は代謝性アルカローシスでの HCO_3^- 再吸収増加における主要な部位である[4]。集合管における HCO_3^- 再吸収の機序を図 33.1 に示す。膜 ATPase ポンプが水素イオン（H^+）を尿細管腔へ移動させ，そこで H^+ と HCO_3^- が反応し炭酸（H_2CO_3）

[*1] 訳注：A 型間在細胞のことと思われる。

第 IX 部　酸塩基平衡障害

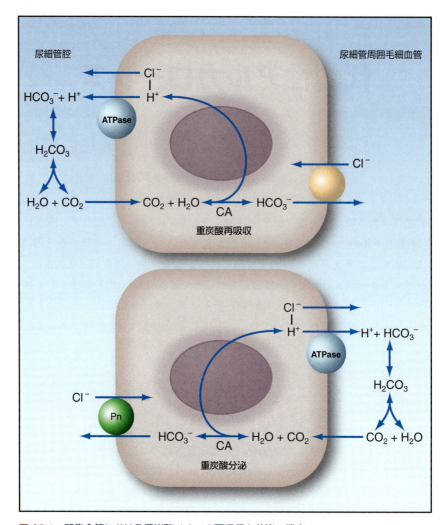

図 33.1　腎集合管における重炭酸イオンの再吸収と分泌の機序
CA：炭酸脱水酵素，Pn：ペンドリン（塩素−重炭酸交換体）。解説は本文を参照のこと。

が生成される。その炭酸が分解され二酸化炭素（CO_2）と水（H_2O）が生じる。CO_2 は尿細管細胞内へ移動し水和されることで HCO_3^- と H^+ が生成される。その HCO_3^- は血流に入り，H^+ は尿細管腔内に戻されて，次のサイクルが始まる。塩素イオン（Cl^-）は HCO_3^- と入れ替わり，尿細管周囲毛細血管から尿細管細胞内に移動する。

重炭酸の分泌

HCO_3^- は集合管の特殊な細胞[*2]からも分泌される。これは正常では起こらず，血清中の HCO_3^- が過剰な場合（すなわち，代謝性アルカローシス）に生じる。HCO_3^- の分泌の機序は，HCO_3^- 再吸収の逆で，尿細管細胞の毛細血管側の H^+ ポンプが作用する（図 33.1 参照）。その主な違いは，尿細管細胞の尿細管管腔側膜上に存在する**ペンドリン**（pendrin）と呼ばれる塩素−重炭酸交換タンパクが存在することである。この陰イオン交換タンパクが HCO_3^- 分泌に重要な役割

[*2] 訳注：B 型間在細胞と思われる。

を果たしている[5～8]。代謝性アルカローシスのときには，ペンドリン遺伝子が上方制御され[6]，ペンドリンの活性は管腔内塩素濃度に直接関与している[7]。

塩素欠乏

塩素欠乏は，HCO_3^- の再吸収増加と分泌抑制により，代謝性アルカローシスを促進させる重要な役割を果たしている。その現象は，遠位ネフロンでの管腔内塩素濃度が低下することでもたらされる。これは，①尿細管腔内への Cl^- と H^+ の移動を促進させることにより HCO_3^- の再吸収が増加することと，②陰イオン交換タンパク（ペンドリン）の活性低下により HCO_3^- 分泌が減少することで生じる。HCO_3^- 分泌による管腔内塩素への影響は，塩素欠乏が代謝性アルカローシスを促進させ，塩素補充が代謝性アルカローシスを是正することを可能とする主要な機序と考えられている[5]。

低カリウム血症

塩素欠乏と同様に，低カリウム血症は遠位ネフロンでの HCO_3^- 再吸収増加と分泌減少により代謝性アルカローシスを促進する。細胞外への K^+ の移動と細胞内への H^+ の移動が同時に起こることにより，HCO_3^- の再吸収が増加する。その結果として細胞内 pH が低下し，遠位ネフロンでの HCO_3^- 再吸収が促進される[4]。低カリウム血症時の HCO_3^- 分泌減少の原因は，ペンドリン活性の低下による[8]。

アルドステロン

アルドステロン（副腎皮質で生成されるミネラルコルチコイド）が，酸分泌腎尿細管細胞の尿細管腔表面にある膜 H^+ ポンプを刺激することによって，遠位ネフロンでの HCO_3^- 再吸収を促進する[9]。

■誘因となる病態

持続的代謝性アルカローシスの3つの主要な原因としては，塩素欠乏，低カリウム血症，ミネラルコルチコイド過剰が挙げられる。ICU におけるこれらの異常をきたす臨床的病態について述べていく。

循環血液量不足

細胞外液量の減少は代謝性アルカローシスを促進する。当初この現象は「濃縮性アルカローシス（contraction alkalosis）」と表現されていたが，この用語はその根本にある病態が塩素欠乏であることを示していないため誤解を招いている（すなわち，塩素を補充せずに循環血液量を補充しただけではアルカローシスは是正されないが，循環血液量の是正なしに塩素を補充することでアルカローシスは是正される）[5]。

胃酸の喪失

経鼻胃管吸引により結果的に胃液は失われる。胃液には，豊富な H^+（50～100 mEq/L）と Cl^-（120～160 mEq/L），それより少ない K^+（10～15 mEq/L）が含まれている[10]。H^+ の喪失は

代謝性アルカローシスを引き起こし，さらに Cl^- と K^+ の喪失はそのアルカローシスを長引かせる。

利尿薬

サイアザイド系利尿薬やフロセミドのような「ループ」利尿薬は，Cl^- と K^+ の喪失によって代謝性アルカローシスを促進する。これらの利尿薬の主な作用は，尿中への Na^+ の排泄を増加させることであり（ナトリウム利尿），さらに尿中への塩素とナトリウム排泄は釣り合うため，同等量の塩素も尿中に排泄されることになる（塩素利尿）。

尿細管腔内の Na^+ の増加が，遠位尿細管における間在細胞の尿細管腔側にある Na^+-K^+ 交換ポンプを介して，K^+ の喪失をも促進する。

臨床症状

代謝性アルカローシスは多くの患者において目立った悪影響を及ぼさない。遷延する嘔吐があり，血清 $[HCO_3^-]$ が 151 mEq/L であった高齢の患者が，生命に差し迫る脅威なく，アルカローシスの是正後に完全に回復したという症例報告がある[11]。臨床的重要性が乏しいため，代謝性アルカローシスの認識の有用性やその管理については疑問も残る。

■神経学的症状

アルカローシスに起因する神経学的症状には，意識レベルの低下，全身痙攣，知覚異常，手足の攣縮などがある。しかし，これらの症状のほとんどは，代謝性アルカローシスではなく**呼吸性アルカローシス**に関連して起こる。これは，呼吸性アルカローシスのほうがより細胞内および中枢神経系の pH に影響を及ぼしやすいことで従来から説明されている。

神経学的症状は重曹（重炭酸ナトリウム）摂取による代謝性アルカローシスの症例でより顕著となる[12]が，この状態は原因要素となりうる他の電解質異常（特に高カルシウム血症）に付随して起こる。

■低換気

代謝性アルカローシスに対する換気応答は低換気であり，その結果，動脈血二酸化炭素分圧（$PaCO_2$）は上昇する。しかし，この反応は強いものではなく，血清 $[HCO_3^-]$ のかなりの上昇がなければ有意な低換気が生じないであろう[13]。その代謝性アルカローシスに対する換気応答は，次の関係式で表される[14]。

$$\Delta PaCO_2 = 0.7 \times \Delta [HCO_3^-] \tag{33.1}$$

（$PaCO_2$：動脈血二酸化炭素分圧，$[HCO_3^-]$：血清 HCO_3^- 濃度）

図 33.2 は，進行する代謝性アルカローシスにおいて $PaCO_2$ と血清 $[HCO_3^-]$ の関係を示した曲線であるが，(33.1) の関係式を用いて求めたものである（この曲線の作図にあたっては，$PaCO_2$ 40 mmHg，血清 $[HCO_3^-]$ 24 mEq/L を正常値としている）。血清 $[HCO_3^-]$ が 24 mEq/L か

第33章 代謝性アルカローシス

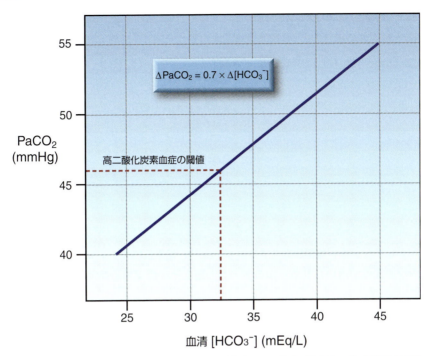

図33.2　代謝性アルカローシスにおける血清重炭酸イオン濃度（[HCO_3^-]）と動脈血二酸化炭素分圧（$PaCO_2$）との関係
$PaCO_2$ の正常値を 40 mmHg，血清 [HCO_3^-] の正常値を 24 mEq/L とし，グラフ上に示した関係式を用いて予測した。

ら 32 mEq/L に 40% 増加するまで高二酸化炭素症（すなわち，$PaCO_2$ >46 mmHg）は起こらない。急性の呼吸器疾患（例：肺炎）により換気ドライブが亢進している患者の場合，有意な低換気をもたらすためには，なおいっそうの血清 [HCO_3^-] の増加が必要となるであろう。

■ヘモグロビンの酸素解離曲線

アルカローシスはヘモグロビンの酸素解離曲線を左方移動させ〔ボーア（Bohr）効果〕，それによりヘモグロビンの組織への酸素の放出が減少する傾向となる。毛細血管からの酸素摂取が一定の場合，ヘモグロビンの酸素解離曲線の左方移動は通常，静脈血酸素分圧を低下させるが，これは組織酸素分圧の低下を通常は示唆している[15]。しかし，この影響により組織の不十分な酸素化（例：乳酸蓄積）をきたすエビデンスはない。

評価

ICU 患者に生じる代謝性アルカローシスの原因となりうるのは，胃酸の喪失，利尿薬，循環血液量不足，低カリウム血症であり，これらは容易に発見できる。原因が確定できないまれな症例では，次に解説するように尿中の塩素濃度が参考となる。

表 33.1　代謝性アルカローシスの分類

分類	基準	病態
塩素反応性	尿中 [Cl⁻] <15 mEq/L	● 嘔吐 ● 経鼻胃管吸引 ● 塩素排泄性利尿薬 ● 循環血液量不足 ● 下剤の乱用
塩素抵抗性	尿中 [Cl⁻] >25 mEq/L	● 原発性アルドステロン症 ● 甘草の摂取 ● 重度の低カリウム血症（血清カリウム値 <2 mEq/L）

■ 分類

代謝性アルカローシスを，塩素反応性アルカローシス，塩素抵抗性アルカローシスに分類するときに，尿中塩素濃度が用いられる。おのおのの分類とその関連する病態を表 33.1 に示す。

塩素反応性アルカローシス

塩素反応性代謝性アルカローシス（chloride-responsive metabolic alkalosis）の特徴は，尿中塩素濃度が低いこと（<15 mEq/L），すなわち塩素欠乏である。このタイプの代謝性アルカローシスを引き起こす主な原因には，胃酸の喪失，塩素排泄亢進性利尿薬（すなわち，尿中塩素排泄を促進する利尿薬）による治療，循環血液量不足が挙げられる。塩素排泄性利尿薬（例：サイアザイド系利尿薬やフロセミド）による代謝性アルカローシスでは，その薬物が効果を発揮しているときには尿中塩素は不適切に増加しているかもしれない。しかし，薬物の効果がなくなればこの影響も消失する。

　塩素反応性代謝性アルカローシスは循環血液量不足に付随して生じることが多く，等張食塩液の輸液で改善する。ICU 患者でみられる代謝性アルカローシス患者の大部分は塩素反応性である。

下剤の乱用：下痢は便中への重炭酸の喪失により，高塩素血症性代謝性アシドーシスをきたすのが一般的だが，下剤の慢性的乱用に関連する下痢便にはカリウムや塩素（70〜90 mEq/L）が豊富に含まれ，その結果，低カリウム血症や生理食塩液（塩素）反応性代謝性アルカローシスをきたす[16]。患者は下剤の乱用や下痢をしばしば否定するため，その診断は容易ではない。

塩素抵抗性アルカローシス

塩素抵抗性代謝性アルカローシス（chloride-resistant metabolic alkalosis）の特徴は，尿中塩素濃度が高いことである（すなわち，>25 mEq/L）。塩素抵抗性アルカローシス症例の多くは，原発性のミネラルコルチコイド過剰（例：原発性アルドステロン症）によって引き起こされる。塩素反応性代謝性アルカローシスでは一般的に循環血液量が不足しているのに対して，塩素抵抗性代謝性アルカローシスでは通常，循環血液量は過剰となっている。そのため，このタイプの代謝性アルカローシスは等張食塩液の輸液では改善しない。ICU の患者では，このタイプの代謝性アルカローシスはまれである。

重度の K⁺ 不足：ミネラルコルチコイドの過剰は尿中へのカリウム喪失を促進するため，塩素抵抗性代謝性アルカローシスでは低カリウム血症を呈することが多い。しかし，ミネラルコルチコイド過剰に起因しない低カリウム血症に塩素抵抗性代謝性アルカローシスを発症した症例の報告もある[17]。その低カリウム血症は重度であることが多く（血清 [K⁺] < 2 mEq/L），塩素の再吸収の減弱に関与する作用点は遠位尿細管である。この病態は生理食塩液抵抗性であるが，カリウム補充で是正される[17]。

治療

主に塩素，カリウム欠乏の結果，代謝性アルカローシスは持続するので，アルカローシスを補正するためには，これらのイオンを補充しなければならない。これは，生理食塩液（0.9%塩化ナトリウム溶液）と塩化カリウムによって達成される。

■生理食塩液の静脈内投与

塩素反応性代謝性アルカローシスでは通常，循環血液量が不足しているため，生理食塩液の静脈内投与はアルカローシスの補正に役立つであろう。アルカローシス補正に必要となる生理食塩液の量は，下記に示すように当初の Cl⁻ 不足量を計算することで推定可能である[2, 18]。

$$\text{Cl}^- \text{不足量 (mEq)} = 0.2 \times \text{wt (kg)} \times (100 - \text{血清 [Cl}^-\text{]}) \quad (33.2)$$

（wt は除脂肪体重，100 は血清 [Cl⁻] の正常値）

必要な生理食塩液の量（L）は下記のように計算する。

$$\text{生理食塩液の投与量 (L)} = \frac{\text{Cl}^- \text{不足量}}{154} \quad (33.3)$$

〔154 は生理食塩液の [Cl⁻]（mEq/L）〕

表 33.2 にこれらの計算法をまとめておく。患者の血行動態が安定している場合は，生理食塩液の急速な投与は不要であり，時間あたりの総水分喪失量（不感蒸泄量を含む）を上回る 100〜125 mL/h の投与速度が適当である。

表 33.2 代謝性アルカローシスに対する生理食塩液の静脈内投与

ステップ 1. Cl⁻ の不足量を計算する。
$\text{Cl}^- \text{不足量 (mEq)} = 0.2 \times \text{wt (kg)} \times (100 - \text{血清 [Cl}^-\text{]})$
ステップ 2. 生理食塩液の投与量を計算する。
$0.9\%\text{生理食塩液の投与量 (L)} = \dfrac{\text{Cl}^- \text{不足量}}{154}$
ステップ 3. 輸液速度：100 mL/h > 時間あたり喪失量

〔文献 2, 18 より〕

例：体重70 kgの成人が嘔吐を繰り返し，血清 [Cl^-] 80 mEq/Lの代謝性アルカローシスをきたした。この症例の Cl^- 不足量（血清 [Cl^-] の正常値 100 mEq/L を用いて）は，$0.2 \times 70 \times (100-80) = 280$ mEq である。この不足分を補正するのに必要な生理食塩液の量は $280/154 = 1.8$ L となる。

浮腫状態

浮腫を伴う場合の生理食塩液静脈内投与は，晶質液が主に間質液分画に分布するため，禁忌である。生理食塩液 1 L を輸液するごとに，825 mL は間質性浮腫液として加わる〔図 12.2（☞ 180 ページ）参照〕[19]。浮腫状態での代謝性アルカローシスは，しばしば低カリウム血症に付随して起こる。そのため，アルカローシスの治療に塩化カリウム補充療法が行われる。

■塩化カリウム

低カリウム血症の補正にはカリウム補充が行われ，代謝性アルカローシスの治療に対し塩素補充をうまく活用するために，通常は塩化カリウムを投与する。利尿薬誘発性低カリウム血症は，マグネシウム不足下ではカリウム補充に抵抗性であることを強調しておく[20]。利尿薬治療中にマグネシウム欠乏もよく生じるため，K^+ 補充開始時には血清 [Mg^{2+}] を検査すべきである〔マグネシウム不足の評価については，第 37 章（☞ 562 ページ）で解説する〕。

■生理食塩液抵抗性アルカローシス

ミネラルコルチコイド過剰（原発性または二次性）に伴うアルカローシスは，細胞外液量の増加（末梢の浮腫として見えるかもしれない）と関連しており，生理食塩液の静脈内投与は逆効果である。このタイプの代謝性アルカローシスでは低カリウム血症がみられることが多く，K^+ 補充（塩化カリウムとして）はアルカローシス補正に有用である。しかし，補正治療には次に述べる方法のうち 1 つが必要となるかもしれない。

アセタゾラミド

アセタゾラミドは，HCO_3^- の再吸収や分泌に関与する炭酸脱水酵素を阻害する（図 33.1 参照）。アセタゾラミドの主な作用は，HCO_3^- 再吸収の抑制（近位および遠位尿細管）と尿中への HCO_3^- 排出促進である（アセタゾラミド治療中には尿のpHが7以上になっているはずである）。その HCO_3^- 排出増加はナトリウム排出増加と同時に起こり，アセタゾラミドは利尿効果と代謝性アルカローシス補正の双方に有効である。推奨投与量は 5〜10 mg/kg 静脈内（または経口）投与で，効果は平均 15 時間後に最大となる[21]。

塩酸の静脈内投与

K^+ 補充やアセタゾラミドでも補正されないアルカローシスでは，塩酸（HCl）の希釈溶液を静脈内に投与することで治療されるが，これは危険を伴うため，重度のアルカローシス（血液 pH >7.5）の患者にのみ行われる。

方法：塩酸の「投与量」は，次の式で計算される H^+ の不足量に基づいて決定する（表 33.3

表 33.3　塩酸の静脈内投与

ステップ 1. H^+ の不足量を計算する。

$$H^+ \text{ 不足量 (mEq)} = 0.5 \times \text{wt (kg)} \times (\text{血清 [HCO}_3^-] - 30)$$

ステップ 2. 塩酸の投与量を計算する。

$$0.1\,N\,(規定)\,塩酸の投与量\,(L) = \frac{H^+ \text{ 不足量}}{100}$$

ステップ 3. 輸液速度：$\leq 0.2\,mEq/kg/h$

〔文献 2, 18 より〕

参照）。

$$H^+ \text{ 不足量 (mEq)} = 0.5 \times \text{wt (kg)} \times (\text{血清 [HCO}_3^-] - 30) \tag{33.4}$$

(wt は除脂肪体重，30 は目標血清 $[HCO_3^-]$ である。投与する目標はアルカローシスに歯止めをかけることであり，血清 $[HCO_3^-]$ を正常化させることではないので，正常より高い値となっている。)

静脈内投与に好んで用いられる HCl 溶液は 0.1 N（規定）HCl であり，その溶液 1 L 中に 100 mEq の H^+ と 100 mEq の Cl^- が含まれる。H^+ 不足量を補正するために必要な 0.1 N HCl 溶液の量は，表 33.3 に示したように，H^+ 不足量/100 で計算される。HCl 溶液は組織傷害性であるため，その投与は太い中心静脈から行うべきであり[22]，その投与速度は 0.2 mEq/kg/h を超えてはならない[18]。

例：除脂肪体重が 70 kg の成人で，血清 $[HCO_3^-]$ が 40 mEq/L, 動脈血 pH が 7.57 である重症，難治性代謝性アルカローシス患者の場合で考えてみる。H^+ 不足量は $0.5 \times 70 \times (40-30) = 350\,mEq$ となる。これに相当する 0.1 N HCl 溶液の量は $350/100 = 3.5\,L$ であり，その最大投与速度は $(0.2 \times 70)/100 = 0.14\,L/h$（2.3 mL/min）となる。

有害作用：HCl 静脈内投与の最大の問題は血管への腐食作用である。HCl 溶液の血管外漏出は，たとえ中心静脈から投与された場合でも重篤な組織の壊死（致死的な結果も）を起こしうる[23]。

おわりに

■キーワードは塩素

代謝性アルカローシスのキーワードは「塩素」である。ICU 患者の代謝性アルカローシスの維持と補正の主要な要素でもある。塩素は代謝性アシドーシスにおいても重要な役割を果たしている。その酸塩基平衡における役割に加えて，塩素は細胞外液中で 2 番目に多い電解質であり，細胞外液の浸透圧や容量を決定する重要な要素でもある。多くの生理学的過程における塩素の関与をふまえ，塩素に関する最近のレビューでは「電解質の女王」と述べられている[24]。もっと適切な呼称があるかもしれないが，これは塩素が細胞外液におけるナトリウムの受動的パートナーである域をはるかに超えた存在であるという認識が高まっていることの表れである。

■文献

総説
1. Laski ME, Sabitini S. Metabolic alkalosis, bedside and bench. Semin Nephrol 2006; 26:404–421.
2. Khanna A, Kurtzman NA. Metabolic alkalosis. Respir Care 2001; 46:354–365.
3. Galla JH. Metabolic alkalosis. J Am Soc Nephrol 2000; 11:360–375.

病因
4. Rose BD, Post TW. Regulation of acid-base balance. In: Clinical Physiology of Acid-Base and Electrolyte Disorders. 5th ed. New York: McGraw-Hill, 2001:325–371.
5. Luke RG, Galla JH. It is chloride depletion alkalosis, not contraction alkalosis. J Am Soc Nephrol 2012; 23:204–207.
6. Adler L, Efrati E, Zelikovic I. Molecular mechanisms of epithelial cell-specific expression and regulation of the human anion exchanger (pendrin) gene. Am J Physiol Cell Physiol 2008; 294L:C1261–C1276. Metabolic Alkalosis 629
7. Vallet M, Picard N, Loffling-Cueni D, et al. Pendrin regulation in mouse kidney primarily is chloride-dependent. J Am Soc Nephrol 2006; 17:2153–2163.
8. Wagner CA, Finberg KE, Stehberger PA, et al. Regulation of the expression of the CL/anion exchanger pendrin in mouse kidney by acid-base status. Kidney Int 2002; 62:2109–2117.
9. Winter C, Kampik NB, Vedovelli L, et al. Aldosterone stimulates vacuolar (H^+-ATPase activity in acid-secreting intercalated cells mainly via a protein kinase C-dependent pathway. Am J Physiol Cell Physiol 2011; 1:C1251–C1261.
10. Gennari FJ, Weise WJ. Acid-base disturbances in gastrointestinal disease. Clin J Am Soc Nephrol 2008; 3:1861–1868.

臨床症状
11. Giovanni I, Greco F, Chiarla C, et al. Exceptional nonfatal metabolic alkalosis (blood base excess + 48 mEq/L). Intensive Care Med 2005; 31:166–167.
12. Fitzgibbons LJ, Snoey ER. Severe metabolic alkalosis due to baking soda ingestion: case reports of two patients with unsuspected antacid overdose. J Emerg Med 1999; 17:57–61.
13. Javaheri S, Kazemi H. Metabolic alkalosis and hypoventilation in humans. Am Rev Respir Dis 1987; 136:1011–1016.
14. Adrogué HJ, Madias NE. Secondary responses to altered acid-base status: The rules of engagement. J Am Soc Nephrol 2010; 21:920–923.
15. Nunn JF. Nunn's Applied Respiratory Physiology. 4th ed. Oxford: Butterworth-Heinemann Ltd, 1993:275–276.

評価
16. Roerig JL, Steffen KJ, Mitchell JE, Zunker C. Laxative abuse. Epidemiology, diagnosis, and management. Drugs 2010; 70:1487–1503.
17. Garella S, Chazan JA, Cohen JJ. Saline-resistant metabolic alkalosis or "chloride-wasting nephropathy". Report of four patients with severe potassium depletion. Ann Intern Med 1970; 73:31–38.

治療
18. Androgue HJ, Madias N. Management of life-threatening acid-base disorders. Part 2. N Engl J Med 1998; 338:107–111.
19. Imm A, Carlson RW. Fluid resuscitation in circulatory shock. Crit Care Clin 1993; 9:313-333.
20. Whang R, Flink EB, Dyckner T, et al. Mg depletion as a cause of refractory potassium depletion. Arch Intern Med 1985; 145:1686–1689.
21. Marik PE, Kussman BD, Lipman J, Kraus P. Acetazolamide in the treatment of metabolic alkalosis in critically ill patients. Heart Lung 1991; 20:455–458.
22. Brimioulle S, Vincent JL, Dufaye P, et al. Hydrochloric acid infusion for treatment of metabolic alkalosis: effects on acid-base balance and oxygenation. Crit Care Med 1985; 13:738–742.
23. Buchanan IB, Campbell BT, Peck MD, Cairns BA. Chest wall necrosis and death secondary to hydrochloric acid infusion for metabolic alkalosis. South Med J 2005; 98:822.

おわりに
24. Berend K, van Hulsteijn LH, Gans RO. Chloride: the queen of electrolytes? Eur J Intern Med 2012; 23:203–211.

Section X

腎臓と電解質の異常

人は人との関係から成り立っている。
Ralph Waldo Emerson "*Essays*"（1841年）

Chapter 34

急性腎傷害

すべての難問を一度に解決することはできない。
Paul A.M. Dirac（1903〜1984 年）

ICU 患者の 70％には，ある程度の腎機能障害があり，そのうち約 5％が腎代替療法を必要とするといわれている[1〜3]。重症患者に生じる腎機能障害は，**急性腎傷害**（acute kidney injury：AKI）と現在では呼ばれている。この病態は，進行性の全身性炎症疾患患者において多臓器不全の一部分症として発症するという意味では，急性呼吸促迫症候群（ARDS）と同様の病態と考えられる[1]。AKI で血液透析を要する患者の死亡率は 50〜70％であり[3]，この数値は過去 30 年以上変わっていない[4]。血液透析が AKI 患者の死亡率を低下させないという事実は，死亡率を改善しない治療は即刻やめるべきであると主張する evidence-based medicine に毒された医師らの注目を今のところ免れているようである。

診断基準

"AKI" という呼称は，重症患者に起こる腎機能障害全般を示すものとして 10 年以上前に提唱された。同時に，病態の重症度およびその予後を分類する基準も提言された。その意図は重症患者の腎機能障害の表記を標準化することであったが，現実的には（次に示すように），診断基準を単純化するよりもむしろ複雑にしてしまったようだ。

■ RIFLE 基準

2002 年に，専門家のグループである Acute Dialysis Quality Initiative（ADQI）が AKI の進行状態を明確にするための分類を提唱した。このシステムは 5 つのカテゴリーに分けられており，Risk（リスク），Injury（損傷），Failure（機能不全），Loss（腎機能喪失），End-stage renal disease（末期腎不全）それぞれの頭文字をとって，RIFLE と名づけられた。RIFLE の基準を表 34.1 に示す。この基準は 3 段階の重症度と，2 段階の臨床的転帰に分類される。重症度は，血清クレアチニン値と尿量によって分けられる。第 1 段階のリスクは，AKI の診断基準の最も初期の段階である。すなわち血清クレアチニン値が 50％増加し，尿量が 6 時間で 0.5 mL/kg/h よりも減少（乏尿の基準）したもの，とされている。クレアチニン値と尿量の両方が当てはまらなくても，どちらか「悪い」ほうをカテゴリーの分類に用いる。

　RIFLE 基準には，2 つの問題点がある。①血清クレアチニン値の変化について，その期間を限定していないこと，② AKI の診断に必要とされる血清クレアチニンの最小変化の値の設定が大きすぎることである。

表 34.1 急性腎傷害（AKI）に対する RIFLE と AKIN 基準

カテゴリー	血清クレアチニン（SCr）基準	尿量基準[b]
RIFLE		
Risk（リスク）	SCr 基準値からの上昇 1.5〜2 倍未満	尿量 < 0.5 mL/kg/h 6 時間以上持続
Injury（損傷）	SCr 基準値からの上昇 2〜3 倍未満	尿量 < 0.5 mL/kg/h 12 時間以上持続
Failure（機能不全）	SCr 基準値からの上昇 3 倍以上	尿量 < 0.3 mL/kg/h 24 時間以上持続 もしくは 12 時間以上の無尿
Loss（腎機能喪失）	4 週間超の腎機能の消失	
ESRD（末期腎不全）	3 か月超の腎機能の消失	
AKIN[a]		
ステージ 1	SCr 基準値から 0.3 mg/dL 以上上昇 もしくは基準値から 1.5〜2 倍の上昇	尿量 <0.5 mL/kg/h 6 時間以上持続
ステージ 2	SCr 基準値から 2〜3 倍を超える上昇	尿量 <0.5 mL/kg/h 12 時間以上持続
ステージ 3	SCr 基準値から 3 倍を超える上昇 もしくは SCr ≥4 mg/dL で ≥0.5 mg/dL の上昇	尿量 <0.5 mL/kg/h 24 時間以上持続 もしくは 12 時間以上の無尿

[a] AKIN 基準は，SCr 値の上昇が 48 時間以内に起こることが前提である。
[b] 尿量の決定には，理想体重での補正が推奨される。
〔文献 1，2 より〕

■AKIN 基準

RIFLE 基準におけるこれらの問題点のため，Acute Kidney Injury Network（AKIN）によって修正された基準が提唱された。その基準を表 34.1 の下段に示した。AKIN 基準では，AKI の診断基準となるクレアチニン値の変化がより小さく設定されており（≧ 0.3 mg/dL），48 時間以内の血清クレアチニン値の変化をみることと限定している。しかし，この基準が提唱されたあとも RIFLE 基準が使用され続けたため，AKI の診断と分類は現在も 2 つの方法が競合する状況になっている。

■今，どちらを使うか

それでは，AKI の診断と分類にはどちらの基準を使うべきか。公表されている論文では，AKIN の基準のほうがより多く使われているようであるが，予想される臨床結果に対して，RIFLE と AKIN 基準を比較した研究では有意な差が出ていない。図 34.1 に示すように，2 つの基準の予測死亡率はほぼ等しい[5]。

混乱の原因

新たに定義された病態（AKI）は，重症患者の腎不全へのアプローチを簡略化する意図があるにもかかわらず，次のような点で混乱をもたらしている。

1. AKI の診断には，腎臓の「障害」とはならない腎前性の病態（例：循環血液量減少）も含まれている。
2. 乏尿（尿量 < 0.5 mL/kg/h）は AKI の診断に必要な要素だが，非乏尿性 AKI（例：間質性腎炎，ミオグロビン尿性腎不全）が考慮されていない。
3. AKI の診断に必要となる血清クレアチニン値の最小増加値に関する合意がない。

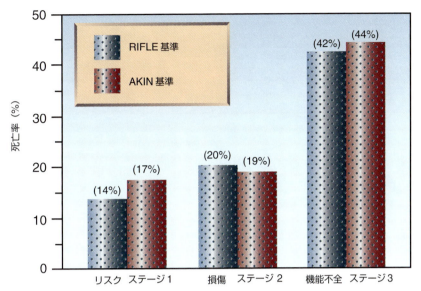

図34.1　RIFLEとAKIN基準によるAKI患者291人の院内予測死亡率の比較
両方のシステムの予測死亡率に有意差はない。〔データは文献5より〕

診断について

■分類

AKIを引き起こす臨床的障害は，その損傷部位により，腎前性，腎性，腎後性のいずれかによって分類される。

腎前性障害

腎前性障害の原因は腎血流量の減少である。AKIのうち30〜40%が腎前性であり[6]，ほとんどの症例が循環血液量減少と低心拍出性心不全により生じる。腎前性障害は，全身の血流量を増加させるような手技（例：輸液蘇生）によく反応するが，低灌流が高度の場合（例：循環血液量減少性ショック）には反応が得られないこともある。

腎性障害

AKIの原因となる腎臓自体の障害には，急性尿細管壊死（acute tubular necrosis：ATN）と急性間質性腎炎（acute interstitial nephritis：AIN）がある。

ATN：AKI症例の50%以上がATNによるものである[6]。ATNの病態はもともと腎血流量減少によるものと考えられていたが，現在では病理学的に腎尿細管に平行している上皮細胞の炎症性（酸化）損傷が存在することが明らかになっている[7]。損傷した細胞が尿細管腔内にはがれ落ち，閉塞が生じる（図34.2参照）。尿細管腔が閉塞すると，糸球体に逆圧がかかり，糸球体全体の濾過圧が下がり，結果として糸球体濾過量（glomerular filtration rate：GFR）が低下する。この過程は尿細管糸球体フィードバック（tubuloglomerular feedback）と呼ばれている[8]。

　ATNは原発性の疾患ではなく，通常は次のような病態の1つの症状として出現する。重症敗

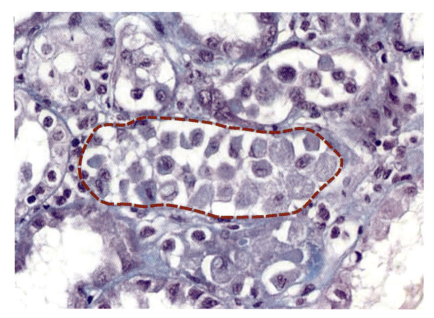

図 34.2　急性尿細管壊死（ATN）の顕微鏡写真
近位尿細管（点線で囲まれている部分）が尿細管から脱落した細胞で満たされている。

血症や敗血症性ショック，造影剤や腎毒性のある薬物（例：アミノグリコシド系），あるいはミオグロビン尿による腎傷害を伴う横紋筋融解症などである。

AIN：AIN も炎症性損傷の結果として生じる。しかし，その損傷は尿細管ではなく，腎間質に存在している。AIN については本章で後述する。

腎後性閉塞

腎実質よりも遠位の閉塞が原因のものは AKI の約 10％ にすぎない[6]。閉塞部位として，腎集合管の最も遠位部位（腎乳頭壊死），尿管（後腹膜腫瘍による管外閉塞），または尿道（狭窄）も含まれる。結石による尿管閉塞は，片腎機能でない限り AKI の原因にはならない。

AKI の主な原因

AKI のほとんどの症例は，表 34.2 に示した臨床的病態から生じる。最も多い原因は表の左の欄に示した。敗血症（すなわち，感染症と全身性の炎症）は最も多く，AKI 症例の最大 50％ を占める[3,9]。また，AKI は大手術，特に人工心肺を用いた手術の術後患者の最大 40％ に発症すると報告されている[3]。大きな外傷患者の 30％ に発症し[3]，そのうち 30％ は横紋筋融解による[3]。腎毒性のある薬物と造影剤による AKI は約 20％ である[9]。腹腔内圧上昇は AKI の原因としては珍しくないが，しばしば見逃される。これについては後述する。

■診断のための評価項目

AKI の評価はまず，ベッドサイドでの超音波検査で腎後性閉塞がないかどうかを確かめることから始める。閉塞がなければ，問題が腎前性であるか（例：循環血液量減少か低心拍出量），腎

表 34.2 急性腎傷害（AKI）のよくある原因

最も多いもの[a]	その他
● 敗血症[b] ● 大手術 ● 循環血液量減少 ● 低心拍出量 ● 腎毒性のある薬物	● 腹圧増大 ● 心肺バイパス ● 外傷 ● 横紋筋融解症

[a]〔文献 9 より〕
[b] AKI の主な原因

表 34.3 AKI の評価のための尿検査

測定項目	腎前性障害	腎性障害
スポット尿中ナトリウム	<20 mEq/L	>40 mEq/L
ナトリウム排泄率（FE_{Na}）	<1%	>2%
尿素排泄率（FE_{urea}）	<35%	>50%
尿浸透圧	>500 mOsm/kg	300〜400 mOsm/kg
尿/血清の浸透圧比	>1.5	1〜1.3

性であるか（例：ATN か AIN）を明らかにするための評価をしなければならない。表 34.3 に示した項目の測定によって，乏尿患者については，腎障害のなかから腎前性のものを除外することができる。

スポット尿中ナトリウム濃度検査

腎前性障害では，腎血流量減少に伴って，尿細管でのナトリウムの再吸収が増加し，尿中ナトリウム濃度が減少する。これに対して，ATN のような腎性の「尿細管疾患」ではナトリウムの再吸収が損なわれ，尿中ナトリウム濃度が増加するのが特徴である。それゆえ，AKI 患者の尿を無作為に採取してナトリウム濃度を測定し，20 mEq/L より低ければ腎前性障害と考えられ，40 mEq/L より高ければ腎性障害であると判断できる[10]。

例外：腎前性の障害でも，利尿薬が投与されていたり，患者が慢性の腎疾患の場合は，（尿中へのナトリウム排泄は強制的に起こるので）尿中ナトリウムが高くなる（>40 mEq/L）ことがある。

ナトリウム排泄率

ナトリウム排泄率（FE_{Na}）はスポット尿中ナトリウム濃度よりも正確に尿細管機能を表すと考えられている。FE_{Na} は，ナトリウムクリアランスをクレアチニンクリアランスで割ったもので，以下の式で表される。

$$FE_{Na} (\%) = \frac{U/P[Na]}{U/P[Cr]} \tag{34.1}$$

（U/P は尿中と血清中のナトリウムとクレアチニン濃度の比）

　腎機能と血液量が正常な患者では，FE_{Na} は 1％である（すなわち，濾過されたナトリウムの

1％のみが尿中に排泄される）。循環血液量減少のような腎前性障害ではこの値が1％より小さくなり（ナトリウム貯留を反映して），ATNのような腎性障害では＞2％となるのが典型的である（尿中へのナトリウム排泄の増加を反映する）[11]。

例外：利尿薬や，慢性腎不全によってスポット尿中ナトリウムと同じようにFE_{Na}も見かけ上，上昇する（＞1％）ことがある[11]。さらに，敗血症[12]，造影剤[13]，ヘモグロビン尿またはミオグロビン尿[14]による腎不全の患者では，FE_{Na}が見かけ上低くなる（＜1％）ことがある。

尿素排泄率

尿素排泄率（FE_{urea}）はFE_{Na}と同様の考え方に基づくものであり，次式で表されるように，尿素クリアランスをクレアチニンクリアランスで割ったものに等しい。

$$FE_{urea} (\%) = \frac{U/P[urea]}{U/P[Cr]} \tag{34.2}$$

（U/Pは尿中と血清中の尿素とクレアチニン濃度の比）

　循環血液量減少のような腎前性障害ではFE_{urea}は低く（＜35％），ATNのような腎性障害では高い（＞50％）。また，**FE_{urea}は利尿薬の影響を受けないので**[15]，その点がFE_{Na}よりも大きな利点となっている。

不確実性

腎前性と腎性の原因を区別するのは困難なこともあり，両者を区別するために輸液負荷が必要となることも多い（次項参照）。

初期治療

AKIの初期治療として必須なのは，①腎血流維持のための輸液，②腎毒性のある薬物の中止，③AKIの原因疾患の治療（例：敗血症）である。

■輸液

AKIの腎前性の原因が無視できない場合は，迅速な輸液負荷が必須となる。腎血流減少の補正が遅れると，腎実質に損傷を生じることになるため，適正な輸液負荷による回復が大切なのである。このような輸液投与では，晶質液500〜1,000 mL，膠質液300〜500 mLを30分かけて点滴する[16]。輸液投与は反応があるまで（すなわち，尿量が増加するまで），あるいはこれ以上は過負荷であると考えられるまで，継続する（ただし，輸液した晶質液の20〜25％しか血管内には残らないので，500 mL点滴しても血漿としては100〜125 mLしか増えないことに注意が必要である。ゆえに，晶質液の輸液投与は500 mLでよい反応がなかったとしても，中止するべきではない）。腎前性の原因が除外されない限り，尿量増加を目的に利尿薬を用いてはならない。

ヒドロキシエチルデンプン

ヒドロキシエチルデンプン（hydroxyethyl starch：HES）とAKIに関するいくつかの研究報

告によれば（☞ 190 ページ），AKI の輸液投与には HES は用いないほうがよい。

■腎性障害

以下に，腎性障害による AKI の患者（すなわち，ATN や AIN）に対する対応を述べる。残念ながら，AKI の進行を遅らせることのできる初期対応は，有害と考えられる薬物の中止のみである。

フロセミド

AKI にフロセミドはよく使われる。しかし，フロセミドの静脈内投与では AKI 患者の腎機能を改善することはできないし，乏尿性腎不全を非乏尿性に変えることもできない[3, 17]。ただし，AKI からの回復期にフロセミドを用いることで，尿量を増加させ[18]，水分の貯留を改善させるので推奨できる。

低用量ドパミン

低用量ドパミン（2 μg/kg/min）は腎血管拡張薬として作用するが，AKI 患者の腎機能を改善させるわけではない[19, 20]。さらに，低用量ドパミンによる遅発性の影響が，血行動態（内臓への血流量を減らす），免疫機能（T リンパ球の機能阻害），内分泌機能（下垂体からの甲状腺刺激ホルモンの分泌抑制）に生じることがある[20]。これらの有害症状に見合う有益性がないために，AKI 患者に低用量ドパミンを用いることは，（文献 20 の言葉を借りれば）"bad medicine" と考えられる。

腎毒性薬物

前述のように，腎臓に有害な薬物を中止することが，AKI の進行抑制に最も効果的な初期治療である。AKI に影響のある薬物は多種あり，表 34.4 に示した。

表 34.4　AKI に悪影響を及ぼす薬物

機序	頻度の高い薬物	その他の薬物
腎実質内の血行動態	非ステロイド性抗炎症薬（NSAID）	アンギオテンシン変換酵素（ACE）阻害薬，アンギオテンシン受容体拮抗薬（ARB），シクロスポリン，タクロリムス
浸透圧性腎症	ヒドロキシエチルデンプン（HES）	マンニトール，免疫グロブリン（静注）
尿細管損傷	アミノグリコシド系	アムホテリシン B，抗レトロウイルス薬，シスプラチン
間質性腎炎	抗菌薬（ペニシリン系，セファロスポリン系，スルホンアミド，バンコマイシン，マクロライド系，テトラサイクリン系，リファンピシン）	抗痙攣薬（フェニトイン，バルプロ酸），H₂ 受容体拮抗薬，NSAID，プロトンポンプ阻害薬（PPI）

〔文献 21 より引用〕

腎傷害の各論

■造影剤誘発性腎傷害

ヨード系の造影剤は，直接的尿細管損傷，腎血管収縮，有害酸素代謝物の産生など，さまざまな機序で腎臓に損傷を与える[21]。AKIの診断にAKIN基準を用いれば，造影剤を使用した検査の8〜9％にAKIが生じる[22]。AKIは通常，造影剤使用後約72時間以内に発症する。その頻度は，多臓器不全，慢性腎不全，またはその他の腎毒性薬物で治療中の患者において高くなる[23]。ほとんどの症例は2週間以内に軽快するが，なかには腎代替療法が必要となるケースもある[24]。

予防

輸液：高リスク患者において，造影剤による腎傷害の最も効果的な予防方法は，（可能ならば）輸液をすることである。推奨されている処方として，**造影剤使用検査の3〜12時間前から生理食塩液を100〜150 mL/hで輸液し，検査後も6〜24時間継続する**[23]。緊急の検査の場合には，少なくとも検査前に300〜500 mLの生理食塩液を輸液する。

N-アセチルシステイン：N-アセチルシステイン（NAC）は抗酸化作用をもつグルタチオン代用薬であり，それによって造影剤による腎傷害の予防効果をもつとされるが，これまでの報告はまちまちである[3]。とはいえ，高用量NAC（最高1,200 mg/日）を用いた16件の研究分析では，造影剤による腎傷害のリスクを50％下げるという結果が報告されている[24]。この，高用量NACの処方は，造影剤検査の前夜から48時間の間に経口で1,200 mgを1日2回投与するものである。緊急検査の場合は，検査前にはじめの1,200 mgを投与する。異論もあるが，NACは低コストかつ安全であることから，予防薬として広く使用されている。

■急性間質性腎炎

急性間質性腎炎（AIN）は腎間質を含む炎症の病態であり，AKI様の症状を呈する。しかし，乏尿は必ずしもAINの特徴とはいえない[25]。したがって，AINはAKIの診断を保証するものではない。AINのほとんどの症例は薬物に対する過敏性反応として生じるが，感染（通常は，ウイルスや非典型的病原体）によるものもある。AINの原因となりやすい薬物は表34.4に示してある[26]。抗菌薬，特にペニシリン系が原因として最も多い。

　薬物誘発性のAINは，しばしば（必ずしもではない）発熱，発疹，好酸球増加などの過敏性反応の徴候を伴う。腎傷害は通常，はじめの薬物曝露から2〜3週間程度で生じるが[26]，2度目の曝露では2〜3日以内に生じうる。膿尿や好酸球尿がしばしば認められる[26]。腎生検が診断を確実にするが，ほとんど施行されない。AINは原因薬物が中止されれば自然治癒することが多いが，回復には数か月がかかる。

■ミオグロビン尿性腎不全

AKIは広範囲な筋挫傷（横紋筋融解症）の患者の約3分の1に発症する[27, 28]。その主たる原因

はミオグロビンであり，これは挫傷筋組織から放出され，腎尿細管上皮細胞を損傷する。細胞損傷の原因はヘム鉄で[29]，これがヒドロキシルラジカルを産生し細胞に酸化傷害を引き起こすのである〔図22.6（☞356ページ）参照〕。このことから，ヘモグロビンが尿細管損傷を生じる理由に説明がつく。

AKIの診断は横紋筋融解症がある状態では困難な場合がある。それは，挫傷筋肉からクレアチンが放出され，これがクレアチニンとして測定されるために，見かけ上の血清クレアチニン濃度が上昇するからである[29]。

尿中ミオグロビン

尿中ミオグロビンは o–トルイジンの液浸反応スティック（ヘマスティックス®）で検出できる。これは尿中の潜血検査に用いられるものである。このテストが陽性であれば，赤血球を除去するために尿を遠心分離し，ヘモグロビンを除去するためにその上清をマイクロフィルターで濾過する。この工程のあとにもテストが陽性であれば，尿中にミオグロビンがあるといえる。ほかに，尿の赤血球沈殿層を検査する方法がある。これは，尿中の赤血球を除いた層でスティック反応が陽性であれば，ミオグロビン尿である証拠とするものである。

尿中のミオグロビンの存在はミオグロビン尿性腎不全の診断を確実にするものではないが，尿中にミオグロビンがなければ，ミオグロビン尿性腎不全を否定できることになる[28]。

管理

横紋筋融解症における腎傷害を抑制し進行を止めるのに最も有効な方法は，積極的に**輸液を負荷**して，腎血流を増やすことである。尿をアルカリ化することも腎傷害を少なくすることに役立つが，この方法はなかなかうまくいかず，また必須でないことが多い。血清カリウムとリンの値は，横紋筋融解症においては頻回に測定しなければならない。これらの電解質は挫傷した骨格筋から放出され，腎機能が改善しない場合には特に，その濃度が急激に上昇するからである。ミオグロビン尿性腎不全が進行した患者の約30％で透析が必要になる[28]。

■腹部コンパートメント症候群

腹部コンパートメント症候群（abdominal compartment syndrome：ACS）は腹腔内圧が上昇することで，1つ以上の臓器が機能不全を生じる病態である[30,31]。臓器機能不全には，腸管（内臓虚血），腎臓（AKI），心血管系（心拍出量低下）が含まれる。

定義

腹部コンパートメント症候群に関連した定義について，表34.5 に示す[30]。腹腔内圧（intraabdominal pressure：IAP）は通常，仰臥位で5〜7 mmHg であり（IAPの測定については後述する），高腹腔内圧（intraabdominal hypertension：IAH）は，IAP 12 mmHg 以上が続く場合と定義される。腹部コンパートメント症候群は，IAP が 20 mmHg より高くなった場合に生じ，新たな臓器の機能不全が進行している証拠といえる。

表 34.5　腹腔内圧に関連した定義

腹腔内圧（IAP）	腹腔内の圧であり，通常は仰臥位で 5〜7 mmHg。
高腹腔内圧（IAH）	仰臥位で IAP 12 mmHg 以上が続くとき。
腹部コンパートメント症候群（ACS）	仰臥位で IAP 20 mmHg 以上が続くときであり，新たな臓器の機能不全を伴う。
腹腔灌流圧（APP）	内臓灌流圧のことであり，平均動脈圧（MAP）と腹腔内圧（IAP）の差に等しい。 APP = MAP − IAP　（APP ≧ 60 mmHg が望ましい）
濾過勾配（FG）	糸球体にかかる機械的な圧力であり，糸球体濾過圧（または MAP − IAP）と近位尿細管圧（または IAP）の差に等しい。 FG = MAP − IAP × 2

〔文献 30 より〕

腹部コンパートメント症候群を引き起こす病態

腹部コンパートメント症候群は本来，腹部の外傷によるものが多いとされていたが，ほかにもいくつかの病態が腹腔内圧（IAP）を上昇させ，腹部コンパートメント症候群を引き起こす。それらは，胃拡張，腸閉塞，イレウス，腹腔内出血，腹水，腸管壁の浮腫，肝腫大，陽圧換気，立位，肥満などである[31]。臨床的にはこれらの病態のいくつかが重なって生じることがあり，そのため 60％近くの ICU 患者に高腹腔内圧（IAH）がみられる[32]。

大量輸液負荷：IAH の原因として，珍しくないが十分に認識されていないものの 1 つに，大量輸液負荷が挙げられる。輸液負荷が過剰すぎると腹腔臓器（特に腸管）の浮腫を助長し，IAP が上昇する。24 時間で 5 L 以上のプラスバランスとなった ICU 患者についての報告では，85％の患者に IAH が認められ，腹部コンパートメント症候群は 25％に認められた[33]。この報告から，プラスの水分バランスを避けることで，ICU 患者の罹病率，死亡率を下げることができるのではないかという合意が広がりつつある（☞ 371 ページ）。

腎機能不全

IAP が上昇すると，実際的にはすべての臓器に影響があるといえる（静脈還流量が減少し，引き続き心拍出量が減少することによる）が，腎臓はなかでも最も影響を受けやすい。腎機能に対する IAP の影響については，次に述べる 2 つの変数で説明できる。

腹腔灌流圧：腎血流量を維持する圧は平均動脈圧（MAP）と腎静脈の平均圧の差である。IAP が腎静脈圧よりも上昇すれば，腎血流維持圧は MAP と IAP の差となる。この圧較差は**腹腔灌流圧**（abdominal perfusion pressure：APP）と呼ばれる。

$$APP = MAP - IAP \tag{34.3}$$

　IAH の患者での APP は**腎灌流圧**に等しいため，IAP が上昇すれば，APP が低下し，腎血流量が減少する。腎血流量を維持するために必要な APP はわかっていないが，IAH と腹部コンパートメント症候群の研究によれば，APP を 60 mmHg 以上に保つことが生存率を上げることに関係している[30]。

濾過勾配：濾過勾配（filtration gradient：FG）は腎糸球体間の圧勾配であり，糸球体濾過圧（GFP）と近位尿細管圧（PTP）の差に等しい。

$$FG = GFP - PTP \tag{34.4}$$

IAH 患者での GFP は MAP − IAP に等しいと考えられ，PTP は IAP に等しいので，式 (34.4) の式は次のようにも表せる。

$$FG = MAP - IAP \times 2 \tag{34.5}$$

この関係によれば，IAP の上昇のほうが，糸球体濾過（および尿量）に対する影響は同等の MAP 低下よりも大きくなる。このことより，乏尿が IAH の最初の徴候の 1 つであることが説明できる[30]。

腹腔内圧の測定

AKI の患者および腹部コンパートメント症候群を引き起こす病態の患者（ほとんどの ICU 患者が当てはまる）では，IAP の測定が必須である。一般的な血液検査では IAP の上昇をとらえることはできないので[34]，IAP 測定が必要となる。IAP の一般的な測定方法は，圧縮された膀胱圧をはかることである（膀胱内圧測定法）。IAP の測定には特殊な膀胱ドレナージカテーテルが使われる〔例：Bard Medical 社（Covington, GA）製のカテーテル〕。さらに，次のような条件で測定する[30]。①患者を仰臥位にして，中腋窩線に圧トランスデューサのゼロ点を合わせる。②測定の 30〜60 秒前に膀胱内へ少量（25 mL）の生理食塩液を注入する。③ IAP は，呼気終末で腹部の筋肉収縮がない状態で測定する。なお，IAP は cmH_2O ではなく，mmHg で測定する（1 mmHg = 1.36 cmH_2O）。

管理

IAP を低下させるための一般的な方法としては，鎮静（腹部筋収縮を緩める），水平位より 20°以上頭部を挙上しない[35]，水分のプラスバランスを避けることである。さらに，IAP を上昇させている原因別の特殊な治療として，胃・小腸・大腸の減圧，腹水の経皮的ドレナージ，あるいは手術（例：腹部外傷や腸閉塞に対する）などが挙げられる。さらに先にも述べたが，APP を 60 mmHg 超に維持することによって（必要なら，MAP を上昇させるために血管収縮薬を使用して）腹部コンパートメント症候群の予後をよくすることができる。

通常の方法では IAP が低下しない腹部コンパートメント症候群の患者では，手術による除圧もすすめられる[35]。しかし，この方法にはそれなりにリスクを伴うため（例：持続的なドレナージのために腹腔が開いたままになる），これらのリスクと手術をしない場合のリスクとを比較検討する必要がある。

腎代替療法

AKI 患者の約 70％はなんらかの腎代替療法（renal replacement therapy：RRT）を必要とする。AKI で腎代替療法が適応となるのは，①輸液過負荷，②通常の治療に抵抗性のある致死的な高カリウム血症や代謝性アシドーシス，③毒性物質（例：エチレングリコール）の除去であ

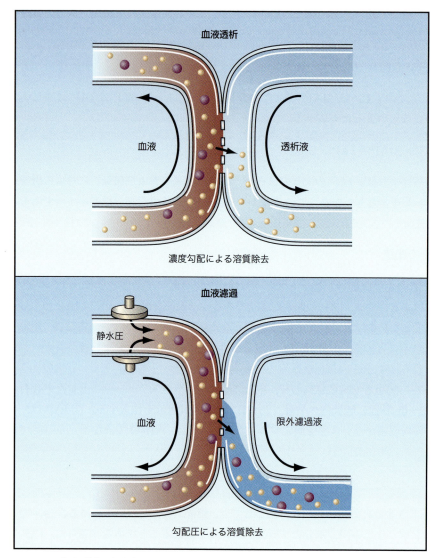

図 34.3 血液透析と血液濾過の溶質除去の仕組み
小さいほうの粒子は尿素のような小さい溶質を表し，透析，濾過いずれの方法でも除去される。一方，大きい粒子は，炎症性サイトカインのようなさらに大きい溶質を表し，血液濾過では除去されるが，透析では除去されない。

る。しかし，AKI において，どの時期に腎代替療法を導入するのが最善かは明らかになっていない[36]。

腎代替療法の手技は発達してきており，血液透析，血液濾過のみならず，血液濾過透析や，高流量透析，血漿濾過などがある。ここでは，血液透析と血液濾過に限定して解説する。これらの方法の水分と溶質の除去のメカニズムについては，図 34.3 に示した。

■血液透析

血液透析は半透膜を介した溶質の濃度勾配によって生じる拡散の原理で溶質を除去するもので

ある。この濃度勾配を維持するために**対向流交換**（countercurrent exchange）という方法が用いられる。これは透析膜を介して，血液と透析液を反対方向に流すものである。血液ポンプは200〜300 mL/min の速度で透析膜に沿って一定方向に血液を送る。透析膜の反対側では透析液がその約2倍の速度，つまり 500〜800 mL/min で流れる[37]。急性期透析では内径の大きいダブルルーメンカテーテルが必要となる。これらのカテーテルについては第1章で詳しく述べてある〔表 1.5（☞ 13 ページ），図 1.6（☞ 12 ページ）参照〕。

利点と欠点

血液透析の主な利点は，小分子の溶質を迅速に除去できる点である。ほんの2〜3時間の透析で，生命に危険がある量のカリウムや有機酸，あるいは1日相当分の窒素廃棄物を除去することができる。血液透析の不利な点としては，①分子の大きい物質（例：炎症性サイトカイン）の除去が十分に行えないこと，②透析装置に流す血液を 200〜300 mL/min に維持しなければならないことが挙げられる。この②については低血圧を生じる可能性があり，血液透析の3分の1に起こるとされている[37]。

■ 血液濾過

血液濾過は対流によって溶質を除去する。対流というのは，静水圧勾配によって溶質を含む液体を半透膜を通して移動させるものである。大量の水分が移動することによって，溶質が膜を通して「引きずられる」ように除去されることから，この方法は**溶媒牽引**（solvent drag）と呼ばれる[37]。

血液濾過では大量の水分（1時間に最大3Lまで）が除去されるが，溶質の除去は血液透析に比べてずっと遅いので，有効な溶質除去には持続的な血液濾過が必要となる。溶質は水分とともに除去されるため，血液濾過中のこれらの溶質（例：尿素）の血清中濃度は，失われた限外濾過液が溶質の入っていない水分で置換されない限り，下がらないこととなる（血液濾過中には大量の水分が除去されるため，このような補液はしばしば必要となる）。

方法

血液濾過は元来，動脈（橈骨，上腕，または大腿）と大きい静脈（内頸や大腿）にカニュレーションして施行していた。この**持続的動静脈血液濾過**（continuous arteriovenous hemofiltration：CAVH）では，平均動脈圧が濾過圧となり，回路にポンプは必要ない。しかし，血圧が不安定な患者においてはうまく作動しない。

現在最も一般的な方法は，**持続的静静脈血液濾過**（continuous venovenous hemofiltration：CVVH）である。この方法では，血液透析に用いられるような内径の大きいダブルルーメンカテーテルを通して静脈血が行き来する。この方法では，動脈のカニュレーションは必要ないが，有効な濾過圧を得るためにポンプが必要となる。

利点と欠点

血液濾過法には2つの大きな利点がある。まず1つ目に，血液濾過では透析に比べて水分の除去がゆっくりなので，循環系に問題を生じにくい。2つ目に，血液濾過のほうが透析よりも大

きい分子の溶質を除去できるので，エチレングリコールのような毒性物質の除去にふさわしい。さらにこの特性によって，炎症性メディエータの除去も可能となり，全身性炎症性疾患や多臓器不全の患者において治療的意義が高くなる[38]。

血液濾過の大きな欠点は，溶質除去がゆっくりであり，生命を脅かすような高カリウム血症やアシドーシスのように，迅速な除去が必要な場合には向いていないことである。腎代替療法の新しい方法として，血液濾過と透析を組み合わせた**血液濾過透析**（hemodiafiltration）があり，これは容量負荷軽減ととも迅速な溶質除去が必要な患者にとって，血液濾過よりも適応性が高い。

おわりに

■Dirac 方程式と急性腎傷害（AKI）

本章の冒頭に引用したディラック（Paul Dirac）は，卓越した（そして奇矯な）理論物理学者で，反物質の概念を提唱した[39]。冒頭の彼の言葉は Dirac 方程式（電子の運動に関する記述）についてのものだが，のちにそれは限界があることが示された。この Dirac 方程式のように，AKI の概念は，臨床的に重症な患者のすべての病態を表現できるというものではない。AKI という概念によってつくり出された混乱の原因については，516 ページで述べた。

AKI の概念は Dirac 方程式とは違うところもある。Dirac の方程式は電子の運動を理解することに大きく貢献したが，AKI の概念は，どのように，なぜ，重症患者に腎不全が生じるのか，その理解に貢献していないのである。

■文献

臨床診療ガイドライン

1. Fliser D, Laville M, Covic A, et al. A European Renal Best Practice (ERBP) Position Statement on Kidney Disease Improving Global Outcomes (KDIGO) clinical practice guidelines on acute kidney injury. Nephrol Dial Transplant 2012; 27:4263–4272.
2. Brochard L, Abroug F, Brenner M, et al. An official ATS/ERS/ESICM/SCCM/SRLF statement: Prevention and management of acute renal failure in the ICU patient. Am J Respir Crit Care Med 2010; 1126–1155.

診断基準

3. Dennen P, Douglas IS, Anderson R. Acute kidney injury in the intensive care unit: an update and primer for the intensivist. Crit Care Med 2010; 38:261–275.
4. Ympa YP, Sakr Y, Reinhart K, et al. Has mortality from acute renal failure decreased? A systematic review of the literature. Am J Med 2005; 118:827–832.
5. Chang C-H, Lin C-Y, Tian Y-C, et al. Acute kidney injury classification: comparison of AKIN and RIFLE criteria. Shock 2010; 33:247–252.

診断について

6. Abernathy VE, Lieberthal W. Acute renal failure in the critically ill patient. Crit Care Clin 2002; 18:203–222.
7. Wang Z, Holthoff JH, Seely KA, et al. Development of oxidative stress in the peritubular capillary microenvironment mediates sepsis-induced renal microcirculatory failure and acute kidney injury. Am J Pathol 2012; 180:505–516.
8. Blantz RC, Pelayo JC. A functional role for the tubuloglomerular feedback mechanism. Kidney Int 1984; 25:739–746.
9. Uchino S, Kellum JA, Bellomo R, et al. Acute renal failure in critically ill patients. A multinational, multicenter study. JAMA 2005; 294:813–818.
10. Subramanian S, Ziedalski TM. Oliguria, volume overload, Na$^+$ balance, and diuretics. Crit Care Clin 2005; 21:291–303.

11. Steiner RW. Interpreting the fractional excretion of sodium. Am J Med 1984; 77:699–702.
12. Vaz AJ. Low fractional excretion of urine sodium in acute renal failure due to sepsis. Arch Intern Med 1983; 143:738–739.
13. Fang LST, Sirota RA, Ebert TH, Lichtenstein NS. Low fractional excretion of sodium with contrast media-induced acute renal failure Arch Intern Med 1980; 140:531–533.
14. Corwin HL, Schreiber MJ, Fang LST. Low fractional excretion of sodium. Occurrence with hemoglobinuric- and myoglobinuric-induced acute renal failure. Arch Intern Med 1984; 144:981–982.
15. Gottfried J, Wiesen J, Raina R, Nally JV Jr. Finding the cause of acute kidney injury: which index of fractional excretion is better? Clev Clin J Med 2012; 79:121–126.

初期治療
16. Vincent J-L, Gerlach H. Fluid resuscitation in severe sepsis and septic shock: an evidence-based review. Crit Care Med 2004; 32(Suppl):S451–S454.
17. Venkataram R, Kellum JA. The role of diuretic agents in the management of acute renal failure. Contrib Nephrol 2001; 132:158–170.
18. van der Voort PH, Boerma EC, Koopmans M, et al. Furosemide does not improve renal recovery after hemofiltration for acute renal failure in critically ill patients. A double blind randomized controlled trial. Crit Care Med 2009; 37:533–538.
19. Kellum JA, Decker JM. Use of dopamine in acute renal failure: a meta-analysis. Crit Care Med 2001; 29:1526–1531.
20. Holmes CL, Walley KR. Bad medicine. Low-dose dopamine in the ICU. Chest 2003; 123:1266–1275.

造影剤による腎傷害
21. Pierson PB, Hansell P, Lias P. Pathophysiology of contrast medium-induced nephropathy. Kidney Int 2005; 68:14–22.
22. Ehrmann S, Badin J, Savath L, et al. Acute kidney injury in the critically ill: Is iodinated contrast medium really harmful? Crit Care Med 2013; 41:1017–1025.
23. McCullough PA, Soman S. Acute kidney injury with iodinated contrast. Crit Care Med 2008; 36(Suppl):S204–S211.
24. Triverdi H, daram S, Szabo A, et al. High-dose N-acetylcysteine for the prevention of contrast-induced nephropathy. Am J Med 2009; 122:874.e9–15.

急性間質性腎炎
25. Ten RM, Torres VE, Millner DS, et al. Acute interstitial nephritis. Mayo Clin Proc 1988; 3:921–930.
26. Bentley ML, Corwin HL, Dasta J. Drug-induced acute kidney injury in the critically ill adult: Recognition and prevention strategies. Crit Care Med 2010; 38(Suppl): S169–S174.

ミオグロブリン尿性腎不全
27. Beetham R. Biochemical investigation of suspected rhabdomyolysis. Ann Clin Biochem 2000; 2000:37:581–587.
28. Sharp LS, Rozycki GS, Feliciano DV. Rhabdomyolysis and secondary renal failure in critically ill surgical patients. Am J Surg 2004; 188:801–806.
29. Visweswaran P, Guntupalli J. Rhabdomyolysis. Crit Care Clin 1999; 15:415–428.

腹部コンパートメント症候群
30. Malbrain ML, Cheatham ML, Kirkpatrick A, et al. Results from the International Conference of Experts on Intra-abdominal Hypertension and Abdominal Compartment Syndrome. I. Definitions. Intensive Care Med 2006; 32:1722–1723.
31. Al-Mufarrej F, Abell LM, Chawla LS. Understanding intra-abdominal hypertension: from bench to bedside. J Intensive Care Med 2012; 27:145–160.
32. Malbrain ML, Chiumello D, Pelosi P, et al. Prevalence of intra-abdominal hypertension in critically ill patients: A multicenter epidemiological study. Intensive Care Med 2004; 30:822–829.
33. Daugherty EL, Hongyan L, Taichman D, et al. Abdominal compartment syndrome is common in medical ICU patients receiving large-volume resuscitation. J Intensive Care Med 2007; 22:294–299.
34. Sugrue M, Bauman A, Jones F, et al. Clinical examination is an inaccurate predictor of intraabdominal pressure. World J Surg 2002; 26:1428–1431.
35. Cheatham ML, Malbrain ML, Kirkpatrick A, et al. Results from the International Conference of Experts on Intra-abdominal Hypertension and Abdominal Compartment Syndrome. II. Recommendations. Intensive Care Med 2007; 33:951–962.

腎代替療法
36. Pannu N, Klarenbach S, Wiebe N, et al. Renal replacement therapy in patients with acute renal failure. A systematic review. JAMA 2008; 299:793–805.
37. O'Reilly P, Tolwani A. Renal replacement therapy III. IHD, CRRT, SLED. Crit Care Clin 2005; 21:367–378.

38. Morgera S, Haase M, Kuss T, et al. Pilot study on the effects of high cutoff hemofiltration on the need for norepinephrine in septic patients with acute renal failure. Crit Care Med 2006; 34:2099–2104.

おわりに
39. Farmelo G. The Strangest Man. The Hidden Life of Paul Dirac, Mystic of the Atom. New York: Basic Books, 2009.

Chapter 35

浸透圧の異常

>どんな問題に取り組むときも，そこにまぎれもなくひそむ本質を見出せ。
>そして，すべてのものはその本質をもって表記すべし。
>Bertrand Russell（1914 年）

ICU 患者の 40％もの人が細胞内外の浸透圧バランスの異常を生じ，そしてほとんどの場合，問題は ICU 入室後に起こっている[1]。この異常は血清ナトリウム濃度の変化（すなわち，高または低ナトリウム血症）として現れるが[2]，病理的な問題としては細胞容量の変化であり，特に中枢神経系で著明となる。

　本章では 1 つの変数，つまり細胞外液量に基づいた浸透圧異常への簡潔なアプローチを紹介する。章の前半部分は，浸透力（osmotic force）とそれが全身の水分の分布にいかに影響を及ぼすかについての短い総論である。

浸透圧活性

体液コンパートメント間の水の動きは，**浸透圧活性**（osmotic activity）と呼ばれる液体の特性によって決定される。浸透圧活性は，ある一定溶媒内の**溶質粒子の数**を反映するもの（**束一的性質**）で，溶液中の粒子の数にだけ依存し，粒子の電気的変化，大きさ，化学的特性に左右されない。溶液の全浸透圧活性は，溶液中のすべての溶質粒子の浸透圧活性の総和である。

■相対的浸透圧活性

2 つの体液コンパートメントが溶質や水を透過できる膜によって仕切られている場合，両方のコンパートメント内の溶質は膜を介して平衡に達し，浸透圧活性は等しくなる。水も溶質とともに移動するため，両コンパートメントの容量も等しくなる。これを図 35.1 の左側に図示した。2 つの体液のこのような状態を**等張**（isotonic）という〔すなわち，「張度（tonicity）」という用語は 2 つの溶液の相対的浸透圧活性について述べるときに用いる〕。

有効浸透圧活性

2 つの体液コンパートメントが水は通すが，溶質は自由に通さない膜で仕切られている場合は，溶質の分配は 2 つのコンパートメントで等しくないので，それぞれの体液においての浸透圧活性に差ができる。この状態のとき，水は浸透圧活性の低い溶液から，高い溶液のほうへ移動する。これは図 35.1 の右側に図示した。体液コンパートメント間の浸透圧活性の差は**有効浸透圧活性**（effective osmotic activity）と呼ばれ，浸透圧活性の違う液体間で水の移動を引き起こす動力となる。これは**浸透圧**（osmotic pressure）とも呼ばれる。浸透圧活性の高い体液を高張

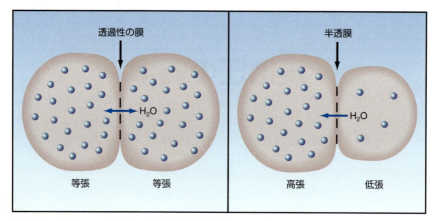

図 35.1　体液コンパートメント間の浸透圧活性と水の動き
説明は本文を参照のこと。

（hypertonic），低い体液を**低張**（hypotonic）と表現する。

まとめ

浸透圧活性と水の細胞間の移動の関係を以下にまとめた。

1. 細胞外液の相対的浸透圧活性が変化することで，細胞間の水の移動が生じる。
2. 細胞外液が高張であれば，水は細胞外へ出ていく。
3. 細胞外液が低張であれば，水は細胞内へ入る。

■浸透圧活性の単位

浸透圧活性の測定単位はオスモル（Osm）である。これは，これ以上解離しない物質の1グラム分子量（1 mol）と規定され，6×10^{23} の粒子数に等しい（アボガドロ数）。浸透圧活性は，溶液中の水の量あるいは溶液の全容量との関係で表現される[3,4]。

1. 一定量の溶液における浸透圧活性は**容量モル濃度**（osmolarity）と呼ばれ，mOsm/L 単位で表される。
2. 一定量の水における浸透圧活性は**重量モル濃度**（osmolality）と呼ばれ，$mOsm/kgH_2O$ または mOsm/kg 単位で表される。

血漿はほとんど（93％）が水なので，血漿の浸透圧活性は通常，$mOsm/kgH_2O$ で表記される。しかし，細胞外液では容量モル濃度と重量モル濃度にはほとんど差がないため，この2つの単位は区別なく用いられることが多い[4]。

変換係数

次の式は（n はこれ以上解離しない粒子の数），血漿の溶質濃度を浸透圧の単位に変換する式である。

1. 溶質の濃度が mEq/L 単位で表される場合

$$\frac{\text{mEq/L}}{\text{原子価}} \times n = \text{mOsm/kgH}_2\text{O} \tag{35.1}$$

ゆえに，ナトリウムイオンのような一価のイオンでは，血漿中の濃度（mEq/L）が浸透圧活性（mOsm/kgH$_2$O）に等しい。

2. 溶質の濃度が mg/dL 単位で表される場合

$$\frac{\text{mg/dL} \times 10}{\text{mol wt}} \times n = \text{mOsm/kgH}_2\text{O} \tag{35.2}$$

ここで，mol wt は分子量のことであり，10 の係数は dL を L に変換するために用いられている。例えば，ブドウ糖は分子量が 180 であり，血漿ブドウ糖濃度が 90 mg/dL のとき，$(90 \times 10/180) \times 1 = 5\,\text{mOsm/kgH}_2\text{O}$ である。

■血漿浸透圧

血漿浸透圧活性は測定ないし計算が可能である。

血漿浸透圧の測定

血漿浸透圧の通常の測定方法は氷点降下法（freezing point depression method）である。溶質の入っていない水は 0℃ で凍り，1 kg の水に 1 Osm の溶質を溶かせば，氷点は 1.86℃ 下がる。それゆえ，血漿の凝固点降下は血漿中の浸透圧活性によって決まる。

血漿浸透圧の計算

血漿浸透圧は，血漿中の主な溶質（ナトリウム，塩素，ブドウ糖，尿素）の濃度を用いて計算できる[3]。

$$P_{osm} = (2 \times \text{血漿}\,[\text{Na}^+]) + \frac{[\text{ブドウ糖}]}{18} + \frac{\text{BUN}}{2.8} \tag{35.3}$$

P_{osm} は血漿浸透圧（mOsm/kgH$_2$O）であり，血漿 [Na$^+$] は血漿ナトリウム濃度（mEq/L），[ブドウ糖] と BUN は血漿中のブドウ糖と尿素の濃度（mg/dL），そして 18 と 2.8 はブドウ糖と尿素の分子量を 10 で割ったもので，これらの濃度を mOsm/kgH$_2$O 単位で表すための係数である〔式 (35.2) と同様〕。[Na$^+$] は塩素の浸透圧を含むものとして 2 倍にする。

例：正常血漿濃度〔[Na$^+$]（140 mEq/L），ブドウ糖（90 mg/dL），BUN（14 mg/dL）〕ならば，血漿浸透圧は，$(2 \times 140) + 90/18 + 14/2.8 = 290\,\text{mOsm/kgH}_2\text{O}$ となる。

有効血漿浸透圧：尿素は簡単に細胞膜を透過するため，血中の BUN が増加しても血漿浸透圧は比例して増加するわけではない（すなわち，高窒素血症は高浸透圧性であるが高張ではない）。それゆえに，有効血漿浸透圧の計算には BUN を用いない。

$$\text{Effective}\,P_{osm} = (2 \times [\text{Na}^+]) + \frac{[\text{ブドウ糖}]}{18} \tag{35.4}$$

正常の血漿 [Na$^+$]（140 mEq/L），ブドウ糖濃度（90 mg/dL）を用いた有効血漿浸透圧は，$(2 \times 140) + 90/18 = 285\,\text{mOsm/kgH}_2\text{O}$ となる。ここで以下の点に注意。

1. 全血漿浸透圧と有効血漿浸透圧は，5 mOsm/kgH₂O の違いしかない。
2. 血漿 [Na⁺] が細胞外液の有効血漿浸透圧の98％（285 のうち 280 mOsm/kgH₂O）を決定する。このことから，細胞外液中の [Na⁺] が体全体の細胞内外の水分分配を決定するといえるのである。

■浸透圧較差

細胞外液中にはナトリウム，ブドウ糖，尿素以外の溶質が存在するため，測定された浸透圧は計算上の浸透圧よりも大きくなる。この**浸透圧較差**（osmolal gap；測定値と計算値の差）は通常，10 mOsm/kgH₂O よりも小さい[3,5]。拡散しない溶質（すなわち，外部から入った毒素）の総量は浸透圧較差を増加させる。そしてこの事象を利用して，通常は測定が困難な摂取毒素などの存在を浸透圧較差から明らかにすることができる[6]。

高ナトリウム血症

血漿 [Na⁺] の正常値は 135～145 mEq/L である。ゆえに，高ナトリウム血症は血漿 [Na⁺] が 145 mEq/L を超えるものと定義される。高ナトリウム血症は ICU 患者の 25％でみられると報告されており[1]，ほとんどの場合，ICU 入室後に発症する[1,7]。

■高ナトリウム血症の治療

高ナトリウム血症は，次の3つの病態の結果として生じる。①ナトリウムと水の喪失が起き，水の喪失量のほうが大きいとき（すなわち，低張液の喪失），②自由水の喪失，③ナトリウムと自由水の増量が起き，ナトリウムの増量のほうが大きいとき（すなわち，高張液の増量）である[8]。

細胞外液量

高ナトリウム血症の原因となるそれぞれの病態は，細胞外液量（extracellular volume：ECV）の違いによる。すなわち，低張液を喪失すると細胞外液量は少なくなり，自由水の喪失では細胞外液量は変わらない。さらに高張液の増量では細胞外液量が多くなる。このことから，細胞外液量の評価をすることで，高ナトリウム血症の原因となる病態を同定することができる。細胞外液量に基づいた高ナトリウム血症の治療については図 35.2 に示した〔細胞外液量の評価についてはここでは述べない。第 11 章の循環血液量減少の評価の項（☞ 163 ページ）を参照〕。

■高張状態

高ナトリウム血症は，結果として細胞外液の有効浸透圧（張度）の増加となり，細胞外への水の移動を促す。これは，特に中枢神経系において顕著である。

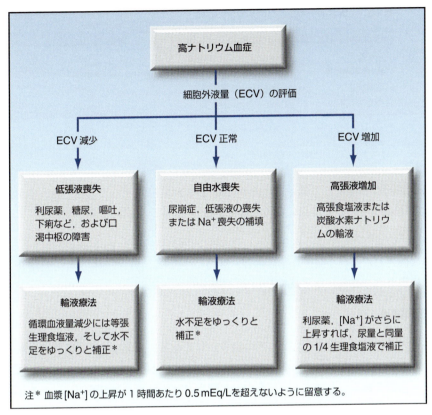

図 35.2　細胞外液量に基づいた高ナトリウム血症に対する治療のフローチャート

高ナトリウム性脳症

高ナトリウム性脳症の臨床症状は，興奮，嗜眠から昏睡や全身性または局所的な痙攣まで，さまざまである[1]。脳症は急激に血漿 [Na^+] が上昇した場合に起こりやすく，おそらく神経細胞の収縮[9]や浸透圧に関連した脱髄が起こることによる[10]。脳症が起こると予後は不良であり，死亡率は 50％にも及ぶ[9]。

循環血液量減少性高ナトリウム血症

細胞外液量の減少を伴う高ナトリウム血症は，低張液（すなわち，[Na^+] が 135 mEq/L より少ない溶液）の喪失の結果として生じる。これは，院内（ICU ではない）で生じる高ナトリウム血症の最も多い原因である[1]。

■低張性体液の喪失

身体から失われる水分の平均ナトリウム濃度は，表 35.1 に示した[11~13]。以下のことにも注意しよう。

1. すべての水分の喪失はナトリウムの喪失を伴い，細胞外液量の減少につながる。

表 35.1　喪失液中のナトリウムの平均濃度

消化管液	[Na$^+$]（mEq/L）	その他の喪失液	[Na$^+$]（mEq/L）
正常便	25	正常尿	<10*
嘔吐/胃管排液	60	利尿薬投与時の尿	80
腸瘻排液	125	汗	65
炎症性下痢	75		
分泌性下痢	90		

〔文献 11～13 より〕
* ナトリウム摂取量に左右される。

2. 喪失した水分は血漿よりも低張（つまり [Na$^+$] < 135 mEq/L）であり，喪失分が補正されなければ，高ナトリウム血症になることがある。

　低張液喪失の原因としてよくあるのは，①過剰な利尿（浸透圧，あるいは薬物による），②発熱性疾患に関連した過剰な発汗，③高齢者，衰弱した患者，特に敗血症を伴った場合の，通常あるいは過剰な水分喪失，などがある。

口渇中枢の障害

低張液喪失の際の正常な反応として，喉の渇きが強くなり，血漿浸透圧の限界まで水分摂取をしたくなるものである。しかし，高ナトリウム血症の症状が強く出てしまう患者では，衰弱や慢性疾患，高齢であることにより，口渇中枢が障害されていることが多い。このことより，臨床症状を有する高ナトリウム血症が低張液喪失によって生じているときは，"failure to thrive（老衰）" としてさらに重症な病態と考えられる。

血漿量

低張液の喪失は，細胞外液量に対してよりも血漿に対する影響のほうが少ない。というのは，自由水が過剰に失われると，血漿の**膠質浸透圧**（colloid osmotic pressure）が増加し（すなわち，浸透圧は血漿タンパク質，主にアルブミンよって調節されており，アルブミンは間質液には容易には移動しないため），このことから，間質液より水分が引き込まれて，血漿量を維持するからである。低張液喪失の血漿量への影響は，どれだけナトリウムが失われたかによって決まる。つまりナトリウム喪失が大きければ大きいほど，血漿量の減少（引き続いて，心拍出量の減少）が重篤になりやすくなる。

■治療

治療は低張液を喪失させる次の2つの要因に対して行う。①ナトリウムの喪失。これは細胞外液量を減少させ，血漿量を減らすことにつながる（さらに心拍出量も）。②水分喪失によるナトリウム過剰〔**自由水の喪失**（free water deficit）〕。これは血漿浸透圧を上げる。

輸液による補正

ナトリウムを喪失することで最も早く生じる懸念は血漿量の減少であり，これにより心拍出量が減少し，組織灌流も障害される。それゆえ，低灌流のどんな徴候（例：四肢の冷感，血圧低

下や尿量の減少）も生理食塩液による迅速な循環血液量補充によって補正する必要がある。幸いなことに，低張液喪失は循環血液量減少性ショックにつながるリスクは少ない。

自由水の補充

循環血液量減少が補正されたならば，次は失われた自由水を補充することになる。自由水喪失量の計算は，総体水分量（TBW）と血漿 $[Na^+]$ の積が常に一定であるという仮定に基づく[8]。

$$\text{実際のTBW} \times \text{実際の血漿}[Na^+] = \text{正常のTBW} \times \text{正常の血漿}[Na^+] \tag{35.5}$$

正常の血漿 $[Na^+]$ 140 mEq/L を代入し，別の示し方をすれば，以下のような関係式ができる。

$$\text{実際のTBW} = \text{正常のTBW} \times (140/\text{実際の血漿}[Na^+]) \tag{35.6}$$

1. 正常のTBW（L）は通常，男性で除脂肪体重（kg）の60%，女性で50%である。しかし，水分が枯渇傾向となる高ナトリウム血症の患者では，それよりも10%少ないと考えられている[14]。
2. 高血糖の患者では希釈効果を考慮して，血漿 $[Na^+]$ を補正しなければならない。希釈効果の平均は，血漿ブドウ糖が100 mg/dL 増えるごとに2 mEq/L である（この補正についての詳細は「高張性高血糖症」の項（☞ 539ページ）を参照）。
3. 実際のTBWが計算できれば，自由水の喪失量は正常のTBWと実際のTBWの差として示される。

$$\text{自由水の喪失量（L）} = \text{正常のTBW} - \text{実際のTBW} \tag{35.7}$$

例：除脂肪体重が70 kg の男性で，血漿 $[Na^+]$ が160 mEq/L であれば，正常のTBWは $0.5 \times 70 = 35$ L で，実際のTBWは $35 \times (140/160) = 30.6$ L となり，自由水の喪失量は $35 - 30.6 = 4.4$ L と計算できる。

補充水分量：自由水の喪失分は 0.45%食塩液のようなナトリウムを含む溶液で補充する（ナトリウムの喪失分とさらに進む喪失分を補完するため）。自由水の喪失分を補正するのに必要な量は，補充する溶液のナトリウム濃度と目標とする血漿 $[Na^+]$ の関数であり[15]，目標血漿 $[Na^+]$ を 140 mEq/L とすれば次の式となる。

$$\text{水分量（L）} = \text{水分喪失量} \times (140/\text{静注溶液中のナトリウム濃度}) \tag{35.8}$$

例：先に示した例のように，水分喪失量が 4.4 L である場合，補充する溶液を 0.45%食塩液（$[Na^+]$ 77 mEq/L）とすると，補充水分量は $4.4 \times (140/77) = 8.0$ L，となる。

補充の速度：神経系の細胞は，高張性の細胞外液にさらされると当初は縮むが，数時間で細胞容量はもとに戻る。これは脳の細胞内の浸透圧活性をもつ物質によって調節されるからであり，これは**浸透圧物質**（idiogenic osmole）と呼ばれる[8]。細胞容量がもとに戻れば，自由水を過度に補充することはかえって細胞を膨らませて脳浮腫を引き起こしかねない。脳浮腫のリスクを軽減するために，自由水の補充は，血漿 $[Na^+]$ の減少が 0.5 mEq/L/h を超えない速度にするべきである[1, 8, 9]。

例：前述の例を用いれば，血漿 [Na$^+$] が 160 mEq/L，自由水の喪失量が 4.4 L，これを 0.45％食塩液 8.0 L で補充するとき，0.5 mEq/L/h の速度で血漿 [Na$^+$] を 140 mEq/L に下げるために必要な時間は，(160 − 140)/0.5 = 40 時間であり，0.45％食塩液の静注速度は 8.0 L/40 h = 200 mL/h となる。

変動について：自由水の喪失と補充量の計算はあくまでも概算であり，進行しているナトリウムや自由水の喪失分は計算に入っていないため，このような計算値に基づいた治療だけでは結果に差ができる[1]。ゆえに，しばしば血漿 [Na$^+$] を測定し，できるだけ適正な補正をすることが重要である。自由水喪失分の約半量を最初の 12〜24 時間で補充できる[1]。

循環血液量減少を伴わない高ナトリウム血症

細胞外液量が正常な高ナトリウム血症は，ナトリウムの喪失がない，自由水のみの喪失により生じる。この病態は高ナトリウム血症のある ICU 患者でよくみられ[1]，自由水の喪失がそのままでナトリウムのみで補正されたときにしばしば生じる。次に述べる病態は自由水喪失の最もよい例である。

■尿崩症

尿崩症（diabetes insipidus）は腎臓での水分保持機能の異常であり，溶質がほとんど含まれない（水のような）尿が特徴である[16, 17]。尿崩症の根本的な問題は，抗利尿ホルモン（antidiuretic hormone：ADH）に関連した異常である。ADH は脳下垂体後葉から分泌されるポリペプチドで，遠位腎尿細管での水の再吸収を促進する。尿崩症には ADH に関係する 2 つの特徴的な異常が認められる。

1. **中枢性尿崩症**は，脳下垂体後葉からの ADH の分泌障害による[18]。よくみられる原因としては，外傷性脳損傷，低酸素性脳症，髄膜炎，脳死が挙げられる。発症は多尿から始まり，通常は誘因となるこれら原因疾患の発症から 24 時間以内に明らかになる。
2. **腎性尿崩症**は，ADH に対する腎臓の反応障害によるものである。腎性尿崩症の原因となりうるものには，アムホテリシン B，アミノグリコシド系抗菌薬，造影剤，ドパミン，リチウム，低カリウム血症，急性尿細管壊死の回復期（多尿期）が挙げられる[17, 19]。尿濃縮機能の障害は，中枢性尿崩症に比べて，腎性のほうが軽度である。

診断

尿崩症の特質ともいえる症状は，血漿が高張性にもかかわらず希釈された尿が出ることである。中枢性尿崩症では尿浸透圧は 200 mOsm/L より低くなることが多く，一方，腎性尿崩症では通常 200〜500 mOsm/L である[20]。尿崩症の診断は水分制限に対する尿の反応をみることで確実となる。2〜3 時間の完全な水分制限によっても，尿浸透圧が 30 mOsm/L 以上に上昇しないとき，尿崩症と診断できる。水分制限の際に水分喪失量が過度になるので（特に中枢性尿崩症で），水分制限は注意深くモニタリングをしながら行うべきである。

尿崩症の診断がついたら，中枢性と腎性の区別のためにバソプレシンに対する反応をみる（5Uを静脈内投与する）。中枢性尿崩症では，バソプレシン投与後直ちに尿浸透圧が少なくとも50%は増加する。一方，腎性尿崩症ではバソプレシン投与後も尿浸透圧は変わらない。

治療

尿崩症において喪失する体液はほとんど純粋な水なので，原則は，式 (35.5)〜(35.8) を使って自由水の補充を行う。その際のナトリウム補正速度は 0.5 mEq/L/h を超えないようにすること[1, 8, 9]。

バソプレシン：中枢性尿崩症では，バソプレシンを投与して進行する自由水の喪失を防ぐようにする。通常の投与量として，4〜6時間ごとに水溶性バソプレシン 2〜5U を皮下投与する[17]。バソプレシン投与中は血漿 $[Na^+]$ を注意深くモニタリングするべきである。というのも，中枢性尿崩症が軽快し始めると，水中毒や低ナトリウム血症が生じてくる可能性があるからである。

■循環血液量増加性高ナトリウム血症

細胞外液量が多くかつ高ナトリウム血症であるという病態はまれであるが，炭酸水素ナトリウムを代謝性アシドーシスの補正のために静注した場合や，頭蓋内圧を下げるために過剰に高張ナトリウム溶液を使用した際に生じる。食卓塩の過剰摂取でも（精神疾患のある女性に多い），循環血液量増加性高ナトリウム血症になると考えられる[21]。

治療

腎機能が正常な患者では，ナトリウムや水分の過剰分はすみやかに排泄される。腎臓のナトリウム排泄機能が障害された場合は，利尿薬（フロセミドなど）を使って，ナトリウムの排泄を増加させなくてはならない。フロセミドで利尿を強制している場合の尿中 $[Na^+]$（約 80 mEq/L）は血漿ナトリウム濃度よりも低いため，利尿は高ナトリウム血症を悪化させることもある。そうなった場合には，尿喪失分を尿よりも低張な溶液（生理食塩液の4分の1の濃度の溶液など）で一部補充しなければならない。

高張性高血糖症

血糖値が正常であれば血漿浸透圧にはほとんど影響を及ぼさないが，重度の高血糖症では血漿浸透圧にかなりの影響を及ぼす（例えば，血糖値が 600 mg/dL の場合は，600/18 = 33 mOsm/kgH$_2$O）。

■非ケトン性高血糖[*1]

非ケトン性高血糖（non-ketotic hyperglycemia：NKH）の特徴は，ケトアシドーシスのない重度の高血糖である。この病態は，2型糖尿病（ケトアシドーシス予防に十分な内因性インスリ

ンをもつ)の高齢患者によくみられ，生理学的ストレス(例：感染，外傷)によって症状が引き起こされる。血糖値は通常 600 mg/dL を超え，時に 1,000 mg/dL を超えるレベルにまで達することがある。尿糖は著明となり，結果的に浸透圧利尿によって循環血液量が減少する。高血糖症と低張液の喪失が組み合わさってさらに血漿浸透圧が増加する。NKH の死亡率は 5～20％で，糖尿病性ケトアシドーシスの死亡率（1～5％）よりも高い[22]。

臨床所見

NKH の臨床所見としては，重度の高血糖（血糖値 > 600 mg/dL），ケトーシスの欠如（または軽度のケトーシス），脳症の症状（例：意識レベルの低下），循環血液量減少の症状である[22]。

脳症：精神状態の変化は，血漿浸透圧が 320 mOsm/kgH$_2$O を超えると現れ，340 mOsm/kgH$_2$O になると昏睡状態となる[22]。全身性または局所性の痙攣発作が起こるほか，高血糖性脳症に関連した不随意運動（舞踏病や片側バリズム）の報告もある[23]。

輸液療法

輸液負荷：NKH では循環血液量の不足が深刻となるため，等張溶液の積極的な負荷（1～2 L を最初の 1 時間で）が必要となることが多い。その後の容量負荷は循環血液量減少の徴候（例：低血圧）によって施行する。初期の容量負荷で高浸透圧の病態も改善し，それによってインスリンに対する抵抗性も減弱する。NKH においては高血糖症による希釈効果があるため，血漿 [Na$^+$] は細胞外液量の指標としてあてにならない。

高血糖と血漿 [Na$^+$]：高血糖は水分を細胞内から細胞外へ引き出し，血漿 [Na$^+$] に対して希釈効果を表す。この希釈効果の範囲についてはいくつかの異論があり，100 mg/dL を超える血糖値において，100 mg/dL 増加するごとに 1.6～2.4 mEq/L という幅がある[24,25]。これは，100 mg/dL を超える血糖値において，100 mg/dL 増加するごとに血漿 [Na$^+$] が 1.6～2.4 mEq/L の範囲で（あるいは約 2 mEq/L）減少すると言い換えられる。

例：血糖値が 100 mg/dL 増加するごとに 2 mEq/L という係数を用いれば，血漿 [Na$^+$] が 125 mEq/L で血糖値が 800 mg/dL としたとき，希釈効果を考えて補正された血漿 [Na$^+$] は $(7 \times 2) + 125 = 139$ mEq/L となる。

インスリン療法

インスリンはブドウ糖も水分も細胞内へ引き込むため，インスリン療法では循環血液量減少症を増悪させることがある。そのため，循環血液量減少状態の患者では，**インスリンは血管内容量が確保されるまでは控えたほうがよい**。血液量が確保されれば，糖尿病性ケトアシドーシスで推奨されているのと同様の処方計画を用いてインスリンを開始する（☞497 ページ）。しかし，高張

[*1] 訳注：原文では non-ketotic hyperglycemia と表記されているため，非ケトン性高血糖（NKH）と表記したが，実際は非ケトン性高浸透圧症候群（nonketotic hyperosmolar syndrome：NKHS），さらに近年では高血糖性高浸透圧症候群（hyperglycemic hyperosmolar syndrome：HHS）と呼ばれることが多い。

性の病態が補正されるとインスリンの必要量も減少するので（高張状態ではインスリン抵抗性が高くなっているため），インスリン注入の間は低血糖にならないように，頻繁に血糖値をモニタリングしておく必要がある。

低ナトリウム血症

低ナトリウム血症（血漿 $[Na^+]$ < 135 mEq/L)[26]は，ICU 患者の 40〜50％に生じると報告されており[26,27]，特に脳神経外科手術後の患者に多い[27]。低ナトリウム血症は低張性の病態であることが多く，等張性低ナトリウム血症（例：偽性低ナトリウム血症）や，高張性低ナトリウム血症（すなわち，非ケトン性高血糖症。これについては前項で述べた）などの例もある。

■偽性低ナトリウム血症

従来からの血漿 $[Na^+]$ の測定法（炎光光度法）では，血漿の水成分と水以外の成分の両方を含んだ測定になるが，ナトリウムは血漿中の水成分にしか含まれない。そのため，血漿 $[Na^+]$ の測定値は実際の（水成分中の）濃度よりも低くなる。血漿はその 93％が水なので，測定値と実際値の誤差は小さい（約 7％）。

血漿中の脂質やタンパク質量が異常に増加すると，血漿の水成分以外の部分が増えるため，このような場合には，実際の（水成分中の）血漿 $[Na^+]$ よりも測定値のほうが顕著に低くなってしまう。このような病態を**偽性低ナトリウム血症**（pseudohyponatremia）と呼ぶ[28]。これは通常，血漿中の脂質が 1,500 mg/dL，あるいは血漿タンパク質が 12〜15 g/dL を超えないと生じない[28]。高トリグリセリド血症がナトリウム濃度の測定値に与える影響は，次式で表される[28]。

$$[Na^+] 減少（\%）= 2.1 \times トリグリセリド（g/dL）- 0.6 \tag{35.9}$$

診断

偽性低ナトリウム血症の診断は，血漿浸透圧を測定することで確定あるいは除外される。浸透圧は偽性低ナトリウム血症では正常であり，「真性（低張性）」低ナトリウム血症では低くなる。その他の方法として，イオン特異性電極を用いた血漿 $[Na^+]$ の測定がある。この電極を用いれば水成分中のナトリウム濃度を測定できるので，偽性低ナトリウム血症においても $[Na^+]$ は正常値を示す。

■低張性低ナトリウム血症

低張性低ナトリウム血症は，細胞外液中のナトリウムに比べて，異常に自由水が多いときに生じる。多くの例では抗利尿ホルモン（ADH）分泌の正常な調節機能が破綻している。

■非浸透圧性の ADH 分泌

ADH は細胞外液の浸透圧の増加に反応して，下垂体後葉から分泌され，腎臓の遠位尿細管での水

の再吸収を促進して,高浸透圧状態を抑制する。ADHの分泌は通常,血漿 [Na$^+$] が 135 mEq/L 以下では抑制されている[1]。ADHは血圧低下のような非浸透圧性の要因でも(圧受容体を介して)分泌され,「生理学的ストレス」〔すなわち,下垂体前葉から副腎皮質刺激ホルモン(ACTH)を分泌させるのと同じ刺激〕によっても分泌される。

非浸透圧性のADH分泌が活発になると,ADHは血漿 [Na$^+$]135 mEq/L 以下でも分泌され続けるため,その結果,腎臓での水分の再吸収も続くこととなり,低ナトリウム血症を増悪させる。それゆえ,非浸透圧性ないし「不適切な」ADHの分泌は,低ナトリウム血症を重症化させ,持続させてしまう重要な要因となる[29]。

臨床症状

脳症:低張性低ナトリウム血症では主に,脳浮腫,頭蓋内圧亢進,脳ヘルニアのリスクというような死亡率の高い脳症を発症する[29,30]。症状としては,頭痛,嘔気,嘔吐から痙攣,昏睡,さらには脳死までさまざまである。脳症のリスクと重症度は,急性の(48時間以内の)低ナトリウム血症の場合に,より深刻になる[29,30]。

細胞外液量:高ナトリウム血症と同様に,低ナトリウム血症でも細胞外液量は正常であったり,あるいは増減があったりとさまざまである。治療はその細胞外液量に基づいて計画され,図35.3に詳細を示した。

■循環血液量減少性低ナトリウム血症

細胞外液量減少を伴う低ナトリウム血症は,自由水の保持が過剰な状態でNa$^+$が失われる結果として生じる。Na$^+$喪失は細胞外液量を減少させ,自由水の過剰な保持によって細胞外液中の [Na$^+$] はさらに低下する。自由水の過剰な保持は,圧受容体を介した(非浸透圧性の)ADH分泌[29]と,自由水の体内取り込み(喪失液よりも低張な液体の摂取,あるいは静注)が組み合わさって生じる。

病因

循環血液量減少性低ナトリウム血症に関連した主な臨床症状については,表35.2に示した。サイアザイド系利尿薬が主たる病因であり,おそらくこれは腎希釈能を障害することによる。重症患者におけるその他の病因として,原発性副腎機能不全および中枢性塩類喪失症候群がある。

原発性副腎機能不全:ミネラルコルチコイドの欠落を伴い,それによって腎臓でのNa$^+$喪失が生じる。これに対し,二次性の(視床下部性の)副腎機能不全は,原則的にはグルココルチコイドの欠落であり,腎臓でのNa$^+$喪失を促進しない。

中枢性塩類喪失症候群:外傷性脳損傷,くも膜下出血,神経系手術に伴って生じるのが,中枢性塩類喪失症候群(cerebral salt wasting)である[27]。なぜ腎臓でのNa$^+$喪失が起こるかは不明である[29]。

第35章 浸透圧の異常

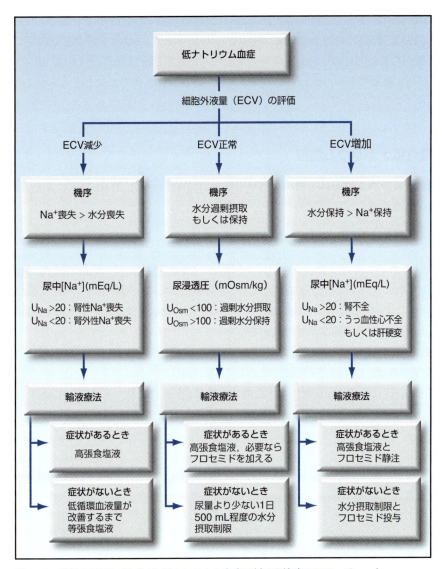

図35.3　細胞外液量に基づいた低ナトリウム血症に対する治療のフローチャート

表35.2　低ナトリウム血症の原因となる病態

ECV* 減少	ECV 正常	ECV 増加
腎性 Na+ 喪失	ADH の関連あり	●肝硬変
●利尿薬	●SIADH	●心不全
●中枢性塩類喪失症候群	●生理学的ストレス	●腎不全
●原発性副腎機能不全	●甲状腺機能低下症	
腎外性 Na+ 喪失	ADH の関連なし	
●消化管からの喪失	●原発性多飲症	

* 低ナトリウム血症を引き起こすような水摂取との組み合わせが必須である。

診断的考察

Na^+ の喪失原因は通常，明らかである．それが不明な場合は，スポット尿 $[Na^+]$ 測定によって，腎外性喪失から腎性のものを除外できる．すなわち，尿中 $[Na^+]$ が高い（> 20 mEq/L）場合は腎性の Na^+ 喪失であり，低い（< 20 mEq/L）場合は腎外性の喪失と考えられる（図 35.3 参照）．

■等容量性低ナトリウム血症

等容量性低ナトリウム血症は，過剰な水分摂取または非浸透圧性 ADH 分泌による過剰な水分貯留によって生じる．

病因

等容量性低ナトリウム血症の主な原因は，**ADH 分泌異常症候群**（syndrome of inappropriate ADH：SIADH）である[29]．その他の注意すべき病態としては，生理学的ストレス下（主に術後患者において）の非浸透圧性 ADH 分泌，（主に重症の）甲状腺機能低下症，原発性多飲症（統合失調症に多い）での過剰な水分摂取が挙げられる．

SIADH：悪性疾患，感染症，薬物などによって，非浸透圧性 ADH 分泌が生じる病態を SIADH という．SIADH に特徴的な症状は，正常循環血液量，低張性血漿，不適切な尿濃縮（尿浸透圧 > 100 mOsm/kgH_2O），そして尿中 $[Na^+]$ が高いこと（> 20 mEq/L）である[29]．

診断的考察

ADH 分泌異常に関連した状態では尿浸透圧が 100 mOsm/kgH_2O を上回るが，過剰水分摂取の状態では尿浸透圧が 100 mOsm/kgH_2O 未満となる[29]．

■循環血液量増加性低ナトリウム血症

循環血液量増加性低ナトリウム血症は，H_2O と Na^+ の貯留の結果，ことに H_2O の貯留が Na^+ の貯留より多い状態で生じる．この病態は，進行性の心不全，肝硬変，腎不全などで生じる．腎不全では尿中 $[Na^+]$ は高くなり（> 20 mEq/L），一方，心不全や肝硬変では低くなる（< 20 mEq/L）．ただし，後者は利尿薬が有効で治療されている間を除く．

■輸液療法

低ナトリウム血症の治療は細胞外液量の評価および神経学的症状の有無によって決める．症候性の低ナトリウム血症（これは血漿 $[Na^+]$ が 120 mEq/L より低いときに多く生じる）では，無症候性の場合よりも早急に血漿 $[Na^+]$ を上げる必要があるので，高張食塩液（3% NaCl）を用いる．しかし，あまりにも早急に補正することは，次に述べるように身体にかえって有害である．

補正の速度

急速な血漿 [Na$^+$] の補正（24時間以内で > 10～12 mEq/L）を行うと，浸透圧性脱髄症候群〔時に橋中心髄鞘崩壊症（central pontine myelinolysis）とも呼ばれる〕を引き起こす可能性がある。これは，構音障害，四肢麻痺，意識消失などを特徴とする[27, 29]。慢性の低ナトリウム血症のほうが急性（48時間以内）の場合よりも，これらの合併症を引き起こすリスクが高い。浸透圧性脱髄を避けるために以下の方法が推奨されている。

1. 慢性の低ナトリウム血症では，血漿 [Na$^+$] 補正速度を1時間に0.5 mEq/L（あるいは24時間で10～12 mEq/L）より速めない。さらに血漿 [Na$^+$] が120 mEq/L に達したら，急速補正は中止する[29]。
2. 急性の低ナトリウム血症では，血漿 [Na$^+$] を最初の1～2時間で4～6 mEq/L 増加させる[27]。しかし，最終の血漿 [Na$^+$] は120 mEq/L を超えないようにする。

高張食塩液の注入速度：高張食塩液（3% NaCl）の初期の投与速度は，患者の体重（kg）と予測血漿 [Na$^+$] 増加量とを掛けて計算する[29]。例えば，体重が70 kg で血漿 [Na$^+$] の増加分を1時間に0.5 mEq/L とすれば，高張食塩液の初期投与速度は $70 \times 0.5 = 35$ mL/h となる。血漿 [Na$^+$] は定期的にモニタリングし，血漿 [Na$^+$] が目標値（120 mEq/L）に達するときを見極める。

治療戦略

以下に述べるのは，細胞外液量に基づいた輸液療法の一般的戦略である（これらの戦略については図35.3 にもまとめた）。

細胞外液量減少：症候性の患者では，前項の急速補正ガイドラインに沿って，高張食塩液（3% NaCl）の輸液を行う。無症候性の患者では，等張食塩液を循環血液量減少の徴候が消えるまで輸液を行う。

細胞外液量正常：症候性の患者では，ここでも同様に高張食塩液の輸液を行う。容量負荷が問題となるような場合（すなわち，心不全の患者）では，フロセミド（20～40 mg）の静脈内投与も推奨されている[29]。無症候性の患者では，1日尿量より500 mL 少ない量まで水分の摂取を制限する[29]。この水分制限が無効であったり，耐えられないときには，後述する薬物療法を考慮する。

細胞外液量増加：このような場合の治療ガイドラインはない。高張食塩液は重度の症候性の患者では用いられるが，フロセミドと併用すべきである[29]。無症候性の患者では，水分摂取制限とフロセミドが標準的治療である。

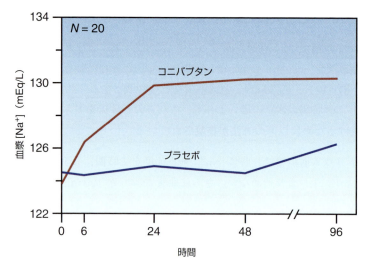

図 35.4 コニバプタン静脈内投与（本文と同じ投与方法）による，等容量性または循環血液量増加性の患者における血漿 [Na$^+$] 推移

N は患者数を表す。〔データは文献 31 より〕

■薬物療法

デメクロサイクリン

デメクロサイクリンはテトラサイクリンの誘導体で，腎尿細管での ADH の効果を遮断する。これは，SIADH と慢性低ナトリウム血症の患者で，水分摂取制限に耐えられない場合に用いられる。1 日 600〜1,200 mg を経口で分割して投与する[29]。最大効果は数日で得られ，その有効程度はさまざまである。デメクロサイクリンには腎毒性があるため，投与中は腎機能をモニタリングすることをおすすめする。

バソプレシン拮抗薬

2005 年以来，アルギニンバソプレシン（別名，抗利尿ホルモン）受容体を遮断する 2 つの薬物がこれまで使用されてきた。これらの薬物は，**コニバプタン**と**トルバプタン**（「バプタン系薬物」）で，等容量性または循環血液量増加性の低ナトリウム血症の患者（腎不全を除く）に対し，水分摂取制限の代用法として用いられる。現在は，これらは主に SIADH 関連の低ナトリウム血症の患者に用いられる。これらの薬物は利尿作用があるため，循環血液量減少性低ナトリウム血症には禁忌である。

コニバプタン[*2]：最初のバプタン系薬物であり，腎臓やそれ以外のどの部位でもバソプレシンの効果を遮断する。静脈内投与でまず 20 mg，それに引き続いて 40 mg/日を 96 時間持続投与する。この投与方法の血漿 [Na$^+$] への影響を図 35.4 に示す[31]。最初の 24 時間で血漿 [Na$^+$] が 6〜7 mEq/L 上昇し，それが 96 時間持続することに注目。

[*2] 訳注：本薬は日系企業が開発したが，日本国内での販売は 2015 年現在も予定はない。

トルバプタン：コニバプタンよりもさらに選択性が高く，腎臓のバソプレシン受容体のみを遮断する。この薬物は1日1回15mg経口から開始し，必要に応じて最大60mg/日まで増量する。血漿[Na$^+$]の6〜7mEq/Lの増加がトルバプタン療法の最初の4日の間に認められ[32]，それが最大薬物効果（プラトー）に達したときとなる。

バプタン系薬物について：まだ広くは受け入れられていないが，SIADH関連の低ナトリウム血症での水分摂取制限に代わりうるものとして期待されている。しかし，重症患者の症候性低ナトリウム血症の急性期治療としては，明らかに有利であるとはいえない。

おわりに

本章で強調しておかなければならない要点は以下のとおりである。

1. Na$^+$は総体水分量の細胞内液と外液でのバランスを決定づける主因子である。
2. 血漿[Na$^+$]が異常であるということは，Na$^+$の問題ではなく，細胞容量の問題なのである。
3. たった1つの変数（細胞外液量）によって，高ナトリウム血症，低ナトリウム血症の理解，定義，さらには浸透圧の補正までができるのである〔バートランド・ラッセル（Bertrand Russell）もご満悦であろう〕。

■文献

基礎
1. Pokaharel M, Block CA. Dysnatremia in the ICU. Curr Opin Crit Care 2011; 17:581–593.

浸透圧活性
2. Rose BD, Post TW. The total body water and the plasma sodium concentration. In: Clinical physiology of acid-base and electrolyte disorders. 5th ed. New York, NY: McGraw-Hill, 2001; 241–257.
3. Gennari FJ. Current concepts. Serum osmolality. Uses and limitations. N Engl J Med 1984; 310:102–105.
4. Erstad BL. Osmolality and osmolarity: narrowing the terminology gap. Pharmacother 2003; 23:1085–1086.
5. Turchin A, Seifter JL, Seely EW. Clinical problem-solving. Mind the gap. N Engl J Med 2003; 349:1465–1469.
6. Purssell RA, Lynd LD, Koga Y. The use of the osmole gap as a screening test for the presence of exogenous substances. Toxicol Rev 2004; 23:189–202.

高ナトリウム血症
7. Darmon N, Timsit JF, Fancais A, et al. Association between hypernatremia acquired in the ICU and mortality: a cohort study. Nephrol Dial Transplant 2010; 25:2510–2515.
8. Adrogue HJ, Madias NE. Hypernatremia. N Engl J Med 2000; 342:1493–1499.
9. Arieff AI, Ayus JC. Strategies for diagnosing and managing hypernatremic encephalopathy. J Crit Illness 1996; 11:720–727.
10. Naik KR, Saroja AO. Seasonal postpartum hypernatremic encephalopathy with osmotic extrapontine myelinolysis and rhabdomyolysis. J Neurol Sci 2010; 291:5–11.
11. Gennari FJ, Weise WJ. Acid-base disturbances in gastrointestinal disease. Clin J Am Soc Nephrol 2008; 3:1861–1868.
12. Bates GP,, Miller VS. Sweat rate and sodium loss during work in the heat. J Occup Med Toxicol 2008; 3:4 (open access article).
13. Stason WB, Cannon PJ, Heinemann HO, Laragh JH. Furosemide: A clinical evaluation of its diuretic action. Circulation 1966; 34:910–920.
14. Rose BD, Post TW. Hyperosmolal states: hypernatremia. In: Clinical physiology of acid-base and electrolyte disorders. 5th ed. New York, NY: McGraw-Hill, 2001; 746–792.
15. Marino PL, Krasner J, O'Moore P Fluid and electrolyte expert, Philadelphia, PA: WB Saunders, 1987.
16. Makaryus AN, McFarlane SI. Diabetes insipidus: diagnosis and treatment of a complex disease. Cleve Clin J Med 2006; 73:65–71.

17. Blevins LS, Jr., Wand GS. Diabetes insipidus. Crit Care Med 1992; 20:69–79.
18. Ghirardello S, Malattia C, Scagnelli P, et al. Current perspective on the pathogenesis of central diabetes insipidus. J Pediatr Endocrinol Metab 2005; 18:631–645.
19. Garofeanu CG, Weir M, Rosas-Arellano MP, et al. Causes of reversible nephrogenic diabetes insipidus: a systematic review. Am J Kidney Dis 2005; 45:626–637.
20. Geheb MA. Clinical approach to the hyperosmolar patient. Crit Care Clin 1987; 3:797–815.
21. Ofran Y, Lavi D, Opher D, et al. Fatal voluntary salt intake resulting in the highest ever documented sodium plasma level in adults (255 mmol/L): a disorder linked to female gender and psychiatric disorders. J Intern Med 2004; 256:525–528.

高張性高血糖症

22. Chaithongdi N, Subauste JS, Koch CA, Geraci SA. Diagnosis and management of hyperglycemic emergencies. Hormones 2011; 10:250–260.
23. Awasthi D, Tiwari AK, Upadhyaya A, et al. Ketotic hyperglycemia with movement disorder. J Emerg Trauma Shock 2012; 5:90–91.
24. Moran SM, Jamison RL. The variable hyponatremic response to hyperglycemia. West J Med 1985; 142:49–53.
25. Hiller TA, Abbott RD, Barrett EJ. Hyponatremia: evaluating the correction factor for hyperglycemia. Am J Med 1999; 106:399–403.

低ナトリウム血症

26. Hoorn EJ, Lindemans J, Zietse R. Development of severe hyponatremia in hospitalized patients: treatment-related risk factors and inadequate management. Nephrol Dial Transplant 2006; 21:70–76.
27. Upadhyay UM, Gormley WB. Etiology and management of hyponatremia in neurosurgical patients. J Intensive Care Med 2012; 27:139–144.
28. Aw TC, Kiechle FL. Am J Emerg Med 1985; 3:236–239.
29. Verbalis JG, Goldsmith SR, Greenberg A, et al. Hyponatremia treatment guidelines 2007: Expert panel recommendations. Am J Med 2007; 120(Suppl): S1–S21.
30. Arieff AI, Ayus JC. Pathogenesis of hyponatremic encephalopathy. Current concepts. Chest 1993; 103:607–610.
31. Zeltser D, Rosansky S, van Rensburg H, et al. Assessment of efficacy and safety of intravenous conivaptan in euvolemic and hypervolemic hyponatremia. Am J Nephrol 2007; 27:447–457.
32. Lehrich RW, Greenberg A. Hyponatremia and the use of vasopressin receptor antagonists in critically ill patients. J Intensive Care Med 2012; 27:207-218.

Chapter 36

カリウム

> 川は水源より上流へ流れることはできない。
> Frank Lloyd Wright（1875 年）

かつて原始の海で生命が誕生したとき，生命体の細胞はカリウムを取り込みナトリウムを排出する性質があったので，カリウムに富んでいた海水の成分は次第にナトリウムに置き換えられていった。この性質は人体でもみられ，全身のカリウムの98％は細胞内に存在し，残りのわずか2％が細胞外液に存在する[1~3]。したがって，血漿（細胞外）カリウム濃度 [K^+] を体内総カリウム量の指標としてとらえるのは，あたかも氷山の一角から氷山全体を評価するようなものである。この限界を留意したうえで，本章では血漿 [K^+] 異常の原因と結果について述べたい。

基礎

■カリウムの体内分布

[K^+] が細胞外に対して細胞内のほうが高いのは，細胞膜上に存在する Na^+-K^+ ポンプが Na^+ を細胞外に，逆に K^+ を細胞内に 3：2 の比で運ぶからである[1]。このポンプの主な働きの1つは，「興奮性」組織（すなわち，神経や筋肉）における細胞膜内外の電位勾配をつくり，活動電位伝播を可能にすることである。

図 36.1 に示すように，体内の総カリウム量のうち，細胞外に存在するものの割合はわずかである。健常成人の体内総カリウム量はおおよそ 50～55 mEq/kg である[1]。控えめに 50 mEq/kg として見積もると，体重 70 kg の成人の体内にあるカリウムは 3,500 mEq になる。うち 70 mEq（2％）のカリウムが細胞外液に含まれている。血漿は細胞外液量の 20％を占めるので，**血漿中の総カリウム量はおよそ 15 mEq，体内総カリウム量のわずか 0.4％を占めるにすぎない**。これは，体内総カリウム量のうち非常に限定された量である。

■血清カリウム

体内総カリウム量と血清（血漿）[K^+] は図 36.2 に示すような関係にある[4,5]。曲線関係にあり，カリウム欠乏状態の部分では傾きが平坦になっていることに注意する。すなわち，血清 [K^+] が正常の 4 mEq/L である平均的体格の成人では，体内総カリウム量が 200～400 mEq 減少するときに血清 [K^+] が 1 mEq/L 低下するのに対し，体内総カリウム量が 100～200 mEq 増加するときには血清 [K^+] の上昇が小さい（1 mEq/L）[5]。つまり，血清 [K^+] の変化に対し**体内総カリウム量の変化は [K^+] が過剰な状態（高カリウム血症）に比べて喪失している状態（低カリウム血症）では 2 倍になる**。低カリウム血症に伴う体内総カリウム量の大きな減少は，細胞外カリウムの減少に対し（血清 [K^+] の維持のために），細胞内に貯蔵されている大量のカリウムが補充される

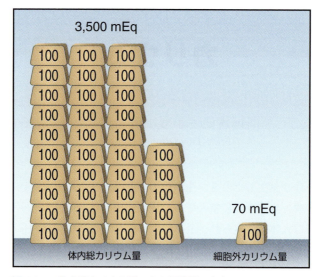

図 36.1　体内総カリウム量のうち細胞外に存在するわずかなカリウム量
体重 70 kg の成人の体内総カリウム量を 50 mEq/kg で見積もった例。金塊 1 つは K^+ 100 mEq を表す。

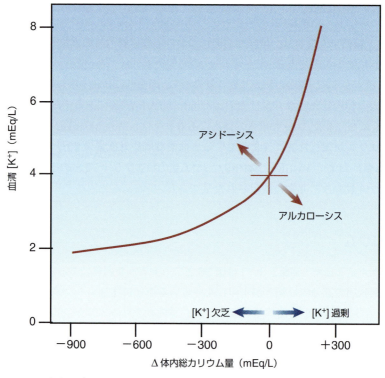

図 36.2　血清 $[K^+]$ と体内総カリウム量変動の関係
〔文献 4 より改変〕

からである。

■カリウム排泄

K^+ の一部は，便（5～10 mEq/日）や汗（0～10 mEq/日）として排泄されるが，K^+ のほとんどは尿として排泄される（K^+ 摂取量に依存するが，40～120 mEq/日）[1]。

尿による排泄

糸球体で濾過される K^+ の多くは（ナトリウムと水に伴って）近位尿細管で受動的に再吸収され，さらに遠位尿細管および集合管から分泌される[1]。尿中へのカリウム排泄は，基本的にはネフロン遠位部での K^+ 分泌によるものであり，血清 [K^+] および（主に）アルドステロンにより制御される。腎機能が正常であれば，K^+ 過剰負荷による血清 [K^+] の持続的な上昇を十分に阻害できるほど，腎臓の K^+ 排泄能は高い[1]。

アルドステロン：アルドステロンは血清 [K^+] 増加（およびアンギオテンシン II 刺激）により副腎皮質から分泌されるミネラルコルチコイドで，遠位ネフロンにおける K^+ 分泌を促進することで，K^+ 排泄量を増加させる。カリウム排泄はナトリウム再吸収と連結するため，アルドステロンはナトリウムおよび水の体内保持に働く。利尿薬スピロノラクトンの作用機序は，腎臓におけるアルドステロンの作用抑制である。したがって，スピロノラクトンはカリウム保持性利尿薬である。

低カリウム血症

低カリウム血症（血清 [K^+] < 3.5 mEq/L）の原因としては，細胞内への K^+ の移動（細胞内外の移動），または体内総カリウム量の減少（K^+ 欠乏）の可能性がある[3~6]。

■細胞膜を介したカリウム移動

K^+ の細胞内への移動は，筋細胞膜 β_2 受容体の刺激によって促進されるので，吸入 β_2 受容体刺激性気管支拡張薬〔例：サルブタモール（アルブテロール）〕による血清 [K^+] 低下については説明がつく[7]。臨床で使用される通常の投与量では，その効果は弱い（0.5 mEq/L 以下）[7]が，β_2 刺激薬が利尿薬と同時に投与された場合，効果は顕著になる[8]。細胞内へのカリウム移動を促進するその他の要因としては，呼吸性または代謝性のアルカローシス，偶発的なまたは治療としての低体温，インスリンが挙げられる。アルカローシスの血清 [K^+] への影響はさまざまで予想がつきにくい[9]。低体温は血清 [K^+] の一過性の低下を引き起こすが，通常は復温により回復する[10]。

■カリウム欠乏

カリウム欠乏は腎臓や消化管からの K^+ 喪失により生じる。尿中の [K^+] と [Cl^-] の測定によ

第X部 腎臓と電解質の異常

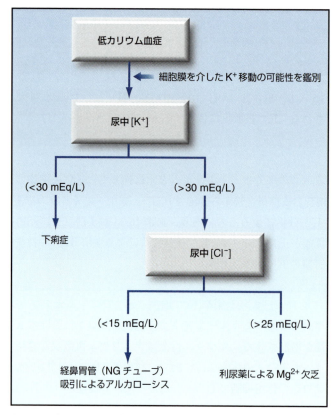

図36.3 低カリウム血症の鑑別診断へのアプローチ

り，カリウム欠乏の原因部位（腎臓または腎臓外）を同定することが可能である（図36.3）。

■腎臓からのカリウム喪失

腎臓からのカリウム喪失の主な原因として利尿薬治療が挙げられる。ほかにICUでは，経鼻胃管吸引，アルカローシス，Mg^{2+}欠乏によるカリウム喪失がみられやすい。経鼻胃管で吸引される胃液中の$[K^+]$は高くない（10〜15 mEq/L）が，吸引による体液とH^+の喪失がK^+の尿中排泄を促進する。経鼻胃管吸引やアルカローシスでは尿中$[Cl^-]$が15 mEq/L未満になる。一方，利尿薬治療中やMg^{2+}欠乏状態では尿中$[Cl^-]$は25 mEq/Lを超える。Mg^{2+}欠乏は尿細管からのK^+再吸収を妨げるので，重症患者（特に利尿薬を投与されている患者）においては，Mg^{2+}喪失がK^+喪失の惹起と持続に重要な役割を果たしている可能性がある[11]。

■腎臓外からのカリウム喪失

腎臓外からのカリウム喪失の主な原因は下痢である。通常では，便からのK^+喪失量は1日あたり5〜10 mEqにすぎないが，分泌性や炎症性の下痢では便からの喪失量は15〜40 mEq/Lになり，重度の下痢での大便量は10 L/日にも達する。したがって，重度の炎症性または分泌性下痢では1日あたり400 mEqものK^+が喪失される可能性がある[12]。

表 36.1 低カリウム血症におけるカリウム欠乏の程度*

血清 [K⁺] (mEq/L)	K⁺ 欠乏	
	mEq	体内総カリウム量に対する割合（%）
3.0	175	5
2.5	350	10
2.0	470	15
1.5	700	20
1.0	875	25

* 体重 70 kg の成人の欠乏量を体内総カリウム量を 50 mEq/kg として見積もった。

■臨床症状

重度の低カリウム血症（血清 $[K^+]$ < 2.5 mEq/L）は広範囲にわたる筋力低下を伴いやすいが[3]，多くの場合は無症候性である。心電図異常が低カリウム血症の主な徴候であり，症例の 50% でみられる[13]。心電図の異常所見としては，突出した 1 mm 以上の高さをもつ U 波の出現，平坦ないし逆転 T 波，または QT 間隔の延長が半数以上の症例で認められる。しかし，これらの心電図上の変化は低カリウム血症特有のものではない。実際，T 波の変化と U 波の出現はジギタリス投与や左室肥大でみられ，QT 間隔の延長は薬物投与時や低カルシウム血症あるいは低マグネシウム血症などでもみられる。

不整脈

一般的な概念とは異なり，低カリウム血症のみで重篤な不整脈のリスクにはならない[3, 13]。しかし，低カリウム血症は心筋梗塞などの他の要因に由来する重篤な不整脈のリスクを増加させる可能性がある[3]。

■低カリウム血症の治療

低カリウム血症の治療でまず考えるべきことは，細胞外から細胞内へ K^+ を移動させるような病態（例：アルカローシス）を治療したり取り除くことである[3]。低カリウム血症が K^+ 欠乏による場合は，次項以下を参照されたい。

カリウム欠乏量の推定

体内総カリウム量が 10% 喪失すると血清 $[K^+]$ は 1 mEq/L 低下する[14]。体内総カリウム量が 50 mEq/kg で体重 70 kg の成人の推定 K^+ 喪失量と低カリウム血症の関係を表 36.1 に示す。たとえ，血清 $[K^+]$ が 3 mEq/L という軽度の低カリウム血症でも，K^+ 喪失量は 175 mEq にも達することに注意する。

カリウム補充療法

溶液：通常，塩化カリウム溶液を用いて補充する。1〜2 mEq/mL という濃縮液のアンプル（10, 20, 30, 40 mEq のカリウム量）が市販されている。これらの溶液は浸透圧がきわめて高

い（2 mEq/mL 溶液の浸透圧は 4,000 mOsm/kgH₂O にもなる）ので希釈する必要がある[15]。リン酸カリウム溶液（4.5 mEq/mL のカリウムと 3 mmol/mL のリン酸を含む）も使用可能であり，特に糖尿病性ケトアシドーシスではリン酸欠乏が起こるために，リン酸カリウム溶液が利用されることが多い。

投与速度：カリウムを静脈内投与する際，一般的には 20 mEq の K^+ を 100 mL の生理食塩液に加え 1 時間かけて注入する[16]。カリウム静脈内投与の**最大投与速度**は通常 **20 mEq/h** であるが[16]，血清 $[K^+]$ が 1.5 mEq/L 未満に低下したり，重篤な不整脈が出現している場合には，40 mEq/h での投与が必要である場合もある。さらに **100 mEq/h** でも安全に投与できたという報告もある[17]。浸透圧が高く刺激性がある塩化カリウム溶液は，可能であれば大量注入ができる中心静脈から投与するのが望ましい。ただし，20 mEq/h より速く投与するのが望ましい場合には，右心系の突発性の高カリウム血症により心静止を起こす危険性がある（ただし報告はほとんどない）ので，上大静脈からの投与はすすめられない。

反応性：カリウムを投与しても，血清 $[K^+]$ の上昇は最初は緩やかであろう。それは，低カリウム血症では血清 $[K^+]$–体内総カリウム量関係曲線（図 36.2）が平坦に近いところにあるからである。低カリウム血症が補充療法に抵抗性のようであれば，血清 $[Mg^{2+}]$ をチェックする。前述したように，Mg^{2+} 欠乏は腎臓からの K^+ 喪失を促進し，低マグネシウム血症患者の場合は Mg^{2+} が補充されるまでは K^+ 補充に抵抗性の低カリウム血症になる[18]。Mg^{2+} 欠乏は次章で述べるように，利尿薬によって惹起される低カリウム血症で重要な役割を担っている。

高カリウム血症

低カリウム血症が重篤な影響を及ぼすことがほとんどないのとは対照的に，高カリウム血症（血清 $[K^+]$ > 5.5 mEq/L）では，重篤で生命を脅かす状態を招くことがある[2,3,19,20]。

■病因

高カリウム血症は，細胞からの K^+ の流出（細胞膜を介した移動）か，腎臓での K^+ 排泄不全の結果として起こる。高カリウム血症の原因が不明な場合には，スポット尿中 $[K^+]$ の測定が有用である。30 mEq/L 超の高カリウム尿ならば細胞膜を介したカリウム移動が，また，30 mEq/L 未満の低カリウム尿ならば腎臓からの排泄不全が考えられる。高カリウム血症の原因が予測できない場合，次に述べる病態が原因として考えられる。

偽性高カリウム血症

生体外にある血液検体中では観察されるが，生体内では起こっていない高カリウム血症を**偽性高カリウム血症**（pseudohyperkalemia）という。このような状態は，主に静脈穿刺時の外傷性溶血によりカリウムが細胞外に漏出するときに生じる。偽性高カリウム血症は，通常考えられているよりも頻繁に発生しており，血液検体の 20％で血清 $[K^+]$ が上昇しているという報告もある[21]。他の原因としては，①拳を握り続けた場合の筋肉からの K^+ 放出[22]，②著しい白血球

増加（白血球数 5 万/μL 以上）や血小板増加（血小板数 100 万/μL 以上）時の採血管内での凝血塊からのカリウム漏出が挙げられる。偽性高カリウム血症の疑いがある場合には，採血時の吸引をできるかぎり抑えるなど，考えられる原因を最小にするよう十分注意を払って [K$^+$] を再測定する必要がある。

細胞膜を介したカリウム移動

細胞内から細胞外への K$^+$ の移動を伴う状態としては，アシドーシス，横紋筋融解症，腫瘍崩壊症候群，薬物投与，輸血などがある。

アシドーシス：アシドーシスによる高カリウム血症のメカニズムは，K$^+$ を細胞内に汲み入れる細胞膜ポンプの K$^+$ 結合部位が H$^+$ によって競合的に拮抗されるためと考えられている。しかし，有機酸による代謝性アシドーシス（乳酸アシドーシスやケトアシドーシス）は高カリウム血症を伴わないし[9]，呼吸性アシドーシスは必ずしも高カリウム血症を伴うわけではない[9]ので，アシドーシスと高カリウム血症の因果関係には疑問が残る。

腫瘍崩壊症候群：腫瘍崩壊症候群は一部の悪性腫瘍（例：非ホジキンリンパ腫）に対する細胞傷害性化学療法の開始後 7 日以内に生じる，急性かつ重篤な病態である。特徴としては，高カリウム血症，高リン酸血症，低カルシウム血症，高尿酸血症が複合してみられ，しばしば急性腎傷害を伴う[23]。高カリウム血症は生命への脅威に直結する。

薬物：細胞からの K$^+$ 漏出を誘発する薬物を表 36.2 にまとめた。ジギタリスは細胞膜の Na$^+$-K$^+$ ポンプを抑制するが，高カリウム血症は急性ジギタリス中毒（digitalis toxicity）でのみ起こり，慢性ジギタリス中毒ではみられない[24]。スキサメトニウムは超短時間作用型神経筋接合部抑制薬であり，さらに細胞膜脱分極により Na$^+$-K$^+$ ポンプ活性を抑制する。この効果は，血清 [K$^+$] をわずかながら上昇させる（1 mEq/L 未満）が，その持続は 5〜10 分にすぎない[25]。ただし，骨格筋の「除神経障害」（例：脊髄損傷）を起こした患者では，重篤な血清 [K$^+$] 上昇が起こることが報告されている。これは，除神経後の脱分極への過剰反応（除神経性過敏）によるものである。

腎臓での排泄障害

本章の前半で述べたように，腎機能が正常であれば，K$^+$ 負荷による血清 [K$^+$] の持続的な上昇を防ぐのに十分な K$^+$ 排泄能を腎臓はもつ[1]。したがって，高カリウム血症は常に腎臓での K$^+$ 排泄障害を伴う。腎臓からの K$^+$ 排泄障害の主な原因には，腎不全，副腎機能障害，薬物がある。腎不全では糸球体濾過量（GFR）が 10 mL/min 未満に低下しない限り，高カリウム血症は通常起こらないが，腎不全が間質性腎炎に由来する場合には，それ以前に出現することがある。副腎機能障害では腎臓でのカリウム分泌が障害されるが，高カリウム血症がみられるのは慢性副腎不全のみである。

薬物：薬物による腎臓でのカリウム排泄障害は，高カリウム血症の原因としてよくみられる。表 36.2 に原因となることが多い薬物を挙げた[25〜29]。最も頻繁にみられるのは，アンギオテン

表 36.2　高カリウム血症を誘発する ICU で用いられる薬物

細胞膜を介した移動促進	腎臓での K^+ 排泄障害
• β遮断薬 • ジギタリス • スキサメトニウム	• アンギオテンシン変換酵素（ACE）阻害薬 • アンギオテンシン受容体拮抗薬 • カリウム保持性利尿薬 • 非ステロイド性抗炎症薬（NSAID） • ヘパリン • スルファメトキサゾール・トリメトプリム（ST 合剤）

シン変換酵素（ACE）阻害薬，アンギオテンシン受容体拮抗薬，カリウム保持性利尿薬，非ステロイド性抗炎症薬（NSAID）の投与時である。これらの薬物はすべてレニン–アンギオテンシン–アルドステロン系を抑制ないし阻害する。外部からのカリウム補充時，腎機能障害時にこれらの薬物を投与した際には，特に高カリウム血症を誘発しやすい。

■輸血

大量輸血（循環血液量に相当するような血液置換など）を行ったときには高カリウム血症が起こることがある。赤血球は 2～6℃ で保存されるので，赤血球細胞膜 Na^+-K^+ ポンプ活性は停止し，結果として，K^+ は細胞から常に漏出していく[30]。保存期間が長くなるほど，上清中の K^+ 濃度は高くなっていく。18 日の保存（平均的な血液保存期間）で，赤血球液 1 単位あたりのカリウム負荷量は 2～3 mEq になり[30]，したがって，少なくとも 6 単位以上の大量輸血時には K^+ 負荷は 12～18 mEq に達する。これは平均的な体格の成人では血液中の K^+ 量が 9～10 mEq ということを考えると，相当な負荷ということができる。

輸血に伴って負荷された K^+ は通常，腎臓から排泄されるが，広範囲の低灌流状態が起こった場合（そのような患者の多くは大量輸血が必要である），腎臓での K^+ 排泄が妨げられ，輸血された血液中の K^+ が蓄積されていく可能性がある。高カリウム血症発症に必要な輸血量は多様であるが，ある報告によれば，高カリウム血症は 7 単位の赤血球輸血後に発症するという[31]。

■Cautopyreiophagia

1985 年に，燃焼したマッチの頭部を 1 日 1,500 本食べたという異食症患者に，重度の高カリウム血症がみられたという症例報告が発表された[32]。これは，マッチの頭部に豊富に含まれている塩素酸カリウムが原因であることがわかっており，焼けたマッチ頭部を食べる習性は cautopyreiophagia として知られている。この例からわかるのは，医療ではどんな可能性もあること，そしてすべて事象に名前はつけられるということである。

■臨床症候

高カリウム血症における最も危険な徴候は，心筋細胞の脱分極により心臓の興奮伝導の遅延が起こり，心ブロックや徐脈性心停止が起こることである。

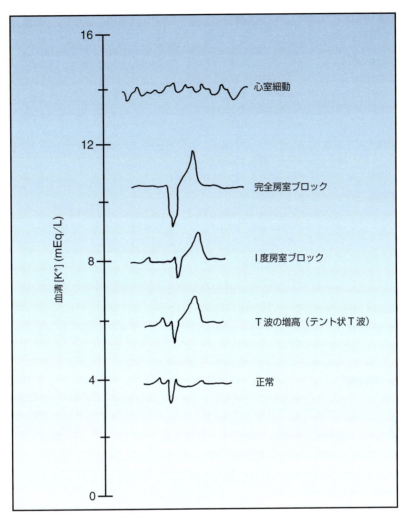

図 36.4 高カリウム血症に伴う心電図異常

心電図異常

図 36.4 に高カリウム血症に伴う心電図上の変化を示す。心電図上最も早く現れる異常所見は，特に前胸部 V_2〜V_3 誘導に高く尖った T 波（テント状 T 波）が認められることである。高カリウム血症の進行に伴って，P 波高の低下，PR 間隔の延長がみられる。P 波は次第に消失し，QRS 間隔の延長が起こる。最終的には心室細動や心静止が起こる。

心電図上の変化は血清 $[K^+]$ が 7 mEq/L 以上になると現れ始めるが[33]，変化の閾値は多様である。ある報告によれば，なんと 14 mEq/L の血清 $[K^+]$ でも心電図上に異常所見がみられなかった症例があるという[34]。血清 $[K^+]$ と心電図の関係は多様なので，治療の決定には双方の所見を参考にする。

■重度の高カリウム血症の治療

重度の高カリウム血症は，血清 $[K^+]$ が 6.5 mEq/L よりも高いか，高カリウム血症に伴う心電

表 36.3　重度の高カリウム血症に対する治療

治療目標	治療法
心機能への影響の阻害	・10%グルコン酸カルシウム 10 mL を 3 分かけて静注。必要なら 5 分後に繰り返し投与する。 ・循環ショック時には塩化カルシウムを使用する。 ・効果は 30〜60 分持続する。 ・ジギタリス中毒時にカルシウムは**禁忌**である。
細胞内へのカリウムの移動	・レギュラーインスリン 10 U を 50%ブドウ糖 50 mL に加え,静脈投与する。 ・ブドウ糖投与を開始する。 ・最大効果は 30〜60 分である。
カリウムの除去	・ケイキサレート® 　経口投与時：20%ソルビトール 50 mL に 30 g を懸濁 　経腸投与時：20%ソルビトール 200 mL に 50 g を懸濁 ・遅効性（2 時間で効果発現,最大効果は 6 時間） ・腸管壊死のリスクは低い。

図の変化が出現したときとされている[33]。治療目標は次の 3 点である。①高カリウム血症の心臓への影響を阻害する。②細胞内へ K^+ を移動させる。③体内から余分量の K^+ を除去する。これらの目標に達するための処置を次に述べる。また,その治療法を表 36.3 にまとめた。

細胞膜作用への拮抗

カルシウムは心筋細胞膜内外の電荷の差を広げ,高カリウム血症による細胞膜脱分極作用に直接的に拮抗する[35]。よく用いられるのはグルコン酸カルシウムであり,表 36.3 に示す量で投与する。カルシウムによる拮抗作用は短期間（30〜60 分）しか持続せず,血清 $[K^+]$ を下げないため,インスリン−ブドウ糖投与のように他の治療手段により血清 $[K^+]$ を減少させる必要がある。高カルシウム血症はジギタリスの心毒性を増悪させる可能性があるため,カルシウムはジギタリス投与を受けている患者では慎重に用いる必要がある。ジギタリスを投与されているならば,グルコン酸カルシウムは 100 mL の生理食塩液に加えて,20〜30 分かけて投与すべきである。ジギタリス中毒による高カリウム血症であれば,カルシウムは禁忌である。

　高カリウム血症に伴う循環ショックまたは心停止がみられる場合には,グルコン酸カルシウムよりも塩化カルシウムのほうが好まれる。1 アンプル（10 mL）の 10%塩化カルシウム（270 mg）には,10%グルコン酸カルシウム 1 アンプル（90 mg）の 3 倍のカルシウムが含まれており,塩化カルシウムに含まれている多くのカルシウムは,心収縮を増強させ,末梢血管トーヌスを維持するのに有益である。塩化カルシウムの浸透圧は 2,000 mOsm/kgH$_2$O なので,流量が十分にある中心静脈カテーテルを用いて投与することが強く推奨される。

細胞内へのカリウム移動促進

ブドウ糖−インスリン：インスリンは,骨格筋細胞膜 Na^+-K^+ ポンプ活性上昇により K^+ を細胞内へ移動させるので[36],表 36.3 のようにブドウ糖とインスリンの同時投与により,血清 $[K^+]$ は少なくとも 0.6 mEq/L は低下する[33]。1 時間後に低血糖発作の危険があるので,ブドウ糖−インスリン投与後にブドウ糖を単独で投与することがすすめられる（高血糖患者を除く）[33]。高血糖患者では,ブドウ糖を負荷せずにインスリンのみを単独投与する必要がある[33]。インスリ

ンの効果は短時間であり最大効果は30〜60分後なので，K^+の除去を促進するための他の方策が必要となる。

β_2刺激薬：サルブタモールなどの吸入性β_2刺激薬が血清$[K^+]$を著しく低下（0.5〜1 mEq/L）させるためには，通常の用量の4倍以上の量が必要であり[33]，頻脈などの有害な副作用を起こす可能性がある。したがって，これらの薬物を重度の高カリウム血症では用いてはならない。

重炭酸塩：以下の2つの理由から，重度の高カリウム血症では重炭酸塩を用いてはならない。①短時間（4時間まで）の重炭酸塩投与では血清$[K^+]$に変化はみられない[33]。②重炭酸塩はカルシウムと結合して複合体を形成するので，高カリウム血症による細胞膜脱分極効果に対するカルシウムの拮抗作用が抑制される可能性がある。

カリウム排泄促進

過剰量のK^+は，陽イオン交換樹脂を用いて腸管から，もしくは血液透析により血中から直接的に除去することができる。

陽イオン交換樹脂：ポリスチレンスルホン酸ナトリウム（ケイキサレート®）は陽イオン交換樹脂であり，腸管粘膜からのカリウム排泄を促進する作用がある。この樹脂は経口（こちらが推奨される）もしくは経直腸的に表36.3のような用量で投与される。ケイキサレート®は，凝固を防ぐために20％ソルビトールに懸濁させて投与する。1gの樹脂には0.65 mEqのK^+が結合し，最大効果発現までには6時間以上が必要である[33]。腸管の壊死性障害にケイキサレート®が関与することを示す症例報告がある[37]。通常はこのような徴候はみられないが，死亡率は33％と高い[37]。

血液透析：血液透析は血清$[K^+]$を低下させる最も有効な方法であり，1時間で1 mEq/L，3時間で2 mEq/L，血清$[K^+]$を低下させることができる[33]。

おわりに

カリウムについては，以下の点が重要である。

1. 血清$[K^+]$は，体内総カリウム量の評価という観点からみると「氷山の一角」にすぎない。
2. カリウム欠乏は，低カリウム血症（たとえ，それが軽度であっても）から予想されるよりも重度であることがままある（表36.1参照）。
3. 低カリウム血症に対しては非常に耐性があり，急性冠症候群のような不整脈を誘発しやすい状態を併発しない限り，重篤な不整脈のリスクにはならない。
4. 低カリウム血症がカリウム補充療法に対して耐性または治療抵抗性があるならば，マグネシウム欠乏の可能性が高い。
5. 高カリウム血症による心機能への影響に拮抗させるためにカルシウムを使用する場合には，必ず血清$[K^+]$を低下させ（その場合ブドウ糖-インスリンが最善），過剰量のK^+を除去す

る処置を始めなければならない（例：ケイキサレート®）。

■文献

基礎

1. Rose BD, Post TW. Potassium homeostasis. In: Clinical physiology of acidbase and electrolyte disorders. 5th ed. New York, NY: McGraw-Hill, 2001; 372–402.
2. Alfonzo AVM, Isles C, Geddes C, Deighan C. Potassium disorders—clinical spectrum and emergency management. Resusc 2006; 70:10–25.
3. Schaefer TJ, Wolford RW. Disorders of potassium. Emerg Med Clin North Am 2005; 23:723–747, viii–ix.
4. Brown RS. Extrarenal potassium homeostasis. Kidney Int 1986; 30:116–127.
5. Sterns RH, Cox M, Feig PU, et al. Internal potassium balance and the control of the plasma potassium concentration. Medicine 1981; 60:339–354.

低カリウム血症

6. Glover P. Hypokalaemia. Crit Care Resusc 1999; 1:239–251.
7. Allon M, Copkney C. Albuterol and insulin for treatment of hyperkalemia in hemodialysis patients. Kidney Int 1990; 38:869–872.
8. Lipworth BJ, McDevitt DG, Struthers AD. Prior treatment with diuretic augments the hypokalemic and electrocardiographic effects of inhaled albuterol. Am J Med 1989; 86:653–657.
9. Adrogue HJ, Madias NE. Changes in plasma potassium concentration during acute acid-base disturbances. Am J Med 1981; 71:456–467.
10. Bernard SA, Buist M. Induced hypothermia in critical care medicine: a review. Crit Care Med 2003; 31:2041–2051.
11. Salem M, Munoz R, Chernow B. Hypomagnesemia in critical illness. A common and clinically important problem. Crit Care Clin 1991; 7:225–252.
12. Gennari FJ, Weise WJ. Acid-base disturbances in gastrointestinal disease. Clin J Am Soc Nephrol 2008; 3:1861–1868.
13. Flakeb G, Villarread D, Chapman D. Is hypokalemia a cause of ventricular arrhythmias? J Crit Illness 1986; 1:66–74.
14. Stanaszek WF, Romankiewicz JA. Current approaches to management of potassium deficiency. Drug Intell Clin Pharm 1985; 19:176–184.
15. Trissel LA. Handbook on Injectable Drugs. 13th ed. Bethesda, MD: Amer Soc Health System Pharmcists, 2005; 1230.
16. Kruse JA, Carlson RW. Rapid correction of hypokalemia using concentrated intravenous potassium chloride infusions. Arch Intern Med 1990; 150: 613–617.
17. Kim GH, Han JS. Therapeutic approach to hypokalemia. Nephron 2002; 92 Suppl 1:28–32.
18. Whang R, Flink EB, Dyckner T, et al. Magnesium depletion as a cause of refractory potassium repletion. Arch Intern Med 1985; 145:1686–1689.

高カリウム血症

19. Williams ME. Endocrine crises. Hyperkalemia. Crit Care Clin 1991; 7:155–174.
20. Evans KJ, Greenberg A. Hyperkalemia: a review. J Intensive Care Med 2005; 20:272–290.
21. Rimmer JM, Horn JF, Gennari FJ. Hyperkalemia as a complication of drug therapy. Arch Intern Med 1987; 147:867–869.
22. Don BR, Sebastian A, Cheitlin M, et al. Pseudohyperkalemia caused by fist clenching during phlebotomy. N Engl J Med 1990; 322:1290–1292.
23. Howard SC, Jones DP, Pui C-H. The tumor lysis syndrome. N Engl J Med 2012; 364:1844–1854.
24. Krisanda TJ. Digitalis toxicity. Postgrad Med 1992; 91:273–284.
25. Ponce SP, Jennings AE, Madias N, Harington JT. Drug-induced hyperkalemia. Medicine 1985; 64:357–370.
26. Perazella MA. Drug-induced hyperkalemia: old culprits and new offenders. Am J Med 2000; 109:307–314.
27. Palmer BF. Managing hyperkalemia caused by inhibitors of the reninangiotensin-aldosterone system. N Engl J Med 2004; 351:585–592.
28. Oster JR, Singer I, Fishman LM. Heparin-induced aldosterone suppression and hyperkalemia. Am J Med 1995; 98:575–586.
29. Greenberg S, Reiser IW, Chou SY, et al. Trimethoprim-sulfamethoxazole induces reversible hyperkalemia. Ann Intern Med 1993; 119:291–295.
30. Vraets A, Lin Y, Callum JL. Transfusion-associated hyperkalemia. Transfus Med Rev 2011; 25:184–196.
31. Aboudara MC, Hurst FP, Abbott KC, et al. Hyperkalemia after packed red blood cell transfusion in trauma patients. J Trauma 2008; 64:S86–S91.
32. Abu-Hamden DK, Sondheimer JH, Mahajan SK. Cautopyeiophagia: cause of life-threatening hyperkalemia in a patient undergoing hemodialysis. Am J Med 1985; 79:517–519.

33. Weisberg L. Management of severe hyperkalemia. Crit Care Med 2008; 36:3246–3251.
34. Tran HA. Extreme hyperkalemia. South Med J 2005; 98:729–732.
35. Bosnjak ZJ, Lynch C, 3rd. Cardiac Electrophysiology. In: Yaksh T, et al., eds. Anesthesia: Biologic Foundations. New York: Lippincott-Raven, 1998; 1001–1040.
36. Clausen T, Everts ME. Regulation of the Na, K-pump in skeletal muscle. Kidney Int 1989; 35:1–13.
37. Harel Z, Harel S, Shah PS, et al. Gastrointestinal adverse events with sodium polystyrene sulfonate (Kayexalate) use: a systematic review. Am J Med 2013; 126:264.e9–264.e24

Chapter 37

マグネシウム

> ある鳥が世界中の言語でなんと呼ばれているかを知ったところで，
> その鳥については何も知ったことにはならない。
> まず鳥を見て，何をしているか観察することだ。
> それが価値あることなのだ。
>
> Richard Feynman "*The Physics Teacher*"（1969 年）

　マグネシウムは，生命体のエネルギー利用において最も重要な要素の1つである。植物では，マグネシウムの配置が葉緑素の中央[*1]にあり，光エネルギーを利用して酸素と炭水化物を合成する（すなわち，光合成）。好気性生物では酸素を消費して炭水化物などの有機栄養素からエネルギーを放出させるが，このエネルギーはアデノシン三リン酸（ATP）に蓄えられており，ATPからのエネルギー放出にはマグネシウムが必要となる。というのは，マグネシウムはATPを加水分解するATPaseの補因子として働くからである。したがって，マグネシウムは，私たちへのエネルギー供給，そして生命維持のためのエネルギー利用に本質的に重要である。これが今わかっている基本要素である。

　マグネシウムのもっと具体的な働きとしては，Na^+-K^+ ポンプ（マグネシウム依存性ATPase）による細胞膜内外の電位勾配の維持が挙げられる。結果として，マグネシウムは興奮性細胞における細胞膜の電気的活動に重要な働きを果たしている[1〜4]。また，マグネシウムは平滑筋細胞内カルシウムイオン濃度の制御にもかかわっており，心臓の収縮性と末梢血管トーヌスの維持に重要な働きをしている[4]。

基礎

■分布

体内におけるマグネシウム（Mg）の量と分布を表 37.1 に示す[5]。標準体格の成人では体内におよそ24 g〔1 mol（2,000 mEq）〕のマグネシウムが存在するが，その半分あまりは骨に存在し，血漿には 1%未満しか存在しない。したがって，体内総マグネシウム量の指標としての血清マグネシウム量の有用性は（血清カリウムと同様に）限定的である。特にマグネシウム欠乏症の患者では注意が必要で，体内総マグネシウム量が減少しているにもかかわらず，血清マグネシウム量は正常範囲内にある場合がある[5,6]。

■血清マグネシウム

血中マグネシウム量の測定には，血漿よりも血清を用いるほうが適している。というのは，血漿

[*1] 訳注：マグネシウムは，葉緑素のテトラピロール環の中央に配置されている。

表37.1 成人におけるマグネシウムの体内分布

組織	湿重量（kg）	マグネシウム含有量（mEq）	全身マグネシウム量に占める割合（%）
骨	12	1,060	53
筋	30	540	27
軟部組織	23	384	19
赤血球	2	10	0.7
血漿	3	6	0.3
合計	70 kg	2,000 mEq	100%

〔文献5より〕

表37.2 マグネシウム検査値の正常範囲

体液	従来の単位	SI単位
●血清 [Mg^{2+}]		
総量	1.7〜2.4 mg/dL	
	1.4〜2.0 mEq/L	0.7〜1.0 mmol/L
イオン化マグネシウム量	0.8〜1.1 mEq/L	0.4〜0.6 mmol/L
●尿中 [Mg^{2+}]	5〜15 mEq/24 h	2.5〜7.5 mmol/24 h

米国に在住する健常成人の値〔文献7より〕
変換式：mEq/L = [(mg/dL × 10)/24] × 2，mmol/L × 2 = mEq/L

検体中に混入しうる抗凝固薬に含まれるクエン酸などの陰イオンは，マグネシウムと結合するからである[5]。血清マグネシウム量の正常範囲は日常のマグネシウム摂取量に依存するので，地域差がみられる。米国に住む健常成人の血清マグネシウム濃度（[Mg^{2+}]）の正常範囲を表37.2に示す[7]。

注意：臨床検査では，マグネシウムが部分的に血漿タンパク質と結合するので，[Mg^{2+}] を mg/dL で表記する。一方，医学文献では通常，血清 [Mg^{2+}] を mEq/L で表す。この単位変換は以下の式で表される。

$$\mathrm{mEq/L} = \frac{\mathrm{mg/dL} \times 10}{\text{分子量}} \times \text{電荷数} \tag{37.1}$$

ここでの分子量は，マグネシウムの場合には原子量となる。マグネシウムの原子量は24，電荷数は2なので，1.7 mg/dL の Mg 濃度は $(1.7 \times 10)/24 \times 2 = 1.4 \,\mathrm{mEq/L}$ となる。

イオン化マグネシウム

血中マグネシウムの67%はイオン化（活性型）している。残りの33%は血漿タンパク質に結合するか（全体の19%），リン酸や硫酸などの2価陰イオンなどと結合している（全体の14%）[8]。分光光度計などの標準的なマグネシウム測定法では，結合型・非結合型のすべてのマグネシウムが測定される。したがって，血清 [Mg^{2+}] が異常に低い場合，イオン化マグネシウムと結合マグネシウムのいずれの量が減少しているのかが問題になる（例えば，低タンパク血症では結合マグネシウム量の減少がみられる）[9]。イオン化マグネシウム量はイオン特異性電極（Mg^{2+} 電極）[10]で測定が可能であるが，これらの手法は臨床上ルーチンでは用いられていない。しかし，血漿に存在するマグネシウムは少量であるため，イオン化マグネシウムと結合マグネシウムの

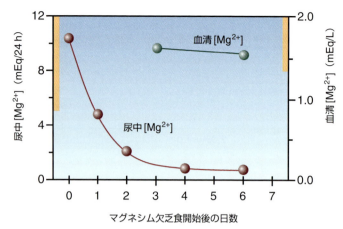

図 37.1 マグネシウム欠乏食による健常成人の血清 [Mg^{2+}] および尿中 [Mg^{2+}] の変化
縦軸の橙色の太線は，血清・尿中 [Mg^{2+}] の正常範囲を示す。
〔Shils ME. Experimental human magnesium deficiency. Medicine 1969; 48:61–82 より引用〕

量の差は，臨床上問題になるほど大きくはない。

■尿中マグネシウム

腎臓からのマグネシウム排泄の正常範囲を表 37.2 に示した。通常，尿から排出されるマグネシウムは非常に微量である[3]。マグネシウム摂取が減少すると，腎臓でのマグネシウム保持が進み，尿へのマグネシウム排泄はどんどん減少する。図 37.1 に示すように，マグネシウム欠乏食の摂取開始後 1 週間で尿中に排泄されるマグネシウム量はほぼゼロまで減少するが，一方で血清 [Mg^{2+}] は正常範囲内に保たれる。このように，尿中 [Mg^{2+}] は（血清 [Mg^{2+}] に比べて）体内マグネシウム欠乏の検出に適している。

マグネシウム欠乏

低マグネシウム血症は ICU 患者の 65％に達するという報告がある[1~3]。マグネシウム量の減少は低マグネシウム血症を伴わないことがあるので，マグネシウム量減少の発生率はおそらくもっと高い。実際，マグネシウム量の減少は「実地診療上，最も診断されることの少ない電解質異常」[11]とされてきた。

■要因

血清 [Mg^{2+}] 測定による体内マグネシウム欠乏の検出には限界があるので，マグネシウム欠乏を引き起こす要因の認識が，電解質バランス異常を知る唯一の手がかりとなることがある。表 37.3 にマグネシウム欠乏を起こしやすい病態を示す。

表 37.3　マグネシウム欠乏の可能性を示唆する指標

原因となる病態	臨床徴候
●薬物治療* 　フロセミド（50％） 　アミノグリコシド系（30％） 　アムホテリシン B，ペンタミジン 　ジギタリス（20％） 　シスプラチン，シクロスポリン ●下痢症（分泌性） ●アルコール依存症（慢性） ●糖尿病 ●急性心筋梗塞	●電解質異常* 　低カリウム血症（40％） 　低リン酸血症（30％） 　低ナトリウム血症（27％） 　低カルシウム血症（22％） ●心機能障害 　虚血性 　不整脈 　ジギタリス中毒 ●過反応性中枢神経症候群

＊括弧内の数字は，低マグネシウム血症を伴う割合を示す。

利尿薬治療

利尿薬はマグネシウム欠乏の主因の 1 つである。利尿薬によるナトリウム再吸収の抑制はマグネシウムの再吸収も抑制するので，尿によるナトリウムの排泄促進とマグネシウムの排泄促進は並行する。腎臓からのマグネシウム排泄はループ利尿薬（フロセミドやエタクリン酸）で最も顕著である。フロセミドの長期投与を受けている患者の 50％にマグネシウム欠乏が起こるという報告もある[12]。サイアザイド系利尿薬でも同様の傾向がみられるが，高齢者に限られる[13]。「カリウム保持性」利尿薬による治療ではマグネシウム欠乏はみられない[14]。

抗菌薬治療

アミノグリコシド系，アムホテリシン B，ペンタミジンなどの抗菌薬投与によりマグネシウム欠乏が生じる[15, 16]。アミノグリコシド系は，ヘンレ（Henle）のループ上行脚におけるマグネシウム再吸収を阻害し，投与を受けた患者の 30％に低マグネシウム血症が認められるという[16]。

他の薬物

プロトンポンプ阻害薬の長期使用（14 日〜13 年）により，重度の低マグネシウム血症を併発するという報告がある[17]が，これは消化管におけるマグネシウムの吸収が阻害されるためである。これ以外に，ジギタリス，アドレナリン，またシスプラチンやシクロスポリンなどの化学療法薬により，マグネシウム欠乏が起こる[15, 18]。前二者はマグネシウムの細胞内への移行を促進するのに対し，後二者は腎臓からのマグネシウム排泄を促進する。

アルコール関連疾患

低マグネシウム血症は，アルコール依存症による入院患者の 30％，アルコールせん妄患者の 85％にみられる[19, 20]。これらの病態におけるマグネシウム欠乏は，一般的な栄養不良や慢性的な下痢症などのさまざまな要因によって引き起こされる。さらに，マグネシウム欠乏とチアミン欠乏には関連がある[21]。マグネシウムはチアミンのチアミンピロリン酸への変換に必要であり，チアミン摂取が適切でもマグネシウム欠乏はチアミン欠乏を引き起こす。したがって，チアミン投与を受けている患者では，$[Mg^{2+}]$ を定期的に検査する必要がある。

分泌性下痢症

下部消化管から分泌される消化液は高濃度（10～14 mEq/L）の Mg^{2+} を含むので[22]，分泌性下痢症は重篤なマグネシウム欠乏を伴う[20]。上部消化管から分泌される消化液の $[Mg^{2+}]$ は 1～2 mEq/L と低いので，嘔吐によるマグネシウム欠乏の危険はない。

糖尿病

1 型糖尿病患者では，おそらく尿からの尿糖排泄に伴うマグネシウム排泄の結果として，一般的にマグネシウム欠乏が起こる[23]。低マグネシウム血症は糖尿病性ケトアシドーシスの入院患者の 7% にしか認められないが，インスリンによる細胞内へのマグネシウム移動により，入院後最初の 12 時間では 50% 以上に増加する[24]。

急性心筋梗塞

低マグネシウム血症は急性心筋梗塞患者の 80% で報告されている[25]。その機序は不明だが，内因性カテコールアミンの過剰分泌による細胞内へのマグネシウム移動による可能性がある。

■ 臨床徴候

マグネシウム欠乏に特異的な臨床徴候はないが，以下の臨床症状の出現はマグネシウム欠乏を示している可能性がある。

他の電解質異常

マグネシウム欠乏は，カリウム，リン酸，カルシウムなどの電解質の低下を伴うことが多い（表 37.3 参照）[26]。

低カリウム血症：マグネシウム欠乏の 40% に低カリウム血症がみられるという[26]。さらに，マグネシウム欠乏に伴う低カリウム血症はカリウムの補充に反応しにくい傾向があり，カリウム補充療法の開始前にマグネシウム補充療法を行う必要性がままある[27]。

低カルシウム血症：副甲状腺ホルモン分泌低下[28]と副甲状腺ホルモンに対する標的器官の反応性低下[29]が組み合わさって起こる。低カリウム血症と同様に，マグネシウム欠乏に伴う低カルシウム血症の補正は，マグネシウム欠乏を補正しない限り難しい。

低リン酸血症：リン酸の欠乏はマグネシウム欠乏の結果というより原因である。マグネシウム欠乏は腎臓からのマグネシウム排泄促進による[30]。

不整脈：前述のようにマグネシウムは心筋細胞膜のポンプ機能に必須であり，マグネシウム欠乏は心筋細胞を脱分極させ，頻脈性不整脈を引き起こすことがある。ジギタリスもマグネシウム欠乏もポンプ機能を阻害するので，マグネシウム欠乏はジギタリスの効果を増強し，ジギタリスによる心毒性を増悪させる可能性がある。たとえ血清 $[Mg^{2+}]$ が正常でも，マグネシウム

静脈内投与でジギタリス毒性による不整脈を抑制できる[31]。同様に，低マグネシウム血症でなくとも，マグネシウム静脈内投与により一般的な抗不整脈薬に抵抗性の難治性不整脈を消失させることができる[32]。この効果は，おそらくマグネシウムの補充とは関係なく，マグネシウムの細胞膜安定化作用によるものであろう。

マグネシウム欠乏に付随する最も危険な不整脈の1つは，torsade de pointes（多形性心室頻拍）である〔図15.8（☞244ページ）参照〕。この不整脈におけるマグネシウムの役割については，第15章（☞231ページ）で述べた。

神経学的所見

マグネシウム欠乏による神経学所見としては，意識障害，全身痙攣，振戦，反射亢進などがあるが，まれにしかみられないうえに非特異的であり，診断的な価値は少ない。

最近，マグネシウム治療に反応する神経症候群が報告された。臨床所見としては，運動失調，不明瞭発語，代謝性アシドーシス，流涎，広範性の筋攣縮，全身痙攣，進行性の鈍麻がみられる[33]。臨床像としては，騒がしい声を出したり体を接触させたりするので，この疾患は中枢神経反応性マグネシウム欠乏症（reactive central nervous system magnesium deficiency）と呼ばれる。この疾患は，脳脊髄液の$[Mg^{2+}]$低下に伴って生じ，マグネシウム補充により改善する。罹患率は現在のところ不明である。

■診断

これまで何度か述べてきたように，血清$[Mg^{2+}]$はマグネシウム欠乏の指標としてはきわめて感度が低い。マグネシウム欠乏が腎性以外の要因（例：下痢）によって起こる場合，尿へのマグネシウム排泄はマグネシウム欠乏の指標として感度がより高い[34]。しかし，マグネシウム欠乏の多くは腎臓からのマグネシウム排泄の増加によるため，その診断的価値は限られている。

マグネシウム負荷試験

尿中マグネシウムの過剰排泄がない場合，マグネシウム負荷に対する尿中マグネシウム量は全身マグネシウム貯蔵量の最も感度の高い指標となる[35,36]。表37.4に，この方法の概略を示す。正常なマグネシウム再吸収量は腎尿細管でのマグネシウム吸収率の最大値（T_{max}）に近いので，体内マグネシウム貯蔵量が正常であれば静脈内投与されたマグネシウムのほとんどが排泄される。しかし，マグネシウム貯蔵量が不足していると，マグネシウム再吸収率がT_{max}より低くなっているので，投与されたマグネシウムは再吸収されやすくなり，結果として尿中排泄量が減少する。投与したマグネシウムのうち尿中に排泄される割合が50%未満の場合，マグネシウム欠乏の可能性が高く，80%超のマグネシウムが尿中に排泄される場合，マグネシウム欠乏の可能性は低い。この試験はマグネシウム補充療法の終了時点を決定するのに有用である（後述）。重要なのは，腎機能不全の患者や腎臓からのマグネシウム排泄が亢進している患者では，この試験によって信頼できるデータを得ることはできないことである。

表 37.4 腎マグネシウム負荷試験

適応
1. 血清 [Mg^{2+}] は正常であるが，マグネシウム欠乏が疑われる場合。
2. マグネシウム補充療法の終了時点を決定する場合。

禁忌
1. 腎不全や腎臓からのマグネシウム排泄が亢進している場合。

方法
1. マグネシウム 24 mmol（硫酸マグネシウムとして 6 g）を 250 mL の生理食塩液に添加したものを 1 時間かけて静脈内投与する。
2. マグネシウム静脈内投与後，尿を 24 時間採取する。

結果
1. 24 時間の尿中マグネシウム排泄量が 12 mmol（24 mEq）未満，すなわちマグネシウム静脈内投与量の 50％未満ならば，全身のマグネシウム欠乏が示唆される。
2. 24 時間の尿中マグネシウム排泄量が 19 mmol（38 mEq）超，すなわち，マグネシウム静脈内投与量の 80％超ならば，全身のマグネシウム欠乏は否定される。

〔文献 35 より〕

表 37.5 経口および非経口的マグネシウム製剤

マグネシウム製剤	マグネシウム含有量
経口製剤	
塩化マグネシウム腸溶錠	64 mg（5.3 mEq）
酸化マグネシウム錠（400 mg）	241 mg（19.8 mEq）
酸化マグネシウム錠（140 mg）	85 mg（6.9 mEq）
グルコン酸マグネシウム錠（500 mg）	27 mg（2.3 mEq）
非経口製剤	
硫酸マグネシウム（50％）*	500 mg/mL（4 mEq/mL）
硫酸マグネシウム（12.5％）	120 mg/mL（1 mEq/mL）

* 静脈内投与用に 20％に希釈する。

■マグネシウム補充療法

マグネシウム製剤として経口的または非経口的に用いられるものを表 37.5 に挙げる[37, 38]。経口製剤は日常の維持療法（健常人で 5 mg/kg を投与）に使うことができる。しかし，経口製剤は小腸での吸収率がかなり不定であるため，低マグネシウム血症の治療には非経口製剤が望ましい。

　マグネシウムとして静脈内投与されるのは硫酸マグネシウム（$MgSO_4$）が多い。1 g の硫酸マグネシウムは 8 mEq（4 mmol）のマグネシウムを含有する[4]。50％硫酸マグネシウム溶液（500 mg/mL）の浸透圧は 4,000 mOsm/L であるので[39]，投与時には 10％（100 mg/mL）または 20％（200 mg/mL）に希釈する必要がある。リンゲル液は，成分のカルシウムがマグネシウムと逆の作用を及ぼす可能性があるので希釈に使用してはならない。

　腎機能が正常な患者に対しては，以下のマグネシウム補充手順がすすめられる[40]。

軽症または無症候性の低マグネシウム血症

軽度（血清 [Mg^{2+}] 1〜1.4 mEq/L）のマグネシウム欠乏症で合併症のない患者には，以下のガイドラインが適応される[41]。

1. マグネシウム欠乏量を1～2 mEq/kgと考える。
2. 静脈内投与したマグネシウムは50%が尿中から排泄されるので，必要なマグネシウム投与量はマグネシウム欠乏量の2倍になる。
3. 1 mEq/kgを最初の24時間に投与し，その後3～5日間，0.5 mEq/kg/日ずつ投与する。

中等度の低マグネシウム血症

血清[Mg^{2+}]が1 mEq/L未満，または他の電解質異常がある場合には，以下の方法が行われる。

1. 硫酸マグネシウム6 g（マグネシウムとして48 mEq）を250～500 mLの生理食塩液に加え，3時間かけて静脈内投与する。
2. 続いて，硫酸マグネシウム5 g（マグネシウムとして40 mEq）を250～500 mLの生理食塩液に加え，6時間かけて静脈内投与する。
3. 硫酸マグネシウム5 gを12時間ごとに5日間，持続静注する。

生命に危険を及ぼす低マグネシウム血症

低マグネシウム血症が重篤な不整脈（例：torsade de pointes）や全身痙攣を併発した場合には，以下の処置を行う。

1. 硫酸マグネシウム2 g（マグネシウムとして16 mEq）を2～5分かけて静脈内投与する。
2. 続いて，硫酸マグネシウム5 g（マグネシウムとして40 mEq）を250～500 mLの生理食塩液に加え，6時間かけて静脈内投与する。
3. 硫酸マグネシウム5 gを12時間ごとに5日間，持続静注する。

補充療法の経過観察

マグネシウムの急速静脈内投与後，血清[Mg^{2+}]は一過性に上昇するが，15分で低下し始める。したがって，急速静脈内投与後にも持続的にマグネシウムを静脈内投与することが大切である。血清[Mg^{2+}]は1～2日後には正常値に戻るが，全身のマグネシウム貯蔵量が回復するには数日を要する。

　表37.4のように，**マグネシウム負荷試験**はマグネシウム補充療法の終了時点を決定するのに有用である。すなわち，尿中マグネシウム排泄量が負荷したマグネシウム量の80%以上になるまで補充を続ける。

低マグネシウム血症と腎機能障害

腎機能障害で低マグネシウム血症が起こることは多くないが，重篤または慢性の下痢症がある場合や，クレアチニンクリアランスが30 mL/minを超える場合には起こることがある。腎機能障害がある場合，通常の補充量の50%以上のマグネシウムを投与してはならず[40]，血清[Mg^{2+}]に注意してモニタリングする必要がある。

マグネシウム過剰

マグネシウムの過剰は，マグネシウムの欠乏ほど多くはない．ある調査によれば，血清 $[Mg^{2+}]$ が 2 mEq/L を超える高マグネシウム血症を呈する入院患者の割合は 5％であった[42]．

■要因

腎機能障害

高マグネシウム血症の最も多い原因は，腎臓からのマグネシウム排泄不全であり，クレアチニンクリアランスが 30 mL/min 未満に低下した場合にみられる[43]．しかし，マグネシウム摂取が多くならない限り，腎機能障害で高マグネシウム血症がみられることはない．

溶血

赤血球中の $[Mg^{2+}]$ は血清のおよそ 3 倍であり[44]，溶血は血中 $[Mg^{2+}]$ を上昇させる．赤血球 250 mL の完全溶血に対し，血清 $[Mg^{2+}]$ は 0.1 mEq/L しか上昇しない[44]ので，よほど重篤な溶血がない限り高マグネシウム血症を呈することはない．

他の要因

軽度の高マグネシウム血症の要因となりうるその他の病態として，糖尿病性ケトアシドーシス（一過性），副腎不全，副甲状腺機能亢進症，リチウム中毒などがある[43]．

■臨床像

進行性の高マグネシウム血症でみられる臨床症状は，次のとおりである[44]．

血清 $[Mg^{2+}]$	症状
> 4 mEq/L	反射能低下
> 5 mEq/L	Ⅰ度房室ブロック
> 10 mEq/L	完全房室ブロック
> 13 mEq/L	心停止

マグネシウムは**天然に存在する生理的カルシウム拮抗薬**であり[39]，高マグネシウム血症による重篤な症状は心血管系へのカルシウム拮抗作用によるものである．ほとんどの心血管系障害は，心臓における伝導遅延の結果起こるもので，心収縮性の低下や血管拡張は顕著ではない．

■治療

重度の高マグネシウム血症では血液透析が選択される．透析開始までは，グルコン酸カルシウム静脈内投与（1 g を 2～3 分かけて静脈内投与）で高マグネシウム血症による心血管系への作用を**一時的に**拮抗できる[41]．輸液の投与が可能であり，かつ腎機能がある程度保たれている場合，それほど進行していない高マグネシウム血症に対しては，積極的な輸液投与とフロセミド

の併用療法により血清 $[Mg^{2+}]$ を低下させることができる。

おわりに

マグネシウムはナトリウムとカリウムの陰に隠れることが多いが，章の冒頭でも述べたように，マグネシウムは ATP からのエネルギー放出に必要であり，興奮性細胞膜の電位伝達に必要な Na^+-K^+ ポンプの活性維持に必須である。したがって，マグネシウムは考えられている以上に注意を払う価値がある。

マグネシウムについては，以下の点が重要である。

1. 体内マグネシウム貯蔵量が減少していても，血清 $[Mg^{2+}]$ は正常範囲にある患者がいる。
2. 低マグネシウム血症は，ICU 患者の 50％以上にみられ，マグネシウム欠乏はより高率に起きている可能性がある。フロセミドによる利尿は，ICU におけるマグネシウム欠乏の最も大きな原因である。
3. 利尿薬による低カリウム血症，特にカリウム補充療法に抵抗性の場合は，マグネシウム欠乏の可能性が高い。
4. マグネシウム補充療法によって全身のマグネシウム貯蔵が回復する前に，血清 $[Mg^{2+}]$ が正常化する。その場合，マグネシウム補充の指標として最も優れているのは，マグネシウム負荷試験による尿中マグネシウム量の測定である（表 37.4 参照）。

■ 文献

全般的な総説

1. Noronha JL, Matuschak GM. Magnesium in critical illness: metabolism, assessment, and treatment. Intensive Care Med 2002; 28:667–679.
2. Tong GM, Rude RK. Magnesium deficiency in critical illness. J Intensive Care Med 2005; 20:3–17.
3. Martin KJ, Gonzalez EA, Slatpolsky E. Clinical consequences and management of hypomagnesemia. J Am Soc Nephrol 2009; 20:2291–2295.
4. White RE, Hartzell HC. Magnesium ions in cardiac function. Regulator of ion channels and second messengers. Biochem Pharmacol 1989; 38:859–867.

基礎

5. Elin RJ. Assessment of magnesium status. Clin Chem 1987; 33:1965–1970.
6. Reinhart RA. Magnesium metabolism. A review with special reference to the relationship between intracellular content and serum levels. Arch Intern Med 1988; 148:2415–2420.
7. Lowenstein FW, Stanton MF. Serum magnesium levels in the United States, 1971-1974. J Am Coll Nutr 1986; 5:399–414.
8. Altura BT, Altura BM. A method for distinguishing ionized, complexed and protein-bound Mg in normal and diseased subjects. Scand J Clin Lab Invest 1994; 217:83–87.
9. Kroll MH, Elin RJ. Relationships between magnesium and protein concentrations in serum. Clin Chem 1985; 31:244–246.
10. Alvarez-Leefmans FJ, Giraldez F, Gamino SM. Intracellular free magnesium in excitable cells: its measurement and its biologic significance. Can J Physiol Pharmacol 1987; 65:915–925.

マグネシウム欠乏

11. Whang R. Magnesium deficiency: pathogenesis, prevalence, and clinical implications. Am J Med 1987; 82:24–29.
12. Dyckner T, Wester PO. Potassium/magnesium depletion in patients with cardiovascular disease. Am J Med 1987; 82:11–17.
13. Hollifield JW. Thiazide treatment of systemic hypertension: effects on serum magnesium and ventricular ectopic activity. Am J Cardiol 1989; 63:22G–25G.
14. Ryan MP. Diuretics and potassium/magnesium depletion. Directions for treatment. Am J Med 1987; 82:38–

47.
15. Atsmon J, Dolev E. Drug-induced hypomagnesaemia: scope and management. Drug Safety 2005; 28:763–788.
16. Zaloga GP, Chernow B, Pock A, et al. Hypomagnesemia is a common complication of aminoglycoside therapy. Surg Gynecol Obstet 1984; 158:561–565.
17. Hess MW, Hoenderop JG, Bindeis RJ, Drenth JP. Systematic review: hypomagnesemia induced by proton pump inhibition. Ailement Pharmacol Ther 2012; 36:415–413.
18. Whang R, Oei TO, Watanabe A. Frequency of hypomagnesemia in hospitalized patients receiving digitalis. Arch Intern Med 1985; 145:655–656.
19. Balesteri FJ. Magnesium metabolism in the critically ill. Crit Care Clin 1985; 5:217–226.
20. Martin HE. Clinical magnesium deficiency. Ann N Y Acad Sci 1969; 162:891–900.
21. Dyckner T, Ek B, Nyhlin H, et al. Aggravation of thiamine deficiency by magnesium depletion. A case report. Acta Med Scand 1985; 218:129–131.
22. Kassirer J, Hricik D, Cohen J. Repairing Body Fluids: Principles and Practice. 1st ed. Philadelphia, PA: WB Saunders, 1989; 118–129.
23. Sjogren A, Floren CH, Nilsson A. Magnesium deficiency in IDDM related to level of glycosylated hemoglobin. Diabetes 1986; 35:459–463.
24. Lau K. Magnesium metabolism: normal and abnormal. In: Arieff AI, DeFronzo RA, eds. Fluids, electrolytes, and acid base disorders. New York, NY: Churchill Livingstone, 1985; 575–623.
25. Abraham AS, Rosenmann D, Kramer M, et al. Magnesium in the prevention of lethal arrhythmias in acute myocardial infarction. Arch Intern Med 1987; 147:753–755.

臨床徴候

26. Whang R, Oei TO, Aikawa JK, et al. Predictors of clinical hypomagnesemia. Hypokalemia, hypophosphatemia, hyponatremia, and hypocalcemia. Arch Intern Med 1984; 144:1794–1796.
27. Whang R, Flink EB, Dyckner T, et al. Magnesium depletion as a cause of refractory potassium repletion. Arch Intern Med 1985; 145:1686–1689.
28. Anast CS, Winnacker JL, Forte LR, et al. Impaired release of parathyroid hormone in magnesium deficiency. J Clin Endocrinol Metab 1976; 42:707–717.
29. Rude RK, Oldham SB, Singer FR. Functional hypoparathyroidism and parathyroid hormone end-organ resistance in human magnesium deficiency. Clin Endocrinol 1976; 5:209–224.
30. Dominguez JH, Gray RW, Lemann J, Jr. Dietary phosphate deprivation in women and men: effects on mineral and acid balances, parathyroid hormone and the metabolism of 25-OH-vitamin D. J Clin Endocrinol Metab 1976; 43:1056–1068.
31. Cohen L, Kitzes R. Magnesium sulfate and digitalis-toxic arrhythmias. JAMA 1983; 249:2808–2810.
32. Tzivoni D, Keren A. Suppression of ventricular arrhythmias by magnesium. Am J Cardiol 1990; 65:1397–1399.
33. Langley WF, Mann D. Central nervous system magnesium deficiency. Arch Intern Med 1991; 151:593–596.
34. Fleming CR, George L, Stoner GL, et al. The importance of urinary magnesium values in patients with gut failure. Mayo Clin Proc 1996; 71:21–24.
35. Clague JE, Edwards RH, Jackson MJ. Intravenous magnesium loading in chronic fatigue syndrome. Lancet 1992; 340:124–125.
36. Hebert P, Mehta N, Wang J, et al. Functional magnesium deficiency in critically ill patients identified using a magnesium-loading test. Crit Care Med 1997; 25:749–755.

マグネシウム補充療法

37. DiPalma JR. Magnesium replacement therapy. Am Fam Physician 1990; 42:173–176.
38. Trissel LA. Handbook on injectable drugs. 13th ed. Bethesda, MD: Amer Soc Health System Pharmcists, 2005.
39. Iseri LT, French JH. Magnesium: nature's physiologic calcium blocker. Am Heart J 1984; 108:188–193.
40. Oster JR, Epstein M. Management of magnesium depletion. Am J Nephrol 1988; 8:349–354.
41. Mordes JP, Wacker WE. Excess magnesium. Pharmacol Rev 1977; 29:273–300.

マグネシウム過剰

42. Whang R, Ryder KW. Frequency of hypomagnesemia and hypermagnesemia. Requested vs routine. JAMA 1990; 263:3063–3064.
43. Van Hook JW. Hypermagnesemia. Crit Care Clin 1991; 7:215–223.
44. Elin RJ. Magnesium metabolism in health and disease. Dis Mon 1988; 34:161–218.

Chapter 38

カルシウムとリン

> 自然は決してわれわれを騙さない。常にわれわれ自身がわれわれを騙すのだ。
> Jean Jacques Rousseau（1754 年）

カルシウムとリンは骨格の構造維持に重要である。いずれの元素も軟部組織には大量に含まれていないが，細胞機能に必須の働きをしている。リンは生命のエネルギー産生にかかわる一方，細胞外のカルシウムは，血液凝固，神経筋伝達，平滑筋収縮などに関与している。驚くべきことに，生体内の重要度が高いにもかかわらず，これらの電解質のバランス異常に対して生体の耐性は高い。

細胞外液カルシウム

カルシウムは人体に最も多く存在している電解質で，その含量は平均的な成人では 500 g 以上に達するが，その 99％は骨に存在する[1,2]。軟部組織のカルシウムは細胞外液の 1 万分の 1 の濃度に保たれている[2,3]。

■血漿カルシウム

図 38.1 に示すように，血漿カルシウムは 3 種類の状態で存在している。カルシウムのおよそ半分は生物学的に活性なイオン化カルシウム（Ca^{2+}）として存在し，残りは生物学的に不活性な結合型カルシウムである[1]。不活性型カルシウムのうち，80％はアルブミンに結合しており，残り 20％は血漿に存在するタンパク質や硫酸イオンなどの陰イオンと結合している。血漿の総カルシウム濃度とイオン化カルシウム濃度（$[Ca^{2+}]$）を表 38.1 に示す。これらの値は臨床検査室によって多少の違いがある。

総カルシウムかイオン化カルシウムか

多くの臨床検査室で用いられているカルシウム測定法は 3 種類すべての状態のカルシウムの総和を測定するので，問題が起こりやすい。図 38.1 の右側は，血漿アルブミン減少の影響を示したものである。血中アルブミン濃度が減少するとカルシウムの総量は減少するが，生理的に活性をもつ Ca^{2+} の量は変化しない。

　低アルブミン血症の患者の血漿カルシウム濃度から $[Ca^{2+}]$ を推定するためのさまざまな補正式が提唱されているが，信頼できるものはない[4,5]。$[Ca^{2+}]$ を正確に測定する唯一の方法は，イオン特異性電極を用いた測定法である。

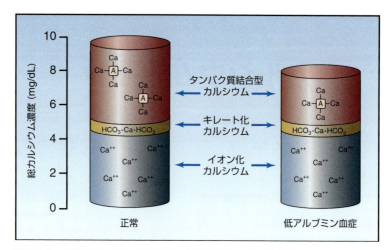

図 38.1　血漿カルシウムの3種類の状態とそれぞれが血漿総カルシウム濃度に占める割合
右図は，低アルブミン血症では血漿総カルシウム濃度の低下がみられても，$[Ca^{2+}]$ には変化がみられないことを示す．

表 38.1　血液中のカルシウムとリンの正常値

血清電解質	従来の単位（mg/dL）	変換係数*	SI 単位（mmol/L）
総カルシウム	9.0〜10.0	0.25	2.25〜2.50
イオン化カルシウム	4.6〜5.0	0.25	1.15〜1.25
リン	2.5〜5.0	0.32	0.8〜1.6

＊古典的な単位 × 変換係数 ＝ SI 単位，または，SI 単位/変換係数 ＝ 古典的な単位

イオン化カルシウム測定法

現在では多くの臨床検査施設で，イオン特異性電極法を用いた，全血，血漿，血清中の $[Ca^{2+}]$ 測定が可能になっている．

血液検体採取：$[Ca^{2+}]$ の測定のために血液を採取する際には注意を払う必要がある[6]．血液検体中からの二酸化炭素揮発により，アルブミンへのカルシウム結合能が上昇するので，$[Ca^{2+}]$ が低下してしまう．したがって，血液検体をガスでバブリングすることは避けなければいけない．抗凝固薬〔例：ヘパリン，クエン酸，エチレンジアミン四酢酸（EDTA）〕にはカルシウム結合能があるので，これらの抗凝固薬の入った採血管に血液検体を採取してはならない．蓋の赤い（レッドトップ）採血管はシリコン処理されており，血清検体中の $[Ca^{2+}]$ 測定に適している．

低カルシウム血症

ある大規模多施設調査によって，7,000人以上のICU患者の88％で軽度の低カルシウム血症（0.9〜1.14 mmol/L）を起こした履歴があり，3.3％で重度の低カルシウム血症（0.8 mmol/L 未満）の履歴があることが明らかになった[7]．ICU患者でみられる低カルシウム血症の主原因

表 38.2　ICU でみられる低カルシウム血症の原因

● アルカローシス	● 脂肪塞栓
● 輸血（15%）	● マグネシウム欠乏（70%）
● 薬物	● 膵炎
アミノグリコシド系（40%）	● 腎機能障害（50%）
ヘパリン（10%）	● 敗血症（30%）

括弧内の数字は，それぞれの状態における低カルシウム血症の発生頻度を示す。

を表 38.2 に示す。外来患者にみられる低カルシウム血症の原因として最も多いのは副甲状腺機能低下症であるが，ICU 患者では頸部の手術を最近受けた患者を除き考慮する必要はない。

■要因

マグネシウム欠乏

マグネシウム欠乏は，副甲状腺ホルモンの分泌抑制および副甲状腺ホルモンに対する標的器官の反応性低下という機序によって低カルシウム血症を引き起こす〔第 37 章（☞ 562 ページ）参照〕。マグネシウム欠乏に伴う低カルシウム血症は，カルシウム補充療法に対する反応性は低いが，カルシウムを補充しなくともマグネシウム補充療法によって低カルシウム血症を補正できることが多い。

敗血症

敗血症は ICU における低カルシウム血症の主要因の 1 つであるが[8,9]，その機序は不明である。低カルシウム血症は敗血症に伴う血管拡張とは無関係であり[9]，敗血症におけるその臨床的な意義ははっきりしない。

アルカローシス

アルカローシスではカルシウムのアルブミン結合が促進されるので，血中 $[Ca^{2+}]$ は低下する。症候性の低カルシウム血症は，代謝性アルカローシスよりも呼吸性アルカローシスでよくみられる。重炭酸イオンはカルシウムと結合するので，炭酸水素ナトリウムの静脈内投与は同様に低カルシウム血症を起こしうる。

輸血

輸血を受けた患者の 20% に低カルシウム血症が起こると報告されている[8]。その機序は，抗凝固薬として保存血中に添加されたクエン酸にカルシウムが結合することによる。輸血に伴う低カルシウム血症は一過性で，クエン酸が肝臓や腎臓で代謝されるに従って回復する[8]。ただし，肝疾患や腎疾患の患者では低カルシウム血症が持続することがある。輸血に伴う低カルシウム血症が血液凝固を妨げることはないので，大量輸血時のカルシウム静脈内投与は不要である。

薬物

カルシウム結合能をもつさまざまな薬物は，低カルシウム血症を引き起こす可能性がある[8]。

ICU でよく使われる薬物としては，アミノグリコシド系，ヘパリンが挙げられる。

腎不全

腎不全では，リン酸分泌不全と腎臓におけるビタミン D 活性化の阻害によって低カルシウム血症が起こりうる。治療として，小腸でのリン酸吸収を抑制し血中リン酸濃度を下げる目的で制酸薬の投与が行われるが，その効果は証明されていない。腎不全時のアシドーシスはカルシウムのアルブミンへの結合を抑制するので，腎不全時の低カルシウム血症は（真の）低カルシウム血症を意味するものではない。

膵炎

重篤な膵炎ではさまざまな機序により低カルシウム血症が起こりうる。また，低カルシウム血症の存在は膵炎の予後を悪化させると考えられているが[10]，致死率との相関については証明されていない。

■臨床症候

低カルシウム血症の主な臨床症候は，心筋や神経筋の興奮性亢進，心筋や血管平滑筋の収縮性低下である。しかし，ICU でみられる低カルシウム血症は，明らかな有害事象が認められないことが多い[7]。

神経筋興奮性

低カルシウム血症は，四肢筋や喉頭筋のテタニー，反射亢進，異常感覚，てんかん発作を引き起こすことがある[11]。クヴォステク（Chvostek）徴候（顔面神経現象）やトルソー（Trousseau）徴候（助産師手位）は，低カルシウム血症の臨床徴候としてよく挙げられるが，**クヴォステク徴候は非特異的な現象（健常成人で 25％にみられる）で，トルソー徴候は感度が低い**（低カルシウム血症患者の少なくとも 30％にはみられない）[12]。

心血管系

低カルシウム血症による心血管系の合併症としては，低血圧，心拍出量減少，心室性異所性活動が挙げられる。しかし，これらの合併症は，極端な低カルシウム血症（0.65 mmol/L 未満）の症例のみで報告されている[8]。

■カルシウム補充療法

低カルシウム血症の治療は，その原因となっている問題に対して行われるべきである。しかし，カルシウム補充が必要な場合には，カルシウムの静脈内投与が行われる。使用されるカルシウム塩溶液とその推奨投与量を表 38.3 に示す。

表 38.3　経静脈的カルシウム補充療法

溶液	カルシウム含有量	単位容量	浸透圧
10% 塩化カルシウム	27 mg/mL	10 mL アンプル	2,000 mOsm/L
10% グルコン酸カルシウム	9 mg/mL	10 mL アンプル	600 mOsm/L

症候性の低カルシウム血症には，以下のように用いる。
1. 初回単回投与では，100 mL の生理食塩液にカルシウム 200 mg（例：10%グルコン酸カルシウムの場合は 22 mL）を加えて，10 分かけて投与する。
2. 以後は持続的に，1 時間あたりカルシウム 1〜2 mg/kg を 6〜12 時間投与する。
3. 最初の数時間は 1 時間ごとに [Ca^{2+}] を測定する。

カルシウム塩溶液

静注用カルシウム塩溶液としては，10%塩化カルシウム[*1]か10%グルコン酸カルシウムを用いる。塩化カルシウムは，同じ濃度のグルコン酸カルシウムに比べて，カルシウム含有量が 3 倍以上あるが，浸透圧が低くて低侵襲のグルコン酸カルシウムのほうが好まれる。ただし，いずれのカルシウム塩溶液も高浸透圧であり，可能なかぎり太い中心静脈路から投与する。

投与量

カルシウム 200 mg（元素として）の単回投与（100 mL の生理食塩液に希釈して 5〜10 分かけて投与）あたり血清総カルシウム濃度は 0.5 mg/dL 上昇するが，30 分後には再び低下しはじめる[8]。したがって，初回単回投与に続いて，少なくとも 6 時間は 1〜2 mg/kg/h の速度で持続静注する必要がある。患者によって反応にはばらつきがあるので，カルシウム投与量は血中 [Ca^{2+}] をモニタリングして調節する必要がある[8]。

注意点：カルシウムの静脈内投与は血管収縮と重要臓器の虚血を起こしうる[13]ので，静脈内投与によるカルシウム補充療法は患者によっては危険を伴う。カルシウム投与による虚血のリスクは，すでに血管収縮を起こしている心拍出量の少ない患者で特に高いと考えられる。さらに，積極的なカルシウム補充は細胞内にカルシウム過負荷を引き起こし，特に循環ショック患者では，細胞の致死的傷害を引き起こしかねない[14]。これらの危険性を考え，カルシウム静脈内投与による低カルシウム血症の補充療法は，低カルシウム血症に伴った重篤な症候が出現しない限りは実施しないのが賢明である。

維持療法

カルシウムの維持投与量は成人で 1 日あたり 2〜4 g である。炭酸カルシウムやグルコン酸カルシウム錠（1 錠に 500 mg のカルシウムを含有）を経口的に投与する。

高カルシウム血症

前掲の大規模調査[7]によれば，ICU 患者の 23%に軽度の高カルシウム血症（1.26〜1.35 mmol/L）の履歴があり，17%の患者に高カルシウム血症かつ低カルシウム血症の履歴があるという。ICU

[*1] 訳注：日本の塩化カルシウム溶液は 2%である。

表 38.4　重度の高カルシウム血症に対する治療

薬物	投与量	備考
生理食塩液	200〜500 mL/h，尿量を 100〜150 mL/h に保持	容量負荷では通常，血清カルシウムの補正はされない。
フロセミド	40〜80 mg を 2 時間ごとに静注，尿量を 100〜150 mL/h に保持	カルシウム尿をきたすが，容量負荷の逆反応を起こすので，明らかな容量負荷時のみ使用する。
カルシトニン	4 IU/kg を 12 時間ごとに皮下注もしくは筋注	効果は即効性で 2 時間内に発現するが弱い。通常はタキフィラキシーを認める。
グルココルチコイド	プレドニゾン経口投与（20〜100 mg/日），またはヒドロコルチゾン静注（200〜400 mg/日）を 3〜5 日	リンパ腫，骨髄腫で有効である。効果発現には 4 日かかる。
ビスホスホネート製剤	ゾレドロネート静注（4〜8 mg を 15 分かけて），またはパミドロネート静注（90 mg を 2 時間かけて）。10 日後に再投与可能	第一選択薬だが，効果発現には 2 日かかる。ゾレドロネートのほうがパミドロネートよりも著効を示すが，高用量では腎毒性をもつ可能性がある。

患者における高カルシウム血症の原因についてはきちんと調べられていないが，ICU 以外での高カルシウム血症の主原因は，副甲状腺機能亢進症もしくは悪性腫瘍である[15〜17]。

■臨床症候

高カルシウム血症の臨床症候は非特異的であるが，次のように分類することができる[16]。

1. **消化器**：悪心・嘔吐，便秘，イレウス，膵炎
2. **心血管**：循環血液量減少，低血圧，QT 間隔短縮
3. **腎臓**：多尿，腎石灰化
4. **神経**：譫妄，意識レベル低下（昏睡を含む）

これらの症候は，血清 $[Ca^{2+}]$ が 12 mg/dL（3.0 mmol/L）より高値で出現し，血清 $[Ca^{2+}]$ が 14 mg/dL（3.5 mmol/L）より高値では常に起こる[17]。臨床症候が現れるときは，血清 $[Ca^{2+}]$ が急上昇をしている可能性が高い。

■治療

高カルシウム血症による有害な臨床症候が出現したとき，または血清 $[Ca^{2+}]$ が 14 mg/dL（3.5 mmol/L）より高値となったときに治療を行う。最も重篤で症候性の高カルシウム血症〔**高カルシウム血症性クリーゼ**（hypercalcemic crisis）〕は悪性腫瘍に関連する。高カルシウム血症の治療については表 38.4 にまとめた[1, 15〜17]。

生理食塩液の静脈内投与

通常，高カルシウム血症は高カルシウム尿症を伴うので，浸透圧利尿が起こる。すると，脱水が引き起こされ，腎臓からのカルシウム排泄が減少し，血清カルシウム濃度は急速に上昇す

る。したがって，輸液により脱水を補正し，腎臓からのカルシウム排泄を促進することが高カルシウム血症治療の第一目標となる。ナトリウム利尿は腎カルシウム排泄を促進するので，生理食塩液（200〜500 mL/h）の静脈内投与がすすめられる[16]。その際に 100〜150 mL/h の尿量が目標となる[15〜17]。

フロセミド

生理食塩液のみの輸液では，70％の患者で高カルシウム血症を是正できないので[15]，フロセミド 40〜80 mg を 2 時間ごとに静脈内投与して，腎臓からのカルシウム排泄を促す。しかし，血液量減少により逆効果を招きかねないので，フロセミドは容量過負荷時のみに使用することが推奨される[15, 17]。

カルシトニン

カルシトニンは体内に存在するホルモンであり，骨吸収を抑制する働きがある。市販されているのはサケカルシトニンであり，4 IU/kg を 12 時間ごとに皮下注もしくは筋注する。数時間以内で反応がみられるが，効果は弱く，血清 $[Ca^{2+}]$ は最大でも 0.5 mmol/L しか低下せず，タキフィラキシー（速成耐性）が起こる[15]。結果として，カルシトニンは，重度の高カルシウム血症の治療薬としては用いられなくなってきている[15]。

グルココルチコイド

グルココルチコイドは，腎臓からのカルシウム排泄増加，破骨細胞活性低下，リンパ腫や骨髄腫における腎臓外でのカルシトリオール（活性型ビタミン D）産生抑制などの働きにより，血清カルシウム濃度を低下させる[15]。投与法は，プレドニゾン経口投与（40〜100 mg/日），またはヒドロコルチゾン静脈内投与（200〜400 mg/日）を 3〜5 日間行う。ただし，効果発現に 4 日かかることと腫瘍崩壊症候群を起こすことが短所として挙げられる[15]。

ビスホスホネート製剤

ビスホスホネート製剤は強力な骨吸収阻害薬であり，重度の高カルシウム血症では，ゾレドロネート（4 mg または 8 mg を 15 分以上かけて静脈内投与）かパミドロネート（90 mg を 2 時間以上かけて静脈内投与）の 2 種類のビスホスホネートの投与をまず考える[15]。ゾレドロネートのほうが強力な効果をもつが，高用量投与する際には腎傷害の危険を伴う。いずれの薬物も効果の発現は 2〜4 日と遅く，4〜7 日で最大になり，1〜4 週間持続する[15]。

透析

血液透析または腹膜透析は，腎不全患者のカルシウム除去に効果がある。

低リン酸血症

カルシウムとは異なり，無機リンは細胞内に多く存在し，解糖や高エネルギーリン酸化合物（ATP）の合成にかかわっている。血中リン濃度の正常範囲を表 38.1 に示した[18]。

　低リン酸血症〔血清リン酸濃度 2.5 mg/dL（0.8 mmol/L）未満〕は重症患者の 17〜28％で

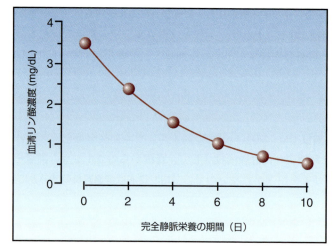

図 38.2　完全静脈栄養の継続が血清リン酸濃度に与える影響
〔データは文献 21 より〕

起こる[19,20]。その原因として，細胞内へのリン酸の移動，リン酸の尿中排泄増加，消化管におけるリン酸吸収の低下などがあるが，最も多いのが細胞内へのリン酸の移動である。

■要因

ブドウ糖負荷

細胞内へのブドウ糖の移動に伴い，リン酸も細胞内へ移動する。そして，もともと細胞外のリン酸濃度が境界域にあった場合には低リン酸血症が起こる。ブドウ糖負荷は入院患者にみられる低リン酸血症の原因として最も多く[19,21,22]，アルコール依存症や栄養不良の患者，あるいは衰弱した患者への栄養投与再開中によくみられる。静脈栄養が血清リン酸濃度に与える影響を図 38.2 に示す。血清リン酸濃度は徐々に低下し，静脈栄養を開始して 7 日後には重度の低リン酸血症（血清リン酸濃度が 1 mg/dL 未満）となることに注意する。静脈栄養が最初の数日は徐々に進められる理由の 1 つは，低リン酸血症の危険性があるからである。

長期間の高血糖

インスリン投与を受けている長期の高血糖患者で，ブドウ糖負荷と同様の現象がみられる。高血糖患者では糖尿による浸透圧利尿があり，尿からのリン酸喪失が起こるが，低リン酸血症は，インスリン投与によって細胞内へのリン酸移動が促進されるときのみにみられる。この現象の一例として，糖尿病性ケトアシドーシス治療中の低リン酸血症がある（☞ 497 ページ）。

呼吸性アルカローシス

呼吸性アルカローシスは細胞内 pH を上げ，解糖を促進する。ブドウ糖利用の増加によりブドウ糖およびリン酸は細胞内へ移動する[23]。人工呼吸中の患者では，過換気と呼吸性アルカローシスがしばしば起こるので，このような機序は低リン酸血症の原因として重要である。

β刺激薬

βアドレナリン受容体に対する刺激は，リン酸を細胞内に移動させ低リン酸血症を引き起こす。この作用はβ刺激薬を気管支拡張薬として使っている患者で顕著にみられる。気管支喘息の発作を起こした患者にサルブタモール（アルブテロール）をネブライザで吸入させた場合（30分ごとに 2.5 mg 投与），血清リン酸濃度は治療開始後3時間で 1.25 mg/dL（0.4 mmol/L）低下したという研究がある[24]。

全身性炎症疾患

血清リン酸濃度と炎症性サイトカイン量は逆相関の関係にある[25]。その理由として，活性化された好中球によりリン酸の消費が増加すること，また，内因性のカテコールアミン濃度上昇によりリン酸の細胞内への移動が引き起こされるといった可能性が考えられる。

リン酸結合薬

アルミニウムは無機リンと結合して不溶性の複合体を形成する。そのため，アルミニウムを含むスクラルファートは，上部消化管におけるリン酸吸収を阻害してリン酸欠乏を引き起こす[26]。

■臨床症候

血清リン酸濃度が極端に低下した場合でも，低リン酸血症では臨床症候を認めないことが多い。ある研究によれば，重度の低リン酸血症（1.0 mg/dL 未満）の患者でも，重篤な障害が認められた患者は1人もいなかった[27]。ただ，はっきりとした障害が認められなかったとしても，リン酸の欠乏によりエネルギー代謝が障害される危険性はある。

エネルギー代謝

下記，または図 38.3 に示すように，リン酸欠乏は細胞でのエネルギー代謝に対して，さまざまな悪影響をもたらす。

1. 心拍出量：リン酸欠乏は心収縮性を抑制し，心拍出量を減少させる。心不全を合併した低リン酸血症の患者にリン酸補充療法を行うと，心機能の回復がみられる[28]。
2. 赤血球：赤血球での解糖による高エネルギーリン酸化合物の合成が抑制され，赤血球の変形能が低下する。重度の低リン酸血症が溶血性貧血を伴う理由は，このことで説明できる[26]。
3. 酸素ヘモグロビン解離：リン酸欠乏により 2,3-ジホスホグリセリン酸（2,3-DPG）も欠乏し，ヘモグロビンの酸素解離曲線は左方移動する。つまり，ヘモグロビンは組織へ酸素を解離しにくくなる。
4. エネルギー利用：リン酸欠乏は高エネルギーリン酸化合物（ATP）の合成を制限することで，細胞におけるエネルギー利用を抑制する。

筋力低下

重度の低リン酸血症により呼吸筋の筋力低下が起こり，人工呼吸からウィーニングできなくなっ

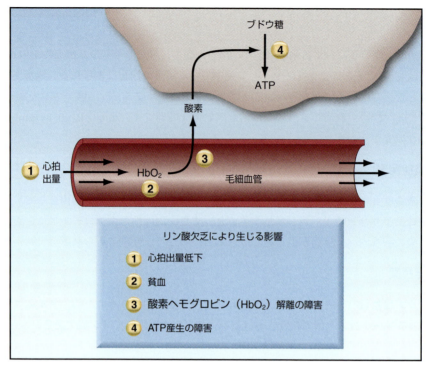

図 38.3　細胞におけるエネルギー利用を障害するリン酸の欠乏

表 38.5　リン酸補充療法

溶液	リン酸濃度	他成分の濃度	
リン酸ナトリウム	93 mg (3 mmol)/mL	Na^+: 4.0 mEq/mL	
リン酸カリウム	93 mg (3 mmol)/mL	K^+: 4.3 mEq/mL	
体重別の経静脈的リン酸補充量*			
血清リン酸濃度	40〜60 kg	61〜80 kg	81〜120 kg
<1 mg/dL	30 mmol	40 mmol	50 mmol
1〜1.7 mg/dL	20 mmol	30 mmol	40 mmol
1.8〜2.5 mg/dL	10 mmol	15 mmol	20 mmol

* 血清 [K^+] が ≧4 mEq/L ならばリン酸ナトリウムを，<4 mEq/L ならばリン酸カリウムを投与する。投与時間は 6 時間。〔文献 31 より〕

た患者についての報告がある[29]。しかし一方で，低リン酸血症患者では問題になるほどの呼吸筋の筋力低下は認められないという報告もある[30]。現在のところ，臨床的に問題を生じるような呼吸筋の筋力低下とリン酸欠乏との関連性には十分な裏づけがない。

■リン酸補充療法

すべての重度の低リン酸血症患者〔1 mg/dL（0.3 mmol/L）未満〕，あるいは循環呼吸機能不全，筋力低下，組織への酸素供給不全を起こしている低リン酸血症患者に対しては，経静脈的なリン酸補充がすすめられる。使用されるリン酸溶液とその投与量を表 38.5 に示す[31]。

維持療法

リン酸の維持投与量は，経口で1日あたり1,200 mgである[32]。静脈内投与によるリン酸の維持投与量は，1日あたり約800 mgであり，経口投与量よりも少なくてよいのは，経口投与したリン酸のうち70％しか消化管から吸収されないからである。

高リン酸血症

ICUでみられる高リン酸血症の原因として最も多いのは，腎機能障害によるリン酸排泄の障害，または細胞傷害（例：横紋筋融解や腫瘍融解）による細胞からのリン酸遊離である。

■臨床症候

高リン酸血症の臨床症候としては，①不溶性のカルシウム−リン酸複合体の形成と軟部組織への沈着，②テタニーを伴う急性低カルシウム血症などがある[11]。しかし，ICU患者におけるこれらの症候の発生率や意義に関する情報は不十分である。

■治療

高リン酸血症には2つの治療法がある。1つは，上部消化管内でリン酸を結合して血清リン酸濃度を下げる方法である。この方法はいわゆる腸管透析であり，たとえ経口的なリン酸摂取がない場合でも血清リン酸濃度を下げることが可能である。スクラルファートやアルミニウムを含む制酸薬がこの目的で使用される。患者が明らかな低カルシウム血症を呈している場合，酢酸カルシウム錠（PhosLo®, Braintree Labs社）は血清カルシウム濃度を上げる一方，血清リン酸濃度を下げるのに有効である。酢酸カルシウム1錠（667 mg）は8.45 mEqのカルシウムを含有している。推奨投与量は1日3回，2錠服用である[33, 34]。

　高リン酸血症のもう1つの治療法は，血液透析によるリン酸排泄の促進である。この方法は腎不全患者のためであるが，必要になる症例はまれである。

おわりに

障害の危険性があるにもかかわらず，カルシウムとリンの異常ははっきりとした重篤な症状が出現しないのが特徴である。カルシウムやリンの血中濃度異常は補正すべき異常というよりは，病態のマーカーとして考えたほうがよいだろう。一方で，カルシウムとリンについては以下の点が重要である。

カルシウムについて：

1. 低アルブミン血症の患者では，血清$[Ca^{2+}]$からイオン化カルシウムを推定するための補正式を用いてはならない。それらの値は信頼できない。このような患者では必ずイオン化カルシウムを測定する。

2. ICU 患者でよくみられるマグネシウム欠乏は，低カルシウム血症を引き起こす可能性があることを常に考慮すること。
3. カルシウムの静脈内投与は障害を引き起こす可能性があるので，低カルシウム血症の症候が出現した患者にのみ行うこと（ただし，そのようなことはめったにない）。

リンについて：

1. 静脈栄養を開始したら，低リン酸血症となるおそれがあるので，血漿リン酸濃度を注意深く監視する。厳格な血糖管理のためにインスリンを持続的に投与する場合も同様の注意が必要である。
2. ストレス潰瘍からの出血予防を目的としてスクラルファートを投与されている患者では，低リン酸血症に注意する。

■文献

カルシウムの総説
1. Bushinsky DA, Monk RD. Electrolyte quintet: Calcium. Lancet 1998; 352:306–311.
2. Baker SB, Worthley LI. The essentials of calcium, magnesium and phosphate metabolism: part I. Physiology. Crit Care Resusc 2002; 4:301–306.
3. Weaver CM, Heaney RP. Calcium. In: Shils ME, et al., eds. Modern nutrition in health and disease. 10th ed. Philadelphia, PA: Lippincott, Williams & Wilkins, 2006; 194–210.

細胞外液カルシウム
4. Slomp J, van der Voort PH, Gerritsen RT, et al. Albumin-adjusted calcium is not suitable for diagnosis of hyper- and hypocalcemia in the critically ill. Crit Care Med 2003; 31:1389–1393.
5. Byrnes MC, Huynh K, Helmer SD, et al. A comparison of corrected serum calcium levels to ionized calcium levels among critically ill surgical patients. Am J Surg 2005; 189:310–314.
6. Forman DT, Lorenzo L. Ionized calcium: its significance and clinical usefulness. Ann Clin Lab Sci 1991; 21:297–304.

低カルシウム血症
7. Egi M, Kim I, Nichol A, et al. Ionized calcium concentration and outcome in critical illness. Crit Care Med 2011; 39:314–321.
8. Zaloga GP. Hypocalcemia in critically ill patients. Crit Care Med 1992; 20:251–262.
9. Burchard KW, Simms HH, Robinson A, et al. Hypocalcemia during sepsis. Relationship to resuscitation and hemodynamics. Arch Surg 1992; 127:265–272.
10. Steinberg W, Tenner S. Acute pancreatitis. N Engl J Med 1994; 330:1198–1210.
11. Baker SB, Worthley LI. The essentials of calcium, magnesium and phosphate metabolism: part II. Disorders. Crit Care Resusc 2002; 4:307–315.
12. Zaloga G. Divalent cations: calcium, magnesium, and phosphorus. In: Chernow B., ed. The pharmacologic approach to the critically ill patient. Baltimore: Williams & Wilkins, 1994.
13. Shapiro MJ, Mistry B. Calcium regulation and nonprotective properties of calcium in surgical ischemia. New Horiz 1996; 4:134–138.
14. Trump BF, Berezesky IK. Calcium-mediated cell injury and cell death. FASEB J 1995; 9:219–228.

高カルシウム血症
15. McCurdy MT, Shanholtz CB. Oncologic emergencies. Crit Care Med 2012; 40:2212–2222.
16. Stewart AF. Clinical practice. Hypercalcemia associated with cancer. N Engl J Med 2005; 352:373–379.
17. Body JJ. Hypercalcemia of malignancy. Semin Nephrol 2004; 24:48–54.

低リン酸血症
18. Geerse DA, Bindels AJ, Kuiper MA, et al. Treatment of hypophosphatemia in the intensive care unit: a review. Crit Care 2010; 14:R147. (An open access journal).
19. French C, Bellomo R. A rapid intravenous phosphate replacement protocol for critically ill patients. Critical Care Resusc 2004; 6:175–179.
20. Fiaccadori E, Coffrini E, Fracchia C, et al. Hypophosphatemia and phosphorus depletion in respiratory and peripheral muscles of patients with respiratory failure due to COPD. Chest 1994; 105:1392–1398.

21. Knochel JP. The pathophysiology and clinical characteristics of severe hypophosphatemia. Arch Intern Med 1977; 137:203–220.
22. Marinella MA. Refeeding syndrome and hypophosphatemia. J Intensive Care Med 2005; 20:155–159.
23. Paleologos M, Stone E, Braude S. Persistent, progressive hypophosphataemia after voluntary hyperventilation. Clin Sci 2000; 98:619–625.
24. Bodenhamer J, Bergstrom R, Brown D, et al. Frequently nebulized beta-agonists for asthma: effects on serum electrolytes. Ann Emerg Med 1992; 21:1337–1342.
25. Barak V, Schwartz A, Kalickman I, et al. Prevalence of hypophosphatemia in sepsis and infection: the role of cytokines. Am J Med 1998; 104:40–47.
26. Miller SJ, Simpson J. Medication-nutrient interactions: hypophosphatemia associated with sucralfate in the intensive care unit. Nutr Clin Pract 1991; 6:199–201.
27. King AL, Sica DA, Miller G, et al. Severe hypophosphatemia in a general hospital population. South Med J 1987; 80:831–835.
28. Davis SV, Olichwier KK, Chakko SC. Reversible depression of myocardial performance in hypophosphatemia. Am J Med Sci 1988; 295:183–187.
29. Agusti AG, Torres A, Estopa R, et al. Hypophosphatemia as a cause of failed weaning: the importance of metabolic factors. Crit Care Med 1984; 12:142–143.
30. Gravelyn TR, Brophy N, Siegert C, et al. Hypophosphatemia-associated respiratory muscle weakness in a general inpatient population. Am J Med 1988; 84:870–876.
31. Taylor BE, Huey WY, Buchman TG, et al. Treatment of hypophosphatemia using a protocol based on patient weight and serum phosphorus level in a surgical intensive care unit. J Am Coll Surg 2004; 198:198–204.
32. Knochel JP. Phosphorous. In: Shils ME, et al., eds. Modern nutrition in health and disease. 10th ed. Philadelphia, PA: Lippincott, Williams & Wilkins, 2006; 211–222.

高リン酸血症

33. Kraft MD, Btaiche IF, Sacks GS, et al. Treatment of electrolyte disorders in adult patients in the intensive care unit. Am J Health Syst Pharm 2005; 62:1663–1682.
34. Lorenzo Sellares V, Torres Ramirez A. Management of hyperphosphataemia in dialysis patients: role of phosphate binders in the elderly. Drugs Aging 2004; 21:153–165.

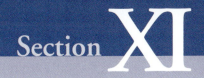

腹部と骨盤内臓器

暗がりは目にも，そして心にも苦痛を与える。
David Hume

Chapter 39

膵炎と肝不全

> 医学は，進歩に比べ苦労が多く，新しい発見は少ない。
> Sir Francis Bacon（1605 年）

本章でこれから述べる病態（すなわち，壊死性膵炎と肝不全）は，次の特徴を共有する。①両者ともに多臓器障害に関連し，②腸管常在菌感染により慢性的に悩まされる。③両病態の管理のほとんどが支持療法である。④死亡率は高く，最近でもそれは変わらない。肝不全により失われる生命維持機能（20,000 以上のタンパク質の産生を含む）は膨大な数に上るため，肝不全患者の管理には特別な困難が伴う。

急性膵炎

急性膵炎は膵臓で炎症が生じている状態であり，腹痛や血中の膵酵素（アミラーゼ，リパーゼ）の上昇で特徴づけられる。2 種類の膵炎が同定されている[1]。

1. 浮腫性膵炎（edematous pancreatitis）は膵炎で最も多い形態であり，他臓器までには及ばない膵臓への炎症性浸潤によって特徴づけられる。一般的な臨床症状として，自己限定性の腹痛，悪心・嘔吐がある。死亡率は低く（2％未満）[2]，ICU レベルの管理が必要となることはまれである。
2. 壊死性膵炎（necrotizing pancreatitis）は，症例の 10〜15％ にみられ[1]，膵臓の壊死性損傷が特徴的であり，一般的に進行性の全身性炎症や少なくとも 1 つの腹腔外臓器（例：肺，腎臓，循環系）の炎症性障害を伴うことが多い。死亡率は 40％に及び[2]，一般的に ICU レベルの管理を要する。

■ 原因

膵炎には，表 39.1 に示すように多彩な原因がある。症例の約 90％が，胆石（40％），アルコール乱用（30％），特発性（20％）による[2〜5]。まれな原因として，腹部外傷，重度の高トリグリセリド血症（血清値 > 1,000 mg/dL），薬物（例：アセトアミノフェン，ペンタミジン，スルファメトキサゾール・トリメトプリム（ST）合剤，オメプラゾール，フロセミド），感染（例：HIV，サイトメガロウイルス，*Mycoplasma* 属，*Legionella* 属），脈管炎（ループスおよび結節性多発性動脈炎）などがある。

■ 診断

急性膵炎の診断には，次の条件が必要である。①血清膵酵素（アミラーゼ，リパーゼ）が正常

表 39.1　急性膵炎の原因

主な原因	まれな原因
・胆石（40％） ・アルコール（30％） ・特発性（20％）	・腹部外傷 ・高トリグリセリド血症 ・薬物[a] ・感染[b] ・血管炎

括弧の数字は有病率を示す。
[a] アセトアミノフェン，オメプラゾール，メトロニダゾール，スルファメトキサゾール・トリメトプリム合剤，フロセミド，バルプロ酸を含む。
[b] HIV，サイトメガロウイルス，*Mycoplasma* 属，*Legionella* 属を含む。

表 39.2　血清アミラーゼとリパーゼ値上昇の原因

病態	薬物とその他の物質*
・膵炎 ・胆嚢炎 ・腎不全 ・耳下腺炎（アミラーゼ） ・消化性潰瘍疾患 ・腸閉塞または梗塞 ・肝疾患 ・子宮外妊娠での卵管破裂（アミラーゼ） ・糖尿病性ケトアシドーシス	アミラーゼ ・エタノール中毒 ・ヒドロキシエチルデンプン ・ヒスタミン H_2 受容体拮抗薬 ・メトクロプラミド ・オピオイド リパーゼ ・脂肪製剤注入 ・メチルプレドニゾロン ・オピオイド

* ICU 患者が遭遇しうる物質だけを含む。完全なリストは文献 7 を参照のこと。

値上限の少なくとも 3 倍以上に上昇すること，②造影 CT で膵炎の所見があること[1]。

膵酵素

アミラーゼ：アミラーゼはデンプンを多糖類に分解する酵素である。アミラーゼの主要な分泌源は，膵臓，唾液腺，卵管である。血清アミラーゼ値は，急性膵炎発症後 6～12 時間で上昇し始め，3～5 日で正常値に戻る。血清アミラーゼ値の正常値上限の 3 倍以上の上昇（急性膵炎の診断閾値）は，急性膵炎の診断では感度が高い（90％超）が，特異度は低い（70％程度）[6]。

　血清アミラーゼの特異度の低さは，血清アミラーゼ値を上昇させる多くの病態を反映している。これらを表 39.2 に挙げる[7]。この表における非膵炎性の病態の約 25％において，血清アミラーゼ値が，急性膵炎のそれと重なっている[8]。例として，耳下腺炎，子宮外妊娠による卵管破裂，急性アルコール中毒などがある。特に注目に値するのは，**唾液起源の高アミラーゼ血症は，急性アルコール中毒の症例の約 40％で報告されていることである**[6]（注意：血清アミラーゼ値は検査施設によってしばしば異なるため，基準範囲については言及しない）。

リパーゼ：リパーゼは，トリグリセリドを加水分解してグリセロールと遊離脂肪酸に変換する酵素である。リパーゼの主な分泌源は，舌，膵臓，肝臓，小腸，循環しているリポタンパク質である。急性膵炎の場合，血清リパーゼは血清アミラーゼよりも早期から上昇し始め（4 時間から 8 時間），血清アミラーゼよりも長期にわたり高値が持続する（4 日から 14 日）。

アミラーゼのように，血清リパーゼが上昇する非膵臓病態を表 39.2 に示す。しかし，アミラーゼとは違い，非膵臓疾患での血清リパーゼ値が，急性膵炎でみられる血清リパーゼ値の上昇を凌駕することはほとんどない[8]。それゆえ，急性膵炎の診断において，血清リパーゼは血清アミラーゼよりも，より特異度が高いと考えられている。正常値上限の 3 倍以上の血清リパーゼの上昇は，急性膵炎において感度，特異度ともに 80～100％を有する[6]。

推奨：血清リパーゼ値の測定は，急性膵炎の診断的評価において単独で用いられている。血清アミラーゼ値の測定を追加しても，診断的精度は上がらない[6]。また，膵酵素の測定は，疾病の重症度の評価には用いられない[6]。

■コンピュータ断層撮影

急性膵炎の診断において，造影コンピュータ断層撮影（CT）は最も信頼できる検査であり，限局性の合併症（例：感染症）の存在と同様，急性膵炎の種類（浮腫性か壊死性か）を同定することもできる。図 39.1 は浮腫性急性膵炎の造影 CT 像である。膵臓は肥厚し，完全に増大している。さらに，膵臓の境界も不明瞭であり，これは膵臓の浮腫に特徴的である。これを図 39.2 と比較した場合，膵臓の頸部と体部には造影されない広い領域がある。これは膵臓の壊死を意味し，壊死性膵炎の病態と同定される。発症後 1 週間では，CT 検査による膵臓壊死の全範囲が明らかにならない場合もあるため[1]，持続する症状や重症膵炎の患者に対し，繰り返し画像診断を行うことが推奨される。

造影が行えない場合（造影剤アレルギー，または血清クレアチニン値 > 1.5 mg/dL のため），

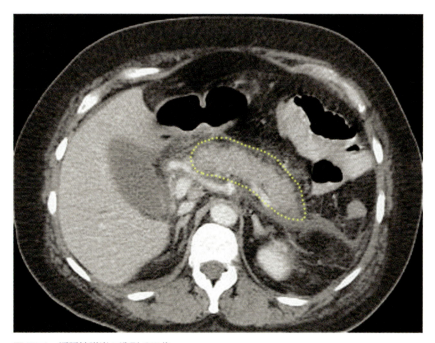

図 39.1 浮腫性膵炎の造影 CT 像
膵臓（点線で囲まれた範囲）は完全に腫脹し強調されている。膵臓の境界が不明瞭であり，これは浮腫形成の特徴である（画像はデジタル処理で強調されている）。

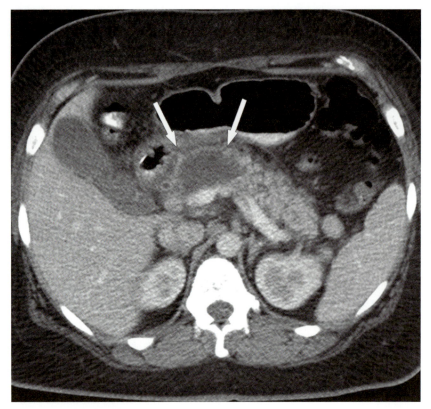

図 39.2　壊死性膵炎の造影 CT 像
造影強調されていない範囲（矢印で示した部分）は，膵臓の頸部と体部の壊死を意味する。〔画像は文献 1 より〕

CT 検査による，浮腫性または壊死性膵炎の鑑別は困難になる。

■胆管の評価

胆石が，米国における急性膵炎の最多原因であることから[4]，胆嚢や胆管の検索は，急性膵炎が確定した全例において考慮する。造影 CT もこの評価に有用であるが，CT 検査が不確定または施行できない場合，超音波検査が推奨される。

重症膵炎

重症膵炎は，少なくともほかにもう 1 つの臓器障害を伴った，（48 時間を超えて）持続する急性（一般に壊死性）膵炎と定義される[1]。膵外臓器障害の原因は，進行性の全身炎症（重症敗血症や敗血症性ショックと同様）であり，その臓器には，肺〔急性呼吸促迫症候群（ARDS）〕，腎臓（急性腎傷害），循環系（低血圧や循環ショック）が含まれる。膵酵素や CT 検査の画像所見は，この病態の重症度との相関は乏しい。

　重症膵炎の管理は ICU で行われるのが最良であり，以下の検査を含む。①誘発条件（例：閉塞性胆石）を除去する。②膵外臓器障害の支持療法を行う（例：ARDS に対する人工呼吸）。

③経腸栄養チューブによる早期からの栄養補助，④腹腔内合併症の管理（例：感染症）が挙げられる。

■ 循環補助

循環補助は，必要に応じて輸液蘇生法（volume resuscitation）や昇圧薬を用いる。

輸液療法

重症膵炎は，全身の毛細血管からの漏出による血管内液の喪失に関与し，低血圧からさらなる膵臓の壊死をもたらす。そのため，積極的な輸液療法は重症膵炎の早期から推奨される[9]。どの輸液の種類（膠質液または晶質液）が最良かはまだ一致した見解はないが，最近では晶質液が一般的である。輸液蘇生の導入について，以下のようにまとめた。

1. 晶質液は 20 mL/kg（約 1.5 L）を 60～90 分かけて投与する。
2. 次の 24～48 時間は，平均血圧 65 mmHg 以上，尿量 0.5 mL/kg/h を保つために，晶質液を最大 250 mL/h で投与する。

注意点：積極的な輸液投与は重症膵炎の転帰を改善せず[10]，この治療が浮腫の形成を促進することから有害である可能性もあり，これにより ARDS のような病態を悪化させ，腹腔コンパートメント症候群の危険性を増加させる。それゆえ，初期の 20 mL/kg の投与後，投与速度を望ましい血圧と尿量になるよう調整すべきであるが，250 mL/h を超えてはならない。もし輸液投与により望ましい血行動態の目標に達しない場合，昇圧薬投与を導入すべきである。

昇圧薬投与

重症膵炎において，昇圧薬投与に関する公式な推奨はないが，ノルアドレナリンは適切な選択である。初期投与量は 0.1 μg/kg/h であり，平均血圧が 65 mmHg 以上になるよう調節する。すべての血管収縮薬は内臓血流を減少させ（特にフェニレフリン），膵臓の壊死を悪化させる可能性があるため，投与速度については注意深い調整（フェニレフリンを避けること）が必要である。

■ 予防的抗菌薬

壊死性膵炎の約 3 分の 1 の患者が，膵臓壊死部で感染症を起こしている[11]。病原体はほとんどの場合，グラム陰性の腸内微生物であり，感染は発症 7～10 日後に現れるのが典型的である。これらの感染を根絶するのは困難であり，死亡率の上昇に関連している[11]。さらに悪いことには，抗菌薬による予防は膵臓壊死の発生率を減らすものではなく，重症膵炎の死亡率に影響を及ぼすものでもない[12]。ゆえに，**予防的抗菌薬投与は壊死性膵炎において推奨されていない**[11]。

■栄養療法

可能ならば，栄養療法は早期（発症 48 時間以内）から経腸チューブを使って開始すべきである[13]。

経腸栄養

経腸栄養が好まれるのは，腸管粘膜に栄養作用を直接及ぼす可能性があることに基づいている。これは，腸管の構造的・機能的健全を維持するのに役立ち，腸管壁を介した細菌トランスロケーション（これは膵炎を引き起こす主な感染経路と考えられている）のリスクを減らす。ある臨床研究では，**重症膵炎での経腸栄養は，感染リスク，多臓器不全，死亡率が完全静脈栄養よりも低い**と報告している[14]〔腸管粘膜における経腸栄養の効果は，第 48 章（☞ 701 ページ）で詳述する〕。

栄養の供給部位：経腸栄養は，透視下または内視鏡ガイド下に留置した長いチューブを使って十二指腸に注入する。膵臓のデブリドマンのために開腹術が必要な患者には，代わりに空腸瘻を造設してもよい。重症膵炎に対する経鼻胃管での栄養摂取に明らかな害がないという小規模な研究があるものの，最近では経鼻胃管栄養法は推奨されなくなっている[15]。

栄養の供給方法：十二指腸は胃のような予備容量を有していないため，経十二指腸での栄養摂取は経胃栄養法よりも緩徐に進めるべきである。胃液分泌による希釈効果は十二指腸では失われており，等張性栄養製剤が高張性栄養製剤よりも好ましい。通常の（高分子繊維）チューブによる栄養摂取は，経十二指腸栄養法にも使用されるが[13]，下痢をきたしている患者においては，成分栄養製剤のほうが好ましいかもしれない（成分栄養製剤は低脂肪であり，タンパク質は消化しやすいと考えられている個々のアミノ酸として供給される）。

■腹部合併症

膵臓感染症

壊死性膵炎における感染の形態は，発症後 7〜10 日に再発，持続，全身性の炎症や多臓器不全に進展することで予測できる。図 39.3 に示すように，造影 CT 像では，膵臓の壊死部にガス像を呈する。感染が疑われるものの CT 検査でガス像が証明されなければ，膵臓壊死部から培養菌を採取しなければならない（CT ガイド下穿刺針吸引による）。感染性壊死性膵炎の治療の選択肢には，外科的デブリドマン〔**壊死組織切除術（necrosectomy）**〕がある[11]。

腹部コンパートメント症候群

膵臓周囲での体液の貯留，腹水，腸管壁の浮腫（積極的な輸液投与による悪化）など，重症膵炎における腹腔内圧上昇にはさまざまな原因がある。腹部コンパートメント症候群（abdominal compartment syndrome：ACS）は重症膵炎患者の 55％において報告されているが[16]，これは腹部コンパートメント症候群の診断に対する相対的に低い腹腔内圧（15〜20 mmHg）による研究結果に基づいているために誇張されているかもしれない。それにもかかわらず，腹部コン

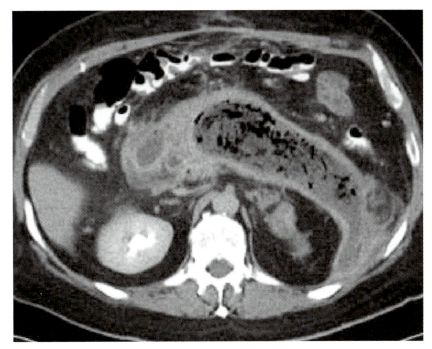

図 39.3 膵臓での広範な壊死を示す造影 CT 像
多数のガスは感染を示す。

パートメント症候群は重症膵炎において考えられているよりも多いため，腹腔内圧の測定は，乏尿を伴う急性腎傷害に進展した急性膵炎のどんな患者に対しても推奨される〔腹部コンパートメント症候群の詳細については，第 34 章（☞ 515 ページ）を参照〕。

■胆石性膵炎

急性膵炎に胆石を伴うとき，早期の内視鏡的逆行性胆管膵管造影（ERCP）は，胆道閉塞または胆管炎（すなわち，発熱や，肝酵素の上昇）の証拠がある場合に適応がある[17]。

肝不全

■肝不全の種類

ICU でみられる肝不全には 2 種類ある。①急性肝不全と，②慢性肝不全の急性増悪である。

急性肝不全

急性肝不全は，肝疾患の既往がなく新規に生じる，急激かつ急速な肝機能の低下である。これは，先進国において年間で 10 万人あたり 1〜6 例とまれである[18]。ほとんどの症例が，ウイルス性肝炎や薬物性肝障害の結果であり，主要な臨床的徴候は重度の肝性脳症である。米国における急性肝不全の最も多い原因は，アセトアミノフェンの過剰摂取である〔アセトアミノフェンの肝毒性の詳細については，第 54 章（☞ 787 ページ）を参照〕。

慢性肝不全の急性増悪

肝不全患者の多くは，感染や静脈瘤からの出血などによる急激な肝機能の低下を生じ，慢性肝疾患（肝硬変）を呈する[19]。臨床的徴候は，全身性炎症（発熱，白血球増加症など），腹水の増加，精神状態の変化（肝性脳症），腎機能悪化の前兆を含んでいることが多い。これらの患者の評価と管理については後述する。これらの患者の死亡率は35〜70％と高い[19,20]。

■特発性細菌性腹膜炎

慢性肝不全の急性増悪や腹水を有する患者の10〜27％において，感染部位がはっきりしない腹水の感染があることがわかっている[21]。このような病態を**特発性細菌性腹膜炎**（spontaneous bacterial peritonitis：SBP）と呼び，腸管粘膜を介した，あるいは腹膜液への腸管内細菌の移行がメカニズムとして推定されている。腸管壁を移行する腸管内細菌を根絶すると，通常の肝機能を障害することから，肝硬変は特発性細菌性腹膜炎の素因となる。ほとんどの特発性細菌性腹膜炎患者から単一生物が同定され，グラム陰性好気性桿菌（特に *Escherichia coli*）が75％の患者で検出され，グラム陽性好気性球菌（特にレンサ球菌）が25％に検出される[21]。

臨床像

発熱，腹痛，反跳圧痛が，特発性細菌性腹膜炎患者の少なくとも50％にみられるが，3分の1は無症候性である[21]。

診断的アプローチ

診断的穿刺は，肝硬変や腹水を合併する慢性肝不全の急性増悪患者すべてに対して施行するべきである。腹水中の多核白血球数が250個/mm^{3}以上あれば，感染存在の根拠となり，経験的な抗菌薬療法開始の適応となる。特発性細菌性腹膜炎においては標準的な培養方法での診断率が50％程度であるため，腹水の培養サンプルは，ベッドサイドで血液培養ボトルに直接注入すべきである[22]。

治療

特発性細菌性腹膜炎が疑われる症例に対して推奨される抗菌薬は，セフォタキシム（8時間ごとに2g静注），または他の第三世代セファロスポリン系である[21〜23]。残念ながら，適切な抗菌薬の適用にかかわらず，特発性細菌性腹膜炎の死亡率は30〜40％と高い[22]。これは，**特発性細菌性腹膜炎患者の30％が，死亡率50％を超える肝腎症候群に進展する**[23]ことで説明できるかもしれない（この症候群については後述）。

アルブミン投与：腎臓の低灌流が，肝腎症候群（後述）の病因において重要な役割を果たすため，特発性細菌性腹膜炎におけるアルブミン投与の役割が臨床研究において評価されている。これらの研究の結果，高リスク患者（BUN >30 mg/dL，クレアチニン >1 mg/dL，ビリルビン >4 mg/dL）においてのみ，アルブミンの投与が特発性細菌性腹膜炎患者における肝腎症候群のリスクを低減させることが示された[24]。推奨されるアルブミン投与の用法を以下に示す[24]。

第1日：診断後6時間以内に，1.5 g/kgで投与する。

第3日：1.0 g/kgで投与する。

現時点ではアルブミンによる利益が，容量効果なのか，関連するその他の効果（例：アルブミンの抗酸化作用や，サイトカインとの結合）なのかは，明らかではない。

■腹水の管理

肝硬変を有する患者での腹水産生は，一部にはレニン–アンギオテンシン–アルドステロン系に応じた腎臓におけるナトリウムの貯留の結果である。腹水の管理は，利尿薬（フロセミドおよびスピロノラクトン）やナトリウム摂取制限により，ナトリウムの貯留を相殺することにある。

ナトリウム制限

1日のナトリウム摂取量は，可能ならば2 g（88 mEq）以下に制限するべきである[22]。これは，入院患者（さまざまな理由で生理食塩液や乳酸リンゲル液の投与を必要としている患者）にとってはしばしば非現実的な目標であるが，1日のナトリウムの尿中排泄が88 mEqを超える（すなわち，利尿治療中）場合，高用量のナトリウム摂取は許容される。症候性低ナトリウム血症に対してナトリウム制限の必要がないのであれば，輸液制限の必要はない。

スピロノラクトン

肝硬変患者において，ナトリウム貯留を促進するアルドステロンの作用は，スピロノラクトンによって拮抗される。この薬物は，初回量1日1回100 mgで経口（または栄養チューブ）投与する。1日投与量は，必要ならば400 mgを最大量として100 mgずつ増量する。高カリウム血症のリスクがあるため，スピロノラクトン単独の投与は推奨されていない[22]。

フロセミド

フロセミドによる利尿薬療法は，尿中ナトリウム排泄を促進し，スピロノラクトンの高カリウム血症のリスクを軽減する。初回投与量は，1日40 mg（経口または静脈内投与）であり，必要ならば，160 mgを1日の最大量として徐々に40 mgずつ増量していくとよい。フロセミドは，肝硬変の腹水治療で投与するスピロノラクトンよりも効果が弱いため，単独では用いるべきではない[22]。

大量腹水穿刺

腹水で膨満した患者では，大量腹水穿刺により直ちに排液すべきである。有害な循環事象を起こさずに一度に5 Lの腹水除去が可能である[25]。もし，大量の腹水を除去した場合，1 Lの腹水あたり8.5 mg/kgのアルブミンを投与する[23]。

エンドポイント

浮腫や腹水を伴った肝硬変患者では，1日の体重減少に上限がない[22]。基準あるいは発病前の体重に戻るか，または腎前性高窒素血症の証拠が得られるまで，体液の喪失は許容される。血

表 39.3　肝腎症候群への臨床的アプローチ

診断基準	管理
1. 腹水を伴う肝硬変 2. 血清クレアチニン > 1.5 mg/dL 3. 利尿薬を使用せず，2日間のアルブミン投与にも腎機能が改善しない。 4. ショックではない。 5. 腎毒性薬物を使用していない。 6. 腎実質性の疾患が証明されない。	1. テルリプレシン：4～6時間ごとに1～2 mg を静脈内投与 　アルブミン：初日に1 g/kg（100 g まで），そして毎日 20～40 g* 2. 経頸静脈的肝内門脈体循環シャント術（TIPS）：テルリプレシンへの反応が最適状態に及ばない場合 3. 肝移植：最適である。

*血清アルブミンが > 4.5 g/dL の場合は中止する。
〔文献 26 より〕

清クレアチニンの2 mg/dL までの上昇は，利尿薬療法中止の徴候である。肝腎症候群のリスクを制限するために，過剰な利尿薬を避けることは重要な考えである（後述）。

肝硬変と腹水を有する患者の約10％は，利尿薬療法に抵抗性である[22]。これらは予後不良であり，肝移植を考慮すべきである。

■肝腎症候群

肝腎症候群（hepatorenal syndrome：HRS）は，機能的な腎不全であり（すなわち，内在的な腎疾患がなくても発症する），進行性の肝硬変患者，特に特発性細菌性腹膜炎や，他の原因菌からの敗血症を有している場合に発症する[26]。

原因

肝腎症候群は，内臓や腎血流の血行動態変化の結果起こる。肝硬変は内臓の血管拡張と関連し，この血管拡張に対する神経液性（レニン系）反応により，腎臓を含む多臓器の血管が収縮する[26]。腎臓の血管収縮は，糸球体濾過量が心拍出量の些細な減少によっても影響を受ける弱い状況をつくってしまう。敗血症も臓器の血管拡張と関連しており，これが敗血症と肝腎症候群の関係を説明可能なものにしている。

診断

肝腎症候群の診断基準を表 39.3 に示す。基準には，アルブミン投与にも反応しない，あるいは腎不全の他の原因（腎毒性薬物，ショック，腎実質性病変）を有しない腎機能障害（血清クレアチニン値 >1.5 mg/dL）が含まれる。

治療

肝腎症候群の管理は，肝腎症候群の反応による血行動態の変動を是正することにある。内臓血管収縮物質（バソプレシンのアナログであるテルリプレシン）や血漿増量剤（アルブミン）などが，第一選択治療薬に含まれる。有効量の投与方法を表 39.3 に示す。肝腎症候群患者の50％以上がこの方法で腎機能の改善をみるだろう[26, 27]。しかし，**薬物投与の中止後，しばしば肝腎症候群は再発し**，長期の生存には肝移植が必要となる[26]。経頸静脈的肝内門脈体循環シャント術（transjugular intrahepatic portosystemic stent-shunt：TIPS）は，肝腎症候群患者の腎

機能を改善しうる[26]が，この手技は肝性脳症を促進するため，薬物療法に反応が乏しい移植レシピエントのために使わずにとっておく。

肝性脳症

肝不全は，脳浮腫，思考障害，意識障害などに特徴づけられる脳症を生じる。肝性脳症は，急性肝障害において優位な徴候であるが，慢性肝不全の急性増悪においては，肝性脳症の前にしばしば急性侵襲（例：静脈性出血）が起こることがある。アンモニアは，肝性脳症の病因において重要な因子として認識されている[28]。

■原因

アンモニア（NH_3）は，タンパク質分解の副産物で，主に腸管において生成される（少ないながらも骨格筋や腎臓でも生成される）。肝臓は尿素回路において，アンモニアを尿素に変換し，アンモニアを浄化するという大きな役割を果たしている。このクリアランス・システムが，肝不全により障害あるいは消失させられたりすると，血中アンモニア値の上昇が進行する。アンモニアは，最終的に血液脳関門を通過し，グルタミン酸をグルタミンに変換するためにアンモニアを利用する星状細胞によって取り込まれる。

$$グルタミン酸 + NH_3 + ATP \rightarrow グルタミン + ADP$$

星状細胞は通常，グルタミン酸生成の基質としてグルタミンを利用するニューロンにグルタミンを供給する。アンモニアの星状細胞への負荷は，グルタミンの蓄積に通じ，星状細胞に水分を引き込む浸透圧を生じさせる。その結果，脳浮腫，星状細胞傷害，脳内におけるシナプス伝導障害が起こる。

■臨床像

進行性の肝性脳症の主な特徴を表39.4に示す[29]。興奮や失見当識はステージ早期に目立つ特徴である一方，意識低下はステージ後期に目立つ特徴である。脳神経は影響を受けないが，構音障害は存在する[30]。振戦や羽ばたき振戦（手関節の背屈中の慢性的な動き）のような不随意運動がみられ，知覚は障害されない。局所神経徴候があれば，別の診断を考える[30]。

■診断的評価

肝性脳症の診断は，精神機能異常の他の原因を除外する。肝硬変による肝不全の患者に考慮すべき他の病態は，薬物過剰摂取，硬膜下血腫，ウェルニッケ（Wernicke）脳症（チアミン欠乏による）などが含まれる。神経画像検査は，他の診断を除外するために行われる。肝性脳症同定の一助となる唯一の診断的検査は，血清アンモニア値の測定である。

表 39.4　肝性脳症の進行ステージ

ステージ分類	特徴
ステージ 0	● 脳症なし
ステージ 1	● 集中力欠如 ● 多幸感またはうつ ● 羽ばたき振戦の可能性
ステージ 2	● 無気力または無関心 ● 失見当識 ● 通常，羽ばたき振戦あり
ステージ 3	● 傾眠，言葉に反応 ● 重度の失見当識 ● 羽ばたき振戦なし
ステージ 4	● 昏睡

〔文献 22 の "West Haven Criteria" より〕

血清アンモニア

肝性脳症の原因となるアンモニアの役割を考えたとき，肝性脳症患者で血清アンモニア値の上昇が典型的にみられることは驚くに値しない。このことは，血中アンモニア値（動脈および静脈）と肝性脳症の重症度との関係を示した図 39.4 を見れば明らかである[31]。肝性脳症の症状がない状態（ステージ 0）では緩やかに血中アンモニア値が上昇するが，肝性脳症の症状がある場合では血中アンモニア値がさらに高くなり，上昇の程度は病状の重症度と一致する。ここで注意しておくことは，動脈血中のアンモニア値のほうが高いことである。この研究[31]では，動脈血中と静脈血中のアンモニア値に有意差はないが，動脈血中のアンモニア値は，病状早期の肝性脳症を同定するのに最適かもしれない。

■治療

肝性脳症の治療の目的は，中枢神経系のアンモニア負荷を減少させることにある。最も効果的な治療戦略は，ラクツロース（第一選択薬）や非吸収性抗菌薬（第二選択薬）によって腸管でのアンモニア産生を減弱させることである。

ラクツロース

ラクツロースは，腸内で「乳酸バクテリア」（例：*Lactobacillus acidophilus*）により代謝される非吸収性二糖類である[32]。短鎖脂肪酸の生成を促進し，腸管内の酸化によって生じる腸管からのアンモニアの負荷を 2 つの方法で減少させる。①アンモニア由来の微生物（多くがグラム陰性好気性桿菌）を根絶する。②腸管からのアンモニア吸収を減少させる〔酸性での殺菌作用については，図 5.3（☞ 68 ページ）を参照〕。急性肝性脳症における推奨投与量は，以下のとおりである[29]。

1. 経口または経鼻胃管：排便が始まるまで，毎時 45 mL のラクツロース投与から始め，8〜12 時間ごとに 30 mL まで減量する。これが好ましい投与経路である。
2. 停留浣腸：1 L の水道水に 300 mL のラクツロースを混ぜる。高圧浣腸で注入し，トレンデレ

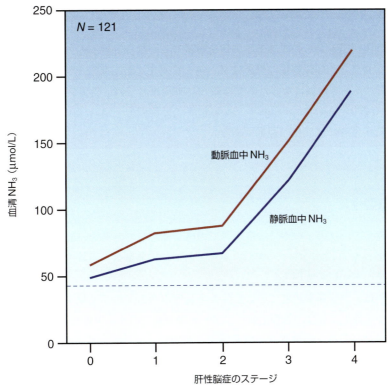

図 39.4　動静脈中アンモニア（NH₃）と肝性脳症の重症度との関連
肝性脳症の病期は表 39.4 を参照。水平点線は，研究を実施した病院での血清アンモニア値の正常範囲上限（47 μmol/L）を示す。N は被験者数を示す。〔データは文献 31 より〕

ンブルグ（Trendelenburg）位にして，1 時間保持する。

ラクツロースは浸透圧性下痢を促進し，下痢が生じれば濃度を下げる（あるいは一時的に休止する）べきである。最初から下痢の患者では，低濃度のラクツロースを非吸収性抗菌薬に組み合わせてもよい。

非吸収性抗菌薬

非吸収性抗菌薬は，アンモニア由来の微生物（グラム陰性好気性桿菌）を絶滅させるために使用する。以下は，急性肝性脳症における 2 つの処方例である。

1. **ネオマイシン**：経口（経鼻胃管）用量は 1 日 3～6 g 分 3 投与し，1～2 週間持続する[23]。
2. **リファマキシン**：効果が証明されている処方例では，1 日 1,200 mg（経口または経鼻胃管から 8 時間ごとに 400 mg）を 10～21 日間投与する[33]。

ネオマイシンは従来からよく選択（短期間の治療では，聴覚毒性や腎毒性がない）され，一方，リファマキシン（広域スペクトラムで弱い毒性を有するリファンピシンの類似体である）は急速に普及しつつある。現在のところ，双方の有意性に関するエビデンスはない。

■栄養療法

タンパク質制限（腸管からのアンモニア負荷を減じる）は，肝性脳症の患者に対して推奨されていない。なぜなら，肝性脳症の患者はタンパク質異化比が亢進し，制限されたタンパク質の摂取は，窒素バランスが負になるためである[34]。重症患者での推奨タンパク質摂取量は，1.2〜1.5 g/kg/日であり〔第47章（☞ 691ページ）参照〕，この範囲の下限（1.2 g/kg/日）を維持することは，肝性脳症患者には最良の選択である。

おわりに

■腸管の重要性

本書で繰り返すテーマの1つが，重症患者での感染源としての腸管の重要性である〔第5章（☞ 65ページ），第40章（☞ 604ページ）参照〕。本章での2つの見解は，腸管由来の感染に対する通常の防御機構を明らかにしている。

　最初の見解は，重症膵炎患者での敗血症や多臓器不全の発生率を減少させる経腸栄養法の効果についてである。これは，腸管粘膜バリア（経腸栄養での「非栄養的」機能）がもつ構造的・機能的完全性による多くの栄養素の栄養効果を強調するものである〔この話題の詳細は，第48章（☞ 701ページ）を参照〕。

　第2の見解は，肝硬変や腹水を有する患者の特発性細菌性腹膜炎の発生についてである。腸管粘膜への消化管病原体のトランスロケーションによる古典的な感染例であり，腸管病原菌の蔓延に対する腸管（大部分が肝臓にみられる）防御の細網内皮系の重要性を強調するものである。

■文献

膵炎

1. Banks PA, Bollen TL, Dervenis C, et al. Classification of acute pancreatitis – 2012: revision of the Atlanta classification and definitions by international consensus. Gut 2012; 62:102–111.
2. Cavallini G, Frulloni L, Bassi C, et al. Prospective multicentre survey on acute pancreatitis in Italy (Proinf-AISP). Dig Liver Dis 2004; 36:205–211.
3. Greer SE, Burchard KW. Acute pancreatitis and critical illness. A pancreatic tale of hypoperfusion and inflammation. Crit Care Med 2009; 136:1413–1419.
4. Forsmark CE, Baille J. AGA Institute technical review on acute pancreatitis. Gastroenterol 2007; 132:2022–2044.
5. Yang AL, Vadhavkar S, Singh G, Omary MB. Epidemiology of alcohol-related liver and pancreatic disease in the United States. Arch Intern Med 2008; 168:649–656.
6. Yadav D, Agarwal N, Pitchumoni CS. A critical evaluation of laboratory tests in acute pancreatitis. Am J Gastroenterol 2002; 97:1309–1318.
7. Gelrud D, Gress FG. Elevated serum amylase and lipase. UpToDate (accessed on May 30, 2013).
8. Gumaste VV, Roditis N, Mehta D, Dave PB. Serum lipase levels in nonpancreatic abdominal pain versus acute pancreatitis. Am J Gastroenterol 1993; 88:2051–2055.

重症膵炎

9. Tenner S. Initial management of acute pancreatitis: critical issues in the first 72 hours. Am J Gastroenterol 2004; 99:2489–2494.
10. Haydock MD, Mittal A, Wilms HR, et al. Fluid therapy in acute pancreatitis: anybody's guess. Ann Surg 2013; 257:182–188.
11. Banks PA, Freeman ML, Practice Parameters Committee of the American College of Gastroenterology. Practice guidelines in acute pancreatitis. Am J Gastroenterol 2006; 101:2379–2400.
12. Hart PA, Bechtold ML, Marshall JB, et al. Prophylactic antibiotics in necrotizing pancreatitis: a meta-analysis. South Med J 2008; 101:1126–1131.

13. Parrish CR, Krenitsky J, McClave SA. Pancreatitis. 2012 A.S.P.E.N. Nutrition Support Core Curriculum. Silver Spring, MD: American Society of Parenteral and Enteral Nutrition, 2012:472–490.
14. Al-Omran M, AlBalawi ZH, Tashkandi MF, Al-Ansary LA. Enteral versus parenteral nutrition for acute pancreatitis. Cochrane Database Syst Rev 2010:CD002837.
15. Eatock FC, Chong P, Menezes N, et al. A randomized study of early nasogastric versus nasojejunal feeding in severe acute pancreatitis. Am J Gastroenterol 2005; 100:432–439.
16. Al-Bahrani AZ, Abid GH, Holt A. et al. Clinical relevance of intra-abdominal hypertension in patients with severe acute pancreatitis. Pancreas 2008; 36:39–43.
17. Nathens AB, Curtis JR, Beale RJ, et al. Management of the critically ill patient with severe acute pancreatitis. Crit Care Med 2004; 32:2524–2536.

肝不全
18. Bernal W, Auzinger G, Dhawan A, Wendon J. Acute liver failure. Lancet 2010; 376:190–201.
19. Olson JC, Kamath PS. Acute-on-chronic liver failure: concept, natural history, and prognosis. Curr Opin Crit Care 2011; 17:165–169.
20. Saliba F, Ichai P, Levesque E, Samuel D. Cirrhotic patients in the ICU: prognostic markers and outcome. Curr Opin Crit Care 2013; 19:154–160.

腹水
21. Gilbert JA, Kamath PS. Spontaneous bacterial peritonitis: an update. Mayo Clin Proc 1995; 70:365–370.
22. Runyon BA. Management of adult patients with ascites caused by cirrhosis. Hepatology 1998; 27:264–272.
23. Moore CM, van Thiel DH. Cirrhotic ascites review: pathophysiology, diagnosis, and management. World J Hepatol 2013; 5:251–263.
24. Narula N, Tsoi K, Marshall JK. Should albumin be used in all patients with spontaneous bacterial peritonitis? Can J Gastroenterol 2011; 25:373–376.
25. Peltekian KM, Wong F, Liu PP, et al. Cardiovascular, renal, and neurohumoral responses to single large-volume paracentesis in cirrhotic patients with diuretic resistant ascites. Am J Gastroenterol 1997; 92:394–399.

肝腎症候群
26. Dalerno F, Gerbes A, Gines P, et al. Diagnosis, prevention and treatment of hepatorenal syndrome in cirrhosis. Gut 2007; 56:131–1318.
27. Rajekar H, Chawla Y. Terlipressin in hepatorenal syndrome: evidence for present indications. J Gastroenterol Hepatol 2011; 26(Suppl):109–114.

肝性脳症
28. Clay AS, Hainline BE. Hyperammonemia in the ICU. Chest 2007; 132:1368–1378.
29. Blei AT, Cordoba J, and the Practice Parameters Committee of the American College of Gastroenterology. Hepatic encephalopathy. Am J Gastroenterol 2001; 96:1968–1976.
30. Ferenci P, Lockwood A, Mullen K, et al. Hepatic encephalopathy – definition, nomenclature, diagnosis and quantification: Final report of the Working Party at the 11th World Congress of Gastroenterology, Vienna, 1998. Hepatol 2002; 55:716–721.
31. Ong JP, Aggarwal A, Krieger D, et al. Correlation between ammonia levels and the severity of hepatic encephalopathy. Am J Med 2003; 114:188–193.
32. Salminen S, Salminen E. Lactulose, lactic acid bacterial, intestinal microecology, and mucosal protection. Scand J Gastroenterol 1997; 222(Suppl):45–48.
33. Lawrence KR, Klee JA. Rifaximin for the treatment of hepatic encephalopathy. Pharmacotherapy 2008; 28:1019–1032.
34. Nutrition in end-stage liver disease: principles and practice. Gastroenterology 2008; 134:1729–1740.

Chapter 40

ICUにおける腹部感染症

> 彼れを知りて己を知れば，百戦して殆うからず。
> 孫子「兵法」

腸管は有毒なリザーバーという概念が最初に生まれたのは，20世紀初頭のことである。それは，スコットランドの外科医ウィリアム・アーバスノット-レーン（William Arbuthnot-Lane）卿が有毒な腸管内容物からの「自己中毒」を防ぐために，慢性便秘患者で全結腸切除術を行い始めた頃のことである[1]。この処置は（この外科医とともに）忘れ去られたが，自己中毒の概念は復活し，腸管は現在では重症患者での合併症発生率と死亡率につながる原因と認識されている。

本章では，胆道系（無石胆嚢炎），腸管（*Clostridium difficile* 腸炎），腹腔（術後感染）を含む，ICUで発生する腹部感染症を扱う[2,3]。

無石胆嚢炎

無石胆嚢炎（acalculous cholecystitis）は急性胆嚢炎症例のわずか5〜15％であるが[4]，重症患者ではまれではなく，死亡率は敗血症性ショックに匹敵する（約45％）[4,5]。

■病因

無石胆嚢炎を伴う一般的な状況として，術後（特に人工心肺手術後），外傷，循環ショック，多臓器不全がある[4,5]。長期の腸管安静（完全静脈栄養中）は，胆汁うっ滞が起こりやすく無石胆嚢炎になりやすいが，無石胆嚢炎のリスクとなるには4週間ほどの腸管安静が必要で[6]，それはほとんどの患者のICU滞在期間より長い。

無石胆嚢炎の発生機序の可能性として，低灌流，収縮能減退からの胆嚢膨満，胆汁の成分変化が含まれる。胆汁の「かす（胆泥）」（無石胆嚢炎に関係している胆嚢内のエコー源性物質）が，胆嚢炎を起こす可能性のある「小結石」と呼ばれる結晶を含んでいるため[7]，胆汁の成分変化の機序は重要である[5]。

■臨床像

無石胆嚢炎のほとんどの症例では，合併症（例：壊疽性胆嚢炎あるいは胆嚢穿孔）が生じるまで発見されないため，報告される無石胆嚢炎の臨床像は，進行し複雑化した胆嚢炎であることが多い。右上腹部の疼痛と圧痛は無石胆嚢炎患者の3分の1にはみられないため[2]，無石胆嚢炎の診断はしばしば遅れる。発熱（100％），ビリルビン高値（90％），低血圧（90％），多臓器不全（65〜80％）が一般的であるが，非特異的である[4,5]。血液培養は症例の90％が陽性で[2]，グラ

第40章 ICUにおける腹部感染症

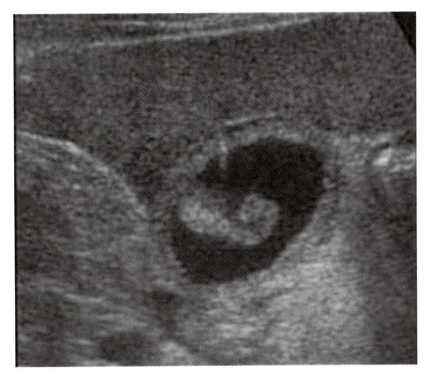

図 40.1 胆嚢壁の著しい肥厚と胆嚢内腔に突き出ているエコー腫瘤を示す胆嚢の超音波断層像
この腫瘤は胆泥のついた粘膜を表し，壊疽性胆嚢炎に特有である。

ム陰性好気性桿菌がほとんどすべての症例で分離される。

■診断

ベッドサイドで行える超音波検査が無石胆嚢炎の診断に好んで使用される。胆嚢膨満と「胆泥」が有力な所見ではあるが，非特異的である。図40.1の超音波エコー写真は，より特異的所見，すなわち胆嚢壁の著しい肥厚と胆嚢内腔で胆泥の付いた粘膜を示す。超音波による診断率は報告によって非常にさまざまで[4, 8]，検査者に左右される。超音波検査が有効でなければ，次のステップは肝胆道CTスキャンであり，急性胆嚢炎の診断では「ゴールドスタンダード」である（しかし，トレーサーを胆管に移動させる肝臓の機能が必要である）。

■治療

迅速な治療介入が必須である。胆嚢摘出術が選択されるが，手術するには不安定すぎる患者には，経皮的胆嚢ドレナージが適切な選択肢である。診断がつき次第，経験的抗菌薬治療が開始される。推奨される抗菌薬は，タゾバクタム・ピペラシリンか，カルバペネム系（イミペネムかメロペネム）である[2]。

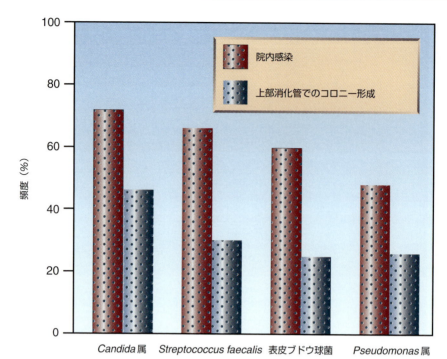

図 40.2　胃内で最も頻度の高い分離株と重症患者の院内感染で最も頻度の高い分離株との相互関係〔データは文献 4 より〕

消化管への細菌の定着

消化管内の微生物の状況は重症患者では変化しており，この変化の結果として現れうる感染症を本項で説明する。

■胃内での細菌のコロニー形成

細菌は酸性環境では生育しないので〔図 5.3（☞ 68 ページ）参照〕，胃酸は胃内の無菌環境を維持している。胃酸度の低下（出血性ストレス潰瘍予防のための制酸薬使用）は胃内での菌のコロニー形成を促進し，以下の事項からも院内感染のリスクを増加させることを示している。

1. ストレス潰瘍予防のための制酸薬使用は，院内肺炎の発生率増加に関係する[9]。
2. 細菌のトランスロケーションが胃内保菌の 15％で証明され，その約半数が院内感染となった[10]。
3. 胃から最もよく分離される細菌は，院内感染で最もよく分離される細菌と同じである[11]。これを図 40.2 に示す。

除菌処置

胃への定着を減らせる処置には次の 2 つがある。①出血性ストレス潰瘍の防止には制酸薬の使用を避けること。②非吸収性抗菌薬による選択的消化管除菌を行うこと。これらの処置については第 5 章（☞ 65 ページ）で述べてある。

Clostridium difficile

Clostridium difficile は，健常人の腸管にはいない芽胞形成性グラム陽性嫌気性桿菌であるが，正常細菌叢が抗菌薬治療によって変化したときに腸内に定着し増殖する[12]。*C. difficile* を保菌する典型的な宿主は，2週間以内に何回か抗菌薬投与を受けた高齢者か衰弱した患者，あるいは老人ホームの入居者である。通常の地域社会で生活している健常人での保菌はまれである（だが，状況が変わる可能性もある）。

病因

C. difficile は，糞口経路で患者から患者に伝播する。何か月間も環境表面で生存できる休眠（芽胞）形態があるが，患者-患者間の伝播は通常，医療従事者の手指を介して起こる[13]。結果として，ディスポーザブル手袋使用の厳格な遵守が，伝播を著しく減らすことを可能にする[14]。

C. difficile は組織侵襲性ではないが，腸管粘膜を損傷する細胞毒を分泌する。これは腸管壁の炎症性浸潤や症候性疾患を引き起こす。重度の炎症では，「偽膜」として知られている粘膜表面の盛り上がったプラーク状の病変を伴う。これらの病変（偽膜性腸炎）の存在は重症疾患の証拠となる。

胃酸抑制：制酸薬（特にプロトンポンプ阻害薬）の使用と *C. difficile* 感染リスクとの関連を示すいくつかの報告がある[15~17]。その他の腸の感染症（例：サルモネラ症）のリスクは，胃酸度の低下で同様に増加し[18]，このことは抗微生物防御機構としての胃酸の役割をより明らかなものにしている。

入院患者では胃の制酸薬（特にプロトンポンプ阻害薬）が過度に拡大使用されるため，*C. difficile* 感染と胃酸の防御効果との関係は重要である。実際，最近 *C. difficile* 感染症の頻度上昇と重症度の著しい増加がみられ[19]，これは出血性ストレス潰瘍の予防に対するプロトンポンプ阻害薬の頻用と一致していた。したがって，*C. difficile* 感染症の最近の急増は，入院患者におけるエスカレートした（そして不必要な）プロトンポンプ阻害薬の使用の反映である[20]。

臨床像

C. difficile 感染症（*Clostridium difficile* infection：CDI）の主な徴候は水様性下痢で，単独（軽度症例）でも，あるいは発熱と白血球増加症との合併（より重症例）および循環ショックや多臓器不全へも進行する可能性がある。*C. difficile* 感染症の恐れられている（しかしまれな）合併症は中毒性巨大結腸症であり，腹部膨満，循環ショック，図40.3のようなX線所見を伴う。

診断的評価

CDI の診断には，便での *C. difficile* 細胞毒の証拠が必要である。*C. difficile* 検出のための便培養は，病原体の毒素非産生株と毒素産生株の区別ができないので信頼性に欠ける。ほとんどの検査では，ELISA（酵素結合免疫測定）法を細胞毒の検出に用いている。この検査の感度は1つの便検体で約85%，2つの便検体で最大95%である[12,21,22]。したがって，1つの便検体で検査すれば，細胞毒分析は15%の診断の見逃しとなり，2つの便検体なら5%しか診断の見逃しがない。この検査の特異度は最大98%で[21]，偽陽性が出るのはまれである。

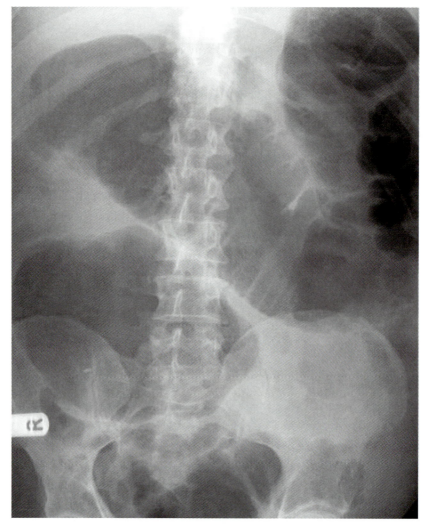

図 40.3　*C. difficile* 腸炎患者の中毒性巨大結腸症の X 線画像

大腸内視鏡検査：腸管粘膜の直接視覚化は，細胞毒分析で確認されないものの臨床的に *C. difficile* 感染症を強く疑わせる症例で適応となる．偽膜の存在は *C. difficile* 感染症の診断を確実にする．大腸内視鏡検査は，最善の結果を出すために，直腸 S 状結腸鏡検査よりも好まれる．

抗菌薬治療

C. difficile 感染症の治療の第一歩は，可能ならば，すべての要因となる薬物（抗菌薬やプロトンポンプ阻害薬）を中止することである．蠕動運動低下が *C. difficile* 細胞毒への曝露を長引かせるので，消化管運動抑制薬もまた中止する[12]．*C. difficile* 感染症に対し推奨される抗菌薬投与計画を表 40.1 に示す．治療は，臨床状態（軽度，重度，あるいは再発 *C. difficile* 感染症）と経口（あるいは経鼻胃管）投与の可否に基づいて計画する．

表 40.1　*C. difficile* 感染症（CDI）の抗菌薬治療

状態	カテゴリー	投薬計画*
軽度 CDI ● 体温 38℃ 以下 ● 白血球 15,000 以下	優先 代替（経口） 代替（静注）	メトロニダゾール：8 時間ごとに 500 mg を経口投与 バンコマイシン：6 時間ごとに 125 mg を経口投与 あるいは， フィダキソマイシン：12 時間ごとに 200 mg を経口投与 メトロニダゾール：8 時間ごとに 500 mg を静脈内投与
重症 CDI	優先 代替（静注）	バンコマイシン：6 時間ごとに 125 mg を経口投与 メトロニダゾール：8 時間ごとに 500 mg を静脈内投与
致死的 CDI	優先	バンコマイシン：6 時間ごとに 500 mg を経鼻胃管あるいは浣腸によって投与，さらに， メトロニダゾール：8 時間ごとに 500 mg を静脈内投与
再発 CDI	優先 代替（経口）	初発事例と同じ投薬計画 フィダキソマイシン：12 時間ごとに 200 mg を経口投与

* 治療期間は 10～14 日間。
〔文献 19, 23～25 より〕

軽度 *C. difficile* 感染症：軽度 *C. difficile* 感染症は，体温 38℃ 以下，白血球数 15,000/mm^3 以下の細胞毒陽性の下痢と定義される[19,23,24]。優先される治療は，メトロニダゾール経口投与（8 時間ごとに 500 mg）を 10～14 日間である[23,24]。バンコマイシン経口投与（6 時間ごとに 125 mg）も同じく効果的であるが，バンコマイシン耐性腸球菌の増殖を抑制するために第二選択薬として使用される。フィダキソマイシンは，最近導入された急性 *C. difficile* 感染症治療のためのバンコマイシンと同等の抗菌薬であり，再発率は 50% 以下である[25]。

重症 *C. difficile* 感染症：重度 *C. difficile* 感染症は，次のいずれかを伴った細胞毒陽性の下痢と定義される。①体温 >38℃ かつ白血球数 >15,000/mm^3，②偽膜の存在，あるいは，③合併症を伴った *C. difficile* 感染症（例：中毒性巨大結腸症，腎不全，敗血症性ショック）。重度 *C. difficile* 感染症の治療は，バンコマイシンの経口投与（6 時間ごとに 125 mg）で，メトロニダゾールの経口投与よりも効果的である[24]。*C. difficile* 感染症で重篤となった患者に推奨される治療は，バンコマイシン 500 mg（経鼻胃管あるいは浣腸で）と，メトロニダゾールの静脈内投与（8 時間ごとに 500 mg）の併用である[23]。

反応：ほとんどの症例で，24～48 時間で解熱し，下痢は 4～5 日で寛解する[12]。治療は 10～14 日間継続される。症候性疾患の残存が，しばしば外科的処置を必要とする中毒性巨大結腸症，腹膜炎あるいは進行性敗血症や多臓器不全のような合併症を発生させる[26]。選択される処置は結腸亜全摘手術である。

再発：（通常 3 週間以内の）再発が，メトロニダゾールかバンコマイシンで治療された症例の 25%[12,24] で，フィダキソマイシンで治療された症例の 13%[24] で報告されている。同じ抗菌薬を使った再治療が，再発の約 75% で成功し，別の再発が症例の約 25% で予期された[27]。フィダキソマイシンでは，再発がより少ししか報告されていないので[25]，今後は再発性の *C. difficile* 感染症には優先治療となるかもしれない。患者の約 5% が 6 回以上の再発を経験する[12]。

微生物治療

微生物治療は，再発した *C. difficile* 感染症に使用され，*C. difficile* の定着に拮抗，すなわち予防するために，腸の正常な常在細菌叢を回復させる試みである。

プロバイオティクス：プロバイオティクス（身体によい細菌）は，上皮細胞に結合し，*C. difficile* の付着を防ぐ非病原性の細菌である（*Saccharomyces boulardii* あるいは乳酸菌類）。乳酸菌ではなく，*S. boulardii* によるプロバイオティクス治療（毎日1gを抗菌薬治療とともに開始し，4週間継続）は，*C. difficile* 感染症再発の頻度を低下させることができる[23]。したがって，*S. boulardii* によるプロバイオティクス治療は，*C. difficile* 感染症に対する再発予防のための補助療法として施行できる[23]。

便移植：健康なドナーからの大便の液体製剤（経鼻胃管か浣腸による）滴下が，再発 *C. difficile* 感染症の治療において，症例の70〜100%で成功したことが証明されている[23,28]（ドナーのスクリーニングを含む便移植処置の説明は，文献28を参照）。

術後感染

術後の腹部感染は腹腔内に限局し，手術中の腹膜への播種，あるいは吻合部からの腸内容物のリーク，あるいは腸管壁の見逃された損傷が原因となる。これらの感染は，広汎性腹膜炎あるいは腹腔内膿瘍となる可能性がある。

■腹膜炎

汎発性腹膜炎は，術後感染でよくみられるものではなく，通常は手術中に見逃された腸管壁の裂け目が原因となる。

臨床像

小さな裂け目がしばしば最初に非特異的な腹痛として現れ，裂け目の最初の徴候は図40.4で示すような横隔膜下のガス像であるかもしれない。1mLほどの少量のガスは，立位で右横隔膜下に検出できる[29]。しかし，横隔膜下のガスの存在は，腹腔鏡下手術のあとでは，手術中に注入した CO_2 が横隔膜下に数日間残っていた可能性があるので，有用な所見ではないかもしれない。

腸管壁の裂け目からの持続するリークは結局，腹膜刺激の徴候（すなわち，腹壁防御および反跳痛）や全身性炎症反応（発熱，白血球増加など）を呈する。また，循環ショック（例：低血圧，意識状態の変化）への進行が早いことがある。

治療

広汎性腹膜炎の徴候は，緊急の外科的診査を必要とする。初期の管理には以下の処置が含まれる。

輸液：腹膜炎はしばしば腹腔中への相当の体液喪失を伴っており，循環の危険な徴候（すなわ

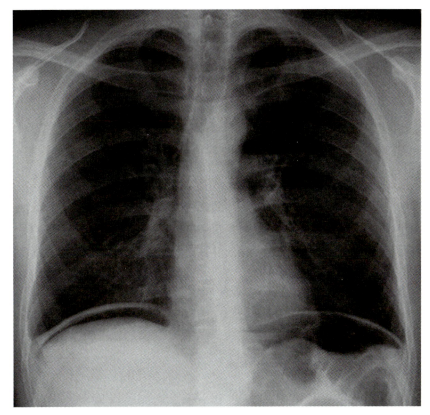

図 40.4　両方の横隔膜下に遊離ガス像を示している立位での腹部 X 線写真
腹腔鏡下手術を受けたばかりでなければ，この所見は内臓穿孔の証拠となる。

ち，尿量減少あるいは血圧低下）には積極的な輸液蘇生を行う。昇圧薬が内臓の血管収縮を促進し，腸管の虚血状態をさらに悪化させる可能性があるので，可能ならば昇圧薬治療は避ける。

抗菌薬：抗菌薬治療は，表 40.2 で示すように，頻繁に分離されるものに対して活性がある抗菌薬を使って，できるだけ早く開始する。ピペラシリン・タゾバクタムあるいはカルバペネム系（イミペネム・シラスタチン，メロペネム，あるいはドリペネム）を使った単剤抗菌薬治療が推奨される[2]。 Candida 属を保菌しているかもしれない患者（例：抗菌薬治療を受けたばかりの患者）には，抗真菌薬（例：フルコナゾール）による追加の経験的治療が賢明かもしれない。

■腹腔内膿瘍

腹腔内膿瘍は敗血症の潜伏源となることが多く，ルーチンの臨床評価で検出することは困難である。

臨床像

発熱はほとんど常に存在する[30]が，限局性の腹部圧痛は 60％の症例ではみられず，触診できる腹部腫瘤は症例の 10％未満にしかみられない[30,31]。腹部 X 線写真で腹腔外にガス像を認めることがあるが，症例の 15％未満にしかみられない[31]。

表 40.2　合併症を伴った 1,237 人の腹部感染症患者から分離した菌種

菌種	患者（%）
グラム陰性好気性桿菌	
●大腸菌	71
●Klebsiella 属	14
●緑膿菌	14
●Proteus mirabilis	5
●Enterobacter 属	5
嫌気性菌	
●Bacteroides fragilis	35
●その他の Bacteroides 属	71
●Clostridium 属	29
●その他の嫌気性菌	55
グラム陽性好気性球菌	
●レンサ球菌属	38
●腸球菌属	23
●黄色ブドウ球菌	4

〔文献 2 より〕

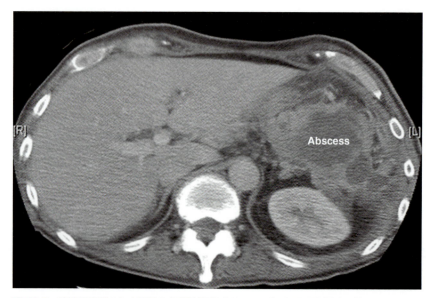

図 40.5　脾摘後患者の左上腹部の多房性膿瘍（Abscess）を示す腹部 CT 像

CT スキャン

腹部 CT スキャンは，腹腔内膿瘍を検出する診断方法として最も信頼性が高く，感度と特異度は 90%，あるいはそれ以上である[31]。しかし，術後早期の CT 画像は，腹腔内の血液や灌流液の貯留が膿瘍と誤認される可能性があるため，判断を誤らせる可能性がある。（腹腔内の液体が再吸収される）術後第 1 週以降に施行された CT スキャンが最も信頼性が高い[31]。腹腔内膿瘍の CT 像を図 40.5 に示す。

治療

術後の腹腔内膿瘍には迅速なドレナージがすすめられる。CT画像での正確な部位確認が，CTガイド下経皮的カテーテルドレナージによる多くの膿瘍のドレナージを可能にする[30]。経験的抗菌薬治療を，膿瘍検体培養の結果を待ちながら開始する。経験的抗菌薬の投与法は，腹膜炎で述べたものと同じである。

おわりに

■胃酸に注目

本書でしばしば言及しているように，抗微生物防御機構としての胃酸の役割は，その価値に値する注目を受けていない。プロトンポンプ阻害薬で胃の酸性度を抑えることが *C. difficile* 感染の伝播を促進するという見解に関連して，このことは特に真実である。実際，*C. difficile* 感染症の頻度と重症度の最近の急上昇は，出血性ストレス潰瘍の予防にプロトンポンプ阻害薬のエスカレートした（および不必要な）使用を反映している可能性がある[20]。

次に挙げる見解は，ストレス潰瘍の予防にプロトンポンプ阻害薬の使用を避ける手助けになる。

1. プロトンポンプ阻害薬は，出血性ストレス潰瘍の予防には H_2 受容体拮抗薬（例：ラニチジン）よりも効果がない[32]。

そして次の見解は，あなたがストレス潰瘍予防のためにすべての種類の制酸薬を避ける手助けになる。

2. 患者が完全な栄養療法のために経腸栄養療法を受けているとき，出血性ストレス潰瘍を予防するために制酸薬を投与する必要はない[33]。

■文献

総説

1. Arbuthnot-Lane W. Remarks on the operative treatment of chronic constipation. Reprinted in Dis Colon & Rectum 1985; 28:750–757.
2. Solomkin JS, Mazuski JE, Bradley JS, et al. Diagnosis and management of complicated intra-abdominal infection in adults and children: guidelines by the Surgical Infection Society and the Infectious Disease Society of America. Clin Infect Dis 2010; 50:133–164.
3. Sarteli M, Viale P, Catena F, et al. 2013 WSES guidelines for the management of intra-abdominal infections. World J Emerg Surg 2013; 8:3.

無石胆囊炎

4. McChesney JA, Northrup PG, Bickston SJ. Acute acalculous cholecystitis associated with systemic sepsis and visceral arterial hypoperfusion. A case series and review of pathophysiology. Dig Dis Sci 2003; 48:1960–1967.
5. Laurila J, Syrjl H, Laurila PA, et al. Acute acalculous cholecystitis in critically ill patients. Acta Anesthesiol Scand 2004; 48:986–991.
6. Messing B, Bories C, Kuntslinger C. Does parenteral nutrition induce gallbladder sludge formation and lithiasis? Gastroenterology 2983; 84:1012–1019.
7. Jüngst C, Kullack-Ublick GA, Jüngst D. Gallstone disease: microlithiasis and sludge. Best Prect Res Clin Gastroenterol 2006; 20:1053–1062.
8. Puc MM, Tran HS, Wry PW, Ross SE. Ultrasound is not a useful screening tool for acalculous cholecystitis in critically ill trauma patients. Am Surg 2002; 68:65–69.

消化管への細菌の定着

9. Huang J, Cao Y, Liao C, et al. Effect of histamine-2-receptor antagonists versus sucralfate on stress ulcer prophylaxis in mechanically ventilated patients: A meta-analysis of 10 randomized controlled trials. Crit Care 2010; 14:R194–R204.
10. MacFie J, Reddy BS, Gatt M, et al. Bacterial translocation studied in 927 patients over 13 years. Br J Surg 2006; 93:87–93.
11. Marshall JC, Christou NV, Meakins JL. The gastrointestinal tract: the "undrained abscess" of multiple organ failure. Ann Surg 1993; 218:111–119.

Clostridium difficile 感染症

12. Bartlett JG. Antibiotic-associated diarrhea. N Engl J Med 2002; 346:334–339.
13. Samore MH, Venkataraman L, DeGirolami, et al. Clinical and molecular epidemiology of sporadic and clustered cases of nosocomial Clostridium difficile diarrhea. Am J Med 1996; 100:32–40.
14. Johnson S, Gerding DN, Olson MM, et al. Prospective, controlled study of vinyl glove use to interrupt Clostridium difficile nosocomial transmission. Am J Med 1990; 88:137–140.
15. Dial S, Alrasadi K, Manoukian C, et al. Risk of Clostridium-difficile diarrhea among hospitalized patients prescribed proton pump inhibitors: cohort and case-control studies. Canad Med Assoc J 2004; 171:33–38.
16. Dial S, Delaney JA, Barkun AN, Suissa S. Use of gastric acid-suppressing agents and the risk of community-acquired Clostridium difficile-associated disease. JAMA 2005; 294:2989–2995.
17. Aseri M, Schroeder T, Kramer J, Kackula R. Gastric acid suppression by proton pump inhibitors as a risk factor for Clostridium difficile-associated diarrhea in hospitalized patients. Am J Gastroenterol 2008; 103:2308–2313.
18. Cook GC. Infective gastroenteritis and its relationship to reduced gastric acidity. Scand J Gastroenterol 1985; 20(Suppl 111):17–21.
19. Kelly CP, LaMont JT. Clostridium difficile – more difficult than ever. N Engl J Med 2008; 359:1932–1940.
20. Cunningham R, Dial S. Is over-use of proton pump inhibitors fuelling the current epidemic of Clostridium-difficile-associated diarrhea? J Hosp Infect 2008; 70:1–6.
21. Mylonakis E, Ryan ET, Calderwood SB. Clostridium difficile-associated diarrhea. Arch Intern Med 2001; 161:525–533.
22. Yassin SF, Young-Fadok TM, Zein NN, Pardi DS. Clostridium difficile-associated diarrhea and colitis. Mayo Clin Proc 2001; 76:725–730.
23. van Nispen tot Pannerden CMF, Verbon A, Kuipers E. Recurrent Clostridium difficile infection. What are the treatment options. Drugs 2011; 71:853–868.
24. Zar FA, Bakkanagari SR, Moorthi KM, Davis MB. A comparison of vancomycin and metronidazole for the treatment of Clostridium difficile-associated diarrhea, stratified by disease severity. Clin Infect Dis 2007; 45:302–307.
25. Louie TJ, Miller MA, Mullane KM, et al. Fidaxomicin versus vancomycin for Clostridium difficile infection. N Engl J Med 2011; 364:422–431.
26. Lipsett PA, Samantaray DK, Tam ML, et al. Pseudomembranous colitis: a surgical disease? Surgery 1994; 116:491–496.
27. Aslam S, Hamill RJ, Musher DM. Treatment of Clostridium difficile-associated disease: old therapies and new strategies. Lancet Infect Dis 2005; 5:549–557.
28. Aas J, Gessert CE, Bakken JS. Recurrent Clostridium difficile colitis: case series involving 18 patients treated with donor stool administered via nasogastric tube. Clin Infect Dis 2003; 36:580–585.

術後感染

29. Miller RE, Nelson SW. The roentgenologic demonstration of tiny amounts of free intraperitoneal gas: experimental and clinical studies. AJR Am J Roentgenol 1971; 112:574–585.
30. Khurrum Baig M, Hua Zao R, Batista O, et al. Percutaneous postoperative intra-abdominal abscess drainage after elective colorectal surgery. Tech Coloproctol 2002; 6:159–164.
31. Fry DE. Noninvasive imaging tests in the diagnosis and treatment of intraabdominal abscesses in the postoperative patient. Surg Clin North Am 1994; 74:693–709.

おわりに

32. Lin P-C, Chang C-H, Hsu P-I, et al. The efficacy and safety of proton pump inhibitors vs. histamine-2 receptor antagonists for stress ulcer bleeding prophylaxis among critical care patients: A meta-analysis. Crit Care Med 2010; 38:1197–1205.
33. Marik PE, Vasu T, Hirani A, Pachinburavan M. Stress ulcer prophylaxis in the new millennium: a systematic review and meta-analysis. Crit Care Med 2010; 38:2222–2228.

Chapter 41

ICUにおける尿路感染症

> 自然界全体で，疾病を伴わない感染は，例外というよりむしろ基準である。
> René Dubois "Man Adapting"（1966年）

尿道カテーテルは，重篤な病気の患者では一般的であり，米国ではすべての院内感染の40%がカテーテル関連尿路感染症であるという調査結果も出ている[1]。しかし，これらの調査結果は誤解を招きやすい。というのも，カテーテル関連感染症の大多数が無症候性細菌尿〔デュボア（Dubois）によると，疾患を伴わない感染〕を呈し，抗菌薬治療の必要がないからである。本章では，カテーテル関連の症候性尿路感染の診断と治療について，最新の推奨事項を扱う。

病因

尿道カテーテルの留置は，1日あたり3～8%の細菌尿発生を伴う〔1 mLあたり10^5コロニー形成単位（CFU）以上〕[1]。これはカテーテルの外表面に沿って，膀胱内に細菌が移行した結果であると思われる。細菌は尿道カテーテルの内側と外側にバイオフィルムを形成し[2]，これらのバイオフィルムは微生物が膀胱内に定着する持続的な供給源となる。しかし，健常人の膀胱内に病原体を直接注入しても尿路感染症にはならないことから，病因についての説明は不完全のままである[3]。また，膀胱ドレナージカテーテル内での持続的な尿の流れが，尿道を上に移動する微生物を洗い流してしまうはずである。

■細菌の付着

パズルのピースが欠ければ，膀胱上皮への病原性微生物の付着が可能になる。図41.1のように[4]，膀胱の上皮細胞は通常，非病原性の微生物で覆われている。これにより，下部尿路に感染症を引き起こす病原性微生物の付着を防いでいる[5]。院内肺炎の前兆となる病原性グラム陰性好気性桿菌〔図5.5（☞75ページ）参照〕の口腔粘膜への定着と同じ現象である。膀胱カテーテルと細菌付着の変化との関係は明確ではない。しかし，疾病の重症度の上昇が，細菌付着の変化と膀胱カテーテル留置の原因となることはありうる（院内感染における細菌付着の役割についての詳細は，本章の「おわりに」を参照のこと）。

■細菌学

カテーテル関連細菌尿で分離される病原体を表41.1に示す[6]。優勢な菌は，グラム陰性好気性桿菌（特に，大腸菌），腸球菌属，Candida属で，ブドウ球菌属の分離頻度は低い。短期カテーテル留置（30日未満）に関係する細菌尿では単一の菌が優位を占める一方，長期カテーテル留

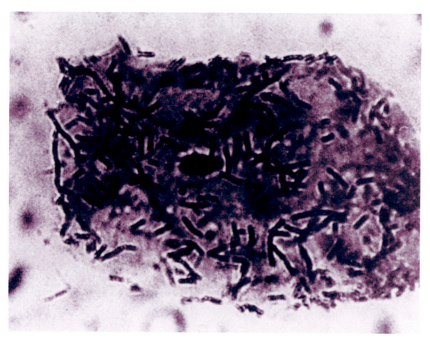

図 41.1　膀胱上皮細胞を覆う非病原性の乳酸菌の顕微鏡写真
画像はデジタル処理で強調されている。〔文献 4 より〕

表 41.1　カテーテル関連細菌尿で分離される病原体

病原体	感染率（％）	
	病院	ICU
大腸菌	21.4	22.3
腸球菌属	15.5	15.8
Candida albicans	14.5	15.3
その他の *Candida* 属	6.5	9.5
緑膿菌	10.0	13.3
肺炎桿菌	7.7	7.5
Enterobacter 属	4.1	5.5
コアグラーゼ陰性ブドウ球菌	2.5	4.6
黄色ブドウ球菌	2.2	2.5
Acinetobacter baumannii	1.2	1.5

パーセンテージは中央値を表しているものもある。〔文献 6 より引用〕

置（30 日以上）では多菌性であることが多い。

■予防

カテーテル関連感染症のリスクは，第 1 にカテーテル留置期間によって決定され[1]，必要なくなったときにカテーテルを抜去することが，最も効果的な予防方法である。予防についてのその他の所見を次にまとめた。

1. カテーテル挿入部位を清潔にしておくこと（消毒液，抗菌薬クリーム，あるいは石鹸と流水による）は，この処置自体が細菌尿のリスクを増加させる可能性があるため推奨されない[1,*1]。
2. 全身的抗菌薬投与による予防は，尿路の感染を防止するためには推奨されない[1]。
3. 抗微生物薬含有尿道カテーテル（すなわち，銀合金あるいはニトロフラゾン）は，短期カテーテル留置（1週間未満）での無症候性細菌尿の頻度を減らすが[7]，症候性尿路感染を防ぐ利点は明らかではない[1]。

診断と治療

本項での推奨事項は，米国感染症学会が作成した最新のガイドラインに基づくものである[1]。

■診断

1. 短期（30日未満）カテーテル留置患者で，培養用の尿検体はカテーテルポートかカテーテルチューブから採取できる。長期（30日以上）カテーテル留置患者では，尿検体を採取する前にカテーテルを交換する。
2. カテーテル留置患者での重度の細菌尿は，尿培養で 10^5 CFU/mL 以上と定義されている。しかし，重度の細菌尿患者の90％以上が，その他の感染の証拠がみられない〔無症候性細菌尿（asymptomatic bacteriuria）〕[8]。
3. カテーテル関連尿路感染症（catheter-associated urinary tract infection：CA-UTI）は，症候性 UTI の臨床徴候をもつ患者において，尿培養で 10^3 CFU/mL 超と定義されている。これには以下も含まれる。
   a. 血液と尿から分離された同じ菌での菌血症
   b. 新しい肋骨脊椎部圧痛
   c. 硬直
   d. せん妄あるいは意識低下の新たな発現
   e. 脊椎損傷患者での痙直増加

   排尿困難と頻尿のような尿路感染症でみられる一般的症候は，カテーテル留置の患者では現れない。また，感染の通常の徴候（発熱，白血球増加）は，カテーテル留置された患者では特異性を欠く（以下参照）。
4. 以下の所見は，CA-UTI の診断において信頼性が高くない。
   a. 発熱あるいは白血球増加の存在
   b. 混濁尿
   c. 尿中での白血球の存在（膿尿）

   発熱と白血球増加の問題は，これらの所見を裏づけるその他の感染症に罹患していることが多いカテーテル留置の患者にみられる。さらに，CA-UTI 疑いの患者群とその他の明らかな

---

*1 訳注：挿入時は，文献1および CDC のガイドラインでも示されているように，無菌的操作で滅菌された器具を用いて挿入する。またそのときは，手袋，ドレープ，スポンジ，尿道周囲の浄化のために適切な消毒液や単回使用包装の潤滑ゼリーを使用する。しかし，挿入後の挿入部位に対する処置（消毒液，抗菌薬クリーム，流水と石鹸）は，細菌尿防止の効果は証明されていないということを説明している。

感染がない非 CA-UTI 群を比較した研究では，発熱と白血球増加の発生率は 2 つの患者群で同じであった[8]。尿中での白血球の存在（膿尿）は，無症候性細菌尿と CA-UTI 間で差はなかったが，膿尿の欠如は CA-UTI の診断を否定する根拠となりうる[1]。

■治療

1. 無症候性細菌尿のスクリーニング，あるいは抗菌薬治療は，粘膜出血を伴う泌尿器科手術（例：経尿道的前立腺切除）を予定している患者でなければ，すすめられない[9]。これは，次の見解に基づいている。①無症候性細菌尿のごくわずかしか CA-UTI に進行しない。②抗菌薬治療は CA-UTI の発生率を低下させず，③耐性菌の出現を促進する。
2. 経験的抗菌薬治療は CA-UTI が疑われる患者に推奨される。ピペラシリン・タゾバクタムあるいはカルバペネム系（イミペネムかメロペネム）での単剤治療がすすめられ，一方，レボフロキサシン（1 日 1 回 750 mg を静脈内投与）は第二選択薬である[10]。
3. CA-UTI の診断が尿培養によって確定されたならば，分離菌と報告された感受性に従って抗菌薬治療が調整される。2 週間を超えて留置されたカテーテルは交換する。
4. CA-UTI に対する抗菌薬治療の継続期間は，直ちに反応する患者には 7 日間，反応が遅い患者には 10～14 日間とする。

カンジダ尿症

Candida 属が尿中に存在する場合は通常，尿道カテーテルが留置されている患者に定着があることを示しているが，カンジダ尿症は同様に播種性カンジダ症の徴候でもある（すなわち，カンジダ尿症は播種性カンジダ症の結果であり原因ではない）。播種性カンジダ症は，50％以上の症例で血液培養が陰性であり[11]，カンジダ尿症が唯一の播種性疾患の証拠であることもあるので，診断に苦慮することがある。患者の臨床状態は，カンジダ尿症の ICU での治療で重要な要因となってくる。

■細菌学

カンジダ尿症の症例で，コロニー数は，腎性あるいは播種性カンジダ症を確認するための予測値とはならない[11]。最も頻回に分離されるものは，*Candida albicans*（症例の約 50％），次いで，*Candida glabrata*（症例の約 15％）である[11]。後者は，抗真菌薬のフルコナゾールに耐性があるので注意する。

■無症候性カンジダ尿症

無症候性カンジダ尿症は，患者が好中球減少症でない限り治療の必要はない[12,13]。カテーテル抜去は症例の 40％でカンジダ尿症を根絶できるので，可能ならば，これは常にすすめられる[13]。尿培養は繰り返すことが推奨され，高リスク（免疫抑制）患者での難治性カンジダ尿症は，血液培養と腎臓の画像検査で詳しく調べる。

無症候性カンジダ尿症の好中球減少症患者では，推奨される予防薬には**カスポファンギン**が含まれる．初回投与量として 70 mg を静脈内投与，次いで毎日 50 mg を静脈内投与する[12]．

■症候性カンジダ尿症

発熱，恥骨上部や肋骨脊椎部の圧痛を伴うカンジダ尿症には，抗真菌薬治療とともに，血液培養，腎臓の画像検査（超音波か CT）で腎膿瘍や尿路閉塞の検索が必要である．腎カンジダ症は通常，播種性カンジダ症の結果である[11]．

症候性カンジダ尿症の治療を以下に要約する．

1. カンジダ性膀胱炎と腎盂腎炎の推奨治療薬は，**フルコナゾール**（400 mg/日を経口あるいは静脈内投与で 2 週間）である[14]．この投薬計画は，フルコナゾールが尿中に濃縮されるので，フルコナゾールに感受性の低い病原体（*C. glabrata* と *C. krusei*）による感染症を根絶することができる．（通常推奨される）腎不全におけるフルコナゾールの投与量減少は，フルコナゾールの尿中濃度を治療量以下に低下させるので，カンジダ性尿路感染症にはすすめられない[14]．
2. フルコナゾールに反応しないカンジダ性尿路感染症は，**フルシトシン**の経口投与で治療できる．25 mg/kg を 6 時間ごとに（腎不全のために調整して），7～10 日間行う[14]．この薬物は骨髄抑制と消化管粘膜損傷を起こすので，治療期間は限定される．
3. 血行動態不安定あるいは進行性多臓器不全を伴うカンジダ尿症（すなわち，播種性カンジダ尿症が疑われるとき）の推奨治療には，フルコナゾールを初回に 800 mg 投与し，引き続き，毎日 400 mg を静脈内投与する[14]．

おわりに

■細菌の付着

消化管，気道，尿道を含む院内感染の共通した特徴は，上皮表面へ付着する微生物の特性の変化である．健康体では，口腔，消化管，尿路の上皮表面は，無害な共生微生物で覆われているが，重症あるいは慢性疾患患者では，これらの表面は病原性微生物で覆われ，これは院内感染の序曲となる．これに関しては，脊髄損傷および長期尿道カテーテル留置を受けた患者を対象に行った興味深い研究がある．その結果によれば，**膀胱内への非病原性大腸菌の注入は，50%以下の尿路感染にしか関連しなかった**[15]．

しかし，上皮表面の微生物数は単なる「縄張り意識」の問題（1 つの個体が引き継ぐか，守るか，陣取るか）ではなく，特定の微生物に結合する上皮細胞の受容体がもたらす結果である．これらの受容体の立体構造の変化で，病原体が上皮表面に結合できるようになり，これが院内感染につながる引き金となる事象である．このように，院内感染の脅威を排除したいと望むのであれば，微生物がどのように上皮表面に結合するかを研究する必要がある．

■文献

1. Hooton TM, Bradley SF, Cardenas DD, et al. Diagnosis, prevention, and treatment of catheter-associated urinary tract infections in adults: 2009 international clinical practice guidelines from the Infectious Disease Society of America. Clin Infect Dis 2010; 50:625–663.
2. Ganderton L, Chawla J, Winters C, et al. Scanning electron microscopy of bacterial biofilms on indwelling bladder catheters. Eur J Clin Microbiol Infect Dis 1992; 11:789–796.
3. Howard RJ. Host defense against infection – Part 1. Curr Probl Surg 1980; 27:267–316.
4. Sobel JD. Pathogenesis of urinary tract infections: host defenses. Infect Dis Clin North Am 1987; 1:751–772.
5. Daifuku R, Stamm WE. Bacterial adherence to bladder uroepithelial cells in catheter-associated urinary tract infection. N Engl J Med 1986; 314:1208–1213.
6. Shuman EK, Chenoweth CE. Recognition and prevention of healthcare-associated urinary tract infections in the intensive care unit. Crit Care Med 2010; 38(Suppl):S373–S379.
7. Schumm K, Lam TB. Types of urethral catheters for management of shortterm voiding problems in hospitalized adults. Cochrane Database Syst Rev 2008:CD004013.
8. Tambyah PA, Maki DG. Catheter-associated urinary tract infection is rarely symptomatic. Arch Intern Med 2000; 160:678–682.
9. Nicolle LE, Bradley S, Colgan R, et al. Infectious Disease Society of America guidelines for the diagnosis and treatment of asymptomatic bacteriuria in adults. Clin Infect Dis 2005; 40:643–654.
10. Gilbert DN, Moellering RC, Eliopoulis, et al., eds. The Sanford guide to antimicrobial therapy, 2009. 39th ed. Sperryville, VA: Antimicrobial Therapy, Inc, 2009:31.
11. Hollenbach E. To treat or not to treat – critically ill patients with candiduria. Mycoses 2008; 51(Suppl 2):12–24.
12. Pappas PG, Kauffman CA, Andes D, et al. Clinical practice guidelines for the management of candidiasis: 2009 update by the Infectious Disease Society of America. Clin Infect Dis 2009; 48:503–525.
13. Sobel JD, Kauffman CA, McKinsey D, et al. Candiduria: a randomized double-blind study of treatment with fluconazole or placebo. Clin Infect Dis 2000; 30:19–24.
14. Fisher JF, Sobel JD, Kauffman CA, Newman CA. Candida urinary tract infections – treatment. Clin Infect Dis 2011; 52(Suppl 6):S457–S466.
15. Darouiche RO, Thornby JI, Cerra-Stewart C, et al. Bacterial interference for prevention of urinary tract infection: a prospective, randomized, placebocontrolled, double-blind pilot trial. Clin Infect Dis 2005; 41:1531–1534.

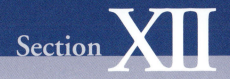

体温の異常

あらゆる自然現象はエントロピー的な死の運命から逃れることは決してできない。
Aharon Katchalsky（1965年）

Chapter 42

高体温と低体温

敵を撃つための竈も，燃やしすぎるとわが身が火傷を負うことになる。[*1]
William Shakespeare "*Henry VIII*"

人体は代謝性の竈であり，安静時でさえ，体温を1時間に1℃上昇させるのに十分な熱を産生する[1]。幸いにも，人体の外表面は放熱器のように働き，過剰な熱を周囲の環境に放散する。この放熱器は，体温の日内変動を±0.6℃に制限するサーモスタット（体温調節機構）の指示に従って働く[2]。本章では，このサーモスタットがうまく働かず，体温が生命を脅かすほどの上昇や低下をきたした場合に何が起こるかについて述べる。

熱関連疾患

■高体温と発熱

高体温と発熱の違いについて最初に触れておく必要がある。両者とも体温の上昇に特徴づけられるが，高体温は体温調節の障害の結果であり，発熱は正常な体温調節機構がより高いセットポイントで働く結果である。本章では，発熱ではなく高体温による体温上昇を扱う。高体温と発熱では，その発生にかかわる機序が異なるため，発熱の治療に用いる解熱薬（例：アセトアミノフェン）は，高体温には効果がない。

■温熱ストレスに対する反応

温熱ストレス（例：炎天下，激しい運動）のもとでの体温は，主として皮膚への血流の増加（対流による熱喪失）と発汗の増加（蒸発による熱喪失）で維持される。

対流による熱喪失

皮膚から失われる熱は，皮膚表面のすぐ外側の空気を温める。この表面温度の上昇により，伝導による体熱のさらなる喪失が防がれる。しかし，空気の流れ（例：扇風機や一陣の風など）が皮膚に吹き付けられると，皮膚の上の温かい空気の層が飛ばされて冷たい空気に置き換わり，伝導による体熱の持続的な喪失が促進される。皮膚直下の血流の増加でも同じ効果が生じる。この，熱の喪失を助長する空気や血液の流れの働きが，対流（convection）として知られている。

蒸発による熱喪失

水の液相から気相への転移は熱（「気化潜熱」と呼ばれる）を必要とし，人体外表から汗が蒸発

[*1] 訳注：小田島雄志 訳．白水Uブックス，シェイクスピア全集（U37）. ヘンリー八世. 白水社，1983, p.23 より．

表 42.1 熱疲労と熱射病の特徴の比較

特徴	熱疲労	熱射病
体温	<39°C	≧41°C
中枢神経系の機能障害	軽度	重度
発汗	あり	ごくわずか
脱水	あり	あり
多臓器障害	なし	あり

するときには体熱が利用される。1Lの汗が皮膚から蒸発する際には，580 kcalの体熱の喪失を伴う[3]。これは，安静にしている標準的な体格の成人が1日に産生する熱量の約4分の1に相当する。温熱性発汗は（「精神性発汗」とは対照的に）1時間あたり1〜2Lにも達することがある[3]。このことは大量の発汗で，1時間に1,000 kcalを上回る熱量を喪失しうることを意味している。**体熱を喪失させるには汗が蒸発する必要があることを強調しておきたい**。皮膚から汗を拭い去ると熱の喪失にならないため，激しい運動の間はこれを止めさせる。

■症候

熱関連疾患は，体温調節機構が温熱ストレスに対し，もはや一定の体温を維持できなくなった状態である。熱に関連する小さな疾患には，熱痙攣や紅色汗疹（あせも）など，多くのものがあるが，以下の記述では大きな疾患，すなわち熱疲労と熱射病のみを取り上げる。両病態の特徴の比較を表 42.1 に示す。

■熱疲労

熱疲労（heat exhaustion）は熱関連疾患として最も多い。熱疲労の患者は，高体温（通常は39°C未満），筋痙攣，悪心，倦怠感などのインフルエンザ様症状を経験する。この病態の顕著な特徴は，血行動態不全の徴候を示さない**循環血液量減少**（volume depletion）である。循環血液量減少は高ナトリウム血症（発汗による喪失）や低ナトリウム血症（発汗による喪失が飲水で部分的に補われた場合）を伴うこともある。有意な神経学的障害は起こさない。

熱疲労の治療は，循環血液量の補充とその他の一般的な対症療法である。体温を下げるために冷却する必要はない。

■熱射病

熱射病（heat stroke）は生命を脅かす病態であり，極度の体温上昇（41°C以上），重度の神経機能障害（例：せん妄，昏睡，痙攣），血圧低下を伴う重篤な循環血液量減少，さらには横紋筋融解，急性腎傷害，播種性血管内凝固（disseminated intravascular coagulation：DIC），おそらく肝臓由来の血清トランスアミナーゼの著明な上昇などの多臓器機能障害で特徴づけられる。発汗できないこと（無発汗）は，熱射病の一般的ではないが典型的な特徴である[4]。

熱射病には，①環境温に関連した**古典的熱射病**（classic heat stroke）と，②激しい運動など

に関連する**労作性熱射病**（exertional heat stroke）の 2 つのタイプがある。労作性熱射病はより重症になる傾向があり，多臓器機能障害を伴う頻度が高い。

治療

熱射病の治療は，循環血液量の補充と，身体を冷却し体温を 38℃ まで下げることである。

外部冷却：外部からの冷却が，体温を下げる最も簡単で迅速な方法である。これは，鼠径部や腋窩に氷嚢を当て，上胸部と頸部を氷で覆うことで行われる。次に，冷却用ブランケットを全身に被せる。外部冷却の大きな欠点は，ふるえのリスクであり，体温を上昇させるため逆効果となる。ふるえは皮膚温が 30℃ を下回った際に生じる[5]。

　最も効果的な外部冷却は**蒸発冷却**（evaporative cooling）であり，皮膚に冷水（15℃）を吹き付けて扇ぎ，水の蒸発を促進する。この方法であれば，体温を 1 分あたり 0.3℃ の速度で低下させることができる[6]。蒸発冷却はほとんどの場合，野外で行われ，特に気候が暑く乾燥しているとき（皮膚からの蒸発が増大する）に有効である。

内部冷却：内部冷却は，胃，膀胱あるいは直腸での冷水による洗浄で行われる。この方法は外部冷却より迅速に体温を低下させるが，より手間がかかる。内部冷却は通常，外部冷却の効果がないか，不必要なふるえが生じる場合に行われる。

■ 横紋筋融解

骨格筋の損傷〔**横紋筋融解**（rhabdomyolysis）〕は，熱射病（ことに労作性）と薬物性高体温（後述）などの高体温症候群に共通の合併症である。骨格筋において筋細胞が崩壊すると，**クレアチンキナーゼ**（creatine kinase：CK）が血中へ遊離する。血漿 CK 濃度の測定が横紋筋融解の存在と重症度の判定に用いられる。横紋筋融解を診断するための CK の基準値というものはないが，正常の 5 倍（または約 1,000 単位/L）を超す CK 濃度が，臨床研究での横紋筋融解の確定に使用されている[7]。血漿 CK 濃度が 15,000 単位/L を上回る場合，重度の横紋筋融解の存在と，崩壊した筋細胞から遊離したミオグロビンによる急性腎傷害のリスク上昇を示している[7]。

ミオグロビン尿性腎不全

横紋筋融解を起こした患者の約 3 分の 1 は，ミオグロビンによる腎尿細管障害から急性腎傷害をきたす[8]。この病態については第 34 章（☞ 515 ページ）で述べた。

薬物性高体温

ここまでに述べた熱関連疾患は，環境からの温熱ストレスで発症する。以下に示す病態の温熱ストレスの原因は，薬物による代謝性熱産生である。

■悪性高熱症

悪性高熱症（malignant hyperthermia：MH）は，15,000回の吸入麻酔につき1例に生じ，成人の約5万人に1人が発症するまれな疾患である[9]。常染色体優性の遺伝性疾患であり，ハロゲン化揮発性麻酔薬（例：ハロタン，イソフルラン，セボフルラン，デスフルラン）と脱分極性筋弛緩薬（例：スキサメトニウム）に反応して，カルシウムが骨格筋の筋小胞体から過剰に遊離されるのが特徴である[9]。このカルシウム遊離が，酸化的リン酸化の脱共役と代謝率の著しい増大を引き起こす。

臨床症状

MHの臨床症状は，筋硬直，高体温，意識障害，自律神経不安定などである。最初の徴候は，手術室での突然で予期しない呼気終末二酸化炭素分圧の上昇（潜在的な代謝亢進を反映する）が考えられる[9,10]。続いて（数分から数時間以内に）全身の筋硬直が現れ，それが急速に広範な筋細胞の壊死（横紋筋融解）と引き続くミオグロビン尿性腎不全へ進展することがある。筋硬直で生じた熱が，MHでの体温の著明な上昇（しばしば40℃を超す）の原因である。精神状態の変化は，興奮から昏睡までの幅をとりうる。自律神経不安定は，不整脈，血圧の変動，低血圧の持続などをきたす。

治療

MHが疑われる場合，まず問題となる麻酔薬の投与を直ちに中止する。

ダントロレン：筋硬直の特異的治療にはダントロレンが有効であり，これは筋小胞体からのカルシウム遊離を阻害する筋弛緩薬である。ダントロレンの早期投与で，MHによる死亡率は70％以上（治療しない場合）から10％以下まで低下する[9,10]。MHに対するダントロレンの投与方法は，以下のとおりである。

> 投与方法：1～2mg/kgを静脈内にボーラス投与し，必要に応じて15分ごとに総量10mg/kgまで反復投与する。初回投与に続き，1mg/kgの静脈内投与または2mg/kgの経口投与を1日4回，3日間行う[*2]。

再発を防ぐため治療は3日間続ける。ダントロレンの副作用で最も多いのは，特に握力にみられる筋力低下で，通常は投与中止後2～4日間かけて消退する[11]。ダントロレンの最も厄介な副作用は肝細胞傷害で，1日量が10mg/kgを超すとさらに多くなる[9]。活動性の肝炎や肝硬変はダントロレン投与の禁忌であるが[11]，MHを治療しない場合の死亡率の高さに照らせば，これらを絶対的な禁忌と考えるべきではない。

予防

MHを発症して生存したすべての患者に，MHの素因をもっていることを知らせる医療用ブレ

[*2] 訳注：日本では，初回量1mg/kgを静脈内投与し，症状の改善が認められない場合は，1mg/kgずつ静脈内に追加投与する。症状により適宜増減するが，投与総量は7mg/kgまでとする。

表 42.2　悪性症候群の原因となりうる薬物

I. ドパミン作動性伝達を阻害する薬物	
抗精神病薬	ブチロフェノン誘導体（例：ハロペリドール），フェノチアジン系，クロザピン，オランザピン，リスペリドン
制吐薬	メトクロプラミド，ドロペリドール，プロクロルペラジン
中枢神経刺激薬*	アンフェタミン類，コカイン
その他	リチウム，三環系抗うつ薬（過量投与）
II. ドパミン作動性伝達を促進する薬物[a]	
ドパミン作動薬	アマンタジン，ブロモクリプチン，レボドパ

[a] これらの薬物の中断は悪性症候群をきたしうる。
* 訳注：日本ではアンフェタミン系製剤は許可されておらず，コカインは麻薬指定である。

スレットを装着させるべきである。さらに，MH は遺伝様式のわかっている（常染色体優性）遺伝性疾患であり，直系の家族には彼らが MH 素因をもっている可能性のあることを知らせておかなければならない。家族は MH の原因遺伝子を同定する試験を受けることができる[10]。

■悪性症候群

悪性症候群（neuroleptic malignant syndrome：NMS）は，MH に著しく類似しており，高体温，筋硬直，精神状態の変化，自律神経不安定で特徴づけられる，薬物誘発性の疾患である[12]。

病因

悪性症候群は，脳のドパミン性シナプス伝達に影響する薬物と関係がある。基底核と視床下部–下垂体系におけるドパミン作動性伝達の減少が，悪性症候群の臨床症状の多くを引き起こすのであろう[12]。表 42.2 に示すように，悪性症候群はドパミン作動性伝達を阻害する薬物療法で生じたり（ほとんどの症例），ドパミン作動性伝達を促進する薬物の中断で生じる（注意：悪性症候群と関連する薬物は神経遮断薬だけではない）。最も頻繁に悪性症候群の原因となりうる薬物は，ハロペリドールとフルフェナジンである[12]。神経遮断薬投与中の悪性症候群の発生頻度は 0.2〜1.9％と報告されている[13]。

　薬物療法の強度や期間と悪性症候群のリスクとの間には関連がなく[12]，したがって悪性症候群は特異体質的な薬物反応であり，薬物毒性の発現によるものではない。家族発症の証拠もいくらかあるが，伝達の遺伝様式は特定されていない[14]。

臨床像

悪性症候群の大部分の症例は薬物療法の開始後 24〜72 時間で発症し，ほぼすべてが薬物療法の最初の 2 週間で発症する。発症は緩徐であることが多く，症状が揃うのに数日かかることがある。症例の 80％では，最初の症状は筋硬直か精神状態の変化である[12]。筋硬直は，ふるえを伴う硬直〔歯車様硬直（cogwheel rigidity）〕と区別するために，**鉛管様硬直**（lead-pipe rigidity）と記述される。精神状態の変化は興奮から昏睡までの幅をとりうる。悪性症候群の診断には，高体温（体温は 41℃ を超えることがある）が必要であるが[12]，体温の上昇は筋硬直の出現よりも 8〜10 時間遅れることがある[15]。自律神経不安定は，不整脈，血圧の不安定により，低血圧の持続などが起こる。

検査所見

神経遮断薬に対するジストニア反応は，悪性症候群の筋硬直との鑑別が困難なことがある。これは特に，悪性症候群の初期に唯一の徴候が筋硬直である場合に問題となる。この点で血漿CK濃度の上昇は，ジストニア反応では軽度にすぎないのに対し，悪性症候群では1,000単位/Lを超えるため，役に立つ[13]。

悪性症候群では左方移動を伴う白血球数増加（4万/μL以上まで上昇することがある）が起こることがあるため[12]，悪性症候群の臨床所見（発熱，白血球増加，精神状態の変化）を敗血症と間違うことがある。血漿CK濃度は悪性症候群を敗血症と鑑別する際に役に立つ。

治療

悪性症候群への対処として唯一の最も重要な手段は，原因となった薬物の迅速な除去である。悪性症候群がドパミン作動薬の中断で生じたのであれば，のちに緩徐に投与量を減量する計画を立てつつ，直ちに投与を再開すべきである。悪性症候群に対する一般的な対処法は（横紋筋融解や低血圧に対する）循環血液量の補充である。

ダントロレン：筋硬直が強い場合にはダントロレン（MHの治療で用いられるのと同じ筋弛緩薬）を静脈内投与する。至適投与量は確定していないが，1つの方法を以下に示す[12, 16]。

投与方法：2～3 mg/kgを静脈内にボーラスで投与し，必要に応じて数時間ごとに総量10 mg/kg/日まで反復投与する。引き続き，経口ダントロレンを毎日50～200 mg投与する（6～8時間ごとの分割投与）[*3]。

ブロモクリプチン[*4]：ブロモクリプチンはドパミン作動薬であり，悪性症候群の治療には2.5～10 mgを1日3回経口投与する[16]。投与開始から数時間以内に筋硬直の多少の改善がみられるが，十分な反応が生じるまでにはしばしば数日かかる。低血圧は最も厄介な副作用である。重症肝疾患の患者（この場合，ダントロレンは推奨されない）を除き，ブロモクリプチンにダントロレンを上回る利点はない。

クリアランスの遅い神経遮断薬が多いので，悪性症候群の治療は臨床的な治癒がみられてもさらに10日間ほど続けなければならない（デポー製剤が用いられている場合は，臨床的治癒後も2～3週間継続する）[12]。悪性症候群では静脈血栓塞栓症のリスクが高まるので[12]，ヘパリンによる予防がすすめられる。悪性症候群の死亡率は約20％で[13]，ダントロレンやブロモクリプチンに死亡率を低下させる効果があるのか，それは不明である[12, 13]。

[*3] 訳注：日本では，初回量40 mgを静脈内投与し，症状の改善が認められない場合には，20 mgずつ追加投与する。年齢，症状により適宜増減するが，1日総投与量は200 mgまでとする。通常7日以内の投与とする。継続投与が必要な場合，1回25 mgまたは50 mgを1日3回経口投与する。

[*4] 訳注：日本では，悪性症候群に対する適応は未承認であるが，厚生労働省による「重篤副作用疾患別対応マニュアル」（2008年）には投与の記載がある。

表 42.3　セロトニン症候群の原因となりうる薬物[a]

作用機序	薬物
セロトニン合成の増加	L-トリプトファン
セロトニン分解の減少	MAOI（リネゾリドなど），リトナビル
セロトニン遊離の増加*	アンフェタミン類，MDMA（エクスタシー），コカイン，フェンフルラミン
セロトニン再取り込みの減少	SSRI，TCA，デキストロメトルファン，ペチジン（メペリジン），フェンタニル，トラマドール
セロトニン受容体作動薬	リチウム，スマトリプタン，ブスピロン**，LSD***

[a] 薬物の包括的なリストは文献 17 を参照のこと。
　MAOI：モノアミンオキシダーゼ阻害薬，MDMA：メチレンジオキシメタンフェタミン，SSRI：選択的セロトニン再取り込み阻害薬，TCA：三環系抗うつ薬
　* 訳注：日本では，この項の化学物質はすべて未承認で，MDMA とコカインは麻薬指定である。
　** 訳注：日本では未発売。
　*** 訳注：日本では麻薬指定。

■セロトニン症候群

中枢神経系におけるセロトニン受容体の過度の刺激は，精神状態の変化，自律神経系の活動性亢進，神経筋異常などの複合した病態を生じる。これは**セロトニン症候群**（serotonin syndrome：SS）として知られている[17]。近年，選択的セロトニン再取り込み阻害薬（selective serotonin reuptake inhibitor：SSRI）など，セロトニン作動薬（serotonergic drug）が広く用いられるようになり，セロトニン症候群有病率の著明な増加をもたらしている。疾患の重症度には大きな幅があり，最も重症な例では他の薬物性高体温症候群と混同しうる。

病因

セロトニンは神経伝達物質であり，睡眠-覚醒サイクル，気分，体温調節にかかわる。さまざまな薬物がセロトニンによる神経伝達を亢進させてセロトニン症候群を生じさせる。そのような薬物のリストを表 42.3 に示す。これらの薬物の多くは併用されてセロトニン症候群を生じるが，単独投与でセロトニン症候群をきたすこともある。セロトニン症候群にかかわる薬物の多くは気分高揚薬（ムードエンハンサー）であり，「エクスタシー」のような違法薬物を含むが，これは生命を脅かすようなセロトニン症候群の原因となるアンフェタミン誘導体である[18]*5。

臨床症状

セロトニン症候群の発症は突然であることが多く（症状が揃うのに何日もかかる悪性症候群とは対照的），過半数の症例では原因薬物の摂取後 6 時間以内に明らかとなる[17]。臨床所見は，精神状態の変化（例：錯乱，せん妄，昏睡），高体温，自律神経系の活動性亢進（例：散瞳，頻脈，高血圧），神経筋異常（例：多動，深部腱反射亢進，クローヌス，筋硬直）である。このように，臨床所見は著しく多彩である[17]。軽症例では，多動，反射亢進，頻脈，発汗，散瞳だけがみられる。中等度の症例では，しばしば高体温（>38℃）とクローヌスの所見が加わる。クローヌスは膝蓋腱反射で最も明らかで，水平性の眼球クローヌスを認めることもある。重症例は，し

---

*5 訳注：日本ではアンフェタミン製剤は許可されていない。

表 42.4 セロトニン症候群の診断ワークシート

診断		
以下の質問に答えること		
	はい	いいえ
患者は過去 5 週間以内にセロトニン作動薬を服用したか。	☑	☐
答えが「はい」の場合，以下の質問群に進む。		
患者は以下のいずれかを示しているか。	はい	いいえ
振戦＋反射亢進	☑	☐
自発性クローヌス	☑	☐
強直＋体温 > 38℃＋眼球もしくは誘発性クローヌス	☑	☐
眼球クローヌス＋興奮または発汗	☑	☐
誘発性クローヌス＋興奮または発汗	☑	☐
上記の状態のいずれかの答えが「はい」の場合，患者はセロトニン症候群である。		

〔文献 17 より引用〕

ばしばせん妄，過高熱（>40℃），広範な筋硬直，自発性クローヌスを呈する。横紋筋融解，腎不全，代謝性アシドーシス，低血圧を生じた場合には，生命の危険が迫っている。

　セロトニン症候群の診断に有用なワークシートを表 42.4 に示す。診断的評価の第 1 段階は，セロトニン作動薬を最近摂取したかどうかを確認することである。表 42.4 のワークシートでは過去 5 週間の薬物摂取歴を質問しているが，セロトニン症候群のほとんどの症例は薬物摂取後，数時間以内に発症する[17]。軽症例では高体温と筋硬直を認めないことがある。**セロトニン症候群を他の薬物性高体温症候群から区別する最大の特徴は，多動，反射亢進，クローヌスである。**しかし，セロトニン症候群の重症例では筋硬直がこれらの臨床所見を隠蔽してしまうことがある。

治療

他の薬物性高体温症候群と同じく，原因となった薬物の除去が，セロトニン症候群の治療における唯一の最も重要な処置である。その他の手段としては，興奮ならびに高体温のコントロールと，セロトニン受容体拮抗薬の使用がある。多くのセロトニン症候群症例は治療開始後 24 時間以内に回復するが，除去半減期が長いセロトニン作動薬により症状が長引くことがある。

　ベンゾジアゼピン系による鎮静は，セロトニン症候群の興奮のコントロールに重要である。等尺性筋収縮を助長して筋肉の損傷を増悪させ，乳酸アシドーシスを促進するため，**身体の拘束は避けるべきである**[19]。

シプロヘプタジン[*6]：シプロヘプタジンはセロトニン受容体拮抗薬であり，セロトニン症候群の重症例に投与される[20]。入手できるのは経口製剤のみであるが，錠剤を砕けば経鼻胃管から投与できる。

　投与方法：初回量 12 mg を投与し，症状が続くうちは 2 時間ごとに 2 mg を投与する。維持量として 8 mg を 6 時間ごとに投与する。

[*6] 訳注：日本では，セロトニン症候群に対する適応は未承認であるが，厚生労働省による「重篤副作用疾患別対応マニュアル」（2010 年）には投与の記載がある。

シプロヘプタジンは鎮静作用を示すことがあり，これはセロトニン症候群による興奮のコントロールの助けとなる。

セロトニン症候群の重症例では，筋硬直と体温の著明な上昇（>41℃）のコントロールに筋弛緩が必要なこともある。スキサメトニウムは横紋筋融解に伴う高カリウム血症を増悪させるので，非脱分極性筋弛緩薬（例：ベクロニウム）を使用する。ダントロレンはセロトニン症候群の筋硬直と高体温を軽減しない[17]。

低体温

低体温（hypothermia）は，35℃を下回る体温の低下と定義され，環境の影響（偶発性低体温），代謝異常（二次性低体温），治療的介入（低体温療法）で生じる。本項では，環境による（偶発性の）低体温を中心に述べる。

■寒冷への適応

生理学的には，人体は寒冷環境より暑熱環境での生存に，より周到な備えをしている。寒冷に対する生理学的反応は，皮膚血管の収縮（対流による熱喪失を減少する）とふるえ（代謝性熱産生を倍にする）である。これらの生理学的適応は軽度の低体温に対してのみ有効であり（後述），それ以上の寒冷からの防御は行動性反応（例：温かい衣服を着たり，寒冷からの避難所を探す）に依存する。行動性反応の重要さゆえ，それが損なわれている場合（例：中毒や錯乱），低体温は特に高度となる。

■偶発性低体温

環境による低体温は，次のような状況で最も生じやすい。すなわち，①冷水に長く浸かったり（冷水への熱の移動は，冷気への熱の移動よりずっとたやすく生じる），②冷風にさらされたり（本章ですでに述べたように，風は対流による熱喪失を促進する），③低温に対する生理的反応が障害されたり（例えば，寒冷に対する皮膚血管の収縮は飲酒で減弱する），④寒冷に対する行動性反応が（前項で述べたように）障害されている場合である。

体温の測定

標準的な体温計の多くは34℃以上しか測定できない。低体温でのより正確な測定には，25℃まで測定可能な，膀胱，直腸，食道に留置できる電子式プローブを用いる。

臨床像

低体温の進行により生じる症状を表42.5に示す。

軽度の低体温：軽度の低体温（32〜35℃）の患者は通常錯乱しており，寒冷への適応徴候を示し，皮膚は血管の収縮により冷たくて蒼白である。激しいふるえと頻脈を認める。

表 42.5　低体温の進行による症状

重症度	体温	臨床症状
軽度	32〜35℃	錯乱，冷たく蒼白な皮膚，ふるえ，頻脈
中等度	28〜31.9℃	嗜眠，ふるえの減少または消失，徐脈，緩徐呼吸
重度	< 28℃	鈍麻または昏睡，ふるえの欠如，浮腫，散大し固定した瞳孔，徐脈，低血圧，乏尿
致死的	< 25℃	呼吸停止，心静止

中等度の低体温：中等度の低体温（28〜31.9℃）は，ふるえのないこともあり，患者は嗜眠状態となる。徐脈と呼吸数の減少（緩徐呼吸）が出現し，瞳孔対光反射が欠如することもある。

重度の低体温：重度の低体温（< 28℃）は，一般に鈍麻または昏睡を示し，瞳孔は散大し固定している（この状況では脳死の徴候ではない）。その他の所見には，低血圧，高度の徐脈，乏尿，全身の浮腫などがある。体温が 25℃ を下回ると，呼吸停止と心静止が起こる。

検査値の評価

低体温で重要な検査所見は，動脈血ガス，血清電解質（特にカリウム），凝固検査，腎機能の検査である。プロトロンビン時間国際標準比（PT-INR）の上昇と部分トロンボプラスチン時間（PTT）の延長で示される全般的な凝固障害は低体温に共通した所見であるが[21]，正常体温下に凝固特性を測定した場合は明らかでないこともある。動脈血ガス（正常体温下で測定）では，呼吸性アシドーシスや代謝性アシドーシスを認めることがある[21]。血清電解質の測定では，高カリウム血症が判明することがある。これはおそらく，ふるえや横紋筋融解で骨格筋からカリウムが遊離したせいである。血清クレアチニン濃度は，横紋筋融解，急性腎傷害，**寒冷利尿**（cold diuresis）（抗利尿ホルモンに対する尿細管の反応低下で生じる）の結果として上昇することがある。

心電図

低体温の患者の約 80％は，心電図上 QRS-ST 移行部に顕著な J 波を示す（図 42.1）。この波形は**オズボーン波**（Osborn wave）と呼ばれ，低体温に特異的なものではなく，高カルシウム血症，くも膜下出血，脳の損傷，心筋虚血で生じうる[22]。この波形は以前から注目されてきたが，実際は単に奇妙なだけで，低体温の診断や予後に関してはほとんど，あるいはまったく価値がない[21]。

不整脈：低体温では多数の調律障害，すなわち I 度，II 度，III 度の房室ブロック，洞性および接合部徐脈，心室固有調律，心房性および心室性の期外収縮，心房および心室の細動などが生じる[22]。

復温

体外復温：体外復温（濡れた着衣の除去，ブランケットで覆うなど）は，1 時間に 1〜2℃ の速度で体温を上げることが可能で[21]，ほとんどの低体温の症例で適応となる[23]。体外復温の間は体温がさらに低下するリスクがあり〔**残効低下**（afterdrop）と呼ばれる〕，心室細動を惹起する

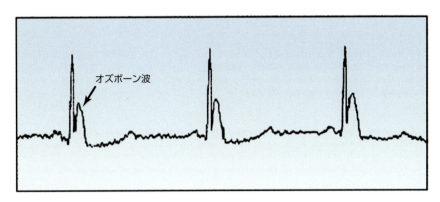

図 42.1 （過大な）オズボーン波

ことがある[24]。この現象は，末梢血管内の冷たい血液が中枢へ移動することによる。幸いに，重度の低体温からの体外復温で重篤な不整脈が起こることはまれで，死亡率を上げることもない[23,24]。

体内復温：体内復温にはいくつかの方法があるが，侵襲的で時間がかかるので，きわめて重度の低体温症例でのみ必要とされる。最も容易な体内復温の手段は，吸気ガスの温度を 40〜45℃ に上げることで，気管挿管された患者の核心温を 1 時間に 2.5℃ の速度で上げることができる[21]。その他の体内復温法として，温めた灌流液による腹膜灌流[21]，体外循環による血液の加温[25]，温めた輸液の投与[26]がある。温水による胃洗浄は効果がない[21]。

再加温ショック：中等度や重度の低体温からの復温は，しばしば低血圧〔再加温ショック（rewarming shock）〕を伴う。これは循環血液量減少（寒冷利尿による），心筋抑制，血管拡張の要素が組み合わさって生じる[23,24]。輸液がこの問題の緩和に役立つが，輸液は室温（21℃）では低体温を増悪させるため，加温すべきである。重度低体温の患者の約半数で血管作動薬が必要となるが，これは予後不良を示唆する[24]。

■低体温療法

体温を 32〜34℃ に下げる意図的な冷却が，心停止からの蘇生後も昏睡状態が続く患者の治療法として，現在広く受け入れられている。この話題については，第 17 章（☞ 276 ページ）で述べてある。

おわりに

■環境に順応する人間

米国では，暑熱曝露による死亡数は年間 400 例にすぎないと推定されている[27]。また，フランスの都市部の大病院で実施された 20 年間にわたる調査では，重度の低体温は ICU 入室患者の 0.4％ にすぎなかった[24]。これらの少なさが，人間は過酷な環境に（生理学的および行動的に）適応しうることを証明しているのである。

■文献

1. Keel CAm Neil E, Joels N. Regulation of body temperature in man. In: Samson Wright's Applied Physiology, 13th ed. New York: Oxford University Press, 1982:346.
2. Guyton AC, Hall JE. Body temperature, temperature regulation, and fever. In: Medical Physiology, 10th ed. Philadelphia, WB Saunders, 2000:822–833.

熱関連疾患

3. Khosla R, Guntupalli KK. Heat-related illnesses. Crit Care Clin 1999; 15:251–263.
4. Lugo-Amador NM, Rothenhaus T, Moyer P. Heat-related illness. Emerg Med Clin N Am 2004; 22:315–327.
5. Glazer JL. Management of heat stroke and heat exhaustion. Am Fam Physician 2005; 71:2133–2142.
6. Hadad E, Rav-Acha M, Heled Y, et al. Heat stroke: a review of cooling methods. Sports Med 2004; 34:501–511.
7. Ward MM. Factors predictive of acute renal failure in rhabdomyolysis. Arch Intern Med 1988; 148:1553–1557.
8. Sharp LS, Rozycki GS, Feliciano DV. Rhabdomyolysis and secondary renal failure in critically ill surgical patients. Am J Surg 2004; 188:801–806.

悪性高熱症

9. Rusyniakn DE, Sprague JE. Toxin-induced hyperthermic syndromes. Med Clin N Am 2005;89:1277–1296.
10. Litman RS, Rosenberg H. Malignant hyperthermia. J Am Med Assoc 2005; 293:2918–2924.
11. McEvoy GK, ed. AHFS Drug Information, 2001. Bethesda, MD: American Society of Health-System Pharmacists, 2001, pp. 1328–1331.

悪性症候群

12. Bhanushali NJ, Tuite PJ. The evaluation and management of patients with neuroleptic malignant syndrome. Neurol Clin N Am 2004; 22:389–411.
13. Khaldarov V. Benzodiazepines for treatment of neuroleptic malignant syndrome. Hosp Physician, 2003 (Sept):51–55.
14. Otani K, Horiuchi M, Kondo T, et al. Is the predisposition to neuroleptic malignant syndrome genetically transmitted? Br J Psychiatry 1991; 158:850–853.
15. Lev R, Clark RF. Neuroleptic malignant syndrome presenting without fever: case report and review of the literature. J Emerg Med 1996; 12:49–55.
16. Guze BH, Baxter LR. Neuroleptic malignant syndrome. N Engl J Med 1985; 313:163–166.

セロトニン症候群

17. Boyer EH, Shannon M. The serotonin syndrome. N Engl J Med 2005; 352:1112–1120.
18. Demirkiran M, Jankivic J, Dean JM. Ecstacy intoxication: an overlap between serotonin syndrome and neuroleptic malignant syndrome. Clin Neuropharmacol 1996; 19:157–164.
19. Hick JL, Smith SW, Lynch MT. Metabolic acidosis in restraint-associated cardiac arrest. Acad Emerg Med 1999; 6:239–245.
20. Graudins A, Stearman A, Chan B. Treatment of serotonin syndrome with cyproheptadine. J Emerg Med 1998; 16:615–619.

低体温

21. Hanania NA, Zimmerman NA. Accidental hypothermia. Crit Care Clin 1999; 15:235–249.
22. Aslam AF, Aslam AK, Vasavada BC, Khan IA. Hypothermia: evaluation, electrocardiographic manifestations, and management. Am J Med 2006; 119:297–301.
23. Cornell HM. Hot topics in cold medicine: controversies in accidental hypothermia. Clin Ped Emerg Med 2001; 2:179–191.
24. Vassal T, Bernoit-Gonin B, Carrat F, et al. Severe accidental hypothermia treated in an ICU. Chest 2001; 120:1998–2003.
25. Ireland AJ, Pathi VL, Crawford R, et al. Back from the dead: Extracorporeal rewarming of severe accidental hypothermia victims in accidental emergency. J Accid Emerg Med 1997; 14:255–303.
26. Handrigen MT, Wright RO, Becker BM, et al. Factors and methodology in achieving ideal delivery temperatures for intravenous and lavage fluid in hypothermia. Am J Emerg Med 1997; 15:350–359.

おわりに

27. Morbidity and Mortality Weekly Report, 2002; 51:567–570.

Chapter 43

ICUにおける発熱

> 我に発熱の力を与えよ。さすればすべての病気を治癒させよう。
> Parmenides（紀元前約 500 年）

入院患者の発熱は，常に懸念の対象である。本章では，新たに発熱したICU患者への実践的なアプローチを示し，次の内容にふれる。①ICU患者の発熱の定義，②適切な体温測定部位，③血液培養のための最適な採血法，④ICUで発熱をきたしうる原因[1,2]。最後の項では，発熱を抑える治療と，パルメニデス（Parmenides）がそれに賛同しなかったであろう理由に焦点を当てて述べる。

体温

体温の表示には2種類の尺度（摂氏と華氏）が用いられる。相互の変換は表43.1に示す。摂氏での値はしばしば誤って「百分度(degrees centigrade)」と呼ばれることがあるが，この単位はコンパスの角度を示すためのもので，温度に用いるべきではない[3]。摂氏での適切な用語は「セルシウス度（degrees Celsius）」である。

■正常体温

正常体温の定義は，以下の事項が示すように単純なものではない。

1. 伝統的に正常値とされる37℃は，19世紀末に行われた健常成人25,000人の腋窩温の研究で得られた平均値である[4]。しかし，腋窩温は核心温と1.0℃も異なることがあり[5]，ICU患者にはすすめられない[1]。

表43.1 摂氏（℃）と華氏（℉）の換算

℃	℉	換算式
100	212	換算は，水の氷点と沸点を基点に行われる。
40	104	0℃ = 32℉
39	102.2	100℃ = 212℉
38	100.4	すなわち，100℃あたり180℉（5℃あたり9℉）
37	98.6	
36	96.8	上記より次の換算式が得られる。
35	95	℉ = (9/5 × ℃) + 32
34	93.2	℃ = 5/9 × (℉ − 32)
33	91.4	
0	32	

2. 核心温は，口腔温より0.5℃高い[6]ことや，直腸温より0.2〜0.3℃低い[1]ことがある。
3. 高齢者の平均体温は若年者より約0.5℃低い[4,7]。
4. 体温には日内変動があり，早朝（午前4時から午前8時まで）に最も低く，午後遅く（午後4時から午後6時まで）に最も高くなる。日内変動には幅があり，その差は1.3℃に達することがある[8]。

これらのことから，正常体温は，年齢，測定部位，時刻に影響を受けることを示している。それゆえ，正常体温の最適な定義は，「同一部位で24時間にわたって測定した各個人の通常の温度範囲」である。

体温の測定

ICUでの発熱に関する最新のガイドライン[1]では，体温の測定に際し以下の事項を推奨している。

1. 最も正確な測定値は，サーミスタを備えたカテーテルを，肺動脈，食道，または膀胱に留置することで得られる。
2. 直腸，口腔，および鼓膜温の測定値は，この順で正確さに劣る。直腸温は好中球減少患者にはすすめられず[1]，口腔温は電子式プローブ（水銀式でなく）を右か左の舌下窩に留置して測定すべきである。
3. 腋窩動脈や側頭動脈での測定は，ICU患者の体温測定には推奨されない。

サーミスタを備えた膀胱カテーテルは，導尿カテーテルの必要な患者（ほとんどのICU患者を含む）では理想的であろう。これらの測定器具により，正確な体温測定値が得られるだけでなく，経時的測定による各患者の正常体温の範囲の同定が可能となる。

■発熱の定義

発熱（fever）の最もよい定義は，「各個人の日常の体温変動を上回る体温」である。しかし，断続的な測定では各個人の正常な体温の範囲はわからないため，この定義は実際的でない。現在推奨されているICU患者の発熱の定義を以下に示す[1]。

1. 38.3℃以上の体温は発熱を示し，さらなる評価が必要である。
2. 免疫抑制患者では，特に好中球減少を伴う場合，より低い閾値として38.0℃が用いられる。

■発熱反応

発熱は，炎症性サイトカイン（内因性発熱物質と呼ばれる）が体温を上げるように視床下部に作用する結果である。したがって，全身性の炎症反応を引き起こす病態はすべて発熱が生じる。発熱反応の意味するところを，いくつか下記に記す。

1. 発熱は炎症の徴候であり，感染の徴候ではない。発熱をきたしたICU患者の約50％は明らかな感染を示さない[9,10]。
2. 発熱の程度は感染の有無や重症度とは相関しない。高熱は，薬物熱（後述）などの非感染性プ

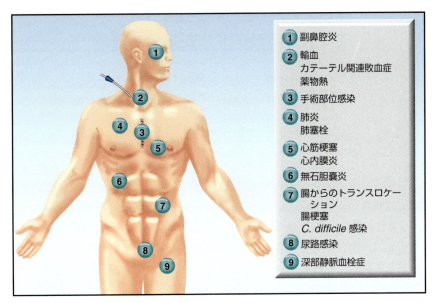

図 43.1　ICU で発熱をきたしうる原因

ロセスでも生じる。他方，生命を脅かす感染でも，発熱を欠く場合がある[1]。

炎症と感染を区別することは，発熱の評価だけでなく，抗菌薬のむやみな使用を減らすためにも重要である。

適応応答としての発熱

体温調節の異常の結果である高体温〔第42章（☞623ページ）参照〕とは異なり，発熱は体温調節機構が損なわれず，より高いセットポイントで働いている状態である[11]。発熱による体温の上昇には，免疫機能を促進して細菌やウイルスの複製を阻害する効果がある。そのため，感染の身体への攻撃に対する宿主の防御を助ける適応反応であるとみなせる[12]。発熱の有益な効果については，本章後半で詳細に述べる。

■ 発熱の原因

炎症反応を惹起するあらゆる病態が発熱をきたしうる。院内感染による ICU での発熱の重要な原因を図 43.1 に示す。

非感染性原因

前述のように，感染は ICU における発熱の原因の半数を占めるにすぎない[9, 10]。本項で述べる病態が，ICU での発熱の残り 50％の原因のほとんどを占める。触れておくべき病態を表 43.2 に挙げる。

表 43.2　ICU での発熱の非感染性原因

よくある原因	まれな原因
● SIRS	● 薬物熱
● 術後早期の発熱	● 副腎不全
● 肺塞栓	● 無石胆囊炎
● 血小板輸血	● 医原性発熱*

*訳注：厳密には「発熱」ではなく「高体温」である。

■SIRS

全身性炎症反応症候群（systemic inflammatory response syndrome：SIRS）として知られる疾患概念は，全身性の炎症の徴候〔表 14.2〔☞ 217 ページ〕参照〕によって特徴づけられ，感染を伴わないこともある。SIRS の非感染性原因は，組織傷害（例：虚血や大手術）と消化管からのエンドトキシンや炎症性サイトカインのトランスロケーションである。SIRS は重要臓器で炎症性傷害〔例：急性呼吸促迫症候群（acute respiratory distress syndrome：ARDS）〕を伴い，致死的な転帰となりうる。この病態については第 14 章〔☞ 214 ページ〕で詳しく述べてある。

■術後早期の発熱

大手術は，それ自体が組織傷害である〔親友の外科医ジョン・ミッリリ（John Millili）博士の言葉を借りれば，「大手術は野球のバットで殴られているようなもの！」である〕。炎症と発熱は組織傷害に対する正常な反応であるため，大手術を受けた患者の 15〜40% の術後第 1 病日の発熱は驚くことではなく[13〜15]，そのほとんどに明らかな感染を認めない[13, 14]。このような発熱は短期間で終息し，通常 24〜48 時間で消退する。

無気肺は発熱をきたさない

無気肺（atelectasis）が術後早期の発熱の一般的な原因であると，長い間誤解されてきた。この誤解の原因として考えられることの 1 つは，術後発熱をきたした患者における無気肺の頻度の高さである。開心術を受けた患者での研究から得られたデータを，図 43.2（左側のグラフ）に示す[15]。術後第 1 病日に発熱をきたした患者の 90% 近くが，胸部 X 線写真上，無気肺の所見を示した。しかし，これは無気肺が発熱の原因であることの証拠とはならない。実際，図 43.2 の右側のグラフは，無気肺を有する患者のほとんど（75%）が発熱しなかったことを示している。無気肺そのものが発熱をきたさないことは，50 年以上前の動物実験で，主気管支を結紮して作成した肺葉無気肺が発熱を伴わないことにより証明されている[16]。

　要約すると，無気肺は大手術の一般的な合併症であり，全身麻酔を受けた症例の 90% 以上に生じる[17]が，術後発熱の一般的な原因ではない。術後最初の 24 時間のうちに出現する発熱のほとんどは，手術中に受けた組織傷害の結果である。

悪性高熱症

手術直後の体温上昇で，まれであるが治療可能な原因に**悪性高熱症**（malignant hyperthermia）がある。これはハロゲン化揮発性麻酔薬に反応して生じる筋硬直，過高熱（> 40℃），横紋筋

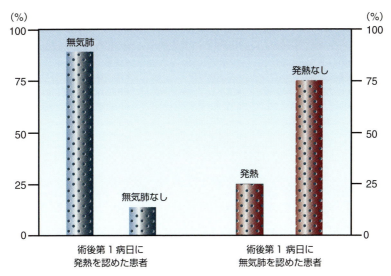

図 43.2　開心術を受けた 100 人の患者における術後第 1 病日の発熱と無気肺の関係
グラフの左側は発熱した患者のほとんどは無気肺をきたしていたことを示し，右側は無気肺を伴う患者のほとんどは発熱しなかったことを示す．〔データは文献 15 より〕

融解で特徴づけられる遺伝的障害である．この病態については，第 42 章（☞ 623 ページ）で述べてある．

■静脈血栓塞栓症

ある種の患者には静脈血栓塞栓症（venous thromboembolism）のリスクがある〔表 6.1（☞ 82 ページ），図 6.1（☞ 83 ページ）参照〕．このリスクは外傷患者と術後患者で最も高い．院内発症の深部静脈血栓症のほとんどは無症候性であるが，急性肺塞栓症は 1 週間近く続く発熱をきたしうる[18]．急性肺塞栓症の診断アプローチ法を図 6.2（☞ 90 ページ）に示した．

■輸血

赤血球輸血

赤血球輸血を受けた患者の 0.5％に非溶血性の発熱反応が生じる．この反応は供血者の白血球に反応する抗白血球抗体によるもので，何度も輸血された患者に生じやすい．通常，この発熱は輸血中，ないしは輸血 6 時間後までに出現する（これらの反応の詳細は，294 ページを参照のこと）．

血小板輸血

血小板輸血に伴う発熱ははるかに多く，30％に達するとも報告されている（☞ 311 ページ）．この反応も供血者の白血球に対する抗体により生じ，血小板輸血で反応が多いのは，おそらく通常の血小板輸血製剤には複数の供血者の血小板が含まれるためである．

表 43.3　ICU でみられる薬物熱

一般的な原因薬物	時に原因となる薬物	臨床所見[*]
● アムホテリシン B	● カルバマゼピン	● 硬直（53％）
● キニジン	● シメチジン	● 筋肉痛（25％）
● セファロスポリン系	● ストレプトキナーゼ	● 白血球増加（22％）
● フェニトイン	● バンコマイシン	● 好酸球増加（22％）
● プロカインアミド	● ヒドララジン	● 発疹（18％）
● ペニシリン系	● リファンピシン	● 低血圧（18％）

[*]〔文献 19 より〕

■薬物熱

薬物による発熱は，過敏性反応または特異体質的反応の結果として生じうる。いかなる薬物も過敏性反応を引き起こしうるが，薬物熱（drug fever）に関係することが特に多い薬物を表 43.3 に挙げる。

　薬物熱に関する理解はあまり進んでいない。発症は薬物治療の開始後，数時間から 3 週間を超えることもあり，さまざまである[1]。発熱は唯一の所見として出現することもあれば，表 43.3 に示した他の症状を伴うこともある[19]。患者の約半数は硬直を，約 20％は低血圧をきたすため，**薬物熱の患者は重篤に見えることに注意すべきである**。過敏性反応の所見（好酸球増加と発疹）は，薬物熱の 75％を上回る症例で欠如している[19]。

　発熱の原因が薬物以外の要因では説明し難いとき，薬物熱が疑われることが多い。薬物熱が疑われた場合，できれば可能性のある薬物を中止すべきである。発熱は 2〜3 日で消退するが，7 日程度持続することもある[20]。

薬物性高体温症候群

薬物性高体温症候群（drug-induced hyperthermia syndrome）は，悪性高熱症（前述），悪性症候群（neuroleptic malignant syndrome），セロトニン症候群（serotonin syndrome）からなる。これらの異常は，筋硬直，過高熱（＞40℃），横紋筋融解で特徴づけられ，第 42 章（☞ 623 ページ）で詳細に述べてある。悪性症候群は，ハロペリドールを鎮静のために投与されている患者で，特に重要な関心事である。

■その他の原因

非感染性発熱には，その他いくつかの原因があり，なかでも重要なものを以下に記す。

無石胆嚢炎

無石胆嚢炎（acalculous cholecystitis）は，まれであるが重篤な疾患で，重症患者では 1.5％に発生すると報告されている[21]。胆嚢内の虚血やうっ滞が胆嚢管の浮腫をきたし，胆汁の排出を遮断して生じると考えられている。この病態の診断と治療については，第 40 章（☞ 604 ページ）で述べてある。

内分泌異常

発熱をきたすことが知られている内分泌異常として，甲状腺中毒症と副腎クリーゼ（adrenal crisis）がある。甲状腺中毒症がICUで新規に生じることは考えにくいが，特発性副腎出血による副腎クリーゼは，抗凝固療法と播種性血管内凝固（disseminated intravascular coagulation：DIC）にみられる有名な合併症である。これらの内分泌異常については第50章（☞ 723 ページ）で述べる。

医原性発熱[*1]

ウォーターマットレスやエアゾール式加湿器で温度調節装置が故障した場合，熱の移動による発熱をきたすことがある[22]。加温したマットレスや呼吸器の温度設定の確認には1分とかからないが，どうしてそれほど単純な発熱の原因が見落とされたかの解明には，はるかに長くかかることがある。

院内感染

内科系および外科系ICUで発症した感染の頻度を表43.4に示す[23]。4種類の感染（肺炎，尿路感染，血流感染，手術部位感染）で，ICUにおける感染の4分の3を超え，このうち3種類には留置されたプラスチック製器具が関与する。肺炎の83％は挿管患者に，尿路感染の97％は尿道カテーテル留置患者に生じ，血流感染の87％は血管内カテーテルに起因する[23]。

■一般的な院内感染

ICUで最もよくみられる3種類の感染症（表43.4）は，他章で別に述べる。これらの病態の診断と治療は，第3章〔カテーテル関連血流感染症（☞ 40 ページ）〕，第29章〔人工呼吸器関連肺炎（☞ 448 ページ）〕，および第41章〔尿路感染症（☞ 615 ページ）〕を参照のこと。ICU 患者の発

表 43.4　内科系および外科系ICUにおける院内感染

院内感染	全感染患者に対する割合	
	内科系患者	外科系患者
肺炎	30%	33%
尿路感染	30% ⎫76%	18% ⎫78%
血流感染	16% ⎭	13% ⎭
手術部位感染	—	14%
心血管感染	5%	4%
消化管感染	5%	4%
耳鼻咽喉感染	4%	4%
皮膚・軟部組織感染	3%	3%
その他	7%	7%

〔文献23より〕

[*1] 訳注：厳密には「発熱」ではなく「高体温」である。

熱で考慮すべきその他の院内感染を以下に示す。

■手術部位感染

手術部位感染（surgical site infection：SSI）は，予防手段に注意が払われているにもかかわらず，術後合併症の多くの原因であり続けている[24]。典型的な SSI は手術後 5～7 日で現れる。表在性感染は，深部組織に感染が及ぶ場合より発熱が少ないようである。開心術後の胸骨創感染は，特に深部組織に波及する傾向を示す（すなわち，縦隔洞炎）[25]。開心術後に発熱した患者では，胸骨の不安定性が胸骨創感染の早期の徴候である。

　SSI に関与する病原体は，手術操作により定まる。清潔手術（非開胸および非開腹）の SSI には通常，黄色ブドウ球菌が関与し，汚染手術（開胸または開腹）の SSI では，しばしば手術された臓器の常在細菌叢の一部が関与する（例えば，腸管手術後の典型的な感染はグラム陰性好気性桿菌と嫌気性菌による）[1]。

治療

表在性感染は，通常デブリードマンのみで対処しうる。深部に存在する感染の治療は，その特徴に依存する。限局性の液体貯留（膿瘍）はドレナージのみで処置できることが多いが，より広汎な深部組織への波及に対しては抗菌薬治療を行う。

壊死性創感染

壊死性創感染は，*Clostridium* 属や β 溶血性レンサ球菌により生じる[1]。他の創感染（典型的には術後 5～7 日で発症）と異なり，壊死性創感染は術後 2～3 日で明らかになる。しばしば切開部周辺に著しい浮腫や水疱が生じ，捻髪音を呈することがある。感染はすみやかに深部組織に進展し，しばしば横紋筋融解やミオグロビン尿性腎不全を伴い病状が悪化する。治療は広範なデブリードマンに加え，ペニシリン系の静脈内投与などを行う。治療が遅れた場合の死亡率は高い（> 60％）。

■副鼻腔炎

経鼻胃管や経鼻気管チューブの留置は，副鼻腔から排液する小孔を塞ぎ，感染性分泌物の副鼻腔内貯留をきたしうる。上顎洞がほとんど常に関与し，その結果生じる急性副鼻腔炎が発熱の潜在的原因となりうる。副鼻腔炎は経鼻胃管を入れた患者の 15～20％に報告され[26, 27]，発熱や菌血症の原因になることがある。しかし，多くの場合，この病態の臨床的意義は不明である（後述）。

細菌学

ICU 発症の副鼻腔炎の病原体は，重篤な患者の中咽頭に定着するものと同じである。最も頻繁に分離されるものはグラム陰性好気性桿菌で（症例の 60％），続いてグラム陽性好気性球菌（特に黄色ブドウ球菌とコアグラーゼ陰性ブドウ球菌）が 30％，酵母菌（ほとんどの場合，*Candida albicans*）が 5～10％である[1]。

第43章 ICUにおける発熱

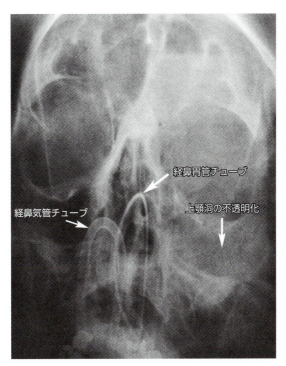

図43.3 経鼻気管チューブと経鼻胃管チューブが留置された患者のポータブル副鼻腔X線写真（ウォーターズ法）にみられる左上顎洞と前頭洞の不透明化
ベッドサイドでの上顎洞の穿刺と表皮ブドウ球菌 10^3 CFU/mL の分離により，副鼻腔炎の診断が確定した。

診断

外鼻孔からの膿性排液は約75％の症例で認めず[1]，診断はX線写真上の副鼻腔炎の特徴（すなわち，関与する副鼻腔の不透明化や鏡面像）によって示唆される。院内副鼻腔炎の診断には一般にCTスキャンが推奨されているが[26,27]，図43.3に示すようなベッドサイドでのポータブル副鼻腔X線撮影も有用である。上顎洞は「ウォーターズ（Waters）法」とも呼ばれる1枚の後頭おとがい像で観察が可能であり，これはベッドサイドで撮影することができる[28]（CTスキャンを避ければ，患者のICU外への移送に伴うリスクと人手も避けられる）。

画像診断で副鼻腔炎が示された患者の30〜40％は，副鼻腔からの吸引検体で感染が証明されないため，X線写真やCT上の証拠は，副鼻腔炎の診断に十分ではない[26,27]。診断には，関与する副鼻腔からの吸引検体と定量培養での病原体の分離（$\geq 10^3$ CFU/mL）が必要である[26,27]。

治療

X線写真上に副鼻腔炎の証拠がある発熱患者で，その他に明らかな発熱の原因を認めない場合，経験的抗菌薬治療を試みてもよい。抗菌薬の処方は，グラム陰性好気性桿菌とブドウ球菌をカバーすべきである。通常の鼻腔スワブでMRSAが分離されていなければ，イミペネムやメロペネム単独による治療で十分なはずである。鼻腔スワブでMRSAが分離されたり，ICUでMRSAがしばしば分離されるならば，グラム陰性菌のカバーにバンコマイシンを加えるべきである。それに加えて，経鼻チューブは抜去し，経口チューブに替えるべきである。経験的

抗菌薬治療で改善しなければ、グラム染色と定量培養のために副鼻腔穿刺を行う[1]。

臨床的意義

経鼻チューブを留置された患者の 15〜20% に院内副鼻腔炎が証明されている事実があるにもかかわらず[26,27]，ICU における発熱の評価に際し，副鼻腔炎は明らかな害はないとして，しばしば見過ごされている。このことが ICU 発症の副鼻腔炎の臨床的意義をあいまいにしている。

■ *Clostridium difficile* 感染

下痢の発症を伴う ICU での発熱は，常に *Clostridium difficile* 腸炎を疑うべきである。この病態の診断と治療については，第 40 章で述べた（☞ 607 ページ）。

■ 特定患者における感染

特定患者群で考慮すべき感染症として，①開腹手術や腹腔鏡検査を受けた患者の腹部膿瘍（☞ 610 ページ），②人工弁や弁疾患を有する患者の心内膜炎，③脳外科手術を受けた患者の髄膜炎，④肝硬変と腹水のある患者の特発性細菌性腹膜炎（☞ 596 ページ）が挙げられる。

最初のアプローチ

ICU 患者が発熱したからといって，ただちに広範な評価と経験的抗菌薬治療を開始する理由とはならない。その前に，非感染性や感染性の，ありそうな発熱の原因を探るために評価すべきである。発熱の原因が非感染性とは考えにくい場合は以下の対策が適切である。

■ 血液培養

原因が非感染性とは思われないすべての ICU 関連発熱患者では，血液培養がすすめられる[1]。血液培養の精度は，静脈穿刺で得られる血液量と静脈穿刺部位の数に依存する。

血液量の影響

血液培養の精度は，各静脈穿刺部位から 20〜30 mL 採血した場合に最適となる[1]。標準的な方法では，静脈穿刺部位から 20 mL 採血し，血液培養セットのブロス入り血液培養ボトル 2 本（好気性菌と嫌気性菌）に半量（10 mL）ずつ注入する。血液量を 20 mL から 30 mL に増量することで，血液培養の精度は約 10% 増加する[29]。静脈穿刺 1 回あたりの採血量を 30 mL とした場合，余分の 10 mL は好気性ボトルに注入すべきである[29]。

血液培養の数

専門用語としての血液培養では，1 回の血液培養は 1 か所の静脈穿刺部位に対応する（例えば，マルチルーメンカテーテルの各ルーメンから採取された複数の検体の培養も，1 回の血液培養に相当する）。血液培養の回数と菌血症検出との関係を図 43.4 に示す[30]。このデータは，24 時

第43章 ICU における発熱

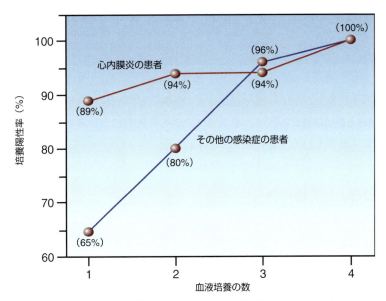

図 43.4 24 時間にわたり採血した血液培養の数（各培養につき 20 mL）と菌血症検出率の関係

説明は本文を参照のこと。〔データは文献 30 より〕

間にわたる 4 回以上の血液培養で菌血症と診断された患者の研究から得られた。図の 2 本の曲線は，それぞれ心内膜炎とその他の感染症の患者を示す。心内膜炎の患者では 2 回の血液培養でほとんどの菌血症が検出されたが（94％），その他の感染症の患者では 90％以上の検出には 3 回の血液培養が必要であった。心内膜炎での高い検出率は，心内膜炎による持続的な菌血症が原因である。

図 43.4 のデータによれば，24 時間にわたる 3 回の血液培養でほとんど（> 90％）の菌血症が検出される[1]。他方，心内膜炎の患者では 2 回の血液培養でほとんどの菌血症が検出される。

■経験的抗菌薬治療

経験的抗菌薬治療は，感染の可能性が高い時に推奨される。**特に好中球減少症患者**（絶対好中球数 < 500）は，わずか数時間の遅れが転帰に悪影響をもたらすため，抗菌薬治療の迅速な開始が必須と考えられている[31]。

1. 経験的なカバーには，ICU での感染の最多病原菌であるグラム陰性好気性桿菌に活性を示す抗菌薬を常に含むべきである。よく選ばれるのは，**カルバペネム系**（イミペネムやメロペネム），**ピペラシリン・タゾバクタム**，または**セフェピム**である。
2. 血管カテーテル関連敗血症の可能性があれば，ブドウ球菌（黄色ブドウ球菌とコアグラーゼ陰性ブドウ球菌）のカバーを含むべきである。この目的には**バンコマイシン**が最適である。
3. 経験的抗菌薬治療開始後に不明熱が 3 日を超えて持続する場合，抗真菌薬の投与を考慮する。これは，播種性カンジダ症のリスクのある患者（例：長期入院，最近の抗菌薬治療，免疫抑制，多発性 *Candida* 属コロニー形成）に最適である。**フルコナゾール**はほとんどの患者に適するが，好中球減少症の患者では他の薬物（例：カスポファンギン）が推奨される。

ここで言及した抗菌薬の推奨投与量を含む詳しい情報は，第 52 章（☞ 753 ページ）を参照のこと。

解熱療法

発熱を治療すべき病弊とみなす一般の認識には，根深いものがある。実際には，**発熱は感染を根絶する能力を高める適応応答である**[12]。本項では，重篤な患者における解熱療法の開始を再考させるため，発熱に関するいくつかの知見を示す。

■宿主防御機構としての発熱

体温の上昇は，抗体とサイトカインの産生を増加させ，T リンパ球を賦活し，好中球の走化性を促進し，好中球とマクロファージの食作用を増進させることで免疫機能を増強する[32, 33]。そのうえ，高温には細菌やウイルスの複製を阻害する効果もある。体温が血液中の細菌増殖に及ぼす効果を図 43.5 に示す[34]。体温（ウサギ）が 4℃ 上昇するだけで，増殖が完全に抑制されていることに注目してほしい。同様の結果が肺炎球菌性髄膜炎の動物モデルでも示されている[35]。

臨床研究

感染に対抗する宿主防御としての発熱の利点は臨床研究でも支持されており，低体温をきたした敗血症患者の死亡率は発熱した敗血症患者の少なくとも 2 倍であることが示されている[36, 37]。その研究結果を図 43.6 に示す。これらの研究は，体温と転帰の因果関係は立証できないものの，高い体温が転帰の改善に関連することを明確に示している。さらに最近の観察研究では，解熱療法が敗血症患者のより高い死亡率と関係することが示されている[38]。

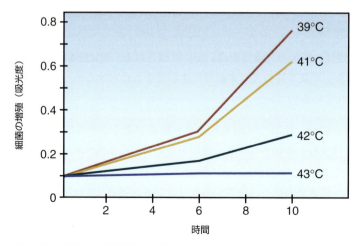

図 43.5　感染した実験動物の血液中における *Pasteurella multocida* の増殖に体温が及ぼす影響
図に示した温度は，実験動物（ウサギ）でみられる通常の発熱の範囲内である。
〔データは文献 34 より〕

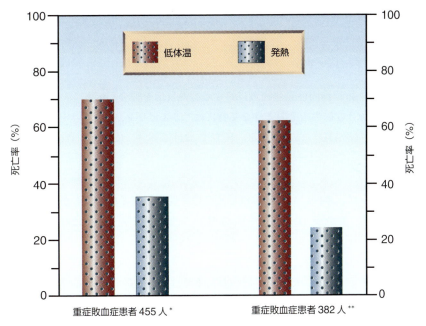

図 43.6　重症敗血症患者に対する 2 つの臨床研究での体温と死亡率の関係
データは文献 36* と文献 37** より。

■発熱は危険か

頻脈

発熱の抑制を支持する主張の 1 つに，心疾患患者を危険な状態にする頻脈が発熱により助長されるという仮説がある。しかし，発熱と頻脈の関連は敗血症の動物モデルで詳細に検討されており，頻脈の原因は体温の上昇ではなく，敗血症に対する炎症性反応のようである。

神経学的障害

体温の上昇には，心停止〔第 17 章（☞ 266 ページ）参照〕や虚血性脳卒中〔第 46 章（☞ 678 ページ）参照〕後の虚血性脳障害を増悪させる確かな証拠がある。しかし，非虚血性脳障害での体温上昇の影響に関する研究は十分ではない。臨床では過高熱が放置されることはまれなため，過高熱（＞ 40℃）が非虚血性脳障害を増悪させるという一般的な主張は，支持することも否定することもできない。

■まとめ

現在得られている知見が示すところは，以下のとおりである。

1. 発熱は病理学的な状態ではなく，抗菌的防御機構として働く正常な適応反応である。
2. 心停止や虚血性脳卒中後の早期を除き，発熱は感染を有する患者に有益であると証明されている。
3. 非虚血性脳障害における過高熱（＞ 40℃）の一般に知られている危険性は，証明された事実

というよりむしろ憶測である。

■解熱薬

プロスタグランジンEは内因性発熱物質に対する発熱反応を仲介しており，その合成を阻害する薬物は解熱に有効である[39]。そのような薬物には，アスピリン，アセトアミノフェン，非ステロイド性抗炎症薬（NSAID）などがある。ICUにおける解熱には，後2者のみが使用される。

アセトアミノフェン

アセトアミノフェンは，米国における急性肝不全の主要な原因であるにもかかわらず，解熱薬として好まれている〔第54章（☞787ページ）参照〕。アセトアミノフェンは肝不全の患者には禁忌である。

投与方法：アセトアミノフェンは通常，経口製剤または坐剤として650 mgを4〜6時間ごとに投与し，1日の極量は4 gである。米国では静注用製剤（OFIRMEV®）が使用可能であり，体重50 kg以上の成人の推奨投与量は，650 mgを4時間ごと，または1,000 mgを6時間ごとで，極量は1日あたり4 gである[40]*2。この投与量は成人の解熱に用いる経口アセトアミノフェンと等価になる[41]。静注用アセトアミノフェンは高価であり，経口や経直腸投与のできない患者にのみすすめられる。

NSAID

イブプロフェン*3は薬局で買える大衆薬のNSAIDである。400〜800 mgを6時間ごとに静脈内投与することにより，安全で効果的な解熱が得られる[42]。**ケトロラク***4はもう1つの効果的な解熱薬である（0.5 mg/kgの単回投与）[43]。これらの薬物の詳細については，第51章（☞735ページ）を参照のこと。

■冷却用ブランケット

冷却用ブランケットは発熱の治療には不適切である。発熱反応は，皮膚の血管を収縮させ骨格筋の活動性（硬直やふるえ）を高めることで体温を上昇させる。これは，寒冷環境に対する身体反応と同じであり，ゆえに発熱反応は寒冷への生理反応を模したものである。言い換えれば，**発熱反応は身体を，あたかも冷却用ブランケットに包まれているかのように振る舞わせている**。冷却用ブランケットの使用は，発熱反応である皮膚の血管収縮と筋肉の活動を単に増悪させるだけである。これが，冷却用ブランケットは熱を下げるのに効果がないことで悪名高い理由である。

　体温調節機構が障害された高体温症候群の患者では，冷却用ブランケットはより適切である〔第42章（☞623ページ）参照〕。

---

*2 訳注：日本ではアセリオ®が使用可能で，1回300〜500 mgを15分かけて静脈内投与し，投与間隔は4〜6時間以上とする。年齢，症状により増減するが，1日2回までとし，1日最大1,500 mgを限度とする。

*3 訳注：日本では経口製剤のみ。1回量200 mg，原則として1日2回まで，1日最大600 mgを限度とする。

*4 訳注：日本では未発売。

おわりに

■正しいか，誤りか

ICUで新たに出現した発熱へのアプローチには，誤った方法と正しい方法がある。誤った方法は，得られた検体をすべて培養し，検査と画像診断の集中砲火を浴びせ，ためらいなく抗菌薬を開始することである。正しい方法は，発熱が（医原性の問題の結果ではなく）事実であることを確かめ，次いで，発熱源が感染性または非感染性であるかを探るために，患者を評価することである。基礎疾患に感染が見つかるチャンスが五分五分であることを忘れず，感染が明らかであるか高度に疑われる場合と患者が免疫不全である場合を除き，抗菌薬の投与を開始すべきではない。そして最後に，どうか解熱についての考えを改めていただき，冷却用ブランケットは避けてほしい。

■文献

総説
1. O'Grady NP, Barie PS, Bartlett J, et al. Guidelines for the evaluation of new fever in critically ill adult patients: 2008 update from the American College of Critical Care Medicine and the Infectious Disease Society of America. Crit Care Med 2008; 36:1330–1349.
2. Laupland KB. Fever in the critically ill medical patient. Crit Care Med 2009; 37(Suppl):S273–S278.

体温
3. Stimson HF. Celsius versus centigrade: the nomenclature of the temperature scale of science. Science 1962; 136:254–255.
4. Wunderlich CA, Sequine E. Medical thermometry and human temperature. New York: William Wood, 1871.
5. Mellors JW, Horwitz RI, Harvey MR, et al. A simple index to identify occult bacterial infection in adults with acute unexplained fever. Arch Intern Med 1987; 147:666–671.
6. Tandberg D, Sklar D. Effect of tachypnea on the estimation of body temperature by an oral thermometer. N Engl J Med 1983; 308:945–946.
7. Marion GS, McGann KP, Camp DL. Core body temperature in the elderly and factors which influence its measurement. Gerontology 1991; 37:225–232.
8. Mackowiak PA, Wasserman SS, Levine MM. A critical appraisal of 98.6F, the upper limit of the normal body temperature, and other legacies of Carl Reinhold August Wunderlich. JAMA 1992; 268:1578–1580.
9. Commichau C, Scarmeas N, Mayer SA. Risk factors for fever in the intensive care unit. Neurology 2003; 60:837–841.
10. Peres Bota D, Lopes Ferriera F, Melot C, et al. Body temperature alterations in the critically ill. Intensive Care Med 2004; 30:811–816.
11. Saper CB, Breder CB. The neurologic basis of fever. N Engl J Med 1994; 330:1880–1886.
12. Kluger MJ, Kozak W, Conn CA, et al. The adaptive value of fever. Infect Dis Clin North Am 1996; 10:1–20.

非感染性原因
13. Fry DE. Postoperative fever. In: Mackowiak PA, ed. Fever: basic mechanisms and management. New York: Raven Press, 1991; 243–254.
14. Freischlag J, Busuttil RW. The value of postoperative fever evaluation. Surgery 1983; 94:358–363.
15. Engoren M. Lack of association between atelectasis and fever. Chest 1995; 107:81–84.
16. Shelds RT. Pathogenesis of postoperative pulmonary atelectasis: an experimental study. Arch Surg 1949; 48:489–503.
17. Warlitier DC. Pulmonary atelectasis. Anesthesiology 2005; 102:838–854.
18. Murray HW, Ellis GC, Blumenthal DS, et al. Fever and pulmonary thromboembolism. Am J Med 1979; 67:232–235.
19. Mackowiak PA, LeMaistre CF. Drug fever: a critical appraisal of conventional concepts. Ann Intern Med 1987; 106:728–733.
20. Cunha B. Drug fever: The importance of recognition. Postgrad Med 1986; 80:123–129.
21. Walden DT, Urrutia F, Soloway RD. Acute acalculous cholecystitis. J Intensive Care Med 1994; 9:235–243.
22. Gonzalez EB, Suarez L, Magee S. Nosocomial (water bed) fever. Arch Intern Med 1990; 150:687 (letter).

院内感染

23. Richards MJ, Edwards JR, Culver DH, Gaynes RP. The National Nosocomial Infections Surveillance System. Nosocomial infections in combined medicalsurgical intensive care units in the United States. Infect Control Hosp Epidemiol 2000; 21:510–515.
24. Alexander JW, Solomkin JS, Edwards MJ. Updated recommendations for control of surgical site infections. Ann Surg 2011; 253:1082–1093.
25. Loopp FD, Lytle BW, Cosgrove DM, et al. Sternal wound complications after isolated coronary artery bypass grafting: early and late mortality, morbidity, and cost of care. Ann Thorac Surg 1990; 49:179–187.
26. Holzapfel L, Chevret S, Madinier G, et al. Influence of long-term oro- or nasotracheal intubation on nosocomial maxillary sinusitis and pneumonia: results of a prospective, randomized, clinical trial. Crit Care Med 1993; 21:1132–1138.
27. Rouby J-J, Laurent P, Gosnach M, et al. Risk factors and clinical relevance of nosocomial maxillary sinusitis in the critically ill. Am Rev Respir Dis 1994; 150:776–783.
28. Diagnosing sinusitis by x-ray: is a single Waters view adequate? J Gen Intern Med 1992; 7:481–485.

最初のアプローチ

29. Patel R, Vetter EA, Harmsen WS, et al. Optimized pathogen detection with 30- compared to 20-milliliter blood culture draws. J Clin Microbiol 2011; 49:4047–4051.
30. Cockerill FR, Wilson JW, Vetter EA, et al. Optimal testing parameters for blood cultures. Clin Infect Dis 2004; 38:1724–1730.
31. Hughes WH, Armstrong D, Bodey GP, et al. 2002 guidelines for the use of antimicrobial agents in neutropenic patients with cancer. Clin Infect Dis 2002; 34(6):730–751.

解熱療法

32. van Oss CJ, Absolom DR, Moore LL, et al. Effect of temperature on the chemotaxis, phagocytic engulfment, digestion, and O_2 consumption of human polymorphonuclear leukocytes. J Reticuloendothel Soc 1980; 27:561–565.
33. Azocar J, Yunis EJ, Essex M. Sensitivity of human natural killer cells to hyperthermia. Lancet 1982; 1:16–17.
34. Kluger M, Rothenburg BA. Fever and reduced iron: their interaction as a host defense response to bacterial infection. Science 1979; 203:374–376.
35. Small PM, Tauber MG, Hackbarth CJ, Sande MA. Influence of body temperature on bacterial growth rates in experimental pneumococcal meningitis in rabbits. Infect Immun 1986; 52:484–487.
36. Arons MM, Wheeler AP, Bernard GR, et al. Effects of ibuprofen on the physiology and survival of hypothermic sepsis. Critical Care Med 1999; 27:699–707.
37. Clemmer TP, Fisher CJ, Bone RC, et al. Hypothermia in the sepsis syndrome and clinical outcome. Crit Care Med 1990; 18:801–806.
38. Lee BH, Inui D, Sun GY, et al., for Fever and Antipyretic in Critically Ill patients Evaluation (FACE) Study Group. Association of body temperature and antipyretic treatments with mortality of critically ill patients with and without sepsis: multi-centered prospective observational study. Crit Care 2012; 16:R33.
39. Plaisance KI, Mackowiak PA. Antipyretic therapy. Physiologic rationale, diagnostic implications, and clinical consequences. Arch Intern Med 2000; 160:449–456.
40. Drug prescribing information on IV acetaminophen. Cadence Pharmaceuticals. Available at www.ofirmev.com (accessed 6/22/2013).
41. Peacock WF, Breitmeyer JB, Pan C, et al. A randomized study of the efficacy and safety of intravenous acetaminophen compared to oral acetaminophen for the treatment of fever. Acad Emerg Med 2011; 18:360–366.
42. Scott LJ. Intravenous ibuprofen. Drugs 2012; 72:1099–1109.
43. Gerhardt RT, Gerharst DM. Intravenous ketorolac in the treatment of fever. Am J Emerg Med 2000; 18:500–501 (Letter).

Section XIII

神経系の機能障害

自分の脳の働きがわかっていると自分の頭の中で考えることほど害のある妄想はない。
Lewis Thomas（1983年）

Chapter 44

意識障害

我思う，故に我あり。
René Descartes（1644 年）

周囲を認識し，それにかかわる能力（すなわち，意識）は，生きていくためには必須のものである。この意識を保つ能力の喪失は，致死性疾患の有力な（最も一般的な）徴候の 1 つである。本章では，ICU における主要な意識障害，せん妄，昏睡，究極的な意識障害である脳死について述べる。

意識変容

意識は 2 つの要素からなる。それは，覚醒（arousal）と認識（awareness）である。

1. 覚醒とは周囲を認識できる状態であり，それはまた目が覚めていること（wakefulness）でもある。
2. 認識とは周囲との関連を理解できる状態であり，それはまた反応できること（responsiveness）でもある。

表 44.1 に示すように，これら 2 つの要素を用いて意識の変容状態を分類することができる。

■意識の変容状態

主な意識の変容状態を以下に示す。

1. 不安（anxiety）や嗜眠（lethargy）は，覚醒と認識は可能な状態であるが，注意力（attentiveness）（すなわち，認識の程度）に変化がある。
2. 閉じ込め状態（locked-in state）は，覚醒と認識は可能な状態であるが，運動機能による反応がほとんど欠如している。この状態は延髄腹側の運動神経路が両側性に傷害されることにより生じ，自発的な運動はすべて障害されているが，眼球の上下動と瞬目は保たれている[1]。
3. せん妄（delirium）と認知症（dementia）は，覚醒しているが認識が変容している状態であ

表 44.1 意識の変容状態

覚醒している＋認識できる	覚醒している＋認識できない	覚醒していない＋認識できない
●不安	●せん妄	●昏睡
●嗜眠	●認知症	●脳死
●閉じ込め状態	●精神障害	
	●植物状態	

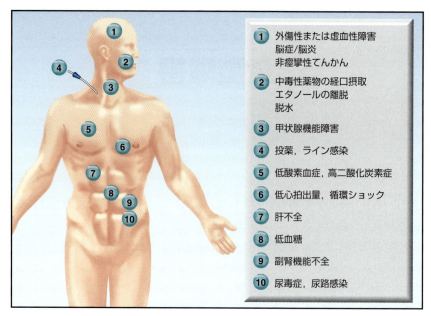

図44.1 ICU患者における意識変容の原因

る。認識変化の程度は，変動したり（せん妄にみられる），永続したり（認知症にみられる）する場合がある。

4. **植物状態**（vegetative state）は，ある程度覚醒（開眼）しているが，認識はできない状態である。自発的な運動や深部痛への反応は認められるが，それは無意味な動きである。1か月以上経過すると，**永続的植物状態**と呼ばれる[2]。
5. **昏睡**（coma）は，覚醒と認識が完全に欠如した状態である（覚醒しておらず認識もできない）。自発的な動きや深部痛への反応は認められるが，無意味な動きである。
6. **脳死**（brain death）は，覚醒しておらず認識もできない点で，昏睡に類似している。しかし，脳死は以下の2点において昏睡とは異なる。①脳幹機能と自発呼吸を含めた脳のすべての機能の喪失であること。②不可逆的であること。

■意識変容の原因

頭部外傷によらない意識変容の原因を図44.1に示す。内科系ICU患者を対象にした神経学的合併症の前向き調査[3]によれば，ICU入室時に意識変容を生じている原因として最も多いのは脳虚血発作であり，ICU入室後の意識変容の原因として最も頻度が高いのは敗血症性脳症である。意識変容の原因が明らかでない場合，非痙攣性てんかん重積状態を常に考慮すべきである〔第45章（☞668ページ）参照〕。

敗血症性脳症

敗血症性脳症（septic encephalopathy）は，中枢神経系以外の部位に原発した感染が原因となって生じる全脳障害である。敗血症を起こしたICU患者の50～70％に発生し，特に高齢者では敗血症の初発症状として出現することもある[3,4]。敗血症性脳症は肝性脳症と類似し〔第39

章（☞ 589 ページ）参照〕，どちらも，脳浮腫，中枢神経系におけるアンモニアと芳香族アミノ酸（例：トリプトファン）の蓄積によって特徴づけられる[4,5]。敗血症性脳症の原因は，炎症性メディエータの作用で血液脳関門の透過性が上昇し，この結果，アンモニアやそれ以外の有害物質が中枢神経系に入り込むことによるのかもしれない。これは，敗血症性ショックやアナフィラキシーショックでみられる末梢性浮腫が，毛細管からの漏出により生じるのと類似している。

せん妄

せん妄（delirium）はICU患者の16～89%に発生すると報告されている[6]。特に人工呼吸に依存した患者[7]，手術後の高齢患者[8]に発生する。入院によって発生するせん妄とアルコール離脱に付随するせん妄は異なる病態であるので，別の項で記述する。

■臨床像

せん妄の臨床像を図44.2に要約した[9]。せん妄は，注意力の欠如，思考の障害，臨床経過の変動（24時間以内の行動変容）を伴った急性の混乱した状態である。せん妄を伴った入院患者の40%以上に精神症状が認められる（例：幻視）[10]。その結果，せん妄はしばしば「ICU精神病」

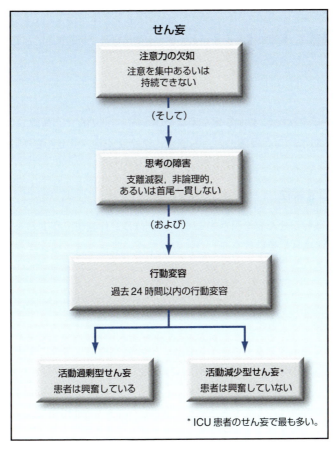

図44.2　せん妄の臨床像

と不適当な呼ばれ方をされている[11]。

サブタイプ

せん妄には，以下のようなサブタイプがある。

1. 活動過剰型せん妄は，休みなく興奮する特徴がある。このタイプはアルコール離脱においてよくみられるが，院内発症のせん妄としては珍しく，2％以下と推測される[6]。
2. 活動減少型せん妄は，傾眠や嗜眠を特徴とする。院内発症のせん妄のなかでは最も多いタイプで45〜64％がこれにあたる[6]。
3. 混合型は，活動過剰型と活動減少型を交互に起こすせん妄の発作を特徴とする。このタイプは院内発症のせん妄の6〜55％の患者に発症すると報告されている[6]。

以上のように，せん妄を興奮性の混乱状態と認識する一般的な考えとは異なり，院内発症のせん妄の最も一般的な症状は，傾眠，嗜眠である。活動減少型のせん妄を認識できないことが，75％もの患者でせん妄が見逃される理由といえるであろう[12]。

せん妄と認知症の比較

せん妄と認知症は別個の精神疾患であるが，一部重複した臨床像（すなわち，集中力の欠如，思考の混乱など）を呈するので，両者は混同されやすい。さらに，認知症を合併している患者の3分の2でせん妄が併発するので[8,13]，両者の違いはますますわかりにくい。せん妄を認知症と区別する基本的な特徴は，発症が急であること，そして臨床経過が変動することである。

■病因

次のようなさまざまな状況によってせん妄は発生する。①高齢，②睡眠の妨げ，③不十分な除痛，④安静の長期化，⑤高侵襲手術，⑥脳症，⑦全身炎症，⑧せん妄を引き起こす薬物である[6,8,11]。

せん妄を引き起こす薬物

次のような種々の薬物がせん妄を引き起こす。①抗コリン作動薬，②ドパミン作動薬，③セロトニン作動薬，④GABA受容体を介した神経作動性の薬物（例：ベンゾジアゼピン系やプロポフォール）である[6]。

■診断

有効性が確認されているスクリーニング方法が，せん妄を検出するのにすすめられる。なぜなら（はじめにも述べたが），せん妄の診断はしばしば見落とされるからである[12]。ICUのためのせん妄評価法（Confusion Assessment Method for the ICU：CAM-ICU）は，せん妄を検出するのに最も信頼のおける方法である[6,9]。これは，www.icudelirium.orgのサイトで（教育用ビデオとあわせて）利用することができる。

■管理

予防処置

ICUにおけるせん妄のリスクを減らすための推奨される方法は，次のとおりである。①十分に除痛する。②規則的な睡眠周期を保つ。③ベッド上にいる時間を減らす。④家族の面会を促す。⑤せん妄を誘発する薬物（例：ミダゾラムやロラゼパム）の使用を可能であれば制限する[6,8]。

デクスメデトミジン：デクスメデトミジンは$α_2$アドレナリン作動薬であり，ロラゼパムやミダゾラムよりも，せん妄の発現がより少ないとされている[14,15]。この薬物は，せん妄のリスクがあるICU患者（ほとんどのICU患者が含まれる）でのベンゾジアゼピン系の代替薬となる。デクスメデトミジンのより詳細な情報については，第51章（☞735ページ）を参照のこと。

薬物療法

興奮性のせん妄を発症していたり破壊的な行動をとる患者には，薬物療法が必要になる。院内発症のせん妄患者の鎮静に，せん妄を誘導するGABA作動性薬物（例：ベンゾジアゼピン系）の使用は避けることが重要である[6]。

デクスメデトミジン：ICUにおける鎮静の最新ガイドラインは，院内発症のせん妄の鎮静にデクスメデトミジンをすすめている[16]。

投与量：導入量は10分かけて$1\,\mu g/kg$，維持投与量は$0.2〜0.7\,\mu g/kg/h$。

この薬物によって，徐脈と低血圧が発生することがある〔第51章（☞735ページ）参照〕。

■アルコール離脱によるせん妄

アルコール離脱によるせん妄は，振戦せん妄（delirium tremens：DT）としても知られており，運動活動性が増大し，脳波（EEG）の活動性も増大する。それに対して，院内発症のせん妄は運動活動性が減少し，EEG活動性は徐波化する[6]。

病因

エタノールによる中枢神経系の抑制効果は，GABA受容体（脳の主要な抑制経路）の刺激とN-メチル-D-アスパラギン酸（NMDA）受容体（脳の主要な興奮経路）の抑制の結果による。エタノールを中断すると，両受容体に起こる効果は結果として中枢神経系を興奮させ，アルコール離脱の特徴である，不穏，せん妄，痙攣が起こる。

臨床像

アルコール離脱症状の臨床的特徴を表44.2に示す。アルコール離脱症状の経験がある患者の約5％が振戦せん妄になる[17]。リスク因子は，長期の飲酒歴，振戦せん妄の発作歴，合併症，最後の飲酒からの時間である。振戦せん妄の徴候は通常，最後の飲酒から2〜3日後に発生し，興奮

表 44.2　アルコール離脱による臨床的特徴

特徴	最後の飲酒から発症までの時間	発症期間
早期離脱症状 ● 不安 ● 振戦 ● 嘔気	6〜8 時間	1〜2 日
全般性痙攣	6〜48 時間	2〜3 日
幻覚 ● 幻視 ● 幻聴 ● 幻触	12〜48 時間	1〜2 日
振戦せん妄 ● 発熱 ● 頻脈 ● 高血圧 ● 興奮 ● せん妄	48〜96 時間	1〜5 日

〔文献 17 より引用〕

型せん妄，微熱，頻脈，高血圧，発汗，悪心・嘔吐がみられる。随伴症状は，脱水，低カリウム血症，低マグネシウム血症，全身性痙攣がある。典型的にはこの症状が 3〜5 日続くが[17]，重症例は最長 2 週間続くことがある（未発表データ）。報告されている死亡率は 5〜15％である[17]。

ウェルニッケ（Wernicke）脳症：チアミンの貯蔵予備が少なく，ブドウ糖の静脈内投与を受けているアルコール依存症患者は，チアミンの欠乏による急性ウェルニッケ脳症を発症することがある（チアミンはブドウ糖を代謝する酵素の補因子）[18]。この場合，入院から 2〜3 日で精神状態の急速な変化が発生するので，アルコール離脱によるせん妄とまぎらわしい。眼振または動眼神経麻痺（例：側方注視麻痺）の出現がウェルニッケ脳症の診断の助けとなる〔チアミン欠乏についての詳細は，第 47 章（☞ 691 ページ）を参照〕。

治療

アルコール離脱によるせん妄の薬物療法はベンゾジアゼピン系であり[19]，GABA 受容体を刺激するアルコールの中枢神経抑制効果と似た作用がある。ベンゾジアゼピン系のもう 1 つの利点は，全般性痙攣からの保護作用である。

ICU での治療計画：ICU にてケアが必要な振戦せん妄患者の管理にロラゼパムの静脈内投与[*1]は適切な選択である[19]。まず，2〜4 mg を 5〜10 分ごとに静脈内投与し，患者が静穏になるまで続ける。その後，ロラゼパム静脈内投与を 1〜2 時間ごとにし，患者が静穏を保つようにする（ほとんどの場合，2〜4 mg の投与量で十分である）。少なくとも 24 時間静穏な状態となったのちも，せん妄が続いている場合は投与量を漸減する。可能なかぎり早くベンゾジアゼピン系の投与量を漸減することが重要である。ベンゾジアゼピン系は蓄積し，鎮静が遷延し，ICU 滞在

[*1] 訳注：ロラゼパムの注射剤は日本にはなく，錠剤としてワイパックス®（ファイザー）がある。

を延長させるからである。ロラゼパムの静脈内投与が遷延すると，さらなる懸念は**プロピレングリコール中毒**である（☞492 ページ）。ベンゾジアゼピン系についての詳細は，第 51 章（☞735 ページ）を参照のこと。

チアミン：先にも述べたが，輸液によるブドウ糖投与で引き起こされる急性ウェルニッケ脳症を振戦せん妄の臨床症状が隠してしまうことがある。それゆえ，チアミンの補充は振戦せん妄の標準治療である。よく使用される投与量は 1 日あたり 100 mg で，副作用がなく，静脈内投与が可能である。

昏睡

昏睡（coma）の患者（覚醒も認識もできない）は集中治療での最も困難な問題の 1 つであり，その管理には患者だけではなく，患者家族や近親者も含む。

■病因

昏睡は，次のような状況で起こる。

1. びまん性で両側性の脳障害。
2. 片側性の脳障害により正中構造の偏位が生じ，対側の脳半球が圧迫されている。
3. テント上の占拠性病変によりテント切痕ヘルニアが生じ，脳幹が圧迫されている。
4. 後頭蓋の占拠性病変により脳幹が直接圧迫されている。
5. 中毒性あるいは代謝性の脳症（薬物の過量投与）。
6. 非痙攣性のてんかん重積。
7. 見かけ上の昏睡（すなわち，閉じ込め状態，ヒステリー性反応）。

ある調査によれば，昏睡の原因として多いのは，心停止（31％），脳卒中あるいは脳内出血（36％）と報告されている[20]。

■ベッドサイドでの評価

ベッドサイドでの昏睡の診断には，脳神経反射，自発的な眼球運動や体の運動，運動反射の評価を含める必要がある[20, 21]。昏睡を評価する際，以下の点に注意する。

運動反応

自発的なミオクローヌス（不規則な単収縮運動），広範な脳の機能障害による非特異的な徴候，または痙攣活動（ミオクローヌス発作）を示す場合がある。一方，四肢の弛緩は，広範な脳障害や脳幹障害を示すことがある。患者の手や足を屈曲させると生じるクローヌス様の不随意運動（羽ばたき振戦）は，びまん性の代謝性脳症の症状である[23]。四肢の運動神経の局所的障害（例：不全片麻痺や反射の非対称性）は，占拠性病変や脊髄の神経障害の徴候である。

表 44.3　瞳孔の大きさと反応性に影響する要因

瞳孔の大きさと反応性	関連する状況
● ● (+) (+) 大 大	アトロピン，抗コリン中毒，交感神経作動薬（例：ドパミン），精神作動薬（例：アンフェタミン系），非痙攣性てんかん
● ● (−) (−) 大 大	びまん性脳障害，低体温（< 28℃），頭蓋内腫瘍の拡大や頭蓋内圧亢進による脳幹の圧迫
● ● (−) (+) 大 中	頭蓋内腫瘍の拡大（例：テント切痕ヘルニア），眼球外傷，手術，片側性てんかん
● ● (+) (+) 中 中	中毒性/代謝性脳症，鎮静薬の過量，神経筋遮断薬
● ● (−) (−) 中 中	急性肝不全，無酸素脳症後，脳死
● ● (+) (+) 中 小	ホルネル（Horner）症候群
● ● (+/−) (+/−) 小 小	オピオイドの過量，中毒性/代謝性脳症，高二酸化炭素症，橋の障害

＋と−は瞳孔の反応の有無を示す．〔文献 21，22，24 より引用〕

痛みへの反応：痛み刺激によって合目的的な反応（すなわち，痛み刺激の部位がわかること）は，昏睡の特徴とは違う．昏睡状態における痛みへの反応は無目的か，またはない．障害が視床に及ぶと，痛み刺激は上肢の屈曲を引き起こす．これは**除皮質肢位**（decorticate posturing）と呼ばれる．障害が中脳や橋の上部に及ぶと，上肢と下肢は伸展し，痛み刺激に反応して回内伸展位となる．これは**除脳肢位**（decerebrate posturing）と呼ばれる．障害が最終的に下位脳幹に及ぶと，痛み刺激によっても四肢は弛緩したままになる．

開眼

自発的な眼球運動は覚醒の徴候であり，昏睡の診断とは矛盾する．自発的な開眼は，認識と関連すること（閉じ込め状態）も，関連しないこと（植物状態）もある．

瞳孔の検査

瞳孔の大きさと光への反応性に影響する要因を表 44.3 に示す[21, 22, 24]．
　瞳孔の所見を以下に示す．

1. 散大し反応する瞳孔の場合は，薬物（抗コリン作動薬，中枢神経作動薬，交感神経作動薬），または非痙攣性のてんかんによるものであるが，散大し反応しない瞳孔の場合は，広範な脳障害や脳幹の圧迫（例：増大する脳内腫瘍）によるものである．
2. 散大し固定した片側瞳孔の場合は，眼球外傷か，手術によるものか，増大する脳内腫瘍による第 III 脳神経の機能障害を示す．

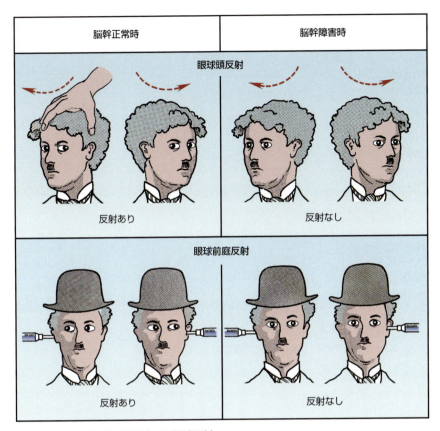

図 44.3　昏睡の評価に利用される眼球反射

3. 中間位で反応する瞳孔の場合は，代謝性脳症，鎮静薬の過量，筋弛緩薬の結果によるものであるが，中間位で反応のない瞳孔は，急性肝不全，無酸素脳症後，脳死の場合に観察される。
4. 縮瞳し反応する瞳孔の場合は，代謝性脳症の結果によるものであるが，高度の縮瞳（pinpoint pupil）の場合は，オピオイドの過量（反射あり）によるものか，橋の障害（反射なし）によるものである。

眼球運動

自発的な眼球運動（共同偏視あるいは非共同偏視）は，中毒性あるいは代謝性の脳症の非特異的な徴候である[22]。しかし，片側性もしくは両側性に視線が固定し凝視となっている場合は，占拠性病変やてんかん発作が強く疑われる。

眼球反射

眼球反射は下位脳幹の機能を評価するために利用される[22]。これらの反射を図 44.3 に示す。

眼球頭反射：眼球頭反射（oculocephalic reflex）は，患者の頭を素早く横に回転すると起こる。大脳半球が障害されていても下位脳幹が正常ならば，眼は回転の向きから遠ざかる方向に偏位し，視野は前方に維持される。下位脳幹が障害されている場合，または患者が覚醒している場合は，眼は頭が回転する方向を向く。眼球頭反射は，頸椎損傷が疑われる患者には試みてはな

表 44.4 グラスゴー昏睡スケールとスコア

	スコア	
開眼		
自発的に	4	
呼びかけにより	3	
痛み刺激により	2	
開眼せず	1	＿＿＿点
言語反応		
見当識あり	5	
見当識混乱	4	
会話混乱	3	
意味不明の発声	2	
発語なし	1	＿＿＿点
運動反応		
命令に従う	6	
痛み刺激の部位がわかる	5	
痛み刺激から逃げる	4	
異常屈曲運動（除皮質肢位）	3	
異常伸展運動（除脳肢位）	2	
動きなし	1	＿＿＿点
グラスゴー昏睡スコア（3つのスコアの合計）*		＿＿＿点

* 最低は3点，最高は15点である．挿管中の患者の最高スコアは11点となる．

らない．

眼球前庭反射：眼球前庭反射（oculovestibular reflex）は，冷たい生理食塩液 50 mL を外耳道に（50 mL の注射器と 5 cm のプラスチックカテーテルを用いて）注入すると起こる．検査施行前に，鼓膜が正常で外耳道が閉塞していないことを確認しておく．脳幹の機能が正常であれば，両眼は注入側にゆっくりと偏位する．片側の検査を行ったら，対側の検査は5分待ってから行う．

■グラスゴー昏睡スコア

グラスゴー昏睡スケールは表 44.4 に示してあるが，これは外傷性の脳障害の重症度を評価するために導入された[25,26]．しかし，非外傷性の脳障害患者にも用いられてきている．スケールは3つの要素，①開眼，②言語による意思疎通，③言語あるいは痛み刺激に対する運動反応からなる．**グラスゴー昏睡スコア**（Glasgow Coma Score：GCS）は3つの指標の合計である．最小のスコアである"3"は，認識も反応も完全にない状態であり，一方，最大のスコアである"15"は正常である．

解釈

GCS は，麻痺，深い鎮静，低血圧の患者に対しては信頼性が低い．そうでない場合，GCS（最高スコア）は次の目的で使用される．

1. 昏睡の診断（GCS ≦ 8）
2. 頭部外傷の重症度分類（軽度 13〜15，中等度 9〜12，重症 ≦ 8）[25,26]

3. 挿管の適応決定（すなわち，GCS ≦ 8 の患者は一般に自身の気道を保護できないため，気管挿管が必要となる）
4. 予後の指標（例えば，非外傷性昏睡患者の最初の評価で GCS ≧ 6 であれば，GCS ≦ 5 であった患者に比較して，2 週間以内に覚醒する確率が 7 倍高い[27]）
5. GCS の予後因子への低体温療法の影響については，第 17 章で述べた〔表 17.5（☞ 279 ページ）参照〕。

挿管患者：GCS の主な欠点の 1 つに，挿管患者に対し言語による意思疎通が評価できないことがある。そのような患者に対しては，言語反応の疑似点数として "1" を当てる（GCS の最高点が "11" となる）。

脳死

米国統一死亡判定法（Uniform Determination of Death Act：UDDA）では，「(1) 心肺機能が不可逆的に停止した状態か，(2) 脳幹を含む脳機能全体が不可逆的に停止した状態を，死んでいる」[28]としている。この声明の 2 番目の要件は，ここで述べる脳死判定の基準である。

　脳死は，図 44.1 に示したような病態によって生じることは少ない。外傷性脳障害や脳内出血の結果，頭蓋内圧が上昇し，脳のすべての領域への血流が途絶することによって生じる[29]。

■ 診断

成人の脳死診断のためのチェックリストを表 44.5 に示す[30〜32]。脳死判定の細かい事項についてのコンセンサスは得られていないが，その目標は，①不可逆的な昏睡，②脳幹反射の欠如，③自発呼吸の欠如を確認することである。脳死判定を行う前に，他の混同しやすい病態（例：低体温）を除外しなければならない。昏睡の原因が不明である場合，非痙攣性てんかん重積を疑い，脳波検査を施行すべきである。臨床的に脳死が確認できないときは，確証を得る検査が必要である（表 44.5 のステップ 5 を参照のこと）[*2]。

無呼吸テスト

動脈血二酸化炭素分圧（$PaCO_2$）が急速に上昇していても（この上昇は一般に強力な呼吸応答刺激である），呼吸努力が欠如していれば脳死の確証的な事実となる。以上のことは無呼吸テストで評価することができ，これは患者から人工呼吸器を取り外し，$PaCO_2$ 上昇による自発呼吸努力を観察することを含む。無呼吸テストは，血圧低下，低酸素血症，不整脈を誘発するため，通常は脳死判定において最後に行われるテストである。以下に無呼吸テストの手順を示しておく。

1. 実施に先立って患者は 100％酸素で換気し，動脈血ガス分析を施行し，$PaCO_2$ の基準値を測定する。
2. 次に，患者を人工呼吸器から外し，100％酸素を気管チューブに吹送する（無呼吸性酸素化）。

[*2] 訳注：日本における脳死判定と臓器移植に関しては，（社）日本臓器移植ネットワークのホームページ（http://www.jotnw.or.jp/）が参考になる。

表 44.5 成人の脳死診断のチェックリスト

指針	
ステップ1〜4が確定したとき，患者は法的に死亡したと宣告される。積極的な確認が必要な検査である。	確認した項目にチェック

ステップ1：判定への前提条件	
脳死判定を始める前に，以下のような状態をすべて是正すべきである。 ● 低血圧（平均動脈圧 < 65 mmHg） ● 低体温（核心温 < 32℃） ● 甲状腺機能低下症 ● 低血糖 ● 中枢神経抑制薬の効果	☐

ステップ2：昏睡の原因の証明	
昏睡の原因がわかっており，それが不可逆的な脳死を招くのに妥当である。	☐

ステップ3：脳と脳幹機能の欠如	第1回	第2回
この段階では2回の試験を行う。試験の間隔はまだ決まっていないが，通常6時間の間隔をあける。		
A. 昏睡（覚醒していない＋反応できない）	☐	☐
B. 脳幹反射の欠如 ● 瞳孔の対光反射が欠如 ● 角膜反射の欠如 ● 咽頭，咳反射の欠如 ● 眼球頭反射の欠如 ● 鼓膜への冷水刺激による眼球偏位の欠如	☐	☐

ステップ4：自発的な呼吸努力の欠如	
動脈血二酸化炭素分圧（$PaCO_2$）が患者の基準値から20 mmHg以上上昇していても呼吸努力が欠如している（無呼吸テスト陽性）。	☐

ステップ5：確定検査を検討*	
ステップ1〜4が完全に実施できなかったり，中断せざるをえなかった場合，確定検査が必要になる。	

* 確定検査には以下が含まれる：脳波，経頭蓋ドプラ検査，体性感覚誘発電位，テクネチウム99mを用いた脳スキャン，脳血管造影

〔文献30〜32より〕

これにより，無呼吸中の酸素飽和度低下を防ぐ（動脈血酸素飽和度をモニタリングするために，経皮的酸素飽和度を使用すべきである）。

3. 無呼吸テストは，$PaCO_2$の値がベースラインよりも20 mmHg上昇することが可能かを判定することである。体温が正常範囲であれば，無呼吸状態で$PaCO_2$は約3 mmHg/minの速度で上昇する[33]。6〜7分間の無呼吸で，目標の$PaCO_2$に到達することが可能である。無呼吸の最後に血液ガス分析のために採血し，人工呼吸を再開する。
4. $PaCO_2$が20 mmHg以上上昇していても無呼吸が持続する場合，脳死の診断基準に合致する。
5. 重篤な動脈血酸素飽和度低下，低血圧，重篤な不整脈により，無呼吸テストが危険でしばしば完遂することができないこともある[34]。無呼吸テストができない場合は，脳死判定のための確定検査が必要となる。

ラザルス徴候

脳死患者であっても，特に人工呼吸器が外された直後に，頭部，体幹部，上肢で短時間の自発

的運動〔ラザルス（Lazarus）徴候〕を認めることがある[35]。この動きは，おそらく低酸素に対する頸部脊髄の電気的神経活動によるものと考えられている。脳死と宣告されたあとや，人工呼吸器を取り外したあとに認められると家族に不安を与えることになる。

■臓器提供者となる可能性

臓器提供者となる可能性がある場合，臓器の生存性を高めるために，以下の手法がとられる[36]。

血行動態

臓器提供者は，平均動脈圧 $\geq 65\,mmHg$，尿量 $\geq 1\,mL/kg/h$ が要求される。このために，輸液や昇圧薬を必要に応じて使用し，補正する。臓器提供者となる可能性がある場合であっても，その他の集中治療患者と同じ原則に従って治療する（☞ 220 ページ）。

下垂体不全

脳死患者の半分以上が，下垂体不全に伴う**尿崩症**（diabetes insipidus）や**二次的な副腎不全**などを起こす[37]。いずれの病態も，高度の循環血液量減少（組織灌流の低下）や高張性高ナトリウム血症（細胞脱水）を招く。中枢性尿崩症であることが確実ならば（すなわち，尿浸透圧が $200\,mOsm/L$ 未満の自発利尿），**デスモプレシン**（血管収縮を起こさないバソプレシンアナログ）による治療がすすめられる[38]。デスモプレシンの通常投与量は，$0.5\sim2.0\,\mu g$ を 2〜3 時間ごとに静脈内投与である[*3]。投与量は 100〜200 mL/h の尿量を維持できるように調節する。

おわりに

■家族のケア

昏睡状態や植物状態が続く患者ケアにおいて，患者家族（他の近親者）と一緒に過ごすことは患者のケアと同じくらい重要である。患者家族はあなたを頼りにするだろうが，**沈黙による合意**（conspiracy of silence）[39][*4]を避けることこそ医師としてあなたが行いうる最上の医療サービスの1つである。

■文献

意識変容

1. León-Carrión J, van Eeckhout P, Dominguez-Morales Mdel R. The locked-in syndrome: a syndrome looking for a therapy. Brain Inj 2002; 16:555–569.
2. The Multi-Society Task Force on PVS. Medical aspects of the persistent vegetative state (Part 1). N Engl J Med 1994; 330:1499–1508.
3. Bleck TP, Smith MC, Pierre-Louis SJ, et al. Neurologic complications of critical medical illnesses. Crit Care Med 1993; 21:98–103.
4. Papadopoulos M, Davies D, Moss R, et al. Pathophysiology of septic encephalopathy: a review. Crit Care Med 2000; 28:3019–3024.
5. Sprung CL, Cerra FB, Freund HR, et al. Amino acid alterations and encephalopathy in the sepsis syndrome. Crit Care Med 1991; 19:753–757.

[*3] 訳注：日本では，中枢性尿崩症に対しては，点鼻，スプレーによるデスモプレシン投与が認められている。
[*4] 訳注：患者が終末期にある場合に，その真実を家族に伝えないこと。

せん妄

6. Zaal IJ, Slooter AJC. Delirium in critically ill patients: epidemiology, pathophysiology, diagnosis and management. Drugs, 2012; 72:1457–1471.
7. Ely EW, Shintani A, Truman B, et al. Delirium as a predictor of mortality in mechanically ventilated patients in the intensive care unit. JAMA 2004; 291:1753–1762.
8. Inouye SK. Delirium in older persons. N Engl J Med 2006; 354:1157–1165.
9. Ely EW, Margolin R, Francis J, et al. Evaluation of delirium in critically ill patients: validation of the Confusion Assessment Method for the Intensive Care Unit (CAM-ICU). Crit Care Med 2001; 29:1370–1379.
10. Webster R, Holroyd S. Prevalence of psychotic symptoms in delirium. Psychosomatics 2000; 41:519–522.
11. McGuire BE, Basten CJ, Ryan CJ, et al. Intensive care unit syndrome: a dangerous misnomer. Arch Intern Med 2000; 160:906–909.
12. Inouye SK. The dilemma of delirium: clinical and research controversies regarding diagnosis and evaluation of delirium in hospitalized elderly medical patients. Am J Med 1994; 97:278–288.
13. Fick DM, Agostini JV, Inouye SK. Delirium superimposed on dementia: a systematic review. J Am Geriatr Soc 2002; 50:1723–1732.
14. Pandharipande PP, Pun BT, Herr DL, et al. Effect of sedation with dexmedetomidine vs. lorazepam on acute brain dysfunction on mechanically ventilated patients: the MENDS randomized controlled trial. JAMA 2007; 298:2644–2653.
15. Riker RR, Shehabi Y, Bokesch PM, et al. Dexmedetomidine vs. midazolam for sedation of critically ill patients: a randomized trial. JAMA 2009; 301:489–499.
16. Barr J, Fraser G, Puntillo K, et al. Clinical practice guidelines for the management of pain, agitation, and delirium in adult patients in the intensive care unit. Crit Care Med 2013; 41:263–306.

アルコール離脱によるせん妄

17. Tetrault JM, O'Connor PG. Substance abuse and withdrawal in the critical care setting. Crit Care Clin 2008; 24:767–788.
18. Attard O, Dietermann JL, Diemunsch P, et al. Wernicke encephalopathy: a complication of parenteral nutrition diagnosed by magnetic resonance imaging. Anesthesiology 2006; 105:847–848.
19. Mayo-Smith MF, Beecher LH, Fischer TL, et al. Management of alcohol withdrawal delirium: an evidence-based practice guideline. Arch Intern Med 2004; 164:1405–1412.

昏睡

20. Hamel MB, Goldman L, Teno J, et al. Identification of comatose patients at high risk for death or severe disability. JAMA 1995; 273:1842–1848.
21. Stevens RD, Bhardwaj A. Approach to the comatose patient. Crit Care Med 2006; 34:31–41.
22. Bateman DE. Neurological assessment of coma. J Neurol Neurosurg Psychiatry 2001; 71:i13–i17.
23. Kunze K. Metabolic encephalopathies. J Neurol 2002; 249:1150–1159.
24. Wijdicks EFM. Neurologic manifestations of pharmacologic agents commonly used in the intensive care unit. In: Neurology of critical illness. Philadelphia: F.A. Davis, Co., 1995:3–17.
25. Teasdale G, Jennett B. Assessment of coma and impaired consciousness. A practical scale. Lancet 1974; 2:81–84.
26. Teasdale G, Jennett B. Assessment and prognosis of coma after head injury. Acta Neurochir (Wien) 1976; 34:45–55.
27. Sacco RL, VanGool R, Mohr JP, et al. Nontraumatic coma. Glasgow coma score and coma etiology as predictors of 2-week outcome. Arch Neurol 1990; 47:1181–1184.

脳死

28. Uniform Determination of Death Act, 12 uniform laws annotated 589 (West 1993 and West suppl 1997).
29. Smith AJ, Walker AE. Cerebral blood flow and brain metabolism as indicators of cerebral death. A review. Johns Hopkins Med J 1973; 133:107–119.
30. The Quality Standards Subcommittee of the American Academy of Neurology. Practice parameters for determining brain death in adults (summary statement). Neurology 1995; 45:1012–1014.
31. Wijdicks EFM, Varelas PNV, Gronseth GS, Greer DM. Evidence-based guideline update: determining brain-death in adults. Report of the Quality Standards Subcommittee of the American Academy of Neurology. Neurology 2010; 74:1911–1918.
32. Wijdicks EF. The diagnosis of brain death. N Engl J Med 2001; 344:1215–1221.
33. Dominguez-Roldan JM, Barrera-Chacon JM, Murillo-Cabezas F, et al. Clinical factors influencing the increment of blood carbon dioxide during the apnea test for the diagnosis of brain death. Transplant Proc 1999; 31:2599–2600.
34. Goudreau JL, Wijdicks EF, Emery SF. Complications during apnea testing in the determination of brain death: predisposing factors. Neurology 2000; 55:1045–1048.
35. Ropper AH. Unusual spontaneous movements in brain-dead patients. Neurology 1984; 34:1089–1092.

臓器提供者となる可能性
36. Wood KE, Becker BN, McCartney JG, et al. Care of the potential organ donor. N Engl J Med 2004; 351:2730-2739.
37. Detterbeck FC, Mill MR. Organ donation and the management of the multiple organ donor. Contemp Surg 1993; 42:281-285.
38. Guesde R, Barrou B, Leblanc I, et al. Administration of desmopressin in braindead donors and renal function in kidney recipients. Lancet 1998; 352:1178-1181.

おわりに
39. Fallowfield LJ, Jenkins VA, Beveridge HA. Truth may hurt but deceit hurts more: communication in palliative care. Palliative Med 2002; 16:297-303.

Chapter 45

運動障害

> 生きていくうえで最も重要なことは，体が動くということである。
> そして，いずれは，体を動かすことによって，必然的に体という機械はすり減っていく。
> John Young "*Senior Dissertation*" Univ. PA School of Medicine（1803年）

本章ではICUでよくみられる3つの運動障害，①不随意運動（てんかん発作），②運動機能低下（神経筋麻痺），③不動（筋弛緩薬）について述べる。これらの障害は，人体という機械の能力を有効利用できなくするという共通の特徴がある。

てんかん発作

重症患者でみられる神経系の合併症としては，代謝性脳症についで，てんかん発作が多い[1]。ICU患者で新たにてんかん発作が生じる頻度は0.8〜3.5％である[1,2]。

■てんかん発作の型

てんかん発作は脳の関与の程度（全般性か局所性か），異常な動きの有無（痙攣性か非痙攣性てんかん発作か），異常運動の型（例：強直間代運動やミオクローヌス）により分類される。

異常運動

てんかん発作に伴う動きは，**強直性**〔tonic（持続的な筋収縮）〕，**間代性**〔clonic（大きさと頻度が一定の周期的な動き）〕，または，**ミオクローヌス性**〔myoclonic（大きさと頻度が変化する不規則な動き）〕である[3]。他によく知られた運動（例：咀嚼運動）もあるが，それは繰り返し起こり，**自動症**（automatism）と呼ばれる。

全般発作

全般発作は大脳皮質の大部分で同期した規則的な電気的放電により生じ，常に意識の消失を伴う[3]。このてんかん発作は，典型的には強直性間代性の四肢運動を引き起こすが，異常運動を起こさない場合もある（全般非痙攣性発作）[4]。

部分発作

部分発作は脳の広範あるいは限局した規則的な電気的放電により生じ，臨床的症状は次の2つの例のように多岐にわたる。

1. **複雑部分発作**（partial complex seizure）は非痙攣性発作で行動変化を伴う。典型的な例は，意識はあるが周囲に対する反応がないような患者である（欠神発作とほとんど同じ）。発作

にはしばしば前兆現象（例：嫌な臭いがする）があり，咀嚼運動や舌打ちなどを繰り返すことがある（自動症）。
2. **持続性部分てんかん**（epilepsia partialis continua）は持続的な痙攣で，顔面や四肢の一側の筋肉で生じる強直間代運動が特徴となる。

ミオクローヌス

ミオクローヌス（myoclonus）は四肢の不規則な突然生じる動きが特徴で，自発的あるいは痛みや大きな音などの刺激で起こる〔**驚愕性ミオクローヌス**（startle myoclonus）〕。このような体動はあらゆる脳症（代謝性あるいは虚血性）で観察される。心停止後蘇生患者で何時間も意識が回復しない場合，ミオクローヌスが24時間以上続くと神経学的予後は不良である[5]。ミオクローヌスは，脳波上の周期的な放電と関連がないため，一般にてんかんとみなされていない[6]。

てんかん重積状態

てんかん重積状態（status epilepticus）とは，てんかん発作活動が30分以上持続した場合や，回復期がなく，てんかん活動が反復する状態と従来より定義されている[6]。全般痙攣性発作は5分以上続くことは少ないことから，最近提案されているてんかん重積状態の定義は，てんかん活動が5分以上続くこと，あるいは意識の回復期なしに，てんかんが2回続くことである[7]。てんかん重積状態はあらゆるタイプのてんかんで起こり，「痙攣性」（異常な体動を伴う）であることも「非痙攣性」（異常な体動を伴わない）であることもある。

非痙攣性てんかん重積状態：非痙攣性てんかん重積状態の多くは複雑部分発作（ICUの患者では一般的ではない）を含むが，全般発作のおよそ25%が非痙攣性である[8]。非痙攣性全般てんかん重積状態は，**無症候性てんかん重積状態**（subtle status epilepticus）としても知られており，典型的には全般痙攣性発作が適切に治療されないときに起こる[4]。これらの発作は意識消失を伴い，ICUでの説明のつかない昏睡の1つの原因である。ある研究では，全般非痙攣性発作はICU患者の昏睡の8%を占めると報告している[9]。診断には，脳波でてんかん型の放電を証明することが必要である。

■てんかん発作を起こしやすい状態

表45.1に示すように，重症患者では多様な状況でてんかん発作が起こる。ICUで新たに発症したてんかん発作に関する調査では，最も一般的な誘発因子として，薬物中毒，薬物からの離脱，代謝異常（例：低血糖）が挙げられている[2]。

■初期治療

ここで述べる初期治療は，痙攣性と非痙攣性の両者を含む全般てんかん重積状態（generalized status epilepticus：GSE）に対するものである。治療は3段階に分けることができ，表45.2と表45.3に，各段階での推奨される薬物投与計画を示した[6,7]。

表 45.1　ICU でてんかん発作を誘発しやすい状況

よく起こる状況*		まれに起こる状況	
薬物中毒 ● アンフェタミン系 ● コカイン ● 三環系抗うつ薬 薬物からの離脱 ● バルビツレート系 ● ベンゾジアゼピン系 ● エタノール ● オピオイド	代謝性疾患 ● 低血糖 ● 低酸素 ● 尿毒症 ● 肝不全	虚血状態 ● 脳卒中 ● 心停止 外傷 ● 頭蓋内出血 ● 頭蓋内圧亢進	感染症 ● 膿瘍 ● 髄膜脳炎 ● 敗血症性塞栓 血液疾患 ● 播種性血管内凝固（DIC） ● 血栓性血小板減少性紫斑病（TTP）

＊ 文献 2 より

表 45.2　全般てんかん重積状態に対する投薬計画

第 1 段階での薬物	投与法	備考
ロラゼパム	4 mg を 2 分間で静脈内投与。必要があれば 5 分後に再投与する。	全般発作を止めるための投与法。効果持続は 12〜24 時間である。
ミダゾラム	10 mg を筋注する。	ミダゾラムの筋注は静脈路がないとき（例：院外など）に使用可能である。ロラゼパムの静脈内投与と同程度に有効である。
第 2 段階での薬物	**投与法**	**備考**
フェニトイン	20 mg/kg を 50 mg/min より緩徐に静脈内投与。必要があれば初回投与から 10 分後に 10 mg/kg の静脈内投与が追加できる。	静注薬にはプロピレングリコールが溶媒に使用されており、急速投与すると低血圧を引き起こす。
ホスフェニトイン	20 mg/kg を 150 mg/min より緩徐に静脈内投与。必要があれば初回投与から 10 分後に 10 mg/kg の静脈内投与が追加できる。	水溶性でプロピレングリコールを含んでいないので、フェニトインより 3 倍の速度で投与できる。
第 2 段階での代替薬物	**投与法**	**備考**
バルプロ酸	20〜40 mg/kg を 3〜6 mg/kg/min の速度で静脈内投与。必要があれば初回投与から 10 分後に 20 mg/kg の静脈内投与が追加できる。	おそらくフェニトインと同程度に有効だが、フェニトインが使用できないとき（例：薬物アレルギー）のみに推奨される。
レベチラセタム	1,000〜3,000 mg を 5〜10 分で静脈内投与。	バルプロ酸より安全性は高いが、てんかん重積状態での使用実績はまだ限定的である。

〔薬物投与方法については，文献 6, 7 より引用〕

表 45.3　治療抵抗性全般てんかん重積状態に対する投薬計画

薬物	投与法
ペントバルビタール	5〜15 mg/kg を 1 時間で静脈内投与し、その後、0.5〜1 mg/kg/h で持続投与。必要があれば、3 mg/kg/h（最大量）まで投与量を増やすことができる。
チオペンタール	3〜5 mg/kg をボーラス静脈内投与し、その後、発作が治まるまで 1〜2 mg/kg を 2〜3 分ごとに静脈内投与する。そして、次の 24 時間は 3〜7 mg/kg/h で持続投与する。
ミダゾラム	0.2 mg/kg を静脈内投与し、その後 4〜10 mg/kg/h で持続投与する。
プロポフォール	2〜3 mg/kg をボーラス静脈内投与し、その後、発作が治まるまで 1〜2 mg/kg ボーラス静脈内投与する。そして、次の 24 時間は 4〜10 mg/kg/h で持続投与する。

〔薬物投与方法については，文献 6 より引用〕

第1段階での薬物

全般発作を迅速に停止させるために最も効果的な薬物はベンゾジアゼピン系であり，痙攣性発作の65〜80%を2〜3分で停止させる[10, 11]。

ロラゼパム：ロラゼパムの静脈内投与（4 mgを2分間）は全般てんかん重積状態を停止させ，効果は2分未満で現れ，12〜24時間持続する[11, 12]。

ミダゾラム：ミダゾラムの利点は筋注により急速に吸収されることである。静脈路を確保していないときや，確保が困難な場合にミダゾラム10 mgの筋注が可能であり，全般てんかん重積状態を停止させる効果はロラゼパム静脈内投与と同等である[13]。静脈路確保の時間を考慮すると，ロラゼパムの静脈内投与よりも迅速に（3〜4分で）発作を停止させることができる[13]。この方法は院外での全般てんかん重積状態の治療に適している。

第2段階での薬物

第2段階で用いる薬物は，ベンゾジアゼピン系に抵抗性の発作，または24時間以内に発作を繰り返しやすい場合が適応となる。この目的で選択されるのはフェニトインである。

フェニトイン：フェニトインの初回静脈内投与量は20 mg/kgであり，必要に応じて10 mg/kgを追加する。血清フェニトイン濃度の目標は10〜20 μg/mLである。心抑制と低血圧のリスクがあるので，フェニトインは50 mg/min以上で急速投与することはできない。すなわち，70 kgの成人では初回投与量のフェニトイン（20 mg/kg）を投与し終わるまで約30分かかることになり，これは全般てんかん重積状態が停止していない場合（ベンゾジアゼピン系の効果がない場合），この薬物の欠点となる。心抑制は，フェニトイン静注製剤の溶媒として使用されているプロピレングリコールによるものである。

ホスフェニトイン：ホスフェニトインは水溶性のフェニトイン類似薬で，プロピレングリコールを含んでいないので，フェニトインより心抑制を起こしにくい。その結果，ホスフェニトインはフェニトインより3倍の速度で投与が可能である（150 mg/min 対 50 mg/min）[14]。ホスフェニトインはプロドラッグ（フェニトインに変換される）で，フェニトインと同量を投与する。

その他の代替薬物：静注用バルプロ酸[*1]（20〜40 mg/kg）は，全般てんかん重積状態を停止させることに関しては，フェニトインと同等の効果がある[15]が，フェニトインが投与できないとき（薬物アレルギーのため）のみに推奨される[6, 7]。他の代替薬物としては，レベチラセタム（1,000〜3,000 mg 静脈内投与）があり，バルプロ酸より安全性は高いが，バルプロ酸ほど広く評価を受けてはいない。

[*1] 訳注：静注用バルプロ酸は日本では発売されていない。

第3段階：治療抵抗性全般てんかん重積状態

全般てんかん重積状態の患者の10％は第1段階と第2段階の薬物に抵抗性である[8]。ここで推奨されるのは，表45.3の薬物を麻酔の用量で投与することである。この状況ではペントバルビタールが好ましい薬物かもしれない[16]。この段階では，神経内科医へのコンサルテーションが最もよい選択肢である。

■予後

院内死亡率は，痙攣性全般てんかん重積状態が21％，非痙攣性全般てんかん重積状態が52％，治療抵抗性全般てんかん重積状態が61％である[7]。

神経筋麻痺

ICUでみられる急性の神経筋麻痺について述べる。

■重症筋無力症

重症筋無力症（myasthenia gravis：MG）は自己免疫性疾患で，神経筋接合部のシナプス後アセチルコリン受容体が抗体により破壊される[17]。

病因

MGは大手術や併発症により起こることがある。原因の20％は胸腺腫で，甲状腺機能亢進症が5％を占める。薬物によっては突然発症し，増悪することがある[17]。その主なものは，抗菌薬（例：アミノグリコシド系，シプロフロキサシン）と循環器治療薬（例：β遮断薬，リドカイン，プロカインアミド，キニジン）である。

臨床像

MGの筋力低下は，以下の特徴をもつ。

1. 筋力低下は運動で増悪し，休息すると回復する。
2. 筋力低下はまず，眼瞼や外眼筋に現れ，その後，四肢に及ぶパターンが85％の症例でみられる[19]。
3. 進行する筋力低下はしばしば胸郭や横隔膜に及び，急速に進行して呼吸不全となる**筋無力症クリーゼ**（myasthenic crisis）は15〜20％の患者に起こる[18]。
4. 障害は運動系に限られ，深部腱反射は保たれる（表45.4参照）。

診断

MGの診断は，眼瞼や外眼筋で繰り返し筋肉を使うことにより増悪する筋力低下によりなされる。確定診断は，①アセチルコリンエステラーゼ阻害薬であるエドロホニウムの投与により筋力が増強されることと，②MG患者の85％に存在する血中のアセチルコリン受容体に対する抗

表 45.4 重症筋無力症とギラン–バレー症候群の特徴の比較

特徴	重症筋無力症	ギラン–バレー症候群
眼筋の筋力低下	あり	なし
脱力の変動	あり	なし
球麻痺	あり	あり
深部腱反射	正常	減弱
自律神経不安定	なし	あり
神経伝導速度	正常	低下

体を証明すること[17]によりなされる。

治療

最初に行うべき治療はアセチルコリンエステラーゼ阻害薬であるピリドスチグミンの投与で, 6時間ごとに60 mgの経口投与で開始し, 必要に応じて6時間ごとに120 mgまで増量できる[20, 21]。筋無力症クリーゼの治療に静脈内投与することも可能であり[*2], 静脈内投与量は経口投与量の30分の1である[19, 20]。

必要であれば免疫療法も併用され, プレドニゾン (1〜1.5 mg/kg/日), アザチオプリン (1〜3 mg/kg/日), シクロスポリン (2.5 mg/kg, 1日2回) のいずれかが用いられる[21]。長期間の免疫抑制療法の必要性を減らすため, 60歳未満の患者では胸腺摘出術がしばしば推奨される[21]。

進行例：人工呼吸器を要する進行例の治療では2つの選択肢がある。すなわち, ①疾患の原因となっている抗体を血中から除去する血漿交換, または②免疫グロブリンG (0.4あるいは2 g/kg/日を2〜5日間) を静脈内投与して抗体を中和する方法である。両者は同等に効果的であるが[19, 21], 血漿交換のほうが効果発現が速い[21]。

■ギラン–バレー症候群

ギラン–バレー (Guillain-Barré) 症候群は**亜急性炎症性の脱髄性多発神経障害**で, しばしば急性感染症が先行する (1〜3週間)[22, 23]。この疾患では免疫の関与が疑われている。

臨床像

ギラン–バレー症候群の特徴的な所見は, 知覚異常と左右対称性の四肢筋力の低下で, これらは数日から数週間で進行する。患者の25％では症状悪化により呼吸不全が起こり[22], 進行例では自律神経失調が起こる[24]。約80％の症例では自然寛解するが, 神経学的後遺症を残すことが多い[22]。

診断

ギラン–バレー症候群の診断は, 臨床所見 (知覚異常と左右対称性の四肢筋力低下), 神経伝導速度検査 (伝導遅延), 髄液検査 (80％の症例でタンパク質濃度の上昇) に基づいて行われる[22]。

[*2] 訳注：静注用ピリドスチグミンは日本では使用できない。

ギラン–バレー症候群と重症筋無力症の所見の違いを表 45.4 に示した。

治療

治療はほとんどが対症療法だが，呼吸不全を伴う進行例では，短期的な改善ではあるが血漿交換や免疫グロブリン G の静脈内投与（0.4 g/kg/日を 5 日間）が同等に有効である[23]。施行が容易な免疫グロブリン G 療法のほうが好まれることが多い。

■重症疾患での神経筋障害

重症疾患多発神経障害（critical illness polyneuropathy：CIP）と重症疾患筋障害（critical illness myopathy：CIM）として知られるこれらの疾患は続発性の疾患で，典型的には重症敗血症や進行性の全身性炎症疾患に併発する[25]。これらの疾患はしばしば同一の患者に起こり，人工呼吸器からウィーニングできないことで明らかとなることが多い。

病態

重症疾患多発神経障害はびまん性の感覚神経と運動神経の障害で，重症敗血症や敗血症性ショックの患者の少なくとも 50% にみられる[25〜27]。発症時期はさまざまで，敗血症発症後の 2 日から 2〜3 週間である。重症疾患多発神経障害は重症患者で最もよくみられる末梢神経障害であると考えられている[28]。

重症疾患筋障害はびまん性の炎症性筋障害で，四肢と体幹の筋肉に及ぶ[29]。誘因としては，重症敗血症，敗血症性ショック，筋弛緩薬の長期投与，特に高用量コルチコステロイド療法を併用した場合，である[25, 26, 29]。重症疾患筋障害は高用量コルチコステロイドによる治療を受けた喘息重積状態患者の 3 分の 1 で報告されている[29]。

臨床像

前述のように，重症疾患多発神経障害と重症疾患筋障害は人工呼吸器からの説明のつかない離脱不能に遭遇するまで気づかれないことが多い。身体診察により，腱反射の低下あるいは消失を伴った弛緩性の四肢麻痺が明らかとなる。重症疾患多発神経障害の診断は神経伝導速度検査（感覚・運動神経線維両者の神経伝導速度低下）により確定され[27]，重症疾患筋障害の診断は筋電図（筋障害）と筋生検（ミオシン線維の萎縮や消失と炎症細胞浸潤）により確定される[29]。

重症疾患多発神経障害と重症疾患筋障害に対する治療法はない。約半数の患者では完全回復が期待されるが[27]，回復までに数か月かかる可能性がある。

筋弛緩薬

薬物による筋弛緩は，次の状況において用いられる。すなわち，①円滑な気管挿管，②低体温療法（心肺蘇生後の昏睡患者に対する治療）の際のシバリング防止，③興奮状態にある患者の人工呼吸のためである[30]。③に関しては，後述する理由により好ましいことではない。

筋弛緩薬は神経筋接合部のシナプス後アセチルコリン受容体に結合して作用する。結合後には，2 つの異なる作用機序がある。すなわち，①脱分極性筋弛緩薬はアセチルコリンのように作

第 45 章　運動障害

表 45.5　よく使用される筋弛緩薬の特徴

	スキサメトニウム	ロクロニウム	シスアトラクリウム
ボーラス静脈内投与量	1 mg/kg	0.6 mg/kg	0.1 mg/kg
効果発現時間	1～1.5 分	1.5～3 分	5～7 分
回復時間	10～12 分	30～40 分	40～45 分
持続投与量	—	5～10 μg/kg/min	2～5 μg/kg/min
循環系への影響	徐脈	なし	なし
腎・肝不全への影響	なし	肝不全で効果延長	なし

〔文献 2 より〕

用し，シナプス後膜を持続的に脱分極する。②非脱分極性筋弛緩薬はシナプス後膜の脱分極を抑制する。

■よく使用される筋弛緩薬

よく用いられる 3 種類の筋弛緩薬の特徴を表 45.5 に示す[31]。

スキサメトニウム

スキサメトニウムは脱分極性筋弛緩薬で，効果発現が速く（1～1.5 分）回復も早い（10～12 分）。このような特徴のため，気管挿管時に用いられる。

副作用：スキサメトニウムによる骨格筋の脱分極は，筋細胞からのカリウム遊離を引き起こす。このことにより，血清カリウム濃度は 0.5 mEq/L 上昇するが[32]，通常この影響は一過性で，何ら問題にはならない。しかし，スキサメトニウムが「除神経傷害」（例：頭部や脊髄外傷），横紋筋融解，熱傷，あるいは長期臥床の患者に投与されると，致命的な高カリウム血症になることがある。したがって，このような状態の患者にスキサメトニウムは推奨されない。

ロクロニウム

ロクロニウムは非脱分極性筋弛緩薬で効果発現が速く（1.5～3 分），回復の早さは「中等度」（30～40 分）である。効果発現が速いので，気管挿管時にスキサメトニウムの使用を控えたほうがよい場合，本薬を使用することができる。しかし，気管挿管には多量の投与（1 mg/kg）が必要なので，筋弛緩の回復に時間がかかることになる[31]。長時間の筋弛緩を得るためには 5～10 μg/kg/min で持続投与することができる。ロクロニウムは忍容性が高く，心血管系の副作用もない。効果発現が速いため，同族の筋弛緩薬であるベクロニウムは，ロクロニウムに取って代わられつつある。

シスアトラクリウム

シスアトラクリウムは非脱分極性筋弛緩薬で，効果発現が遅く（5～7 分），回復の早さは「中等度」である。本薬はアトラクリウム（筋弛緩薬）の異性体で，アトラクリウムのもつヒスタミン遊離作用のない筋弛緩薬として開発された。シスアトラクリウムは長時間の筋弛緩を得る

ためには 2〜5 µg/kg/min で持続投与することができ，血中濃度は肝腎機能に影響されないのでICU患者に適している[31]。

■モニタリング

薬物による筋弛緩状態の標準的なモニタリングは，前腕の尺骨神経に低頻度（2 Hz）の四連電気刺激を与え，母指の内転を観察することである．母指内転が完全に消失すれば過度の筋弛緩状態にある．1つまたは2つの動きが観察されるのが理想的で，この状態が得られるように薬物の持続投与を調節する[30]。

■薬物による運動麻痺の回避

運動麻痺状態での覚醒は恐怖と苦痛を伴う経験であり[33]，患者が運動麻痺状態にあるときは深く鎮静しておくことが必須である．しかし，患者が運動麻痺状態にあるときに鎮静と疼痛管理を適切に評価することは不可能である．適切な鎮静と疼痛管理を保証することが不可能なので，薬物による運動麻痺は可能なかぎり避けるべきである．長期間の神経筋麻痺を避けることは，以下のリスクを回避することにもなる．

1. 重症疾患筋障害（前述）
2. 「沈下性」肺炎〔hypostatic pneumonia（下側になった肺に気道分泌物が貯留することによる）〕
3. 静脈血栓塞栓症（長期間の不動による）
4. 褥瘡（これも長期間の不動による）

おわりに

■炎症がここでも大きく関与している

本書の中心テーマの1つは，重症患者でみられる進行性の全身炎症反応による広範な障害である．炎症は，敗血症性ショックに関連した多臓器不全〔第14章（☞214ページ）参照〕以外に，急性呼吸促迫症候群〔第23章（☞363ページ）参照〕や急性腎傷害〔第34章（☞515ページ）参照〕の原因となる．本章では，炎症が末梢神経（重症疾患多発神経障害）や骨格筋（重症疾患筋障害）に損傷を与えることを学んだ．これらの傷害は，炎症がICUにおいて最も致命的な影響力をもつという考え方を支持するものである．

■文献

てんかん発作
1. Bleck TP, Smith MC, Pierre-Louis SJ, et al. Neurologic complications of critical medical illnesses. Crit Care Med 1993; 21:98–103.
2. Wijdicks EF, Sharbrough FW. New-onset seizures in critically ill patients. Neurology 1993; 43:1042–1044.
3. Chabolla DR. Characteristics of the epilepsies. Mayo Clin Proc 2002; 77:981–990.
4. Holtkamp M, Meierkord H. Nonconvulsive status epilepticus: a diagnostic and therapeutic challenge in the intensive care setting. Ther Adv Neurol Disorders 2011; 4:169–181.

5. Wijdicks EF, Parisi JE, Sharbrough FW. Prognostic value of myoclonus status in comatose survivors of cardiac arrest. Ann Neurol 1994; 35:239–243.
6. Meierkord H, Boon P, Engelsen B, et al. EFNS guideline on the management of status epilepticus in adults. Eur J Neurol 2010; 17:348–355.
7. Brophy GM, Bell R, Claassen J, et al. Guidelines for the evaluation and management of status epilepticus. Neurocrit Care 2012; 17:3–23.
8. Marik PE, Varon J. The management of status epilepticus. Chest 2004; 126:582–591.
9. Towne AR, Waterhouse EJ, Boggs JG, et al. Prevalence of nonconvulsive status epilepticus in comatose patients. Neurology 2000; 54:340–345.
10. Treiman DM, Meyers PD, Walton NY, et al. A comparison of four treatments for generalized convulsive status epilepticus. N Engl J Med 1998; 339:792–798.
11. Lowenstein DH, Alldredge BK. Status epilepticus. N Engl J Med 1998; 338:970–976.
12. Manno EM. New management strategies in the treatment of status epilepticus. Mayo Clin Proc 2003 ;78:508–518.
13. Silbergleit R, Durkalsi V, Lowenstein D, et al. Intramuscular versus intravenous therapy for prehospital status epilepticus. N Engl J Med 2012; 366:591–600.
14. Fischer JH, Patel TV, Fischer PA. Fosphenytoin: clinical pharmacokinetics and comparative advantages in the acute treatment of seizures. Clin Pharmacokinet 2003; 42:33–58.
15. Misra UK, Kalita J, Patel R. Sodium valproate vs. phenytoin in status epilepticus: a pilot study. Neurology 2006; 67:340–342.
16. Claassen J, Hirsch LJ, Emerson RG, et al. Treatment of refractory status epilepticus with pentobarbital, propofol, or midazolam: a systematic review. Epilepsia 2002; 43:146–153.

重症筋無力症

17. Vincent A, Palace J, Hilton-Jones D. Myasthenia gravis. Lancet 2001; 357:2122–2128.
18. Wittbrodt ET. Drugs and myasthenia gravis. An update. Arch Intern Med 1997; 157:399–408.
19. Drachman DB. Myasthenia gravis. N Engl J Med 1994; 330:1797–1810.
20. Berrouschot J, Baumann I, Kalischewski P, et al. Therapy of myasthenic crisis. Crit Care Med 1997; 25:1228–1235.
21. Saperstein DS, Barohn RJ. Management of myasthenia gravis. Semin Neurol 2004; 24:41–48.

ギラン-バレー症候群

22. Hughes RA, Cornblath DR. Guillain-Barré syndrome. Lancet 2005; 366:1653–1666.
23. Hund EF, Borel CO, Cornblath DR, et al. Intensive management and treatment of severe Guillain-Barré syndrome. Crit Care Med 1993; 21:433–446.
24. Pfeiffer G, Schiller B, Kruse J, et al. Indicators of dysautonomia in severe Guillain-Barré syndrome. J Neurol 1999; 246:1015–1022.

重症疾患での神経筋障害

25. Hund E. Neurological complications of sepsis: critical illness polyneuropathy and myopathy. J Neurol 2001; 248:929–934.
26. Bolton CF. Neuromuscular manifestations of critical illness. Muscle & Nerve 2005; 32:140–163.
27. van Mook WN, Hulsewe-Evers RP. Critical illness polyneuropathy. Curr Opin Crit Care 2002; 8:302–310.
28. Maramatton BV, Wijdicks EFM. Acute neuromuscular weakness in the intensive care unit. Crit Care Med 2006; 34:2835–2841.
29. Lacomis D. Critical illness myopathy. Curr Rheumatol Rep 2002; 4:403–408.

筋弛緩薬

30. Murray MJ, Cowen J, DeBlock H, et al. Clinical practice guidelines for sustained neuromuscular blockade in the adult critically ill patient. Crit Care Med 2002; 30:142–156.
31. Donati F, Bevan DR. Neuromuscular blocking agents. In: Barash PG, Cullen BF, Stoelting RK, et al., eds. Clinical Anesthesia. 6th ed. Philadelphia: Lippincott Williams & Wilkins, 2009:498–530.
32. Koide M, Waud BE. Serum potassium concentrations after succinylcholine in patients with renal failure. Anesthesiology 1972; 36:142–145.
33. Parker MM, Schubert W, Shelhamer JH, et al. Perceptions of a critically ill patient experiencing therapeutic paralysis in an ICU. Crit Care Med 1984; 12:69–71.

Chapter 46

急性脳卒中

> 病気は人間をずっと肉体的に，いや，肉体だけにかえてしまうのだ。
> Thomas Mann

本章の主要なテーマは脳血管障害であり，これは 2,400 年以上も前に最初に記載され，そのときから，apoplexy, cerebrovascular accident, stroke，そして最近では馴染みのない名前として brain attack など，的確とはいえない，さまざまな名前で呼ばれてきた。米国ではこの病態により 4 秒に 1 人が死亡していること[1]を考えると，より適切な名前をつけるべきであろう。

本章では，急性脳卒中に対して米国心臓協会（AHA）が推奨している血栓溶解療法に重点を置きながら，急性脳卒中の初期評価と治療について述べる[2]。

定義

■脳卒中

脳卒中とは，「24 時間以上続く神経機能障害を伴う血管原性の急性脳障害」である[3]。神経機能障害は通常，限局的あるいは局所的（血管閉塞に特徴的）であるが，血管の破裂により出血や占拠性病変が生じると，全般的な機能障害を起こす可能性がある。

分類

脳卒中はその原因によって分類される。

1. **虚血性脳卒中**（ischemic stroke）はすべての脳卒中の 87％を占める[1]。虚血性脳卒中の 80％は**血栓性脳卒中**（thrombotic stroke）で，20％が**塞栓性脳卒中**（embolic stroke）である。塞栓のほとんどは左房血栓（心房細動による）または左室血栓（急性心筋梗塞）に由来するが，下肢静脈に生じた血栓が開存している卵円孔を通って脳に達することもある[4]。
2. **出血性脳卒中**（hemorrhagic stroke）は脳卒中の 13％を占める。出血性脳卒中の 97％は脳内出血を伴い，3％はくも膜下出血が原因である[1]。

■一過性脳虚血発作

一過性脳虚血発作（transient ischemic attack：TIA）とは，24 時間以内に治まる虚血による急性の局所的脳機能喪失である[3]。TIA と脳卒中を区別する特徴は，TIA の**臨床症状の可逆性**である。これは脳障害の可逆性を意味するものではない。なぜなら **TIA の 3 分の 1 は脳梗塞を伴っ**ているからである[5,6]。

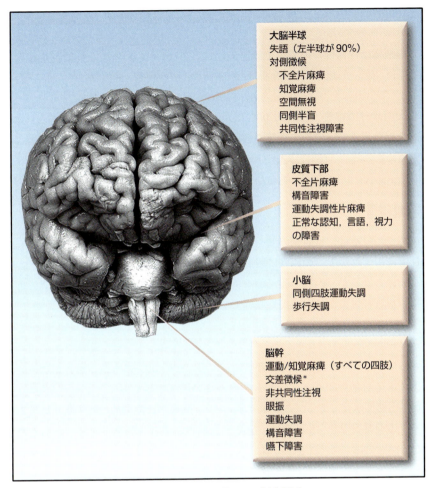

図 46.1 虚血性脳障害でみられる神経学的異常とその対応領域
* 同側の顔面と対側の体（顔面以下）にみられる徴候を示す．

初期評価

急性脳卒中が疑われる患者の評価は，迅速に行われるべきである．脳梗塞では1分ごとに190万のニューロン，12 km の有髄線維が破壊され[7]，持続する組織破壊は最終的には血栓溶解療法による閉塞血管の再開通によっても神経症状が改善しない状況になる．この状況は発症後4〜5時間で起こり，血栓溶解療法の効果は消失する．

■ベッドサイドでの評価

脳卒中は従来，臨床所見によって診断され（後述のように，MRI 拡散強調画像により変わってきたが），障害された脳の領域により臨床症状が左右される．図 46.1 に，障害された脳の領域と臨床症状の対応を示す．いくつかの急性脳卒中の要点を次に示す．

意識の状態

ほとんどの脳梗塞は片側性なので，意識消失は起こさない[8]。局所的な神経脱落症状に昏睡を伴っている場合，最も可能性が高い診断は，脳内出血，脳幹梗塞，非痙攣性てんかん発作である。

失語症：左大脳半球の障害（患者の90％は左大脳半球が言語の優位半球である）は，**失語症**（aphasia）を引き起こし，言語の理解や言語の構成に障害が起こる。失語症の患者には，言語の理解が困難である場合〔**感覚性失語**（receptive aphasia）〕，言語の表現が困難である場合〔**運動性失語**（expressive aphasia）〕，あるいはその両者〔**全失語**（global aphasia）〕の場合がある。

感覚運動機能障害

大脳半球の障害の特徴は，反対側の顔や体の感覚運動機能低下（すなわち，不全片麻痺）である。不全片麻痺やどれか1つの四肢に限局した感覚運動機能低下は，脳卒中（またはTIA）を疑う大きな指標となるが，四肢の限局的な機能低下は非痙攣性てんかん重積状態の可能性もあり，不全片麻痺は肝性または敗血症性脳症でも報告されている[9,10]。

脳卒中様病態

臨床所見から脳卒中が疑われた入院患者に関しては，その30％にも及ぶ患者が急性脳卒中と似た他の病態である可能性がある[11]。最も頻度が高い脳卒中様病態は，てんかん発作，敗血症，代謝性脳症，占拠性病変である（この順で多い）[11]。脳卒中は原則的に臨床症状による診断なので，少なくとも発症後24～48時間は，脳卒中様病態の患者は脳卒中の疑いがあるために入院（および血栓溶解療法）の予備軍となる。

脳卒中スケール

臨床で評価システムを用いることは，急性脳卒中の評価を標準化するために推奨される[2]。最も実績があるのは米国国立衛生研究所（NIH）の脳卒中スケール（NIHSS）である。NIHSSは11項目の臨床所見を評価し，それぞれの項目に0～3または4点をつける。合計点数は重症度の指標となり，0点（正常）から41点（最も重症）までである。22点以上は一般的に予後不良である。ベテランのスタッフであればNIHSS評価を5分以内に終了することが可能で，そのスコアで急性脳卒中の可能性を評価することができ（すなわち，スコアが10点以下であれば脳卒中の可能性は低い），病気の経過観察と治療に役立つ（NIHSSは，http://stroke.nih.gov/documents.からダウンロードできる）。

■画像診断

次に述べる画像検査は，脳卒中の評価では必須項目となっており，それぞれの検査には評価における独自の役割がある。

CTスキャン

非造影CT（noncontrast computed tomography：NCCT）は，図46.2に示すように頭蓋内

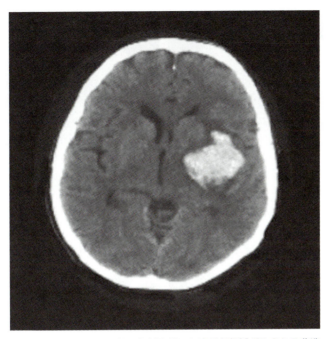

図 46.2 左半球周辺に低吸収域を伴った高吸収領域がみられる非造影 CT 像

これは周辺に浮腫を伴った血腫である。CT 検査は頭蓋内出血の検出には信頼がおける。

出血に対し信頼できる画像検査である。この信頼性の高さは，血栓溶解療法の実施を決定する際に重要である。なぜなら，NCCT により頭蓋内出血が判明した場合，血栓溶解療法は禁忌となるからである。頭蓋内出血に対する NCCT の感度はほぼ 100％である[5]。

NCCT は，虚血性変化に対する画像検査としては信頼できる方法ではない。虚血性脳卒中の半分は NCCT では検出できず[12]，急性脳卒中（脳梗塞の大きさが非常に小さい場合）発症後 24 時間の診断率はさらに低い[13]。脳梗塞初期の CT 画像に診断的価値がないことは図 46.3 をみれば明らかである[13]。第 3 病日の CT 画像では，圧迫所見を伴う広範な脳梗塞領域がわかるが，それは第 1 病日（脳梗塞発症日）では明らかではない。これらの画像から，脳卒中の疑いがある患者の初期評価では，CT 画像で所見がなくても脳梗塞の可能性を否定できないことがわかる。

MRI

MRI の拡散強調画像（diffusion-weighted imaging：DWI）は，虚血性脳卒中の検出に最も感度と特異度が高い検査である[2]。MRI は，組織中の水分子の動きを画像化したものだが，発症から 5〜10 分で虚血性病変が検出でき[14]，脳卒中初期での虚血性脳卒中の検出感度は 90％である[5]。虚血性脳卒中の拡散強調画像を図 46.4 に示す[15]。左側の画像では虚血性病変を意味する広範な高信号域がみられる（これは CT 画像と異なる。CT 画像では虚血性病変は低吸収域となる）。右側は time-delay 法の画像で，隣のカラーパレットを用いて低灌流域を表示する。time-delay 法による画像の低灌流域から拡散強調画像での虚血領域を除いたデジタルサブトラクション画像を作成してみると，time-delay 法による画像に残った色のついた領域は梗塞になりかけていることがわかる。このデジタルサブトラクション法により，急性虚血性脳卒中患者

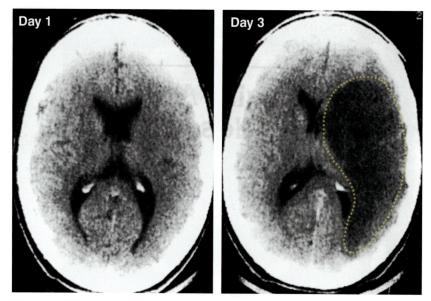

図 46.3　虚血性脳卒中の第 1 病日と第 3 病日の非造影 CT 像
第 1 病日の CT 画像でははっきりしないが，第 3 病日の CT 画像では周囲を圧迫した大きな低吸収域（点線で囲んだ領域）が観察され，脳内浮腫を伴った広範な組織破壊が起こっている。
〔画像は文献 13 より〕

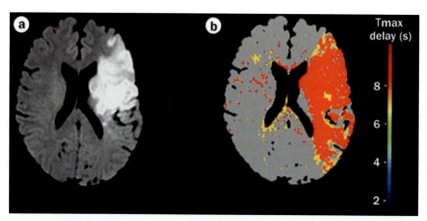

図 46.4　広範な虚血性病変を示す MRI 拡散強調画像（左図）と time-delay 法による画像（右図）
右側のカラー画像は time-delay 法の画像で，低灌流領域が赤と黄色で示されている。低灌流域（右図）から虚血領域（左図）を除いたデジタルサブトラクション画像は，梗塞になりかけた領域を示しているかもしれない。〔画像は文献 15 より〕

の継続する危険性を評価することができる。

心エコー法

急性脳卒中における心エコー法の主な役割は次のとおりである。

1. 心房細動，急性心筋梗塞，左心系の心内膜炎に関連した虚血性脳卒中において，脳塞栓源を同定する。
2. 血栓塞栓症の既往があり虚血性脳卒中を起こした患者で，卵円孔の開存を確認する。

表 46.1　虚血性脳卒中に対する血栓溶解療法のチェックリスト

ステップ 1：適応基準 □発症時刻が正確にわかっている。 □血栓溶解療法が発症後 4.5 時間以内に開始できる。	2 項目とも満たせば，ステップ 2 に進む。
ステップ 2：除外基準 □持続性の出血 □収縮期血圧 ≧185 mmHg または拡張期血圧 ≧110 mmHg □頭蓋内出血の既往 □頭蓋内腫瘍，動脈瘤，動静脈瘻 □過去 3 か月以内の頭蓋内/脊髄手術，重症頭部外傷，脳梗塞 □過去 2 日以内のトロンビン阻害薬または Xa 因子阻害薬の使用 □凝固障害を示す検査値（例：血小板数 <10 万） □血糖値 <50 mg/dL（2.7 mmol/L） □ CT スキャンで多葉にわたる脳梗塞がある 　（低吸収域が大脳半球の 1/3 以上）	どれも当てはまらなければ，ステップ 3 に進む。
ステップ 3：相対的除外基準 □過去 14 日以内の大手術あるいは重症外傷 □過去 21 日以内の消化管あるいは尿路出血 □過去 3 か月以内の心筋梗塞 □脳卒中発作が起きてからの痙攣 発症後 3～4.5 時間に血栓溶解療法を行うための追加基準 □年齢 >80 歳 □経口抗凝固薬服用（PT-INR の値にかかわらず） □重症脳卒中（NIHSS >25） □脳卒中の既往のある糖尿病	どれも当てはまらないか，1 つ以上当てはまるがリスクと効果を考慮し，血栓溶解療法が推奨される場合はステップ 4 に進む。
ステップ 4：血栓溶解療法（迅速に開始）	

PT-INR：プロトロンビン時間国際標準比
〔文献 2 より〕

血栓溶解療法

初期評価で急性脳卒中が疑われたら，次のステップは血栓溶解療法の適応があるか否かを決定することである。

■適応基準

虚血性脳卒中に対する血栓溶解療法の適応基準を，チェックリストとして表 46.1 に示した。適応基準に関するいくつかのコメントを次に述べる。

時間の制限

虚血性脳卒中における血栓溶解療法の実施については 1 つの研究[16]が引き金となっている。その研究では，60 分間かけて遺伝子組換え型組織プラスミノゲンアクチベータ（tPA）を投与すると神経学的予後（生命予後ではない）が改善するが，その効果は tPA 投与が発症後 3 時間以内に開始された場合のみであった，としている。米国食品医薬品局（FDA）はそののち（1996 年）に，虚血性脳卒中で tPA の使用を認めたが，tPA は発症後 3 時間以内に投与を開始しなければならないという制限付きであった。この 3 時間という縛りが虚血性脳卒中での tPA の使用

表 46.2　急性脳卒中の血圧コントロール

血圧	薬物とその投与法
収縮期血圧 >185 mmHg* または 拡張期血圧 >110 mmHg	ラベタロール：10〜20 mg を 1〜2 分で静脈内投与。10 分後にもう 1 度投与可。 ニカルジピン：5 mg/h で持続投与。必要があれば 5〜15 分ごとに 2.5 mg/h ずつ増量。最大 15 mg/h まで。
収縮期血圧 >220 mmHg または 拡張期血圧 >120 mmHg	ラベタロール：10 mg をボーラス静脈内投与。その後，2〜8 mg/min で持続投与。 ニカルジピン：5 mg/h で持続投与。必要があれば 5〜15 分ごとに 2.5 mg/h ずつ増量。最大 15 mg/h まで。
拡張期血圧 >140 mmHg	ニトロプルシド：0.2 μg/kg/min で持続投与し，その後は適切な量に調整。

* 血栓溶解療法が可能になるよう血圧を下げる。
〔文献 2 より引用〕

を制限しており，調査によれば，血栓溶解療法を受けているのは虚血性脳卒中患者の 2%のみにすぎないとされている[17]。

時間制限の延長：最近の臨床研究では，発症後 3〜4.5 時間以内に血栓溶解療法を開始すれば神経学的予後が改善する，と報告されている[18]。この結果から，最近になって，血栓溶解療法の開始は発症後 4.5 時間までに延長された[2]。時間の延長に伴う追加の除外基準を表 46.1 に示した。

なぜこれらの時間制限にこだわるのか。それは，虚血性脳卒中に対して血栓溶解療法を受けた患者の 6%が脳内出血を起こすので，この治療法を正当化するためには，この治療の利点を実証する必要があるからである。

脳卒中発症の時間

血栓溶解療法の時間制限に関しては，脳卒中の発症（症状出現）時間を正確にとらえることが重要となる。これは難しい可能性がある。なぜなら，患者は信頼のおける病歴を述べることはできないし，多くの場合，発症は目撃されていない（あるいは就眠中に起こる）からである。

高血圧

血栓溶解療法の除外基準の 1 つは，収縮期血圧 185 mmHg 以上，拡張期血圧 110 mmHg 以上の血圧上昇である（表 46.1 参照）。血圧上昇以外が血栓溶解療法の適応であれば，表 46.2 に示す投薬計画を用いることで，血圧を低下させ，血栓溶解療法を行うことができる[1]。急性脳卒中患者の降圧方法と注意点については後述する。降圧が成功し患者が血栓溶解療法を受けることができたならば，頭蓋内出血の危険性を減らすために，治療後 2〜3 日間は血圧を 180/105 mmHg 未満に維持すべきである。

■血栓溶解薬の投与計画

血栓溶解療法は可能なかぎり迅速に開始すべきである。なぜなら，より早期の治療開始がよりよい予後につながるからである[2]。遺伝子組換え型 tPA は急性脳卒中に対して使用が認可されている唯一の血栓溶解薬である。

投与方法：tPA の投与量は 0.9 mg/kg で，最大 90 mg まで。投与量の 10% を最初の 1〜2 分で静脈内投与し，残りを 60 分間かけて持続静注する[2]。

神経学的所見の悪化，突然の血圧上昇，頭痛など，わずかでも頭蓋内出血の徴候があれば，tPA の投与を中止すべきである。tPA の投与中止後は，緊急に CT（非造影）検査を行うべきである。血栓溶解療法が無事終了した場合は，患者は一般的には ICU で 24 時間管理する。**血栓溶解療法後 24 時間は，抗凝固薬や抗血小板薬の投与はすべて禁忌である。**

■抗血栓療法

ヘパリン

いくつかの研究では，虚血性脳卒中に対するヘパリンの抗凝固作用は効果が示されていない[2]。効果が不十分であることとヘパリン自体の危険性（すなわち，出血と血小板減少症）のため，ヘパリンによる抗凝固は虚血性脳卒中に対しては推奨されていない[2]。急性脳卒中において唯一ヘパリンの使用が推奨されているのは，血栓塞栓症の予防である[2]。

アスピリン

効果が不十分であることが明らかであるにもかかわらず，虚血性脳卒中に対してのアスピリン療法はルーチンな治療法として推奨されている[2]。初回量は 325 mg（経口）で，脳卒中発症（または血栓溶解法）の 24〜48 時間後に投与され，維持量は 75〜150 mg/日である[2]。抗血小板薬の追加投与は推奨されていない。

脳保護療法

本項で述べる治療法は，急性脳卒中発症後の脳保護を意図している。

■酸素療法

酸素吸入は，動脈血の酸素化が適切であっても，虚血性脳卒中患者に対しルーチンに行われる。この療法は効果が証明されておらず[19]，酸素の代謝産物の毒性（特に再灌流傷害におけるスーパーオキシドラジカルの関与）や，**酸素が脳血管収縮を引き起こす**という事実[20]を無視している。

　最新の脳卒中管理に関するガイドラインには，虚血性脳卒中患者では酸素吸入の効果は証明されていないと記載してあり，動脈血酸素飽和度が 94% 未満のときのみ酸素投与が推奨されている[2]。これは，急性冠症候群での酸素療法に関する最新の推奨に似ている（☞ 250 ページ）。酸素吸入の閾値を酸素飽和度 90% まで下げることは可能であろうが，新たな推奨は正しい方向への第一歩である。

■高血圧

高血圧は急性脳卒中患者の 60〜65% にみられ[21]，いくつかの要因，例えば，交感神経系の活性

化，脳浮腫，高血圧の既往などが原因となる。血圧は通常2〜3日でもとに戻る。脳卒中に伴う高血圧の患者にはより広範な神経学的障害が起こるが，降圧はルーチンには推奨されていない[2]。降圧の適応は，収縮期血圧 >220 mmHg，拡張期血圧 >120 mmHg，または高血圧の合併症（例：急性心筋梗塞）がある場合である。

薬物療法

表46.2に，急性脳卒中患者での降圧に対する推奨薬物と投薬法を示した。ラベタロール（αとβ受容体拮抗作用をあわせもつ）とニカルジピン（カルシウム拮抗薬）はともに，心拍出量（脳血流量も）を維持しながら血圧を低下させることができる。ラベタロールは頻脈を起こさないので，おそらく好まれる薬物であろう。しかし，急性脳卒中に対する血圧コントロールに関して，これらの薬物の比較研究はない。ニトロプルシドは重症高血圧（拡張期血圧 >140 mmHg）に対して推奨されるが[2]，ニトロプルシドの持続投与は頭蓋内圧上昇を伴うので[22]，虚血性脳卒中患者には望ましくない。

■発熱

急性脳卒中患者の30％で発症後48時間以内に発熱が起こり[2]，発熱が起こると予後は悪くなる[23]。

発熱の原因

発熱は脳卒中発症後48時間以内に出現することが多いので[24]，非感染性の原因（壊死組織や脳内血腫の存在）が示唆される。しかし，いくつかの研究によると脳卒中に関連した発熱の患者のほとんどで感染が認められている[25]。したがって，脳卒中に関連した発熱では，その原因として感染症の可能性を考えておくべきである。

解熱薬

発熱が脳虚血に対して有害であることは動物実験で証明されている[26, 27]。それゆえ，解熱療法は脳卒中に関連した発熱に対する正しい治療法である。解熱療法に関しては第43章（☞ 646ページ）で述べている。

おわりに

■重要なことが忘れられていないか

冠動脈閉塞での血栓溶解療法の成功により，急性期の虚血性脳卒中に対する血栓溶解療法に高い期待がかけられた。そして，この期待は大規模病院での「脳卒中センター」を設立する原動力につながり，そのセンターには急性脳卒中の治療を指揮する「脳卒中チーム」が結成された。次に挙げる数字は，この努力により達成された結果である。

米国での脳卒中の年間発症者数	700,000 人
虚血性脳卒中の発症者数（88%）	616,000 人
血栓溶解療法を受けた脳卒中患者数（2%）	12,320 人
血栓溶解療法の恩恵にあずかった患者数（9 人中 1 人）	1,369 人
血栓溶解療法の恩恵にあずかった脳卒中患者の割合	0.2%

もう十分おわかりいただけたと思う。

■文献

1. Go AS, Mozaffarian D, Roger VL, et al. Heart disease and stroke statistics – 2013 update: A report from the American Heart Association. Circulation 2013; 127:e6–e245.

臨床診療ガイドライン
2. Jauch EC, Saver JL, Adams HP, et al. Guidelines for the early management of patients with acute ischemic stroke. A guideline for healthcare professionals from The American Heart Association/American Stroke Association. Stroke 2013; 44:1–78.

定義
3. Special report from the National Institute of Neurological Disorders and Stroke. Classification of cerebrovascular diseases III. Stroke 1990; 21:637–676.
4. Kizer JR, Devereux RB. Clinical practice. Patent foramen ovale in young adults with unexplained stroke. N Engl J Med 2005; 353:2361–2372.
5. Culebras A, Kase CS, Masdeu JC, et al. Practice guidelines for the use of imaging in transient ischemic attacks and acute stroke. A report of the Stroke Council, American Heart Association. Stroke 1997; 28:1480–1497.
6. Ovbiagele B, Kidwell CS, Saver JL. Epidemiological impact in the United States of a tissue-based definition of transient ischemic attack. Stroke 2003; 34:919–924.

初期評価
7. Saver JL. Time is brain—quantified. Stroke 2006; 37:263–266.
8. Bamford J. Clinical examination in diagnosis and subclassification of stroke. Lancet 1992; 339:400–402.
9. Atchison JW, Pellegrino M, Herbers P, et al. Hepatic encephalopathy mimicking stroke. A case report. Am J Phys Med Rehabil 1992; 71:114–118.
10. Maher J, Young GB. Septic encephalopathy. Intensive Care Med 1993; 8:177–187.
11. Hand PJ, Kwan J, Lindley RI, et al. Distinguishing between stroke and mimic at the bedside: the brain attack study. Stroke 2006; 37:769–775.
12. Warlow C, Sudlow C, Dennis M, et al. Stroke. Lancet 2003; 362:1211–1224.
13. Graves VB, Partington VB. Imaging evaluation of acute neurologic disease. In: Goodman LR Putman CE, eds. Critical care imaging. 3rd ed. Philadelphia: W.B. Saunders, Co., 1993; 391–409.
14. Moseley ME, Cohen Y, Mintorovich J, et al. Early detection of regional cerebral ischemia in cats: comparison of diffusion- and T2-weighted MRI and spectroscopy. Magn Reson Med 1990; 14:330–346.
15. Asdaghi N, Coutts SB. Neuroimaging in acute stroke – where does MRI fit in? Nature Rev Neurol 2011; 7:6–7.

血栓溶解療法
16. Tissue plasminogen activator for acute ischemic stroke. The National Institute of Neurological Disorders and Stroke rt-PA Stroke Study Group. N Engl J Med 1995; 333:1581–1587.
17. Caplan LR. Thrombolysis 2004: the good, the bad, and the ugly. Rev Neurol Dis 2004; 1:16–26.
18. Hacke W, Kaste M, Bluhmki E, et al. Thrombolysis with alteplase 3 to 4.5 hours after acute ischemic stroke. N Engl J Med 2008; 359:1317–1329.

保護療法
19. Ronning OM, Guldvog B. Should stroke victims routinely receive supplemental oxygen. A quasi-randomized controlled trial. Stroke 1999; 30:2033–2037.
20. Kety SS, Schmidt CF. The effects of altered tensions of carbon dioxide and oxygen on cerebral blood flow and cerebral oxygen consumption of normal young men. J Clin Invest 1984; 27:484–492.
21. Qureshi AI, Ezzeddine MA, Nasar A, et al. Prevalence of elevated blood pressure in 563,704 adult patients with stroke presenting to the ED in the United States. Am J Emerg Med 2007; 25:32–38.

22. Candia GJ, Heros RC, Lavyne MH, et al. Effect of intravenous sodium nitroprusside on cerebral blood flow and intracranial pressure. Neurosurgery 1978; 3:50–53.
23. Reith J, Jorgensen HS, Pedersen PM, et al. Body temperature in acute stroke: relation to stroke severity, infarct size, mortality, and outcome. Lancet 1996; 347:422–425.
24. Wrotek SE, Kozak WE, Hess DC, Fagan SC. Treatment of fever after stroke: conflicting evidence. Pharmacotherapy 2011; 31:1085–1091.
25. Grau AJ, Buggle F, Schnitzler P, et al. Fever and infection early after ischemic stroke. J Neurol Sci 1999; 171:115–120.
26. Baena RC, Busto R, Dietrich WD, et al. Hyperthermia delayed by 24 hours aggravates neuronal damage in rat hippocampus following global ischemia. Neurology 1997; 48:768–773.
27. Sulter G, Elting JW, Mauritis N, et al. Acetylsalicylic acid and acetaminophen to combat elevated temperature in acute ischemic stroke. Cerebrovasc Dis 2004; 17:118–122.

Section XIV

栄養と代謝

汚れを食するほどに病が進む。
Hippocrates『箴言（*Aphorisms*）』

Chapter 47

栄養所要量

ある人にとって食べ物であっても，他の人にとっては猛毒である。
Lucretius（紀元前 99〜55 年）

栄養管理の基本は，個々の患者のエネルギー必要量を知り，それに見合った栄養を投与することである。本章では，重症患者における必要量をどのようにとらえるべきか[1]，誰もが重症患者における栄養管理法を知っているという前提に立たずに説明していこう。

1 日のエネルギー消費量

■ 栄養素の好気性代謝

好気性代謝とは，栄養〔糖質（炭水化物），脂質，タンパク質〕をエネルギー源として貯え，そのエネルギー源を燃やして生命活動を維持することである。この代謝では酸素が消費され，二酸化炭素と水および熱が産生される。それぞれの栄養素の好気性代謝による熱産生量を表 47.1 に示した。参照にあたっては以下の点に留意されたい。

1. 栄養素のエネルギー産生量（kcal/g）は，それぞれの栄養素が完全に酸化された際に生じる熱量に等しい。
2. 脂質のエネルギー産生量が最も高く（9.1 kcal/g），ブドウ糖が最も低い（3.7 kcal/g）。

3 つの栄養素がもつエネルギーの総和から，時間あたりの総酸素摂取量（$\dot{V}O_2$）と二酸化炭素産生量（$\dot{V}CO_2$），熱産生量が決まる。そして，それぞれの患者における 1 日の熱産生量は，1 日のエネルギー消費量（kcal）に等しい。したがって 1 日のエネルギー消費量から，どれだけのカロリーを 1 日に与えるかが決まり，それは計算や測定によって求めることができる。

■ 間接熱量測定法

入院患者の熱産生量を直接的に測定するのは現実的ではないが，$\dot{V}O_2$ および $\dot{V}CO_2$ がわかれば，表 47.1 の関係を用いて代謝熱産生量を知ることができる。すなわち，これが**間接熱量測定法**（indirect calorimetry）の原理であり，次の式を用いて**基礎代謝量**（resting energy expenditure：REE）を算出する[2]。

$$\text{REE}(\text{kcal/min}) = (3.6 \times \dot{V}O_2) + (1.1 \times \dot{V}CO_2) - 61 \tag{47.1}$$

測定方法

「据え置き型呼気ガス分析装置」（metabolic cart）を用いた間接熱量測定では，患者の吸気と呼気で酸素と二酸化炭素濃度を測定することにより，$\dot{V}O_2$ と $\dot{V}CO_2$ の値を得る（通常は気管挿管

表 47.1　各栄養素の好気性代謝

エネルギー源	酸素消費量	二酸化炭素産生量	熱産生量*
ブドウ糖	0.74 L/g	0.74 L/g	3.7 kcal/g
脂質	2.00 L/g	1.40 L/g	9.1 kcal/g
タンパク質	0.96 L/g	0.78 L/g	4.0 kcal/g

* 各栄養素から得られるエネルギー。

中の症例において）。具体的には，定常状態においてREE（kcal）を15〜30分程度測定して，1分あたりのREE（kcal/min）を求めたのち，それを数値を1,440倍（60分 × 24時間）して1日あたりのエネルギー消費量（kcal/24時間）を算出する[3]。臨床研究により，30分間のREE測定から24時間値を外挿して得られたデータと，実際に24時間REEを測定した値は等しいことがわかっている[4]。据え置き型呼気ガス分析装置に付いている酸素センサーは，酸素濃度が60%以上あると信頼性が失われるので[3]，吸入酸素濃度60%以上で得られた間接熱量測定のデータは正確ではない。

　間接熱量測定法は，1日のエネルギー消費量を知るには最も正確な方法であるが，装置が高価なことや熟練したスタッフを要することから，どの施設でも適用できる方法ではない。したがって，1日のエネルギー消費量は次に述べる計算で見積るのが一般的であろう。

■簡潔な計算式

1日のエネルギー消費量を計算するために200以上もの予測式が考案されたが[1]，結局，次の式に勝るものはなかった。

$$\text{REE (kcal/日)} = 25 \times \text{体重 (kg)} \tag{47.2}$$

　このシンプルな予測式は，ほとんどのICU患者においてきわめて正確であり[5]，ICUでの1日のエネルギー必要量の算出に有用である[1]。総体重（TBW）が理想体重（IBW）の125%以内ならTBWで計算してよいが，TBWがIBWの125%を上回る場合は，次の式により算出された補正体重（ABW）を用いる[6]。

$$\text{ABW (kg)} = \text{IBW} + 0.25(\text{TBW} - \text{IBW}) \tag{47.3}$$

基質必要量

■非タンパク質カロリー

1日に必要なエネルギーは，炭水化物や脂質などの非タンパク質カロリーから供給される。一方，タンパク質の摂取は酵素や構造タンパク質の生成に必須である。

■炭水化物

標準的な栄養療法では，非タンパク質カロリーのおよそ70%を炭水化物として投与する。ヒト

表 47.2　健常成人の体内エネルギー貯蔵量

エネルギー源	総量（kg）	エネルギー産生量（kcal）
脂肪組織	15.0	141,000
筋タンパク質	6.0	24,000
グリコーゲン	0.09	900
	合計	165,900

〔データは Cahill GF. Jr. N Engl J Med 1970; 282:668–675 より〕

の炭水化物貯蔵には限界があるので（表47.2），中枢神経系機能を維持するためには日常的に炭水化物を摂取することが求められる。なぜなら，中枢神経系は炭水化物を主なエネルギー源としているからである。しかし，炭水化物の過剰摂取は高血糖を招き，白血球の免疫機能低下などの多くの有害作用をもたらす[7]。

■脂質

標準的な栄養療法は，1日のエネルギー必要量の約30％を脂質で補う。健常成人は，3つのエネルギー源のうち食物の脂質から最も多いエネルギーを得ており（表47.1），脂肪組織に蓄えられた脂質は，主要な貯蔵エネルギーとなっている（表47.2）。

リノール酸

食物中の脂質はトリグリセリドであり，1つのグリセロール分子に3つの脂肪酸が結合した構造をもつ。このうち，必須脂肪酸（すなわち，経口摂取しなければならない）と考えられているのはリノール酸（linoleic acid）で，炭素原子数18の炭素鎖を有する長鎖の多価不飽和脂肪酸である[8]。必須脂肪酸の欠乏では，鱗屑発疹，心機能障害，易感染性などの臨床症状を呈する[8]。これは食事に脂質として0.5％リノール酸を添加することで予防できる。サフラワー（ベニバナ油）は，リノール酸の供給源として多くの栄養療法で用いられている。

プロポフォール

静脈麻酔薬のプロポフォールは，ICUにおいて短期間の鎮静に用いられることが多いが，基剤として10％の脂肪乳剤が用いられている。これは10% Intralipid®（Baxter Healthcare 社）とほぼ同じであるから，1.1 kcal/mL のカロリーを有することになる。したがって，栄養管理の際には，プロポフォールのカロリーを非タンパク質カロリーとして考慮する必要がある[1]。

■タンパク質必要量

1日のタンパク質必要量は，タンパク質異化の程度に依存する。通常の1日タンパク質摂取量は 0.8～1 g/kg であるが，多くのICU患者ではタンパク質異化が亢進しているために，1日タンパク質必要量は多く，1.2～1.6 g/kg である[9]。

窒素バランス

窒素バランス，つまりタンパク質由来窒素の出納バランスを用いてタンパク質摂取量が適切かどうかを評価できる。

1. **窒素排泄**：タンパク質分解により生じた窒素のうち 2/3 は尿中に排泄されるが[8]，この窒素の約 85％は尿素に含まれる（残りの窒素は，アンモニアおよびクレアチニンとして排泄）。したがって，尿中尿素窒素（urinary urea nitrogen：UUN）の 24 時間排泄量（g）は，タンパク質分解による窒素量の大半を反映することになる。残りのタンパク質由来窒素は糞便中に排泄されるから（通常は 4～6 g/日），タンパク質由来の窒素排泄は次の式で表される。

$$\text{窒素排泄量 (g/日)} = \text{UUN} + (4〜6) \tag{47.4}$$

もし，UUN が 30（g/日）以上の場合は，尿以外からの窒素排泄を 6 g と見積もるほうがよいだろう[10]。下痢がある場合は，尿以外からの窒素排泄が正確に予測できないので，窒素バランスの値は信頼できない。

2. **窒素摂取**：タンパク質の 16％が窒素であるから，1 g のタンパク質は 1/6.25 g の窒素を含むことになる。ゆえに，タンパク質由来の窒素摂取量は，以下のとおりである。

$$\text{窒素摂取量 (g/日)} = \text{タンパク質摂取量 (g/日)}/6.25 \tag{47.5}$$

3. **窒素バランス**：窒素摂取量と排泄量の式を組み合わせることにより，1 日の窒素バランスを算出できる。

$$\text{窒素バランス (g/日)} = \text{タンパク質摂取量 (g/日)}/6.25 - [\text{UUN} + (4〜6)] \tag{47.6}$$

適切な栄養管理のためには，窒素バランスが +4～6 g になるようにする。

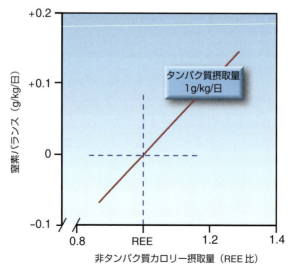

図 47.1 窒素バランスと 1 日の非タンパク質カロリー摂取量（1 日のカロリー必要量との比）との関係
タンパク質摂取量は一定であるものとした。REE = 基礎代謝量。

窒素バランスと非タンパク質カロリー

窒素バランスをプラスにするためには，タンパク質がエネルギー源として使われてしまうのを防ぐことが第一で，それに見合う十分な非タンパク質カロリーを供給する必要がある。このことを図47.1に示した。1日のタンパク質摂取量を一定とすると，非タンパク質カロリーが1日のエネルギー消費量（すなわち，REE）に見合う場合のみ，窒素バランスがプラスとなる。したがって，非タンパク質カロリーの供給が不適切だと，タンパク質摂取量を増やしても窒素バランスはプラスに向かわない。

ビタミン必要量

13種類のビタミンを経口的に摂取することが必要と考えられている。表47.3に，これらのビタミンの1日の推奨摂取量と最大摂取量を示した。重症患者における1日のビタミン必要量は同定されていないが（おそらく症例ごとに異なるだろう），表47.3の1日の推奨摂取量よりは多いと考えておけばよいであろう。その理由は，連日ビタミン投与を受けていた入院患者でもビタミン欠乏症が生じたという症例が報告されているからである[11,12]。特に注意すべき2つのビタミン欠乏症について述べる。

■チアミン欠乏症

チアミン（ビタミンB_1）は，ピルビン酸デヒドロゲナーゼの補酵素（チアミンピロリン酸）と

表47.3　ビタミン類の栄養所要量

ビタミン	1日の推奨摂取量	1日の最大摂取量
ビタミンA	900 μg	3,000 μg
ビタミンB_{12}	2 μg	5 μg
ビタミンC	90 mg	2,000 mg
ビタミンD	15 μg	100 μg
ビタミンE	15 mg	1,000 mg
ビタミンK	120 μg	ND
チアミン（B_1）	1 mg	ND
リボフラビン（B_2）	1 mg	ND
ナイアシン（B_3）	16 mg	35 mg
ピリドキシン（B_6）	2 mg	100 mg
パントテン酸（B_5）	5 mg	ND
ビオチン	30 μg	ND
葉酸	400 μg	1,000 μg

51～70歳の成人男性における摂取量〔米国医学研究所 食品栄養委員会 食品栄養情報センター（http://fnic.nal.usda.gov）のデータより（2013年7月にアクセス）〕。小数点以下は四捨五入。ND：測定データなし。

表 47.4　チアミン評価のための検査基準

血漿チアミン濃度	
チアミン分画	正常範囲
総量	3.4〜4.8 μg/dL
遊離型	0.8〜1.1 μg/dL
リン酸結合型	2.6〜3.7 μg/dL

赤血球トランスケトラーゼ活性の測定*
チアミンピロリン酸（TPP）を添加したときの酵素活性を測定する。
1. TPP を添加したのちの酵素活性が 20％未満ならば，チアミン濃度は正常。
2. TPP を添加したのちの酵素活性が 25％を超えるときは，チアミン欠乏。

* 文献 21 より。

して，炭水化物の代謝において重要な役割を担っている。この酵素は，ピルビン酸がミトコンドリア内で酸化的代謝を受け，高エネルギー ATP 分子を産生することを助ける[13]。したがって，チアミン欠乏症は細胞内エネルギー産生を障害し，ブドウ糖代謝に依存する脳においては特に顕著な症状が現れる。

病因

ICU 患者でのチアミン欠乏症の有病率は明確ではないが，アルコール依存症や外傷での代謝亢進状態[14]，フロセミドによるチアミンの尿中排泄増加[15]，マグネシウム欠乏[16]など，ICU 患者でしばしばみられる病態は，チアミン欠乏症を誘発しうる。さらにチアミンは硫酸塩（保存剤として用いられる）により変成するので[17]，チアミン含有の総合ビタミン剤は経静脈栄養製剤と混合すべきでない。

臨床像

チアミン欠乏は，心筋症（湿性脚気）やウェルニッケ（Wernicke）脳症[18]，乳酸アシドーシス[19]，末梢神経障害（乾性脚気）[20]を誘発する。心筋症や脳症，乳酸アシドーシスは，ICU 患者でよく認められる症状であるから，チアミン欠乏症の可能性を看過してはならない。

診断

表 47.4 にチアミン評価のための検査データを示す。血漿チアミン濃度はチアミン欠乏症の評価に有用であるが，チアミンの機能的な貯蔵を評価するという点では，**赤血球トランスケトラーゼ活性の測定が最も信頼性が高い**[21]。この検査では，患者の赤血球にチアミンピロリン酸（TPP）を添加したときの，TPP 依存酵素（トランスケトラーゼ）活性を測定する。TPP 添加後の酵素活性が 25％を超えて亢進すれば，機能的にチアミン欠乏状態であると診断できる。

■ビタミン E 欠乏症

ビタミン E は生体における主要な脂溶性抗酸化物質であり，脂質過酸化反応による細胞膜の障害を防いでいる[22]。ICU 患者におけるビタミン E 欠乏症の発生頻度は明確ではないが，経静脈栄養中のビタミン E 欠乏は決してまれではない[23]。大動脈遮断後の再灌流傷害においてはビ

タミン E の血中濃度の低下を伴うが，ビタミン E の前投与はこの再灌流傷害を改善するという[24]。酸化ストレスが炎症性臓器障害の主因であること考えると[25]，重症患者でのビタミン E の適用には，さらに注意が向けられてもよいかもしれない。ビタミン E の血漿濃度の正常値は，11.6〜30.8 μmol/L（0.5〜1.6 mg/dL）である[26]。

必須微量元素

■1 日の必要量

体組織 1 g あたりの含有量が 50 μg 未満の物質を，微量元素という[27]。ヒトでは 7 つの微量元素が必須と考えられており（不足により欠乏症状を示す），その 1 日の推奨摂取量と最大摂取量を表 47.5 に示す。ビタミンの項で述べたように，重症患者における必須微量元素の必要量は明らかではないが，おそらく健常人のそれよりは多いであろう。これらの微量元素は，酸化ストレスに対して有用であることを銘記されたい。

■鉄

興味深いことに，生体内で鉄が遊離した非結合型として存在している量は非常に少ない。健常成人の体内には約 4.5 g の鉄が存在するが，血漿中に遊離鉄はほとんど存在しない[28]。大部分の鉄はヘモグロビンと結合しており，残りは組織フェリチンおよび血漿トランスフェリンと結合している。さらに，鉄と結合している血漿トランスフェリンは約 30％であるため，血漿中の鉄がわずかに増加しても，すみやかにトランスフェリンに結合する。こうして，血漿中の遊離鉄濃度の上昇は防がれている。

鉄と酸化傷害

遊離鉄を排除する 1 つの理由は，遊離鉄はその酸化作用により細胞を傷害するからである[28,29]。還元型の鉄（Fe-II）はヒドロキシルラジカルの生成を促進するが〔図 22.6（☞ 356 ページ）参照〕，ヒドロキシルラジカルは生体内で最も酸化作用が強いとされている。したがって，鉄を結合し

表 47.5　必須微量元素の栄養所要量

微量元素	1 日の推奨摂取量	1 日の最大摂取量
クロム	30 μg	ND
銅	900 μg	10,000 μg
ヨウ素	150 μg	1,100 μg
鉄	8 mg	45 mg
マンガン	2.3 mg	11 mg
セレン	55 μg	400 μg
亜鉛	11 mg	40 mg

51〜70 歳成人男性における摂取量〔米国医学研究所 食品栄養委員会 食品栄養情報センター（http://fnic.nal.usda.gov）のデータより（2013 年 7 月にアクセス）〕。ND：測定データなし。

て隔離することは，血液のもつ重要な抗酸化機能といえる[29]。代謝亢進状態の患者において，しばしば低鉄血症が認められるが，これは合目的的な反応かもしれない[30]（代謝亢進による傷害作用を抑制するからである）。

以上から明らかなように，体内の鉄欠乏を示す所見がなければ，**血清鉄が減少したからといって重症患者に鉄補充療法を行うべきではない**。体内の鉄欠乏は血漿フェリチン濃度から判断できる。血漿フェリチンが $18\,\mu g/L$ 未満なら鉄欠乏の可能性があるが，$100\,\mu g/L$ 以上なら鉄欠乏とは考えにくい[31]。

■セレン

セレンは，グルタチオンペルオキシダーゼの補酵素として働くことにより，内因性抗酸化作用をもつ〔図 22.7（☞ 358 ページ）参照〕。健常成人におけるセレンの 1 日の推奨摂取量は $55\,\mu g$ だが[32]，急性疾患ではセレンの利用が高まるので[33]，重症患者における 1 日の必要量はこれより多くなると考えられる。セレンに関する最近の研究での総説によると，重症敗血症では血漿セレン濃度の低下がしばしば認められるが，セレンの補充により死亡率が低下するという[34]。このことから，重症敗血症患者においては，他の全身性炎症反応の指標と同様に，血漿セレン濃度にも注意を払う必要がある。血漿セレン濃度の正常値は，$89 \sim 113\,\mu g/L$ である[35]。

おわりに

■重症患者における栄養管理の問題

本章を締めくくるにあたり，重症患者の栄養状態を改善するための根源的な問題を指摘してお

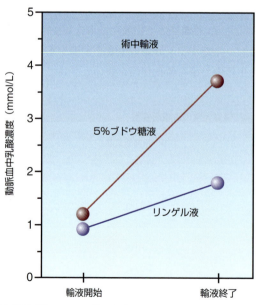

図 47.2 腹部大動脈手術における動脈血中乳酸濃度に及ぼすブドウ糖輸液による影響
図中のプロットは，リンゲル液の投与を受けた 10 症例（青）と 5％ブドウ糖液の投与を受けた 10 症例（赤）の平均乳酸濃度を示す。総輸液量は両群で同じである。〔データは文献 38 より〕

きたい[36]。重要なことは，重症患者の栄養不良と飢餓による栄養失調は，そのメカニズムが異なるという点である。つまり，飢餓の栄養失調は必須栄養素の枯渇からくるのに対し，**重症患者の栄養不良は栄養素の代謝過程の異常に基づいている**。重症患者の栄養不良は代謝に原因があるので，代謝異常が改善しない限り，栄養素を投与しても栄養状態は変わらないのである。

　急性期の患者では代謝異常が生じていることを，ブドウ糖の代謝を例に考えてみよう。すなわち，健常人において乳酸に代謝されるブドウ糖は5％未満であるが，急性期疾患の患者では実に85％ものブドウ糖が乳酸に変換されてしまう[37]。図47.2にそれを示した[38]。この比較検討では，腹部大動脈瘤手術を受ける症例に，リンゲル液か5％ブドウ糖液のいずれかを投与した。ブドウ糖液が投与された症例（平均200g）では，血中乳酸濃度が3mmol/L以上蓄積したが，ブドウ糖を含まない輸液では血中乳酸濃度は1mmol/L未満の上昇にとどまったのである。この結果から，重症患者における栄養摂取は想定外の結果を生むことがあり，それは多くの場合，生体に有害であることがわかる（例：有機酸の蓄積）。どうやら，ルクレティウス（Lucretius）は2,000年以上も前にこの真理に到達していたようである。

■文献

臨床診療ガイドライン

1. McClave SA, Martindale RG, Vanek VW, et al. Guidelines for the provision and assessment of nutrition support therapy in the adult critically ill patient: Society of Critical Care Medicine and American Society for Parenteral and Enteral Nutrition. J Parent Ent Nutr 2009; 33:277–316.

1日のエネルギー消費量

2. Bursztein S, Saphar P, Singer P, et al. A mathematical analysis of indirect calorimetry measurements in acutely ill patients. Am J Clin Nutr 1989; 50:227–230.
3. Lev S, Cohen J, Singer P. Indirect calorimetry measurements in the ventilated critically ill patient: facts and controversies – the heat is on. Crit Care Clin 2010; 26:e1–e9.
4. Smyrnios NA, Curley FJ, Shaker KG. Accuracy of 30-minute indirect calorimetry studies in predicting 24-hour energy expenditure in mechanically ventilated critically ill patients. J Parenter Enteral Nutr 1997; 21:168–174.
5. Paauw JD, McCamish MA, Dean RE, et al. Assessment of caloric needs in stressed patients. J Am Coll Nutr 1984; 3:51–59.
6. Krenitsky J. Adjusted body weight, pro: Evidence to support the use of adjusted body weight in calculating calorie requirements. Nutr Clin Pract 2005; 20:468–473.

基質必要量

7. Marik PE, Preiser J-C. Toward understanding tight glycemic control in the ICU. Chest 2010; 137:544–551. Nutritional Requirements 857
8. Jones PJH, Kubow S. Lipids, Sterols, and Their Metabolites. In: Shils ME, et al., eds. Modern nutrition in health and disease. 10th ed. Philadelphia, PA: Lippincott, Williams & Wilkins, 2006; 92–121.
9. Matthews DE. Proteins and Amino Acids. In: Shils ME, et al., eds. Modern nutrition in health and disease. 10th ed. Philadelphia, PA: Lippincott, Williams & Wilkins, 2006; 23–61.
10. Velasco N, Long CL, Otto DA, et al. Comparison of three methods for the estimation of total nitrogen losses in hospitalized patients. J Parenter Enteral Nutr 1990; 14:517–522.

ビタミン必要量

11. Dempsey DT, Mullen JL, Rombeau JL, et al. Treatment effects of parenteral vitamins in total parenteral nutrition patients. J Parenter Enteral Nutr 1987; 11:229–237.
12. Beard ME, Hatipov CS, Hamer JW. Acute onset of folate deficiency in patients under intensive care. Crit Care Med 1980; 8:500–503.
13. Butterworth RF. Thiamine. In: Shils ME, et al., eds. Modern nutrition in health and disease. 10th ed. Philadelphia, PA: Lippincott, Williams & Wilkins, 2006; 426–433.
14. McConachie I, Haskew A. Thiamine status after major trauma. Intensive Care Med 1988; 14:628–631.
15. Seligmann H, Halkin H, Rauchfleisch S, et al. Thiamine deficiency in patients with congestive heart failure receiving long-term furosemide therapy: a pilot study. Am J Med 1991; 91:151–155.
16. Dyckner T, Ek B, Nyhlin H, et al. Aggravation of thiamine deficiency by magnesium depletion. A case

report. Acta Med Scand 1985; 218:129–131.
17. Scheiner JM, Araujo MM, DeRitter E. Thiamine destruction by sodium bisulfite in infusion solutions. Am J Hosp Pharm 1981; 38:1911–1916.
18. Tan GH, Farnell GF, Hensrud DD, et al. Acute Wernicke's encephalopathy attributable to pure dietary thiamine deficiency. Mayo Clin Proc 1994; 69:849–850.
19. Oriot D, Wood C, Gottesman R, et al. Severe lactic acidosis related to acute thiamine deficiency. J Parenter Enteral Nutr 1991; 15:105–109.
20. Koike H, Misu K, Hattori N, et al. Postgastrectomy polyneuropathy with thiamine deficiency. J Neurol Neurosurg Psychiatry 2001; 71:357–362.
21. Boni L, Kieckens L, Hendrikx A. An evaluation of a modified erythrocyte transketolase assay for assessing thiamine nutritional adequacy. J Nutr Sci Vitaminol (Tokyo) 1980; 26:507–514.
22. Burton GW, Ingold KU. Vitamin E as an in vitro and in vivo antioxidant. Ann NY Acad Sci 1989; 570:7–22.
23. Vandewoude MG, Vandewoude MFJ, De Leeuw IH. Vitamin E status in patients on parenteral nutrition receiving intralipid. J Parenter Enter Nutr 1986; 10:303–305.
24. Novelli GP, Adembri C, Gandini E, et al. Vitamin E protects human skeletal muscle from damage during surgical ischemia-reperfusion injury. Am J Surg 1996; 172:206–209.
25. Anderson BO, Brown JM, Harken AH. Mechanisms of neutrophil-mediated tissue injury. J Surg Res 1991; 51:170–179.
26. Meydani M. Vitamin E. Lancet 1995; 345:170–175.

必須微量元素

27. Fleming CR. Trace element metabolism in adult patients requiring total parenteral nutrition. Am J Clin Nutr 1989; 49:573–579.
28. Halliwell B, Gutteridge JM. Role of free radicals and catalytic metal ions in human disease: an overview. Methods Enzymol 1990; 186:1–85.
29. Herbert V, Shaw S, Jayatilleke E, et al. Most free-radical injury is iron-related: it is promoted by iron, hemin, holoferritin and vitamin C, and inhibited by desferoxamine and apoferritin. Stem Cells 1994; 12:289–303.
30. Shanbhogue LK, Paterson N. Effect of sepsis and surgery on trace minerals. J Parenter Enteral Nutr 1990; 14:287–289.
31. Guyatt GH, Patterson C, Ali M, et al. Diagnosis of iron-deficiency anemia in the elderly. Am J Med 1990; 88:205–209.
32. Food and Nutrition Board, Institute of Medicine. Recommended dietary allowances and adequate intakes of trace elements. Available at the Food and Nutrition website (http://fnic.nal.usda.gov), accessed July, 2013.
33. Hawker FH, Stewart PM, Snitch PJ. Effects of acute illness on selenium homeostasis. Crit Care Med 1990; 18:442–446.
34. Alhazzani W, Jacobi J, Sindi A, et al. The effect of selenium therapy on mortality in patients with sepsis syndrome. Crit Care Med 2013; 41:1555–1564.
35. Geoghegan M, McAuley D, Eaton S, et al. Selenium in critical illness. Curr Opin Crit Care 2006; 12:136–141.

おわりに

36. Marino PL, Finnegan MJ. Nutrition support is not beneficial and can be harmful in critically ill patients. Crit Care Clin 1996; 12:667–676.
37. Gunther B, Jauch KW, Hartl W, et al. Low-dose glucose infusion in patients who have undergone surgery. Possible cause of a muscular energy deficit. Arch Surg 1987; 122:765–771.
38. Degoute CS, Ray MJ, Manchon M, et al. Intraoperative glucose infusion and blood lactate: endocrine and metabolic relationships during abdominal aortic surgery. Anesthesiology 1989; 71:355–361.

Chapter 48

経腸栄養

> 強制栄養……それは今も行われている。
> それで十分に栄養摂取ができるとまだ信じられているから。
> Herbert Shelton（1978年）

食事が摂取できない患者にとってのよりよい栄養管理法は，胃や小腸に液状の経腸栄養剤を投与することである[1,2]。これは通常の食事摂取の過程を模倣したものであり，後述する感染防御としても機能する。

本章では，経腸栄養を用いた栄養管理の基本を示し，個々のICU患者への経腸栄養をどのように処方するかについて述べる。

概論

■感染リスク

感染リスク（特に肺炎）の減少を示唆した多くの研究に基づいて，静脈栄養よりも経腸栄養のほうが好んで用いられている[1~4]。これは，次項で述べるように，消化管に栄養物が流入し消化されることは，腸管粘膜のバリア機能や免疫機能の維持につながるからである。

感染防御のメカニズム

感染防御における経腸栄養の役割は，以下のように要約される。

1. 腸管内腔に栄養物が存在するということは，腸管粘膜を栄養するとともに粘膜の構造維持にも働くということである[5,6]。このことは，腸管粘膜のバリア機能を維持し，**トランスロケーション**として知られる腸内細菌の腸管粘膜から体循環への侵入を阻止する[7]。
2. 腸管内腔の栄養物の存在は腸管免疫にも寄与する。例えば，腸管壁に存在する単球から免疫グロブリンA（IgA）が産生されることで，腸管粘膜に接着する病原体をブロックする[8]。
3. これらの効果は腸管内腔に栄養物が流入し存在することで惹起され[9]，部分的には消化管の拡張によるガストリンやコレシストキニンの分泌が介在する[1]。腸管内腔の特定の栄養素も，これらの効果に影響を与える。その1つはグルタミンであり，腸管粘膜細胞の主要な栄養源となる[10]。
4. 腸管を長期にわたり栄養物が通過しないと，栄養物の効果が失われ，腸管粘膜は退行性萎縮を生じ[6]，さらにはトランスロケーションと腸内細菌による敗血症を招きうる[11]。静脈栄養では腸管の長期安静による退行性萎縮を予防することはできない[1,11]。

以上の知見をまとめると，腸管における病原体からの防御機能は，食物栄養素の流入や存在によって維持されていることを示している。冒頭でも述べたように，この事実は，経腸栄養が

どのように感染防御に役立っているかを示している。

■患者の選択と投与時期

経口摂取が不可能で，絶対禁忌（次項参照）がなければ，経腸栄養の対象となる。経腸栄養を開始するための腸管蠕動音の聴取は必要ない[1]。経腸栄養は腸管防御機能の観点から，ICU入室後24〜48時間以内に開始すべきである[1]。早期経腸栄養の開始は敗血症の合併率を減少させ，入院期間を短縮させるというエビデンスがある[12]。

禁忌

完全な機械的腸閉塞，腸管虚血，イレウス，高用量の昇圧薬が必要となる循環ショックの患者では，経腸栄養は絶対禁忌である[1,2]。使用している昇圧薬が低用量であり，患者の状態が安定していれば，胃管からの経腸栄養を施行してもよいが[1]，耐容できない徴候があれば直ちに中止する。

経腸栄養剤

経腸栄養剤は少なくとも200種類以上あり，各施設で使用されている製剤の多くは，同じ製造業者から市販されているものである（契約上の義務が生じるため）。ここでは，経腸栄養剤の特徴について簡単に述べ，使用例を表48.1と表48.2に示す。

■カロリー濃度

経腸栄養剤では，1 kcal/mL，1.5 kcal/mL，2 kcal/mL のカロリー濃度がある。大部分の栄養剤処方では1 kcal/mL のものを用いている。高カロリー濃度のもの（2 kcal/mL）は，重度の代謝ストレス（例：多発外傷や重症熱傷）用であるが，投与量の制限が優先される場合に用いられることも多い。

■非タンパク質カロリー

経腸栄養剤のカロリー濃度は，タンパク質と非タンパク質のカロリーの両方を含んでいるが，1日のカロリー必要量は非タンパク質カロリーで考えるべきである〔第47章（☞ 691ページ）で既述〕。標準的な栄養剤では，全体のカロリーの約85％が非タンパク質カロリーに相当する（表48.1参照）。

■浸透圧

経腸栄養剤の浸透圧は基本的にカロリー濃度で決まる。1 kcal/mL の栄養剤は血漿浸透圧と同等（280〜300 mOsm/kgH$_2$O）であり，2 kcal/mL のものは血漿浸透圧の約2倍となる。高浸透圧の栄養剤でも，胃内に投与した際には大量の胃液による希釈効果で浸透圧が低下するため，下痢を起こす可能性は低い。

表 48.1　市販されている標準的な経腸栄養剤

栄養剤	カロリー濃度 (kcal/mL)	非タンパク質 カロリー（％）	タンパク質 (g/L)	浸透圧 (mOsm/kgH$_2$O)
Osmolite®	1	86	37	300
Osmolite® HN	1	83	44	300
Isocal®	1	87	34	300
Isocal® HN	1	83	44	300
Isocal® HCN	2	85	75	690
TwoCal® HN	2	83	84	690

■タンパク質

標準の栄養剤は1Lあたり35〜40gのタンパク質を含有する。高タンパク質の栄養剤には，"HN"（high nitrogen）が名称に加えられているものが多く，標準的な栄養剤より20％程度多くタンパク質を含む（表48.1のIsocal®とIsocal® HNを比較されたい）。

　経腸栄養剤の多くはタンパク質そのものが含まれており，上部消化管でアミノ酸に分解される。これらはいわゆる半消化態栄養剤（polymeric formula）と呼ばれる。小さなペプチドを含む栄養剤を消化態栄養剤（semi-elemental formula），アミノ酸の形のものを成分栄養剤（elemental formula）と呼び，タンパク質そのものよりも吸収が早い。消化態，成分栄養剤は，腸管から水分の再吸収を促進し下痢を改善するが，臨床上の有益性は証明されていない[14]。消化態，成分栄養剤の例として，Optimental®，Peptamen®，Perative®，Vital® HN，Vivonex® T.E.N.などがある。

■糖質

糖質（通常は多糖類）は経腸栄養剤の主要なカロリー源であり，全カロリーの40〜70％を占める。糖制限された栄養剤での糖含有量は全カロリーの30〜40％程度であり，糖尿病患者に用いられる。Glucerna®などがこれに相当する。

■食物繊維

食物繊維は，ヒトでは消化されない植物由来の多糖類をいう。食物繊維は大腸内で微生物により発酵され，短鎖脂肪酸に分解されることで，大腸粘膜細胞のエネルギー源となる[13]。これらの脂肪酸が消化管粘膜へ吸収されることで，ナトリウムと水分の吸収が促進される。この「発酵性」の食物繊維は消化管粘膜上皮の成長と生存能力を維持し，便の水分含有量を減らすこともできる。「非発酵性」の食物繊維は腸管内微生物では発酵できないものをいう。これらは腸管内に水分を引き寄せ，便の水分含量を増やす。

　食物繊維は大腸粘膜の機能を維持するために栄養剤に添加されている。食物繊維を豊富に含む栄養剤を表48.2に示す。栄養剤の多くは，発酵性と非発酵性の食物繊維が混合して含まれている。

表 48.2 食物繊維の豊富な経腸栄養剤

栄養剤	カロリー濃度 (kcal/mL)	タンパク質 (g/L)	食物繊維 (g/L)	浸透圧 (mOsm/kgH$_2$O)
Jevity® 1 Cal	1	44	14	300
Jevity® 1.5 Cal	1.5	64	22	525
Promote® with Fiber	1	63	14	380

表 48.3 免疫栄養剤

栄養剤	カロリー濃度 (kcal/mL)	ω-3系脂肪酸 (g/L)	アルギニン (g/L)	抗酸化物質
Impact®	1	1.7	13	セレン, β-カロテン
Impact® 1.5	1.5	2.6	19	セレン, β-カロテン
Optimental®	1	2.3	6	ビタミンCとE, β-カロテン
Oxepa®	1.5	4.6	0	ビタミンCとE, β-カロテン

■脂質

標準的な栄養剤には植物油由来の多価不飽和脂肪酸が含まれている。脂質は全カロリーの30%になるように調製されている。

ω-3系脂肪酸

植物油由来の多価不飽和脂肪酸は，細胞傷害を促す炎症性メディエータ（エイコサノイド）の前駆物質として働く可能性がある。この事実は，炎症性メディエータを産生しない魚油由来の多価不飽和脂肪酸（ω-3系脂肪酸）を含んだ栄養剤の使用をあと押ししている。ω-3系脂肪酸を含む栄養剤を表 48.3 に示す。炎症反応の改善を目的とした栄養剤は，**免疫栄養剤**（immunonutrition）として知られている[14]。

ω-3系脂肪酸と抗酸化物質を含んだ栄養剤の使用が，急性呼吸促迫症候群（acute respiratory distress syndrome：ARDS）患者の人工呼吸器使用期間の短縮に役立ったことが臨床研究で示されている[15]。しかし，有益性はわずかなものであり，ARDSの患者にあえてそれを選択する理由はない。

■条件付き必須栄養素

利用が増加した状態では非必須栄養素は必須のものになり，投与が必要になる。2つの**条件付き必須栄養素**に関して述べる。

アルギニン

アルギニンは筋組織が障害される多発外傷（アルギニン枯渇）の際の代謝基質として使用される。アルギニンは創傷治癒を促進したり，一酸化窒素（nitric oxide：NO）の基質にもなる[16]。少なくとも8つの栄養剤はアルギニンを8～19 g/Lの範囲で含有しているが，アミノ酸自体の1日必要摂取量は定まっておらず最適な量はわかっていない。

有害事象：アルギニンは免疫栄養剤に添加されることが多く，術後患者にとってアルギニンを多く含有している栄養剤は有益と考えられる[14]。しかし，これらの栄養剤は重症敗血症の患者において死亡率が上昇するという報告もある[1, 17]。アルギニンからNOが産生され，結果として血管拡張や低血圧を引き起こすというメカニズムが考えられている。現時点で重症敗血症の患者にはアルギニンを多く含む栄養剤は推奨されない[1]。

カルニチン

脂肪酸の酸化のためにミトコンドリア内に脂肪酸を運搬するために，カルニチンが必要となる。代謝が亢進している場合はカルニチン欠乏が生じる[18]。その結果，心筋症，骨格筋ミオパチーなどの臨床像を呈する。カルニチンは血漿濃度が20 μmol/L未満で欠乏と判断される。

カルニチンの投与量は成人で20～30 mg/kg/日が推奨されている[19]。経腸栄養剤では，Glucerna®，Isocal® HN，Jevity®，Peptamen®にカルニチンが添加されている。

■すべての患者に使用できる製剤はあるのか

用途に合わせてデザインされたものも含め，数え切れないほどの栄養剤があるにもかかわらず，他のすべてのものより優れているという確固としたエビデンスのある栄養剤は今のところ存在しない。言い換えれば，適切に使用さえすれば，（例外はあるにせよ）単一の栄養剤はすべてのICU患者に用いることができる。

経腸栄養処方の手順

本項では，シンプルな4つのステップで経腸栄養を処方する方法について述べる。この方法を表48.4にまとめた。

■ステップ1：エネルギーとタンパク質の1日必要量の推定

まずはじめに，患者にとってのカロリーとタンパク質の1日必要量を表48.4の予測式から決定する（これらの予測式の詳細は，第47章を参照のこと）。理想体重の125％を超えていなければ実体重を用いて算出し，125％を超えていれば，式（47.3）（☞ 692ページ）の補正体重の式から値を算出する。可能であれば，間接熱量測定法を用いて基礎代謝量（安静時エネルギー消費量）を測定する（第47章（☞ 691ページ）参照）。

第 XIV 部　栄養と代謝

表 48.4　経腸栄養療法の準備

ステップ 1：カロリーとタンパク質の 1 日必要量の推定
　カロリー（kcal/日）= 25 × 体重（kg）
　タンパク質（g/日）=（1.2–1.6）× 体重（kg）

ステップ 2：経腸栄養剤の選択

ステップ 3：目標投与速度の算出

$$投与量（mL）= \frac{必要な\ kcal/日}{栄養剤の\ kcal/mL}$$

$$投与速度（mL/h）= \frac{投与量（mL）}{全投与時間（h）}$$

ステップ 4：必要時はタンパク質の追加と補充
　a. 計算された結果としてのタンパク質摂取量（g/日）：
　　　栄養剤投与量（L/日）× タンパク質（g/L）
　b. 計算された投与量が適量よりも少ない場合は，その誤差を補正するために目標のタンパク質摂取量まで補充する。

■ステップ 2：経腸栄養剤の選択

ほとんどの患者では 1～1.5 kcal/mL の標準的な栄養剤で十分である。投与量制限を行いたい場合は，より高カロリーの栄養剤を用いる。

■ステップ 3：目標投与速度の算出

目的とする投与速度を決めるために，まず最初にカロリーの 1 日必要量に見合った投与量を算出する（すなわち，kcal/日単位で表される 1 日必要量を kcal/mL で表される栄養剤のカロリー濃度で割る）。次に，投与量（mL/h）を栄養剤を投与する時間で割る。
　この段階で考えるべきことが 2 つある。

1. プロポフォールが投与されていれば，カロリーの 1 日必要量からプロポフォール相当分（1 kcal/mL）を差し引いて考える。プロポフォールは，カロリーにして 1 kcal/mL の 10％脂肪乳剤に溶解してあるからである。したがって，時間相当のプロポフォール（mL/h）は時間ごとにプロポフォール投与で生じるカロリー（kcal/h）に等しい。
2. 1 日の必要カロリー量には非タンパク質カロリーを用いる（つまり，タンパク質は筋産生などに使うことができる）。このためには栄養剤のカロリー調節が必要となる（標準の栄養剤での非タンパク質カロリーは全カロリーの約 85％を占める）。

■ステップ 4：必要時はタンパク質の追加と補充

最後のステップでは，1 日のタンパク質必要量を満たすために必要があれば補充する（ステップ 1 から）。タンパク質摂取の予測量は，単純に 1 日の投与量に栄養剤のタンパク質濃度を乗じて算出する。タンパク質投与量が目的とする量まで達していないのであれば，粉末のタンパク質を栄養チューブから追加投与して足りない分を補う。

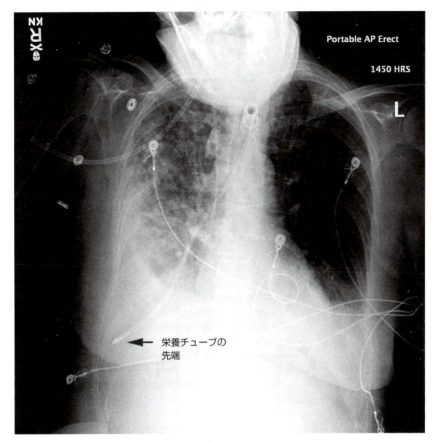

図 48.1　栄養チューブ挿入後の胸部 X 線像
説明は本文を参照のこと。画像はデジタル処理をしている。

経腸栄養の開始

■栄養チューブの留置

栄養チューブは盲目的に鼻腔から胃または十二指腸まで挿入する。胃まで挿入するために進める長さは，鼻の先端から耳介までの距離と耳介から剣状突起までの距離を足した長さである（通常は 50〜60 cm）[20]。チューブを目的の長さまで進めたのち，栄養剤を投与開始する前にポータブル胸部 X 線撮影を行い，適した部位にあることを確認する。栄養チューブから空気を送り上腹部で聴診して確かめる方法は信頼性が低い。なぜなら，栄養チューブが遠位の気道や肺の下葉にある場合でも，上腹部まで聴診音が達することがあるからである[21,22]。

チューブの迷入

栄養チューブの挿入時には 1％の頻度で気管内迷入が起こる[23]。気管挿管下の患者は気管内に迷入しても咳をしないことが多い（おそらく，なんらかの障害がある）。結果として，何の症状もなくチューブがさらに末梢気道まで入り込んでしまう可能性もあり，臓側胸膜を穿破して気胸を起こす恐れがある[21,22]。図 48.1 に，気管切開患者の右下葉まで進んだ栄養チューブのポータブル胸部 X 線画像を示す。これはチューブ挿入後にルーチンに撮影した画像であり，X 線画

像以外にチューブが気管内に存在する所見はなかった。これはチューブ挿入後すぐに栄養剤投与を開始せず，X線画像を撮ることに意味があることを証明するものである（図48.1の右肺の胸水は栄養チューブ挿入前より存在していたものである）。

胃内留置か十二指腸内留置か

誤嚥のリスクを減らすために，栄養チューブ先端を十二指腸まで進めることは不要である[1]。多くの研究でも，胃内と十二指腸内では，誤嚥のリスクに有意差はないとしている[24, 25]。しかし，胃内の栄養物の逆流がみられる患者では，チューブを十二指腸内まで進める必要があるかもしれない。

■経腸栄養に着手

従来から経腸栄養の開始にあたっては，栄養剤をゆっくりと注入し（10〜20 mL/h），それから6〜8時間かけて徐々に目標の投与速度まで上げていく。しかし，胃管からの経腸栄養は，嘔吐や誤嚥のリスクを伴うことなく，ほとんどの患者で目標の投与速度で開始することができる[26, 27]。小腸には栄養剤を停滞させておく容量が少ないため，小腸（特に空腸）栄養の場合にはゆっくりとした注入がより適している。

合併症

経腸栄養に伴う合併症として，栄養チューブの閉塞，胃内容物の気道への逆流，下痢がある。

■チューブの閉塞

細い栄養チューブでは，チューブ内まで入り込んだ胃酸によってタンパク質が凝結し，チューブが閉塞することがある[28]。一般的な予防策として，4時間ごとにチューブを30 mLの水でフラッシュし，また栄養チューブから薬物を投与した際は10 mLの水でフラッシュする。

開通性の回復

チューブが部分的に閉塞してもまだ流れる場合には，チューブ内を微温湯でフラッシュすることにより30％の閉塞は解消する[29]。無効であれば，膵酵素（Viokase®）を以下のように投与する[17]。

 投与方法：Viokase® 1錠と炭酸ナトリウム1錠（324 mg）を5 mLの水で溶解する。この混合液を栄養チューブ内に注入し，5分間クランプする。その後，微温湯でフラッシュする。これで約75％の閉塞は解消する[17]。

栄養チューブが完全に閉塞している場合には，柔軟性のあるガイドワイヤまたはドラムカートリッジカテーテルを挿入し，閉塞の解除を試みる。これでも困難であれば，直ちにチューブを交換する。

表 48.5　腸管蠕動促進薬

薬物	投与量	備考
メトクロプラミド	10 mg，1 日 4 回	消化管のドパミン受容体拮抗薬として機能する。胃内残留量を 30％にまで減少させるが，効果は 2～3 日で消失する。経口投与より静脈内投与のほうが効果的かもしれない。
エリスロマイシン	200 mg，1 日 2 回静脈内投与	消化管のモチリン受容体を刺激する。メトクロプラミドよりも効果的かもしれないが，効果は 2～3 日で消失する。
ナロキソン（経腸投与）	8 mg，1 日 4 回経鼻胃管投与	オピエートの鎮痛作用には影響せずに，消化管のオピオイド受容体を阻害する。オピエート関連の胃蠕動低下の際のみに限定して使用する。

〔文献 34～37 より〕

■逆流と誤嚥

胃または十二指腸からの経腸栄養の場合には，栄養剤逆流の発生頻度は 80％にも達すると報告されている[18]。逆流と誤嚥性肺炎のリスクを軽減する方法に関して以下に述べる。

栄養剤の胃内残留量

一般的な経腸栄養では，定期的に栄養剤の胃内残留量を測定し，事前に決めた閾値を超えるようであれば一時的に投与を中止する。この結果として，投与中断が頻回となり，やがて不適切な栄養療法となる。しかし，栄養物の逆流を起こす残留量がどのくらいかは明確ではなく，この方法は確実なものではない[30]。

胃内残留量はどのくらいか：一般的には胃内残留量が 150～250 mL になった場合に経腸栄養を中断するが，多くの臨床研究では残留量が 500 mL までは誤嚥性肺炎のリスクを増大させないことがわかっている[31]。実際，最近の研究でも人工呼吸管理下の患者で胃内残留量を計測していなくても人工呼吸器関連肺炎（ventilator-associated pneumonia：VAP）の発症リスクや臨床転帰の悪化はみられなかったとしている[32]。この結果より，ICU で日常的に栄養物の胃内残留量を計測することには疑問がもたれている。

推奨：ICU における最近の経腸栄養ガイドラインの多くでは，胃内残留量が 200～500 mL になった場合には誤嚥のリスクに関して注意を要するが，経腸栄養を許容できない徴候（例：嘔吐）がなければ胃内残留量が 500 mL 未満の場合は投与を中止すべきではないとしている[1]。

　栄養物の逆流が明らかであれば，体位を 45°の半坐位とし，栄養チューブを小腸まで進める（まだ進めていなければ）。腸管蠕動促進薬の使用は選択肢の 1 つであるが，有効性は証明されていない。

腸管蠕動促進薬

これらの薬物と推奨量は表 48.5 に示した。蠕動促進療法は胃の運動に対し短期間の改善効果があるが，臨床的意義の証明は困難である[33]。

エリスロマイシン：マクロライド系抗菌薬であるエリスロマイシンは，消化管のモチリン受容体を活性化し，胃内容物排泄を促進する[34]。エリスロマイシンを12時間ごとに200 mg静脈内投与することにより，24時間後には胃内容物を60%にまで減少させるが，この効果は数日間の間に急速に低下する[35]。エリスロマイシンはメトクロプラミドよりも効果的かもしれないが，耐性菌出現の問題があるため，あまり推奨されない。また，メトクロプラミドとの併用がより効果的とされる[36]。

メトクロプラミド：メトクロプラミドは，消化管のドパミン作用に拮抗して胃内容物排泄を促進する。10 mgを6時間ごとの静脈内投与で，24時間後には胃内容物を30%まで減少させるが，効果は急速に低下する[35]。メトクロプラミドはエリスロマイシンとの併用でより効果がある[36]。

ナロキソンの経腸投与：重症患者でのオピエート投与に関連した胃蠕動低下に対しては，胃内に直接ナロキソンを投与（8 mgを6時間ごとに経鼻胃管投与）する。これにより鎮痛作用は拮抗されず，腸管のオピオイド受容体を選択的にブロックすることで胃内容物排泄を促進させることができる[37]。オピエート拮抗薬であるメチルナルトレキソンも，術後にオピエートを使用した患者で腸管機能が促進することがわかっている[38]。

推奨：腸管蠕動排泄促進薬の使用にあたって，エリスロマイシンとともに，必要であれば，24時間後にメトクロプラミドを併用するか，はじめから両者を併用する。ただし，これらに多大な期待をしてはならない。

経腸栄養に忍容性がない患者

経腸栄養に忍容性がない患者（例：栄養剤逆流を繰り返す，もしくは腹部膨満の進行）には，静脈栄養に変更する必要があるかもしれない。しかし，病原体に対する腸管防御のためにも，経腸栄養は許容範囲内の低流量で継続すべきである。

■下痢

経腸栄養を受けている患者の約30%で下痢が起こる[26]。栄養剤投与は下痢の原因になりやすいとされるが，最近は他の因子が関連しているという見方が強い[39]。なかでも経腸に投与される液状製剤が原因となることが多い。

液状製剤

液状製剤はチューブ閉塞を起こしにくいため，特に細いチューブの場合に好んで用いられる。しかし，この液状製剤は2つの特徴から下痢を起こしやすい。①かなりの高浸透圧物質（$\geq 3,000$ mOsm/kgH$_2$O）であること，②飲みやすくするために下剤としてよく知られるソルビトール（腸管内に水分を引きよせる）を含有している[40]ことである。表48.6に，ICU患者に使用される下痢を起こしやすい液状製剤を示す。経腸栄養施行中に原因不明の下痢がみられた場合は，可能であれば，これらの製剤は中止すべきである。

表 48.6　下痢を起こしやすい液状製剤

高浸透圧製剤（≧3,000 mOsm/kgH$_2$O）	ソルビトール含有製剤
・アセトアミノフェン（エリキシル製剤） ・デキサメタゾン製剤 ・硫酸鉄製剤 ・ヒドロキシジンシロップ ・メトクロプラミドシロップ ・総合ビタミン製剤 ・塩化カリウム製剤 ・プロメタジンシロップ ・リン酸ナトリウム製剤	・アセトアミノフェン溶解剤 ・シメチジン溶解剤 ・イソニアジドシロップ ・リチウムシロップ ・メトクロプラミドシロップ ・テオフィリン溶解剤 ・テトラサイクリン溶解剤

〔文献40より〕

おわりに

■感染防御としての経腸栄養

腸管粘膜上皮は数日間のうちに古い細胞から新しい細胞へと絶えず入れ替わっており，このサイクルを維持しているのは，腸管内腔に存在する食物である．粘膜上皮では，これらの栄養物が腸管内腔にないと活発な細胞の新生を行うことができず，腸内病原体の侵入に脆弱となる．これは，静脈栄養より経腸栄養が優る最大の利点であり，**感染防御としての栄養**ともいうことができる．

■文献

臨床診療ガイドライン

1. McClave SA, Martindale RG, Vanek VW, et al. Guidelines for the provision and assessment of nutrition support therapy in the adult critically ill patient: Society of Critical Care Medicine and American Society for Parenteral and Enteral Nutrition. J Parent Ent Nutr 2009; 33:277–316.
2. Kreymann KG, Berger MM, Deutz NEP, et al. ESPEN guidelines on enteral nutrition: intensive care. Clin Nutr 2006; 25:210–223.

概論

3. Simpson F, Doig GS. Parenteral vs enteral nutrition in the critically ill patient: a meta-analysis of trials using the intention to treat principle. Intensive Care Med 2005; 31:12–23.
4. Moore FA, Feliciano DV, Andrassay RJ, et al. Early enteral feeding, compared with parenteral, reduces postoperative septic complications: the results of a meta-analysis. Ann Surg 1992; 216:172–183.
5. Levine GM, Derin JJ, Steiger E, et al. Role of oral intake in maintenance of gut mass and disaccharide activity. Gastroenterology 1974; 67:975–982.
6. Alpers DH. Enteral feeding and gut atrophy. Curr Opin Clin Nutr Metab Care 2002; 5:679–683.
7. Wiest R, Rath HC. Gastrointestinal disorders of the critically ill. Bacterial translocation in the gut. Best Pract Res Clin Gastroenterol 2003; 17:397–425.
8. Ohta K, Omura K, Hirano K, et al. The effect of an additive small amount of a low residue diet against total parenteral nutrition-induced gut mucosal barrier. Am J Surg 2003; 185:79–85.
9. Spaeth G, Specian RD, Berg R, Deitch EA. Bulk prevents bacterial translocation induced by the oral administration of total parenteral nutrition solution. J Parenter Ent Nutrit 1990; 14:442–447.
10. Herskowitz K, Souba WW. Intestinal glutamine metabolism during critical illness: a surgical perspective. Nutrition 1990; 6:199–206.
11. Alverdy JC, Moss GS. Total parenteral nutrition promotes bacterial translocation from the gut. Surgery 1988; 104:185–190.
12. Marik PE, Zaloga GP. Early enteral nutrition in acutely ill patients: a systematic review. Crit Care Med 2001; 29:2264–2270.

経腸栄養剤

13. Lefton J, Esper DH, Kochevar M. Enteral formulations. In: The A.S.P.E.N Nutrition Support Core Cur-

riculum. Silver Spring, MD: American Society for Parenteral and Enteral Nutrition, 2007: 209–232.
14. Heyland DK, Novak F, Drover JW. et al. Should immunonutrition become routine in critically ill patients? JAMA 2007; 286:944–953.
15. Singer P, Theilla M, Fisher H, et al. Benefit of an enteral diet enriched with eicosapentanoic acid and gamma-linolenic acid in ventilated patients with acute lung injury. Crit Care Med 2006; 34:1033–1038.
16. Kirk SJ, Barbul A. Role of arginine in trauma, sepsis, and immunity. J Parenter Ent Nutr 1990; 14(Suppl):226S–228S.
17. Bertolini G, Iapichino G, Radrizzani D, et al. Early enteral immunonutrition in patients with severe sepsis: results of an interim analysis of a randomized multicentre clinical trial. Intensive Care Med 2003; 29:834–840.
18. Rebouche CJ. Carnitine. In: Shils ME, et al., eds. Modern nutrition in health and disease. 10th ed. Philadelphia, PA: Lippincott, Williams & Wilkins, 2006; 537–544.
19. Karlic H, Lohninger A. Supplementation of L-carnitine in athletes: does it make sense? Nutrition (Burbank, CA) 2004; 20:709–715.

経腸栄養の開始

20. Stroud M, Duncan H, Nightingale J. Guidelines for enteral feeding in adult hospital patients. Gut 2003; 52 Suppl 7:vii1–vii12.
21. Kolbitsch C, Pomaroli A, Lorenz I, et al. Pneumothorax following nasogastric feeding tube insertion in a tracheostomized patient after bilateral lung transplantation. Intensive Care Med 1997; 23:440–442.
22. Fisman DN, Ward ME. Intrapleural placement of a nasogastric tube: an unusual complication of nasotracheal intubation. Can J Anaesth 1996; 43:1252–1256.
23. Baskin WN. Acute complications associated with bedside placement of feeding tubes. Nutr Clin Pract 2006; 21:40–55.
24. Neumann DA, DeLegge MH. Gastric vsersus small bowel tube feeding in the intensive care unit: a prospective comparison of efficacy. Crit Care Med 2002; 30:1436–1438.
25. Marik PE, Zaloga GP. Gastric versus post-pyloric feeding: a systematic review. Crit Care 2003; 7:R46–R51.
26. Rees RG, Keohane PP, Grimble GK, et al. Elemental diet administered nasogastrically without starter regimens to patients with inflammatory bowel disease. J Parenter Enteral Nutr 1986; 10:258–262.
27. Mizock BA. Avoiding common errors in nutritional management. J Crit Illness 1993; 10:1116–1127.

合併症

28. Marcuard SP, Perkins AM. Clogging of feeding tubes. J Parenter Enteral Nutr 1988; 12:403–405.
29. Marcuard SP, Stegall KS. Unclogging feeding tubes with pancreatic enzyme. J Parenter Enteral Nutr 1990; 14:198–200.
30. Metheny N. Minimizing respiratory complications of nasoenteric tube feedings: state of the science. Heart Lung 1993; 22:213–223.
31. Montejo JC, Minambres E, Bordejé L, et al. Gastric residual volume during enteral nutrition in ICU patients: the REGANE study. Intensive Care Med 2010; 36:1386–1393.
32. Reignier K, Mercier E, Le Gouge A, et al. Effect of not monitoring residual gastric volume on risk of ventilator-associated pneumonia in adults receiving mechanical ventilation and early enteral feeding. JAMA 20113: 309:249–256.
33. Booth CM, Heyland DK, Paterson WG. Gastrointestinal promotility drugs in the critical care setting: a systematic review of the evidence. Crit Care Med 2002; 30:1429–1435.
34. Hawkyard CV, Koerner RJ. The use of erythromycin as a gastrointestinal prokinetic agent in adult critical care: benefits and risks. J Antimicrob Chemother 2007; 59:347–358.
35. Nguyen NO, Chapman MJ, Fraser RJ, et al. Erythromycin is more effective than metoclopramide in the treatment of feed intolerance in critical illness. Crit Care Med 2007; 35:483–489.
36. Nguyen NO, Chapman M, Fraser RJ, et al. Prokinetic therapy for feed intolerance in critical illness: one drug or two? Crit Care Med 2007; 35:2561–2567.
37. Meissner W, Dohrn B, Reinhart K. Enteral naloxone reduces gastric tube reflux and frequency of pneumonia in critical care patients during opioid analgesia. Crit Care Med 2003; 31:776–780.
38. Ladanyi A, Temkin SM, Moss J. Subcutaneous methylnaltrexone to restore postoperative bowel function in a long-term opiate user. Int J Gynecol Cancer 2010; 20:308–310 (abstract).
39. Edes TE, Walk BE, Austin JL. Diarrhea in tube-fed patients: feeding formula not necessarily the cause. Am J Med 1990; 88:91–93.
40. Williams NT. Medication administration through enteral feeding tubes. Am J Heath-Sys Pharm 2008; 65:2347–2357.

Chapter 49

静脈栄養

> 長生きしたいのであれば，食事を減らすことだ。
> Benjamin Franklin

経腸栄養が充分に施行できない場合，栄養素を静脈から投与することができる。本章では，静脈栄養の基本的な特徴を述べ，個々の患者に見合う静脈栄養をいかに処方するかについて説明する。

静脈栄養剤

■ブドウ糖液

標準的な栄養管理では，非タンパク質カロリーのうちおよそ70％を糖質として供給する。完全静脈栄養（total parenteral nutrition：TPN）に用いる糖質は，表49.1に示すように種々の濃度のブドウ糖液が用いられる。ブドウ糖それ自体は，比較的低いカロリー源なので〔表47.1（☞692ページ）参照〕，高濃度のものを用いて1日の必要カロリー量を満たすようにしなければならない〔50％ブドウ糖液（D_{50}）が標準溶液である〕。ブドウ糖液は高浸透圧のため，中心静脈から投与しなければならない。

■アミノ酸溶液

タンパク質は必須アミノ酸（9種類）と，準必須アミノ酸（4種類），ならびに非必須アミノ酸（10種類）を種々の濃度で含む溶液として投与する。これらの溶液はブドウ糖液と1：1の用量で混合して投与する。標準および特殊アミノ酸溶液の例を表49.2に示す。

標準アミノ酸溶液

標準アミノ酸溶液（例えば，表49.2に示すAminosyn®）は，必須アミノ酸が50％，非必須アミ

表49.1 静脈内投与に用いるブドウ糖液

名称	濃度 (g/L)	エネルギー産生量* (kcal/L)*	浸透圧 (mOsm/L)
5%	50	170	253
10%	100	340	505
20%	200	680	1,080
50%	500	1,700	2,525
70%	700	2,380	3,530

* ブドウ糖の好気性代謝によるエネルギー産生量 3.4 kcal/g に基づく値。

表 49.2　標準および特殊アミノ酸溶液

	Aminosyn®	Aminosyn®-HBC	Aminosyn® RF
濃度	3.5%, 5%, 7%, 8.5%, 10%	7%	5.2%
適応	通常の完全静脈栄養	異化亢進時	腎不全
必須アミノ酸（総量に対する%）	50	63	89
分枝アミノ酸（総量に対する%）	25	46	33

ノ酸と準必須アミノ酸が50％の割合でバランスよく配合されている。溶液は3.5％から10％までの濃度製剤があるが，最も使用されるのは7％製剤（70 g/L）である。

特殊アミノ酸溶液

これらは，例えば，多発外傷や重症熱傷など高度の代謝ストレスを受けた患者や，腎不全もしくは肝不全を合併した患者に用いられる。

1. 例えば，表49.2のAminosyn®-HBCは，代謝ストレスを受けている状態に対して用いられ，分枝アミノ酸（イソロイシン，ロイシン，バリン）に富んでいる。これらのアミノ酸は，代謝需要が高い場合に骨格筋などでよりよいエネルギー源となる。
2. Aminosyn® RFは，腎不全を合併した患者に対して用いられ，必須アミノ酸に富む。必須アミノ酸に含有する窒素は部分的に非必須アミノ酸合成に再利用されるので，非必須アミノ酸が分解された際の血中尿素窒素の増大が最小限に抑えられる。
3. Hepatic-Aid®は，肝不全を合併した患者に対して用いられ，分枝アミノ酸に富む。これらは肝性脳症と関連する芳香族アミノ酸の血液脳関門の通過をブロックする。

これらの特殊アミノ酸溶液を使用しても，目的とする病態の予後の改善が証明されていないことは銘記すべきである[3]。

グルタミン

グルタミンは，腸管粘膜上皮細胞や血管内皮細胞などのように盛んに分裂・増殖する細胞の主要な栄養源である[4]。グルタミンは腸管粘膜の機能を維持するために重要であり[5]，ICU入室患者の新たな感染性合併症の発生を減少させることが示されている[6,7]。ICU患者におけるグルタミン投与の推奨量は0.2〜0.4 g/kg/日である[1]。しかし，最近の多施設研究では，多臓器不全を合併したICU患者でグルタミン投与に関連した死亡率の上昇が示されており[8]，この問題が解決されるまでは，1日推奨量は再評価されなければならない（注意：製剤化されているアミノ酸溶液にはグルタミンは含まれていないので，調剤の段階で添加しなければならない。このことが，グルタミン補充のルーチン化に制限をかけている理由である）。

■脂肪乳剤

脂肪乳剤は，コレステロール，リン脂質脂肪酸の小滴を含んでいる[9]。脂肪酸は，植物油〔サフラワー（ベニバナ）油またはダイズ油〕から得られ，リノール酸を豊富に含有する。リノール酸

表 49.3　臨床で用いられる静脈内投与用の脂肪乳剤

	Intralipid®		Liposyn® II	
	10%	20%	10%	20%
カロリー（kcal/mL）	1.1	2	1.1	2
必須脂肪酸（リノール酸）としてのカロリー（%）	50	50	66	66
コレステロール（mg/dL）	250〜300	250〜300	13〜22	13〜22
浸透圧（mOsm/L）	260	260	276	258
容量（mL）	50 100 250 500	50 100 250 500	100 200 500	200 500

は必須の脂肪酸である[10]。脂質は1日の必要カロリー量の30%を占めるように投与され、必須脂肪酸の欠乏を予防するために1日カロリー量の4%をリノール酸で占めるように投与する[11]。

表49.3に示すように、脂肪乳剤には10%溶液と20%溶液がある（パーセントの値は溶液100 mL中に含まれるトリグリセリドのグラム数を示す）。10%乳剤は約1 kcal/mL、20%乳剤は約2 kcal/mLのカロリーを供給する。高張ブドウ糖液と異なり、脂肪乳剤は血漿浸透圧とほぼ等張であり、**末梢静脈からも投与できる**。脂肪乳剤は1バッグ50〜500 mLのものが市販されており、TPNとは別に投与するか（最大投与速度は50 mL/h）、またはTPN溶液に添加して用いられる。投与されたトリグリセリドは8〜10時間ほど血中から消退しないので、脂肪乳剤の点滴時には血漿が一過性に白濁し、高脂血症のようにみえる。

添加物

ブドウ糖−アミノ酸混合のTPN溶液には、市販されている電解質、ビタミン、微量元素製剤を添加する。

■電解質

15種類以上の電解質製剤がある。ほとんどの製剤は20 mL容量の中に、ナトリウム、塩素、カリウム、マグネシウムを含んでいる。電解質の補充が必要であれば、院内で採用されている製剤をチェックしなければならない。TPN処方時には、カリウムやその他の電解質の1日必要量を記載する。

■ビタミン

水溶性総合ビタミン剤をブドウ糖−アミノ酸溶液に添加する。標準的な総合ビタミン剤は、1バイアルで大部分のビタミンについての1日必要量を満たす〔表47.3（☞695ページ）参照〕[16]。ICU患者における1日のビタミン必要量は不明である（おそらくは個々の患者により異なる）。通常の1日必要量を補充しているにもかかわらずビタミン欠乏症は起きており、ICU患者では1日のビタミン必要量が増加していることが示唆される。

第 XIV 部　栄養と代謝

表 49.4　必須微量元素の所要量

微量元素	1 日必要量[a]	Multitrace®-5 濃縮液[b]
クロム	30 μg	10 μg
銅	900 μg	1 mg
ヨウ素	150 μg	–
鉄	8 mg	–
マンガン	2.3 mg	0.5 mg
セレン	55 μg	60 μg
亜鉛	11 mg	5 mg

[a] 米国医学研究所食品栄養委員会食品栄養情報センター
（http://fnic.nal.usda.gov）より。2013 年 7 月にアクセス。
[b] 添付文書（America Reagent 社）より。

■微量元素

種々の微量元素製剤があり，市販されている 1 つの製剤を表 49.4 に示した。あわせて微量元素の 1 日の推奨必要量も表に示す。1 日必要量と，市販されている微量元素製剤の含有量には関連性がないことに注意する必要がある。微量元素製剤では，鉄やヨウ素を含むものはなく，セレンを含有していない製剤もある。鉄は酸化促進物質であるので，重症患者では鉄の投与は推奨されない〔鉄と酸化傷害の詳細については，第 47 章（☞ 697 ページ）を参照のこと〕。セレンは特に ICU での重症敗血症の患者では毎日投与すべきである。

セレン

微量元素のなかで最も重要視されているのがセレンである。セレンは内因性の抗酸化作用を示すグルタチオンペルオキシダーゼの補酵素として作用する〔図 22.7（☞ 358 ページ）参照〕。セレンの血漿濃度は重症敗血症で減少し，セレンの補充は生存率の改善と関係することが示されている[12]。セレンの 1 日の推奨投与量は 55 μg であるが，これはおそらく重症患者には不適である。多くの研究では，セレンの 1 日投与量は 200 μg であり，400 μg までは安全に投与できると考えられている〔表 47.5（☞ 697 ページ）参照〕。

完全静脈栄養（TPN）処方の手順

TPN 処方を個々の患者でいかに作成するか，以下に 4 つのステップで説明する。例として挙げた患者は，体重 70 kg の成人で，栄養障害はなく，また輸液量も特に制限なしと仮定する。

■ステップ 1

第 1 段階では 1 日あたりのタンパク質量とカロリーの必要量を推定する。近似的に 1 日のカロリー必要量は 25 kcal/kg，タンパク質必要量は 1.2〜1.6 g/kg と考えてよい（これらの推定式は第 47 章に詳述）。理想体重の 125％以内であれば実体重を用いて計算してよい。実体重が理想体重の 125％を超えているようであれば，補正体重を用いる〔式（47.3）（☞ 692 ページ）参照〕。可能で

あれば，間接熱量測定法を用いて基礎代謝量（安静時のエネルギー消費量）を測定すべきである（第 47 章参照）。

体重 70 kg の患者では，実体重を用いて 1 日のタンパク質必要量を 1.4 g/kg とすると，それぞれ以下のようになる。

$$\text{カロリー必要量} = 25\,(\text{kcal/kg}) \times 70\,(\text{kg}) = 1{,}750\,\text{kcal/日}$$
$$\text{タンパク質必要量} = 1.4\,(\text{g/kg}) \times 70\,(\text{kg}) = 98\,\text{g/日} \tag{49.1}$$

注意：もしプロポフォールが持続静注されていれば，その分のカロリー量を 1 日の必要カロリー量から引いた量で考えるべきである。10%脂肪乳剤としてプロポフォールが投与されていれば，10% Intralipid® (1 kcal/mL) と同等である。したがって，時間単位のプロポフォール (mL/h) の投与は，カロリーを時間単位で投与 (kcal/h) しているのと同等である。

■ステップ 2

第 2 段階として，10%アミノ酸溶液（500 mL）と 50%ブドウ糖液（500 mL）の標準的な混合液を用い，タンパク質の推定必要量を投与できる輸液量を決定する。この標準的な混合液は A_{10}-D_{50} 混合液と呼ばれるが，混合の結果，アミノ酸濃度は 5%（タンパク質 50 g/L），ブドウ糖濃度は 25%（ブドウ糖 250 g/L）の溶液となる。A_{10}-D_{50} 混合液で 1 日のタンパク質必要量を補うための輸液量は，次のようになる。

$$A_{10}\text{-}D_{50}\,\text{混合液投与量} = 98\,(\text{g/日}) / 50\,(\text{g/L}) = 1.96\,\text{L/日} \tag{49.2}$$

この量を 24 時間かけて持続静注すると仮定すれば，輸液速度は次のようになる。

$$\text{輸液速度} = 1{,}960\,\text{mL}/24\,\text{h} = 82\,\text{mL/h} \tag{49.3}$$

■ステップ 3

次に，ステップ 2 で得られた 1.9 L の A_{10}-D_{50} 混合液により供給される非タンパク質カロリー量を算出する（非タンパク質カロリーのみが 1 日のエネルギー必要量を供給する）。まずブドウ糖から決定する。

$$\text{ブドウ糖投与量} = 250\,(\text{g/L}) \times 1.96\,(\text{L/日}) = 490\,\text{g/日} \tag{49.4}$$

ブドウ糖 1 g あたり 3.4 kcal として，投与量 475 g で供給されるカロリーを計算する。

$$\text{ブドウ糖によるカロリー} = 475\,(\text{g/日}) \times 3.4\,(\text{kcal/g}) = 1{,}615\,\text{kcal/日} \tag{49.5}$$

■ステップ 4

次のステップでは，ブドウ糖で不足している必要カロリー量を，脂肪乳剤を用いて補う。

$$\begin{aligned}
&1\,\text{日必要量} = 1{,}750\,\text{kcal} \\
&\text{ブドウ糖による 1 日カロリー量} = 1{,}615\,\text{kcal} \\
&\text{不足カロリー量} = 135\,\text{kcal}
\end{aligned} \tag{49.6}$$

第 XIV 部　栄養と代謝

不足分の 135 kcal は脂肪乳剤で補う。もし 10％脂肪乳剤（1 kcal/mL）を使用したとすると，脂肪乳剤の投与量は 135 mL/日と計算される（1 バッグは 50 mL あるので，無駄を省くために投与量は 150 mL に調製する）。最大投与速度は 50 mL/h である。

■ ステップ 5

この症例での TPN の処方は，以下のように記載する。

1. A_{10}-D_{50} 混合液，輸液速度 80 mL/h。
2. 10％ Intralipid® 150 mL を 3 時間かけて投与。
3. 標準的な電解質製剤，総合ビタミン剤，微量元素製剤を添加する。

　TPN の指示は日ごとに更新する。必要に応じて，特定の電解質，ビタミン，微量元素を追加する。

合併症

■ カテーテル関連の合併症

前述したようにブドウ糖–アミノ酸混合液は高浸透圧であるため，TPN は太い中心静脈もしくは末梢穿刺中心静脈カテーテル（PICC）から投与する。中心静脈カテーテル関連の合併症については，第 2 章（☞ 27 ページ）と第 3 章（☞ 34 ページ）で述べてある。

カテーテルの迷入

上大静脈に挿入したカテーテルもしくは PICC は，図 49.1 に示すように，偶発的に内頸静脈に留置されてしまうことがある。ある調査[13]では，上大静脈に挿入したカテーテル（ほとんどは右側から挿入）の約 10％が内頸静脈に誤って留置されていた。このような場合，静脈血栓の

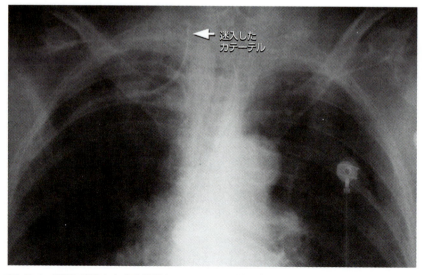

図 49.1　頸部に迷入した中心静脈カテーテルの X 線画像

表 49.5 インスリン製剤

製剤のタイプ	製剤名	効果発現までの時間	ピーク	作用時間
速効型	インスリンアスパルト	10〜20 分	1〜3 時間	3〜5 時間
速効型	インスリングルリジン	25 分	45〜50 分	4〜5 時間
速効型	インスリンリスプロ	15〜30 分	0.5〜2.5 時間	3〜6 時間
短時間型	レギュラーインスリン	30〜60 分	1〜5 時間	6〜10 時間
中間型	NPH インスリン	1〜2 時間	6〜14 時間	16〜24 時間
長時間型	インスリングラルギン	1 時間	2〜20 時間	24 時間

〔文献 17 より〕

リスクが高くなるため[13]，カテーテルの位置を是正することがすすめられる。ただし，この処置を支持するエビデンスはない。

■糖質投与に由来する合併症

高血糖

高血糖は TPN 施行中に多くみられ，ある研究では，TPN を受けていた術後患者の 20％で 300 mg/dL を超える血糖値がみられている（対照群では 1.5％であった）[14]。これは，TPN に伴うブドウ糖の負荷が要因である（標準 TPN の処方では非タンパク質カロリー 1,800 kcal には約 350 g のブドウ糖が占めており，標準経腸栄養のブドウ糖 230 g と比較して，より多量であることがわかる）。重症患者における厳格な血糖コントロールは，低血糖のリスクを高め，高血糖よりも予後を悪化させることが示されているため，推奨されていない[15]。現在は，入院患者の血糖値は 140〜180 mg/dL の範囲でコントロールすることが推奨されている[1,16]。

インスリン：インスリン治療の際には，さまざまな種類の合成インスリン製剤が利用でき，よく使用される製剤を表 49.5[17]に示した。レギュラーインスリンの持続静注は血糖値の極端な変動を予防できるため，重症もしくは 1 型糖尿病を有する集中治療患者に使用される[2]。この場合，インスリンは TPN 製剤に添加された状態で投与される。インスリン持続静注の 1 つの欠点は，輸液セットのプラスチックチューブに吸着される可能性があることである。この現象はインスリンの生物学的活性に影響をもたらすが，インスリン溶液（例えば，生理食塩液 20 mL にレギュラーインスリンを 1 単位/mL として添加する）として用いることで，この影響を減らすことができる。この方法は生物学的活性（約 30〜40％）を数日間保つことができるが，頻回のシリンジ交換の煩わしさがある[2]。

状態の安定した患者には皮下投与を行うことができる。処方量は患者によって異なるが，必要であれば，中間型もしくは長時間型とともに速効型を組み合わせる方法が入院患者では好まれる。

低リン酸血症

ブドウ糖が細胞内へ取り込まれるときに，リン酸も同時に取り込まれる。取り込まれたリン酸

は，糖代謝に重要な補因子（例：チアミンピロリン酸）の産生に使用される。このリン酸の細胞内移動は細胞外リン酸濃度が十分でなかった場合，結果として低リン酸血症を招く。これが入院患者によくみられる低リン酸血症の機序である[18]。TPN 開始とともに血漿リン酸濃度は一般的に低下する〔図 38.2（☞ 580 ページ）参照〕。

低カリウム血症

ブドウ糖の細胞内取り込みはカリウムの細胞内移動に伴っても起こる。この機序を利用しているのが重度の高カリウム血症に対するブドウ糖−インスリン療法である。この効果は通常，一過性であるが，TPN 施行中のブドウ糖の持続投与下では持続した低カリウム血症を引き起こす。

高二酸化炭素症

糖質の過剰投与により，呼吸不全患者では二酸化炭素の蓄積が誘発される。これは糖代謝の呼吸商（V_{CO_2}/V_{O_2}）が高いことが原因とされてきたが，糖質の過剰投与だけに特異的な現象なのではなく，全般的な摂取過剰の結果と考えられている[19]。

■脂質投与に由来する合併症

脂質の過剰投与は脂肪肝を引き起こす可能性がある。しかし，深刻な問題は脂肪投与により炎症反応を進展させる可能性があることである。TPN に用いられる脂肪乳剤は酸化されやすい脂質を豊富に含んでおり[20]，投与された脂質が酸化されると炎症反応を惹起する可能性がある。実際，脂肪乳剤に豊富に含まれるオレイン酸の投与は，実験動物で急性呼吸促迫症候群（acute respiratory distress syndrome：ARDS）を引き起こすための標準的な方法となっている[21]。したがって，脂肪乳剤が肺の酸素化能を悪化させても不思議ではない[22,23]。脂質の持続投与が，酸化物質による臓器障害を引き起こす可能性については，より注意を払うべきである。

■肝胆系の合併症

脂肪肝

肝臓への脂肪の蓄積（脂肪肝）は長期の TPN を受けている患者によくみられる合併症であり，糖質と脂質の慢性の過剰摂取による結果と考えられている。この状態になると血中の肝逸脱酵素の上昇がみられるが[24]，これがなんらかの病的過程であるのかは不明である。

胆汁うっ滞

小腸入口部に近い腸管内に脂質が流入しないと，コレシストキニンにより誘発される胆嚢収縮が抑制され，胆汁うっ滞を生じる。この結果，胆汁や胆泥の蓄積が生じ，**無石胆嚢炎**（acalculous cholecystitis）が誘発される可能性がある[25]。この病態については第 40 章（☞ 604 ページ）で述べた。

■腸管由来の敗血症

消化管内を栄養物が通過しないと腸管粘膜の萎縮を招き，腸管関連免疫が破綻する。これらの変化は全身性に腸管病原体が散布されることになる。このテーマについては第48章（☞701ページ）で述べてある。

末梢静脈栄養

末梢静脈栄養（peripheral parenteral nutrition：PPN）はTPNの簡略型で，十分な非タンパク質カロリーを供給することによって，タンパク質が分解されてエネルギー源となるのを抑制する〔すなわち，**タンパク質節約**（protein-sparing）栄養管理〕。PPNは経腸栄養の補完や短期間のカロリー源としても用いることができる。だが，栄養療法が必要な患者で，代謝亢進や栄養失調がある患者では適応にならない。

高浸透圧による血管損傷を回避するために，末梢静脈から投与する栄養剤の浸透圧は900 mOsm/L以下，pHを7.2～7.4に抑えたほうがよい[26, 27]。したがってPPNでは，栄養素の摂取を抑えるために，アミノ酸溶液やブドウ糖液は希釈して用いなければならない。脂肪乳剤は血漿と等張であるため，PPNで供給する非タンパク質カロリーのうち，かなりの部分を脂肪乳剤によって投与することができる。

■方法

一般的に，PPNは3％アミノ酸溶液と20％ブドウ糖液を混合して用いる。最終的にはアミノ酸濃度は1.5％，ブドウ糖濃度は10％の溶液となり，浸透圧はおよそ500 mOsm/Lである。ブドウ糖液による供給カロリーは340 kcal/Lであるので，2.5 Lで850 kcalとなる。20% Intralipid® 250 mL（500 kcal）をさらに追加すると，非タンパク質カロリーは1,350 kcal/日になる。この量は，平均体重の成人が安静時に消費する非タンパク質カロリー（20 kcal/kg/日）に近い。

おわりに

静脈栄養について最後に述べておきたいのは，可能なかぎり「避けるべき」ということである。その理由については，第48章の「概論」（☞701ページ）を参照してほしい。

■文献

臨床診療ガイドライン

1. Singer P, Berger MM, Van den Berghe G, et al. ESPEN guidelines on parenteral nutrition: Intensive care. Clin Nutr 2009; 387–400.
2. Jacobi J, Bircher N, Krinsley J, et al. Guidelines for the use of insulin infusion for the management of hyperglycemia in critically ill patients. Crit Care Med 2012; 40:3251–3276.

静脈栄養剤

3. Andris DA, Krzywda EA. Nutrition support in specific diseases: back to basics. Nutr Clin Pract 1994; 9:28–32.
4. Souba WW, Klimberg VS, Plumley DA, et al. The role of glutamine in maintaining a healthy gut and

supporting the metabolic response to injury and infection. J Surg Res 1990; 48:383–391.
5. De-Souza DA, Greene LJ. Intestinal permeability and systemic infections in critically ill patients: effect of glutamine. Crit Care Med 2005; 33:1125–1135.
6. Dechelotte P, Hasselmann M, Cynober L, et al. L-alanyl-L-glutamine dipeptide-supplemented total parenteral nutrition reduces infectious complications and glucose intolerance in critically ill patients: the French controlled, randomized, double-blind, multicenter study. Crit Care Med 2006; 34:598–604.
7. Fuentes-Orozco C, Anaya-Prado R, Gonzalez-Ojeda A, et al. L-alanyl-L-glutamine-supplemented parenteral nutrition improves infectious morbidity in secondary peritonitis. Clin Nutr 2004; 23:13–21.
8. Heyland D, Muscedere J, Wischmeyer PE, et al. A randomized trial of glutamine and antioxidants in critically ill patients. N Engl J Med 2013; 368:1489–1497.
9. Driscoll DF. Compounding TPN admixtures: then and now. J Parenter Enteral Nutr 2003; 27:433–438.
10. Warshawsky KY. Intravenous fat emulsions in clinical practice. Nutr Clin Pract 1992; 7:187–196.
11. Barr LH, Dunn GD, Brennan MF. Essential fatty acid deficiency during total parenteral nutrition. Ann Surg 1981; 193:304–311.
12. Alhazzani W, Jacobi J, Sindi A, et al. The effect of selenium therapy on mortality in patients with sepsis syndrome. Crit Care Med 2013; 41:1555–1564.

合併症

13. Padberg FT, Jr., Ruggiero J, Blackburn GL, et al. Central venous catheterization for parenteral nutrition. Ann Surg 1981; 193:264–270.
14. The Veterans Affairs Total Parenteral Nutrition Cooperative Study group. Perioperative total parenteral nutrition in postoperative patients. N Eng J Med 1991; 325:525–532.
15. Marik PE, Preiser J-C. Toward understanding tight glycemic control in the ICU. Chest 2010; 137:544–551.
16. Moghissi ES, Korytkowski MT, DiNardo M, et al. American Association of Clinical Endocrinologists, American Diabetes Association, American Association of Clinical Endocrinologists, and American Diabetes Association consensus statement on inpatient glycemic control. Diabetes Care 2009; 32:1119–1131.
17. McEvoy GK, ed. AHFS Drug Information, 2012. Bethesda, MD: American Society of Heath System Pharmacists, 2012:3201.
18. Knochel JP. The pathophysiology and clinical characteristics of severe hypophosphatemia. Arch Intern Med 1977; 137:203–220.
19. Talpers SS, Romberger DJ, Bunce SB, et al. Nutritionally associated increased carbon dioxide production. Excess total calories vs. high proportion of carbohydrate calories. Chest 1992; 102:551–555.
20. Carpentier YA, Dupont IE. Advances in intravenous lipid emulsions. World J Surg 2000; 24:1493–1497.
21. Schuster DP. ARDS: clinical lessons from the oleic acid model of acute lung injury. Am J Respir Crit Care Med 1994; 149:245–260.
22. Suchner U, Katz DP, Furst P, et al. Effects of intravenous fat emulsions on lung function in patients with acute respiratory distress syndrome or sepsis. Crit Care Med 2001; 29:1569–1574.
23. Battistella FD, Widergren JT, Anderson JT, et al. A prospective, randomized trial of intravenous fat emulsion administration in trauma victims requiring total parenteral nutrition. J Trauma 1997; 43:52–58.
24. Freund HR. Abnormalities of liver function and hepatic damage associated with total parenteral nutrition. Nutrition 1991; 7:1–5.
25. Phelps SJ, Brown RO, Helms RA, et al. Toxicities of parenteral nutrition in the critically ill patient. Crit Care Clin 1991; 7:725–753.

末梢静脈栄養

26. Culebras JM, Martin-Pena G, Garcia-de-Lorenzo A, et al. Practical aspects of peripheral parenteral nutrition. Curr Opin Clin Nutr Metab Care 2004; 7:303–307.
27. Anderson AD, Palmer D, MacFie J. Peripheral parenteral nutrition. Br J Surg 2003; 90:1048–1054.

Chapter 50

副腎・甲状腺機能障害

樹は葉ではなく果実で評価せよ。
Euripedes（紀元前 484〜406 年）

ICU 入室の主要因が副腎・甲状腺疾患であることはまれである。しかし，重篤な疾患においては副腎・甲状腺機能障害を伴うことがあり，その場合，予後に好ましくない影響を与える可能性がある。本章では，重症患者に併発する副腎・甲状腺機能異常について概説したのち，各疾患の診断・治療法について述べる。

ICU での副腎不全

副腎はストレスに対する適応において重要な役割を果たしている。副腎皮質はグルココルチコイドとミネラルコルチコイドを分泌し，糖新生の促進や細胞外液量の維持に働く。一方，副腎髄質はカテコールアミンを分泌し，循環系を維持する。副腎機能が低下または不全状態となると，血行動態は不安定となり，循環虚脱，エネルギー代謝障害などが生じる可能性がある[1,2]。副腎不全（adrenal insufficiency）は，生理的ストレスがかかって副腎機能が必要になるまで症候が現れない。いったんなんらかの徴候が現れると，副腎不全は水面下で進行し，生命が脅かされる状況へと急速に発展していく。

副腎は下垂体前葉から分泌される副腎皮質刺激ホルモン（adrenocorticotropic hormone：ACTH）により調節されている。さらに下垂体前葉は視床下部から分泌される副腎皮質刺激ホルモン放出ホルモン（corticotropin-releasing hormone：CRH）によって調節を受ける（図 50.1 参照）。副腎不全とは，視床下部-下垂体系の機能不全あるいは原発性の副腎機能抑制の結果といえる。

コルチゾール

コルチゾール（ヒドロコルチゾン）は，副腎皮質から分泌される主なグルココルチコイドである。健常成人（非ストレス時）において，1 日のコルチゾール分泌量は 15〜25 mg だが，最大の生理的ストレスでは 350 mg まで増加する[2]。

血漿コルチゾール：血漿中のコルチゾールは，約 90％がコルチコステロイド結合グロブリン（corticosteroid-binding globulin：CBG）やアルブミンと結合しており，残りの 10％のみが非結合型，すなわち生理的に活性な状態で存在する[1,2]。一般的な血漿コルチゾール値の検査では，結合型と非結合型の合計，すなわち，総コルチゾール値を測定しているが，これが重症患者では落とし穴となる。急性疾患患者ではコルチゾール結合タンパク質が 50％も減少していることがあるからである[2]。ICU の敗血症患者を対象にしたある臨床研究によると，総コルチゾール値は

第XIV部　栄養と代謝

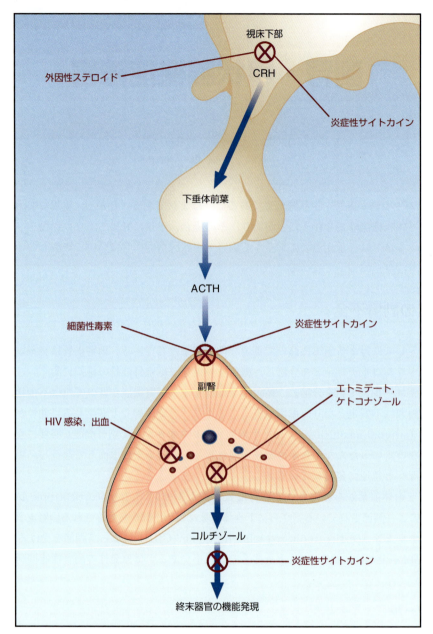

図50.1　ICU患者での副腎不全のメカニズム
CRH：副腎皮質刺激ホルモン放出ホルモン，ACTH：副腎皮質刺激ホルモン

40％の患者で低下していたが，非結合型コルチゾール値は全例において上昇していたという[4]。

■重症患者における副腎不全

副腎不全は重症患者にしばしば認められる病態である。その有病率は10〜20％であるが[1]，重症敗血症や敗血症性ショック患者では60％以上にもなるという[3]。重症患者における副腎の抑制は可逆性であることが多く，重症疾患関連コルチコステロイド不全（critical illness-related corticosteroid insufficiency：CIRCI) と呼ばれている[1]。CIRCI のメカニズムは複雑多岐にわたっており，図 50.1 に図示した[1〜3,5]。基本的に全身性の炎症反応が CIRCI に深く関与している。特に視床下部−下垂体系の抑制は顕著であり，重症敗血症や敗血症性ショック患者の副腎不全では 75% もの症例で認められる[3]。

病因

前述のように，重症敗血症や敗血症性ショックは副腎不全を引き起こす一因であるが，HIV 感染症や全身性真菌感染症，髄膜炎菌血症（副腎出血を惹起する）などの全身炎症疾患も副腎不全を引き起こす[2,5]。

ICU 患者における副腎不全の非感染性病因として，①長期的なステロイド治療の中断，②播種性血管内凝固 (disseminated intravascular coagulation：DIC) や抗凝固療法に伴う副腎出血，③コルチゾール合成阻害薬（例：エトミデートやケトコナゾール）やコルチゾール代謝促進薬（例：フェニトインやリファンピシン）のような薬物投与が挙げられる[2,5]。

■臨床徴候

重症患者における副腎不全の最も特徴的な徴候は，容量負荷に反応しない低血圧である[1〜3]。副腎不全に典型的な電解質異常（すなわち，低ナトリウム血症および高カリウム血症）が，重症疾患に関連した副腎機能低下でみられることはまれである。

■診断

ICU で容量負荷に反応しない低血圧患者をみたら，副腎不全を疑うべきである。しかし，重症患者における副腎不全の診断には不確定な要素も多い（注意：前述のように，重症患者での総コルチゾール値は血漿タンパク質により影響を受けるため，総コルチゾール値を副腎機能評価に用いることには重大な問題をはらんでいる）。

迅速 ACTH 負荷試験

ICU 患者の副腎機能検査としては，迅速 ACTH 負荷試験がよく知られており（必要ないことも多いのだが），この検査は昼夜を問わずいつでも施行できる。基礎値となる血液サンプルを採取後（無作為に），合成 ACTH（コシントロピン）250 µg を静脈内投与する。ACTH 投与 60 分後に，新たに摂取した血液サンプルで血漿コルチゾール値を測定する。結果の評価について下記に示す[1,2]。

> 重症患者において副腎不全のよい指標となるのは，基礎値の血漿コルチゾール値が 10 µg/dL 未満のとき，あるいは合成 ACTH（250 µg）静脈内投与後，血漿コルチゾール値の増加が 9 µg/dL 未満の場合である。

ICU で汎用性が高い他の検査は，無作為に採血した血漿コルチゾールの基礎値を評価する方法である。35 µg/dL 以上であれば副腎機能は正常だが，10 µg/dL 未満の場合は副腎不全と評価する。血漿コルチゾール値が 10〜34 µg/dL の場合は迅速 ACTH 負荷試験を行う。しかし，

表 50.1 コルチコステロイドの比較

コルチコステロイド	等力価	AIA[a]順位	MCA[b]順位
ヒドロコルチゾン	20 mg	4	1
プレドニゾン	5 mg	3	2
メチルプレドニゾン	4 mg	2	2
デキサメタゾン	0.75 mg	1	4

[a] AIA：抗炎症作用（1＝強，4＝弱）
[b] MCA：ミネラルコルチコイド作用（1＝強，4＝弱）
〔文献 4 より〕

ACTH 負荷試験が正常な場合でも（すなわち，血漿コルチゾール値の増加が 9 μg/dL 以上），視床下部-下垂体機能不全による二次性副腎不全である可能性を除外できない（ICU 患者においては，予想より多いかもしれない）。

敗血症性ショック

重症敗血症性ショックの患者に対してステロイドを投与すべきか否かを判断する際に，血漿コルチゾール値は必要ではない。このような症例では，容量負荷に反応しない低血圧が生じたら（そして昇圧薬が必要な場合は），ヒドロコルチゾンの静脈内投与を試みるべきである。

■治療

重症患者関連副腎不全の治療では，ヒドロコルチゾン 1 日 200〜300 mg を静脈内投与する（すなわち，6 時間ごとに 50 mg，または 8 時間ごとに 100 mg）[1]。ヒドロコルチゾンは強力なミネラルコルチコイド作用もあわせもつため（表 50.1 参照），ミネラルコルチコイドの追加投与は適宜考慮すればよい〔すなわち，フルドロコルチゾン（合成ミネラルコルチコイド）を 1 日 1 回 50 μg 経口投与〕[1]。

　ヒドロコルチゾンは，症状の改善が満足のいくものなら中止してもよい。また，敗血症性ショックで昇圧薬治療が不要になったり，血漿乳酸値が正常化した場合でも中止が可能である。炎症性メディエータの再上昇を防ぐという点では，ヒドロコルチゾンは漸減しながら離脱するほうがよいであろう（少なくとも数日かけて）[1]。

甲状腺機能の評価

甲状腺機能検査で異常値を呈する重症患者は 90％にも及ぶ[6]。このほとんどは，病理学的な甲状腺疾患ではなく，甲状腺以外の疾患に基づく二次性の異常である[6,7]。本項では甲状腺機能検査の評価について述べ，甲状腺機能検査異常をきたす非甲状腺疾患の鑑別について解説する。

■チロキシン（T_4）とトリヨードチロニン（T_3）

甲状腺から分泌されるホルモンは主にチロキシン（T_4）であり，このホルモンの活性型がトリ

表 50.2　甲状腺機能検査での異常パターン

状態	遊離 T_4	TSH
正常値	0.8〜1.8 ng/dL	0.35〜4.5 mU/dL
非甲状腺疾患（重症）	↓	正常あるいは↓
一次性甲状腺機能低下症	↓	↑
二次性甲状腺機能低下症	↓	↓
原発性甲状腺機能亢進症	↑	↓

ヨードチロニン（T_3）である。T_3 は，T_4 が末梢組織で脱ヨウ素化されて生成される。T_3 と T_4 のほとんど（99％を超える）が血漿タンパク質（特にチロキシン結合グロブリン）と結合していて，遊離型として存在し生理学的活性を有するのは1％に満たない[8]。急性期疾患では血漿タンパク質やタンパク質結合率が変動しやすいことから，ICU 患者で甲状腺機能評価を行う場合，遊離 T_3・T_4 値がより信頼できる。遊離 T_3 はルーチン検査ではないため，**遊離 T_4 値が急性期疾患患者の甲状腺機能評価に使用される**。

■甲状腺刺激ホルモン

血漿甲状腺刺激ホルモン（thyroid-stimulating hormone：TSH）値は**甲状腺機能検査のなかで最も信頼できる検査**であり，非甲状腺疾患の除外や一次性，二次性甲状腺機能障害の鑑別に役立つ。血漿 TSH 値は日内変動を示し，夕方に最低値，睡眠中に最高値となり，24時間で最大40％の変化を示す[9]。血漿 TSH 値の変化を解釈する際には，この日内変動を考慮しなければならない。基準値は 0.3〜4.5 mU/dL である[10]。

一次性と二次性の甲状腺機能障害

甲状腺ホルモンのネガティブフィードバックにより TSH が分泌されることを利用して，TSH 値から一次性と二次性甲状腺機能障害を鑑別できる。例えば，甲状腺機能低下症患者で血漿 TSH が高値の場合，一次性甲状腺機能低下症である。TSH 低値の場合は視床下部-下垂体機能障害による二次性甲状腺機能低下症と診断できる。

非甲状腺疾患

甲状腺機能検査が異常を呈した非甲状腺疾患患者の大半で，血漿 TSH 値は正常である[6]。しかし，これらのなかでも，30％の患者では血漿 TSH 値が低下，10％の患者で上昇がみられるという[6]。TSH 分泌は敗血症やコルチコステロイド，ドパミンなどの投与により抑制されるため[11]，血漿 TSH 値を解釈する際には注意が必要である。

■甲状腺機能検査での異常パターン

遊離 T_4 と TSH 値の解釈について，表 50.2 に示す。

非甲状腺疾患

急性の非甲状腺疾患では，非甲状腺組織における T_4 から T_3 への変換障害により，血漿遊離 T_3 値は低下する[6]。重症度が高くなると，遊離 T_3，T_4 の両者が低下するが，このパターンは ICU 患者の 30～50％にみられる[6,7]。前述したように，非甲状腺疾患の大半で TSH 値は正常範囲内であるが，特殊な状況では低下する（例：敗血症，コルチコステロイド治療，ドパミン投与）。

甲状腺機能障害

一次性甲状腺機能障害の特徴として，遊離 T_4 と TSH 値は相反した変動を示す。一方，二次性甲状腺機能障害（視床下部−下垂体機能障害による）では，遊離 T_4 と TSH 値は同方向に変化する。

甲状腺中毒症

甲状腺中毒症（thyrotoxicosis）のほとんどは一次性甲状腺機能亢進症によるものであるが，自己免疫性甲状腺炎やアミオダロン長期投与もその一因となるので，忘れてはならない[12]。

■臨床症候

甲状腺中毒症の主な症候は，興奮，頻脈（心房細動を含む），振戦である。**高齢者の甲状腺機能亢進症では興奮よりも無気力を示すことがあり，この病態は仮面甲状腺中毒**（apathetic thyrotoxicosis）と呼ばれている。無気力と心房細動は，高齢者の仮面甲状腺中毒ではよく認められる組み合わせである[13]。

甲状腺クリーゼ

まれではあるが重篤な甲状腺機能亢進症状として**甲状腺クリーゼ**（thyroid storm）があり，急性疾患や手術をきっかけに発症することがある。特徴的な症候は，高熱（40℃を超える発熱），重度の興奮やせん妄，高心拍出性心不全を伴う重度の頻脈である。進行すると，意識レベル低下または昏睡，全身痙攣が起こり，血行動態は不安定となる。もし見過ごされて適切な治療を施されなければ，一般に予後は不良である[12]。

■診断

血漿 TSH 測定は，甲状腺機能亢進症において感度および特異度が最も高い診断方法であり，甲状腺機能亢進症を疑った際には，最初のスクリーニングテストとして行うべきである[12]。軽度の甲状腺機能亢進症でも TSH 値は 0.01 mU/dL 未満となり，顕性の甲状腺中毒症では，ほとんどの症例で TSH 値は検出限界以下となる[12]。TSH 値が正常（0.3～0.45 mU/dL）ならば，甲状腺機能亢進症は除外してよい[12]。

表 50.3 甲状腺中毒症と甲状腺クリーゼの薬物療法

薬物	用法用量	備考
プロプラノロール	甲状腺中毒症：10〜40 mg を 1 日 3〜4 回，経口投与 甲状腺クリーゼ：60〜80 mg を 4 時間ごとに静脈内投与または経口投与	高濃度で T_4 から T_3 への変換を阻害する。収縮性心不全患者では慎重投与。喘息患者では選択的 β 遮断薬を使用する。
メチマゾール	甲状腺中毒症：10〜20 mg を 1 日 1 回，経口投与 甲状腺クリーゼ：60〜80 mg を 1 日 1 回，経口投与	T_4 の合成を阻害する。甲状腺中毒症に対しプロピルチオウラシルよりも好んで使用されるが，甲状腺クリーゼには適さない。
プロピルチオウラシル	甲状腺中毒症：50〜150 mg を 1 日 3 回，経口投与 甲状腺クリーゼ：初回 500〜1,000 mg を経口投与後，4 時間ごとに 250 mg 経口投与	T_4 の合成と，T_4 から T_3 への変換を阻害。甲状腺クリーゼに対して，メチマゾールよりも好んで使用される。
ヨウ素剤	重篤な甲状腺中毒症あるいは甲状腺クリーゼに対し，飽和ヨウ化カリウム液 50 滴（250 mg ヨウ素）を 6 時間ごとに経口投与	T_4 の合成と T_4 から T_3 への変換を阻害。抗甲状腺薬と併用する。
ヒドロコルチゾン	初回 300 mg を静脈内投与後，8 時間ごとに 100 mg 投与。甲状腺クリーゼにのみ使用する。	甲状腺クリーゼ時に伴う相対的な副腎機能不全に対して予防的に使用する。

〔処方は文献 12 より〕

■治療

表 50.3 に，甲状腺中毒症と甲状腺クリーゼに対する治療法と投薬内容を示す。

β 遮断薬

β 遮断薬の投与は，甲状腺中毒症の頻脈，興奮，振戦を軽減する。プロプラノロール（推奨投与量は表 50.3 参照）は甲状腺機能亢進症に最も広く使われている β 遮断薬であるが，非選択性の β 遮断薬のため喘息患者には適さない。メトプロロール（25〜50 mg を 4 時間ごとに経口投与）やエスモロール〔推奨投与量は表 15.1（☞ 235 ページ）参照〕のような，より選択性の強い β 遮断薬を甲状腺中毒症に使用してもよいであろう。しかし，プロプラノロールは依然として甲状腺クリーゼの第一選択薬である[12]。

抗甲状腺薬

T_4 産生を抑制する薬物として使用されているのは，メチマゾールとプロピルチオウラシル（PTU）の 2 種類である。両薬物とも経口投与する。メチマゾールが甲状腺中毒症に用いられるのに対し，**PTU は甲状腺クリーゼに好んで使用される**[12]。まれではあるが重篤な副作用として，メチマゾールでは胆汁うっ滞性黄疸，PTU では劇症肝壊死，無顆粒球症が報告されている[12]（各薬物の投与方法については，表 50.3 参照）。

ヨウ素剤

甲状腺機能亢進症の重症例では，抗甲状腺薬治療にヨウ素剤を加えてもよいであろう（ヨウ素は甲状腺からの T_4 放出と合成を抑制する）。ヨウ素剤としては，飽和ヨウ化カリウム液〔ル

ゴール（Lugol）液〕の経口投与が用いられる。ヨウ素アレルギーがある場合は，炭酸リチウム（300 mgを8時間ごとに経口投与）で代用する[14]。

甲状腺クリーゼにおける留意点

上記の治療以外にも，甲状腺クリーゼに伴う嘔吐，下痢，不感蒸泄増加による細胞外液量の減少に対し，積極的な輸液療法が必要になる。また，甲状腺クリーゼはグルココルチコイド代謝を促進するため，相対的な副腎不全を呈する。甲状腺クリーゼの際には，副腎不全予防のためにヒドロコルチゾン投与が推奨されている（初回量300 mgを静脈内投与後，100 mgを8時間ごとに静脈内投与）[12]。

甲状腺機能低下症

甲状腺機能低下症（hypothyroidism）はまれであり，有病率は全人口の0.3%にすぎない[15]。その原因のほとんどは，慢性自己免疫性甲状腺炎（橋本甲状腺炎）である。他の原因として，放射性ヨウ素，甲状腺摘出後，腫瘍や出血性壊死〔シーハン（Sheehan）症候群〕による視床下部−下垂体機能不全，薬物性のもの（リチウム，アミオダロン）がある。

■臨床症候

甲状腺機能低下症の臨床症候は潜在的なことも多く，乾燥した皮膚，疲労，筋肉の痙攣（こむら返り），便秘などである。意外に知られていないことだが，甲状腺機能低下症であっても肥満とは限らない[15]。重症症例では，低ナトリウム血症や筋原性酵素（クレアチンキナーゼ，アルドラーゼ）の上昇を伴う骨格筋ミオパチー，腎機能障害によらない血清クレアチニン値の上昇を認めることがある（骨格筋から遊離するクレアチニンによる）[16]。

滲出液

心血管系の症候で最も多いのは心嚢液貯留であり，これは甲状腺機能低下症患者に認められる心陰影拡大の原因となる[17]。この貯留液は徐々に増加するため，心機能には影響しないことが多い。胸水も甲状腺機能低下症ではよく認められる症候である。甲状腺機能低下症における心嚢水や胸水の貯留は血管透過性の亢進により起こるものであり，その性状は滲出液である。

粘液水腫

甲状腺機能低下症が進行した症例では，**粘液水腫**（myxedema）として知られる腫れぼったい外観を呈する。この状態は浮腫と間違えられることがあるが，真皮内へのタンパク質貯留によるものである[18]。粘液水腫は，低体温と意識レベル低下を伴うことがある。後者については**粘液水腫性昏睡**（myxedema coma）と呼ばれているが，無反応にまでなることは少ない[18]。

■診断

甲状腺機能低下症では血漿T_3値は正常なこともあるが，遊離T_4値は必ず低下する[15]。TSH

値は一次性甲状腺機能低下症では上昇し（しばしば10 mU/dLを上回る），視床下部-下垂体機能不全による甲状腺機能低下症では低下する．

■甲状腺ホルモン補充療法

軽度ないし中等度の甲状腺機能低下症の治療は，レボチロキシン（T_4）を経口投与する（1日1回50〜200 μg）[19]．初回投与量は通常1日50 μgで，3〜4週ごとに50 μgずつ増量する．レボチロキシンの至適投与量の決定には血漿TSH値を用いる．

重度の甲状腺機能低下症では消化管運動が障害されている可能性があるので，（少なくとも初期は）レボチロキシンを静脈内投与することが望ましい．初回はレボチロキシン250 μgを静脈内投与し，翌日は100 μg，その後は1日50 μgを投与する方法が推奨されている[19]．

T_3補充療法

重症患者では，T_4からT_3（活性型の甲状腺ホルモン）への変換が減少している[18]．そのためレボチロキシン（T_4）の補充療法に加えて，経口のT_3補充療法が行われることがある．意識レベルが低下している患者では，意識が戻るまで12時間ごとに25 μgのT_3を胃管より投与する[20]．ただし，T_3補充療法の有益性には賛否両論がある[15]．

おわりに

■ICUの空騒ぎ？

重症患者に併発した副腎・甲状腺機能障害が問題視されるのは，それが予後に悪影響を与えるかもしれないからである．しかし，次の事実が示唆するように，この懸念の根拠は乏しい．

1. 重症疾患関連コルチコステロイド不全（CIRCI）はしばしば認められるが，重症患者へのコルチコステロイド補充療法の有効性には一貫性がなく[1]，証明も困難である．この事実は，重症患者における副腎不全に臨床的意義があるのかどうか，疑念を抱かせる．
2. 甲状腺機能障害についていえば，甲状腺機能低下症と甲状腺機能亢進症はICUではまれであり，非甲状腺疾患が甲状腺機能に及ぼす作用は，臨床転帰へどのくらい影響するのか，いまだ解明されていない．

これらの事実から，副腎・甲状腺機能障害は，重症患者の生命予後にあまり影響を及ぼさないのかもしれない（葉はたくさん茂っているが，果実は少ない）．

■文献

ICUでの副腎不全

1. Marik PE, Pastores SM, Annane D, et al. Recommendations for the diagnosis and management of corticosteroid insufficiency in critically ill adult patients: Adrenal and Thyroid Dysfunction 897 consensus statement from an international task force by the American College of Critical Care Medicine. Crit Care Med 2008; 36L1937–1949.
2. Marik PE. Critical illness-related corticosteroid insufficiency. Chest 2009; 135:181–193.
3. Annane D, Maxime V, Ibrahim F, et al. Diagnosis of adrenal insufficiency in severe sepsis and septic shock. Am J Respir Crit Care Med 2006; 174:1319–1326.

4. Hamrahian AH, Oseni TS, Arafah BM. Measurements of serum free cortisol in critically ill patients. N Engl J Med 2004; 350:1629–1638.
5. Bornstein SR. Predisposing factors for adrenal insufficiency. N Engl J Med 2009; 360:2328–2339.

甲状腺機能の評価

6. Umpierrez GE. Euthyroid sick syndrome. South Med J 2002; 95:506–513.
7. Peeters RP, Debaveye Y, Fliers E, et al. Changes within the thyroid axis during critical illness. Crit Care Clin 2006; 22:41–55.
8. Dayan CM. Interpretation of thyroid function tests. Lancet 2001; 357:619–624.
9. Karmisholt J, Andersen S, Laurberg P. Variation in thyroid function tests in patients with stable untreated subclinical hypothyroidism. Thyroid 2008; 18:303–308.
10. Hollowell JG, Stachling NW, Flanders WD, et al. Serum TSH, T(4), and thyroid antibodies in the United States population (1988-1994): National Health and Nutrition Examination Survey (NHANES III). J Clin Endocrinol Metab 2002; 87:489–499.
11. Burman KD, Wartofsky L. Thyroid function in the intensive care unit setting. Crit Care Clin 2001; 17:43–57.

甲状腺中毒症

12. Bahn RS, Burch HB, Cooper DS, et al. Hyperthyroidism and other causes of thyrotoxicosis: Management guidelines of the American Thyroid Association and the American Association of Clinical Endocrinologists. Thyroid 2011; 21:593–646.
13. Klein I. Thyroid hormone and the cardiovascular system. Am J Med 1990; 88:631–637.
14. Migneco A, Ojetti V, Testa A, et al. Management of thyrotoxic crisis. Eur Rev Med Pharmacol Sci 2005; 9:69–74.

甲状腺機能低下症

15. Garber JR, Cobin RH, Gharib H, et al. Clinical practice guidelines for hypothyroidism in adults. Endocr Pract 2012; 18:988–1028.
16. Lafayette RA, Costa ME, King AJ. Increased serum creatinine in the absence of renal failure in profound hypothyroidism. Am J Med 1994; 96:298–299.
17. Ladenson PW. Recognition and management of cardiovascular disease related to thyroid dysfunction. Am J Med 1990; 88:638–641.
18. Myers L, Hays J. Myxedema coma. Crit Care Clin 1991; 7:43–56.
19. Toft AD. Thyroxine therapy. New Engl J Med 1994; 331:174–180.
20. McCulloch W, Price P, Hinds CJ, et al. Effects of low dose oral triiodothyronine in myxoedema coma. Intensive Care Med 1985; 11:259–262.

Section XV

クリティカルケアにおける薬物療法

薬を欲しがるか否かが，人間と動物とを区別する最大の特徴である。
Sir William Osler

Chapter 51

ICUにおける鎮痛と鎮静

「痛みはまぎれもない苦痛であり，最悪の悪魔だ…」
John Milton *"Paradise Lost"*

一般的な認識とは異なり，常に命を救うことは不可能であるがゆえに，われわれの患者ケアでの主な職務は救命ではなく，**痛みや苦しみを取り除くことである**。さらに，最大の痛みと苦しみを経験するのはICUの患者である。ICUで痛みや苦しみを取り除くことの重要性を，われわれがどの程度自覚しているのかを知るために，図51.1をご覧いただきたい[1]。このグラフは，ICUで主に経験する不快感や取り除くことができない痛みを，なぜICUを退室した患者の多くが覚えているかの説明になるかもしれない[2]。

本章では，ICU患者の苦痛を和らげるための経静脈的鎮痛・鎮静薬の使用について述べる。ICUにおける鎮痛・鎮静に関する最新の臨床診療ガイドラインと関連のある総説は，章末の文献に示す[3〜5]。

ICUにおける痛みの体験

ICU退室患者を対象に，退室後6か月から4年に実施した調査によると，20〜40％の患者がICU在室中に生じた出来事を思い出せなかった[2,6,7]。このことは，ベンゾジアゼピン系の健忘効果を反映しているのかもしれない。というのも，ICU在室中に強く鎮静されていない患者は，ICUでの出来事を思い出しやすいはずだからである[7]。機序が何であれ，ICU在室中の健忘はストレスの多い体験記憶を排除するので，好都合に思える。

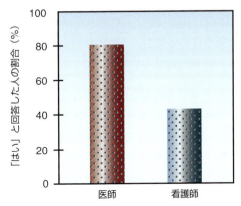

図51.1 「ジアゼパムは痛みを緩和するか」という質問に対し，「はい」と回答した病棟医（医師）とICU看護師の割合

■ICUでのストレス体験

ICUでの体験は大部分の患者にとってストレスであることは明らかである。ICU退室患者から多くのストレス要因が特定されており，その主たるものとして，①軽減されない痛み，②不適切な鎮静，③意思疎通の喪失（挿管中の患者），④睡眠障害，⑤幻覚と悪夢が挙げられる[2, 6, 7]。ストレスの原因として最も頻繁に挙げられるのが，痛みを伴う処置である[8]。ICU在室中にストレスを多く経験すると，神経精神的な影響が長引く。このような経験がある患者の25%で，4年後に心的外傷後ストレス障害の症状が発症したと報告されている[9]。

■重症患者における痛み

ICU患者の50～80%が，ICU在室中に痛みと不快感を経験しているとの調査結果がある[2, 6, 7]。意外にも痛みの訴えの頻度は，外科的ICUと内科的ICUで同じである[10]。

侵害刺激過敏

重症患者では健常人より痛みを感じやすい〔侵害刺激過敏（hypernociception）〕。例えば，ICU患者にとって最も強い痛みの経験は気管内吸引と体位変換である[8]。さらに，重症患者の30～50%が，侵害刺激のない安静時痛を経験している[8, 10]。この種の痛みは特に背部と下肢にみられる。

　重症患者の増強した痛みの経験は，不動状態と全身性炎症に起因する（ICU患者の安静時痛は，全身性感染で経験する筋肉痛に類似している）。この増強された侵害刺激状態を見過ごすことが，ICUでの不適切な鎮痛の大きな原因である。痛みの評価スケール（次項参照）を用いた頻回の痛みの評価により，ICUにおける不適切な痛みの管理の問題が是正される[3]。

■痛みのモニタリング

痛みは，「不快な知覚的または感情的体験」と定義され[11]，痛みが主観的なものであることを強調している。痛みの感覚は，強さ，持続時間，場所，質として表現されるが，痛みの強さは，痛みの「不快感」を反映するため，最もよく調べられる指標である。

痛みの評価スケール

痛みの評価スケールは，鎮痛療法の必要性とその効果判定に用いられる。6種類のスケールがあるが，ICUにおける痛みの評価にはほんの数種類で十分である。

1. 患者が確実に痛みの自己申告ができるなら，痛みの評価に数値的評価スケール（Numerical Ranking Scale：NRS）が利用できる[12]。これは，等間隔に11の目盛りをつけた線上に「0（無痛）」から「10（これ以上ない痛み）」までの数字を印したもので，患者が痛みの程度を数値で示す。「3」以下であれば，適切な痛みの管理ができているとされる。
2. 患者が鎮静中や人工呼吸中のときは，行動的痛みの評価スケール（Behavioral Pain Scale：BPS）がすすめられる（表51.1）[3]。この方法では，誘発行動（すなわち，顔の表情，腕の曲げ具合，人工呼吸器との同調性）から痛みの程度を評価する[11]。スコアは「3点（無痛）」か

表 51.1 行動的痛みの評価スケール（BPS）

項目	説明	スコア
顔の表情	● 穏やか	1
	● 一部硬い	2
	● 完全に硬い	3
	● しかめ面	4
上肢	● まったく動かない	1
	● 一部曲げている	2
	● 完全に曲げている，指を曲げている	3
	● ずっと引っ込めている	4
人工呼吸器との同調性	● 人工呼吸器に同調している	1
	● 咳嗽はあるが人工呼吸器に同調している	2
	● 人工呼吸器とファイティング	3
	● 人工呼吸器の調節がきかない	4
	合計点	

点数	評価
3	無痛
3〜5	適切な痛みの管理
12	これ以上ない痛み

〔文献 3 より〕

ら「12 点（これ以上ない痛み）」まであり，「5 点」以下で適切な痛みの管理とする[3]。

バイタルサイン

心拍数などのバイタルサインは，痛みの評価のゴールドスタンダードである患者が訴える痛みの強さとは相関しないし，バイタルサインは，痛みがあっても変化しない[13]。結果として，バイタルサインは痛みの評価にはすすめられない[3]。

オピオイド鎮痛薬

アヘン（opium）の天然由来の化学誘導体を**オピエート**（opiate）という。中枢神経系の個々のオピオイド受容体を刺激してその効果を生じるオピエートやその他の物質は，**オピオイド**（opioid）と呼ばれている。オピオイド受容体の刺激は，さまざまな効果を生じる。すなわち，鎮痛，鎮静，多幸感，縮瞳，呼吸抑制，徐脈，便秘，悪心，嘔吐，尿閉，瘙痒感などである[14]。**麻薬**（narcotic）という用語は，感覚の鈍化や意識の抑制〔すなわち，**麻薬性昏迷**（narcotize）〕をもたらす薬物の一般的分類を示す。

オピオイドは，ICU で鎮痛のために繁用され[3,8]，間欠的または持続的に静脈内投与される。オピオイドは軽度の鎮静をもたらし，ベンゾジアゼピン系と異なり健忘効果はもたない[15]。

■薬物と投与方法

ICU で最も使用されるオピオイドは，モルヒネ，フェンタニル，ヒドロモルホンである。それぞれの薬物の推奨されている静脈内投与量を表 51.2 に示す。なお，オピオイドの必要量は患者

表 51.2　静脈内投与によく使用されるオピオイド

項目	モルヒネ	ヒドロモルホン[*1]	フェンタニル
作用発現時間	5〜10分	5〜15分	1〜2分
1回投与量	2〜4 mg 1〜2時間ごと	0.2〜0.6 mg 1〜2時間ごと	0.35〜0.5 μg/kg[*2] 0.5〜1時間ごと
持続投与量	2〜30 mg/h	0.5〜3 mg/h	0.7〜10 μg/kg/h[*3]
自己調節鎮痛法（PCA） 　ボーラス投与量 　ロックアウト間隔	 0.5〜3 mg 10〜20分	 0.1〜0.5 mg 5〜15分	 15〜75 μg[*4] 3〜10分[*5]
脂溶性	1	0.2	600
活性代謝物	あり	あり	なし
ヒスタミン遊離作用	あり	なし	なし
腎不全での用量調節	50%減量	不要	不要

〔推奨投与量は文献3より〕

個人で大きく異なることと，オピオイドの有効な投与量は推奨投与量ではなく，患者の反応によって決めることを銘記しておくことが重要である。

フェンタニル

フェンタニルは，モルヒネに代わって，ICUで最も評価の高いオピオイドである[8]。モルヒネにはないフェンタニルの利点は，脂溶性がモルヒネの600倍なので効果発現が早いこと，フェンタニルはヒスタミンを遊離しないので低血圧のリスクが低いこと[16]，活性代謝物がないことである。血行動態の副作用が比較的ないことが，重症患者でフェンタニルがよく用いられる主な理由である。

モルヒネ

オピオイドは主として肝臓で代謝され，代謝産物は尿中に排泄される。モルヒネには数種類の活性代謝物があり，腎不全では蓄積する。代謝産物の1つモルヒネ-3-グルクロニドは，ミオクローヌスや痙攣発作を伴う中枢神経系の興奮をもたらし[7]，別の代謝産物であるモルヒネ-6-グルクロニドにはモルヒネより数倍強い鎮痛効果がある[14]。これらの代謝産物の蓄積を避けるために，**腎不全患者ではモルヒネの維持投与量を半減すべきである**[18]。フェンタニルには活性代謝物がなく，腎不全であっても投与量の調整は不要である。

　モルヒネはさらにヒスタミン遊離を促進し，全身の血管拡張をもたらし，血圧低下をきたす[14]。血圧低下は，アドレナリン過剰状態や末梢血管緊張状態の患者で特に著明である[4]。モルヒネによるヒスタミン遊離は気管支攣縮を誘発しない。喘息患者にはモルヒネ1.5 mg/kgが投与されるが，副作用は起こらない[19]。

[*1] 訳注：日本では未承認。
[*2] 訳注：日本では，1〜2 μg/kg。
[*3] 訳注：日本では，1〜2 μg/kg/h。
[*4] 訳注：日本では，7〜50 μg。
[*5] 訳注：日本では，5〜10分。

ヒドロモルホン

ヒドロモルホンはモルヒネの誘導体で，最近のメタ解析から，より有効な鎮痛効果があると考えられている[20]。しかし，腎不全患者への投与量変更が不要である以外には，重症患者への投与にはモルヒネより優れた利点はない。

レミフェンタニル

レミフェンタニル[*6]は超短時間作用性のオピオイドで，以下の方法により持続的に静脈内投与される。

　投与方法：1.5 µg/kg の負荷用量に続き，0.5〜15 µg/kg/h を持続投与する[3]。

　鎮痛効果は，投与終了後 10 分以内に消失する。作用が短時間であるのは薬物代謝を反映している。すなわち，レミフェンタニルは血漿中の非特異的エステラーゼで分解されるためである。肝臓や腎臓で代謝されないため，腎・肝不全でも用量調節は不要である。
　レミフェンタニルの短時間作用性は，頭部外傷のように脳機能評価が頻繁に必要な状況では最も有用である。オピオイド活性の突然の停止は，オピオイドの急性離脱症状をきたしうるが[5]，長時間作用性のオピオイドとの併用で避けることができる。

ペチジン

ペチジンはオピオイド鎮痛薬であるが，**神経毒性**（neurotoxicity）があるために ICU での鎮痛にはもはや使用されていない。ペチジンは肝臓でノルペチジンに代謝され，腎臓から緩徐に排泄される（除去半減期は 15〜40 時間）[21]。ノルペチジンの蓄積は中枢神経系の興奮をもたらし，興奮，ミオクローヌス，せん妄，全身痙攣をきたす[21]。ICU 患者には腎機能障害が多いので，ペチジンの神経毒性代謝物が蓄積する危険性が ICU 患者では非常に高い。

■患者自己調節鎮痛法

患者が覚醒していて薬物の自己投与が可能な場合，**患者自己調節鎮痛法**（patient-controlled analgesia：PCA）が痛みの管理に有用であり，オピオイドの間欠的投与よりも優れているかもしれない。PCA は，機械式注入ポンプを使って患者自身が作動させる。痛みを感じたら，ポンプに接続されているボタンを押すことで少量の薬物が静脈内投与される。ボーラス投与後には，「ロックアウト間隔（lockout interval）」と呼ばれる強制的に作動不可となる時間があり，過剰投与が避けられる。PCA でのオピオイド投与方法を表 51.2 に示す。ロックアウト間隔は，薬物の効果が最大となるために必要な時間により決められる[22]。PCA の処方を書く際には，初回負荷投与量（必要な場合），ロックアウト間隔，反復 1 回投与量などを明記する。PCA は単独で用いられることもあれば，低用量オピオイド持続静注と併用される場合もある。

[*6] 訳注：日本でのレミフェンタニルの使用は，全身麻酔の導入および維持における鎮痛とされており，ICU での使用適応はない。

■オピオイドの副作用

呼吸抑制

オピオイドは，中枢神経系を介して用量依存的に呼吸数と1回換気量を減少させるが[23, 24]，通常の用量では呼吸抑制や低酸素血症はまれである[25]。覚醒を障害するオピオイドの投与量では，換気を障害し高二酸化炭素症を生じる[23]。睡眠時無呼吸症候群や慢性高二酸化炭素症では特にオピオイドは呼吸抑制を起こしやすい。

心血管系への影響

オピオイド鎮痛薬は，しばしば血圧低下や心拍数減少を伴いやすい。これは，交感神経系活動の減弱と副交感神経系活動の亢進のためである。このような効果は，少なくとも仰臥位では通常，軽微で良好な忍容性を示す[26]。血圧低下は，循環血液量が減少している患者や心不全（交感神経系緊張のベースラインが上昇している）の患者，またはオピオイドをベンゾジアゼピン系と併用して投与された場合に顕著である[27]。オピオイドによる低血圧は，組織灌流にとって危険であることはほとんどなく，血圧は輸液や少量の昇圧薬に反応して上昇する。

腸管運動

オピオイドは，消化管にあるオピオイド受容体を活性化させることで腸管運動を抑制することがよく知られている。これが癌患者を煩わす便秘の原因である。重症患者では，障害された腸運動が経腸栄養の中咽頭への逆流を惹起し，誤嚥性肺炎の危険性が生じる。オピオイドによる腸管運動低下は，ナロキソンの経腸投与（6時間ごとに8mg）により，鎮痛効果に影響することなく，ある程度抑えられる。ある小規模の研究によると，この方法で誤嚥性肺炎が減少している[28]。

悪心・嘔吐

オピオイドは，脳幹下部の化学受容体誘発帯を刺激して嘔吐を誘発する[23]。すべてのオピオイドは嘔吐誘発作用をもつが，あるオピオイドを別のオピオイドに代えることでこの問題が解決することがある。

非オピオイド鎮痛薬

静脈内投与する非オピオイド鎮痛薬は少なく，アセトアミノフェン，ケトロラク，イブプロフェンの3種類しかない[*7]。これらは主に術後早期の痛みの管理に使用する。軽度の痛みには単独で使用されるが，中等度あるいは重度の痛みに対してはオピオイド鎮痛薬と併用する。併用鎮痛療法の目標はオピオイドの使用量を削減することであり（「オピオイドの節約効果」），その結果，オピオイド関連の副作用のリスクを減らすことにある。非オピオイド鎮痛薬の静脈内投与法を表51.3に示す。

[*7] 訳注：日本で静注薬として市販されているのは，このうちアセトアミノフェンのみ。そのほかに，フルルビプロフェン（ロピオン®）が市販されている。

表51.3 非オピオイド鎮痛薬の静脈内投与法

薬物	投与方法	備考
ケトロラク	30 mg を 6 時間ごとに静脈内または筋肉内投与。最大 5 日間投与。65 歳以上または体重が 50 kg 未満では投与量を半減する。	ケトロラクは NSAID で，抗炎症作用と解熱作用がある。5 日以内の投与であれば，重篤な合併症はまれである。
イブプロフェン	400〜800 mg を 6 時間ごとに静脈内投与。	イブプロフェンも NSAID で，ケトロラクと同じ作用がある。短期の鎮痛への使用であれば，重篤な合併症はまれである。
アセトアミノフェン	1 g を 6 時間ごとに静脈内投与。1 日投与量は 4 g を超えないこと。	抗炎症作用がないため，このことが重症患者では大きなデメリットとなっている。

■ケトロラク

ケトロラクは非ステロイド性抗炎症薬（NSAID）で，呼吸抑制を引き起こさない術後鎮痛のための初の非経口薬として 1990 年に導入された[29]。ケトロラクにはオピオイドの節約効果があることが証明されており，オピオイドの使用量を 25〜50％減らすことができる[30]。

投与方法

ケトロラクは，静脈内か筋肉内へ投与される。中等度あるいは重度の痛みに対する成人の推奨投与量は，**30 mg を静脈内または筋肉内へ投与し，6 時間ごとに最大 5 日間投与する**[31]。65 歳以上や体重が 50 kg 未満では投与量を半減する。筋肉内投与では血腫を生じることがあり[32]，静脈内投与が好ましい。

副作用のリスク

ケトロラクやその他の NSAID の有用な作用は，プロスタグランジン産生抑制に起因する。しかし，このことが副作用を生じる危険性をはらむ。特に，胃粘膜損傷，上部消化管出血，腎機能障害などである[31]。これらの副作用は，特に NSAID の過剰投与や長期使用で生じやすいが，ケトロラクの推奨用量や 5 日以内の使用では副作用はまれである[32〜34]。

■イブプロフェン

イブプロフェンは，次のような点でケトロラクと非常に類似している。すなわち，①静脈内投与ができる NSAID であること，②オピオイドの節約効果があること，③短期間の痛みの管理に安全に使えることである[35]。イブプロフェンの静脈内投与量は，**6 時間ごとに 400〜800 mg で，1 日あたり最大 3.2 g である**[35]。ケトロラクと異なり，推奨される投与制限期間はない。イブプロフェン静脈内投与の臨床研究では，24〜48 時間の投与期間が一般的に用いられ，重篤な合併症はない。

■アセトアミノフェン

アセトアミノフェンは，経口や経肛門的投与ができない術後患者の鎮痛・解熱の短期治療を目的として，2010 年に静脈内投与が承認された[36]。推奨静脈内投与量は **1 g で 6 時間ごととし，1**

日最大投与量は4gである（アセトアミノフェンの肝毒性を避けるため）[36]。この投与方法により，術後患者のオピオイドの節約効果が認められた[37]。

短所

アセトアミノフェンには抗炎症作用がなく，このことが重症患者では大きなデメリットとなっている。さらに，肝毒性回避のために1日あたりの使用量が4gと制限されているが，重症患者での中毒量が評価されていない。これらの理由から，アセトアミノフェンの静脈内投与は重症患者におけるオピオイドの節約のための最善の選択とはならない〔アセトアミノフェンの肝毒性については，第54章（☞787ページ）参照〕。

■神経因性疼痛

非オピオイド鎮痛薬は，神経因性疼痛（例：糖尿病性神経障害）には必須であり，この種の痛みに対して推奨される薬物がガバペンチンやカルバマゼピンである[3]。両者とも経口的に投与される。有効投与量は患者個人ごとに異なるが，標準的投与量は，経口懸濁液としてガバペンチンが600 mgを8時間ごとに，カルバマゼピンが6時間ごとに100 mgである。

ICUにおける不安

不安とそれに関連する障害（興奮やせん妄）は，ICU患者の85％に認められる[38]。これらの障害は以下のように定義される。

1. 不安は，周囲での出来事よりも内面の機序により持続した恐怖または不安が誇張された感情を特徴とする。
2. 興奮は，運動性亢進を伴った不安状態である。
3. せん妄は，興奮の有無に関係なく急性の錯乱がある状態である。せん妄はしばしば興奮状態と同一視されるが，傾眠を特徴とする活動減少型せん妄もある〔せん妄に関しては，第44章（☞653ページ）に詳述してある〕。

これらの障害の共通する一般的特徴は，幸福感（well being）の欠如である。

■鎮静

鎮静は，不安を軽減し，平穏な状態に落ち着かせるための方法である。これには，患者や家族と頻繁に会話するような一般的な対症療法や薬物療法がある。ICUでの鎮静に最も頻繁に使用される薬物は，ミダゾラムとプロポフォールである[3]。

■鎮静のモニタリング

鎮静スケールのルーチンでの使用は，効果的な鎮静を達成するための手段となる[3]。ICUにおいて最も信頼性の高い鎮静スケールは，鎮静・興奮スケール（Sedation-Agitation Scale：SAS）

表 51.4 リッチモンド興奮–鎮静スケール（RASS）

スコア	状態	臨床症状
+4	好戦的	明らかに好戦的で暴力的。スタッフに対して差し迫った危険がある。
+3	非常に興奮している	チューブやカテーテル類を引っ張ったり抜去するか，攻撃的な動作がみられる。
+2	興奮している	意図的でない運動が頻繁にあり，人工呼吸器と非同調である。
+1	落ち着きがない	不安で絶えずそわそわしているが，動きは攻撃的でなく激しくもない。
0	意識清明で平穏	
−1	傾眠状態	完全に清明ではないが，呼びかけで10秒以上の開眼とアイコンタクトでの応答がある。
−2	軽い鎮静状態	呼びかけに開眼し，短時間（10秒未満）のアイコンタクトでの応答がある
−3	中等度の鎮静状態	呼びかけに体動があるが，アイコンタクトはない。
−4	深い鎮静状態	呼びかけに無反応だが，身体刺激で体動がある。
−5	昏睡	呼びかけにも身体刺激にも無反応である。

RASSの評価を以下の手順で行う。
  ステップ1：観察
  患者と接触せず視診のみで観察。覚醒しているなら適切なスコアをつける（0〜+4）。覚醒していないならステップ2へ。
  ステップ2：呼びかけ刺激
  大きな声で名前を呼び注意を向けるか，こちらを見るように求める。必要があればこれを繰り返す。呼びかけに反応するなら，適切なスコアをつける（−1〜−3）。反応がなければステップ3へ。
  ステップ3：身体刺激
  患者の肩をゆする。無反応なら胸骨を強くこする。適切なスコアをつける（−4〜−5）。

〔文献39より〕

とリッチモンド興奮–鎮静スケール（Richmond Agitation-Sedation Scale：RASS）である[3]。表51.4に，RASSを示す[39]。RASSは，進行性に4段階の興奮（「+1」〜「+4」）と5段階の鎮静（「−1」〜「−5」）が含まれる。最適なRASSスコアは「0（意識清明で平穏）」である。RASSのさらなる利点として，患者の精神的状態の変化を連続的にモニタリングできることにある[40]。この特徴から，薬物療法による鎮静ではRASSスコアを最終評価項目に使うことができるようになった（鎮静薬の投与は，軽度鎮静状態であるRASSスコアの「−1」〜「−2」になるよう投与する）。

ベンゾジアゼピン系

ベンゾジアゼピン系は，現在ICUにおける鎮静で最も広く使用されている薬物である[3,8]。しかし，徐々にその立場は他の鎮静薬に代わりつつある。というのも，薬物の蓄積や過剰鎮静という問題があるためである。

■薬物のプロフィール

2種類のベンゾジアゼピン系（ミダゾラムとロラゼパム[*8]）がICUの鎮静で使われている。ジアゼパムは長期使用による過剰鎮静のために，もはや使用されていない。ミダゾラムとロラゼパムは経静脈的に投与される。両者の簡単な特徴を表51.5に示す。

[*8] 訳注：静注用ロラゼパムは，日本では未承認。

表 51.5　ベンゾジアゼピン系の静脈内投与による鎮静

項目	ミダゾラム	ロラゼパム
初回負荷投与量	0.01〜0.05 mg/kg	0.02〜0.04 mg/kg (≦2 mg)
作用発現時間	2〜5 分	15〜20 分
作用持続時間（ボーラス投与後）	1〜2 時間	2〜6 時間
持続投与量	0.02〜0.1 mg/kg/h	0.01〜0.1 mg/kg/h (≦10 mg/h)
間欠的投与量		0.02〜0.06 mg/kg 必要に応じて 2〜6 時間ごと
脂溶性	+++	++
注意事項	活性代謝物[a]	プロピレングリコール中毒[b]

[a] 活性代謝物は，鎮静を遷延する（特に腎不全で）。
[b] 2 mg/mL のロラゼパムには，溶媒としてプロピレングリコール（830 mg/mL）が含まれている。
〔推奨投与量は文献 3 より〕

ミダゾラム

ミダゾラムは脂溶性が高いという長所があり，速効型の薬物である。鎮静効果は静脈内投与後 1〜2 分以内に現れる。これが，迅速な鎮静が必要な患者（強い興奮状態にあったり暴力的な状態）に対してミダゾラムがベンゾジアゼピン系の中でも好まれる理由となっている。組織へのミダゾラムの積極的な取り込みは，血流からの迅速な除去をもたらし，短時間作用性を示す[41]。短時間作用性（1〜2 時間）であることから，急速負荷投与後，持続的に静脈内投与される。しかし，この短時間作用性は，体外排泄よりむしろ組織への積極的な取り込みによるので，ミダゾラムの持続投与は組織への進行性の薬物蓄積を生じる。薬物蓄積による過剰鎮静を避けるために，投与時間を 48 時間以内とすべきである[4]。

ロラゼパム

ロラゼパムはミダゾラムより作用持続時間が長く，単回静脈内投与後は最大 6 時間まで効果が持続する[3]。ロラゼパムは間欠的あるいは持続的に静脈内投与される。静注用ロラゼパムには，血漿への薬物溶解度を増やすために溶媒としてプロピレングリコールが含まれている。この溶媒が副作用をもたらすために（後述），表 51.5 にはロラゼパムの推奨投与量に最大許容投与量（単回投与量は 2 mg，持続投与は 10 mg/h）が併記されている。

代謝

ベンゾジアゼピン系は肝臓で代謝される。ミダゾラムはシトクロム P450 系で代謝され，この酵素系に干渉する薬物（例：ジルチアゼム，エリスロマイシン）はミダゾラムの代謝を阻害し，その作用効果が増大する。ミダゾラムには活性代謝物である 1-ヒドロキシミダゾラムがあり，腎排泄される。それゆえ，腎機能の変化もまたミダゾラム鎮静に影響を及ぼしうる。ロラゼパムはグルクロン酸抱合により代謝されるが，その代謝産物は活性をもたない。

■長所

ベンゾジアゼピン系による鎮静の長所は，以下のとおりである．

1. ベンゾジアゼピン系には，鎮静効果とは明らかに異なる用量依存的な健忘効果がある．健忘は鎮静期間以上に延長するので（前向性健忘），ICU 退室患者のうち驚くほどの割合（最大40％）で，ICU での出来事を覚えていないのは，このためかもしれない[2,6,7]．先にも述べたが，この健忘は，ストレスの多い経験を記憶から取り除くので有用である．
2. ベンゾジアゼピン系には抗痙攣作用があり〔第 45 章（☞ 668 ページ）参照〕，常に重症患者には有益である．
3. ベンゾジアゼピン系は，アルコール，オピエート，ベンゾジアゼパムなどの離脱症候群で選択される鎮静薬である．

■短所

ベンゾジアゼピン系による鎮静の主たる短所は，①薬物蓄積による鎮静の長期化と，②明らかなせん妄誘発傾向である．

鎮静の遷延

ICU 患者の鎮静の維持は，特に人工呼吸器依存患者で長期にわたることが多いため，ミダゾラムやロラゼパムは長期投与により組織に蓄積される．そのため，深い鎮静状態となり，薬物投与中止後の覚醒が遷延する．この結果，人工呼吸器からの離脱が遅れ，ICU 在室期間が長期化する[3,4]．ミダゾラムによる長期鎮静ではさらに問題がある．というのも，ミダゾラムは脂溶性が高く，活性代謝物が蓄積するからである．ICU 患者の鎮静に関する研究によると，鎮静からの覚醒時間は，ミダゾラムで 1,815 分（30.2 時間），ロラゼパムで 261 分（4.4 時間）であった[42]．

解決方法：ベンゾジアゼピン系による長期鎮静問題の解決策を，以下に挙げる．

1. 患者が覚醒するまでベンゾジアゼピン系投与の中断を毎日続けて薬物の蓄積を減らす．その結果，人工呼吸期間が短縮し，ICU 在室期間も短くなる[43]．これは，ベンゾジアゼピン系による過剰鎮静を制限する一般的に認められた方法である．
2. SAS や RASS などの鎮静スケールによる日常的モニタリングにより，軽度鎮静状態が維持できる程度のベンゾジアゼピン系の投与量を滴定する．これは，最新の ICU 鎮静ガイドラインに提議されている[3]．この方法は，毎日のベンゾジアゼピン系の中断方法よりさらに論理的解決法で，標準的行為といえる．
3. 鎮静にベンゾジアゼピン系を避けることが解決の最終手段であり，最近の傾向である．

せん妄

第 44 章（☞ 653 ページ）で述べたように，ICU 患者におけるせん妄の多発は，少なくとも部分的には ICU 患者へのベンゾジアゼピン系の頻回投与が原因であるというのが有力な意見である[3,4]．ベンゾジアゼピン系は，γアミノ酪酸（GABA）受容体と結合して効果を発揮するが，

このことがせん妄の進展に関与する[44]。GABA受容体を介さない薬物による鎮静では，ICU患者のせん妄の発生は少ない（後述）。適切な代替手段が入手できるようになれば，ベンゾジアゼピン系の高い評価はせん妄誘発という理由から強い衝撃を受けるだろう。

プロピレングリコール中毒

ロラゼパムの静脈内注射用製剤には，血漿への溶解度を増やすためプロピレングリコールが含まれている（415mg/mgロラゼパム）。プロピレングリコールは，肝臓で代謝され乳酸になる。プロピレングリコールの過剰摂取により，代謝性（乳酸）アシドーシス，せん妄（幻覚を伴う），低血圧，（重篤になれば）多臓器不全などを特徴とする中毒症候群を発症する。中毒症候群の発生率は，高用量のロラゼパムが2日以上にわたって静脈内投与された患者で19～66％と報告されている[45, 46]。

　プロピレングリコールの1日あたりの最大摂取許容量は，25mg/kg[47]または70kgの成人で17.5g/日とされる。2mg/hのロラゼパム投与では，プロピレングリコールが1時間あたり830mg投与され，1日あたり19.9gとなり，70kg成人の安全上限値を超過する。このことにより，24時間以上のロラゼパムの持続投与に伴うプロピレングリコール中毒の危険性が浮き彫りとなった。

診断：ロラゼパムの24時間を超えた持続投与中に，説明のつかない代謝性アシドーシスが起こったときは直ちに血漿乳酸値を測定する。測定値が上昇していればプロピレングリコール中毒が疑われる。プロピレングリコールの血漿濃度は測定できるが，結果は迅速には得られない。プロピレングリコールは浸透圧較差（☞534ページ）を上昇させることから，**浸透圧較差の上昇**が診断の一助となる。

離脱症候群

長期投与中のベンゾジアゼピン系を突然中止すると，興奮，失見当識，幻覚，痙攣などを特徴とする離脱症候群をきたす[48]。しかし，これは日常的に頻発しているようには思えない。

その他の鎮静薬

ベンゾジアゼピン系による鎮静からの覚醒遅延に関連して，プロポフォールとデクスメデトミジンのように迅速な覚醒をもたらす鎮静薬の評価が高まりつつある。

■プロポフォール

プロポフォールは強力な鎮静薬で，ベンゾジアゼピン系と類似するがそれとは別のGABA受容体と結合することで鎮静効果を発揮する。全身麻酔の導入に使用されるが，投与中止後の迅速な覚醒によりICUにおける評価が高い。プロポフォールの特徴を表51.6に示す。

作用と使用方法

プロポフォールには鎮静作用と健忘作用があるものの，鎮痛作用はない[49]。単回投与により1～

表 51.6　迅速な覚醒をもたらす鎮静薬

項目	プロポフォール	デクスメデトミジン
初回負荷投与量	5 μg/kg/min（5 分以上かけて*）	1 μg/kg（10 分以上かけて*）
作用発現時間	1〜2 分	5〜10 分
持続投与量	5〜50 μg/kg/min	0.2〜0.7 μg/kg/h
覚醒までの時間	10〜15 分	6〜10 分
呼吸抑制	あり	なし
副作用	● 低血圧 ● 高脂血症 ● プロポフォール注入症候群	● 低血圧 ● 徐脈 ● 交感神経系反跳現象

* 血行動態が安定している患者のみ。
〔推奨投与量は文献 3 より〕

2 分で鎮静が得られ，5〜8 分間持続する[49]。短時間作用性のため持続投与される。たとえ長期投与であっても，投与中止後 10〜15 分で覚醒する[49]。血行動態が安定している場合，初回負荷投与される。

プロポフォールは本来，迅速な覚醒が望まれる短期鎮静を目的としている（例：短時間の処置の間）。しかし，人工呼吸器離脱の遅れを避けるために，長期の人工呼吸器依存患者に用いられていることが多い。プロポフォールは，頭蓋内圧を低下させることや[49]，迅速な覚醒により頻回に意識レベルの評価が可能であることから，脳神経外科手術や頭部外傷患者にも有用である。

製剤と投与量

プロポフォールは脂溶性が高く，血漿への溶解度を高めるために 10％の脂肪乳剤の中に懸濁されている。この脂肪乳剤は，非経口栄養処方で使われている 10％イントラリピッド®とほぼ同一で，1 kcal/mL のカロリー密度があり，毎日の熱量摂取量の一部として含める。**プロポフォールの投与量は，実体重よりもむしろ理想体重に基づいているので，腎不全や中等度の肝不全での用量調整は不要である**[49]。初回負荷投与量は，血行動態が不安定な場合には低血圧のリスクとなるため，推奨されない[3]。

副作用

プロポフォールが呼吸抑制や低血圧を起こすことは周知のとおりである[50]。呼吸抑制のリスクがあるので，持続投与は人工呼吸器依存患者のみとすることが推奨されている。低血圧は全身の血管拡張が原因で[4]，血圧が血管収縮により維持されている循環血液量減少や心不全のような場合には深刻となる。アナフィラキシー様反応はまれだが，発症すれば重篤となる[49]。緑色尿が観察されることがあるが，フェノール性代謝産物によるもので無害である[49]。

プロポフォール製剤に含まれる脂肪乳剤は高トリグリセリド血症を起こしうる。頻度は不明だが，プロポフォールの注入は ICU 患者の高トリグリセリド血症の独立リスク因子である[51]。プロポフォール注入中はトリグリセリドの濃度測定を行うことがしばしば推奨されるが，ICU では高トリグリセリド血症患者がよくみられるうえに悪影響を及ぼさないことから[51]，トリグリセリドの定期的測定に利点があるかは疑問が残る。

プロポフォール注入症候群

プロポフォール注入症候群は，徐脈性心不全，乳酸アシドーシス，横紋筋融解，急性腎傷害などが突然に発症するのが特徴的だが，まれであり，この病態についてはあまりわかっていない[52]。この症候群は，長期間にわたる高用量投与（4〜6 mg/kg/h を超える投与量で，24〜48 時間より長期）により，ほぼ間違いなく発症する[53]。死亡率は 30%である[52]。この症候群の発症リスクを減らすために，5 mg/kg/h を超えて 48 時間より長く投与しないことが推奨されている[53]。

■デクスメデトミジン

デクスメデトミジンは α_2 受容体作動薬で，鎮静，健忘，軽度の鎮痛効果があり，呼吸抑制はない[54]。簡単な特徴を表 51.6 に示す。デクスメデトミジンの際立った特徴はその鎮静のタイプで，以下に述べる。

Cooperative Sedation

デクスメデトミジンによる鎮静は独特で，深い鎮静状態にもかかわらず覚醒が維持されていることである。患者は，薬物投与を中止しなくても鎮静から覚醒することができ，覚醒したときには会話が可能で，指示に応じることができる。覚醒が不要となれば，患者はもとの鎮静状態に戻ることができる。これは cooperative sedation と呼ばれ[5]，睡眠からの一時的覚醒に似ている。実際，この種の鎮静での脳波の変化は，自然睡眠の脳波に類似している[5]。

　デクスメデトミジンの cooperative sedation は，ベンゾジアゼピン系やプロポフォールなどの GABA 作動薬による鎮静とはまったく異なる。GABA 作動薬は，薬物投与中止後にのみ覚醒し，その鎮静効果も弱まっていく。要するに，ベンゾジアゼピン系による鎮静を毎日中止することは，デクスメデトミジンのような鎮静（すなわち，覚醒と cooperative sedation）を達成することを目的としている。デクスメデトミジンは人工呼吸器依存患者に最適で，それは機械的人工換気から自発呼吸への移行の間にも鎮静を継続できるからである。

せん妄

臨床研究により，ミダゾラムの代わりにデクスメデトミジンによる鎮静で，せん妄発生率が低下したことが示されている[55]。この結果，ICU 関連せん妄患者の鎮静には，ベンゾジアゼピン系よりもデクスメデトミジンが推奨されている[3]。

副作用

デクスメデトミジンは，用量依存的に，心拍数，血圧，血中ノルアドレナリン値を減少させる（交感神経系遮断効果）[5]。心不全患者や心伝導系障害では，デクスメデトミジンの交感神経系遮断作用の影響を特に受けやすい。特に初回負荷用量とともに高用量（>0.7 μg/kg/min）のデクスメデトミジンを投与された患者では，生命を脅かすような徐脈が報告されている[56]。心伝導系障害患者にはデクスメデトミジンを投与すべきでない。さらに，心不全や血行動態が不安定な患者には初回負荷投与をすべきではない。

表 51.7 興奮状態の患者に対するハロペリドールの静脈内投与

不安の重症度	投与量
軽度	0.5～2 mg
中等度	5～10 mg
重度	10～20 mg

1. 静脈内ボーラス投与
2. 10～20 分待ち，反応をみる
    a. 反応がなければ，投与量を倍増，または
    b. ロラゼパム（1 mg）を追加
3. それでも反応がない場合は，他剤に変更
4. 鎮静の維持には，初回投与量の 1/4 量を 6 時間ごとに投与

〔文献 59，60 より引用〕

■ハロペリドール

ハロペリドールは第一世代の抗精神病薬で，興奮やせん妄の治療に長い歴史をもつ[57,58]。

特徴

ハロペリドールは，中枢神経系のドパミン受容体を遮断することで鎮静や抗精神病作用を生じる。静脈内投与後 10～20 分で鎮静が得られ，作用は 3～4 時間継続する。呼吸抑制は生じない。循環血液量減少がなければ，低血圧はまれである。

用量：ハロペリドールの推奨静脈内投与量を表 51.7 に示す[59,60]。ハロペリドールは作用発現が遅いので，より迅速な鎮静のために，ミダゾラムを初回投与時に併用することがある。ハロペリドール投与後の血清濃度は患者ごとに大きく異なる[61]。10 分経過しても鎮静効果が出現しない場合は，倍量を投与する。部分的反応が 10～20 分後にあれば，追加投与時にロラゼパムを 1 mg 加える（長い作用時間のためミダゾラムより好まれる）[61]。2 回目投与にも反応しない場合には，直ちに別の薬物に変更する。

副作用

ハロペリドールの副作用として，①錐体外路反応，②悪性症候群，③心室頻拍が挙げられる。

1. 強い筋硬直や痙性運動などの錐体外路反応は，経口ハロペリドール療法の用量依存的副作用である。しかし，理由は不明だが，静脈内投与ではこれらの反応はあまりみられない[61]。
2. 悪性症候群（☞ 627 ページ）は，神経遮断薬に対する特異的薬物反応で，高熱，重度の筋硬直，横紋筋融解が認められる。この状態は静脈内投与で報告されているが[62]，まれである。
3. ハロペリドール療法で最も多く報告されるリスクは，心電図上の QT 間隔の延長で，多形性心室頻拍〔図 15.8（☞ 244 ページ）の torsade de pointes〕の誘因となる。この不整脈は，ハロペリドールの静脈内投与を受けている患者の最大で 3.5％に認められ[63]，このことが QT 間隔延長患者にはハロペリドールの使用を避ける理由となっている。

おわりに

■ICU での体験の改善

ICU 患者が経験するストレスを完全に取り除くことは不可能である．というのも，重症状態は本質的にストレスが多いからである．しかし，次のようなことを考慮すると，ICU 体験の「不快感」を少なくするのに役立つかもしれない．

1. 重症患者は，通常では痛くない状況でも痛みを経験する．例えば，体位変換は ICU 患者により報告される最も苦痛な経験の 1 つであり，侵害刺激がないのに安静時に 50％もの患者が痛みを経験している[8, 10]．このことは，ICU 患者に対し，終日痛みの管理に努めなければならないことを意味している．
2. 緩和されない痛みが興奮の原因となりうることから，興奮状態に鎮静薬を考える前に痛みが緩和されているかどうか確認すべきである．
3. ベンゾジアゼピン系が長時間（48 時間超）使用されているとき，薬物蓄積と長期鎮静の回避に留意することが ICU 在室時間を短縮することになる．回避方法には，毎日の鎮静薬投与の中断，あるいは投与量調整の指針として信頼できる鎮静スケールを用いた軽度鎮静の維持などがある．
4. 鎮静にデクスメデトミジンの使用を考慮する．理由は，この薬物は患者が鎮静中であっても体位変換への協力や家族との会話などで覚醒させることができるからである．覚醒が不要になれば，患者は当初の鎮静状態に再び戻る．これは薬物誘発性の昏迷状態というより，むしろ睡眠に近い．
5. 最後に，患者との意思疎通をはかり（例えば，何かをする前に，これからしようとすることを患者に説明する），患者が睡眠するための「休憩時間」を考慮に入れる．

■文献

はじめに
1. Loper KA, Butler S, Nessly M, Wild L. Paralysed with pain: the need for education. Pain 1989; 37:315–316.
2. Rotondi AJ, Chelluri L, Sirio C, et al. Patients' recollections of stressful experiences while receiving prolonged mechanical ventilation in an intensive care unit. Crit Care Med 2002; 30:746–752.

臨床診療ガイドライン
3. Barr J, Fraser GL, Puntillo K, et al. Clinical practice guidelines for the management of pain, agitation, and delirium in adult patients in the intensive care unit. Crit Care Med 2013; 41:263–306.

総説
4. Devlin JW, Roberts RJ. Pharmacology of commonly used analgesics and sedatives in the ICU: benzodiazepines, propofol, and opioids. Crit Care Clin 2009; 25:431–449.
5. Panzer O, Moitra V, Sladen RN. Pharmacology of sedative-analgesic agents: dexmedetomidine, remifentanil, ketamine, volatile anesthetics, and the role of peripheral mu antagonists. Crit Care Clin 2009; 25:451–469.

ICU における痛みの体験
6. Granja C, Lopes A, Moreira S, et al. Patients' recollections of experiences in the intensive care unit may affect their quality of life. Crit Care 2005; 9:R96–R109.
7. Samuelson KA, Lundberg D, Fridlund B. Stressful experiences in relation to depth of sedation in mechanically ventilated patients. Nurs Crit Care 2007; 12:93–104.
8. Payen J-F, Chanques G, Mantz J, et al., for the DOLOREA Investigators. Current practices in sedation and analgesia for mechanically ventilated critically ill patients. Anesthesiology 2007; 106:687–695.
9. Schelling G, Stoll C, Haller M, et al. Health-related quality of life and posttraumatic stress disorder in

survivors of the acute respiratory distress syndrome. Crit Care Med 1998; 26:651–659.
10. Chanques G, Sebbane M, Barbotte E, et al. A prospective study of pain at rest: incidence and characteristics of an unrecognized symptom in surgical and trauma versus medical intensive care unit patients. Anesthesiology 2007; 107:858–860.
11. Pain terms: A list with definitions and notes on usage, recommended by the IASP subcommittee on taxonomy. Pain 1979; 6:249.
12. Ahlers S, van Gulik L, van der Veen A, et al. Comparison of different pain scoring systems in critically ill patients in a general ICU. Crit Care 2008; 12:R15. (An open source journal.)
13. Siffleet J, Young J, Nikoletti S, et al. Patients' self-report of procedural pain in the intensive care unit. J Clin Nurs 2007; 16:2142–2148.

オピオイド鎮痛薬
14. Pasternak GW. Pharmacological mechanisms of opioid analgesics. Clin Neuropharmacol 1993; 16:1–18.
15. Veselis RA, Reinsel RA, Feshchenko VA, et al. The comparative amnestic effects of midazolam, propofol, thiopental, and fentanyl at equisedative concentrations. Anesthesiology 1997; 87:749–764.
16. Rosow CE, Moss J, Philbin DM, et al. Histamine release during morphine and fentanyl anesthesia. Anesthesiology 1982; 56:93–96.
17. Smith MT. Neuroexcitatory effects of morphine and hydromorphone: evidence implicating the 3-glucuronide metabolites. Clin Exp Pharmacol Physiol 2000; 27:524–528.
18. Aronoff GR, Berns JS, Brier ME, et al. Drug Prescribing in Renal Failure: Dosing Guidelines for Adults. 4th ed. Philadelphia: American College of Physicians, 1999.
19. Eschenbacher WL, Bethel RA, Boushey HA, Sheppard D. Morphine sulfate inhibits bronchoconstriction in subjects with mild asthma whose responses are inhibited by atropine. Am Rev Resp Dis 1984; 130:363–367.
20. Felden L, Walter C, Harder S, et al. Comparative clinical effects of hydromorphone and morphine: a meta-analysis. Br J Anesth 2011; 107:319–328.
21. Latta KS, Ginsberg B, Barkin RL. Meperidine: a critical review. Am J Therap 2002; 9:53–68.
22. White PF. Use of patient-controlled analgesia for management of acute pain. JAMA 1988; 259:243–247.
23. Bowdle TA. Adverse effects of opioid agonists and agonist-antagonists in anaesthesia. Drug Safety 1998; 19:173–189.
24. Weil JV, McCullough RE, Kline JS, et al. Diminished ventilatory response to hypoxia and hypercapnia after morphine in normal man. N Engl J Med 1975; 292:1103–1106.
25. Bailey PL. The use of opioids in anesthesia is not especially associated with nor predictive of postoperative hypoxemia. Anesthesiology 1992; 77:1235.
26. Schug SA, Zech D, Grond S. Adverse effects of systemic opioid analgesics. Drug Safety 1992; 7:200–213.
27. Tomicheck RC, Rosow CE, Philbin DM, et al. Diazepam-fentanyl interaction—hemodynamic and hormonal effects in coronary artery surgery. Anesth Analg 1983; 62:881–884.
28. Meissner W, Dohrn B, Reinhart K. Enteral naloxone reduces gastric tube reflux and frequency of pneumonia in critical care patients during opioid alagesia. Crit Care Med 2003; 31:776–780.

非オピオイド鎮痛薬
29. Buckley MM, Brogden RN. Ketorolac. A review of its pharmacodynamic and pharmacokinetic properties, and therapeutic potential. Drugs 1990; 39:86–109.
30. Gillis JC, Brogden RN. Ketorolac. A reappraisal of its pharmacodynamic and pharmacokinetic properties and therapeutic use in pain management. Drugs 1997; 53:139–188.
31. Ketorolac Tromethamine. In: McEvoy GK, ed. AHFS Drug Information, 2012. Bethesda: American Society of Health System Pharmacists, 2012:2139–2148.
32. Ready LB, Brown CR, Stahlgren LH, et al. Evaluation of intravenous ketorolac administered by bolus or infusion for treatment of postoperative pain. A doubleblind, placebo-controlled, multicenter study. Anesthesiology 1994; 80:1277–1286.
33. Strom BL, Berlin JA, Kinman JL, et al. Parenteral ketorolac and risk of gastrointestinal and operative site bleeding. A postmarketing surveillance study. JAMA 1996; 275:376–382.
34. Reinhart DI. Minimising the adverse effects of ketorolac. Drug Safety 2000; 22:487–497.
35. Scott LJ. Intravenous ibuprofen. Drugs 2012; 72:1099–1109.
36. Yeh YC, Reddy P. Clinical and economic evidence for intravenous acetaminophen. Pharmacother 2012; 32:559–579.
37. Sinatra RS, Jahr JS, Reynolds LW, et al. Efficacy and safety of single and repeated administration of 1 gram intravenous acetaminophen injection (paracetamol) for pain management after major orthopedic surgery. Anesthesiology 2005; 102:822–831.

ICU における不安
38. Ely EW, Inouye SK, Bernard GR, et al. Delirium in mechanically ventilated patients: validity and reliability of the confusion assessment method for the intensive care unit (CAM-ICU). JAMA 2001;286:2703–2710.
39. Sessler CN Gosnell MS, Grap MJ, et al. The Richmond Agitation-Sedation Scale: validity and reliability in adult intensive care units. Am J Resp Crit Care Med 2002; 166:1338–1344.

40. Ely EW, Truman B, Shintani A, et al. Monitoring sedation status over time in ICU patients: reliability and validity of the Richmond Agitation-Sedation Scale (RASS). JAMA 2003; 289:2983–2991.

ベンゾジアゼピン系

41. Reves JG, Fragen RJ, Vinik HR, et al. Midazolam: pharmacology and uses. Anesthesiology 1985; 62:310–324.
42. Pohlman AS, Simpson KP, Hall JB. Continuous intravenous infusions of lorazepam versus midazolam for sedation during mechanical ventilatory support: a prospective, randomized study. Crit Care Med 1994; 22:1241–1247.
43. Kress JP, Pohlman AS, O'Connor MF, et al. Daily interruption of sedative infusions in critically ill patients undergoing mechanical ventilation. N Engl J Med 2000; 342:1471–1477.
44. Zaal IJ, Slooter AJC. Delirium in critically ill patients: epidemiology, pathophysiology, diagnosis and management. Drugs, 2012; 72:1457–1471.
45. Wilson KC, Reardon C, Theodore AC, Farber HW. Propylene glycol toxicity: a severe iatrogenic illness in ICU patients receiving IV benzodiazepines. Chest 2005; 128:1674–1681.
46. Arroglia A, Shehab N, McCarthy K, Gonzales JP. Relationship of continuous infusion lorazepam to serum propylene glycol concentration in critically ill adults. Crit Care Med 2004; 32:1709–1714.
47. Nordt SP, Vivero LE. Pharmaceutical additives. In: Nelson LS, Lewin NA, Howland MA, et al., eds. Goldfrank's Toxicological Emergencies. 9th ed, New York:McGraw Hill, 2011:803–816.
48. Shafer A. Complications of sedation with midazolam in the intensive care unit and a comparison with other sedative regimens. Crit Care Med 1998; 26:947–956.

プロポフォール

49. McKeage K, Perry CM. Propofol: a review of its use in intensive care sedation of adults. CNS drugs 2003; 17:235–272.
50. Riker RR, Fraser GL. Adverse events associated with sedatives, analgesics, and other drugs that provide patient comfort in the intensive care unit. Pharmacotherapy 2005; 25:8S–18S.
51. Devaud JC, Berger MM, Pannatier A. Hypertriglyceridemia: a potential side effect of propofol sedation in critical illness. Intensive Care Med 2012; 38:1990–1998.
52. Fong JT, Sylvia L, Ruthazer R, et al. Predictors of mortality in patients with suspected propofol infusion syndrome. Crit Care Med 2008; 36:2281–2287.
53. Fodale V, LaMonaca E. Propofol infusion syndrome: an overview of a perplexing disease. Drug Saf 2008; 31:293–303.

デクスメデトミジン

54. Bhana N, Goa KL, McClellan KJ. Dexmedetomidine. Drugs 2000; 59:263–268.
55. Riker RR, Shehabi Y, Bokesch PM, et al. SEDCOM (Safety and Efficacy of Dexmedetomidine Compared With Midazolam) Study Group: Dexmedetomidine vs. midazolam for sedation of critically ill patients. JAMA 2009; 301:489–499.
56. Tan JA, Ho KM. Use of dexmedetomidine as a sedative and analgesic agent in critically ill patients: a meta-analysis. Intensive Care Med 2010; 36:926–939.

ハロペリドール

57. Haloperidol. In: McEvoy GK, ed. AHFS Drug Information, 2012.Bethesda: American Society of Health System Pharmacists, 2012:2542–2547.
58. Clinton JE, Sterner S,Steimachers Z, Ruiz E. Haloperidol for sedation of disruptive emergency patients. Ann Emerg Med 1987; 16:319–322.
59. Jacobi J, Fraser GL, Coursin DB, et al. Clinical practice guidelines for the sustained use of sedatives and analgesics in the critically ill adult. Crit Care Med 2002; 30:119–141.
60. Riker RR, Fraser GL, Cox PM. Continuous infusion of haloperidol controls agitation in critically ill patients. Crit Care Med 1994; 22:433–440.
61. Sanders KM, Minnema AM, Murray GB. Low incidence of extrapyramidal symptoms in the treatment of delirium with intravenous haloperidol and lorazepam in the intensive care unit. J Intensive Care Med 1989; 4:201–204.
62. Sing RF, Branas CC, Marino PL. Neuroleptic malignant syndrome in the intensive care unit. J Am Osteopath Assoc 1993; 93:615–618.
63. Sharma ND, Rosman HS, Padhi ID, et al. Torsade de Pointes associated with intravenous haloperidol in critically ill patients. Am J Cardiol 1998; 81:238–240

Chapter 52

抗菌薬治療

> 病原菌を殺す薬物の危険性は，病原菌のみならず
> 患者をも殺してしまいかねない点にある。
> 　　　　　　　　　　　　　　J.B.S. Haldane

抗菌薬治療はICUで避けられない治療であり，よく用いられる抗菌薬を以下にリストアップした。

1. アミノグリコシド系
2. 抗真菌薬
3. カルバペネム系
4. セファロスポリン系
5. フルオロキノロン系
6. ペニシリン
7. バンコマイシンとその代替薬

アミノグリコシド系

アミノグリコシド系は，*Streptomyces*の培養によって得られる一群の抗菌薬である（このことから，最初のアミノグリコシドにストレプトマイシンの名称がついた）。米国で静注使用が可能なアミノグリコシド系は，ゲンタマイシン，トブラマイシン，アミカシンの3種類である（それぞれ1966，1975，1981年に開発された）。

■作用と臨床適応

アミノグリコシド系は殺菌性をもち，緑膿菌などグラム陰性好気性桿菌に最も有効な抗菌薬である（図52.1，図52.2参照）[1,2]。アミカシンは，おそらく臨床使用では比較的短期間である（微生物に耐性をもつ時間を与えないようにする）ことから，アミノグリコシド系のなかで最も効力の強い抗菌薬である。腎毒性のリスクのため（後述），アミノグリコシド系投与は通常，緑膿菌などによる感染症のために限定されている。しかし，好中球減少や敗血症性ショックを伴うグラム陰性菌血症では，アミノグリコシド系にもう1つ，グラム陰性好気性桿菌に対して有効な薬物（例：カルバペネム系，セフェピム，またはピペラシリン/タゾバクタム）を加えて使用すると，経験的抗菌薬治療がより有効であったというエビデンスがある[3]。

第 XV 部　クリティカルケアにおける薬物療法

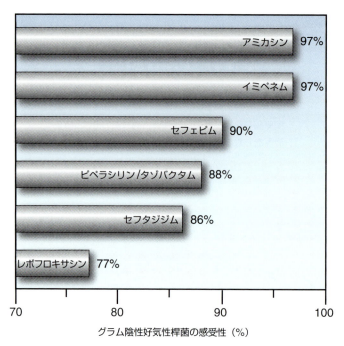

図 52.1　2005〜2010 年の間に 37 の病院施設での腹部感染症から得られたグラム陰性桿菌の感受性〔データは文献 2 より〕

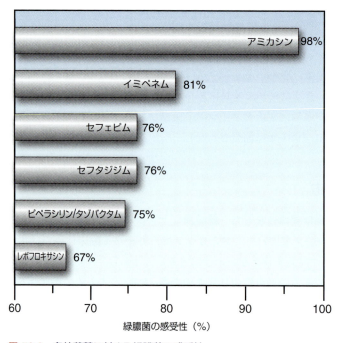

図 52.2　各抗菌薬に対する緑膿菌の感受性
データは，2005〜2010 年の間に 37 の病院施設での腹腔内感染症を調査したもの。〔文献 2 より〕

表 52.1　クレアチニンクリアランス（C_{Cr}）に基づいたアミノグリコシド系の投与量

C_{Cr}（mL/min）	ゲンタマイシン[*1]/トブラマイシン（mg/kg）	アミカシン[*2]（mg/kg）	投与間隔（h）
≧80	7	20	24
60〜79	5	15	24
40〜59	4	12	24
20〜39	4	12	48
10〜19	3	10	48
<10	2.5	7.5	48

〔文献 1 より〕

■投与量

アミノグリコシド系は，表 52.1 に示すように，体重と腎機能に基づいて 1 日 1 回投与法が用いられている。

体重に基づく投与量

アミノグリコシド系の投与量は理想体重（IBW）に基づく〔付録 B の「成人の理想体重」（☞ 819 ページ）参照〕。肥満患者では修正された体重（ABW）に基づく。これは，IBW に，総体重（TBW）と IBW の差異の 45％を加算した量である[1]。すなわち，次の式になる。

$$\text{ABW (kg)} = \text{IBW} + 0.45(\text{TBW} - \text{IBW}) \tag{52.1}$$

腎機能に基づく投与量

アミノグリコシド系は腎臓で濾過されて排泄される。したがって，腎クリアランスが障害されている場合は，投与量の調整が必要である。表 52.1 に示すように，投与量はクレアチニンクリアランスの低下に合わせて減量される。クレアチニンクリアランスが 40 mL/min より低ければ，投与間隔を 48 時間に延ばす（付録 C の「クレアチニンクリアランス」（☞ 822 ページ）の計算式を参照）。6 時間の血液透析は，蓄積されたアミノグリコシド系の 40〜50％を排泄するので，透析するごとに総投与量の 50％を追加投与すべきである[1]。

モニタリング

投与量が個々の患者で適切かどうか判断するために，アミノグリコシド系の血漿濃度をモニタリングするべきである。目標とする最大濃度は，ゲンタマイシンとトブラマイシンで 4〜8 mg/L，アミカシンで 15〜20 mg/L である[4]。目標とする（投与直前の）トラフ値は，ゲンタマイシンとトブラマイシンで 1〜2 mg/L，アミカシンで 5〜10 mg/L である[4]。

[*1] 日本では，80〜120 mg を 1 日 2〜3 回に分割して筋肉注射または点滴静注する。
[*2] 日本では，100〜200 mg を 1 日 2 回筋肉注射または点滴静注する。

■副作用

アミノグリコシド系での主な副作用は，腎毒性である。

腎毒性

アミノグリコシド系での治療を継続する限り，すべての患者が腎機能障害を起こすので，**腎毒性は避けられない**とされている[5]。腎傷害の起こる部位は近位尿細管で，そのリスクは各アミノグリコシド系で同様である。腎傷害の最初の徴候は，尿中の円柱の出現，タンパク尿，尿濃縮能低下である[3]。尿の変化は治療後の最初の週で認められ，血清クレアチニン値は治療開始後5～7日で上昇し始める。初期の腎機能障害は急性腎傷害へと進展することがあり，これは可逆性であることが多い。腎毒性は，循環血液量減少や以前から存在する腎疾患により促進される[5,6]。

他の副作用

他の副作用としての耳毒性や神経筋遮断はまれにしか問題とはならない。耳毒性は不可逆性の聴力消失や前庭障害をもたらすが，患者は通常は無症状である[5]。アミノグリコシド系は神経終末のシナプス前に作用してアセチルコリンの遊離を遮断するが，治療投与量では問題とならない[4]。重症筋無力症や非脱分極性筋弛緩薬による神経筋遮断を増強するリスクがわずかにあるので[7,8]，このような患者でのアミノグリコシド系の使用は避けることが望ましい。

■コメント

アミノグリコシド系はかつて感染症の分野で好まれていたが，それは重篤なグラム陰性感染症の最初の抗菌薬であったためである。しかし，腎毒性があるうえに，重篤なグラム陰性感染症の治療に有効で有害性の低い抗菌薬も出現しているので，アミノグリコシド系は好中球減少症や敗血症性ショックの患者における緑膿菌血症の治療薬としてのみ残しておくべきである。

抗真菌薬

ICUにおける抗真菌薬治療は，*Candida* 属菌に対してまず使用すべきで，その要点を述べていく。

■アムホテリシンB

アムホテリシンB（AmB）は自然界由来の抗菌薬であり，ヒトにおけるほとんどの病原性真菌に対して抗菌作用を示す[9]。臨床使用されている最も効果の強い抗真菌薬の1つであるが，同時に，中毒反応，すなわち，持続投与時の炎症反応や腎毒性が問題となる。その結果，AmBは，毒性の低い抗真菌薬に対して忍容性がない患者または難治性の患者に投与されることが多い（表52.2参照）[10]。

表 52.2　侵襲性カンジダ症に対する抗真菌薬治療

病原性微生物	第一選択薬	代替薬
Candida albicans	フルコナゾール	エキノキャンディン系
Candida tropicalis	フルコナゾール	エキノキャンディン系
Candida parapsilosis	フルコナゾール	アムホテリシン B
Candida glabrata	エキノキャンディン系	アムホテリシン B
Candida krusei	エキノキャンディン系	アムホテリシン B

〔文献 10 より引用〕

投与方法

AmB は静注薬しかなく，血漿への溶解性を高める溶媒（デオキシコール酸ナトリウム）を含む。本剤は 1 日 1 回 0.5～1 mg/kg で投与する[*3]。初回は 4 時間かけて投与するが，耐えられるようなら 1 時間で投与もできる。所定の総投与量に達するまで毎日投与を継続する。AmB の総投与量は，真菌症の程度やタイプによって決められるが，総投与量は，500 mg（カテーテル関連のカンジダ血症の場合）であったり，4 g（致死的な侵襲性アスペルギル症の場合）であったりと幅がある。

持続投与時の炎症反応

AmB の持続投与時には，発熱，悪寒，悪心，嘔吐，硬直が約 70％の患者に認められる[11]。この反応は初回投与で頻繁にみられ，投与を繰り返すうちに減弱することが多い。この反応を抑制するために，以下の方法が用いられている[11]。

1. 投与 30 分前に，アセトアミノフェン（10～15 mg/kg 経口）およびジフェンヒドラミン（25 mg 経口または静注）を投与する。硬直が問題になる場合は，ペチジン（25 mg 静注）を前投与する。
2. 前投薬が十分に奏効しない場合は，AmB にヒドロコルチゾン（0.1 mg/mL）を混注する。

　AmB の末梢静脈からの持続投与でよくみられる静脈炎のリスクを減らすためには，中心静脈カテーテルから投与するのが望ましい[9]。

腎毒性

AmB は腎上皮細胞表面でコレステロールと結合し，臨床的には腎尿細管アシドーシス（遠位型）に類似した腎傷害を引き起こし，尿中へカリウムやマグネシウムの排泄を増加させる[12]。高窒素血症は，AmB を毎日静注した患者の 30～40％で報告されている[13]。また，時に血液透析を必要とする急性腎傷害を引き起こす[14]。AmB による腎傷害は通常，持続投与で安定するようになり，投与を中止すると傷害の改善が期待される。循環血液量減少は腎傷害を悪化させるので，循環血液量の維持はこの傷害を軽減するのに重要である。血清クレアチニンが 3.0 mg/dL

[*3] 日本では 1 日 0.25 mg/kg より開始し，症状を観察しながら漸増し，1 日量として 0.5 mg/kg を点滴静注するが，投与量は 1 日 1 mg/kg または隔日で 1.5 mg/kg までとする。患者の症状，状態に応じて適宜用量を調節する。

を超えたならば，AmB持続投与を数日間中止する[11]。

電解質異常：低カリウム血症や低マグネシウム血症はAmB治療中によく認められる。低カリウム血症は，マグネシウム欠乏が改善されないと，その是正は困難となる〔第37章（☞562ページ）参照〕。経口マグネシウム（マグネシウムとして300〜600 mg/日）が，進行性の高窒素血症患者を除いて，AmB治療中に推奨される。

脂質製剤

AmBの真菌細胞膜との結合を促進させ，哺乳動物細胞への結合を少なくする（それによって腎傷害のリスクを減少させる）目的で，特殊な脂質製剤が開発された。これにはAmBリポソーム製剤とAmB脂質複合体の2種類があり，推奨投与量は3〜5 mg/kg/日である[10]。両製剤とも腎毒性を減弱させるが，リポソーム製剤のほうがより障害を起こしにくい[15]。両製剤とも高価である。

■ トリアゾール系

トリアゾール系は合成抗真菌薬で，ある種の真菌感染症に対してAmBよりも毒性が低い代替薬物として用いることができる。フルコナゾール，イトラコナゾール，ボリコナゾールの3種類があるが，フルコナゾールはカンジダ感染症に用いられる。

臨床適応

フルコナゾールは，*Candida albicans*，*C. tropicalis*，*C. parapsilosis* に対する感染症に選択される薬物であり，*C. glabrata* や *C. krusei* による感染症には用いない（表52.2参照）[10]。

投与方法

フルコナゾールは経口または静脈内投与で用いられる。**通常量は400 mg/日の単回投与である**[*4]。800 mg/日投与は臨床的に不安定な患者に用いる。投与開始から4〜5日後に定常状態になるが，初回投与量を倍にすると短縮することができる。腎機能障害には調整が必要であり，クレアチニンクリアランスが50 mL/min未満であれば，投与量は50%まで減量する[9]。

薬物相互作用

トリアゾール系は，肝臓におけるシトクロムP450酵素系を阻害し，種々の薬物の活性を促進する。フルコナゾールでは，フェニトイン，シサプリド，スタチン類（ロバスタチン，アトルバスタチン）との相互作用が認められる[9]。

毒性

フルコナゾールは，重篤な毒性はほとんどないが，無症候性の肝酵素上昇が報告されている[9]。

[*4] 日本では，カンジダ症には50〜100 mg，クリプトコッカス症およびアスペルギルスには50〜200 mgを1日1回の内服または静注とする。重症または難治性真菌感染症には1日400 mgまで増量可能である。

また，ヒト免疫不全ウイルス（HIV）感染症患者では重篤で致命的ともなる肝壊死がまれに報告されている[16]。

■エキノキャンディン系

エキノキャンディン系は，*Candida* 属に対してフルコナゾールよりも広域なスペクトルを示す抗真菌薬である（*C. parapsilosis* を除く）[10]。このクラスには，カスポファンギン，ミカファンギン，アニデュラファンギンが含まれる。これらの薬物は *C. albicans* や *C. tropicalis* などの侵襲性カンジダ症の治療として，フルコナゾールの代わりに用いられる。特に，*C. glabrata* や *C. krusei* による感染症に対して好んで使用される[10]。また，不安定あるいは免疫不全状態の患者の侵襲性カンジダ症の予防としても好まれる[10]。

カスポファンギン

カスポファンギンは，このクラスではよく知られている薬物である。侵襲性カンジダ症の治療にアムホテリシンに匹敵する効果をもつ[17]。この薬物は静脈内投与で用いられ，**通常の投与量は初回 70 mg で，その後の投与は 50 mg/日**とする。他のエキノキャンディン系と同様に，腎傷害に対する調整は必要ない[18]。

その他の薬物

アニデュラファンギン（初日 200 mg を静脈内投与，その後 100 mg/日）とミカファンギン（100 mg/日を静脈内投与[*5]）は，カスポファンギンと同等の効果を示すが[10]，これらの薬物に関する臨床経験は多くない。

毒性

エキノキャンディン系は比較的毒性は少ない。肝酵素の一時的な上昇がみられることもあり，これらの薬物による肝機能障害が時折報告されている[18]。

カルバペネム系

カルバペネム系は，臨床使用可能な現在の抗菌薬のうち，抗菌スペクトルが最も広い薬物である。このカルバペネム系には，イミペネム，メロペネム，ドリペネム，エルタペネムの4つがある。それぞれの薬物の特徴を表 52.3 に示す。ここでは，最も一般的なカルバペネム系であるイミペネムとメロペネムに限定して述べる。一方，ドリペネムはメロペネムに類似しており，エルタペネムは緑膿菌には効果をもたないことから，重篤な患者に対してあまり用いられていない。

[*5] 日本では，アスペルギルス症には 50〜150 mg を 1 日 1 回静注する。カンジダ症では 50 mg を 1 日 1 回静注する。重症または難治性アスペルギルス症・カンジダ症には，症状に応じて増量し，1 日 300 mg を上限とする。

表 52.3　カルバペネム系

項目	イミペネム	メロペネム[*6]	ドリペネム[*7]	エルタペネム
通常投与量	0.5 g, 6時間ごと	2 g, 6時間ごと	0.5 g, 8時間ごと	1 g, 24時間ごと
痙攣発作のリスク	あり	なし*	なし	可能性あり
Pseudomonas 属の活性	あり	あり	あり	なし
腎傷害時の調整の必要性	あり	あり	あり	あり

* メロペネムは痙攣発作を起こさないが，血清バルプロ酸濃度を低下させ，抗痙攣薬を投与されている患者では痙攣のリスクを高める。

■抗菌スペクトル

イミペネムとメロペネムは，メチシリン耐性黄色ブドウ球菌（methicillin-resistant Staphylococcus aureus：MRSA）とバンコマイシン耐性腸球菌を除くすべての一般的細菌に有効である[19]。図 52.1 と図 52.2 に示したように，イミペネムはグラム陰性好気性桿菌に対して最も効果的な薬物の 1 つであり，緑膿菌に対しても効果的である（効力は弱いが）。また，これらは，肺炎球菌，メチシリン感受性黄色ブドウ球菌，コアグラーゼ陰性ブドウ球菌，嫌気性菌（Bacteroides fragilis，Enterococcus faecalis）に対しても効果がある。さらに，集中治療で用いられている他の抗菌薬と比較して，カルバペネム系に対する抵抗性の獲得率は低い[19]。

■臨床適応

広い抗菌スペクトルをもつので，イミペネムとメロペネムは，グラム陰性感染症（例：腹腔内感染）や好気性/嫌気性混合感染症（例：骨盤内感染）などの疑いに対する経験的抗菌薬治療としてよく用いられる。イミペネムはまた，発熱を伴う好中球減少症患者の経験的治療に単剤で用いられる[20]。メロペネムは血液脳関門を容易に通過するので，グラム陰性髄膜炎の疑いに対し経験的に用いられる[21]。

■投与量

カルバペネム系は静脈内投与のみで使用される。イミペネムは腎臓の近位尿細管の管腔表面の酵素によって不活性化されるので，尿中の薬物濃度を高くすることはできない。この問題を解決するために，市販のイミペネム製剤は代謝酵素阻害薬のシラスタチンを含有している[22]。イミペネムとシラスタチン合剤として Primaxin® がある。**イミペネム[*8]/シラスタチン合剤の通常投与量は 6 時間ごとに 500 mg を静注する**。緑膿菌感染が疑われる場合は，倍量の 1 g を 6 時間ごとに投与する。腎不全がある場合は，50〜75%程度減量する[23]。

[*6] 日本では，1 日 0.5〜1 g を 2〜3 回に分割し 30 分以上かけて点滴静注する。重症または難治性感染症では，1 g/回を上限に 3 g/日までの増量とする。

[*7] 日本では，1 日 0.25 g を 2〜3 回に分割し 30 分以上かけて点滴静注する。重症または難治性感染症では，0.5 g/回を上限に 3 g/日までの増量とする。

[*8] 日本では，イミペネムとして 1 日 0.5〜1.0 g を 2〜3 回に分割し 30 分以上かけて点滴静脈内注射する。重症・難治性感染症には，1 日 2 g まで増量することができる。

メロペネムではシラスタチンの追加は不要である。通常投与量が8時間ごとに1g静注であれば，重症の場合には増量（8時間ごとに2g）が可能である。腎不全患者では50%の減量が推奨される[23]。

■副作用

イミペネムの重大な副作用は**全身痙攣**であり，投与を受けている患者の1～3%にみられる[22]。痙攣を発現する患者の多くは，痙攣性疾患の既往，頭蓋内占拠性病変，あるいはイミペネムの投与量を調節していない腎不全患者である[23]。

メロペネムによる痙攣のリスクは少ない[19,21]。しかし，メロペネムはバルプロ酸の血中濃度を低下させ，抗痙攣治療を受けている患者では痙攣のリスクを増加させる可能性がある[19]。

相互作用

ペニシリンに過敏な患者は，時折カルバペネム系に対して過敏となることがある。この理由についてはよくわかっていないが，アレルギー反応には発疹や蕁麻疹がみられ，致死的であることは少ない[24]。

■コメント

理想的な抗菌薬は，すべての病原体に対して効果的であり副作用をもたないことである。現在使用可能な抗菌薬のなかでは，メロペネムがこの理想に近く，イミペネムがその次である。広い抗菌スペクトルにより経験的な薬物の選択がしやすくなったことから，この数年間，個人的にはこれらの薬物が好みとなっている。メロペネムに加えてバンコマイシン（MRSAに対して）は，ほとんどのICU患者に対して経験的に適切な効果を示している（ICUにおけるバンコマイシン耐性腸球菌は別として）。侵襲性カンジダ症の可能性があるときは，経験的にフルコナゾールを追加すべきである。腎不全患者で投与量の調節がなされるのであれば，特に問題は生じないはずなので，イミペネムによる痙攣のリスクは誇張と思われる。

セファロスポリン系

最初のセファロスポリン系（セファロチン）は1964年に導入され，その後は次々と新しいセファロスポリン系が開発された。現在20種類以上が臨床使用されている[25,26]。これらは世代によって分類され，最初の4世代の非経口薬を表52.4に示す。

■セファロスポリン系の世代分類

第一世代のセファロスポリン系は，主に好気性グラム陽性球菌に対して有効であったが，表皮ブドウ球菌やMRSAには有効ではなかった。この分類に属する一般的な静注薬はセファゾリンである。

第二世代のセファロスポリン系は，腸管由来のグラム陰性好気性および嫌気性桿菌に対して

表 52.4　静注用セファロスポリン系の世代分類

薬物	世代	グラム陽性球菌*	グラム陰性桿菌	緑膿菌	B. fragilis	インフルエンザ菌
セファゾリン	第一世代	++++	++	—	—	++
セフォキシチン	第二世代	++	++++	—	++	++
セフトリアキソン	第三世代	++	++++	—	—	++++
セフタジジム	第三世代	—	++++	++++	—	++++
セフェピム	第四世代	++	++++	++++	—	++++

* コアグラーゼ陰性もしくはメチシリン耐性のブドウ球菌や，腸球菌を含まない。
相対的な抗菌活性を ＋ 記号の数で示した。
〔文献 25 より引用〕

強い抗菌作用を示す。この分類に属する一般的な静注薬は，セフォキシチンやセファマンドールである。

　第三世代のセファロスポリン系は，緑膿菌およびインフルエンザ菌を含むグラム陰性好気性桿菌に対してより強い抗菌作用を示す。しかし，第一世代に比べてグラム陽性好気性球菌に対しての効果は弱い。この分類に所属する一般的な静注薬は，セフトリアキソンやセフタジジムである。セフトリアキソンは重篤な市中肺炎の治療によく用いられ，ペニシリン耐性肺炎球菌やインフルエンザ菌に対して有効である。セフタジジムはよく緑膿菌の治療に用いられるが，次世代セファロスポリン系（セフェピム）の効果のほうがより優れている。

　第四世代のセファロスポリン系は，グラム陰性病原菌に加えて，グラム陽性菌にも効果を示す。この世代に属する唯一の薬物はセフェピムで，セフタジジムのようにグラム陰性菌に対して効果を示す（つまり，緑膿菌に有効）。さらにグラム陽性球菌（例：レンサ球菌やメチシリン感受性ブドウ球菌）にも効果を示す。

　第五世代のセファロスポリン系のセフタロリンは第四世代の薬物に似ているが，MRSA に対しても有効である[26]。この薬物は表 52.4 に掲載していないが，これは現時点で ICU での臨床経験がないことによる。

■投与方法

最も一般的なセファロスポリン系の静脈内投与量を，腎不全での調整した量も併せて表 52.5 に示す。腎不全では，それぞれの薬物の投与量を減量することよりも，投与間隔をあけて調整することに注意する[23]。これは抗菌作用を示す血中濃度を維持するためである。セフトリアキソンは，腎不全での投与量調整が不要であることを覚えておくとよい。

■毒性

セファロスポリン系の副作用は比較的まれであり，非定型的症状（例：悪心，発疹，下痢）である。ペニシリンに対する相互の抗原性の頻度は 5〜15％である[25]。ペニシリンに対して重篤なアナフィラキシーの既往がある患者に対しては，使用を避けるべきである。

表 52.5　よく使用されるセファロスポリン系の静脈内投与量

薬物	重篤な感染での投与量	腎不全での投与量*
セファゾリン*9	1g，6時間ごと	1g，24時間ごと
セフトリアキソン*10	2g，12時間ごと	2g，12時間ごと
セフタジジム*11	2g，8時間ごと	2g，48時間ごと
セフェピム*12	2g，8時間ごと	2g，24時間ごと

* 文献23より

■コメント

ICUにおいてそれなりの価値を示している唯一のセファロスポリン系は，セフトリアキソン（重篤な市中肺炎で経験的に使用）とセフェピム（グラム陰性腸管病原菌で経験的に使用）である。

フルオロキノロン系

フルオロキノロン系の時代は，ノルフロキサシンが導入された1980年代中頃にはじまった。これ以降，種々のフルオロキノロン系が導入されてきたが，シプロフロキサシン，レボフロキサシン，モキシフロキサシンの3種のみが残った。

■抗菌効果のスペクトルの変遷

フルオロキノロン系はメチシリン感受性ブドウ球菌に対して有効であり，比較的新しい抗菌薬（レボフロキサシンとモキシフロキサシン）は，ペニシリン耐性肺炎球菌を含むレンサ球菌や Mycoplasma pneumoniae やインフルエンザ菌のような「非定型」病原体に対して有効である[27]。最初に導入されたとき，フルオロキノロン系は緑膿菌を含むグラム陰性好気性桿菌に対して非常に有効であったが，図52.1と図52.2に示したように，グラム陰性病原体に対して急速に耐性が生じる。

　グラム陰性病原体に対する耐性発現は，ICUにおけるフルオロキノロン系使用を制限させている。レボフロキサシンとモキシフロキサシンは，市中肺炎，慢性閉塞性肺疾患の増悪，単純性尿路感染症に対してよく使用されている。

■投与量

表52.6にフルオロキノロン系の静脈内投与量を示す。新世代のフルオロキノロン系は，シプロフロキサシンよりも半減期が長く1日1回の投与で済む。肝臓で代謝されるモキシフロキサシ

---

*9 日本では，1gを2回分割で緩徐静注または筋注とする。効果が不十分なら1.5～3g/日とし，最大5g/日まで増量可能である。
*10 日本では，1～2g/日を2分割投与する。重症または難治性感染症では，4g/日を2分割投与する。
*11 日本では，1～2g/日を2分割投与する。重症または難治性感染症では，4g/日を2～4分割投与する。
*12 日本では，1～2g/日を2分割投与する。重症または難治性感染症では，4g/日まで増量可能である。

表 52.6　フルオロキノロン系の静脈内投与量

薬物	重篤な感染症での投与量	腎不全での投与量*
シプロフロキサシン	400 g，8 時間ごと	400 g，18 時間ごと
レボフロキサシン[*13]	500 g，24 時間ごと	250 g，48 時間ごと
モキシフロキサシン	400 g，24 時間ごと	400 g，24 時間ごと

* 文献 23 より

ンを除き，腎不全患者ではすべての薬物で投与量の調整が必要となる[27]。

■薬物相互作用

シプロフロキサシンはテオフィリンやワルファリンの肝代謝を阻害し，これらの薬物の作用を増強させる[28,29]。シプロフロキサシンは血清テオフィリン濃度を 25％上昇させ，併用するとテオフィリン中毒の症状が出る[30]。投与量調整は必要ないが，シプロフロキサシンとテオフィリンあるいはワルファリンが併用されるときには，血清テオフィリン濃度やプロトロンビン時間を注意深くモニタリングする。

■毒性

フルオロキノロン系は比較的安全な薬物である。神経毒性反応（錯乱，幻覚，痙攣）がフルオロキノロン系の投与を受けた患者の 1～2％にみられる[31]。QT 間隔延長を伴う多形性心室頻拍（torsade de pointes）が，モキシフロキサシンを除くすべてのフルオロキノロン系で報告されているが，発症はまれである[32]。

■コメント

フルオロキノロン系は，グラム陰性病原体の耐性発現により，ICU での治療ではほとんど使用されなくなっている。レボフロキサシンは，市中肺炎に対する一般的な抗菌薬であり，COPD の増悪に対してもよく使用されるが，COPD 増悪の治療は ICU 外でもよく行われている。

ペニシリン系

1929 年にアレクサンダー・フレミング（Alexander Fleming）により発見されたペニシリンは，ベンジルペニシリン（ペニシリン G）で，これは好気性レンサ球菌（肺炎レンサ球菌，化膿レンサ球菌）および嫌気性口腔細菌叢に対して有効である。近年，嫌気性細菌感染症に対する広域スペクトルの抗菌薬使用により，ペニシリン耐性肺炎球菌が発現し，ICU の治療でペニシリン G が選択されなくなってきている。

[*13] 日本では，1 回 100～200 mg/日を 2～3 回経口投与する。なお，感染症の種類および症状に応じて適宜増減する。炭疽症に対しては 1 回 400 mg/日を 2 分割経口投与する。

■広域スペクトルのペニシリン系

このタイプのペニシリンは，グラム陰性好気性桿菌にも効果を示す幅広い抗菌スペクトルをもっている。このタイプには，アミノペニシリン系（アンピシリン，アモキシシリン），カルボキシペニシリン系（カルベニシリン，チカルシリン），ウレイドペニシリン系（アズロシリン，メズロシリン，ピペラシリン）が含まれる。すべての薬物はグラム陰性病原体に有効であるが，カルボキシペニシリン系とウレイドペニシリン系は緑膿菌にも有効である[33]。これらの薬物は抗緑膿菌ペニシリンとしても知られている。このクラスの最も一般的な薬物はピペラシリンで，特別な合剤として市販されている（次項参照）。

ピペラシリン/タゾバクタム

重篤なグラム陰性感染症に対して使用する場合，ピペラシリンはタゾバクタムと併用する。タゾバクタムはβラクタマーゼ阻害薬で，ピペラシリンとの併用により相乗効果が得られる。市販されている合剤は，ピペラシリンとタゾバクタムが8：1で配合されている。この合剤の推奨投与方法は，3.375 g（ピペラシリン3 gとタゾバクタム375 mg）を4～6時間ごとに静脈内投与するものである[*14]。腎不全の患者では，2.25 gに減量して8時間ごとに投与する[34]。

■コメント

ピペラシリン/タゾバクタムは，ICUにおいてグラム陰性感染症が疑わしいときに経験的に好まれる。しかし，図52.1と図52.2に示したように，ICUでのグラム陰性感染症に対する治療では，ピペラシリン/タゾバクタムよりも有効な薬物がある。

バンコマイシンとその代替薬

バンコマイシンはこの数年間，ICUにおける抗菌薬治療の基盤として用いられている。

■抗菌スペクトル

バンコマイシンは，黄色ブドウ球菌のすべての株（コアグラーゼ陽性および陰性，メチシリン感受性および耐性）を含むあらゆるグラム陽性球菌と，好気性および嫌気性のレンサ球菌（肺炎球菌および腸球菌を含む）に効果がある[35]。バンコマイシンはペニシリン耐性肺炎球菌に対しても選択され，*Clostridium difficile* に対する最も有効な薬物の1つでもある。また，腸球菌はバンコマイシンに対して抵抗性を示す。バンコマイシン耐性腸球菌（vancomycin-resistant enterococci：VRE）による有病率は菌種によって異なり，2～60％と幅広い[35]。

[*14] 日本では，敗血症および肺炎で，4.5 g/回を3分割静注する。症状に応じて4回/日まで可能である。

■臨床適応

バンコマイシンは，MRSA および表皮ブドウ球菌による感染症に選択される薬物である。しかし，ICU で使用されるバンコマイシンの 3 分の 2 近くが，感染が疑われる患者に対し原因菌を特定することなく経験的に投与されている[36]。バンコマイシンが経験的抗菌薬治療に広く用いられているという事実は，ICU における感染に MRSA や表皮ブドウ球菌が大きくかかわっていることの反映である。

■投与量

バンコマイシンの投与量は体重と腎機能により決められる。

体重による投与量

バンコマイシンの標準的な推奨投与量（腎機能が正常ならば，1 g を 12 時間ごとに静脈内投与）では，血中治療濃度を下回ることが多いが，現在は体重換算の投与量が推奨されている[*15]。ほとんどの患者の初期負荷投与量は 15〜20 mg/kg であるが，**重篤な症例では 25〜30 mg/kg の初期負荷投与量が推奨されている**[37]。実体重が理想体重の上限 20% を超えている場合を除き，実体重換算で投与する。肥満患者では式 (52.1) により調整体重を算出して投与する[38]。

初期負荷投与後の投与量は，腎機能と目標とするバンコマイシン血中濃度により決める。表 52.7 に，体重，腎機能，目標バンコマイシン血中濃度の換算表を示す。ほとんどの病院薬局には換算表があるので，それをもとに適切なバンコマイシン投与量を決めることができる。投与後は，血清バンコマイシン濃度により投与方法を調整する。

血中濃度：重篤な感染症に対してバンコマイシンが用いられているとき，バンコマイシンの血中濃度を測定することが推奨されている。安定した薬物濃度は通常，4 回の静脈内投与後に得られる[37]。血中トラフ値は耐性の発現を防止するために 10 μg/L 超とする。重篤な症例では，15〜20 μg/L のトラフ値が推奨されている[37]。

■毒性

急速なバンコマイシンの投与は，肥満細胞からヒスタミンを遊離させる結果，血管拡張，潮紅，低血圧〔<u>全身発赤症候群</u>（red man syndrome）〕を引き起こすことがある[35]。ヒスタミン遊離の原因は明確ではないが，投与速度を緩徐（10 mg/min 未満）に保つことで，通常はこの問題を回避できる。

バンコマイシンによる腎毒性について，当初はバンコマイシン製剤の不純物，または他の腎毒性物質によるのではないかとされていた。最近の報告をみても，バンコマイシン単独治療での腎毒性は確認できていない[35]。また，バンコマイシン治療を受けている患者の 20% で免疫介在性血小板減少症が起こるというエビデンスがあり[39]，さらに 7 日間より長くバンコマイシン

[*15] 日本では，2 g/日を 1 回 0.5 g で 6 時間ごと，または 1 回 1 g で 12 時間ごとに分割し，60 分かけて点滴静注する。

表 52.7　バンコマイシン投与量の換算表

クレアチニンクリアランス (mL/min)	体重（kg）			
	60～69	70～79	80～89	90～99
>80	1,000 mg, 12時間ごと	1,250 mg, 12時間ごと	1,250 mg, 12時間ごと	1,500 mg, 12時間ごと
70～79	1,000 mg, 12時間ごと	1,250 mg, 12時間ごと	1,250 mg, 12時間ごと	1,250 mg, 12時間ごと
60～69	750 mg, 12時間ごと	1,000 mg, 12時間ごと	1,000 mg, 12時間ごと	1,250 mg, 12時間ごと
50～59	1,000 mg, 18時間ごと	1,000 mg, 18時間ごと	1,250 mg, 18時間ごと	1,250 mg, 18時間ごと
40～49	750 mg, 18時間ごと	1,000 mg, 18時間ごと	1,250 mg, 18時間ごと	1,250 mg, 18時間ごと
30～39	750 mg, 24時間ごと	1,000 mg, 24時間ごと	1,250 mg, 24時間ごと	1,250 mg, 24時間ごと
20～29	750 mg, 24時間ごと	1,000 mg, 36時間ごと	1,250 mg, 36時間ごと	1,250 mg, 36時間ごと
10～19	1,000 mg, 48時間ごと	1,000 mg, 48時間ごと	1,250 mg, 48時間ごと	1,250 mg, 48時間ごと
<10	バンコマイシンのスポット血清濃度が <20 μg/L の場合には，繰り返し 7.5 mg/kg を投与する。			

〔UpToDate®（www.uptodate.com）より（2013年6月アクセス）〕
15～20 μg/L のバンコマイシンの目標血中濃度（トラフ値）に基づいている。

治療を受けている患者の 2～12％でバンコマイシン誘発性の好中球減少が報告されている[40]。

■コメント

バンコマイシンはICUでの堅実な役割を維持し続けているが，バンコマイシン耐性腸球菌による感染症やバンコマイシンの投与が受けられない患者（例：中毒反応）に対しては，別の薬物が必要である。また，現在投与されているバンコマイシンの使用を抑え，病原菌の耐性がつくられる速度を抑制するためにも，バンコマイシンに代わる治療薬が求められている。

■代替薬

バンコマイシンの代替薬となる抗菌薬を表52.8に示す。

リネゾリド

リネゾリドは，バンコマイシンと同様のスペクトラム活性（MRSAを含む）をもつ合成抗菌薬で，バンコマイシン耐性腸球菌（VRE）に対しても有効である[35]。静脈内投与量は **600 mg** を **1日2回** である。リネゾリドは，バンコマイシンよりも気道分泌物へ浸透しやすいが，MRSA肺炎での改善を示唆する研究では，どの研究でもその有用性の確証が得られていない[41]。

表 52.8　バンコマイシンの代替薬

抗菌薬	投与法	備考
リネゾリド[*16]	400〜600 mg を 12 時間ごとに静脈内投与	現在，バンコマイシンの代替薬として最も有望である。
ダプトマイシン[*17]	4〜6 mg/kg を 24 時間ごとに静脈内投与	肺炎に対して効果がみられない（肺サーファクタントにより不活性となる）。
キヌプリスチン/ダルホプリスチン[*18]	7.5 mg/kg を 8〜12 時間ごとに静脈内投与	副作用により使用が制限される（例：関節痛，筋肉痛）。

　リネゾリドの耐性は発現しはじめているが，バンコマイシンの代替として用いられている[35]。リネゾリドに関連する毒性には，血小板減少（長期間の使用）[35]，ある程度可逆性の視神経障害[42]，セロトニン症候群〔表 42.3（☞ 629 ページ）参照〕がある。

ダプトマイシン

　ダプトマイシンは，自然界に存在する抗菌薬で，MRSA や VRE などのグラム陽性菌に対して有効である[35]。静脈内推奨投与量は 4〜6 mg/kg/日である。クレアチニンクリアランス <30 mL/min で投与量の減量が推奨される[35]。

　ダプトマイシンは，軟部組織の感染および MRSA や VRE による菌血症の治療に用いられる[35]。しかし，肺サーファクタントにより不活性化されるので，肺炎治療には用いるべきではない[43]。ダプトマイシンの主要な毒性は骨格筋ミオパチーで，ダプトマイシン治療中は血清 CPK 値のモニタリングが推奨される[35]。

キヌプリスチン/ダルホプリスチン

　キヌプリスチン/ダルホプリスチンは，VRE 感染の治療に最初に用いられた自然界に存在する化合物の合剤である。推奨静脈内投与量は 8 時間ごとに 7.5 mg/kg である[35]。この薬物使用の原則は VRE による感染症に対してであり，その使用にあたっては筋肉痛や関節痛のような副作用があるので制限されている[35]。

おわりに

■単純化された対策

　抗菌薬治療における第 1 のルールは，試しに使用しないこと，そして第 2 に，必要以上の期間や種類を用いないことである。細菌の培養結果が出る前に経験的に抗菌薬を使用する必要がある場合には，バンコマイシンとメロペネムによる治療でほとんどの感染症はカバーできる。侵襲性カンジダ症が考えられる場合は，フルコナゾールかカスポファンギンを追加する。そして，細菌培養の結果により，それぞれに合った抗菌治療を行う。培養で菌が認められない場合は，抗

[*16] 日本では，1,200 mg/日を 2 分割でゆっくり点滴静注する。

[*17] 日本では，敗血症，感染性心内膜炎の場合，1 日 1 回 6 mg/kg を 24 時間ごとに 30 分かけて点滴静注または緩徐に静脈内注射する。二次感染の場合には 1 日 1 回 4 mg/kg を 24 時間ごとに 30 分かけて点滴静注または緩徐に静脈内注射する。

[*18] 日本では，1 回 7.5 mg/kg，1 日 3 回，60 分かけて点滴静注する。

菌薬を中止すべきである（ただし，侵襲性カンジダ症が疑われない限りである。もし明確ではないときには抗真菌治療を継続すべきである）。発熱や白血球増加は，全身性炎症反応の徴候であるが感染症とは限らないこと，また，全身性炎症反応を有する ICU 患者のうち 25〜50％のみがいわゆる感染症であることを銘記しておくべきである（☞ 217 ページ）。

■文献

アミノグリコシド系

1. Craig WA. Optimizing aminoglycoside use. Crit Care Clin 2011; 27:107–111.
2. Babinchak T, Badal R, Hoban D, Hackel M, et al. Trends in susceptibility of selected gram-negative bacilli isolated from intra-abdominal infections in North America: SMART 2005-2010. Diag Micro Infect Dis 2013; 76:379–381.
3. Martinez JA, Cobos-Triqueros N, Soriano A, et al. Influence of empiric therapy with a beta-lactam alone or combined with an aminoglycoside on prognosis of bacteremia due to gram-negatice organisms. Antimicrob Agents Chemother 2010; 54:3590–3596.
4. Wallach J. Interpretation of diagnostic tests. 8th ed. Philadelphia: Lippincott, Williams & Wikins, 2007:1095.
5. Turnidge J. Pharmacodynamics and dosing of aminoglycosides. Infect Dis Clin N Am 2003; 17:503–528.
6. Wilson SE. Aminoglycosides: assessing the potential for nephrotoxicity. Surg Gynecol Obstet 1986; 171(Suppl):24–30.
7. Lippmann M, Yang E, Au E, Lee C. Neuromuscular blocking effects of tobramycin, gentamicin, and cefazolin. Anesth Analg 1982; 61:767–770.
8. Drachman DB. Myasthenia gravis. N Engl J Med 1994; 330:179–1810.

抗真菌薬

9. Groll AH, Gea-Banacloche JC, Glasmacher A, et al. Clinical pharmacology of antifungal compounds. Infect Dis Clin N Am 2003; 17:159–191.
10. Limper AH, Knox KS, Sarosi GA, et al. An official American Thoracic Society statement: Treatment of fungal infections in adult pulmonary and critical care patients. Am J Respir Crit Care Med 2011; 183:96–128.
11. Bult J, Franklin CM. Using amphotericin B in the critically ill: a new look at an old drug. J Crit Illness 1996; 11:577–585.
12. Carlson MA, Condon RE. Nephrotoxicity of amphotericin B. J Am Coll Surg 1994; 179:361–381.
13. Walsh TJ, Finberg RW, Arndt C, et al. Liposomal amphotericin B for empirical therapy in patients with persistent fever and neutropenia. N Engl J Med 1999; 340:764–771.
14. Wingard JR, Kublis P, Lee L, et al. Clinical significance of nephrotoxicity in patients treated with amphotericin B for suspected or proven aspergillosis. Clin Infect Dis 1999; 29:1402–1407.
15. Wade WL, Chaudhari P, Naroli JL, et al. Nephrotoxicity and other adverse events among inpatients receiving liposomal amphotericin B and amphotericin B lipid complex. Diag Microbiol Infect Dis 2013; 76:361–367.
16. Gearhart MO. Worsening of liver function with fluconazole and a review of azole antifungal hepatotoxicity. Ann Pharmacother 1994; 28:1177–1181.
17. Mora-Duarte J, Betts R, Rotstein C, et al. Comparison of caspofungin and amphotericin B for invasive candidiasis. N Engl J Med 2002; 347:2020–2029.
18. Echinocandins. In: McEvoy GK, ed. AHFS Drug Information, 2012. Bethesda: American Society of Health-System Pharmacists, 2012:528–538.

カルバペネム系

19. Baughman RP. The use of carbapenems in the treatment of serious infections. J Intensive Care Med 2009; 24:230–241.
20. Freifield A, Walsh T, Marshall D, et al. Monotherapy for fever and neutropenia in cancer patients: a randomized comparison of ceftazidime versus imipenem. J Clin Oncol 1995; 13:165–176.
21. Cunha B. Meropenem for clinicians. Antibiotics for Clinicans 2000; 4:59–66.
22. Hellinger WC, Brewer NS. Imipenem. Mayo Clin Proc 1991; 66:1074–1081.
23. Bennett WM, Aronoff GR, Golper TA, et al. eds. Drug prescribing in renal failure. 3rd ed. Philadelphia: American College of Physicians, 1994.
24. Carbapenems. In: McEvoy GK, ed. AHFS Drug Information, 2012. Bethesda: American Society of Health-System Pharmacists, 2012:166–182.

セファロスポリン系

25. Asbel LE, Levison ME. Cephalosporins, carbapenems, and monobactams. Infect Dis Clin N Am 2000; 14:1–10.
26. Cephalosporins: General statement. In: McEvoy GK, ed. AHFS Drug Information, 2012. Bethesda: Amer-

ican Society of Health-System Pharmacists, 2012:68–83.

フルオロキノロン系
27. Rotschafer JC, Ullman MA, Sullivan CJ. Optimal use of fluoroquinolones in the intensive care setting. Crit Care Clin 2011; 27:95–106.
28. Walker RC, Wright AJ. The fluoroquinolones. Mayo Clin Proc 1991; 66:1249–1259.
29. Robson RA. The effects of quinolones on xanthine pharmacokinetics. Am J Med 1992; 92(Suppl 4A):22S–26S.
30. Maddix DS. Do we need an intravenous fluoroquinolone? West J Med 992; 157:55–59.
31. Finch C, Self T. Quinolones: recognizing the potential for neurotoxicity. J Crit Illness 2000; 15:656–657.
32. Frothingham R. Rates of torsade de pointes associated with ciprofloxacin, ofloxacin, levofloxacin, gatifloxacin, and moxifloxacin. Pharmacother 2001; 21:1468–1472.

ペニシリン系
33. Wright AJ. The penicillins. Mayo Clin Proc 1999; 74:290–307.
34. Piperacillin and Tazobactam. In: McEvoy GK, ed. AHFS drug information, 2012. Bethesda: American Society of Hospital Pharmacists, 2012:340–344.

バンコマイシン
35. Nailor MD, Sobel JD. Antibiotics for gram-positive bacterial infections: vancomycin, teicoplanin, quinupristin/dalfopristin, oxazolidinones, daptomycin, dalbavancin, and telavancin. Infect Dis Clin N Am 2009; 23:965–982.
36. Ena J, Dick RW, Jones RN. The epidemiology of intravenous vancomycin usage in a university hospital. JAMA 1993; 269:598–605.
37. Rybak M, Lomaestro B, Rotschafer JC, et al. Therapeutic monitoring of vancomycin in adult patients: A consensus review of the American Society of Health System Pharmacists, the Infectious Disease Society of America, and the Society of Infectious Diseases Pharmacists. Am J Heath-Syst Pharm 2009; 66:82–98.
38. Leong JVB, Boro MS, Winter ME. Determining vancomycin clearance in an overweight and obese population. Am J Heath-Syst Pharm 2011; 68:599–603.
39. Von Drygalski A, Curtis B, Bougie DW, et al. Vancomycin-induced immune thrombocytopenia. N Engl J Med 2007; 356:904–910.
40. Black E, Lau TT, Ensom MHH. Vancomycin-induced neutropenia. Is it doseor duration-related? Ann Pharmacother 2011; 45:629–638.

バンコマイシンの代替薬
41. Kali AC, Murthy MH, Hermsen ED, et al. Linezolid versus vancomycin or teicoplanin for nosocomial pneumonia: A systematic review and meta-analysis. Crit Care Med 2010; 38:1802–1808.
42. Rucker JC, Hamilton SR, Bardenstein D, et al. Linezolid-associated toxic optic neuropathy. Neurology 2006; 66:595–598.
43. Daptomycin. In: McEvoy GK, ed. AHFS drug information, 2012. Bethesda: American Society of Hospital Pharmacists, 2012:454–457.

Chapter 53

心血管作動薬

> ショック患者の蘇生が成功したとき，その医師は最も大きな勝利を手に入れたことになるだろう。
> Evan Geller（1993 年）

血圧と血流に対する薬理学的補助は，重篤患者に対する基本的な治療の1つである。本章では，ICU で循環補助に使用され，持続的に静注内投与される薬物に限定して述べていく。本章の最後には，重篤な状態における循環補助薬の短所について簡単に述べておく。

カテコールアミン系

カテコールアミンはアドレナリン受容体の刺激により，血流を増加させ，血圧を上昇させる薬物である。各アドレナリン受容体の反応の違いを表 53.1 に，アドレナリン受容体に結合するカテコールアミンの作用の程度を表 53.2 にまとめた。アドレナリン受容体の活性化と生理的な反応に違いがあるにもかかわらず，他の薬物よりも臨床的な予後の改善に優れていると証明されたカテコールアミンはない[1,2]。

■ ドブタミン

ドブタミンは陽性変力作用と血管拡張作用をもつため，inodilator（強心血管拡張薬）として分類されている合成カテコールアミンである。

表 53.1　アドレナリン受容体と関連する反応

α 受容体	β_1 受容体	β_2 受容体
● 血管収縮	● 心拍数増加	● 血管拡張
● 瞳孔散大	● 心収縮力増加	● 気管支拡張
● 立毛	● 脂肪分解	● 解糖促進
		● 子宮弛緩

表 53.2　カテコールアミンの効果とアドレナリン受容体

カテコールアミン	α 受容体	β_1 受容体	β_2 受容体
ドブタミン	—	++	+
ドパミン（中等量）	—	+++	+++
ドパミン（高用量）	++	+++	+++
アドレナリン	+++	++++	+++
ノルアドレナリン	+++	+	—
フェニレフリン	+++	—	—

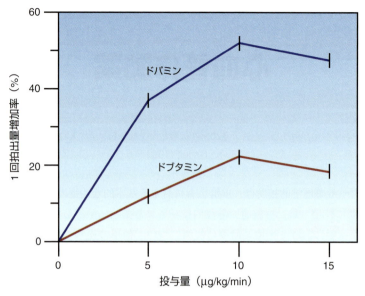

図 53.1　同等量のドパミンとドブタミンによる人工心肺後の 1 回拍出量増加率
〔データは文献 4 より〕

作用

ドブタミンは主として β_1 受容体刺激作用をもつが，弱い β_2 刺激作用も有する。β_1 受容体刺激は心拍数を増加させ，1 回拍出量を増加させる。同時に，β_2 受容体刺激により，末梢血管拡張が起こる[3,4]。ドブタミンによる 1 回拍出量の増加について，図 53.1 に示す[4]。1 回拍出量の増加が体血管抵抗の低下に伴うため，血圧は変化しないか，わずかに上昇することが多い[3]。しかし，重症患者ではドブタミンに対する反応が多様に変化する[5]。

　ドブタミンによる心刺激作用は，心仕事量と心筋酸素消費量の増加を伴うことが多い[3]。不全心筋では心仕事量やエネルギー必要量がすでに高くなっているため，心不全ではこういった心刺激作用が悪い影響を及ぼす可能性がある。

臨床使用

ドブタミンは収縮機能不全による非代償性心不全患者の心拍出量増加目的に用いられている。しかし，ドブタミンには心筋酸素消費量を増加させるという好ましくない効果があるため，非代償性心不全では他の inodilator の投与のほうが好まれる（☞ 204 ページ）。ドブタミンは敗血症性ショックによる心筋抑制の治療に好ましい強心作用薬であると考えられているが[1]，血圧を上昇させるために，通常は血管収縮薬（例：ノルアドレナリン）と組み合わせなければならない。

投与方法

ドブタミンは 3～5 μg/kg/min の投与速度で開始し（初回負荷投与は不要），必要であれば，3～5 μg/kg/min ずつ増量することで目標とする効果を得ることができる（ドブタミン投与量の指標のために肺動脈カテーテルが必要であることが多い）。通常の投与量は 5～20 μg/kg/min であるが[3]，200 μg/kg/min までは安全に投与できる[5]。治療は，事前に決定した投与速度に固執

せず，血行動態的な目標を参考に行うべきである。

副作用

心拍数に関して，ドブタミンはほとんどの患者で軽度増加（5～15回/min）させるだけであるが，時には著しい頻脈（30回/minを超える増加）を起こすことがあり[3]，冠動脈疾患を合併する患者では有害である。すべての陽性変力作用薬と同様に，ドブタミンは肥大型心筋症の患者では禁忌である。

■ドパミン

ドパミンは内因性のカテコールアミンで，ノルアドレナリンの前駆物質となる。薬物として投与されたドパミンは，用量依存性にさまざまな効果を生じる（次項参照）。

作用

低用量（≦3μg/kg/min）のドパミンは，腎血管と内臓血管のドパミン特異的受容体を選択的に活性化し，血流量を増加させる[6]。低用量ドパミンは腎尿細管上皮細胞に直接作用し，尿中ナトリウム排泄と尿量を増加させるが，この作用は腎血流量増加には非依存的である[6]。**低用量ドパミンの腎作用は，急性腎傷害ではごくわずかか，あるいはまったく作用がない**[7]。

中等量（3～10μg/kg/min）のドパミンは，心臓と末梢循環のβ受容体を刺激し，心筋の収縮性増加，心拍数増加が生じ，同時に末梢血管が拡張する。図53.1はドパミンによる1回拍出量の増加についても示してある。同じ投与速度であれば，ドブタミンよりも大きな効果が得られることを示している。

高用量（>10μg/kg/min）では，ドパミンは体循環と肺循環のα受容体を用量依存性に活性化し，体血管と肺血管を収縮させる。この血管収縮作用は心室後負荷を増加し，低用量ドパミンによる1回拍出量増加を減少させる[4]。

臨床使用

ドパミンは心原性ショックや敗血症性ショックの患者管理に使用することが可能であるが，このような状態の場合は他の処置のほうが好ましい（すなわち，心原性ショックには機械的補助装置，敗血症性ショックにはノルアドレナリンのように）。低用量ドパミンは，急性腎傷害に対する治療としては推奨されていない（☞521ページ）。

投与方法

ドパミンは通常3～5μg/kg/min（初回負荷投与は不要）で開始し，期待する効果を得るために3～5μg/kg/minずつ投与量を増量する。心拍出量を増加させるための通常の投与量は3～10μg/kg/minであり，血圧を上昇させるための投与量は10～20μg/kg/minである。ドパミンは，末梢静脈からの血管外漏出により広範囲に組織壊死が生じることがあるため，太い中心静脈から投与するべきある。

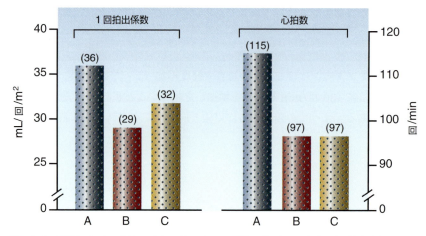

図 53.2 アドレナリン（A），ノルアドレナリン（B），ドパミン（C）が，敗血症性ショック患者の心機能に及ぼす影響
投与量は平均動脈圧を 75 mmHg に維持するのに必要な量．〔データは文献 12 より〕

副作用

洞性頻脈と心房細動が，ドパミンを投与されている患者の 25％で報告されている[8]．ドパミンの他の副作用には，眼圧上昇[9]，臓器低灌流，誤嚥性肺炎の原因になる胃内容物排出の遅延などがある[10]．

昇圧薬の血管外漏出：血管外漏出による組織壊死のリスクは，ドパミン以外のすべての昇圧薬（血管収縮薬）投与においても懸念されることであり，これを避けるために，**すべての昇圧薬の投与の際には，太い中心静脈が推奨されている**．ドパミンや他の昇圧薬が末梢静脈から周囲の組織へ漏出した場合，フェントラミン（α 受容体拮抗薬）をその領域に注入することにより，虚血組織の壊死を抑制できる可能性がある．推奨される注入薬液は，15 mL の等張食塩液に 5～10 mg のフェントラミンを混ぜ合わせた溶液である[6]．

■アドレナリン

アドレナリンは内因性のカテコールアミンで，生理的なストレスに反応して副腎髄質から分泌される．アドレナリンは最も強力な天然の β 作動薬である．

作用

アドレナリンは，α アドレナリン受容体と β アドレナリン受容体（β_1，β_2 サブタイプ）の両方を刺激し，用量依存性に心拍数と 1 回拍出量を増加させ，血圧を上昇させる[11]．アドレナリンはドパミンと比較して，より強力な β_1 受容体作動薬であり，同等の投与量のドパミンと比較して 1 回拍出量や心拍数をより増加させる[12]．これについては図 53.2 に示す．α 受容体への刺激は不均一な末梢血管収縮を生じるが，顕著な効果は，皮下，腎臓，内臓の循環に現れる．アドレナリンは，脂肪分解，解糖増加，乳酸産生増加（β 受容体活性化による）といった，いくつかの代謝経路に効果を有している．また，α 受容体を介したインスリン分泌の抑制により，高

血糖が生じる[11, 13]。

臨床使用

アドレナリンは心停止からの蘇生の際に重要な役割を担い（☞ 270 ページ），アナフィラキシーショックの血行動態補助に選択される薬物である（☞ 224 ページ）。また，人工心肺を用いる手術において，術後早期の血行動態補助にも使用される[4]。アドレナリンは，敗血症性ショックにおいて，他のカテコールアミンと同等に効果的であるが[12, 13]，副作用の影響により使用が制限されることがある。

投与方法

心停止やアナフィラキシーショックにおけるアドレナリンの投与方法を表 14.5（☞ 225 ページ）に示してある。アドレナリンは負荷投与を行う必要はない。初期注入速度は通常 $1〜2\,\mu g/min$（または $0.02\,\mu g/kg/min$）であり，期待する効果を得るために $1〜2\,\mu g/min$ ずつ投与量を増量する[11]。心拍出量増加や低血圧治療のための投与量は通常 $5〜15\,\mu g/min$ である。

副作用

アドレナリンは他のカテコールアミンと比較して，必要以上に心刺激（冠動脈疾患患者で有害なことがある）が発生する大きなリスクがある[11, 12]。他の副作用として，高血糖，代謝率上昇，臓器低灌流（腸管の粘膜防御機構が障害される可能性）がある[11〜13]。アドレナリン投与は血漿乳酸値の上昇を伴うが[11]，これは解糖速度の増加（組織低酸素が存在しない状況）によるものであるため副作用とはいえない。また，乳酸は代替の栄養源として使用可能である（☞ 154 ページ）。

■ ノルアドレナリン

ノルアドレナリンは内因性のカテコールアミンで，通常は興奮性神経伝達物質として機能している。外因性薬物として使用された場合は，血管収縮薬として作用する[14]。

作用

ノルアドレナリンの主な作用は α 受容体を介在した末梢血管収縮作用である。しかし，敗血症性ショックの患者ではノルアドレナリンのアドレナリン作動性反応が変化する[15]。例えば，ノルアドレナリン投与は通常，腎血流量を減少させるが[15]，敗血症性ショックの患者では腎血流量を増加させる[15, 16]。内臓血流でも類似した変化が生じることがある（すなわち，通常は血流が減少するが，敗血症性ショックでは減少しない）[15]。ノルアドレナリンは弱い β_1 受容体作動薬でもあるが，敗血症性ショック患者では 1 回拍出量と心拍数に関してドパミン（より強力な β_1 受容体作動薬）と同様の効果が得られる（図 53.2 参照）。

臨床使用

ノルアドレナリンは，敗血症性ショック患者の循環補助でよく用いられるカテコールアミンである。敗血症性ショックの死亡率は循環補助にカテコールアミンを使用した場合でも同様であるため，この選択は予後の改善に基づくものではない[1, 2, 12]。ノルアドレナリンはドパミンやア

ドレナリンよりも副作用が少ないため，敗血症性ショックでの使用に好まれる[8, 12]。

投与方法

ノルアドレナリンは通常 8〜10 μg/min で投与を開始し，平均血圧が少なくとも 65 mmHg に維持されるように投与量の調節を行う。敗血症性ショックでは有効な薬物投与速度は個々の患者によって幅が広いが，多くは 40 μg/min 以下である。ノルアドレナリンに対して難治性の低血圧では，ドパミンやバソプレシンの追加投与を行うが，予後が改善したというエビデンスはない。

副作用

ノルアドレナリンの副作用には，薬液の血管外漏出による局所の組織壊死や，高用量が必要な際に生じる臓器機能障害を伴う全身血管の強力な収縮がある。しかし，低血圧の治療に高用量の血管収縮薬が投与されている場合は，薬物の副作用なのか，あるいは循環ショックによる作用であるのか区別が難しい。

■フェニレフリン

フェニレフリンは，ICU ではほとんど適応がない強力な血管収縮薬である。

作用

フェニレフリンは，広範囲に血管収縮を生じさせる選択的 α 受容体作動薬である。血管収縮の結果，徐脈，心拍出量の減少（多くは心機能障害の患者），腎・腸管低灌流などが生じる可能性がある。

臨床使用

フェニレフリンの主な用途として，脊髄くも膜下麻酔で生じる重度の低血圧の改善がある。しかし，脊髄性ショックでは心拍出量減少が更に悪化するため，選択的 α 受容体作動薬はこの状況では一般的に好ましくない[17]。また，敗血症性ショックの初期管理でのフェニレフリンとノルアドレナリンの比較研究では，血行動態への作用や臨床的な予後に差はないことが示されているが，フェニレフリンは敗血症性ショックの血行動態補助には推奨されていない[18]。

投与方法

フェニレフリンは間欠的な静脈内投与が可能である。初回静脈内投与量は 0.2 mg であり，0.1 mg ずつ増量し，最大 0.5 mg の投与が可能である[17]。フェニレフリンは 0.1〜0.2 mg/min の初期投与量で投与することも可能であり，血圧が安定した後に漸減させる[17]。

副作用

フェニレフリンの主な副作用は，徐脈，心拍出量減少，腎低灌流である。副作用は循環血液量が減少している患者でより強く発現する。

補助的な昇圧薬

ここで述べる薬物は，状況を選びながらカテコールアミンによる血管収縮療法に加えることができる。

■バソプレシン

抗利尿ホルモン（antidiuretic hormone：ADH）は浸透圧調節ホルモンであり，血管収縮を起こすことからバソプレシン（vasopressin）と呼ばれている。

作用

バソプレシンの血管収縮作用には，血管平滑筋に存在する特異的バソプレシン（V_1）受容体を介している。血管収縮は，皮膚，骨格筋，内臓の血管系血流で最も顕著である[19]。外因性のバソプレシンは健常被験者の血圧を上昇させないが，末梢血管拡張が原因の低血圧患者の血圧を顕著に上昇させる[19]。こういった低血圧は，敗血症性ショック，アナフィラキシーショック，自律神経系不全，脊髄くも膜下麻酔や全身麻酔などで発症する。

バソプレシンの他の作用として，遠位尿細管における水分再吸収増加（V_2 受容体が介在），下垂体前葉からの ACTH 分泌刺激（V_3 受容体が介在）がある。バソプレシンの推奨投与量を使用していれば，こういった作用による臨床的症状は現れない[19]。

臨床使用

バソプレシンは，次のような臨床的状況で使用可能である。

1. 心停止の蘇生では，アドレナリンの初回または 2 回目の投与の代わりにバソプレシンの単回静脈内投与（40 単位）が行える（☞ 273 ページ）。
2. 敗血症性ショックでは，ノルアドレナリンやドパミンによる血行動態補助に対して抵抗性あるいは難治性である場合，血圧を上昇させ，カテコールアミン必要量を減少させるためにバソプレシンを投与することが可能である（カテコールアミン節約効果）[19,20]。残念ながら，この方法は**生命予後に影響しない**[20]。
3. 食道や胃の静脈瘤からの出血の場合，バソプレシン投与により内臓血管の収縮を促進し，出血を減少させることが可能である。

投与方法

外因性バソプレシンの血漿半減期は 5〜20 分であり[17]，長期的な効果を得るためには持続投与を行わなければならない。敗血症性ショックでは，推奨される投与速度は 0.01〜0.04 単位/h であり，0.03 単位/h が最も一般的である。

副作用

副作用については，0.04 単位/h 未満の投与速度で発生することはまれである[19]。高用量では過度の血管収縮により望ましくない効果が生じ（例：腎臓や肝臓の機能障害），過度の水分保持，

低ナトリウム血症を伴う。

■テルリプレシン

テルリプレシンはバソプレシンアナログであり，バソプレシンより2つの優位な点がある。第1に，選択的V_1受容体作動薬であり，他のバソプレシン受容体刺激に関連する副作用は生じない。第2に，テルリプレシンはバソプレシンと比較して長時間作用性であり，1～2 mgの単回静脈内投与により5時間の血圧上昇効果がある[19]。長時間作用性であることから，間欠的投与が可能である。テルリプレシンは強力な内臓血管収縮薬であり，静脈瘤出血の管理に有用であることが示されている。しかし，内臓虚血のリスクは増加し，投与後5時間は虚血性作用を拮抗できない。バソプレシンと同様に，敗血症性ショック患者に対するテルリプレシンの追加投与は生命予後を改善しない[20]。

ニトロ系の血管拡張薬

一酸化窒素により血管平滑筋が弛緩し，血管拡張作用を示す薬物はニトロ系の血管拡張薬として知られている[21]。このような作用を示す薬物として，ニトログリセリンとニトロプルシドがある。

■ニトログリセリン

ニトログリセリンは有機硝酸エステルであり，用量依存性に動脈と静脈を拡張させる[22, 23]。

血管拡張作用

ニトログリセリンによる血管拡張作用の生化学的原理を，図53.3に示す。ニトログリセリン（三硝酸グリセリン）は内皮細胞の表面に結合し，無機亜硝酸（NO_2）を放出し，内皮細胞で一酸化窒素（NO）に変化する。一酸化窒素は内皮細胞から出て近傍の平滑筋細胞に入り，環状グアノシン一リン酸（cGMP）の産生を介して平滑筋を弛緩させる。

　ニトログリセリンの低用量投与（<50 μg/min）では静脈拡張が優位であり，用量が増加するにつれて動脈拡張が生じる。両方の作用が心不全患者に対しては有益である。すなわち，静脈拡張は心充満圧を低下させ（浮腫を軽減する），動脈拡張は心室後負荷を減少させる（心拍出量を増加させる）。

抗血小板作用

硝酸薬は血小板凝集を抑制するが，この作用を仲介しているのも一酸化窒素であると考えられている[24]。急性冠症候群の発生には血小板血栓が重要な役割を果たしていることから，ニトログリセリンの抗血小板作用が抗狭心症作用の機序として提案されている[24]。こういったことは，ニトログリセリン以外の血管拡張薬に虚血性胸痛を軽減する作用がないことの説明になる。

臨床使用

ニトログリセリンは，不安定狭心症による胸痛緩和や（☞250ページ），非代償性心不全患者の心

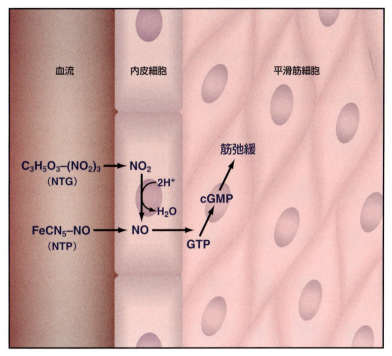

図 53.3 ニトログリセリン（NTG）とニトロプルシド（NTP）の血管拡張作用の生化学的機序

$C_3H_5O_3-(NO_2)_3$：ニトログリセリン，$FeCN_5-NO$：ニトロプルシド，NO_2：無機亜硝酸，NO：一酸化窒素，GTP：グアノシン三リン酸，cGMP：環状グアノシン―リン酸（サイクリック GMP）

拍出量増加を目的として投与される（☞ 203 ページ）。

投与量と投与方法

ニトログリセリンはポリ塩化ビニル（PVC）のような軟質プラスチックと結合するが，PVC は静脈内投与に用いるプラスチックバッグやチューブの材料として広く用いられている。標準的な静脈内投与システムを利用した場合，PVC への吸着により 80％ものニトログリセリンが失われる可能性がある[22]。ニトログリセリンはガラスやポリエチレン（PET）のような硬質プラスチックには結合しないため，ガラスの薬物ボトルと PET チューブを使用することで，吸着による薬物の損失を防ぐことができる。吸着によるニトログリセリンの損失を防ぐための特別な輸液セットも市販されている。

投与方法：ニトログリセリンの吸着に問題がなければ，初期投与量は 5～10 μg/min であり，期待する効果が得られるまで 5 分ごとに 5～10 μg/min ずつ増量する。ほとんどの患者で効果的な投与速度は 5～100 μg/min であり，耐性が形成されなければ 200 μg/min を超えて必要となることはまれである（後述）。

副作用

ニトログリセリンの静脈拡張効果は，循環血液量減少患者や右室梗塞による急性右心不全患者

では低血圧を引き起こす。こうした病態では，ニトログリセリンの投与を開始する前に積極的な輸液投与が必要である。

ニトログリセリンによる脳血流量の増加は頭蓋内圧を上昇させる可能性があり[25]，さらに肺血流量の増加は浸潤性肺疾患（例：肺炎や急性呼吸促迫症候群）を有する患者では肺内シャントを増加させ，動脈血酸素化を悪化させる[26]。

メトヘモグロビン血症：ニトログリセリンの代謝により無機亜硝酸が発生し（図53.3参照），ヘモグロビン中の鉄の一部を酸化させ，メトヘモグロビンを産生する。しかし，臨床的に明らかなメトヘモグロビン血症はニトログリセリン投与の一般的な合併症ではなく，非常に高用量の場合でのみ発症する[25]。

溶剤の毒性：ニトログリセリンは水には溶けにくく，製剤にはエタノールやプロピレングリコールなどの非極性溶媒が必要である。これらの溶剤は長期投与により蓄積する。ニトログリセリン投与によるエタノール中毒[27]とプロピレングリコール中毒[28]が報告されている。一部のニトログリセリン製剤は30〜50％ものプロピレングリコールを含んでおり，中毒は想像されているよりも多く発生しているのかもしれない[25]（プロピレングリコールの毒性については，746ページを参照のこと）。

亜硝酸耐性：ニトログリセリンの血管拡張作用や抗血小板作用に対する耐性の出現はよく知られた現象であり，24〜48時間の持続投与を行った場合にのみみられる[25]。根本的な機序として，酸化ストレス誘導性の内皮障害と考えられている[29]。亜硝酸耐性の予防や治療に最も効果的な方法は，毎日少なくとも6時間は薬物投与を中断することである[25]。

■ニトロプルシド

ニトロプルシドは速効性の血管拡張薬で，高血圧性緊急症の治療に用いられる。シアン化物中毒の危険性があるため，この薬物の使用頻度は限られている。

作用

ニトロプルシドの血管拡張作用は，ニトログリセリンと同様に一酸化窒素を介している[21]。ニトロプルシド分子はニトロシル配位子（NO）を1つもっており，血流に入ると一酸化窒素として放出される。放出された一酸化窒素は内皮細胞内にとどまり，図53.3に示すような経路をたどる。

ニトログリセリンと同様に，静脈系と動脈系の両方を拡張するが，ニトログリセリンと比較すると静脈拡張作用は弱く，動脈拡張作用は強い。心機能が正常な場合，ニトロプルシドが心拍出量に及ぼす効果は一定していないが[30]，非代償性心不全患者の心拍出量はニトロプルシドで常に増加する[30,31]。

臨床使用

ニトロプルシドの第1の使用目的は高血圧性緊急症の治療であり，急速に血圧を低下させるこ

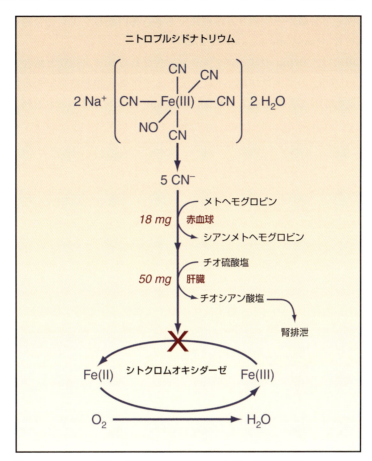

図 53.4　ニトロプルシド分子から放出されたシアン化物の運命
説明は本文を参照のこと。

とが望ましい。また急性の非代償性心不全の管理については，202 ページで述べてある。

投与方法

ニトロプルシドの投与は $0.2\,\mu g/kg/min$ から開始し，効果が得られるまで 5 分ごとに増量する。高血圧のコントロールには通常 $2\sim5\,\mu g/kg/min$ が必要であるが，シアン化物中毒を避けるために，可能であれば，**投与速度は $3\,\mu g/kg/min$ 未満で維持するべきである**[30]。腎不全患者ではチオシアン酸塩の蓄積を抑えるために，投与速度を $1\,\mu g/kg/min$ 未満で維持する（後述）[30]。

シアン化物中毒

ニトロプルシドはシアン化物中毒を起こす危険性がある。事実，**ニトロプルシドの投与中にはシアン化物の蓄積が一般的にみられる**[25,32,33]。シアン化物の由来はニトロプルシド分子である。これはフェリシアン化錯体の一種で，5 つのシアン分子が 3 価の鉄イオンに配位している（図 53.4 参照）。ニトロプルシドが分解し，一酸化窒素を放出すると血管拡張作用が生じ，シアン化物が血中に放出される。シアン化物除去の仕組みを図 53.4 に示す。シアン化物を血中から除去するために，2 種類の化学反応が役に立っている。1 つはメトヘモグロビンの鉄イオンにシアン化物が結合する反応である。もう 1 つはシアン化物がチオ硫酸塩から硫黄を受け取り，無毒なチオ

シアン酸塩を形成して腎臓から排泄される経路である。体内からシアン化合物を除去するための主要な経路は後者（transsulfuration）である。

　健常成人の体内には，18 mg のニトロプルシドに含まれるシアン化物と結合できる量のメトヘモグロビンと，50 mg のニトロプルシドに含まれるシアン化物と結合できる量のチオ硫酸塩が存在する[25]。したがって，健常成人の身体には 68 mg のニトロプルシドを無毒化する能力がある。体重 80 kg の成人に 2 µg/kg/min（治療域）のニトロプルシドを投与すると，投与開始 500 分（8.3 時間）後には許容上限の 68 mg まで達してしまう。その後，遊離シアン化合物はシトクロムオキシダーゼの鉄イオンと結合し，ミトコンドリアにおける酸素利用を妨げる。

　喫煙者や術後患者などでよくみられるように，**チオ硫酸塩の枯渇**（thiosulfate depletion）によりシアン化物除去能力は低下する[25,32]。チオ硫酸塩の枯渇の危険性を避けるため，ニトロプルシド溶液にチオ硫酸塩を標準的に加えることができる。ニトロプルシド 50 mg につき，約 500 mg のチオ硫酸塩を加える[24]。

臨床徴候：シアン化物蓄積の初期徴候は**ニトロプルシド耐性**（nitroprusside tachyphylaxis）である[25]。すなわち，期待する血圧を維持するためのニトロプルシドの必要量が次第に増加する。組織酸素代謝失調の徴候（すなわち，中心静脈血酸素飽和度上昇，血漿乳酸値増加）はシアン化物中毒の後期まで出現しないことが多い[34]。そのため，ニトロプルシド投与中に乳酸アシドーシスが存在しなくてもシアン化物蓄積の可能性は除外できない[25,32]。

　シアン化物中毒を疑う所見がある場合，ニトロプルシドを直ちに中止するべきである。血中シアン化物濃度によってシアン化物中毒を証明できるが，結果は短時間で得られず，臨床的な疑いが解毒処置を開始するきっかけとなる。こういった処置については，第 55 章（☞ 801 ページ）に述べてある。

チオシアン酸塩中毒

シアン化物を除去する最も重要な機序は，緩徐に尿中へ排泄されるチオシアン酸塩の形成である。腎機能障害がある場合，チオシアン酸塩が蓄積し，シアン化物中毒とは異なる中毒症状が生じる。チオシアン酸塩中毒の臨床症状は，**不安，錯乱，縮瞳，耳鳴，幻覚，全身痙攣**などである[25,32]。チオシアン酸塩は，甲状腺へのヨウ素取り込みを妨げ，甲状腺機能低下症も起こす[32]。

　チオシアン酸塩中毒の診断は，血清チオシアン酸塩濃度を測定することによって確定する。正常範囲は 10 mg/L 未満で，臨床毒性を生じる濃度は通常 100 mg/L を超える[32]。チオシアン酸塩中毒は血液透析や腹膜透析で治療できる。

おわりに

■ショックにおける昇圧薬の失敗

集中治療において挫折感を抱く要素の 1 つに，昇圧薬による血圧の調節にもかかわらず，循環ショック，特に敗血症性ショックによる死亡率が高いままであることが挙げられる。低血圧が循環ショックの病因や臨床的予後の理由になることは，おそらくほとんどないと考えられる。これは敗血症性ショックの経過観察と一致しており，病理学的損傷はミトコンドリアにおける酸素利用の障害であり，原因は制御不良の炎症であって低血圧ではない。こうした理由により，

ショックで発生する血圧低下は病理学的な細胞傷害（すなわち，血管原性ショック）の結果であり，傷害の原因ではないと考えられている．低血圧は細胞性ショックによって発生するいくつかの結果の1つであり，低血圧を治療しても，基礎に存在する病理学的な異常の改善は期待できない．ショックにおける血管収縮療法に注目してから少なくとも50年が経過している．今こそ再検討のときである．

■文献

総説
1. Holmes CL, Walley KR. Vasoactive drugs for vasodilatory shock in ICU. Curr Opin Crit Care 2009; 15:398–402.
2. Beale RJ, Hollenberg SM, Vincent J-L, Parrillo JE. Vasopressor and inotropic support in septic shock: An evidence-based review. Crit Care Med 2004; 32(Suppl): S455–S465.

ドブタミン
3. Dobutamine hydrochloride. In McEvoy GK, ed. AHFS Drug Information, 2012. Bethesda: American Society of Health-System Pharmacists, 2012:1314–1316.
4. Steen PA, Tinker JH, Pluth JR, et al. Efficacy of dopamine, dobutamine, and epinephrine during emergence from cardiopulmonary bypass in man. Circulation 1978; 57:378–384.
5. Hayes MA, Yau EHS, Timmins AC, et al. Response of critically ill patients to treatment aimed at achieving supranormal oxygen delivery and consumption. Relationship to outcome. Chest 1993; 103:886–895.

ドパミン
6. Dopamine hydrochloride. In McEvoy GK, ed. AHFS Drug Information, 2012. Bethesda: American Society of Health-System Pharmacists, 2012:1314–1316.
7. Kellum JA, Decker JM. Use of dopamine in acute renal failure: A meta-analysis. Crit Care Med 2001; 29:1526–1531.
8. De Backer D, Biston P, Devriendt J, et al. Comparison of dopamine and norepinephrine in the treatment of shock. N Engl J Med 2010; 362:779–789.
9. Brath PC, MacGregor DA, Ford JG, Prielipp RC. Dopamine and intraocular pressure in critically ill patients. Anesthesiology 2000; 93:1398–1400.
10. Johnsom AG. Source of infection in nosocomial pneumonia. Lancet 1993; 341:1368 (Letter).

アドレナリン
11. Epinephrine. In McEvoy GK, ed. AHFS Drug Information, 2012. Bethesda: American Society of Health-System Pharmacists, 2012:1362–1368.
12. De Backer D, Creteur J, Silva E, Vincent J-L. Effects of dopamine, norepinephrine, and epinephrine on the splanchnic circulation in septic shock: Which is best? Crit Care Med 2003; 31:1659–1667.
13. Levy B. Bench-to-bedside review: Is there a place for epinephrine in septic shock? Crit Care 2005; 9:561–565.

ノルアドレナリン
14. Norepinephrine bitartrate. In: McEvoy GK, ed. AHFS Drug Information, 2012. Bethesda: American Society of Health System Pharmacists, 2012:1371–1374.
15. Bellomo R, Wan L, May C. Vasoactive drugs and acute kidney injury. Crit Care Med 2008; 36(Suppl):S179–S186.
16. Desairs P, Pinaud M, Bugnon D, Tasseau F. Norepinephrine therapy has no deleterious renal effects in human septic shock. Crit Care Med 1989; 17:426–429.

フェニレフリン
17. Phenylephrine hydrochloride. In: McEvoy GK, ed. AHFS Drug Information,2012. Bethesda,: American Society of Health System Pharmacists, 2012:1306–1311.
18. Morelli A, Ertmer C, Rehberg S, et al. Phenylephrine versus norepinephrine for initial hemodynamic support of patients with septic shock: a randomized, controlled trial. Crit Care 2008; 12:R143.

バソプレシン
19. Treschan TA, Peters J. The vasopressin system: physiology and clinical strategies. Anesthesiology 2006; 105:599–612.
20. Polito A, Parisini E, Ricci Z, et al. Vasopressin for treatment of vasodilatory shock: an ESICM systematic review and meta-analysis. Intensive Care Med 2012; 38:9–19.

ニトログリセリン

21. Anderson TJ, Meredith IT, Ganz P, et al. Nitric oxide and nitrovasodilators: similarities, differences and potential interactions. J Am Coll Cardiol 1994; 24:555–566.
22. Nitroglycerin. In: McEvoy GK, ed. AHFS Drug Information, 2012. Bethesda: American Society of Health System Pharmacists, 2012:1824–1827.
23. Elkayam U. Nitrates in heart failure. Cardiol Clin 1994; 12:73–85.
24. Stamler JS, Loscalzo J. The antiplatelet effects of organic nitrates and related nitroso compounds in vitro and in vivo and their relevance to cardiovascular disorders. J Am Coll Cardiol 1991; 18:1529–1536.
25. Curry SC, Arnold-Cappell P. Nitroprusside, nitroglycerin, and angiotensinconverting enzyme inhibitors. In: Blumer JL, Bond GR, eds. Toxic effects of drugs used in the ICU. Crit Care Clin 1991; 7:555–582.
26. Radermacher P, Santak B, Becker H, Falke KJ. Prostaglandin F1 and nitroglycerin reduce pulmonary capillary pressure but worsen ventilation–perfusion distribution in patients with adult respiratory distress syndrome. Anesthesiology 1989; 70:601–606.
27. Korn SH, Comer JB. Intravenous nitroglycerin and ethanol intoxication. Ann Intern Med 1985; 102:274.
28. Demey HE, Daelemans RA, Verpooten GA, et al. Propylene glycol-induced side effects during intravenous nitroglycerin therapy. Intensive Care Med 1988; 14:221–226.
29. Münzel T, Gori T. Nitrate therapy and nitrate tolerance in patients with coronary artery disease. Curr Opin Pharmacol 2013; 13:251–259.

ニトロプルシド

30. Sodium nitroprusside. In: McEvoy GK, ed. AHFS Drug Information, 2012. Bethesda: American Society of Health System Pharmacists, 2012:1811–1814.
31. Guiha NH, Cohn JN, Mikulic E, et al. Treatment of refractory heart failure with infusion of nitroprusside. New Engl J Med 1974; 291:587–592.
32. Hall VA, Guest JM. Sodium nitroprusside-induced cyanide intoxication and prevention with sodium thiosulfate prophylaxis. Am J Crit Care 1992; 2:19–27.
33. Robin ED, McCauley R. Nitroprusside-related cyanide poisoning. Time (long past due) for urgent, effective interventions. Chest 1992; 102:1842–1845.
34. Arieff AI. Is measurement of venous oxygen saturation useful in the diagnosis of cyanide poisoning? Am J Med 1992; 93:582–583.

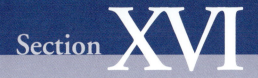

中毒

人間がたじろがずには直視できないものが 2 つある。それは太陽と死だ。
François de La Rochefoucauld（1613〜1680 年）

Chapter 54

医薬品の過量投与

> 毒と薬は多くの場合同じ物質だ。使う目的が違うだけだ。
> Peter Latham（1865 年）

米国で使用される処方薬は天文学的な数字であり（図 54.1 参照），そして，大量に消費されているそれら処方薬のなかには，オピオイド鎮痛薬のような「乱用薬物」もある。オピオイド処方の熱狂的なまでの多さは，最近の推定によると，2010 年に処方されたオピオイド鎮痛薬の数は，すべての米国の成人 1 人あたりが通常使用量で 1 か月間使用するのに十分な量であったとされていることでも明らかである[1]。危険な可能性がある薬物の野放図な処方の結果，処方薬は今や「違法ドラッグ」に取って代わって有毒薬物服用の主たる原因となっている[2]。そして，薬物の過剰摂取件数の増加だけでなく，致死的な過剰摂取も増えてきている[3]。

本章では，3 種類の処方薬（ベンゾジアゼピン系，β 遮断薬，オピオイド）と 2 種類の市販薬（アセトアミノフェン，サリチル酸）の計 5 種類の過剰摂取について説明する。

アセトアミノフェン

アセトアミノフェンは 600 以上の市販製剤に含まれている，どこにでもある鎮痛解熱薬である。これには肝毒性もあり，米国における急性肝不全の最も日常的な原因である[4]。アセトアミノフェン過量服用が米国での急性肝不全の過半数を占め，その過量服用の半数は偶発的過量服用である[5]。

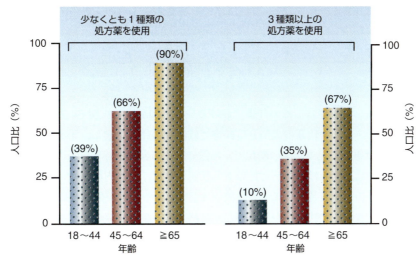

図 54.1 2007～2010 年の米国における処方薬の使用状況
年齢層ごとに表している。〔データは Health United States, 2012. DHHS Publication No.2013–1232, May, 2013 より〕

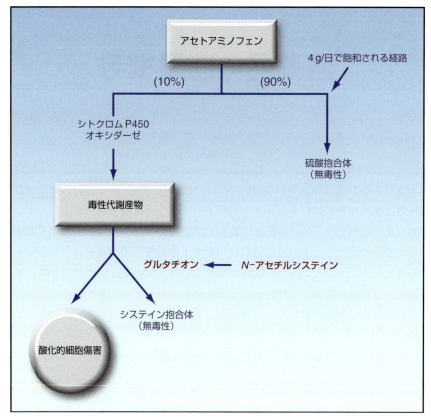

図 54.2　アセトアミノフェンの肝代謝
詳細は本文を参照のこと。

肝毒性のリスクがあるため，米国食品医薬品局（FDA）は 2009 年に，アセトアミノフェンに付随する危険性をもっと目立つ表示にするよう義務化し，またアセトアミノフェンの推奨最大投与量を 1 日あたり 4 g から 3.25 g に減らした[6]。現在のところ，これの変更による効果は不明である。

■毒性の機序

アセトアミノフェンの毒性は，その肝臓における代謝と関係する。図 54.2 にその代謝経路を示す。アセトアミノフェン代謝の大部分は非毒性硫酸抱合体を生成し，尿中に排泄される。代謝の約 10％はアセトアミノフェンの酸化で，細胞の酸化傷害を生じうる毒性代謝産物を形成する。日常服用量が過量でなければ，毒性のある代謝産物は，細胞内抗酸化物質であるグルタチオンとの抱合によって取り除かれる。1 日量が 4 g を超えると，硫酸抱合経路が飽和して毒性代謝経路に迂回する。この代謝系が増えると，最終的にグルタチオンの備蓄が激減し，正常の 30％を切ると，アセトアミノフェンの毒性代謝産物が蓄積し，肝細胞傷害を引き起こす[4]。

中毒量

アセトアミノフェンの中毒量は個体差が大きいが，多くの成人で 7.5 g〜15 g の間にある[7, 8]。し

かし，低栄養状態，慢性疾患，長期のエタノール摂取など，いくつかの条件によってアセトアミノフェン肝毒性への感受性は増加し，これらの患者ではより少量でアセトアミノフェン中毒を発症する。中毒事故を管理する施設などでの一般的な規則として，アセトアミノフェン10gを一度に服用した場合に評価するよう勧告している[4]。アセトアミノフェン肝障害の感受性が高い患者が4gを一度に服用した場合には，評価することは当然である[4]。アセトアミノフェンの1日あたりの推奨最大投与量は3.25gである[6]。

■臨床所見

中毒量服用後の最初の24時間は，無症状または非特異的症状（例：悪心，嘔吐，倦怠感）であり，肝酵素は摂取後24〜36時間後にならないと上昇してこない[7]。アスパラギン酸アミノトランスフェラーゼ（AST）の上昇はアセトアミノフェン中毒の最も鋭敏なマーカーで，肝機能障害に先行して72〜96時間後にピークに達する。肝障害の徴候は，摂取より24〜48時間後に，着実に上昇する肝酵素値，黄疸の出現，凝固障害によって明らかとなる。肝障害のピークは中毒量摂取後3〜5日にやってきて，この頃には肝性脳症が明らかになり，機序は不明だが急性乏尿性腎不全や肝クリアランスが減少するため乳酸アシドーシスを伴う[4]。肝不全による死亡は，摂取後3〜5日が多い。生存した患者は，時間はかかるものの完全回復する場合が多い。

■リスク評価

アセトアミノフェン過量服用の多くの場合，最初に患者を診ることになるのは服用後24時間以内で，まだ肝機能障害の徴候は明らかでない。このときに，肝細胞傷害の危険性を見極めるのが最も重要で，服用後の経過時間とアセトアミノフェンの血漿濃度の2つを考慮する必要がある。服用した量は肝毒性のリスク判定には用いられない。なぜなら，患者の服用量に関する記憶が正確かどうか判断できないからである。加えて，中毒量には個人差があるからである。

血漿中濃度

アセトアミノフェン服用後の4〜24時間で得られた血漿濃度は，図54.3のノモグラムで肝毒性リスクの予測に使用できる[8]。血漿濃度がノモグラムの高危険域にあれば，肝毒性に進行するリスクは60％以上であり，解毒治療が必要となる。低危険域での肝毒性の危険は1〜3％にすぎず，解毒治療は不要となる[8]。このノモグラムは，薬物を摂取した時刻が確認でき，かつ服用後4〜24時間の間に血漿濃度が測定できるときのみ役に立つ。

■N-アセチルシステイン

グルタチオンは容易に細胞膜を通過しないため，外から投与してもアセトアミノフェンの肝毒性に対する実行可能な治療法にはならない。N-アセチルシステイン（NAC）は，グルタチオンの類似体で細胞膜を容易に通過し，細胞内のグルタチオン代用物として働く（図54.2参照）[9]。NACのシステイン残基にはスルフヒドリル基（SH）があり，アセトアミノフェンの毒性代謝物を還元（かつ不活性化）することができる。

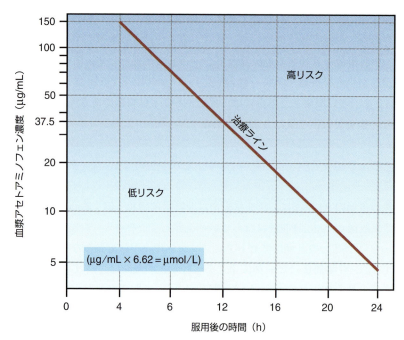

図 54.3　服用後 4〜24 時間の血漿アセトアミノフェン濃度から肝毒性のリスクを予測するノモグラム
血漿濃度が治療ラインの線上またはそれより上方であれば，*N*–アセチルシステインによる解毒療法を開始する適応がある。〔ノモグラムは文献 8 より改変〕

投与時期

NAC は，服用後 8 時間以内に治療が始められれば最も有効で，肝毒性のリスクは 5％未満に低下する[4]。10 時間以上経過していると NAC の保護作用は劣るが，服用後 24 時間でもある程度の保護効果をもたらす[7, 10]。NAC はまたアセトアミノフェンの肝毒性が生じてからでも有益である[4, 11]。したがって，服用後 24 時間を過ぎても肝毒性の生じていることが証明されれば，NAC 治療を始める適応がある[4]。

治療方法

NAC は表 54.1 に示した投与方法に従って，経静脈的または経口的に投与できる。NAC の総量と投与期間がこれらの投与法でかなり異なっているにもかかわらず，両者とも同じように有効と考えられる[14, 15]。静脈内投与は，薬物投与法として最も信頼できることや，NAC の経口時のような不快感がないので，もっぱらこの投与経路が選ばれる（下記「副作用」の項参照）。

長期療法：静脈内投与法では標準的治療時間は 21 時間で，経口的投与法では 72 時間である。しかし，NAC はアセトアミノフェン誘発性肝障害の解決を早めることができ[4]，肝障害継続の証拠があるのなら，通常の治療期間以上に NAC による治療は続けるべきである[4]。静脈内投与法では，最後の 16 時間で推奨されている投与方法をさらに継続する。アラニンアミノトランスフェラーゼ（ALT）の値がピークを超えたあと改善しつつあり，プロトロンビン時間国際標準比（PT-INR）が 1.3 未満であれば NAC を中止してよい[4]。

表 54.1　N-アセチルシステイン（NAC）を用いたアセトアミノフェン過量服用の治療法

静脈内投与
20%の NAC（200 mg/mL）を使用し，下記の量それぞれを順次輸液する。
1. 150 mg/kg を 5%ブドウ糖液 200 mL に加えて，60 分かけて投与
2. 50 mg/kg を 5%ブドウ糖液 500 mL に加えて，4 時間かけて投与
3. 100 mg/kg を 5%ブドウ糖液 1,000 mL に加えて，16 時間かけて投与

総量：300 mg/kg を 21 時間かけて

経口投与
10%の NAC（100 mg/mL）を使用し，水またはジュースで 2：1 に希釈し，5%溶液（50 mg/mL）をつくる。
　初期投与量：140 mg/kg
　維持投与量：4 時間ごとに 70 mg/kg を 17 回服用
総量：1,330 mg/kg を 72 時間かけて

〔文献 12, 13 より〕

副作用

NAC の静脈内投与は，アナフィラキシー様反応を生じることがあり，喘息患者で致死的反応が報告されている[16]。NAC の経口投与はとても不快な味がするので（硫黄が含まれているため），悪心・嘔吐を起こすことが多い。また，半数の患者に下痢を生じるが，これは投与を続けているうちに改善する[17]。

■活性炭

アセトアミノフェンは急速に消化管から吸収される。したがって，服用後最初の 4 時間以内であれば，活性炭（体重 1 kg あたり 1 g）を投与することが推奨される[18]。しかし，大量の薬物摂取後の場合は，服用 16 時間後くらいでも効果がある[4]。活性炭は経口 NAC の有効性を抑制しない[4]。

ベンゾジアゼピン系

ベンゾジアゼピン系は薬物関連死の原因として，麻薬に次いで頻度が高い[2]。しかし，ベンゾジアゼピン系単独服用の場合には，致命的であることはあまりなく[19]，オピエートなど他の呼吸抑制薬がほとんどの場合でベンゾジアゼピン系関連死の要因となっている[2]。

■臨床所見

ベンゾジアゼピン系関連の過量服用は他の薬物も伴うので，臨床所見は同時に服用された薬物によっていろいろと異なってくる。ベンゾジアゼピン系単独の過量服用は深い鎮静を呈するが，昏睡に至ることはまれである[19]。呼吸抑制（症例の 2〜12%），徐脈（1〜2%），低血圧（5〜7%）なども，やはりまれである[19]。ベンゾジアゼピン中毒はまた，アルコール禁断症状と間違えられるような興奮型の混迷状態（幻覚を伴う）を生じることもある[19]。

明らかな薬物過量服用におけるベンゾジアゼピン系の関与を確定することは難しい。血清中

ベンゾジアゼピン系薬物の分析法がなく，尿の定性分析も検出のためのスペクトルが限られているため，信頼性が低いからである[20]。ベンゾジアゼピン系が関与しているかどうかは，臨床経過に基づいて判断する。

■管理

拮抗薬はあるが，ベンゾジアゼピン系過量服用の管理には全身的な対症療法が必要である。

フルマゼニル

フルマゼニルはベンゾジアゼピン系の拮抗薬で，ベンゾジアゼピン受容体に結合するが作動薬作用はまったくない[21]。ベンゾジアゼピン系により生じた鎮静状態の拮抗には有効だが，生じた呼吸抑制を戻す効果は不確定である[22]。

用量・用法：フルマゼニルは静脈内への急速投与で用いられる。初期投与量は 0.2 mg で，必要ならば 1〜6 分間隔で，合計 1 mg まで繰り返し投与が可能である。反応は早く，作用発現まで 1〜2 分，効果のピークは 6〜10 分後である[23]。効果は約 1 時間持続する。フルマゼニルはベンゾジアゼピン系よりも作用持続時間が短いため，30〜60 分後に鎮静状態に戻る可能性がある。再鎮静の危険性を減らすために，フルマゼニルの初回投与後にしばしば 0.3〜0.4 mg/h で持続投与される[24]。

副作用：フルマゼニルはほとんどの患者で安全に使用できる。ベンゾジアゼピン系薬物の使用歴が長い患者では禁断症状を引き起こす可能性があるが，まれである[25]。また，痙攣のコントロールのためにベンゾジアゼピン系を用いている患者や，三環系抗うつ薬を含む薬物過量摂取になっている患者では，フルマゼニルは痙攣を誘発する可能性がある[26]。

臨床使用：ベンゾジアゼピン系の鎮静に対する拮抗の有効性にもかかわらず，フルマゼニルは拮抗薬として普及していない。これは一部にはベンゾジアゼピン退薬症状や痙攣に関する懸念のためであり，また一部にはベンゾジアゼピン系過量摂取そのものがめったに生命を脅かすものではないからである。

β遮断薬

意図的な β 遮断薬過量服用はまれであるが，生命を脅かしうる。必要時には効果的な拮抗薬が利用できる。

■毒性徴候

β 遮断薬過量服用の特徴的な所見は，**徐脈**と**低血圧**である[27]。徐脈は本来は洞性で，通常は問題にならない。低血圧は，レニン系のブロックによる末梢血管拡張，または $β_1$ 受容体遮断による心拍出量減少が原因である。突然発症する低血圧は通常，心拍出量低下を反映するものであ

り，危険な前兆である。

膜安定化作用

過量のβ遮断薬は，β受容体遮断とは関係なく膜安定化作用をもたらす。この膜安定化作用の最も重大な影響は房室伝導の遅延であり，これは完全房室ブロックにまで進行しうる[28]。

神経毒性

ほとんどのβ遮断薬は脂溶性で，中枢神経系のような脂質の多い組織に蓄積する傾向がある。その結果，β遮断薬過量服用はしばしば，倦怠感，**意識レベル低下**，**全身痙攣**を伴う。全身痙攣は一般に想像されるよりも広く認められるもので，プロプラノロール過量服用の60％にみられると報告されている[29]。房室伝導遅延のように，神経学的異常所見はβ受容体遮断によるものではなく，膜安定化作用に関連するものかもしれない。

■グルカゴン

グルカゴンはインスリンの作用とは反対に，グリコーゲンの分解を刺激し血糖値の上昇をもたらす調節ホルモンである。それとは一見関係のない役割として，グルカゴンはβ遮断薬に起因する心抑制に拮抗する。

作用機序

グルカゴンがどのようにしてβ遮断薬やカルシウム拮抗薬による心抑制を正常化するのかを図54.4に示す。グルカゴン受容体とβ受容体とは，細胞膜の内側面の酵素であるアデニル酸シクラーゼに連動している。それぞれの受容体-酵素複合体の活性化により，アデノシン三リン酸（ATP）が加水分解され，環状アデノシン一リン酸（cAMP）が生成される。cAMPは，次に細胞膜外カルシウム流入を増大させるプロテインキナーゼを活性化する。カルシウムの流入は，収縮タンパク質間の相互作用を促進し，心収縮力を増強させる。

　これら一連の反応は，β受容体刺激による陽性変力作用，陽性変時作用による。グルカゴン受容体の活性化により同様の反応が生じるので，グルカゴンはβ刺激薬と同等の陽性変力作用，陽性変時作用をもつ。さらに重要なことに，グルカゴン受容体とβ受容体は平行に存在するので，β受容体が無活動状態のときでもグルカゴンの心刺激作用が出現する。これが，β遮断薬中毒に対するグルカゴンの解毒作用の基礎である。

臨床使用

グルカゴンは，β遮断薬中毒に伴う低血圧や，**症状を伴う徐脈**の治療に適応がある。適切な用量で使用されれば90％の患者で良好な反応をもたらす[30]。β遮断薬の過量服用による房室伝導遅延や神経学的異常の是正に対して適応は**ない**。これらの徴候はβ受容体遮断を介するものではないからである。

カルシウム拮抗薬の毒性：図54.4に示したように，グルカゴンはカルシウム拮抗薬の作用を抑えることもできる[31]。しかし，カルシウム拮抗薬過量服用により陥った心抑制をもとに戻すに

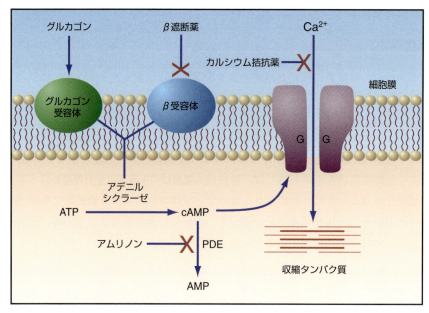

図 54.4　薬物による心筋収縮力変化の作用機序
説明は本文を参照のこと。ATP：アデノシン三リン酸，cAMP：環状アデノシン一リン酸，PDE：ホスホジエステラーゼ，AMP：アデノシン一リン酸。

表 54.2　拮抗薬としてのグルカゴン

適応	投与法
β遮断薬またはカルシウム拮抗薬の作用で，以下の状態になった場合。 　1．低血圧 　2．症状のある徐脈	1．0.05 mg/kg（または 3 mg）を静脈内ボーラス投与 2．もし反応が十分でないなら，2 回目として 0.07 mg/kg（または 5 mg）を静脈内ボーラス投与 3．0.07 mg/kg/h（または 5 mg/h）で十分な反応が得られるように持続投与

は，効果が劣る。心収縮力の調節機構において，グルカゴンとカルシウム拮抗薬は作用点が異なるため，これは当然予想されることである。

用量・用法

表 54.2 にグルカゴンの推奨投与量を示す。グルカゴンの有効投与量は個々の患者で異なるが，ほとんどの成人で 3〜5 mg の静脈内ボーラス投与で効果がある[29,30]。初回投与量は 3 mg（または 0.05 mg/kg）で静脈内投与する。グルカゴンへの反応は通常 3 分以内に明らかになる[31]。反応が不十分であれば，2 回目の静脈内投与量として 5 mg（または 0.07 mg/kg）を投与する。グルカゴンの効果持続時間は短い（5 分）ため，良好な反応を得るには持続投与（5 mg/h）によらねばならない。血漿中のイオン化カルシウム値が正常のときに，グルカゴンによる陽性変時作用は顕著に現れる[32]。

副作用

グルカゴン投与量が 5 mg/h を超えると，悪心・嘔吐がよく起こる。グルカゴンがグリコーゲン分解を刺激するため，軽度の高血糖もしばしばみられる。高血糖に対してインスリン分泌が上

昇し，細胞内にカリウムが流入して低カリウム血症が生じる。最後に，グルカゴンは副腎髄質からのカテコールアミン分泌を刺激し，高血圧の患者に好ましからざる血圧上昇を引き起こす。

■ホスホジエステラーゼ阻害薬

図 54.4 に示すように，ホスホジエステラーゼ阻害薬（例：アムリノン，ミルリノン）は cAMP の分解を阻害することにより心収縮力を増強する。これらの薬物は，β 受容体が遮断されている状態でも心拍出量を増加させることができるので[33]，グルカゴンによる cAMP 上昇をさらに強めるはずである。しかし，ホスホジエステラーゼ阻害薬が β 遮断薬中毒時のグルカゴンの有効性をさらに強めるかどうかは，はっきりしていない。これらの薬物は血管拡張薬であり，好ましくない血圧低下を生じうる。そのため一般には，β 遮断薬中毒のうちグルカゴンに抵抗性で反応の悪い症例に予備的に使用される。

オピオイド

米国での致死的な薬物過量服用の 75% はオピオイドが原因とされ[3]，この問題は小さくなるどころか大きくなっているようである。オピオイドの副作用については第 51 章（☞ 735 ページ）で述べてあるが，以下では麻薬拮抗薬であるナロキソンの使用法について焦点を絞り説明する。

■臨床所見

オピオイドの過量服用のよく知られている状態として，昏迷，強い縮瞳，緩徐な呼吸（緩徐呼吸）を呈するとされている。しかし，これらの臨床所見が認められないこともあり，また特異的でもない。オピオイドの過量服用を，臨床徴候や身体所見に基づいて特定することは不可能である[34]。オピオイドの過量服用を特定するには，ナロキソンに対する反応をみるのが，おそらく最も信頼できる方法である。

■ナロキソン

ナロキソンは純粋な麻薬拮抗薬である。すなわち，生体内のオピオイド受容体に結合するが，何ら拮抗作用を引き起こさない。μ 受容体（鎮痛，多幸感，呼吸抑制に主として関与する）を最も効果的に遮断し，κ 受容体や δ 受容体にはあまり効果を及ぼさない[35,36]。

用量・用法

ナロキソンは通常，静脈内ボーラス投与で用いられ，その効果は 3 分以内に明らかになる。代替の投与経路としては，筋肉内注射（作用発現は 15 分以内），骨髄内注射，舌内注射，気管内への注入がある[37]。通常，オピオイドによる鎮静を回復させるためのナロキソン投与量は，呼吸抑制の回復のための量より少なくてすむ。

知覚レベルの低下：呼吸抑制のない知覚レベル低下状態の患者には，初回量としてナロキソン

表 54.3 ナロキソン投与方法

意識（知覚）レベルの低下	呼吸抑制
1. 0.4 mg の静脈内ボーラス投与で開始。 2. 2〜3 分以内に反応がないとき，もう 1 回 0.4 mg の静脈内ボーラス投与。 3. 2〜3 分以内に反応がないとき，2 mg の静脈内ボーラス投与。 4. 2〜3 分以内に反応がないときは**中止**し，再評価する。	1. 2 mg の静脈内ボーラス投与で開始。 2. 2〜3 分以内に反応がないとき，4 mg の静脈内ボーラス投与。 3. 2〜3 分以内に反応がないとき，10 mg の静脈内ボーラス投与。 4. 2〜3 分以内に反応がないとき，15 mg の静脈内ボーラス投与。 5. 2〜3 分以内に反応がないときは**中止**し，再評価する。

0.4 mg を静脈内ボーラス投与する。必要ならば，2 分以内に反復投与可能である。精神状態の変化がオピオイド誘導体に起因するものであるならば，総量 0.8 mg で効果がみられるはずである[25]。

呼吸抑制：例えば，呼吸数が 12 回/min 未満で，高二酸化炭素症になっているというような呼吸抑制が明らかな患者では，ナロキソンの初回量として **2 mg を静脈内ボーラス投与**すべきである。2〜3 分以内に反応がなければ，初回量の 2 倍（すなわち，4 mg 静脈内ボーラス）を投与する。さらに追加が必要ならば，引き続く各量は，表 54.3 に示すように，15 mg になるまで増量すべきである[34]。15 mg のナロキソンに対して反応がみられない場合，オピオイドの過量服用は疑わしい。

　ナロキソンの作用持続時間は約 60〜90 分で，大部分のオピオイドの作用持続時間よりも短い。したがって，ナロキソンで良好な反応が認められたならば，その後 1 時間ごとの反復投与か持続投与を行う。持続投与の場合，1 時間あたりのナロキソンの投与量がボーラスでの有効投与量の 3 分の 2 になるように，250 mL または 500 mL の生理食塩液で希釈して 6 時間かけて投与する[38]。ナロキソン血中濃度を早く定常状態に到達させるために，初回ボーラス投与量の半分のナロキソンを投与開始の 30 分後にボーラス投与する。治療期間は薬物の種類や服用量によって異なるが，平均して 10 時間である[25]。

経験的ナロキソン療法

意識低下患者に対して，潜在的なオピオイド過量服用を鑑別するためにナロキソン（0.2〜8 mg 静脈内ボーラス投与）投与が行われてきた。しかし，この方法は，精神状態の異常が原因不明の患者では有効性が 5％にも満たない[39]。その代わり，**経験的なナロキソン投与は，強い縮瞳がみられ，かつオピオイド乱用の状況証拠（例：針の痕）がある患者に対してだけ用いることが提唱されるようになってきた**[25,39]。ナロキソンをこのように用いれば，オピオイドの過量服用診断の有効性が約 90％の患者で期待できる[39]。

副作用

ナロキソンにはほとんど副作用がない。最も一般的な副作用は，オピオイド離脱症候群（不安症，腹部の疝痛，嘔吐，鳥肌）である。ナロキソン投与後の急性肺水腫（ほとんどは術後早期），全身痙攣発作の症例報告があるが[25]，これらの副作用発生はまれである。

サリチル酸

確実にその割合は減っているとはいえ，サリチル酸中毒は米国における薬物による死亡の原因として 14 番目に多い[40]。

■ 臨床所見

アスピリン（150 mg/kg）の 10〜30 g の内服の結果，死亡することがある。いったん内服すると，アセチルサリチル酸（アスピリン）は直ちに**サリチル酸**に変換されるが，それが薬物の活性型である。サリチル酸は，上部消化管から吸収されやすく，肝臓で代謝される。サリチル酸中毒の特徴は，呼吸性アルカローシスと代謝性アシドーシスの合併である。

呼吸性アルカローシス

アスピリンの中毒量内服後の数時間以内に，呼吸数と 1 回換気量が増加する。これは脳幹部呼吸中枢のニューロンがサリチル酸によって直接刺激される結果で，それに続く分時換気量の増加により，動脈血二酸化炭素分圧（$PaCO_2$）低下（すなわち，急性呼吸性アルカローシス）が起こる。

代謝性アシドーシス

サリチル酸は弱酸で容易には解離しないため，代謝性アシドーシスを生じることはない。しかし，サリチル酸はミトコンドリアにおいて酸化的リン酸化反応を脱共役するタンパク質を活性化し，これにより嫌気性代謝による乳酸産生が著明に増加する。これがサリチル酸中毒における代謝性アシドーシスの主要な原因である。代謝性アシドーシスと呼吸性アルカローシスが合併するため，動脈血ガスで $PaCO_2$ が低下，重炭酸濃度も低下，pH は正常となる（482 ページの「法則 3」を参照）。乳酸アシドーシスが進行すると，血清の pH は最終的には低下し，これは予後不良の徴候である[41]。

その他の所見

サリチル酸中毒の初期段階における臨床症状には，悪心，嘔吐，耳鳴，興奮がある。中毒症状の進行とともに，神経学的変化（せん妄，痙攣，昏睡への進行），酸化的リン酸化の脱共役から生じる発熱，急性呼吸促迫症候群（ARDS）を伴うようになる。

■ 診断

血漿サリチル酸値は，中毒の確定診断や除外診断に用いられる。治療域の血漿サリチル酸濃度は 10〜30 mg/L（0.7〜2.2 mmol/L）で，40 mg/L（2.9 mmol/L）を超える値は毒性ありと考えられる[41]。血漿サリチル酸値は通常，中毒量の服用後 4〜6 時間で上昇する。

表54.4 尿のアルカリ化の手順

1. 炭酸水素ナトリウム（43 mEq HCO_3^-/1 アンプル）3 アンプルを加えて炭酸水素ナトリウム輸液剤を作成する。
2. 炭酸水素ナトリウム輸液を初期負荷量 1〜2 mEq/kg で開始する。
3. 炭酸水素ナトリウム輸液を 2〜3 mL/kg/h で続けて投与する。
4. 尿量が 1〜2 mL/kg/h で，尿 pH が 7.5 以上になるように維持する。

〔文献 41，42 より〕

■管理

サリチル酸中毒の管理には，必要に応じて，輸液，昇圧薬，人工呼吸といった全身の対症療法を行う。活性炭の反復投与は，服用後 2〜3 時間以内の開始であれば推奨される。用法は，1 回 25 g ずつを経口で 2 時間ごとに 3 回である。

アルカリ化

尿のアルカリ化によるサリチル酸の排泄促進は，この中毒の治療の基本である。サリチル酸は，pK が 3（pK は，酸の 50％ が解離しているときの pH）であり，pH が上昇すると酸の解離が進む。尿がアルカリ性のとき，尿細管内でのサリチル酸の解離は促進し，アルカリ尿が腎尿細管内でサリチル酸を「捕えて」排泄することになる。尿の pH を上昇させるために，表54.4 にまとめた投与法に従って，炭酸水素ナトリウムの輸液を行う。

投与方法：炭酸水素ナトリウムによる治療は，1〜2 mEq/kg を静脈内ボーラス投与で開始し，そのあと炭酸水素ナトリウム輸液を持続する。炭酸水素ナトリウム輸液をつくるために，3 アンプルの 40％ 炭酸水素ナトリウム（43 mEq HCO_3^-/1 アンプル）を 1 L の 5％ ブドウ糖輸液に加え（129 mEq/L），これを 2〜3 mL/kg/h で輸液する[41]。尿の pH は 7.5 以上に保たなければいけない[42]。治療は，血漿サリチル酸値が中毒域を下回るようになるまで続ける。

低カリウム血症：炭酸水素ナトリウム輸液は血清カリウム値を低下させ（細胞内シフト），低カリウム血症は尿のアルカリ化を妨げる。これは遠位尿細管における K^+-H^+ 交換系によって説明される。すなわち，K^+ が再吸収されるときに H^+ を尿細管腔内に分泌する。低カリウム血症のときには K^+ の再吸収が増加するので，余分に H^+ が尿細管腔内に分泌され，尿のアルカリ化を阻害するのである。炭酸水素ナトリウム輸液にはカリウムを 40 mEq/L になるように加え，低カリウム血症のリスクを減らす。

血液透析

血液透析は体内からサリチル酸を除去するのに最も効果的な方法である[43]。血液透析が適応となるのは，血清サリチル酸値が 100 mg/L を上回るとき，腎不全や ARDS があるとき，アルカリ化治療によっても中毒症状が進行するときなどである[40]。

おわりに

■アセトアミノフェンの制御

市販薬で規制に値するものがあるとすれば，それはアセトアミノフェンである．その理由は，アセトアミノフェンが米国での急性肝不全の一番の原因であるからというだけでなく（それだけでも十分な理由になるが），過量摂取の**過半数**が意図的なものでないということによる．つまりこれは，死に至ることもあるアセトアミノフェンの毒性の強さに対する一般人の認識不足を意味する．FDAは薬物のパッケージ上により強い警告文を印刷するように求めてきたが，誰がそんな小さな文字を読むというのか．アセトアミノフェンが一般人に安全に使用されることを確実にする一番よい方法は，薬物の使用法を細かく指定する処方箋を購入時に渡すことである．

アセトアミノフェンは，アスピリンの毒性に対する憂慮から1970年代になってよく使用されるようになった．しかしそれは，フライパンの中から火の中に飛び移るようなものであったといえよう．

■文献

総説

1. Centers for Disease Control and Prevention. Vital signs: overdoses of prescribed opioid pain relievers—United States, 1999–2008. MMWR 2011; 60:1487–1492.
2. Centers for Disease Control and Prevention. National Vital Statistics System. 2010 Multiple Cause of Death File. Hyattsville, MD: US Department of Health and Human Services, Centers for Disease Control and Prevention; 2012.
3. Jones CM, Mack KA, Paulozzi LJ. Pharmaceutical overdose deaths, United States, 2010. JAMA 2013; 309:657–659.

アセトアミノフェン

4. Hodgman M, Garrard AR. A review of acetaminophen poisoning. Crit Care Clin 2012; 28:499–516.
5. Larson AM, Polson J, Fontana RJ, et al. Acetaminophen-induced acute liver failure: results of a United States multicenter, prospective study. Hepatology 2005; 42:1364–1372.
6. Kuehn B. FDA focuses on drugs and liver damage. JAMA 2009; 302:369–370.
7. Hendrickson RG, Bizovi KE. Acetaminophen. In: Flomenbaum NE, et al., eds. Goldfrank's Toxicologic Emergencies. 8th ed. New York: McGraw-Hill, 2006; 523–543.
8. Rumack BH. Acetaminophen hepatotoxicity: the first 35 years. J Toxicol Clin Toxicol 2002; 40:3–20.

N–アセチルシステイン

9. Holdiness MR. Clinical pharmacokinetics of N-acetylcysteine. Clin Pharmacokinet 1991; 20:123–134.
10. Rumack BH, Peterson RC, Koch GG, et al. Acetaminophen overdose. 662 cases with evaluation of oral acetylcysteine treatment. Arch Int Med 1981; 141:380–385.
11. Harrison PM, Keays R, Bray GP, et al. Improved outcome of paracetamolinduced fulminant hepatic failure by late administration of acetylcysteine. Lancet 1990; 335:1572–1573.
12. Cumberland Pharmaceuticals. Acetadote Package Insert. 2006.
13. Smilkstein MJ, Knapp GL, Kulig KW, et al. Efficacy of oral N-acetylcysteine in the treatment of acetaminophen overdose. Analysis of the national multicenter study (1976 to 1985). N Engl J Med 1988; 319:1557–1562.
14. Howland MA. N-Acetylcysteine. In: Flomenbaum NE, et al., eds. Goldfrank's Toxicologic Emergencies. 8th ed. New York: McGraw-Hill, 2006; 544–549.
15. Buckley NA, Whyte IM, O'Connell DL, et al. Oral or intravenous N-acetylcysteine: which is the treatment of choice for acetaminophen (paracetamol) poisoning? J Toxicol Clin Toxicol 1999; 37:759–767.
16. Appelboam AV, Dargan PI, Knighton J. Fatal anaphylactoid reaction to Nacetylcysteine: caution in patients with asthma. Emerg Med J 2002; 19:594–595.
17. Miller LF, Rumack BH. Clinical safety of high oral doses of acetylcysteine. Semin Oncol 1983; 10:76–85.
18. Spiller HA, Krenzelok EP, Grande GA, et al. A prospective evaluation of the effect of activated charcoal before oral N-acetylcysteine in acetaminophen overdose. Ann Emerg Med 1994; 23:519–523.

ベンゾジアゼピン系

19. Gaudreault P, Guay J, Thivierge RL, Verdy I. Benzodiazepine poisoning. Drug Saf 1991; 6:247–265.
20. Wu AH, McCay C, Broussard LA, et al. National Academy of Clinical Biochemistry laboratory medicine practice guidelines: Recommendations for the use of laboratory tests to support poisoned patients who present to the emergency department. Clin Chem 2003; 49:357–379.

フルマゼニル

21. Howland MA. Flumazenil. In: Flomenbaum NE, et al., eds. Goldfrank's Toxicologic Emergencies. 8th ed. New York: McGraw-Hill, 2006; 1112–1117.
22. Shalansky SJ, Naumann TL, Englander FA. Effect of flumazenil on benzodiazepine-induced respiratory depression. Clin Pharm 1993; 12:483–487.
23. Roche Laboratories. Romazicon (flumazenil) package insert. 2004.
24. Bodenham A, Park GR. Reversal of prolonged sedation using flumazenil in critically ill patients. Anaesthesia 1989; 44:603–605.
25. Doyon S, Roberts JR. Reappraisal of the "coma cocktail". Dextrose, flumazenil, naloxone, and thiamine. Emerg Med Clin North Am 1994; 12:301–316.
26. Haverkos GP, DiSalvo RP, Imhoff TE. Fatal seizures after flumazenil administration in a patient with mixed overdose. Ann Pharmacother 1994; 28:1347–1349.

β遮断薬

27. Newton CR, Delgado JH, Gomez HF. Calcium and beta receptor antagonist overdose: a review and update of pharmacological principles and management. Semin Respir Crit Care Med 2002; 23:19–25.
28. Henry JA, Cassidy SL. Membrane stabilising activity: a major cause of fatal poisoning. Lancet 1986; 1:1414–1417.
29. Weinstein RS. Recognition and management of poisoning with beta-adrenergic blocking agents. Ann Emerg Med 1984; 13:1123–1131.
30. Kerns W, 2nd, Kline J, Ford MD. Beta-blocker and calcium channel blocker toxicity. Emerg Med Clin North Am 1994; 12:365–390.

グルカゴン

31. Howland MA. Glucagon. In: Flomenbaum NE, et al., eds. Goldfrank's Toxicologic Emergencies. 8th ed. New York: McGraw-Hill, 2006; 942–945.
32. Chernow B, Zaloga GP, Malcolm D, et al. Glucagon's chronotropic action is calcium dependent. J Pharmacol Exp Ther 1987; 241:833–837.
33. Travill CM, Pugh S, Noblr MI. The inotropic and hemodynamic effects of intravenous milrinone when reflex adrenergic stimulation is suppressed by beta adrenergic blockade. Clin Ther 1994; 16:783–792.

オピオイドとナロキソン

34. Boyer EW. Management of opioid analgesic overdose. N Engl J Med 2012; 367:146–155.
35. Handal KA, Schauben JL, Salamone FR. Naloxone. Ann Emerg Med 1983; 12:438–445.
36. Howland MA. Opioid Antagonists. In: Flomenbaum NE, et al., eds. Goldfrank's Toxicologic Emergencies. 8th ed. New York: McGraw-Hill, 2006; 614–619.
37. Naloxone hydrochloride. In: McEvoy GK ed. AHFS Drug Information, 2012. Bethesda: American Society of Hospital Systems Pharmacists, 2012:2236–2239.
38. Goldfrank L, Weisman RS, Errick JK, et al. A dosing nomogram for continuous infusion intravenous naloxone. Ann Emerg Med 1986; 15:566–570.
39. Hoffman JR, Schriger DL, Luo JS. The empiric use of naloxone in patients with altered mental status: a reappraisal. Ann Emerg Med 1991; 20:246–252.

サリチル酸

40. Bronstein AC, Spyker DA, Cantilena LR, et al. 2011 Annual Report of the American Association of Poison Control Centers' National Poison Data System (NPDS):29th Annual Report. Clin Toxicol 2012; 50:911–1164.
41. O'Malley GF. Emergency department management of the salicylate-poisoned patient. Emerg Med Clin N Am 2007; 25:333–346.
42. Proudfoot AT, Krenzelok EP, Vale JA. Position paper on urine alkalinization. J Toxicol Clin Toxicol 2004; 42:1–26.
43. Fertel BS, Nelson LS, Goldfarb DS. The underutilization of hemodialysis in patients with salicylate poisoning. Kidney Int 2009; 75:1349–1353.

Chapter 55

非医薬品による中毒

> 臨床において,「無知」は危険なことだが,
> 「無知であることに無知である」と致命的になりかねない。
> P.L.M.

本章は,薬物投与の結果として生じるものではなく,有毒物質による症候群について述べる。これには,一酸化炭素,シアン化物,毒性アルコール類(メタノールとエチレングリコール)を含む。これらの中毒は頻繁に起こるわけではないが,認識されていなければ致死的となる。

一酸化炭素

一酸化炭素(CO)は,有機物質(炭素系)の不完全燃焼によって産生されるガス状生産物で,二酸化炭素をつくる酸化反応の1つ,すなわち,$2CO + O_2 \rightarrow 2CO_2$である。$CO$中毒の主な原因は,建物火災時の煙の吸入である。自動車のエンジンからの排気はかつてCOの主要な源だったが,すべての自動車に対して義務づけられている(COからCO_2への)触媒コンバーターによって,COの排気は95%以上減少した。

■病態生理

COはヘモグロビンのヘム鎖(酸素と結合する同じ側)に結合して,**一酸化炭素ヘモグロビン($COHb$)** を生成する。ヘモグロビンに結合するCOの親和性は酸素の200〜300倍であるため,わずか0.4 mmHgのCOは完全にヘモグロビンを飽和できる[2]。全身の酸素化に及ぼす$COHb$の影響を図55.1に示す。このグラフの曲線は,ヘモグロビンが正常の場合(上の曲線)の場合と,$COHb$がヘモグロビンの分子の50%を占めている場合(下の曲線)での,酸素分圧(Po_2)と酸素含有量の関係を表示している[3]。動脈血酸素含有量(A点)は$COHb$の増加に比例して減少し,ヘモグロビンへの酸素結合を阻害するCOの能力を反映している。両方の曲線の静脈ポイント(V点)は,両曲線の正常な動静脈血酸素含有量差($Cao_2 - Cvo_2 = 5\ mL/dL$)から推定して同定される。静脈血Po_2(Pvo_2)は組織Po_2に近似しており,$COHb$が存在するときはより低い。これは,CO中毒が組織の酸素化を障害する間接的証拠となる。

その他の効果

COは,$COHb$とは無関係な毒性効果を有している[4]。これらの効果は次のとおりである。①シトクロムオキシダーゼを阻害し,酸化代謝からアデノシン三リン酸(ATP)を生成する能力を損なう。②血小板から一酸化窒素を遊離して**ペルオキシナイトライト**の形成を促し,これが広範囲に細胞傷害をきたす可能性をもつ強力なオキシダントとなる。③好中球を活性化し,これ

第 XVI 部　中毒

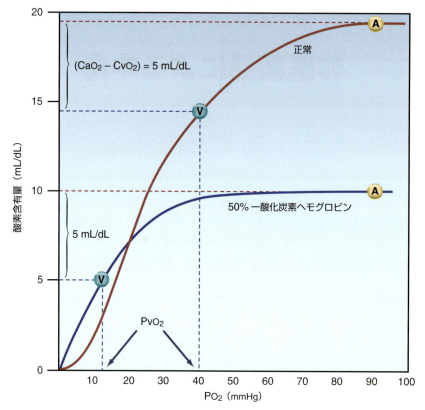

図 55.1　50％の一酸化炭素ヘモグロビンが酸素分圧（P_{O_2}）と酸素含有量の関係に及ぼす影響

がオキシダント障害のさらなる原因となる〔図 14.1（☞ 215 ページ）参照〕。COHb 値と CO 中毒の重症度に相関関係が乏しいので，これらの効果は CO 中毒において重要な役割を担っているかもしれない[1,4]。

■臨床徴候

以下に，CO 中毒の臨床症候を要約するが，これらは変化に富み非特異的である。

1. CO 中毒の臨床症候と血中 COHb 濃度に相関関係はない[1,4]。
2. 頭痛（通常は前頭部）とめまいは，CO 中毒で最も早期に現れる非常に一般的な症状である（それぞれ，患者の 85％と 90％と報告されている）[4]。
3. CO へのさらなる曝露によって，運動失調，錯乱，せん妄，全身性の痙攣，昏睡に陥る可能性がある[4]。
4. CO 中毒の循環器症候では，正常な冠動脈造影像を伴う生化学的マーカーの上昇と，一時的な左室収縮能の障害がある[5]。
5. CO 中毒の重症例では，横紋筋融解症，乳酸アシドーシス，急性呼吸促迫症候群（ARDS）を伴う可能性がある[4]。
6. （COHb がヘモグロビンよりも明るい赤色なので）従来からよく挙げられる CO 中毒による「鮮紅色」（cherry red）の皮膚は，まれな所見である[1]。

遅発性の神経学的後遺症

急性のCO中毒では，さまざまな神経学的異常が（約1年以内に）出現する可能性があり，主にみられるのは，認知機能にかかわる欠損（軽度の錯乱から重度の認知症まで）とパーキンソン病である[1,4,6]。これらの合併症は，長時間（24時間以上）のCOへの曝露，意識消失またはCOHb濃度が25%以上の患者に最も頻繁に起こる[1]。これらの遅発性反応のメカニズムはまだ不明である。

■診断

徴候や症状のみに基づくCO中毒の診断は，不可能である。診断は，現れている徴候や症状がCO中毒と一致しているときに疑われ，病歴では，CO曝露の可能性の根拠（例：住宅火災）を特定する。診断は，血中COHb濃度の上昇によって確認される。

一酸化炭素ヘモグロビン（COHb）

そのさまざまな形態のヘモグロビン（酸素ヘモグロビン，脱酸素ヘモグロビン，メトヘモグロビン，COHb）の測定は吸光度に基づく。この方法は，**オキシメトリ**として知られており，第21章（☞333ページ）で述べた。以下に，血中COHb濃度測定のためのオキシメトリの使用を要約する。

1. パルスオキシメトリは，COHbの検出には信頼性がない。パルスオキシメトリは，光の2波長を使って血中の酸素と脱酸素ヘモグロビンを測定する。吸光度の1つの波長（660 nm）は酸素ヘモグロビンとCOHbにとても似ているため〔図21.1（☞334ページ）参照〕，COHbが酸素ヘモグロビンとしてパルスオキシメータで測定されてしまうので，酸素飽和度を誤って高く測定する[1]。
2. COHbの測定は，8波長オキシメータ（COオキシメータとして知られている）が必要であり，これはほとんどの臨床検査室で利用可能である。この機器は，血中における4形態すべてのヘモグロビンの相対的含有量を測定できる。

健康な非喫煙者でのCOHb値は無視できる（<1%）が，喫煙者のCOHb値は3~5%，またはそれ以上である[1]。COHb値上昇の診断閾値は，非喫煙者で3~4%，喫煙者で10%である[1]。

■治療

CO中毒の治療は，100%酸素吸入である。COHbの半減期は室内気で320分であるのに対し，100%酸素吸入では74分なので[1]，わずか数時間の純酸素吸入でCOHb値を正常に戻すことができる。

高気圧酸素

高気圧酸素は，CO中毒における遅発性神経学的後遺症を減少させる手段として提唱されてきたが，有効とされている証拠には説得力がない[7]。

シアン化物

住宅火災はCOだけでなくシアン化物を発生させ，シアン化物中毒の可能性は，住宅火災におけるすべてのCO中毒患者において考慮されなければならない。住宅火災で煙を吸入し，重度の代謝性アシドーシス（pH <7.2）または血清乳酸値の高度な上昇（≧10 mmol/L）を伴うときは，シアン化物中毒の経験的治療が推奨される[1]。シアン化物中毒の治療は，次項を参照のこと。

シアン化物

シアン化物は極悪な歴史をもつ致死的な毒素である。ナチスは1940年代に大量殺戮のためにシアン化水素ガス（Zyklon B）を使用した。1978年には，ジム-ジョーンズ（Jim Jones）と彼の信奉者によって，シアン化物混入フルーツ飲料が殺人と自殺のために使用された。シアン化物中毒の主な原因は，住宅火災時のシアン化水素ガス吸入である[8,9]。血管拡張薬のニトロプルシドナトリウムの持続静注は，ICU患者におけるシアン化物中毒の付加的な原因である〔図53.4（☞781ページ）参照〕。

■病態生理

シアン化物イオンは，3価鉄イオン（Fe^{3+}）をもつシトクロムオキシダーゼやメトヘモグロビン，あるいはコバルトイオンをもつヒドロキソコバラミン（ビタミンB_{12}の前駆体）などの金属タンパク質に対して高い親和性を有している。シトクロムオキシダーゼはミトコンドリア内の電子伝達鎖の末端に位置し，そこではATP産生の過程で収集された電子を使って酸素が還元されて水になる（それによってATP産生過程の継続的な障害が防がれる）。シアン化物誘導体がシトクロムオキシダーゼを阻害し，ミトコンドリアにおける酸化的代謝の過程を停止する。これはミトコンドリア内へのピルビン酸の取り込みを停止し，乳酸を過剰産生させて代謝性（乳酸）アシドーシスを助長する。もし修正されないと，細胞のエネルギー産生の欠陥は致命的となる。

シアン化物代謝

体内のシアン化物の代謝には2つの経路があり，これらは図53.4（☞781ページ）に示してある。主なメカニズムは，チオ硫酸塩（S_2O_3）からシアン化物へ硫黄を移動し，チオシアン酸塩（SCN）を形成する。これはtranssulfuration反応と呼ばれている。

$$S_2O_3 + CN \rightarrow SCN + SO_3 \qquad (55.1)$$

チオシアン酸塩は腎臓で代謝される。腎不全の患者ではチオシアン酸塩が蓄積し，急性の精神疾患を引き起こす可能性がある[10]。

シアン化物代謝の第2（マイナー）の経路は，シアン化物とメトヘモグロビンが反応してシアノメトヘモグロビンを形成する。すなわち，

$$Hb\text{-}Fe^{3+} + CN \rightarrow Hb\text{-}Fe^{2+}\text{-}CN \qquad (55.2)$$

表 55.1 シアン化物中毒の解毒薬

投与物質	投与法	備考
ヒドロキソコバラミン	5 g 静脈内ボーラス投与。心停止には 10 g 投与	シアン化物中毒の解毒薬として選択される。数日間，尿が赤くなることがある。
チオ硫酸ナトリウム（25%）	50 mL（12.5 g）静脈内ボーラス投与	ヒドロキソコバラミンと組み合わせて使用する。可能であれば，腎不全の患者への投与は避ける。
亜硝酸アミルの吸入	1 分ごとに 30 秒吸入。5 分まで	静脈アクセスが利用できないときの，一時的な措置としてのみ使用する。煙吸入症例には禁忌である。

〔文献 8，9 より〕

ヘモグロビンに結合したシアン化物は，最終的に transsulfuration を経て代謝される。これら 2 つの経路は，特にチオ硫酸欠乏症（例：喫煙者）で容易に崩壊する。

■臨床徴候

シアン化物中毒の初期徴候としては，興奮，頻脈，代謝性アシドーシスの代償段階としての頻呼吸がある。シアン化物のさらなる蓄積は，最終的に意識消失，徐脈，低血圧，心停止をきたす。血漿乳酸値はとても高い（>10 mmol/L）ことが多く，組織での酸素利用率の著しい低下のため，静脈血は「動脈血化」しているようにみえる。進行は煙の吸入後に急速であり，症状の発症から心停止までの時間は 5 分未満である[8]。

■診断

シアン化物中毒は臨床的診断である。全血のシアン化物濃度は，証拠としては使うことができるが迅速には入手できず，最善の結果を得るためにはシアン化物の解毒薬をすぐに与えなければならない。シアン化物中毒の臨床的特徴の多くは，CO 中毒との区別ができないので，シアン化物中毒の臨床診断は，特に煙を吸入した被災者において困難である。一般的な経験則として，重度の代謝性（乳酸）アシドーシスと血行動態の不安定は，煙を吸入した被災者において CO 中毒とシアン化物中毒を見分ける臨床的特徴である[8, 9]。

■治療

シアン化物中毒が最初に疑われたら，すぐに解毒治療を開始する必要がある。シアン化物中毒の解毒薬を，表 55.1 に示す。

ヒドロキソコバラミン

シアン化物中毒の解毒薬で選択されるのは，コバルトを含有するビタミン B_{12} の前駆体のヒドロキソコバラミンで，シアン化物と結合してシアノコバラミンを形成し，その後，尿中に排泄される。推奨投与量は **5 g の静脈内ボーラス投与**である。2 回目の 5 g 投与が，心停止の患者に推奨される[8]。ヒドロキソコバラミンは，比較的安全に使用されるが，尿や他の体液が数日間，赤みがかった色になる可能性がある。

チオ硫酸ナトリウム

チオ硫酸ナトリウムはシアン化物をチオシアン酸塩に変換し（式 (55.1) 参照），ヒドロキソコバラミンと組み合わせて使用される。推奨投与量は 12.5 g の静脈内ボーラス投与である。チオシアン酸塩は腎不全で蓄積し，急性精神病を引き起こす可能性があるため[10]，**チオ硫酸塩は腎不全患者では使用してはならない**。腎不全であることがわかる前にチオ硫酸塩を投与した場合，チオシアン酸塩毒性の徴候を監視する（これは血液透析で治療される）。

硝酸塩

硝酸塩は，メトヘモグロビンの形成を促進することにより，シアン化物の代謝を促進する。しかし，硝酸塩は望ましくない副作用を有し，**煙の吸入症例には禁忌である**（これらはオキシヘモグロビン解離曲線を左方に移動させ，一酸化炭素による類似効果を悪化させる可能性があるため）。シアン化物中毒における硝酸塩の唯一の役割は，静脈アクセスが利用できないときのための，一時的な措置として，吸入用の亜硝酸アミルを使用することである。

シアン化物解毒キット

シアン化物中毒用の特別な解毒キットがある（例えば，AKORN 社の Cyanide Antidote Kit）。これには，吸入用の亜硝酸アミル，静注用の硝酸塩（10 mL 中 300 mg），静注用のチオ硫酸ナトリウム（50 mL 中 12.5 g）が含まれている。これらのキットは，チオ硫酸塩の原料として使用することができるが，それらは（少なくとも現時点では）**ヒドロキソコバラミンが含まれていない**。

毒性アルコール類

エチレングリコールとメタノールは，家庭用品，自動車用品，工業製品などに一般的に用いられている物質であり，どちらも代謝性アシドーシスによって特徴づけられる中毒症状を呈する。これらは**毒性アルコール**として知られているが[10]，エタノールが非毒性であるという誤解を与える誤った名称である。毒性アルコールは，米国における毒物曝露で 12 番目に多い原因である[11]。

■エチレングリコール

エチレングリコールは，多くの自動車用不凍液の主成分である。甘い味で香りもよいので，自殺企図の一般的な方法になっている。

病態生理

エチレングリコールは容易に消化管から吸収され，摂取された用量の 80％ が肝臓で代謝される。図 55.2 に示すように，エチレングリコールの代謝は，アルコールデヒドロゲナーゼおよび乳酸デヒドロゲナーゼにより一連の酸を形成しながら，シュウ酸で終わる[12]。それぞれの中間体は，ピルビン酸から乳酸への変換を促進する NAD から NADH への変換を伴う。その結果，エチレングリコール中毒では血漿乳酸値が上昇する[12]。エチレングリコール代謝の中間体は，おの

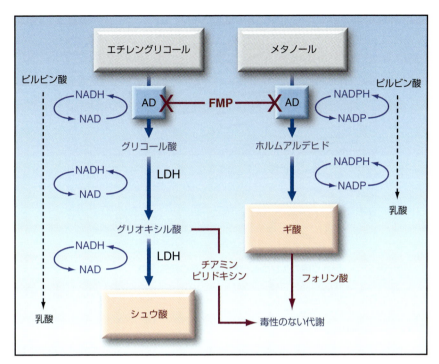

図 55.2　肝臓でのエチレングリコールとメタノールの代謝
AD：アルコールデヒドロゲナーゼ，LDH：乳酸デヒドロゲナーゼ，FMP：ホメピゾール

おの容易に解離する強酸であり，代謝性アシドーシスに寄与する可能性がある．シュウ酸はまたカルシウムと結合して，いくつかの組織で沈殿する不溶性のシュウ酸カルシウム結晶を形成するが，これは尿細管において特に顕著である．これらの結晶は，腎尿細管障害の原因となりうる．

臨床徴候

エチレングリコール中毒の初期徴候は，悪心，嘔吐，酩酊状態（精神状態の変化，ろれつが回らない，運動失調）がある．エチレングリコールは無臭であるため，呼気にアルコール臭がない．重症例では，意識レベルの低下，昏睡，全身痙攣，腎不全，肺水腫，循環虚脱を呈する[12]．腎不全は遅れて発見される可能性がある（摂取後 24 時間）．

　血液検査では，アニオンギャップの増加と浸透圧較差（☞ 534 ページ）の上昇を伴う代謝性アシドーシスを示す．血漿乳酸値（通常は 5〜6 mEq/L）は上昇することがある．エチレングリコールの血漿中濃度が測定可能であり，20 mg/dL を超える場合は毒性があると考えられるが，結果はすぐには得られないので，治療開始の決定には使われない[12]（後述するように，血漿値は治療中止に関する決定の参考に使用することができる）．

結晶尿：シュウ酸カルシウム結晶は，エチレングリコール中毒症例の約 50%の尿中で視認できる[12]．シュウ酸カルシウム結晶の存在は，エチレングリコール中毒に特異的ではないが，結晶の形状には特異性がある．すなわち，図 55.3 のような細い一水和物結晶は，箱型の二水和物結晶よりもエチレングリコール中毒でより特徴的である[12]．ほとんどの病院の検査室では，尿中の

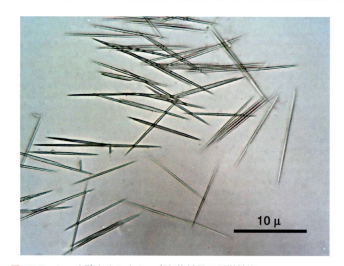

図 55.3　シュウ酸カルシウム一水和物結晶の顕微鏡像
尿中にこれらの細い針状結晶が存在すると，エチレングリコール中毒が強く疑われる。

表 55.2　ホメピゾールの投与法

1. 15 mg/kg の静脈内投与で開始する。
2. 12 時間ごとに 10 mg/kg を 4 回静脈内投与する。
3. その後，12 時間ごと* に 15 mg/kg まで静脈内投与量を増加させ，次の目標に到達するまで継続する。
   (a) 血漿毒素値が <20 mg/dL
   (b) 血漿 pH が正常
   (c) 患者が無症状
4. 複数回の血液透析が必要な場合，透析が不要になるまで，4 時間ごとに 15 mg/kg の静脈内投与量に変更する。

* ホメピゾールそのものがホメピゾール代謝の亢進を誘導するため，投与量を増やしてこれを補う。
〔文献 12 より〕

結晶検査をルーチンに行っていないので，エチレングリコール中毒が疑われた場合には結晶尿の検査を必ず行う。

治療

エチレングリコール中毒の管理には，エチレングリコールの代謝を変えるための処置を含み，必要に応じて血液透析を一緒に行う。

ホメピゾール：ホメピゾールは，エチレングリコール代謝の初期段階に関与するアルコールデヒドロゲナーゼを阻害する（図 55.2 参照）。エチレングリコール中毒およびメタノール中毒両方のための推奨投与法を表 55.2 に示す。経口摂取後 4 時間以内に治療が開始されれば，最善の結果が得られる。ホメピゾールは，代謝性アシドーシスが改善され，エチレングリコールの血漿値が非中毒域になるまで，継続する[12]。

血液透析：エチレングリコールおよびそのすべての代謝産物の除去が，血液透析でより増強される。緊急血液透析の適応は，重症酸血症（pH 値 <7.1），重篤な臓器障害が明らかな場合（例：昏睡，痙攣，腎不全）が含まれる[12]。血液透析の反復が必要な場合があり，血液透析を継続す

るならば，表 55.2 に示すように，ホメピゾール投与を調整するべきである。

補助療法：グリオキシル酸を毒性のない代謝産物に変換するために，チアミン（毎日 100 mg を静脈内投与）とピリドキシン（毎日 100 mg を静脈内投与）が推奨されている（図 55.2 参照）。

■メタノール

メタノール〔木材の乾留によって発見されたため，木精（wood alcohol）としても知られている〕は，シェラック，ワニス，フロントガラスの洗浄液，調理用固形燃料などに含まれる一般的な成分である[12]。

病態生理

病態生理はエチレングリコールと類似しており，メタノールは上部消化管から吸収されやすく，肝臓でアルコールデヒドロゲナーゼによって代謝される。主な代謝物はギ酸で，これは解離しやすく，高アニオンギャップと代謝性アシドーシスを生じさせる強酸である。ギ酸はまた，シトクロムオキシダーゼを阻害して酸化的エネルギー産生をブロックするミトコンドリア毒素である。傷害を受けやすい組織は，網膜，視神経，大脳基底核である[12]。メタノール代謝は，エチレングリコール代謝で述べたのと同じ方法で，ピルビン酸から乳酸への変換を促進し，シトクロムオキシダーゼの活性におけるギ酸の作用により，乳酸の産生はさらに増加する。

臨床徴候

初期症状（摂取後 6 時間以内）は，（エチレングリコール中毒のように）呼気アルコール臭のない酩酊状態である。その後（摂取後 6〜24 時間）の症状には，視力障害（例：暗点，かすみ目，完全な失明），意識レベルの低下，昏睡，全身痙攣がある[12]。眼底検査は，乳頭浮腫と網膜全体の浮腫を明らかにすることができる。視力障害はメタノール中毒の特徴であり，エチレングリコール中毒の症状ではない。

検査所見では，エチレングリコール中毒に類似した高アニオンギャップ性代謝性アシドーシスと浸透圧較差の上昇を示す。しかし，メタノール中毒では結晶尿はみられない。血漿中のメタノール濃度の測定が可能であり，20 mg/dL を超える場合は有毒とみなされる。ただし，血漿値の測定結果はすぐには得られないので，治療開始の決定には使われない。

治療

メタノール中毒の治療は，次の事項を除けば，エチレングリコール中毒で述べた治療と同じである。①視力障害は，メタノール中毒における透析の指標である。②チアミンとピリドキシンの代わりに，フォリン酸がメタノール中毒の補助療法として使用される。

フォリン酸：フォリン酸（ロイコボリン）は，ギ酸を毒性のない代謝物に変換することができる。推奨量は，4 時間おきに 1 mg/kg を静脈内投与し，最大 50 mg までである[12]。フォリン酸が使用できない場合は葉酸を使用する。

おわりに

本章では，以下の点が重要である。

1. 酸素飽和度の低下を検出するために，パルスオキシメータの測定値に依存していると，一酸化炭素（CO）中毒を見逃す可能性がある。COヘモグロビン（COHb）値上昇の検出には8波長COオキシメータが必要だが，ほとんどの臨床検査室で利用可能である。
2. 重度の代謝性アシドーシスを伴う煙を吸入した被災者は，経験的にシアン化物中毒として対処すべきである。
3. 病因不明の高アニオンギャップ性代謝性アシドーシスを呈するあらゆる患者では，メタノール中毒とエチレングリコール中毒を考慮すべきである。
4. エチレングリコール中毒が疑われた場合には，シュウ酸カルシウム一水和物結晶を確認するための尿検査が，有用な情報を提供する場合がある。

■文献

一酸化炭素

1. Hampson NB, Piantadosi CA, Thom SR, Weaver LK. Practice recommendations in the diagnosis, management, and prevention of carbon monoxide poisoning. Am J Resp Crit Care Med 2012; 186:1095–1101.
2. Guyton AC, Hall JE. Medical Physiology, 10th ed. Philadelphia: W.B. Saunders, Co, 2000:470.
3. Nunn JF. Nunn's Applied Respiratory Physiology. 4th ed. Oxford: Butterworth Heinemann, 1993:279–280.
4. Guzman JA. Carbon monoxide poisoning. Crit Care Clin 2012; 28:537–548.
5. Kalay N, Ozdogru I, Cetinkaya Y, et al. Cardiovascular effects of carbon monoxide poisoning. Am J Cardiol 2007; 99:322–324.
6. Choi IS. Delayed neurologic sequelae in carbon monoxide intoxication. Arch Neurol 1983; 40:433–435.
7. Buckley NA, Juurlick DN, Isbister G, et al. Hyperbaric oxygen for carbon monoxide poisoning. Cochrana Database Syst Rev 2011; 4:CD002041.

シアン化物

8. Anseeuw K, Delvau N, Burill-Putze G, et al. Cyanide poisoning by fire smoke inhalation: a European expert consensus. Eur J Emerg Med 2013; 20:2–9.
9. Baud FJ. Cyanide: critical issues in diagnosis and treatment. Hum Exp Toxicol 2007; 26:191–201.

毒性アルコール類

10. Weiner SW. Toxic alcohols. In Nelson LS, Lewin NA, Howland MA, et al., eds. Goldfrank's Toxicologic Emergencies. 9th ed. New York: McGraw-Hill, 2006:1400–1410.
11. Bronstein AC, Spyker DA, Cantilena LR, Jr, et al. 2011 Annual Report of the American Association of Poison Control Centers' National Poison Data System (NPDS): 29th Annual Report. Clin Toxicol 2012; 50:911–1164.
12. Kruse PA. Methanol and ethylene glycol intoxication. Crit Care Clin 2012; 28:661–711.

Section XVII

付録

身につけるべきことをすべて身につけたとき，やり遂げたといえる。

Vernon Law

Appendix A

単位とその換算

医学で用いられる測定単位は，メートル法（cm，g，秒）またはヤード・ポンド法（フィート，ポンド，秒）が採用されている。メートル法はフランス革命の最中に採用され，1960年に改訂された。改訂された単位系は国際単位系（Système International d'Unités：SI）と呼ばれ，目下のところ世界標準となっている。

表 A.1 国際単位系（SI）

量	次元	SI 基本単位（記号）	換算
長さ	L	メートル（m）	1 インチ＝ 2.54 cm
面積	L^2	平方メートル（m²）	1 平方センチメートル（cm²）＝ 10^{-4} m²
体積	L^3	立方メートル（m³）	1 リットル（L）＝ 0.001 m³ 1 ミリリットル（mL）＝ 1 立方センチメートル（cm³）
質量	M	キログラム（kg）	1 ポンド（lb）＝ 453.6 g 1 kg ＝ 2.2 lb
密度，質量密度	M/L^3	キログラム毎立方メートル（kg/m³）	1 kg/m³ ＝ 0.001 kg/dm³ 水の密度＝ 1.0 kg/dm³ 水銀の密度＝ 13.5 kg/dm³
速さ，速度	L/T	メートル毎秒（m/s）	1 マイル毎時（mph）＝ 0.4 m/s
加速度	L/T^2	メートル毎秒毎秒（m/s²）	1 フィート/s² ＝ 0.03 m/s²
力	$M \times (L/T^2)$	ニュートン（N）＝ kg × (m/s²)	1 ダイン（dyn）＝ 10^{-5} N
圧力，応力	$\dfrac{M \times (L/T^2)}{L^2}$	パスカル（Pa）＝ N/m²	1 kPa ＝ 7.5 mmHg ＝ 10.2 cmH₂O 1 mmHg ＝ 1 torr （kPa と mmHg の換算は別表参照）
エネルギー，仕事，熱量	$M \times (L/T^2) \times L$	ジュール（J）＝ N × m	1 キロカロリー（kcal）＝ 4,184 J
熱力学温度	なし	ケルビン（K）	0℃ ＝ −273 K （℃ と ℉ の換算は別表参照）
粘度	$M/(L \times T)$	パスカル秒（Pa·s）＝ N·s/m²	センチポアズ（cP）＝ 10^{-3} Pa·s
物質量	N	モル（mol）＝分子量と等しい質量（g）の物質量	当量（Eq）＝ mol × 価数

第XVII部　付録

表 A.2　濃度の単位の換算

1. 水溶液中に遊離状態で存在するイオンについては，その濃度はミリ当量毎リットル（mEq/L）を単位として表現される。これをミリモル毎リットル（mmol/L）に換算するには：

$$\frac{mEq/L}{価数} = mmol/L$$

   a. カリウムイオン（K^+）のような1価のイオンでは，mmol/L 単位の濃度は mEq/L 単位の濃度と値が等しい。
   b. マグネシウムイオン（Mg^{2+}）のような2価のイオンでは，mmol/L 単位の濃度は mEq/L 単位の濃度の半分となる。

2. 一部が別の分子と結合して複合体を形成しているイオン（血漿中の Ca^{2+} など）については，その濃度は通常，ミリグラム毎デシリットル（mg/dL）を単位として表現される。これを mEq/L に換算するには：

$$\frac{mg/dL \times 10}{分子量} \times 価数 = mEq/L$$

係数 10 は dL（100 mL）から L への換算のためである。
例：2価のイオン Ca^{2+} の分子量は 40 である。したがって，その血漿中濃度が 8 mg/dL であるとき，これを mEq/L に換算すると，$(8 \times 10/40) \times 2 = 4$ mEq/L となる。

3. 電荷をもたない分子（例えば，グルコース）の濃度も，mg/dL を単位として表現される。これを mmol/L に換算するには：

$$\frac{mg/dL \times 10}{分子量} = mmol/L$$

例：グルコースの分子量は 180 である。したがって，その血漿中濃度が 90 mg/dL であるとき，これを mmol/L に換算すると，$90 \times 10/180 = 5$ mmol/L となる。

4. 溶質の濃度は浸透圧として表現することもできる。異なる溶液コンパートメント間での水の分布を決めるのは浸透圧である。水溶液の浸透圧活性（重量オスモル濃度といわれる）は，ミリオスモル毎キログラム水（mOsm/kg H_2O もしくは単に mOsm/kg）を単位として表現される。溶質濃度を重量オスモル濃度に換算するには，以下の式が使われる（n は1つの溶質分子が溶液中で生じる粒子の数）。

$$mmol/L \times n = mOsm/kg$$

$$\frac{mEq/L}{価数} \times n = mOsm/kg$$

$$\frac{mg/dL \times 10}{分子量} \times n = mOsm/kg$$

例：
   a. ナトリウムイオン（Na^+）の血漿中濃度が 140 mEq/L であるとき，その重量オスモル濃度は：

$$\frac{140}{1} \times 1 = 140\ mOsm/kg$$

   b. グルコースの血漿中濃度が 90 mg/dL であるとき，その重量オスモル濃度は：

$$\frac{90 \times 10}{180} \times 1 = 5\ mOsm/kg$$

血漿中の Na^+ の浸透圧活性はグルコースに比べてはるかに高い。それは浸透圧活性が溶液中の粒子の数によって決まり，粒子の大きさには関係がない（つまり Na^+ 1つとグルコース1分子の浸透圧活性は等しい）からである。

表 A.3 調剤用単位ならびに家庭用単位の換算表

調剤用単位	家庭用単位
・1 グレーン（grain）＝約 65 mg ・1 オンス（ounce）＝約 30 g ・1 液量オンス（fluid ounce）＝約 30 mL ・1 パイント（pint）＝約 500 mL ・1 クオート（quart）＝約 1,000 mL	・ティースプーン（小さじ）1 杯＝約 5 mL ・テーブルスプーン（大さじ）1 杯＝約 15 mL ・ワイングラス 1 杯＝約 60 mL ・ティーカップ 1 杯＝約 120 mL

表 A.4 温度換算表

摂氏（°C）	華氏（°F）	摂氏（°C）	華氏（°F）
41	105.8	35	95.0
40	104.0	34	93.2
39	102.2	33	91.4
38	100.4	32	89.6
37	98.6	31	87.8
36	96.8	30	86.0

$°F = (9/5 \times °C) + 32$　　　　$°C = 5/9 \times (°F - 32)$

表 A.5 圧力換算表

mmHg	kPa	mmHg	kPa	mmHg	kPa
41	5.45	61	8.11	81	10.77
42	5.59	62	8.25	82	10.91
43	5.72	63	8.38	83	11.04
44	5.85	64	8.51	84	11.17
45	5.99	65	8.65	85	11.31
46	6.12	66	8.78	86	11.44
47	6.25	67	8.91	87	11.57
48	6.38	68	9.04	88	11.70
49	6.52	69	9.18	89	11.84
50	6.65	70	9.31	90	11.97
51	6.78	71	9.44	91	12.10
52	6.92	72	9.58	92	12.24
53	7.05	73	9.71	93	12.37
54	7.18	74	9.84	94	12.50
55	7.32	75	9.98	95	12.64
56	7.45	76	10.11	96	12.77
57	7.58	77	10.24	97	12.90
58	7.71	78	10.37	98	13.03
59	7.85	79	10.51	99	13.17
60	7.98	80	10.64	100	13.90

キロパスカル（kPa）＝ 0.133 × mmHg，ミリメートル水銀柱（mmHg）＝ 7.50 × kPa

表 A.6　フレンチサイズ

フレンチ（Fr）	外径*	
	インチ	mm
1	0.01	0.3
4	0.05	1.3
8	0.10	2.6
10	0.13	3.3
12	0.16	4.0
14	0.18	4.6
16	0.21	5.3
18	0.23	6.0
20	0.26	6.6
22	0.28	7.3
24	0.31	8.0
26	0.34	8.6
28	0.36	9.3
30	0.39	10.0
32	0.41	10.6
34	0.44	11.3
36	0.47	12.0
38	0.50	12.6

* 径は製造元により多少異なる。外径（mm）を 3 倍すれば，およそのフレンチサイズがわかる。

表 A.7　ゲージサイズ

ゲージ（G）	外径*	
	インチ	mm
26	0.018	0.45
25	0.020	0.50
24	0.022	0.56
23	0.024	0.61
22	0.028	0.71
21	0.032	0.81
20	0.036	0.91
19	0.040	1.02
18	0.048	1.22
16	0.064	1.62
14	0.080	2.03
12	0.104	2.64

* 径は製造元により多少異なる。

Appendix B

主な基準値

表 B.1 主な臨床生化学検査の基準範囲

項目	検体*	従来の単位	× 変換係数	= SI 単位
アスパラギン酸アミノトランスフェラーゼ（AST, GOT）	S	0〜35 U/L	0.0167	0〜0.58 μkat/L
アセト酢酸	P, S	0.3〜3.0 mg/dL	97.95	29〜294 μmol/L
アミラーゼ	S	0〜130 U/L	0.0167	0〜2.17 μkat/L
アラニンアミノトランスフェラーゼ（ALT, GPT）	S	0〜35 U/L	0.0167	0〜0.58 μkat/L
アルカリホスファターゼ	S	（女）30〜100 U/L （男）45〜115 U/L	0.0167	0.5〜1.67 μkat/L 0.75〜1.92 μkat/L
アルドラーゼ	S	0〜6 U/L	16.7	0〜100 nkat/L
アルブミン	S CSF	4〜6 g/dL 11〜48 mg/dL	10 0.01	40〜60 g/L 0.11〜0.48 g/L
アンモニア	P	10〜80 μg/dL	0.587	6〜47 μmol/L
塩素	P, S CSF U	95〜105 mEq/L 120〜130 mEq/L 10〜200 mEq/L	1	95〜105 mmol/L 120〜130 mmol/L 10〜200 mmol/L
カリウム	P, S	3.5〜5.0 mEq/L	1	3.5〜5.0 mmol/L
カルシウム：総量 イオン化	S P	8.5〜10.5 mg/dL 2.2〜2.3 mEq/L	0.25 0.5	2.1〜2.6 mmol/L 1.1〜1.2 mmol/L
グルコース（空腹時）	P CSF	70〜100 mg/dL 50〜80 mg/dL	0.056	3.9〜5.6 mmol/L 2.8〜4.4 mmol/L
クレアチニン	S U	0.6〜1.5 mg/dL 15〜25 mg/kg/24h	0.088 0.0088	0.05〜0.13 mmol/L 0.13〜0.22 mmol/kg/24h
血中尿素窒素（BUN）	P, S	8〜18 mg/dL	0.357	2.9〜6.4 mmol/L
シアン化合物：非中毒量 致死量	WB	<50 μg/dL >300 μg/dL	0.38	<19 μmol/L >115 μmol/L
重炭酸	S	22〜26 mEq/L	1	22〜26 mmol/L
浸透圧	S	280〜296 mOsm/kg	1	280〜296 mmol/kg
総タンパク質	P, S CSF U	6〜8 g/dL <40 mg/dL <150 mg/24h	10 0.01 0.001	60〜80 g/L <0.4 g/L <0.15 g/24h
チロキシン（T_4）：総量 遊離	S	4〜11 μg/dL 0.8〜2.8 ng/dL	12.9	51〜142 nmol/L 10〜36 pmol/L
トリヨードチロニン（T_3）	S	75〜220 ng/dL	0.0154	1.2〜3.4 nmol/L

（つづく）

表 B.1　主な臨床生化学検査の基準範囲（つづき）

項目	検体*	従来の単位	× 変換係数	= SI 単位
ナトリウム	P, S	135〜147 mEq/L	1	135〜147 mmol/L
乳酸：安静時	P	<2.0 mEq/L	1	<2.0 mmol/L
運動後	S	<4.0 mEq/L		<4.0 mmol/L
乳酸デヒドロゲナーゼ（LDH）	S	50〜150 U/L	0.0167	0.83〜2.50 μkat/L
β-ヒドロキシ酪酸	S	<1.0 mg/dL	96	<96 μmol/L
ビリルビン：総量	S	0.1〜1.0 mg/dL	17	2〜17 μmol/L
直接	S	≦0.2 mg/dL		≦3 μmol/L
フィブリノゲン	P	150〜350 mg/dL	0.01	1.5〜3.5 g/L
フィブリン分解産物	S	<10 μg/mL	1	<10 mg/L
マグネシウム	P	1.8〜3.0 mg/dL	0.41	0.8〜1.2 mmol/L
		1.5〜2.4 mEq/L	0.5	0.8〜1.2 mmol/L
リパーゼ	S	0〜160 U/L	0.0167	0〜2.67 μkat/L
リン酸	S	2.5〜5.0 mg/dL	0.32	0.8〜1.6 mmol/L

* CSF：脳脊髄液，P：血漿，S：血清，U：尿，WB：全血

〔New England Journal of Medicine SI Unit Conversion Guide. Waltham, MA; Massachusetts Medical Society, 1992 より〕

表 B.2　成人の理想体重（kg）*

身長（cm）	男性		
	体格・小	体格・中	体格・大
157.5	58.1〜60.8	59.5〜64.0	62.6〜68.1
160	59.0〜61.7	60.4〜64.9	63.6〜69.5
162.5	59.9〜62.6	61.3〜65.8	64.5〜70.8
165	60.8〜63.6	62.2〜67.2	65.4〜72.6
167.5	61.7〜64.5	63.1〜68.6	66.3〜74.5
170	62.6〜65.8	64.5〜69.9	67.6〜76.3
172.5	63.6〜67.2	65.8〜71.3	69.0〜78.1
175	64.5〜68.6	67.2〜72.6	70.1〜79.9
177.5	65.4〜69.9	68.6〜74.0	71.7〜81.7
180	66.3〜71.3	69.4〜75.4	73.1〜83.5
183	67.6〜72.6	71.3〜77.2	74.5〜85.4
185.5	69.0〜74.5	72.6〜79.0	76.3〜87.2
188	70.1〜76.3	74.5〜80.8	78.1〜89.4
190.5	71.7〜78.1	75.8〜82.6	80.4〜91.7
193	73.5〜79.9	77.6〜84.9	82.2〜94.0

身長（cm）	女性		
	体格・小	体格・中	体格・大
147	46.3〜50.4	49.5〜54.9	50.8〜59.5
149.5	46.8〜51.3	50.4〜55.8	54.4〜60.8
152.5	47.2〜52.2	51.3〜57.2	55.4〜62.2
155	48.1〜53.6	52.2〜58.6	56.8〜63.6
157.5	49.0〜54.9	53.6〜59.9	58.1〜64.9
160	50.4〜56.3	54.9〜61.3	59.5〜66.7
162.5	51.8〜57.7	56.3〜62.6	60.8〜68.6
165	53.1〜59.0	57.7〜64.0	62.2〜70.1
167.5	54.4〜60.4	59.0〜65.4	63.6〜72.2
170	55.8〜61.7	60.4〜66.7	64.9〜74.0
172.5	57.2〜63.1	61.7〜68.1	66.3〜75.8
175	58.6〜64.5	63.1〜69.5	67.6〜77.2
177.5	59.9〜65.8	64.5〜70.8	69.0〜78.5
180	61.3〜67.2	65.8〜72.2	70.1〜79.9
183	62.6〜68.6	67.2〜73.5	71.7〜81.3

* 最長の余命を期待できる裸体体重
〔Metropolitan Life Insurance Company の統計（1983）による〕

表 B.3　体型指数（BMI）

カテゴリ: 低体重、標準、過体重、肥満、重度肥満

身長 (cm) \ 体重 (kg)	45.5	47.7	50.0	52.3	54.5	56.8	59.1	61.4	63.6	65.9	68.2	70.5	72.7	75.0	77.3	79.5	81.8	84.1	86.4	88.6	90.9	93.2	95.5	97.7
152.4	19	20	21	22	23	24	25	26	27	28	29	30	31	32	33	34	35	36	37	38	39	40	41	42
154.9	18	19	20	21	22	23	24	25	26	27	28	29	30	31	32	33	34	35	36	36	37	38	39	40
157.4	18	19	20	21	21	22	23	24	25	26	27	28	29	30	31	32	33	33	34	35	36	37	38	39
160.0	17	18	19	20	21	22	23	23	24	25	26	27	28	29	30	31	31	32	33	34	35	36	37	38
162.5	17	18	18	19	20	21	22	23	24	24	25	26	27	28	29	30	30	31	32	33	34	35	36	37
165.1	16	17	18	19	19	20	21	22	23	24	25	25	26	27	28	29	30	30	31	32	33	34	35	35
167.6	16	16	17	18	19	20	21	21	22	23	24	25	25	26	27	28	29	29	30	31	32	33	34	34
170.1	15	16	17	18	18	19	20	21	21	22	23	24	25	25	26	27	28	29	29	30	31	32	33	33
172.7	15	15	16	17	18	19	19	20	21	22	22	23	24	25	25	26	27	28	28	29	30	31	32	32
175.2	14	15	16	17	17	18	19	20	20	21	22	22	23	24	25	25	26	27	28	28	29	30	31	31
177.8	14	15	15	16	17	17	18	19	20	20	21	22	22	23	24	25	25	26	27	28	28	29	30	30
180.3	13	14	15	16	16	17	18	18	19	20	20	21	22	23	23	24	25	25	26	27	27	28	29	30
182.8	13	14	14	15	16	17	17	18	19	19	20	21	21	22	23	23	24	25	25	26	27	27	28	29
185.4	13	13	14	15	15	16	17	17	18	19	19	20	21	21	22	23	23	24	25	25	26	27	27	28
187.9	12	13	14	14	15	16	16	17	18	18	19	19	20	21	21	22	23	23	24	25	25	26	27	27
190.5	12	13	13	14	15	15	16	16	17	18	18	19	20	20	21	21	22	23	23	24	25	25	26	26
193.0	12	12	13	14	14	15	15	16	17	17	18	18	19	20	20	21	21	22	23	23	24	25	25	26

表 B.4　健常男性の最大呼気流量

年齢（歳）	身長（cm）：	L/min			
		150	160	170	180
20		547	584	620	657
25		536	572	607	643
30		525	560	594	629
35		513	547	582	616
40		502	535	569	602
45		491	523	556	589
50		479	511	543	575
55		468	499	530	562
60		457	487	517	548
65		445	475	505	534
70		434	463	492	521

最大流量（L/min）＝［3.95 −（0.0151 ×年齢）］×身長（cm）
〔回帰式は Leiner GC et al. Am Rev Respir Dis 1963; 88:646 より〕

表 B.5　健常女性の最大呼気流量

年齢（歳）	身長（cm）：	L/min			
		140	150	160	170
20		390	418	446	474
25		385	413	440	468
30		380	407	434	461
35		375	402	428	455
40		370	396	423	449
45		365	391	417	443
50		360	386	411	437
55		355	380	405	431
60		350	375	400	425
65		345	369	394	419
70		340	364	388	412

最大流量（L/min）＝［2.93 −（0.0072 ×年齢）］×身長（cm）
〔回帰式は Leiner GC et al. Am Rev Respir Dis 1963; 88:646 より〕

Appendix C

計算式

本文では触れられなかった有用な計算式をいくつか掲載しておく。

表 C.1 体型指標

理想体重（ideal body weight：IBW）[a]

男性：IBW (kg) = 50 + 0.9 [身長（cm）− 152]
女性：IBW (kg) = 45.5 + 0.9 [身長（cm）− 152]

体型指数（body mass index：BMI）[b]

$$\text{BMI} = \frac{\text{体重 (kg)}}{[\text{身長 (m)}]^2}$$

体表面積（body surface area：BSA）

- デュボア（DuBois）の式[c]

$$\text{BSA (m}^2\text{)} = \text{身長 (cm)}^{0.725} \times \text{体重 (kg)}^{0.425} \times 0.007184$$

- ヤコブソン（Jacobson）の式[d]

$$\text{BSA (m}^2\text{)} = \frac{\text{身長 (cm)} + \text{体重 (kg)} - 60}{100}$$

[a] Devine BJ. Drug Intell Clin Pharm 1974; 8:650.
[b] Matz R. Ann Intern Med 1993; 118:232.
[c] DuBois EF. Basal metabolism in health and disease. Philadelphia: Lea & Febiger, 1936.
[d] Jacobson B. Medicine and clinical engineering. Englewood Cliffs, NJ: Prentice-Hall, 1977.

表 C.2 クレアチニンクリアランス（C_{Cr}）

コッククロフト・ゴールト（Cockcroft-Gault）の式[a]

$$C_{Cr} \text{ (mL/min)} = \frac{(140 - \text{年齢}) \times \text{体重 (kg)}}{S_{Cr} \text{ (mg/dL)} \times 72} \times 0.85 \text{（女性）}$$

MDRD の式[b]

$$C_{Cr} \text{ (mL/min/1.73 m}^2\text{)} = 170 \times S_{Cr} \text{ (mg/dL)} \times \text{年齢}^{-0.176}$$
$$\times 0.762 \text{（女性）}$$
$$\times 1.180 \text{（アフリカ系米国人）}$$

S_{Cr}：血清クレアチニン，MDRD：Modification of Diet in Renal Disease
1.73 m^2 は標準的な体型の成人の体表面積

[a] Cockcroft DW, Gault MH. Nephron 1976; 16:31–41.
[b] Levy AS, Bosch JP, Lewis JB et al. Ann Intern Med 1999; 130:461–470.

索引

和文

あ

アーチファクト　109
　　アンダーダンプシステム　109
　　オーバーダンプシステム　109
　　共振系　109
　　波形の歪み　109
　　フラッシュテスト　110
悪性炎症　214
悪性高熱症（MH）　626, 638
　　症状　626
　　治療　626
　　予防　626
悪性症候群（NMS）
　　原因薬物　627
　　検査所見　628
　　治療　628
　　病因　627
　　臨床像　627
アザチオプリン　673
アシドーシス
　　混合性代謝性――　486
　　代謝性――　480
　　乳酸　490
　　乳酸――　488
亜硝酸アミル　805
アスピリン　251, 685
アセトアミノフェン　648, 741
　　N-アセチルシステイン　789, 791
　　活性炭　791
　　過量服用　787
　　肝代謝　788
　　肝毒性リスクの予測　790
　　中毒量　788
　　リスク評価　789
圧制御　409

圧制御換気（PCV）　395, 397, 410
　　初期設定　418
　　肺胞内圧　411
　　肺胞容量　411
圧損傷　368, 403
圧調節型の量制御換気（PRVC）　411
圧迫超音波法　91
アデノシン　240
　　投与量　240
　　副作用　241
アデノシン三リン酸（ATP）産生　155
アドヒジン　41, 75
アドレナリン　223–225, 270, 272
　　作用　774
　　喘息　383
　　投与方法　775
　　副作用　775
　　臨床使用　775
アナフィラキシー　223
　　アドレナリン　224, 225
　　――ショック　225
　　治療　223
　　治療抵抗性低血圧　225
　　二次治療薬　224
　　輸液蘇生　225
　　臨床症状　223
アナフィラキシーショック　223
アナフィラキシー様反応　223
アニオンギャップ　483, 484
　　アルブミンの影響　484
　　ギャップ-ギャップ　485
　　決定要因　484
　　測定　484
アニデュラファンギン　759
アブシキシマブ　259
アミオダロン　235, 237, 243, 270, 273
　　合併症　235
アミノグリコシド系　753
　　作用と臨床適応　753
　　腎毒性　756

索引

アミノグリコシド系（つづき）
　　投与量　755
　　副作用　756
アミノ酸溶液　713
　　特殊――　714
アミラーゼ　590
　　血清――　590
　　高アミラーゼ血症　590
アムホテリシンB
　　炎症反応　757
　　脂質製剤　758
　　腎毒性　757
　　投与方法　757
アルガトロバン　304
アルカローシス
　　塩素抵抗性代謝性――　508
　　塩素反応性代謝性――　508
　　代謝性――　480, 503
　　乳酸――　492
アルギニン　705
アルギニンバソプレシン　196
アルコール，毒性――　806
アルコール性ケトアシドーシス（AKA）　499
アルコール離脱によるせん妄　657
アルテプラーゼ　36, 96, 253
アルドステロン　196, 551
　　代謝性アルカローシス　505
アルブミン　188, 596
　　安全性　189
　　特徴　188
アンギオテンシン　196
アンギオテンシン変換酵素（ACE）阻害薬　197
安全器具　55
アンダーダンプシステム　109

い

胃酸　67
　　殺菌効果　68
　　――の抗菌作用　65
胃酸抑制と *C. difficile*　73
意識変容　653
　　原因　654
痛み
　　行動的評価スケール　736, 737
　　数値的評価スケール　736
　　モニタリング　736
一次救命処置（BLS）　266
　　ABC　266
　　CAB　266
　　胸骨圧迫　266, 267
　　時間的要因　267
一次性酸塩基平衡障害　478
　　同定　482
一時的ペースメーカのワイヤ　20
一過性脳虚血発作（TIA）　678
一酸化炭素中毒　801
　　神経学的後遺症　803
　　診断　803
　　治療　803
　　臨床症候　802
一酸化炭素ヘモグロビン（COHb）　801, 803
一酸化窒素　374
イトラコナゾール　758
イブプロフェン　648, 741
イプラトロピウム　382, 386
イブリチド　237
イミペネム　645, 759, 760
医療ケア関連肺炎予防ガイドライン　76
インスリン製剤　719
咽頭浮腫，気管チューブ　470
イントロデューサカテーテル　13, 113, 168
院内感染　641
　　Clostridium difficile 感染　644
　　一般的な――　641
　　手術部位感染　642
　　副鼻腔炎　642
インピーダンス　134

う

ウィーニング
　　横隔膜収縮能力　463
　　患者トリガー換気　462
　　呼吸筋疲労　469
　　自発呼吸の試行　464
　　条件　463
　　鎮静療法　463
　　判定基準　464
ウェルニッケ脳症　658
ウォーターズ法　643
ウォームショック　218

ウォルフ−パーキンソン−ホワイト（WPW）症候群　238
右左シャント　127
右室拡張終期圧（RVEDP）　120, 126
右心不全　200, 208
　　　心室相互依存　201
　　　心充満圧　200
右房穿孔　31
運動性失語　680

え

栄養過剰　330, 331
栄養管理　691
栄養療法
　　　肝性脳症　602
　　　経腸栄養　594
　　　重症膵炎　594
液体貯留チェンバー　441
エキノキャンディン系　759
　　　毒性　759
壊死性膵炎　589
　　　造影CT像　592
壊死性創感染　642
壊死組織切除術（外科的デブリドマン）　594
エスモロール　235, 263, 729
エチレングリコール　806
　　　血液透析　808
　　　結晶尿　807
　　　——中毒　807
エネルギー消費量　691
エノキサパリン　87, 95, 257
エプチフィバチド　259
エリスロマイシン　709, 710
エルタペネム　759, 760
塩化ナトリウム（NaCl）　179
鉛管様硬直　627
塩基欠乏　154
　　　正常値　154
炎症性サイトカイン　175, 636
炎症性傷害　214
　　　炎症性臓器不全　217
　　　急性呼吸促迫症候群　217
　　　好中球活性化　214
　　　酸化傷害　214
　　　酸化ストレス　216

全身性炎症反応症候群　217
多臓器機能障害症候群　217
多臓器不全　217
臨床的症候群　216
連鎖反応　216
炎症性ショック症候群　214
炎症性臓器不全　217
炎症性の細胞損傷　150, 151, 156
炎症性貧血　287
炎症性メディエータ　224
塩素抵抗性代謝性アルカローシス　508
塩素排泄性利尿薬　508
塩素反応性代謝性アルカローシス　508
エンドトキシン血症　116
塩類喪失症候群，中枢性——　542

お

黄色ブドウ球菌　48
横紋筋融解症　522
オーバーダンプシステム　109
オープンラング　422
オームの法則　108
オキシダント　216
オキシダントストレス　216
オキシメトリ　333, 334, 803
　　　静脈——　338
　　　デュアル——　340
　　　パルス——　334
オシロメトリック法　103, 106
　　　最大振幅アルゴリズム　106
　　　平均血圧　106
オズボーン波　632
オピエート　737
オピオイド　737
　　　過量服用　795
オピオイド鎮痛薬　737
　　　悪心・嘔吐　740
　　　患者自己調節鎮痛法　739
　　　呼吸抑制　740
　　　静脈内投与　738
　　　心血管系　740
　　　腸管運動　740
　　　薬物と投与方法　737

索引

か

外因系経路　301
外因性PEEP　446
外傷患者
　　活動性出血　172
　　低血圧のある――　172
ガイドワイヤ　9
解剖学的死腔　319
カウンターパルゼーション　103
化学マーカー　152
核酸系逆転写酵素阻害薬　59
覚醒　653
拡張期心不全　129, 198
拡張終期圧（EDP）　125, 128, 199
拡張終期容積（EDV）　125, 128, 199
拡張不全　128
過酸化水素　215
下肢血栓症　38
下肢の受動的挙上　167
下垂体不全，脳死　665
カスポファンギン　619, 759
下大静脈（IVC）フィルター　97
片手リキャップ法　56
活性炭，アセトアミノフェンの解毒　791
カテーテル　3
　　サイズ　4
　　材料　3
　　流量　5
カテーテル管理　34
　　抗菌ゲル　35
　　密封ドレッシング　34
カテーテル関連血流感染症　17, 40
　　感染源　40
　　菌スペクトラム　46
　　経験的抗菌薬治療　46
　　診断　43
　　遷延性敗血症　48
　　バイオフィルム　41
　　発生率　42
　　臨床的特徴　43
カテーテル関連尿路感染症　617
カテーテル関連敗血症　10
カテーテル交換
　　中心静脈カテーテル　35
　　末梢静脈カテーテル　35
カテーテル先端部の位置　29
カテーテル閉塞　36
カテコールアミン　771
　　効果　771
化膿性血栓静脈炎　48
ガバペンチン　742
過敏性反応　223
　　血小板輸血の副作用　311
　　血漿輸血の副作用　314
　　赤血球輸血の副作用　295
カフ付き気管切開チューブ　438
カプノグラフィ，赤外線――　341
カプノメトリ　340
　　$PetCO_2$モニタリング用鼻カニューレ　343
　　院内合併症　344
　　ウィーニング　344
　　呼気終末二酸化炭素分圧　342
　　心拍出量　344
　　動脈血二酸化炭素分圧　342, 343
カフ漏れ　437
仮面甲状腺中毒　728
カラードプラモード　91
カリウム
　　アルドステロン　551
　　血中濃度　549
　　体内分布　549
　　排泄　551
カリウム保持性利尿薬　551
過量投与，サリチル酸　797
過量服用
　　アセトアミノフェン　787
　　オピオイド　795
　　β遮断薬　792
　　ベンゾジアゼピン系　791
カルシウム　573
カルシウム拮抗薬，毒性　793
カルシトニン　578, 579
カルニチン　705
カルバペネム系
　　抗菌スペクトル　760
　　投与量　760
　　副作用　761
　　臨床適応　760
カルバマゼピン　742
感覚性失語　680

換気
　　圧制御　418
　　量制御　418
換気血流比不均等　326, 328, 330
眼球前庭反射　662
眼球頭反射　661
間欠的強制換気（IMV）　413
　　心拍出量　413
間欠的空気圧迫法（IPC）　88
観血的測定法　107
　　アーチファクト　109
　　収縮期血圧増幅　107
　　反射波　107
　　平均動脈圧　108
カンジダ感染症　48
カンジダ菌血症　46
カンジダ尿症　618
　　症候性——　619
　　無症候性——　618
間質性肺気腫　441
間質性浮腫　179, 187
患者自己調節鎮痛法（PCA）　739
　　オピオイド鎮痛薬　739
患者トリガー換気　462
　　ウィーニング　462
緩衝塩類溶液　183
肝腎症候群（HRS）　598
　　原因　598
　　診断　598
　　治療　598
慣性衝突　379
肝性脳症　599
　　栄養療法　602
　　原因　599
　　重症度　601
　　進行ステージ　600
　　診断的評価　599
　　治療　600
　　臨床像　599
間接熱量測定法　691
完全静脈栄養（TPN）　713
　　合併症　718
　　高血糖　719
　　高二酸化炭素症　720
　　脂肪肝　720
　　処方の手順　716

胆汁うっ滞　720
低カリウム血症　720
低リン酸血症　719
完全心ブロック　208
感染性胃腸炎　68
感染制御機構　65
冠盗血症候群　203
冠動脈イベント　248
冠動脈形成術　255
冠動脈血栓症　248
　　血栓指向性の管理　248
　　臨床的徴候　248
冠動脈疾患　203
冠動脈不全　261
肝不全　589, 595
　　肝腎症候群　598
　　急性——　595
　　種類　595
　　特発性細菌性腹膜炎　596
　　腹水の管理　597
　　慢性肝不全の急性増悪　596
寒冷利尿　632
冠攣縮　250

き

機械的血栓予防　88
　　間欠的空気圧迫法　88
　　段階的着圧ストッキング　88
機械的心補助　209
気管支拡張薬　224, 385
気管支肺胞洗浄
　　気管支鏡を使用しない——　456
　　急性呼吸促迫症候群の診断　367
気管支肺胞洗浄（BAL）　455
気管切開　436
気管チューブ　434
　　咽頭浮腫　470
　　カフ漏れ検査　470
　　気道保護反射　470
　　喉頭損傷のリスク　436
　　声門下吸引ポート付き——　449
　　抜去　470
気胸　29, 130, 403, 441
　　遅発性——　29
　　皮膚の皺　441

気縦隔　403
偽性血小板減少症　302
偽性高カリウム血症　554
偽性低酸素血症　329
偽性低ナトリウム血症　541
基礎代謝量（REE）　691
気道圧開放換気（APRV）　424
気道抵抗　400
　　　吸気抵抗　400
　　　呼気抵抗　400
気道のケア　438
気道分泌物，検体採取　453
気道保護反射，気管チューブ　470
キニノゲン　301
キヌプリスチン/ダルホプリスチン　768
気腹　403, 441
奇脈　133
逆奇脈　133
逆フィック法　146
脚ブロック　242
ギャップ　483
ギャップ–ギャップ　486, 499
　　　アニオンギャップ　485
吸引　438
吸引調節チェンバー　442
吸気気道陽圧（IPAP）　427
吸気酸素濃度（F_{IO_2}）　147
吸気終末圧　395
吸気終末プラトー圧　369
吸気性喘息　471
吸気流量，初期設定　419
救済モード，換気　422
急性間質性腎炎（AIN）　517, 522
急性冠症候群（ACS）　248
　　　アスピリン　251
　　　合併症　259
　　　胸痛の緩和　250
　　　経皮的冠動脈インターベンション　254
　　　抗血栓療法　257
　　　再灌流療法　252
　　　酸素化　250
　　　心ポンプ機能不全　260
　　　チエノピリジン　258
　　　糖タンパク質受容体阻害薬　258
　　　β遮断薬　251
　　　ヘパリン　257

ルーチンの治療法　249
急性肝不全　595
急性呼吸性酸塩基平衡障害　481
急性呼吸促迫症候群（ARDS）　116, 175, 217, 363, 422
　　　画像所見　366
　　　人工呼吸管理　368
　　　診断基準　365
　　　ステロイド治療　372
　　　治療　371
　　　非侵襲的換気　430
　　　病態　363
　　　病理　363
　　　ベルリン基準　365
　　　臨床所見　365
急性心筋梗塞　248
急性腎傷害（AKI）　515
　　　AKIN基準　516
　　　RIFLE基準　515
　　　急性間質性腎炎　522
　　　原因　518
　　　初期治療　520
　　　腎後性閉塞　518
　　　腎性障害　517, 521
　　　腎前性障害　517
　　　腎代替療法　525
　　　診断　517
　　　診断基準　515
　　　腎毒性薬物　521
　　　造影剤誘発性腎傷害　522
　　　定義　516
　　　低容量ドパミン　521
　　　ナトリウム排泄率　519
　　　尿素排泄率　520
　　　尿中ナトリウム濃度検査　519
　　　ヒドロキシエチルデンプン　520
　　　評価項目　518
　　　腹部コンパートメント症候群　523
　　　フロセミド　521
　　　分類　517
　　　ミオグロビン尿性腎不全　522
　　　輸液　520
急性心不全　195
　　　低血圧を伴う―――　206
急性膵炎　589
　　　壊死性膵炎　589

急性膵炎（つづき）
　　原因　589
　　診断　589
　　造影 CT 像　591
　　胆管の評価　592
　　浮腫性膵炎　589
急性僧帽弁逆流　259
急性尿細管壊死（ATN）　517
急性肺傷害（ALI）　365
急性肺塞栓症（PE）　89
　　臨床症状　89
急性溶血性反応
　　血漿輸血の副作用　314
　　赤血球輸血の副作用　293
急速輸液　13
吸入 β_2 受容体刺激性気管支拡張薬　551
強イオン差（SID）　181, 490
仰臥位低血圧　162
胸郭コンプライアンス　399
　　圧制御換気　399
　　量制御換気　399
驚愕性ミオクローヌス　669
胸腔内陰圧　132
胸腔内陽圧　133
　　負荷の軽減　133
胸骨圧迫　267
　　過換気　268
　　人工呼吸　268
　　早期開始　267
　　送気量　268
　　中断　268
共振系　109
強心血管拡張薬　204, 208, 771
胸水，肺炎に伴う──　458
橋中心髄鞘崩壊症　545
胸痛　261
虚血性心筋傷害　248
虚血性脳卒中　678
ギラン-バレー症候群
　　診断　673
　　治療　674
　　特徴　673
　　臨床像　673
近位気道内圧　395
近位深部静脈血栓症　91
菌血症　644, 645

筋弛緩薬　674
　　特徴　675
筋障害，重症疾患──　674
菌スペクトラム　46
近赤外線分光法（NIRS）　155
筋無力症クリーゼ　672

く

クヴォステク徴候　576
空気感染する病原体　61
　　空気伝播　63
　　呼吸器関連の予防策　62
　　非定型肺結核　63
　　飛沫伝播　62
　　防塵マスク　63
　　保護マスク　63
空気伝播　63
偶発性低体温　631
クエン酸ナトリウム　36
駆出率（EF）　129, 200
組換えヒト B 型ナトリウム利尿ペプチド　203
グラスゴー昏睡スコア（GCS）　662
グラム陰性桿菌　48
　　──感染症　46
グラム陰性好気性桿菌　596, 643
クリオプレシピテート　173, 313
グルカゴン　224, 793, 794
　　作用機序　793
　　副作用　794
　　用量・用法　794
　　臨床使用　793
グルココルチコイド　578, 579
グルタチオン　357
グルタミン　714
グルンツィッヒ，アンドレアス　254
グルンツィッヒ手技　255
グレアム，トーマス　178
クロピドグレル　72, 251, 258
クロルヘキシジン　17, 75

け

経頸静脈的肝内門脈体循環シャント術（TIPS）　598
経験的抗菌薬治療　46, 222, 645
経食道心エコー　28

経腸栄養　74, 701
　　栄養チューブの留置　707
　　感染リスク　701
　　下痢　710
　　処方の手順　705, 706
　　チューブの閉塞　708
　　腸管蠕動促進薬　709
経腸栄養剤　702, 703
　　カロリー濃度　702
　　脂質　704
　　食物繊維　703
　　浸透圧　702
　　タンパク質　703
　　糖質　703
　　非タンパク質カロリー　702
頸動脈穿刺　21
経皮的拡張気管切開術　436
経皮的冠動脈インターベンション（PCI）　252, 254, 255
外科的デブリドマン（壊死組織切除術）　594
血圧計　103
血圧モニタリング　103
血液希釈　137
血液透析用カテーテル　12, 20
血液粘稠度　136
　　心拍出量への影響　137
　　ずり流動化　136
　　臨床的関連性　137
血液培養　222, 644
　　回数　644
血液フィルター　292
血液量測定　167
　　半自動血液量分析装置　167
血液量の推定　163
　　血液量測定　167
　　血清乳酸値　166
　　血清乳酸値の上昇　163
　　酸素欠乏症の化学マーカー　166
　　侵襲的な測定法　165
　　心充満圧　165
　　全身への酸素運搬　165
　　動脈血塩基欠乏　166
　　尿量減少　163
　　バイタルサイン　163
　　ヘマトクリット値　164
　　脈拍数と血圧の変化　163

輸液反応性　166
　　輸液・輸血療法の影響　164
　　容量負荷試験　167
血液濾過　527
　　欠点　527
　　持続的動静脈——（CAVH）　527
　　方法　527
　　溶媒牽引　527
　　利点　527
血液濾過透析　528
血管アクセス効率　15
血管インピーダンス　134
血管外遊出　363
血管拡張　218
血管拡張薬　260
血管カテーテル　3
　　フラッシング　35
血管カニュレーション　3
血管原性ショック　122
血管収縮薬　221, 272
血管穿刺　38
血管超音波法　18
血管抵抗　134
血管内圧　130
血管内皮　301
血管の化学的損傷　15
血管の機械的損傷　15
血胸　30
血行動態パターン　122
血行動態パラメータ　112, 119
　　1回拍出係数　120
　　酸素運搬のパラメータ　121
　　酸素供給量　121
　　酸素摂取率　122
　　酸素摂取量　122
　　心係数　120
　　心血管系パラメータ　119
　　体格　119
　　体血管抵抗係数　121
　　中心静脈圧（CVP）　119
　　肺血管抵抗係数（PVRI）　121
　　肺動脈楔入圧（PAWP）　120
血漿コルチゾール　723
血漿浸透圧　533
　　有効——　533
血漿製剤　311

血小板血栓　301
血小板減少症　302
　　偽性——　302
　　原因　302
　　ヘパリン起因性——　84, 94, 303
血小板製剤　308
　　白血球除去——　309
血小板濃厚液　174
血小板輸血　308, 639
　　開始基準　310
　　感染リスク　311
　　効果　309
　　適応　310
　　副作用　311
血小板輸血不応　309
血漿輸血　311
　　感染リスク　314
　　適応　311
　　副作用　314
血清アンモニア　600
血清乳酸値　147, 152, 166
　　——の上昇　220
血栓　301
血栓性血小板減少性紫斑病（TTP）　302, 307
血栓性脳卒中　678
血栓性微小血管症　302, 306
血栓塞栓症　234
血栓塞栓予防用（TED）ストッキング　88
血栓溶解療法　96, 252
　　血栓溶解薬　253
　　生存率改善効果　252
　　大出血　254
　　チェックリスト　683
　　適応基準　683
　　利点　252
血栓予防　84, 237
　　機械的——　88
　　低分子ヘパリン　85
　　未分画ヘパリン　84
ケトアシドーシス
　　アルコール性——　499
　　糖尿病性——　486, 497
ケトーシス　154
ケト酸　495
ケトロラク　648, 741
　　投与方法　741

　　副作用のリスク　741
解熱療法　646
下痢，経腸栄養　710
嫌気性解糖　152
嫌気性代謝
　　閾値　150
　　進行　162
検体保護ブラシ（PSB）　457
懸濁液　186
原発性副腎機能不全　542

こ

コアグラーゼ陰性ブドウ球菌　48
抗HBsヒト免疫グロブリン　61
高アミラーゼ血症　190
好塩基球　224
高塩素性アシドーシス　181
高塩素性代謝性アシドーシス　485
高カリウム血症
　　cautopyreiophagia　556
　　偽性——　554
　　血液透析　559
　　ジギタリス中毒　558
　　重度例の治療　557
　　腫瘍崩壊症候群　555
　　症候　556
　　腎臓での排泄障害　555
　　心電図異常　557
　　病因　554
　　誘発薬物　556
　　陽イオン交換樹脂　559
高カルシウム血症　577
　　カルシトニン　578
　　グルココルチコイド　578
　　症候　578
　　生理食塩液　578
　　治療　578
　　ビスホスホネート製剤　578
　　フロセミド　578
高カルシウム血症性クリーゼ　578
交感神経系　196
好気性グラム陰性桿菌　75
好気性代謝　319
抗凝固療法　237, 304
抗菌カテーテル　10

抗菌保護物　68
抗菌薬　386
　　グラム陰性桿菌の感受性　754
　　緑膿菌の感受性　754
抗菌薬ロック療法　48
口腔除菌　74, 449
高血圧，脳卒中　685
高血圧クリーゼ　203
抗血栓療法　257
　　脳卒中　685
高血糖　186
　　完全静脈栄養　719
　　非ケトン性——　539
高血糖症，高張性——　539
抗甲状腺薬　729
抗コリン薬　383
抗酸化物質，内因性——　357
膠質液　171, 186, 191
　　アルブミン　188
　　膠質浸透圧　186
　　低アルブミン血症　187
　　デキストラン　190
　　比較　187
　　ヒドロキシエチルデンプン　189
　　補充輸液　187
　　毛細管での体液交換　186
　　容量効果　187
膠質浸透圧（COP）　186, 536
甲状腺機能検査，異常パターン　727
甲状腺機能障害　727, 728
甲状腺機能低下症
　　症候　730
　　診断　730
　　粘液水腫　730
　　ホルモン補充療法　731
甲状腺クリーゼ　728
　　薬物療法　729
甲状腺刺激ホルモン（TSH）　727
甲状腺中毒症　641
　　症候　728
　　診断　728
　　治療　729
　　薬物療法　729
抗真菌薬　756
　　カンジダ症　757
拘束型心筋症　198

酵素結合免疫吸着検査法（ELISA）　58
高体温　623
　　薬物性——　625
好中球活性　175
好中球減少症患者　645
高張食塩液　184
高張性高血糖症　539
行動的痛みの評価スケール（BPS）　736
高ナトリウム血症　534
　　口渇中枢の障害　536
　　循環血液量減少性——　535
　　循環血液量減少を伴わない——　538
　　循環血液量増加性——　539
　　治療　534, 535
　　尿崩症　538
　　輸液による補正　536
高ナトリウム性脳症　535
高二酸化炭素許容　370, 404
高二酸化炭素症　319, 329
　　CO_2 産生量増加　330
　　CO_2 産生量の計測　331
　　栄養過剰　330
　　換気血流比不均等　330
　　完全静脈栄養　720
　　診断的評価　330
　　低換気　330
高乳酸血症
　　抗レトロウイルス薬　491
　　ショック　490
　　全身性炎症反応症候群　490
　　チアミン欠乏　491
　　薬物　491
抗ヒスタミン薬　224
高頻度振動換気（HFOV）　373, 423
後負荷　132, 406
高腹腔内圧（IAH）　523
抗不整脈薬　273
高マグネシウム血症
　　治療　570
　　要因　570
　　臨床像　570
抗利尿ホルモン（ADH）　538, 777
高流量経鼻酸素カニューレ　354
高リン酸血症
　　症候　583
　　治療　583

抗レトロウイルス薬　59
呼気カプノグラム　341
呼気気道陽圧（EPAP）　427
呼気酸素濃度（F_{EO_2}）　147
呼気終末圧　397
呼気終末ゼロ圧（ZEEP）　398
呼気終末二酸化炭素分圧　274
呼気終末陽圧（PEEP）　131, 415
　　外因性――　446
　　気道内圧曲線　415
　　吸気圧　415
　　酸素運搬　417
　　至適 PEEP　418
　　上昇　268
　　初期設定　420
　　動的肺過膨張　268
　　内因性――　131, 387, 388, 398, 444
呼吸器関連の予防策　62
呼吸筋疲労，ウィーニング　469
呼吸仕事量　413
呼吸数，初期設定　419
呼吸性アシドーシス　478
呼吸性アルカローシス　478, 506
　　サリチル酸　797
　　慢性――　483
呼吸性酸塩基平衡障害　478, 480
　　急性――　481
　　慢性――　481
呼吸性変動　131
呼吸バースト　215, 357
呼吸不全
　　高二酸化炭素性――　429
　　低酸素性――　430
コニバプタン　546
孤立性心房細動　233
コルチコステロイド　222, 224, 382, 386
　　喘息　383
　　比較　726
コルチコステロイド結合グロブリン　723
コルチゾール　723
コロトコフ，ニコライ　105
コロトコフ音　105
コロニー形成単位　44
混合静脈血　122
混合静脈血酸素分圧　327
混合静脈血酸素飽和度（$S\bar{v}O_2$）　150, 339

混合性代謝性アシドーシス　486
昏睡　654
　　眼球運動　661
　　眼球反射　661
　　グラスゴー昏睡スコア　662
　　瞳孔の検査　660
　　病因　659
　　評価　659
コンプライアンス
　　胸郭――　399
　　肺――　417

さ

サイアザイド　208
再加温ショック　633
再灌流傷害　175, 250, 275
再灌流療法　252, 256
最高気道内圧　396
最高肺胞内圧　410
最大吸気圧（PI_{max}）　326, 469
最大呼気流量（PEFR）　377
最大振幅アルゴリズム　106
細胞外液量　534
細胞障害性低酸素症　145, 153, 219, 489
細胞損傷，炎症性の　150, 151, 156
酢酸リンゲル液　183
鎖骨下静脈カニュレーション　12, 17
　　合併症　24
左室拡張終期圧（LVEDP）　120, 126
左心不全　202
殺菌効果　68
サリチル酸　797
　　アルカリ化　798
　　過量投与　797
　　血液透析　798
　　呼吸性アルカローシス　797
　　代謝性アシドーシス　797
　　――中毒の管理　798
　　――中毒の診断　797
サルブタモール　224, 382, 386
酸塩基平衡障害　478
　　一次性――　478
　　急性呼吸性――　481
　　呼吸性――　478, 480
　　代謝性――　478, 480

酸塩基平衡障害（つづき）
　　二次性反応　479
　　慢性呼吸性——　481
酸化傷害　214
　　細胞の——　216
酸化ストレス　216, 359
酸化物質　355
残効低下，体外復温　632
酸素摂取率　287
三尖弁逆流　119
酸素
　　代謝　355
　　毒性　355
酸素運搬能，臨床的指標　285
酸素運搬のパラメータ　121
酸素解離曲線　141, 149
酸素含量　142
酸素供給システム　351
酸素供給量（Do$_2$）　121, 144, 146, 287, 418
　　制御　149
酸素供給量／酸素摂取量（Do$_2$/Vo$_2$）不均等　327
酸素欠乏症　166
　　化学マーカー　166
酸素消費量　146
酸素摂取　148
酸素摂取率（O$_2$ER）　122, 148
　　赤血球輸血の開始基準　290
　　モニタリング　150
酸素摂取量（Vo$_2$）　122, 144
　　変動　146
　　用途　147
酸素代謝失調，組織——　144, 290
酸素負債　148
酸素ヘモグロビン（HbO$_2$）　142, 155
酸素飽和度　140
　　混合静脈血——　339
　　静脈血——　339
　　中心静脈血——　339
酸素療法　348
酸敗　359

し

次亜塩素酸　216
次亜塩素酸塩　357

シアン化物中毒　202, 804
　　解毒キット　806
　　解毒薬　805
　　診断　805
　　徴候　805
　　治療　805
　　ニトロプルシド　781
ジェットネブライザ　378
ジギタリス中毒　555
糸球体濾過量（GFR）　517
死腔換気　319
　　解剖学的死腔　319
　　生理学的死腔　319
　　病態生理　319
死腔換気率　321
シクロスポリン　673
刺激過敏，侵害——　736
止血促進　173
止血蘇生法　312
ジゴキシン　236
自己調節鎮痛法，患者——　739
脂質　693
シスアトラクリウム　277, 675
持続気道陽圧（CPAP）　210, 424, 426, 468
持続的静静脈血液濾過（CVVH）　527
持続的動静脈血液濾過（CAVH）　527
失語症　680
　　分類　680
至適 PEEP　418
自動症　668
シトクロムオキシダーゼ（CytOx）　155
自発呼吸の試行
　　B 型ナトリウム利尿ペプチド　468
　　呼吸回路　466
　　心機能障害　467
　　人工呼吸器を付けている場合　464
　　人工呼吸器を外している場合　465
　　中心静脈血酸素飽和度　468
　　頻呼吸　466
　　プレッシャーサポート換気　465
ジフェンヒドラミン　224
シプロヘプタジン　630
脂肪肝，完全静脈栄養　720
脂肪乳剤　714, 715
嗜眠　653
シャント率　320

臭化イプラトロピウム　383
縦隔気腫　441
収縮期血圧
　　上昇　107
　　増幅　107
収縮期心不全　129, 198
重症外傷患者　173
重症筋無力症（MG）　672
　　診断　672
　　治療　673
　　特徴　673
　　病因　672
　　臨床像　672
重症疾患筋障害（CIM）　674
重症疾患神経筋障害　469
重症疾患多発神経障害（CIP）　469, 674
重症膵炎　592
　　栄養療法　594
　　循環補助　593
　　昇圧薬投与　593
　　胆石性膵炎　595
　　腹部合併症　594
　　輸液蘇生法　593
　　輸液療法　593
　　予防的抗菌薬投与　593
重症の代謝性アシドーシス　162
重症敗血症　217
自由水の喪失　536
重量モル濃度　532
手指消毒　17
手術部位感染（SSI）　642
　　治療　642
出血　161, 162, 192
　　重症度　162
　　代償性反応　162
　　非代償性──　162
　　毛細管再充満　162
出血性ショック　162
出血性脳卒中　678
術後感染　610
術後性心房細動　233
腫瘍崩壊症候群　555
循環血液量，組織酸素化での重要性　298
循環血液量減少　192
　　急性出血を伴わない──　172
　　脱水による──　192

──を伴わない高ナトリウム血症　538
循環血液量減少性高ナトリウム血症　535
循環血液量減少性ショック　122, 225
循環血液量減少性低ナトリウム血症　542
　　原発性副腎機能不全　542
　　中枢性塩類喪失症候群　542
循環血液量増加性高ナトリウム血症　539
循環血液量増加性低ナトリウム血症　544
循環血液量補充　168, 170, 192
　　外傷性脳損傷　184
　　クリオプレシピテート　173
　　血小板濃厚液　174
　　膠質液　171
　　最適な輸液のタイプ　191
　　止血促進　173
　　晶質液　171
　　新鮮凍結血漿　173
　　心拍出量の増加促進　170
　　ダメージコントロール蘇生　173
　　低体温予防　174
　　到達目標　175
　　標準的な──　172
　　補充輸液　171
　　輸液の分布　171
循環血液量補充後傷害　175
　　管理　175
　　病態生理　175
循環ショック　109
消化管　65
　　感染制御機構　65
　　部位別の微生物個体密度　66
消化管の除菌　74
　　クロルヘキシジン　75
　　口腔除菌　74
　　選択的口腔除菌　76
　　選択的消化管除菌　77
　　非吸収性抗菌薬　76
消化態栄養剤　703
症候性カンジダ尿症　619
硝酸塩　806
晶質液　171, 179, 191
　　0.9% NaCl 溶液　179
　　間質液量増加　179
　　緩衝塩類溶液　183
　　高塩素性アシドーシス　181
　　高張食塩液　184

晶質液（つづき）
  酸塩基平衡に及ぼす効果　181
  代謝性アシドーシス　181
  等張食塩液　179
  容量効果　179
  容量分布　179
  リンゲル液　182
上室性頻拍　242
上大静脈症候群　37
上大静脈穿孔　38
蒸発冷却　625
消費性凝固障害　306
静脈栄養剤　713
静脈炎　35
静脈オキシメトリ　338
静脈空気塞栓症　28
  対処法　28
  病態生理　28
  予防策　28
  臨床症状　28
静脈血混合　320
静脈血酸素含量　143
静脈血酸素飽和度　150, 339
静脈血栓症　37
静脈血栓塞栓症（VTE）　82, 639
  リスク因子　82
静脈超音波検査　90
  圧迫超音波法　91
  カラードプラモード　91
  検査精度　91
  上肢深部静脈血栓症　91
  診断的評価　91
  精度　91
  デュプレックス超音波法　91
植物状態　654
除細動　245, 269
  電気ショックのエネルギー　269
除脂肪体重　537
ショック
  アナフィラキシー——　223
  血管原性——　122
  高乳酸血症　490
  再加温——　633
  出血性——　162
  循環——　109
  循環血液量減少性——　122, 225

  心原性——　122, 206, 259
  敗血症性——　217, 726
除脳硬直　279
除脳肢位　660
除皮質肢位　660
徐脈　277
ジルチアゼム　234, 241
侵害刺激過敏　736
腎灌流圧　524
心機能不全　275
心筋気絶　275
心筋虚血　198
心筋梗塞　248
神経液性応答　195
神経筋障害　330
  重症疾患——　469
神経筋力低下　326, 330
心係数（CI）　120
神経毒性　739
心血管系パラメータ　119
心原性ショック　122, 206, 259
心原性肺水腫，非侵襲的換気　430
人工気道　434
人工呼吸
  吸入薬療法　380
  設定　418
  喘息　387
  動的肺過膨張　387
  非侵襲的換気　389
  慢性閉塞性肺疾患　387
  陽圧呼吸　388
人工呼吸管理，急性呼吸促迫症候群　368
人工呼吸器関連横隔膜機能障害　462
人工呼吸器関連肺炎（VAP）　448
  起因菌　449
  胸部 X 線写真　450
  抗菌薬治療　459
  診断アルゴリズム　453
  診断精度　450
  微生物学的評価　453
  予防策　448
人工呼吸器関連肺傷害（VILI）　368, 401, 422
進行性心不全　195
腎後性閉塞　518
心室拡張終期圧（VEDP）　127
心室拡張終期容積（VEDV）　126

索引

心室機能曲線　127
心室後負荷　132
　　因子　132
　　胸腔内圧　132
　　血管因子　133
　　血管インピーダンス　134
　　血管抵抗　134
　　血管抵抗と後負荷　135
　　定義　132
　　――の減少　172
心室コンプライアンス　128
心室細動（VF）　269
心室自由壁破裂　260
心室伸展性の低下　198
心室前負荷　125
　　拡張期心不全　129
　　心室機能曲線　127
　　心室コンプライアンス　128
　　前負荷と心機能　125
　　定義　125
　　――の増大　172
　　臨床測定　126
心室相互依存　201, 405
心室中隔破裂　260
心室肥大　198
心室頻拍（VT）　242
　　torsade de pointes　243
　　vs. 上室性頻拍　242
　　診断の手がかり　242
　　多形性――　237, 242, 243, 567
　　単形性――　242
　　治療　243
　　無脈性――　269
心室壁張力　132
侵襲的な測定法　165
心充満圧　165, 200
　　――の低下　218
伸縮性，コンプライアンス　399
浸潤性肺疾患　401
心静止　269, 270
腎性障害　517
腎性尿崩症　538
腎前性障害　517
振戦せん妄（DT）　657
　　原因　657
　　チアミン　659

　　治療　658
　　臨床像　657
新鮮凍結血漿（FFP）　173, 311
新鮮凍結血漿-LR　312
心臓超音波検査　202
心臓に関するフランク-スターリングの関係　126
腎代替療法
　　血液透析　526
　　血液濾過　527
　　欠点　527
　　利点　527
腎代替療法（RRT）　525
人体冷蔵　276
心タンポナーデ　31, 39, 198, 261
心停止後症候群　275
　　心機能不全　275
　　全身性炎症反応症候群　275
　　脳損傷　275
浸透圧　531
　　血漿――　533
　　有効血漿――　533
浸透圧較差　534
浸透圧活性　531
　　相対的――　531
　　有効――　531
浸透圧性脱髄症候群　545
浸透圧物質　537
腎毒性　190
心内シャント　119
心内膜炎　49
心嚢穿刺　39
真のシャント　320, 322
心肺蘇生法（CPR）　266
　　質の高い――　269
　　蘇生後　275
　　二次救命処置　269
　　モニタリング　274
心拍出量（CO）　120, 406
　　間欠的強制換気　413
　　循環血液量の減少　407
　　――の増加　218
　　――の増加促進　170
　　――の変化　274
心パフォーマンス　199
深部静脈血栓症（DVT）　37
　　治療　93

心不全　195
　　右――　200, 208
　　拡張期――　198
　　機械的心補助　209
　　急性――　195
　　駆出率　200
　　左――　202
　　持続気道陽圧　210
　　収縮期――　198
　　種類　198
　　神経液性応答　195
　　進行性――　195
　　心パフォーマンス　199
　　正常血圧　204
　　代償性――　195
　　大動脈内バルーンカウンターパルセーション　209
　　治療計画　202
　　低血圧　206
　　脳性ナトリウム利尿ペプチド　197
　　非代償性――　195
　　病態生理学　195
　　陽圧呼吸　210
　　利尿療法　206
腎不全　154
　　ミオグロビン尿性――　625
心房細動　232, 233
　　ウォルフ–パーキンソン–ホワイト症候群　238
　　永続性――　233
　　血栓塞栓症　234
　　血栓予防　237
　　孤立性――　233
　　再発性――　233
　　持続性――　233
　　術後性――　233
　　心機能の悪化　234
　　心拍数調節　234
　　治療戦略　234
　　電気的カルディオバージョン　236
　　発作性――　233
　　薬物的カルディオバージョン　237
　　有限事象　234
心ポンプ機能不全　260
　　血行動態の補助　260
　　再灌流　261

す

膵炎　589
　　膵炎――　589
　　急性――　589
　　重症――　592
　　胆石性――　595
　　浮腫性――　589
膵酵素　590, 708
　　アミラーゼ　590
　　リパーゼ　590
水素イオン　478
水素イオン濃度指数　477
膵臓感染症　594
水封チェンバー　442
数値的評価スケール（NRS）　736
スーパーオキシドジスムターゼ　357
スーパーオキシドラジカル　215
スキサメトニウム　555, 675
すくい上げ法　56
スクラルファート　72
　　vs. 胃酸抑制　72
スターリング，アーネスト　126
ステロイドミオパチー　384
ステロイド療法　222
ストレス潰瘍　69
ストレス関連粘膜傷害　69
　　C. difficile 腸炎　71, 73
　　胃酸抑制と C. difficile　73
　　クロピドグレル　72
　　経腸栄養　74
　　スクラルファート　72
　　スクラルファート vs. 胃酸抑制　72
　　ストレス潰瘍　69
　　潜血検査　74
　　ヒスタミン H_2 受容体拮抗薬　70
　　病因　69
　　びらん　69
　　プロトンポンプ阻害薬　71
　　予防策　70
　　ラニチジン　73
　　リスク因子　69
　　臨床的重要性　69
ストレス性高乳酸血症　491
スピロノラクトン　551, 597

スライム 41
すりガラス陰影 366
ずり流動化 136
スワン，ジェレミー 112

せ

正常血圧 204
静水圧 116
静水圧性肺水腫 116
生存率改善効果 252
生物学的損傷 368, 403
成分栄養剤 703
声門下ドレナージチューブ 436
生理学的死腔 319
生理食塩液 179
赤外線カプノグラフィ 341
赤血球液 169, 291
　　洗浄—— 292
　　白血球除去—— 291
　　輸血法 292
赤血球液-LR 291
赤血球指標，基準範囲 286
赤血球数 286
赤血球製剤 291
赤血球トランスケトラーゼ活性 696
赤血球濃度 136
赤血球輸血 291, 639
　　開始基準 289
　　感染リスク 297
　　全身酸素化への効果 292
　　組織酸素化への影響 292
　　副作用 294
　　臨床効果 297
赤血球容積 285, 286
接触活性化経路 301
楔入圧 114
　　ARDS 116
　　vs. 静水圧 116
　　原理 115
　　自発的変動 116
　　静水圧性肺水腫 116
　　肺胞圧の影響 116
　　波形 114
セファロスポリン系 761
　　世代分類 761

投与方法 762
毒性 762
セフェピム 645
セルシウス度 635
セルディンガー法 9
セルロプラスミン 359
セレン 358, 698, 716
セロトニン症候群（SS） 629
　　原因薬物 629
　　症状 629
　　診断ワークシート 630
　　治療 630
　　病因 629
線維性心筋症 198
遷延性敗血症 48
潜血検査 74
潜在 PEEP 398
　　初期設定 420
全失語 680
洗浄赤血球液 292
全身性炎症性反応 364
全身性炎症反応症候群（SIRS） 216, 217, 275, 638
　　高乳酸血症 490
全身性のてんかん重積発作 279
全身性の代謝亢進 331
全身の酸素化 140
　　塩基欠乏 154
　　化学マーカー 152
　　近赤外線分光法 155
　　血清乳酸値 152
　　酸素運搬とエネルギー代謝 144
　　酸素解離曲線 141
　　酸素化障害のマーカー 154
　　酸素含量 142
　　酸素供給量 146
　　酸素摂取 148
　　酸素摂取率のモニタリング 150
　　酸素摂取量 146
　　酸素摂取量の変動 146
　　酸素摂取量の用途 147
　　シトクロムオキシダーゼ 155
　　静脈血酸素含量 143
　　静脈血酸素飽和度 150
　　中心静脈血酸素飽和度 151
　　低酸素症 144
　　動脈血酸素含量 143

全身の酸素化（つづき）
　　乳酸　152
　　貧血 vs. 低酸素血症　143
　　フィック法 vs. 全身の酸素摂取量　147
　　ヘモグロビン　140
　　溶存酸素　142
全身への酸素運搬　165
全身発赤症候群　766
喘息　380
　　急性期管理　384
　　吸入薬療法　382
　　抗コリン薬　383
　　コルチコステロイド　383
　　初期治療のプロトコール　381
　　人工呼吸　387
　　非侵襲的換気　430
　　β_2 刺激薬　381
　　ミオパチー　384
　　薬物投与計画　382
選択的口腔除菌（SOD）　76
選択的消化管除菌（SDD）　77
　　抗菌薬耐性　78
　　抵抗　78
　　臨床的有効性　77
選択的セロトニン再取り込み阻害薬（SSRI）　629
全般てんかん重積状態（GSE）　669
　　初期治療　669
　　治療抵抗性に対する投薬　670
　　投薬計画　670
　　誘発状況　670
前負荷　125, 405
喘鳴，抜管後——　471
せん妄　653, 655
　　アルコール離脱　657
　　活動過剰型——　656
　　活動減少型——　656
　　混合型——　656
　　振戦——　657
　　診断　656
　　デクスメデトミジン　748
　　認知症との比較　656
　　病因　656
　　ベンゾジアゼピン系　745
　　薬物療法　657
　　予防処置　657
　　臨床像　655

せん妄評価法，ICU のための（CAM-ICU）　656

そ

双圧式気道陽圧（BiPAP）　427
造影剤誘発性腎症　92
造影剤誘発性腎傷害　522
臓器灌流障害　162
臓器提供　665
相対的浸透圧活性　531
速成耐性　203
塞栓除去術　97
塞栓性脳卒中　678
組織因子　301, 306
組織因子経路　301
組織酸素化障害のマーカー　151
組織酸素化の不足　147
（組織）酸素代謝失調　144, 290
組織酸素飽和度（StO$_2$）　155
組織の酸素利用障害　150, 151
組織への酸素供給　219
蘇生後　275
　　血糖コントロール　278
　　神経学的機能改善の予測　278
　　心停止後症候群　275
　　発熱　278
　　目標体温管理　276
蘇生のモニタリング　274
　　呼気終末二酸化炭素分圧　274
　　中心静脈血酸素飽和度　274
　　的中率　274
蘇生薬　272
ゾレドロネート　579

た

体液　161
　　間質液　162
　　血漿　162
　　分布　161
　　——量　161
体温　635
　　原因　637
　　正常——　635
　　測定　636
　　発熱の定義　636

体温（つづき）
　　発熱反応　636
体外式膜型人工肺（ECMO）　374
　　難治性低酸素血症　374
大気圧高酸素症　350
体血管拡張　196
体血管抵抗（SVR）　121, 134
　　――の減少　218
体血管抵抗係数（SVRI）　121
対向流交換　527
代謝性アシドーシス　154, 181, 331, 478, 480
　　高塩素性――　485
　　混合性――　486
　　サリチル酸　797
代謝性アルカローシス　478, 480, 503
　　アセタゾラミド　510
　　アルドステロン　505
　　胃酸の喪失　505
　　塩化カリウム　510
　　塩酸の静脈内投与　510
　　塩素欠乏　505
　　塩素抵抗性――　508
　　塩素抵抗性アルカローシス　508
　　塩素反応性――　508
　　塩素反応性アルカローシス　508
　　循環血液量不足　505
　　神経学的症状　506
　　腎臓による調整機序　503
　　生理食塩液抵抗性アルカローシス　510
　　生理食塩液の静脈内投与　509
　　低カリウム血症　505
　　低換気　506
　　浮腫状態　510
　　ヘモグロビンの酸素解離曲線　507
　　利尿薬　506
代謝性酸塩基平衡障害　478, 480
代償性心不全　195
大静脈フィルター　97
　　下――　97
　　形状の特徴　97
　　臨床経験　98
　　臨床使用　97
大腿静脈カテーテル，症候性のカテーテル関連血栓症　37
大腿静脈カニュレーション　17
　　合併症　26

大動脈解離　261
　　急性――　261
　　外科的修復　262
　　検査　262
　　高血圧のコントロール　262
　　治療　262
　　病態生理　261
　　臨床所見　261
　　臨床的特徴　261
大動脈内バルーンパンピング（IABP）　206, 209, 210, 260
　　合併症　210
大動脈弁閉鎖不全　261
体表面積（BSA）　119
大量出血　163, 173
大量腹水穿刺　597
ダイレータ　9
多形性心室頻拍　237, 242, 243, 567
多源性心房頻拍（MAT）　232, 238
　　急性期の治療　239
多臓器機能障害症候群（MODS）　217
多臓器不全（MOF）　66, 162, 217, 372
　　――患者　49
　　腸管仮説　66
脱酸素ヘモグロビン　155
脱分極性筋弛緩薬　674
多糖類　41
多発神経障害，重症疾患――　674
ダビガトラン　237
ダプトマイシン　768
ダメージコントロール蘇生　173
　　止血促進　173
　　低血圧での管理　173
　　低体温予防　174
ダルテパリン　87
段階的着圧ストッキング　88
胆汁うっ滞，完全静脈栄養　720
炭水化物　692
胆石性膵炎　595
ダントロレン　626, 628
タンパク質
　　異化抑制効果　185
　　必要量　693

ち

チアミン欠乏症　695
　　診断　696
　　病因　696
　　臨床像　696
チエノピリジン　258
チオシアン酸塩中毒　782
　　ニトロプルシド　782
チオペンタール　670
チオ硫酸塩の枯渇　782
チオ硫酸ナトリウム　805, 806
窒素バランス　694
遅発性気胸　29
注意力　653
中心静脈アクセス経路
　　鎖骨下静脈　23
　　大腿静脈　24
　　内頸静脈　20
中心静脈圧　130
　　胸腔内圧の影響　130
　　呼気終末陽圧　131
　　呼吸性変動　131
　　高さの基準　130
　　変動性　132
中心静脈圧（CVP）　120, 126
中心静脈カテーテル　8, 168
　　カテーテル閉塞　36
　　感染予防策　16
　　禁忌　16
　　適応　16
中心静脈カテーテルの非感染性合併症
　　下肢血栓症　38
　　血管穿刺　38
　　上大静脈穿孔　38
　　静脈血栓症　37
　　心タンポナーデ　39
　　深部静脈血栓症　37
中心静脈血酸素飽和度（ScvO$_2$）　151, 274, 339
　　赤血球輸血の開始基準　290
中枢神経反応性マグネシウム欠乏症　567
中枢性塩類喪失症候群　542
中枢性尿崩症　538
中毒
　　アセトアミノフェン──　788
　　一酸化炭素──　801
　　エチレングリコール──　807
　　サリチル酸──　797
　　シアン化物──　202, 781, 804
　　チオシアン酸塩──　782
　　肺酸素──　359
　　プロピレングリコール──　659, 746
　　メタノール──　809
超アスピリン　258
超音波ガイド　17
　　Bモード　18
　　高振幅エコー　18
　　穿刺針　18
　　超音波プローブ　19
　　低振幅エコー　18
腸管仮説　66
腸管蠕動促進薬　709
腸管の重要性　602
腸球菌　48
聴診法　105
　　血圧測定の　103
　　コロトコフ音　105
　　米国心臓協会のガイドライン　105
張度　531
直接トロンビン阻害薬　304
治療抵抗性低血圧　225
チロキシン（T$_4$）　726
チロフィバン　259
鎮静　742
　　モニタリング　742
沈黙による合意　665

て

低アルブミン血症　187, 192
低カリウム血症　277, 758
　　カリウム移動　551
　　カリウム欠乏　551
　　カリウム欠乏量の推定　553
　　カリウム補充療法　553
　　完全静脈栄養　720
　　鑑別診断へのアプローチ　552
　　症状　553
　　腎臓外からのカリウム喪失　552
　　腎臓からのカリウム喪失　552
　　代謝性アルカローシス　505

低カルシウム血症　574
　　カルシウム補充療法　576
　　症候　576
　　要因　575
低血圧　277
　　心不全　206
　　パルスオキシメトリ　336
抵抗　134
ティザード，サー・ヘンリー　192
低酸素血症　116, 319, 325
　　vs. 貧血　143
　　換気血流比不均等　326
　　偽性低酸素血症　329
　　呼吸筋力低下　326
　　酸素供給量/酸素摂取量不均等　327
　　診断的評価　328
　　耐性　348
　　低換気　325
低酸素症　144
定常流　125
低体温　631
　　偶発性——　631
　　検査値の評価　632
　　進行による症状　632
　　復温　632
　　不整脈　632
　　予防　174
　　臨床像　631
低体温療法　633
低張性低ナトリウム血症　541
低ナトリウム血症　541
　　偽性——　541
　　原因となる病態　543
　　循環血液量減少性——　542
　　循環血液量増加性——　544
　　治療　543
　　低張性　541
　　等容量性——　544
　　非浸透圧性の ADH 分泌　541
　　薬物療法　546
　　輸液療法　544
低フィブリノゲン血症　314
低分子ヘパリン（LMWH）　85, 95, 257, 304
　　vs. 低用量未分画ヘパリン　86
　　拮抗　95
　　血小板減少症のリスク　304

脊髄幹鎮痛　87
　　投与法　87
　　特色　86
低マグネシウム血症　758
　　軽症または無症候性——　568
　　原因となる病態　565
　　重度——　569
　　腎機能障害　569
　　神経学的所見　567
　　中等度——　569
　　徴候　565
　　低カリウム血症の合併　566
　　低カルシウム血症の合併　566
　　低リン酸血症の合併　566
　　不整脈　566
　　マグネシウム負荷試験　567
　　マグネシウム補充療法　568
　　要因　564
　　臨床徴候　566
低用量未分画ヘパリン（LDUH）　85
低流量経鼻酸素カニューレ　350
定量噴霧式吸入器（MDI）　379
　　サルブタモールの分布　379
低リン酸血症　579
　　完全静脈栄養　719
　　症候　581
　　要因　580
　　リン酸補充療法　582
適応燃料　154
デキストラン　190
デクスメデトミジン　657, 747
　　cooperative sedation　748
　　せん妄　748
　　副作用　748
デスモプレシン　313, 665
鉄　697
鉄の肺　395
テトラスターチ　189
テネクテプラーゼ　254
デメクロサイクリン　546
デュアルオキシメトリ　340
デュプレックス超音波法　91
テルブタリン，喘息　383
テルリプレシン　778
てんかん　668
　　持続性部分——　669

843

てんかん（つづき）
　　全般発作　668
　　複雑部分発作　668
てんかん重積状態　669
　　全般——　669
　　非痙攣性——　669
　　無症候性——　669
電気的カルディオバージョン　236, 238, 243
電撃性紫斑病　307

と

ドアから針までの時間　252
透過型オキシメトリ　337
同期式間欠的強制換気（SIMV）　413
　　気道内圧パターン　412
同種免疫反応　309
洞性頻拍　240
糖タンパク質 IIb/IIIa 受容体複合体　301
糖タンパク質受容体阻害薬　258
等張　531
等張食塩液　179
動的肺過膨張　268
糖尿病性ケトアシドーシス（DKA）　486, 497
　　インスリン療法　498
　　カリウム　498
　　治療　498
動脈血塩基欠乏　152, 166
動脈血ガス　320, 321
動脈血酸素含量　143
動脈血酸素分圧（PaO$_2$）　141
動脈血酸素分圧/吸入酸素濃度比（PaO$_2$/FIO$_2$）　325
動脈血酸素飽和度（SaO$_2$）　141
動脈血/肺胞気酸素分圧比（a/A PO$_2$）　324
動脈穿刺　130
等容量性低ナトリウム血症　544
特殊アミノ酸溶液　714
毒性アルコール　806
閉じ込め状態　653
特発性細菌性腹膜炎（SBP）　596
　　診断的アプローチ　596
　　治療　596
　　臨床像　596
ドパミン　206, 221
　　作用　773
　　投与方法　773
　　副作用　774
　　臨床使用　773
ドブタミン　204, 208, 771
　　作用　772
　　投与方法　772
　　副作用　204, 773
　　臨床使用　772
トランスフェリン　359
トランスロケーション　50, 66, 218, 594, 701
トリアゾール系　758
　　投与方法　758
　　毒性　758
　　薬物相互作用　758
　　臨床適応　758
トリガー換気　411
　　患者——　462
　　患者トリガー　411
　　時間トリガー　411
トリプルルーメンカテーテル　8
ドリペネム　759, 760
トリヨードチロニン（T$_3$）　726
トルソー徴候　576
トルバプタン　546
トレンデレンブルグ位　28
トロンビン　84
トロンビン阻害薬
　　直接——　304
トロンボプラスチン　301
トロンボモジュリン　301

な

内因系経路　301
内因性 PEEP　387, 388, 398, 444
　　呼気終末閉塞法　445
　　短所　445
　　特徴　444
　　モニタリング　445
内因性抗酸化物質　357
内因性ヌクレオチド　240
内頸静脈カニュレーション，合併症　22
ナトリウム排出　196
ナトリウム排泄率　519
ナトリウム利尿ペプチド　196
ナロキソン　709, 710
　　呼吸抑制　796

ナロキソン（つづき）
　　知覚レベルの低下　795
　　投与方法　796
　　副作用　796
　　用量・用法　795

に

ニカルジピン　686
二次救命処置（ACLS）　269
　　アドレナリン　272
　　アミオダロン　273
　　――アルゴリズム　270
　　気管内投与　273
　　血管収縮薬　272
　　抗不整脈薬　273
　　除細動　269
　　心室細動　269
　　心静止/無脈性電気活動　270
　　蘇生薬　272
　　バソプレシン　273
　　マグネシウム　273
　　無脈性心室頻拍　269
　　リドカイン　273
二次性反応
　　酸塩基平衡障害　479
　　評価　482
二相式気道陽圧（BIPAP）　427
ニトログリセリン　203, 250
　　血管拡張作用　778
　　抗血小板作用　778
　　投与方法　779
　　副作用　779
　　臨床使用　778
ニトロプルシド　202, 263, 686
　　作用　780
　　シアン化物中毒　781
　　チオシアン酸塩中毒　782
　　投与方法　781
　　臨床使用　780
ニトロプルシド耐性　782
ニトロプルシドナトリウム　804
ニトロプルシド反応　496
乳酸　152
　　アシドーシス　490
　　虚血　154

　　酸化亢進　154
　　低酸素　154
　　適応燃料　154
　　バイオマーカー　489
乳酸アシドーシス　488
　　D-――　492
　　アルカリ療法　493
乳酸アルカローシス　492
乳酸クリアランス　152, 153, 166
乳酸シャトル　488
乳酸バクテリア　600
乳酸リンゲル液　171, 172, 181, 182
尿細管糸球体フィードバック　517
尿素排泄率（FE$_{urea}$）　520
尿中尿素窒素（UUN）　694
尿毒症性出血　313
尿崩症　538, 665
　　腎性――　538
　　中枢性――　538
尿路感染症
　　診断　617
　　治療　618
　　病因　615
　　病原体　616
　　予防　616
認識　653
認知症　653

ね

ネオマイシン　601
ネシリチド　203
ネズミチフス菌　68
熱関連疾患
　　横紋筋融解　625
　　温熱ストレス　623
　　症候　624
熱希釈曲線　118
熱希釈式心拍出量　117, 120
　　誤差の原因　118
　　三尖弁逆流　119
　　心内シャント　119
　　測定値の変動　118
　　熱希釈曲線　118
熱希釈法　117

熱射病　624
　　治療　625
熱喪失　623
熱疲労　624
ネブライザ
　　サルブタモールの分布　379
　　ジェット——　378
粘液水腫　730
粘液水腫性昏睡　730
燃焼反応　319
粘性抵抗　353

の

脳幹反射　279
脳虚血　234
脳虚血発作
　　一過性——　678
濃厚血小板
　　成分除去による——　309
　　複数の供血者からの——　308
濃厚血小板-LR　309
脳死　654, 663
　　下垂体不全　665
　　診断のチェックリスト　664
　　臓器提供　665
　　デスモプレシン　665
　　無呼吸テスト　663
　　ラザルス徴候　664
脳性ナトリウム利尿ペプチド（BNP）　197
　　偽性高値　198
　　上昇　198
脳卒中　678
　　画像診断　680
　　感覚運動機能障害　680
　　血圧コントロール　684
　　血栓溶解療法　683
　　高血圧　685
　　抗血栓療法　685
　　失語症　680
　　初期評価　679
　　神経学的異常　679
　　スケール　680
　　脳保護療法　685
　　発熱　686
　　分類　678

脳損傷　275
ノルアドレナリン　221, 593
　　作用　775
　　投与方法　776
　　副作用　776
　　臨床使用　775

は

ハーゲン-ポアズイユの式　5, 135, 168
肺圧損傷　440
肺炎に伴う胸水　458
　　胸腔穿刺　458
　　ドレナージ　458
バイオアベイラビリティ　84
バイオフィルム　41
肺ガス交換　319
　　血液ガスの変動性　325
　　死腔換気　319
　　測定　321
　　動脈血酸素分圧/吸入酸素濃度比　325
　　動脈血/肺胞気酸素分圧比　324
　　肺内シャント　320
　　肺内シャント率　322
　　肺胞気-動脈血酸素分圧較差（A-a P_{O_2}）　322
肺血管抵抗（PVR）　121, 134
肺血管抵抗係数（PVRI）　121
敗血症　217, 647
　　重症——　217
　　乳酸値　153
敗血症症候群　364
敗血症性静脈炎　49
敗血症性ショック　217, 726
　　血管収縮薬　221
　　血行動態の異常　218
　　血清乳酸値　220
　　抗菌薬治療　222
　　組織への酸素供給　219
　　中心静脈圧　221
　　治療　220
　　輸液蘇生　220
　　臨床的意義　219
敗血症性脳症　654
肺コンプライアンス　417
肺酸素中毒　359
　　F_{IO_2} の有毒閾値　360

肺酸素中毒（つづき）
　　抗酸化物質の補充　360
肺疾患，浸潤性——　401
肺塞栓症
　　CT血管造影　92
　　従来型の肺血管造影　93
　　静脈超音波検査　90
　　診断　88
　　放射性核種肺スキャン　93
肺損傷　401
　　圧損傷　403
　　浸潤性肺疾患　401
　　生物学的損傷　403
　　低容量換気　401
　　無気——　402
　　容量損傷　401
バイタルサイン　163
肺動脈カテーテル　13, 20, 112, 150
　　応用　122
　　血行動態パターン　122
　　血行動態パラメータ　119
　　組織の酸素化　123
　　特徴　112
　　バルーンによる浮遊　112
　　留置　113
肺動脈楔入圧（PAWP）　120, 126
肺内シャント　320
　　吸入酸素　321
　　シャント率　320, 322
　　静脈血混合　320
　　真のシャント　320
　　病態生理　320
肺胞換気　319
肺胞気-動脈血酸素分圧較差（A-a P_{O_2}）　322
　　吸入酸素の影響　323
　　年齢による影響　323
　　陽圧人工呼吸　324
肺胞破裂　440
肺胞マクロファージ　453
肺胞リクルートメント　416, 423
肺保護換気　368, 389, 401, 404, 419
　　プラトー圧　404
　　プロトコール　404
肺毛細管血流　319
拍動流　125
播種性血管内凝固（DIC）　302, 306, 641

バソプレシン　221, 270, 273
　　——拮抗薬　546
　　作用　777
　　投与方法　777
　　副作用　777
　　臨床使用　777
抜管後喘鳴　471
　　吸入アドレナリン　472
白血球除去血小板製剤　309
白血球除去赤血球液　291
白血球の窃盗　329
発熱　623, 635
　　悪性高熱症　638
　　医原性——　641
　　ガイドライン　636
　　解熱薬　648
　　原因　637
　　宿主防御機構　646
　　術後早期　638
　　静脈血栓塞栓症　639
　　神経学的障害　647
　　定義　636
　　内分泌異常　641
　　脳卒中　686
　　非感染性原因　637
　　頻脈　647
　　無石胆嚢炎　640
　　薬物性高体温症候群　640
　　薬物熱　640
　　輸血　639
　　冷却用ブランケット　648
バプタン系薬物　547
パミドロネート　579
針刺し事故　55
　　安全器具　55
　　片手リキャップ法　56
　　すくい上げ法　56
針刺し曝露　57
バルーンによる浮遊　112
パルスオキシメトリ　150, 329, 334
　　酸素飽和度（SpO_2）　338
　　色素　337
　　弾性ヘッドバンド　337
　　低血圧　336
　　透過型オキシメトリ　337
　　動脈血酸素含量　338

索引

パルスオキシメトリ（つづき）
  反射型オキシメトリ　337
  貧血　336
ハルトマン，アレクシス　182
ハルトマン液　183
バルプロ酸　670, 671
パルメニデス　635
ハロペリドール　627, 749
  副作用　749
  用量　749
バンコマイシン　46, 645
  抗菌スペクトル　765
  ──耐性腸球菌　46
  代替薬　768
  適応　766
  投与量　766, 767
  毒性　766
反射型オキシメトリ　337
反射波　107
半消化態栄養剤　703
ハンター，ジョン　214
半定量培養　44
バンドル　220

ひ

非 ST 上昇型心筋梗塞（NSTEMI）　248
非オピオイド鎮痛薬　740
  静脈内投与法　741
  神経因性疼痛　742
皮下気腫　403, 441
非観血的測定法　103
  誤ったカフの使用　105
  オシロメトリック法　103, 106
  カフのサイズ　105
  空気袋の大きさ　104
  血圧計を用いた血圧測定　103
  精度　106
  聴診法　105
非感染性合併症，中心静脈カテーテルの──　36
非吸収性抗菌薬　76, 77, 601
非痙攣性のてんかん重積発作　279
非ケトン性高血糖（NKH）　539
  インスリン療法　540
  輸液療法　540
非再呼吸式マスク　352

微小血管症性溶血性貧血　306
非侵襲的換気（NIV）　389, 426
  患者選択　428
  モード　422, 426
  有害作用　431
  有効性　429
非侵襲的陽圧換気（NPPV）　426
ヒスタミン H_2 受容体拮抗薬　70
非ステロイド性抗炎症薬（NSAID）　648
ビスホスホネート製剤　578, 579
非代償性出血　162
非代償性心不全　195, 259
非脱分極性筋弛緩薬　675
ビタミン　715
  ──必要量　695
ビタミン C　359
ビタミン E　359
  ──欠乏症　696
非タンパク質カロリー　692
ピックウィック症候群　326
必須微量元素　697
  1 日の必要量　697
  鉄と酸化傷害　697
非定型肺結核　63
ヒト免疫不全ウイルス（HIV）　57
  粘膜への曝露　58
  曝露後の管理　58
  曝露後のフォローアップ　59
  曝露後の薬物投与法　59
  曝露後ホットライン　59
  針刺し曝露　57
  平均リスク　58
ヒドロキシエチルデンプン（HES）　189, 520
  高アミラーゼ血症　190
  止血能の変化　190
  腎毒性　190
  テトラスターチ　189
  分子量　189
  ヘタスターチ　189
  ペンタスターチ　189
  モル置換度　189
  容量効果　189
ヒドロキシルラジカル　215
ヒドロキソコバラミン　805
ヒドロコルチゾン　222
ヒドロモルホン　739

ビバリルジン　257
ピペラシリン/タゾバクタム　645, 765
飛沫伝播　62
肥満低換気症候群　330
　　　非侵襲的換気　429
非溶血性発熱反応
　　　血小板輸血の副作用　311
　　　赤血球輸血の副作用　294
病原体の伝播リスク　55
病的肥満　326
氷点降下法　533
びらん　69
ピリドスチグミン　673
微量元素　716
ピルビン酸　220
ピルビン酸脱水素酵素　153
貧血
　　　vs. 低酸素血症　143
　　　炎症性──　287
　　　心拍出量への影響　287
　　　全身酸素化への影響　287
　　　定義　285
　　　パルスオキシメトリ　336
　　　頻回の採血による──　287
　　　慢性疾患に伴う──　287
頻呼吸, 補助調節換気　413
頻拍　231
　　　QRS 幅の狭い──　231, 240
　　　QRS 幅の広い──　231, 233
　　　上室性──　242
　　　心室より上の部位に起源を有する──　231
　　　心房細動　232
　　　多源性心房──　232, 238
　　　治療抵抗性　241
　　　洞性──　240
　　　評価　231
　　　房室結節リエントリー性──　231
　　　発作性上室性──　239
　　　リエントリー性──　239
頻脈　231
頻脈性不整脈　231

ふ

ファモチジン　70
不安　653

不安定狭心症（UA）　248
フィックの式　146
フィック法 vs. 全身の酸素摂取量　147
フィブリノゲン　258
フィブリン D ダイマー　89
フィブリン−血小板血栓　301
フィブリンモノマー　89
フェイスマスク　351, 426
フェニトイン　670, 671
フェニレフリン　593
　　　作用　776
　　　投与方法　776
　　　副作用　776
　　　臨床使用　776
フェンタニル　277, 738
フェントラミン　774
フォリン酸　809
フォルスマン, ヴェルナー　3
フォン・ヴィルブランド因子　190
フォンダパリヌクス　258
付加 PEEP　398
腹臥位療法, 難治性低酸素血症　374
腹腔灌流圧（APP）　524
腹腔内圧（IAP）　523
腹腔内膿瘍
　　　CT 像　612
　　　治療　613
　　　臨床像　611
副腎機能不全, 原発性──　542
副腎クリーゼ　641
副腎不全　723
　　　迅速 ACTH 負荷試験　725
　　　診断　725
　　　徴候　725
　　　治療　726
　　　メカニズム　724
副鼻腔炎　642
　　　経鼻チューブ　644
　　　細菌学　642
　　　診断　643
　　　治療　643
腹部コンパートメント症候群（ACS）　523, 594
　　　管理　525
　　　腎機能不全　524
　　　定義　523
　　　腹腔内圧の測定　525

索引

腹膜炎　610
　　治療　610
　　臨床像　610
浮腫性膵炎　589
　　造影 CT 像　591
太い静脈　15
ブドウ球菌　643
ブドウ糖液　713
部分再呼吸式マスク　352
プラーク　248
プラトー圧　396, 419
フランク，オットー　126
フランク-スターリングの関係　126
フリーラジカル　216, 357
フルオロキノロン系　763
　　投与量　763
　　毒性　764
　　薬物相互作用　764
フルコナゾール　619, 645, 758
フルシトシン　619
フルフェナジン　627
フルマゼニル　792
プレッシャーサポート換気（PSV）　414, 428
　　圧と流量の変化　414
　　自発呼吸の試行　465
プレドニゾン　673
フロセミド　206, 207, 578, 579, 597
　　血管収縮反応　204
　　持続投与　208
プロテアーゼ阻害薬　59
プロトロンビン複合体製剤（PCC）　313
プロトンポンプ阻害薬（PPI）　71
プロピルチオウラシル（PTU）　729
プロピレングリコール　492
　　──中毒　659, 746
プロプラノロール　729
プロポフォール　277, 670, 693, 746
　　作用と使用方法　746
　　製剤と投与量　747
　　副作用　747
プロポフォール注入症候群　748
ブロモクリプチン　628
分光光度法　333
分時換気量（VE）　147
分離定量血液培養　44
噴流混合　354

分裂赤血球　307

へ

平均気道内圧　399
平均血圧　106
平均赤血球容積　286
平均動脈圧（MAP）　108
　　循環ショック　109
　　平均血圧の決定因子　108
平均リスク
　　針刺し事故による──　60, 61
　　陽性血の粘膜曝露による──　58
閉鎖圧　415
$β_2$ 刺激薬　381
$β$-OHB アシドーシス　496
$β$ 遮断薬　234, 251, 263, 729
　　エスモロール　235
　　過量服用　792
　　禁忌　251
　　神経毒性　793
　　毒性徴候　792
　　膜安定化作用　793
　　メトプロロール　235
$β$-ヒドロキシ酪酸テスト　496
壁内外圧差　130
ヘタスターチ　189
ペチジン　739
ペニシリン系　764
ヘパリン　257, 685
　　血小板減少症の原因　302
　　低分子──　85, 95, 257, 304
　　未分画──　84, 93, 257, 304
ヘパリン起因性血小板減少症（HIT）　84, 94, 303
ヘパリン抗凝固の拮抗　94
ヘパリン持続注入　96
ヘパリン添加生理食塩液　35
ヘパリンロック　35
ヘマトクリット値　136, 164, 286
　　許容できる最低値　288
　　血漿量の影響　285
　　体位による変化　285
ヘモグロビン　140, 333
　　一酸化炭素──　801, 803
　　吸収スペクトル　334
　　酸素化　140

ヘモグロビン（つづき）
　　——に結合している酸素　142
　　％飽和度　141
　　光吸収　333
ヘモグロビン濃度　286
　　許容できる最低値　288
　　血漿量の影響　285
　　赤血球輸血の開始基準　289
ベラパミル　239, 241
ペルオキシナイトライト　801
ベルリン基準　365
変弛緩作用　204
ベンゾジアゼピン系　743
　　過量服用　791, 792
　　健忘効果　745
　　せん妄　745
　　代謝　744
　　鎮静の遷延　745
　　投与量と鎮静効果　744
　　プロピレングリコール中毒　746
　　離脱症候群　746
ペンタスターチ　189
ベンチマスク　354
ベンチュリーマスク　354
ペントバルビタール　670
ペンドリン　504

ほ

房室解離　208, 242
房室結節リエントリー性頻拍（AVNRT）　231, 240
放射性核種肺スキャン　93
防塵マスク　63
ボーア，クリスチャン　321
ボーア効果　142
ボーアの方程式　321
保護剤　72
保護マスク　63
補充輸液　171, 187
補助調節換気（ACV）　411
　　気道内圧パターン　412
　　吸気流量　412
　　呼吸サイクル　412
　　初期設定　418
　　トリガー換気　411
　　頻呼吸　413

ホスフェニトイン　670, 671
ホスホジエステラーゼ阻害薬　204, 795
補正体重　94
細い静脈　15
発作性上室性頻拍（PSVT）　239
　　アデノシン　240
　　機序　239
　　治療抵抗性の頻拍　241
　　房室結節リエントリー性頻拍　240
　　迷走神経刺激　240
ホメピゾール　808
　　投与法　808
ボリコナゾール　758

ま

マグネシウム　273, 277
　　体内分布　563
マグネシウム製剤　568
マグネシウム負荷試験　569
マスク
　　ベンチ——　354
　　ベンチュリー——　354
末梢血管カテーテル　7
末梢血流　135
　　血液粘稠度　136
　　定常流量に対する抵抗　135
末梢静脈栄養（PPN）　721
末梢静脈カテーテル　168
末梢穿刺中心静脈カテーテル（PICC）　4, 11, 26, 37, 130
　　主な特徴　11
　　合併症　27
麻薬　737
麻薬性昏迷　737
マルチルーメンカテーテル　8
マルファン症候群　261
慢性呼吸性アルカローシス　483
慢性呼吸性酸塩基平衡障害　481
慢性疾患に伴う貧血　287
慢性閉塞性肺疾患（COPD）　385
　　気管支拡張薬　385
　　急性増悪　429
　　抗菌薬　386
　　コルチコステロイド　386
　　酸素療法　387

慢性閉塞性肺疾患（COPD）（つづき）
  人工呼吸　387
  薬物投与計画　386

み

ミオクローヌス　669
ミオクローヌス様痙攣　279
ミオグロビン　155
ミオグロビン尿性腎不全　522, 625
  管理　523
  尿中ミオグロビン　523
ミカファンギン　759
ミダゾラム　277, 670, 671, 744
ミトコンドリア，酸素消費　155
未分画ヘパリン（UFH）　84, 93, 257, 304
  拮抗　94
  血小板減少症のリスク　304
  低用量——　85
  特性　84
  肥満患者への投与法　94
ミルリノン　204

む

無気肺　638
無気肺損傷　369, 402, 415, 422
無症候性カンジダ尿症　618
無症候性細菌尿　617
無石胆嚢炎　640, 720
  診断　605
  治療　605
  病因　604
  臨床像　604
無脈性心室頻拍　269
無脈性電気活動（PEA）　269, 270

め

迷走神経刺激　240
メタノール
  ——中毒の治療　809
  臨床徴候　809
メチシリン耐性黄色ブドウ球菌（MRSA）　49
メチマゾール　729
メトクロプラミド　709, 710
メトプロロール　235, 239, 729
メトホルミン　491
メトラゾン　208
メロペネム　645, 759, 760
免疫栄養剤　704
免疫グロブリン E（IgE）　223

も

毛細管再充満　162
網赤血球数　286
木精　809
目標体温管理（TTM）　276
  効果　276
  方法　277
モル置換度　189
モルヒネ　251, 738

や

薬物性高体温　625
薬物性高体温症候群　640
薬物性呼吸抑制　326, 330
薬物的カルディオバージョン　237
薬物熱　640

ゆ

有効血漿浸透圧　533
有効浸透圧活性　531
輸液　168
  イントロデューサカテーテル　168
  赤血球液　169
  ——速度　168
  中心静脈カテーテル　168
  末梢静脈カテーテル　168
輸液蘇生法　593
輸液の分布　171
輸液反応性　166
輸血関連急性肺傷害（TRALI）　295, 311, 314
輸血関連死　295

よ

陽圧呼吸　210
溶解度係数　142

ヨウ素剤　729
溶存酸素　142
容量損傷　368, 401, 416, 422
容量負荷試験　167
容量モル濃度　532
予測体重（PBW）　369, 401, 419

ら

ラヴォアジエ，アントワーヌ　319
ラクツロース　600
ラザルス徴候　665
ラニチジン　70, 73, 224
ラプラス，ピエール＝シモン　132
ラプラスの法則　132
ラベタロール　263, 686
卵円孔開存　127
ランドマーク法　21, 23, 26
　　後方アプローチ　22
　　鎖骨下アプローチ　24
　　鎖骨上アプローチ　24
　　前方アプローチ　21

り

リエントリー　239
リエントリー性頻拍　239
リザーバーバッグ付きマスク　351
リスター，ジョセフ　67
理想体重（IBW）　94
離脱症候群
　　ベンゾジアゼピン系　746
リッチモンド興奮-鎮静スケール（RASS）　743
リドカイン　273
利尿薬　203, 206
　　塩素排泄性——　508
　　カリウム保持性——　551
　　抵抗性　207
リネゾリド　491, 768
リノール酸　693
リパーゼ　590
　　血清——　591

リファキシミン　601
硫酸マグネシウム　245
量制御　409
量制御換気（VCV）　395, 396, 409
　　初期設定　418
緑膿菌　75
リンガー，シドニー　182
リンゲル液　182
　　欠点　183
　　考慮すべきこと　183
　　酢酸——　183
　　乳酸——　182
　　利点　183
輪状甲状間膜切開術　437

れ

レスキューモード，換気　422
レテプラーゼ　254
レニン-アンギオテンシン-アルドステロン系　196
　　——活性　162
レバルブテロール　382, 386
レピルジン　305
レベチラセタム　670, 671
レボシメンダン　204, 208
レボチロキシン　731
レミフェンタニル　739
連鎖反応　216

ろ

ロイコボリン　809
ロールプレート培養　44
濾過勾配（FG）　525
ロクロニウム　675
ロラゼパム　670, 671, 744

わ

ワクチン接種　60
ワルファリン　96

索引

数字・欧文

0.9% NaCl 溶液　179
1 回換気量，初期設定　419
1 回拍出係数（SI）　121
1 秒量　377
5%ブドウ糖液　185
　　5%ブドウ糖加生理食塩液　185
　　高血糖　186
　　主要な効果　185
　　タンパク質異化抑制効果　185
　　乳酸産生の増加　185
　　容量効果　185

A

a/A Po$_2$（動脈血/肺胞気酸素分圧比）　324
abdominal compartment syndrome（ACS）　523, 594
abdominal perfusion pressure（APP）　524
acalculous cholecystitis　604, 640, 720
ACLS（二次救命処置）　269
ACS（急性冠症候群）　248
ACS（腹部コンパートメント症候群）　523, 594
acute coronary syndrome（ACS）　248
acute interstitial nephritis（AIN）　517, 522
acute kidney injury（AKI）　515
Acute Kidney Injury Network（AKIN）　516
acute lung injury（ALI）　365
acute respiratory distress syndrome（ARDS）　116, 175, 217, 363, 422
acute tubular necrosis（ATN）　517
ACV（補助調節換気）　411
ADH（抗利尿ホルモン）　538, 777
ADH 分泌異常症候群（SIADH）　544
adrenal crisis　641
adrenal insufficiency　723
advanced cardiovascular life support（ACLS）　269
afterdrop　632
afterload　132
AIN（急性間質性腎炎）　517, 522
airway pressure release ventilation（APRV）　424
AKA（アルコール性ケトアシドーシス）　499

AKI（急性腎傷害）　515
AKIN 基準　516
alcoholic ketoacidosis（AKA）　499
ALI（急性肺傷害）　365
alveolar recruitment　416
anaphylactic shock　223
anaphylactoid reaction　223
anion gap　484
antidiuretic hormone（ADH）　538, 777
antioxidant　357
apathetic thyrotoxicosis　728
aphasia　680
APP（腹腔灌流圧）　524
APRV（気道圧開放換気）　424
ARDS（急性呼吸促迫症候群）　116, 175, 217, 363, 422
arousal　653
assist-control ventilation（ACV）　411
asymptomatic bacteriuria　617
atelectasis　638
atelectrauma　369, 403, 415, 422
ATN（急性尿細管壊死）　517
ATP（アデノシン三リン酸）産生　155
attentiveness　653
automatism　668
auto-PEEP　387, 398, 444
AV dissociation　242
AV nodal re-entrant tachycardia（AVNRT）　240
AVNRT（房室結節リエントリー性頻拍）　240
awareness　653

B

B 型肝炎ウイルス　60
　　HBe 抗原　60
　　HBs 抗原　60
　　抗 HBs ヒト免疫グロブリン　61
　　曝露後の管理　60
　　平均リスク　60
　　ワクチン接種　60
BAL（気管支肺胞洗浄）　455
balloon flotation　112
barotrauma　368, 403
basic life support（BLS）　266
Behavioral Pain Scale（BPS）　736
Berlin Criteria　365

best PEEP　418
bilevel positive airway pressure　427
bioavailability　84
biotrauma　368, 403
BIPAP（二相式気道陽圧）　427
BiPAP（双圧式気道陽圧）　427
biphasic positive airway pressure（BIPAP）　427
BLS（一次救命処置）　266
BNP（脳性ナトリウム利尿ペプチド）　197
body surface area（BSA）　119
BPS（行動的痛みの評価スケール）　736
brain death　654
brain-type（B-type）natriuretic peptide（BNP）　197
bronchoalveolar lavage（BAL）　455
BSA（体表面積）　119

C

C型肝炎　61
　──ウイルス（HCV）　61
CaO_2　121
cardiac index（CI）　120
cardiac output（CO）　120
cardiopulmonary resuscitation（CPR）　266
Cather-Associated Bloodstream Infection（CABI）　42
Catheter-Related Bloodstream Infection（CRBI）　42
　──の診断基準　43
cautopyreiophagia　556
CAVH（持続的動静脈血液濾過）　527
CDI（*Clostridium difficile* 感染症）　607
C. difficile 腸炎　71, 73
central pontine myelinolysis　545
central venous pressure（CVP）　120
cerebral salt wasting　542
chain reaction　216
chloride-resistant metabolic alkalosis　508
chloride-responsive metabolic alkalosis　508
chronic obstructive pulmonary disease（COPD）　385
CI（心係数）　120
CIM（重症疾患筋障害）　674
CIP（重症疾患多発神経障害）　469, 674
closing pressure　415

Clostridium（*C.*）*difficile*　607
Clostridium difficile 感染症（CDI）　607, 644
　　抗菌薬治療　608, 609
　　大腸内視鏡検査　608
　　微生物治療　610
　　プロバイオティクス　610
　　便移植　610
CO（心拍出量）　120
CO_2 排泄能障害　330
cold diuresis　632
colloid　178
colloid osmotic pressure（COP）　186, 536
coma　654, 659
comedy of errors　163
conspiracy of silence　665
consumptive coagulopathy　306
contact activation pathway　301
continuous arteriovenous hemofiltration（CAVH）　527
continuous positive airway pressure（CPAP）　424, 468
continuous venovenous hemofiltration（CVVH）　527
cooperative sedation　748
COP（膠質浸透圧）　186, 536
COPD（慢性閉塞性肺疾患）　385
coronary steal syndrome　203
countercurrent exchange　527
CPAP（持続気道陽圧）　424, 426, 468
CPR（心肺蘇生法）　266
cricothyroidotomy　437
critical illness myopathy（CIM）　674
critical illness polyneuropathy（CIP）　469, 674
cryoprecipitate　313
crystalloid　178
CT血管造影　92
　　検査の精度　92
CVP（中心静脈圧）　120, 126
CVVH（持続的静静脈血液濾過）　527
cytopathic hypoxia　219, 489
CytOx（シトクロムオキシダーゼ）　155

D

Dダイマー　38
　──検査　89

索引

D–乳酸アシドーシス　492
damage control resuscitation　173
DDAVP（デスモプレシン）　313
dead space ventilation　319
decerebrate posturing　660
decorticate posturing　660
deep vein thrombosis（DVT）　37
defibrillation　245, 269
delirium　653
delirium tremens（DT）　657
dementia　653
diabetes insipidus　538, 665
diabetic ketoacidosis（DKA）　486, 497
diapedesis　363
diastolic heart failure　129, 198
DIC（播種性血管内凝固）　302, 306, 641
digitalis toxicity　555
Dirac 方程式　528
disseminated intravascular coagulation（DIC）　302, 306, 641
distensibility　399
diuretic braking　207
DKA（糖尿病性ケトアシドーシス）　486, 497
D_{O_2}（酸素供給量）　121, 144, 146, 287, 418
D_{O_2}/V_{O_2}（酸素供給量/酸素摂取量）不均等　327
drug fever　640
drug-induced hyperthermia syndrome　640
DT（振戦せん妄）　657
DVT（深部静脈血栓症）　37
dynamic hyperinflation　268, 387
dysoxia　144, 166

E

ECMO（体外式膜型人工肺）　374
edematous pancreatitis　589
EDP（拡張終期圧）　125, 128, 199
EDV（拡張終期容積）　125, 128, 199
EF（駆出率）　129, 200
effective osmotic activity　531
ejection fraction（EF）　129, 200
electrical cardioversion　243
elemental formula　703
embolic stroke　678
end-diastolic pressure（EDP）　125, 128
end-diastolic volume（EDV）　125, 128

EPAP（呼気気道陽圧）　427
epilepsia partialis continua　669
Escherichia coli　596
evaporative cooling　625
expiratory positive airway pressure（EPAP）　427
expressive aphasia　680
extracorporeal membrane oxygenation（ECMO）　374

F

F_{EO_2}（呼気酸素濃度）　147
FE_{urea}（尿素排泄率）　520
FEV_1　377
FFP（新鮮凍結血漿）　173, 311
FG（濾過勾配）　525
filtration gradient（FG）　525
F_{IO_2}（吸気酸素濃度）　147
flash pulmonary edema　206
free water deficit　536
freezing point depression method　533
fresh frozen plasma（FFP）　173, 311

G

GCS（グラスゴー昏睡スコア）　662
generalized status epilepticus（GSE）　669
GFR（糸球体濾過量）　517
Glasgow Coma Score（GCS）　662
global aphasia　680
glomerular filtration rate（GFR）　517
ground-glass appearance　366
GS（重症筋無力症）　672
GSE（全般てんかん重積状態）　669
Guillain-Barré 症候群　673

H

Hartmann's solution　183
HBe 抗原　60
HbO_2（酸素ヘモグロビン）　142, 155
HBs 抗原　60
HBs 抗体　60
HBV（B 型肝炎ウイルス）　60
HCV（C 型肝炎ウイルス）　61
heat exhaustion　624

heat stroke　624
HELLP 症候群　302, 308
hemodiafiltration　528
hemorrhagic shock　162
hemorrhagic stroke　678
hemostatic resuscitation　312
heparin-induced thrombocytopenia（HIT）　84, 303
hepatitis B virus（HBV）　60
hepatitis C virus（HCV）　61
hepatorenal syndrome（HRS）　598
HES（ヒドロキシエチルデンプン）　189, 520
hetastarch　189
HFOV（高頻度振動換気）　373, 423
high frequency oscillatory ventilation（HFOV）　373, 423
HIT（ヘパリン起因性血小板減少症）　84, 94, 303
HIV（ヒト免疫不全ウイルス）　57
HRS（肝腎症候群）　598
human immunodeficiency virus（HIV）　57
hydroxyethyl starch（HES）　189
hypercalcemic crisis　578
hyperchloremic acidosis　181
hyperdynamic shock　218
hypernociception　736
hypersensitivity reaction　223
hypochlorite　357
hypothermia　631
hypothyroidism　730
hypoxia　144

I

IABP（大動脈内バルーンパンピング）　206, 209, 210, 260
IAH（高腹腔内圧）　523
IAP（腹腔内圧）　523
IBW（理想体重）　94
ideal body weight（IBW）　94
idiogenic osmole　537
I：E 比，初期設定　419
IgE（免疫グロブリン E）　223
immunonutrition　704
impedance　134
IMV（間欠的強制換気）　413
indirect calorimetry　691

inertial impaction　379
inflammatory shock　214
inodilator　204, 771
inspiratory positive airway pressure（IPAP）　427
intermittent mandatory ventilation（IMV）　413
intermittent pneumatic compression（IPC）　88
intraabdominal hypertension（IAH）　523
intraabdominal pressure（IAP）　523
intrapulmonary shunt　320
intravascular pressure　130
IPAP（吸気気道陽圧）　427
IPC（間欠的空気圧迫法）　88
iron lung　395
ischemic stroke　234, 678
isotonic　531
IVC フィルター　97

J・L

jet mixing　354

lactate　152
lactate shuttle　488
lactic alkalosis　492
lactic acid　152
Lazarus 徴候　665
LDUH（低用量未分画ヘパリン）　85
lead-pipe rigidity　627
left-ventricular end-diastolic pressure（LVEDP）　120, 126
Leuconostoc　190
leukocyte larceny　329
linoleic acid　693
LMWH（低分子ヘパリン）　85, 95, 257, 304
locked-in state　653
lone atrial fibrillation　233
low-dose unfractionated heparin（LDUH）　85
low-molecular-weight heparin（LMWH）　85, 95, 257, 304
lung protective ventilation　368, 404
lusitropic action　204
LVEDP（左室拡張終期圧）　120, 126

M

malignant hyperthermia（MH）　626, 638

malignant inflammation　214
MAP（平均動脈圧）　108
massive blood loss　163
MAT（多源性心房頻拍）　232, 238
maximum-amplitude algorithm　106
maximum inspiratory pressure（PI$_{max}$）　326, 469
MDCT（多列検出器型 CT）　92
MDI（定量噴霧式吸入器）　379
mean arterial pressure（MAP）　108
metabolic acidosis　181, 478
metabolic alkalosis　478
metered-dose inhaler（MDI）　379
MH（悪性高熱症）　626, 638
microangiopathic hemolytic anemia　306
miscuffing　105
MODS（多臓器機能障害症候群）　217
MOF（多臓器不全）　66, 162, 217, 372
molar substitution ratio　189
MRSA（メチシリン耐性黄色ブドウ球菌）　49
multifocal atrial tachycardia（MAT）　238
multiorgan dysfunction syndrome（MODS）　217
multiorgan failure（MOF）　217
myasthenia gravis（MG）　672
myasthenic crisis　672
myocardial stunning　275
myoclonus　669
myopathy　469
myxedema　730
myxedema coma　730

N

N-アセチルシステイン　358, 439, 522
　　アセトアミノフェン　789, 791
　　粘液溶解療法　440
NaCl（塩化ナトリウム）　179
narcotic　737
narcotize　737
narrow-QRS-complex tachycardia　231
natriuretic peptide　196
near infrared spectroscopy（NIRS）　155
necrosectomy　594
necrotizing pancreatitis　589
neuroleptic malignant syndrome（NMS）　627
neurotoxicity　739
NIRS（近赤外線分光法）　155

nitroprusside tachyphylaxis　782
NIV（非侵襲的換気）　389, 426
NKH（非ケトン性高血糖）　539
NMS（悪性症候群）　627
noninvasive positive pressure ventilation（NPPV）　426
noninvasive ventilation（NIV）　389, 426
non-ketotic hyperglycemia（NKH）　539
nonrebreather system　352
non-ST-segment elevation myocardial infarction（NSTEMI）　248
normal saline　179
NPPV（非侵襲的陽圧換気）　426
NRS（数値的評価スケール）　736
NSAID（非ステロイド性抗炎症薬）　648
NSTEMI（非 ST 上昇型心筋梗塞）　248
Numerical Ranking Scale（NRS）　736

O

O$_2$ER（酸素摂取率）　122, 148
oculocephalic reflex　661
oculovestibular reflex　662
Ohm の法則　108
ω-3 系脂肪酸　704
open lung　422
opiate　737
opioid　737
Osborn wave　632
osmolal gap　534
osmolality　532
osmolarity　532
osmotic activity　531
osmotic pressure　531
oxidant　216, 355
oxidant cell injury　216
oxidant stress　216
oximetry　333
oxygen consumption　146
oxygen debt　148
oxygen delivery（DO$_2$）　121, 144, 146, 287, 418
oxygen extraction ratio（O$_2$ER）　122, 148
oxygen uptake（VO$_2$）　122, 144
oxyhemoglobin dissociation curve　141

P

packed RBC　291
packed red blood cell　169
PaO_2（動脈血酸素分圧）　141
PaO_2/FiO_2（動脈血酸素分圧/吸入酸素濃度比）　325
parapneumonic effusion　458
paroxysmal supraventricular tachycardia（PSVT）　239
partial complex seizure　668
partial rebreather　352
patient-controlled analgesia（PCA）　739
PAWP（肺動脈楔入圧）　120, 126
PBW（予測体重）　369, 401
PCA（患者自己調節鎮痛法）　739
PCC（プロトロンビン複合体製剤）　313
PCI（経皮的冠動脈インターベンション）　252, 254, 255
PCV（圧制御換気）　395, 397, 410
PE（急性肺塞栓症）　89
PEA（無脈性電気活動）　269, 270
peak airway pressure　396
peak expiratory flow rate（PEFR）　377
PEEP（呼気終末陽圧）　131, 415
　　auto-——　387, 398, 444
　　外因性——　446
　　潜在——　398
　　内因性——　387, 388, 398, 444
　　付加——　398
PEFR（最大呼気流量）　377
pendrin　504
pentastarch　189
percutaneous coronary intervention（PCI）　252, 254, 255
percutaneous dilatational tracheostomy　436
pericardial constraint　200
peripherally inserted central catheter（PICC）　4, 11, 26, 37, 130
peripheral parenteral nutrition（PPN）　721
permissive hypercapnia　370, 404
pH　477
PICC（末梢穿刺中心静脈カテーテル）　4, 11, 26, 37, 130
PI_{max}（最大吸気圧）　326, 469
plateau pressure　396

platelet plug　301
pneumomediastinum　403
pneumoperitoneum　403
pneumothorax　403
polymeric formula　703
positive end-expiratory pressure（PEEP）　131, 415
post-cardiac arrest syndrome　275
PPI（プロトンポンプ阻害薬）　71
PPN（末梢静脈栄養）　721
PRCV（圧調節型の量制御換気）　411
predicted body weight（PBW）　369, 401
preload　125
pressure control ventilation（PCV）　395, 397, 410
pressure regulated, volume control ventilation（PRVC）　411
pressure support ventilation（PSV）　414, 428
protected specimen brush（PSB）　457
protein-sparing effect　185
prothrombin complex concentrates（PCC）　313
proton pump inhibitor（PPI）　71
proximal airway pressure　395
PSB（検体保護ブラシ）　457
pseudohyperkalemia　554
pseudohyponatremia　541
pseudothrombocytopenia　302
PSV（プレッシャーサポート換気）　414, 428
PSVT（発作性上室性頻拍）　239
pulmonary artery wedge pressure（PAWP）　120
pulmonary barotrauma　440
pulmonary embolism（PE）　89
pulmonary resistance index（PVR）　121
pulmonary vascular resistance（PVR）　134
pulseless electrical activity（PEA）　269, 270
pulse oximetry　334
pulsus paradoxus　133
purpura fulminans　307
PVR（肺血管抵抗）　121, 134
PVRI（肺血管抵抗係数）　121

Q

QRS幅の狭い頻拍　231, 240
QRS幅の広い頻拍　231, 233

R

rancidity 359
RASS（リッチモンド興奮–鎮静スケール） 743
reactive central nervous system magnesium deficiency 567
receptive aphasia 680
red cell mass 285
red man syndrome 766
REE（基礎代謝量） 691
reflectance oximetry 337
renal replacement therapy（RRT） 525
reperfusion injury 175, 275
resistance 134
respiratory acidosis 478
respiratory alkalosis 478
respiratory burst 215, 357
responsiveness 653
resting energy expenditure（REE） 691
reverse pulsus paradoxus 133
rewarming shock 633
rhabdomyolysis 625
Richmond Agitation-Sedation Scale（RASS） 743
RIFLE 基準 515
right-ventricular end-diastolic pressure（RVEDP） 120
Ringer's acetate 183
Ringer's injection 182
Ringer's lactate 183
RRT（腎代替療法） 525
RVEDP（右室拡張終期圧） 120, 126

S

SaO_2（動脈血酸素飽和度） 141
SBP（特発性細菌性腹膜炎） 596
schistocyte 307
$ScvO_2$（中心静脈血酸素飽和度） 151
SDD（選択的消化管除菌） 77
selective digestive decontamination（SDD） 77
selective oral decontamination（SOD） 76
selective serotonin reuptake inhibitor（SSRI） 629
semi-elemental formula 703
sepsis 217
septic encephalopathy 654
septic shock 217
serotonin syndrome（SS） 629
severe sepsis 217
shear thinning 136
shunt fraction 320
SI（1 回拍出係数） 121
SIADH（ADH 分泌異常症候群） 544
SID（強イオン差） 181, 490
SIMV（同期式間欠的強制換気） 413
SIRS（全身性炎症反応症候群） 216, 217, 275, 638
SOD（選択的口腔除菌） 76
solubility coefficient 142
solvent drag 527
spectrophotometry 333
spontaneous bacterial peritonitis（SBP） 596
SS（セロトニン症候群） 629
SSI（手術部位感染） 642
SSRI（選択的セロトニン再取り込み阻害薬） 629
ST 上昇型心筋梗塞（STEMI） 248, 256
startle myoclonus 669
status epilepticus 669
STEMI（ST 上昇型心筋梗塞） 248, 256
StO_2（組織酸素飽和度） 155
stress hyperlactatemia 491
stress ulcer 69
stridor 471
stroke index（SI） 121
strong ion difference（SID） 181, 490
ST-segment elevation myocardial infarction（STEMI） 248, 256
stunning 206
subcutaneous emphysema 403
subtle status epilepticus 669
superaspirin 258
suppurative thrombophlebitis 48
surgical site infection（SSI） 642
Surviving Sepsis Campaign 220
suspension 186
$S\bar{v}O_2$（混合静脈血酸素飽和度） 150, 339
SVR（体血管抵抗） 121, 134
SVRI（体血管抵抗係数） 121
synchronized intermittent mandatory ventilation（SIMV） 413
syndrome of inappropriate（SIADH） 544
systemic inflammatory response 364

systemic inflammatory response syndrome（SIRS） 216, 217, 275, 638
systemic oxygenation 140
systemic vascular resistance（SVR） 121, 134
systolic heart failure 129, 198

T

Tピース回路 465
T_3（トリヨードチロニン） 726
T_4（チロキシン） 726
tachyarrhythmia 231
tachycardia 231
tachyphylaxis 203
targeted temperature management（TTM） 276
TED（血栓塞栓予防用）ストッキング 88
tetrastarch 189
thermodilution 117
thiosulfate depletion 782
thoracic compliance 399
thrombocytopenia 302
thromboembolism-deterrent（TED）stocking 88
thrombolytic therapy 252
thrombotic microangiopathy 302, 306
thrombotic stroke 678
thrombotic thrombocytopenic purpura（TTP） 302, 307
thrombus 301
thyroid-stimulating hormone（TSH） 727
thyrotoxicosis 728
TIA（一過性脳虚血発作） 678
TIPS（経頸静脈的肝内門脈体循環シャント術） 598
tissue factor 306
tissue factor pathway 301
tissue O_2 saturation（StO_2） 155
tonicity 531
torsade de pointes（TdP） 237, 243
　　QT間隔の測定 245
　　素因 244
　　治療 245
　　マグネシウム欠乏 567
total parenteral nutrition（TPN） 713
TPN（完全静脈栄養） 713
TRALI（輸血関連急性肺傷害） 295, 311, 314
transcapillary refill 162
transfusion-related acute lung injury（TRALI） 295, 311, 314
transient ischemic attack（TIA） 678
transjugular intrahepatic portosystemic stent-shunt（TIPS） 598
transmission oximetry 337
transmural pressure 130
transsulfuration 反応 804
true shunt 320
TSH（甲状腺刺激ホルモン） 727
TTM（目標体温管理） 276
TTP（血栓性血小板減少性紫斑病） 302, 307
tubuloglomerular feedback 517

U

UA（不安定狭心症） 248
UFH（未分画ヘパリン） 84, 93, 257, 304
unfractionated heparin（UFH） 257, 304
unstable angina（UA） 248
urinary urea nitrogen（UUN） 694
UUN（尿中尿素窒素） 694

V

VAP（人工呼吸器関連肺炎） 448
vasodilatation 218
vasopressin 777
VCV（量制御換気） 395, 396, 409
VE（分時換気量） 147
VEDP（心室拡張終期圧） 127
VEDV（心室拡張終期容積） 126
vegetative state 654
venous admixture 320
venous thromboembolism（VTE） 82, 639
ventilator-associated pneumonia（VAP） 448
ventilator-induced diaphragm dysfunction 462
ventilator-induced lung injury（VILI） 368, 401, 422
Venti-mask 354
ventricular fibrillation（VF） 269
ventricular function curve 127
ventricular interdependence 405
ventricular tachycardia（VT） 242, 269
Venturi mask 354
VF（心室細動） 269
VILI（人工呼吸器関連肺傷害） 368, 401, 422

viscous drag　353
V_{O_2}（酸素摂取量）　122, 144
volume control ventilation（VCV）　395, 396, 409
volume resuscitation　593
volutrauma　368, 401, 422
V/Q　⇒ 換気血流比
VT（心室頻拍）　242, 269
VTE（静脈血栓塞栓症）　82, 639

W

wakefulness　653

warm shock　218
Wernicke 脳症　658
wide-QRS-complex tachycardia　231
wood alcohol　809
WPW（ウォルフ−パーキンソン−ホワイト）症候群　238

Z

ZEEP（呼気終末ゼロ圧）　398
zero end-expiratory pressure（ZEEP）　398

| ICU ブック 第 4 版 | 定価：本体 11,000 円＋税 |

1993 年 5 月 25 日発行　第 1 版第 1 刷
2001 年 9 月 25 日発行　第 2 版第 1 刷
2008 年 3 月 25 日発行　第 3 版第 1 刷
2015 年 11 月 25 日発行　第 4 版第 1 刷Ⓒ
2020 年 2 月 5 日発行　第 4 版第 3 刷

著　者　ポール L. マリノ

監訳者　稲田 英一
　　　　（いなだ えいいち）

発行者　株式会社　メディカル・サイエンス・インターナショナル
　　　　代表取締役　金子　浩平
　　　　東京都文京区本郷 1-28-36
　　　　郵便番号 113-0033　電話(03)5804-6050

印刷：横山印刷／表紙装丁：吉井 純／TEX 編集：ウルス

ISBN 978-4-89592-831-1　C 3047

本書の複製権・翻訳権・上映権・譲渡権・貸与権・公衆送信権（送信可能化権を含む）は(株)メディカル・サイエンス・インターナショナルが保有します。
本書を無断で複製する行為（複写，スキャン，デジタルデータ化など）は，「私的使用のための複製」など著作権法上の限られた例外を除き禁じられています．大学，病院，診療所，企業などにおいて，業務上使用する目的（診療，研究活動を含む）で上記の行為を行うことは，その使用範囲が内部的であっても，私的使用には該当せず，違法です．また私的使用に該当する場合であっても，代行業者等の第三者に依頼して上記の行為を行うことは違法となります．

JCOPY〈出版者著作権管理機構　委託出版物〉
本書の無断複製は著作権法上での例外を除き禁じられています．
複製される場合は，そのつど事前に，出版者著作権管理機構（電話 03-5244-5088, FAX 03-5244-5089, info@jcopy.or.jp）の許諾を得てください．